Eger · Troschütz · Roth
Arzneistoffanalyse

Anschriften der Autoren:

Prof. Dr. K. Eger
Institut für Pharmazie
Brüderstraße 34

04103 Leipzig

Prof. Dr. R. Troschütz
Institut für Pharmazie und
Lebensmittelchemie
Schuhstraße 19

91052 Erlangen

Prof. Dr. Dr. h.c. H.J. Roth
Pharmazeutisches Institut
Auf der Morgenstelle 8

72076 Tübingen

1. bis 3. Auflage erschienen im Georg Thieme Verlag
Korrigierter Nachdruck der 3. Auflage erschienen 1997 im Gustav Fischer Verlag
Ab 4. Auflage Deutscher Apotheker Verlag

Die Deutsche Bibliothek – CIP Einheitsaufnahme

Bibliographische Information der Deutschen Bibliothek
Die Deutsche Bibiliothek verzeichnet diese Publikation in der Deutschen Nationalbibliographie; detaillierte bibliographische Daten sind im Internet unter http://dnb.ddb.de abrufbar.

ISBN 3-7692-3761-7

Birkenwaldstraße 44, 70191 Stuttgart
Printed in Germany
Satz, Druck und Bindung: Stürtz GmbH, Würzburg
Umschlaggestaltung: Atelier Schäfer, Esslingen

Arzneistoffanalyse

Reaktivität · Stabilität · Analytik

Von
Kurt Eger, Leipzig, Reinhard Troschütz, Erlangen,
und Hermann J. Roth, Tübingen

5. völlig neu bearbeitete Auflage
mit über 1000 Formelbildern und 28 Tabellen

Deutscher Apotheker Verlag Stuttgart

Inhaltsverzeichnis

Einleitung

Das vorliegende Buch ist nach chemischen Gesichtspunkten gegliedert.

Zuordnung einzelner Arzneistoffe zu verschiedenen Typen organischer Verbindungen

Die Einordnung des Chloroforms in die Gruppe der halogenierten Kohlenwasserstoffe schafft keine Probleme. Will man jedoch das Chlorobutanol, eine relativ einfache Verbindung, in eine bestimmte Verbindungsklasse einordnen, so steht man vor der Entscheidung: Halogenierte oder hydroxylierte Kohlenwasserstoffe (Alkohole)?

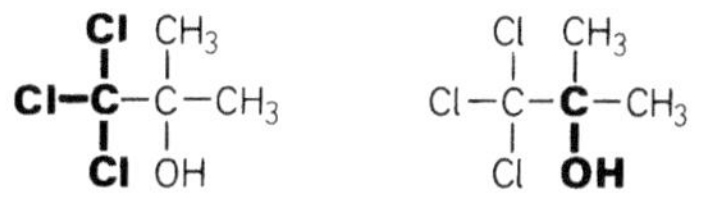

Weitere einfache Verbindungen, wie hydroxylierte Anthrachinon-Derivate, könnten nach sechs unterschiedlichen Aspekten eingeordnet werden. Sie sind nämlich:

- aromatische Kohlenwasserstoffe
- Phenole
- Carbonyl-Verbindungen
- Chinone
- phenyloge Carbonsäuren
- diphenyloge Kohlensäuren.

Beispiel Dantron:

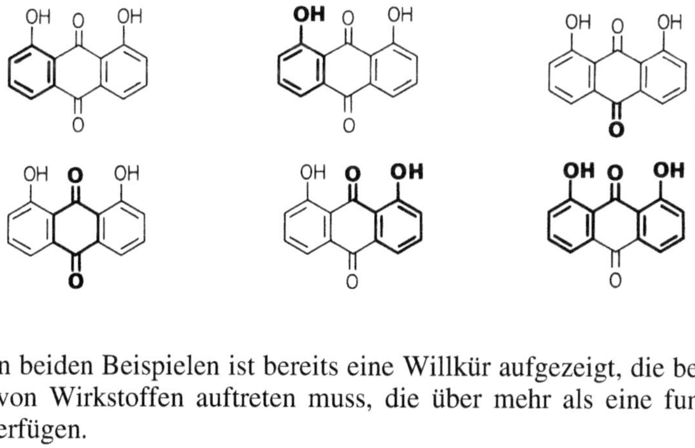

Mit diesen beiden Beispielen ist bereits eine Willkür aufgezeigt, die bei der Zuordnung von Wirkstoffen auftreten muss, die über mehr als eine funktionelle Gruppe verfügen.

Deshalb wird hier nicht ausschließlich unter diesem Aspekt eingeteilt. In einigen Fällen erscheint es zweckmäßig, nach dominierenden Partialstrukturen zu ordnen, die in einer Folge von zwei bis mehreren funktionellen Gruppen oder bestimmten Ringgerüsten bestehen können.

Ascorbinsäure oder die Cardenolide, z.B. Digitoxin, wird man beispielsweise nicht unter Lactonen oder Furan-Derivaten finden, sondern die Ascorbinsäure unter den vinylogen Carbonsäuren und die Cardenolide unter den Steroiden.

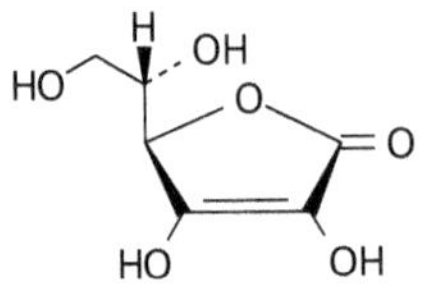

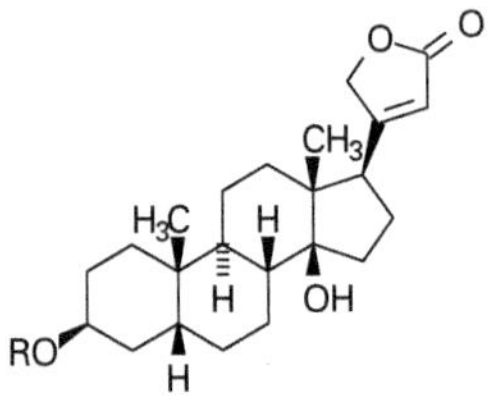

Besonders pikant wird die Situation bei den Heterocyclen. Solche, die nur Sauerstoff als Heteroatom enthalten, sind unter den Arzneistoffen relativ selten. Nach den voranstehenden Ausführungen wird einzusehen sein, dass α-Tocopherol (s. S. 61) nicht unter Pyran-Derivaten, sondern unter Phenolestern einzuordnen ist. Den Paraldehyd (s. S. 82) wird man eher unter Carbonyl-Verbindungen als unter einem symmetrischen Trioxan vermuten.

Befinden sich in einem Molekül zwei unterschiedliche Heterocyclen, wovon der eine partiell oder total hydriert ist, so wird dem intakten Heteroaromaten der Vorzug eingeräumt.

Besonders einschneidend wirkt sich die Hydrierung der *N*-, *N,O*- und *N,S*-haltigen Heteroaromaten aus.

Phenytoin (s. S. 257) wird als Derivat des hydrierten Imidazols (des Imidazolidins) nicht unter diesem Heterocyclus, sondern unter Kohlensäureamid- und Imid-Derivaten abgehandelt. Entsprechend findet man die Barbitursäure-Derivate (s. S. 260) im gleichen Kapitel und nicht unter Pyrimidin-Derivaten.

Das Hexetidin (s. S. 302), das ein Hexahydropyrimidin darstellt, ist nach seinen chemischen Eigenschaften unter die aliphatischen Amine gereiht.

Noch komplizierter ist die Situation bei kondensierten Systemen. Hier wird deshalb weitgehend das Ringgerüst als Einteilungsprinzip benutzt.

Die Willkür, die mit einer Zuordnung verbunden ist, wird dadurch gemildert, dass wir uns im Allgemeinen nach der Bedeutung oder der Häufigkeit der in den Arzneibüchern oder anderen Quellen angegebenen analytischen Reaktionen richten.

Gliederung

Zunächst werden Angaben zur Struktur der Wirkstoffe gemacht. Die Strukturformeln sind dort, wo es zum Verständnis notwendig erscheint, mit Ziffern gekennzeichnet. Im Allgemeinen wird dann zusammenfassend eingegangen auf das reaktive Verhalten und Aspekte der Stabilität. Es folgen zusammenfassende analytische Kriterien einer Gruppe von Verbindungen, worauf dann einzelne Individuen vorgestellt werden. Wenn sich dieses Prinzip nicht verwirklichen lässt, entsteht mehr oder weniger eine Monographie. Die Reihenfolge der analytischen Angaben ist die folgende:

- Identifizierung
- Reinheitsprüfung
- Gehaltsbestimmung.

Auf die Gehaltsbestimmung wird nur dann näher eingegangen, wenn sie nicht selbstverständlich ist, wenn sie neue Aspekte bringt oder wenn sie die Vielfalt der Möglichkeiten illustriert.

Der Umfang der analytischen Beschreibung einzelner Arzneistoffe richtet sich u.a. auch danach, wie viel an analytischem Material in der Literatur bekannt ist. Über wenig gebrauchte Arzneistoffe sind im Allgemeinen auch nur wenige Angaben zu finden, während häufig verwandte Arzneistoffe verständlicherweise einen größeren Beschreibungsraum beanspruchen.

Arzneistoffanalytik und Farbreaktionen

Die Arzneistoffanalytik beruht z.T. auf (chemischen) Farbreaktionen, z.T. auch auf physikalischen Methoden.

Farbreaktionen erfordern meist keinen großen Materialaufwand, sind einfach durchzuführen und deshalb auch im Apothekenlabor anwendbar.

Die Kenntnis des Ablaufs einer Farbreaktion erlaubt Aussagen über ihre Spezifität und die Reaktivität des zu untersuchenden Moleküls. Es wird deshalb den Reaktionsmechanismen besonderes Gewicht beigemessen.

Die farbgebenden Strukturen können einer begrenzten Zahl von Substanztypen zugeordnet werden: Azo-Verbindungen, Carbenium-Ionen, Carbanionen, Chinone, Radikale und Komplexe. Auf sie wird an geeigneter Stelle besonders eingegangen.

Unabhängig vom Substanztyp lässt sich die Mehrzahl farbiger Verbindungen in die Klasse der **Polymethin-Farbstoffe** einordnen, deren kurze Erläuterung und Unterteilung in verschiedene Gruppen dem speziellen Teil dieses Buches vorangestellt sei:

Nach *Dähne* werden organische Verbindungen mit π-Elektronensystemen durch drei Zustände gekennzeichnet:

- **Aromatischer Zustand:** Hohe Mesomerie-Energie, maximaler Bindungsausgleich und identische π-Elektronendichte.
- **Polyenzustand:** Identische π-Elektronendichte und alternierende Bindungsordnung.
- **Polymethinzustand:** Hohe Mesomerie-Energie, maximaler Bindungsausgleich und alternierende π-Elektronendichte.

Die Grundstruktur der Polymethine kann durch folgende allgemeine Formel wiedergegeben werden:

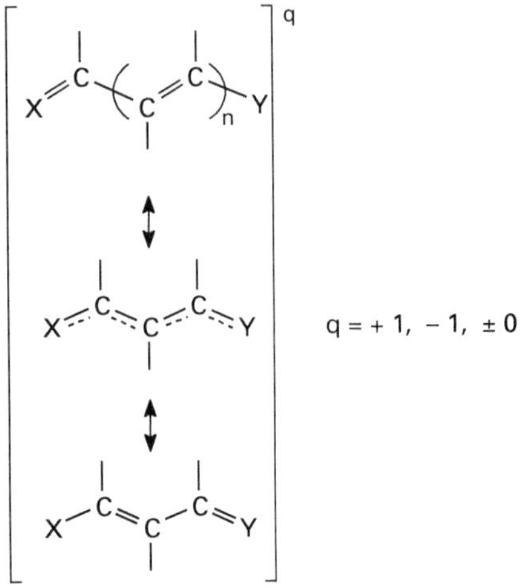

Hierbei stellen X und Y substituierte oder unsubstituierte Atome der IV., V. und VI. Hauptgruppe des Periodensystems dar. Die Elemente Stickstoff und Sauerstoff sind am häufigsten vertreten.

In den Polymethinen, die positiv, negativ oder ungeladen sein können (q), sind die Atome X und Y über eine ungerade Zahl von Methin-Gruppen miteinander verbunden und stehen in Konjugation. X und Y besitzen Elektronendonator- bzw. Elektronenakzeptor-Eigenschaften.

Formal betrachtet sind Polymethine als vinyloge bzw. phenyloge Carbonsäuren und deren Derivate aufzufassen.

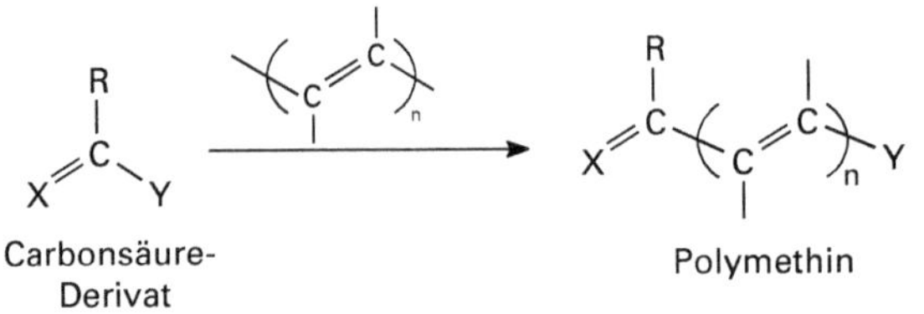

Durch Einschub einer oder mehrerer Vinyl-Gruppen zwischen die Carbonyl-Gruppe und Y entstehen vinyloge Carbonsäure-Derivate, die man vorwiegend in drei Gruppen unterteilt.

1. Cyanine: X = Y = N

Cyanine stellen **vinyloge Amidinium-Ionen** dar, die am doppelt gebundenen Stickstoff protoniert sind. Es entsteht so ein Push-pull-Alkensystem, bei dem die Endgruppen sowohl Elektronendonator- als auch Elektronenakzeptor-Eigenschaften aufweisen, was zu einem verstärkten Bindungsausgleich führt.

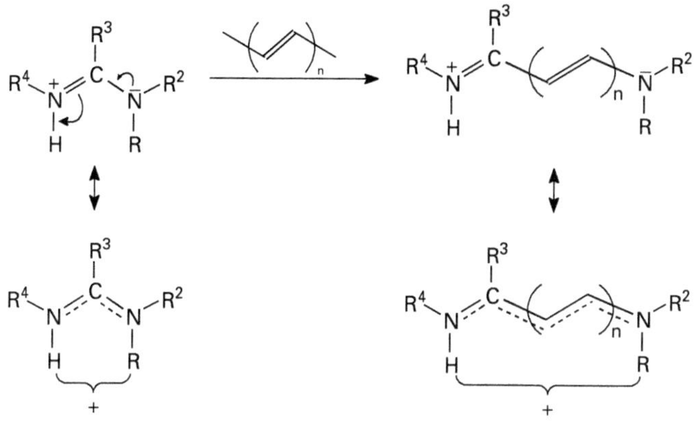

2. Oxonole: X = Y = O

Kationische Oxonole sind als **vinyloge Acidium-Ionen** aufzufassen, d.h. sie entstehen durch Protonierung der vinylogen Carbonsäure am doppelt gebundenen Sauerstoff.

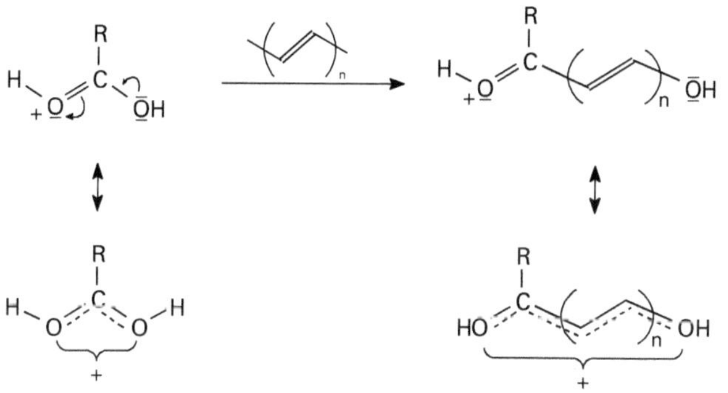

Die weit verbreiteten Oxonol-Anionen sind definitionsgemäß **vinyloge Carboxylat-Ionen.**

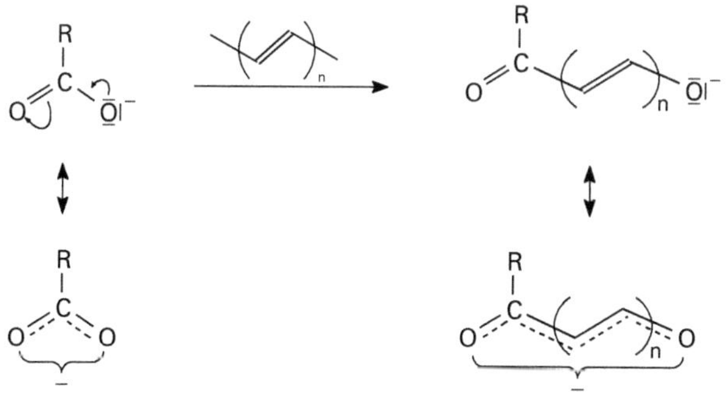

3. Merocyanine: X = O, Y = N

Diese neutralen Polymethine sind als **vinyloge Amide** aufzufassen.

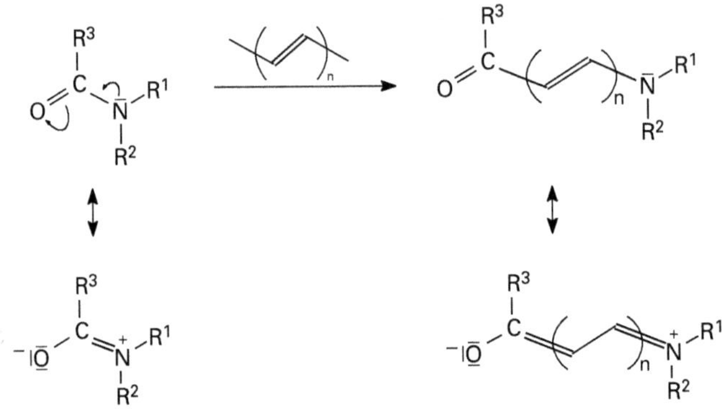

Erwähnt seien auch die selten auftretenden **C-Polymethine**, bei denen die gesamte Kette aus Kohlenstoff-Atomen besteht: X = Y = C.

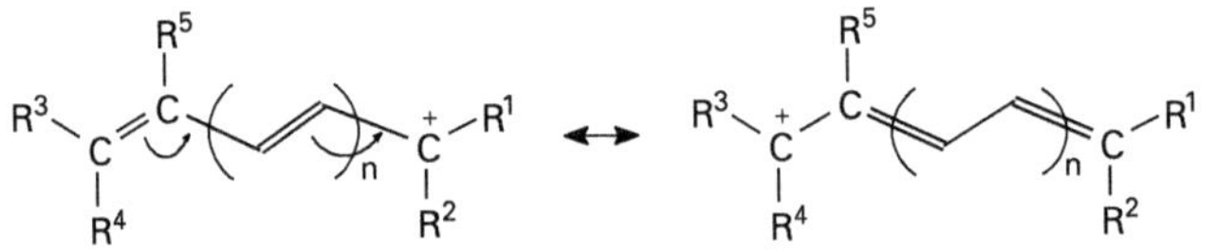

Die Polymethin-Struktur kann auch Bestandteil von Ringsystemen sein. Falls Aromaten bzw. Heteroaromaten beteiligt sind, spricht man von phenylogen (arylogen) Polymethinen.

Im Folgenden ist je ein Beispiel für Cyanine, Oxonole, Merocyanine und C-Polymethine aufgeführt:

Cyanin	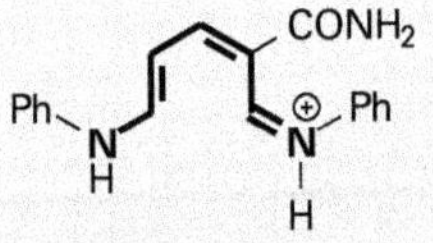	König-Reaktion Nicotinamid
Oxonol	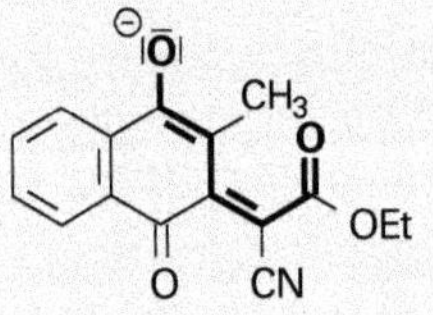	Craven-Reaktion Menadion
Merocyanin	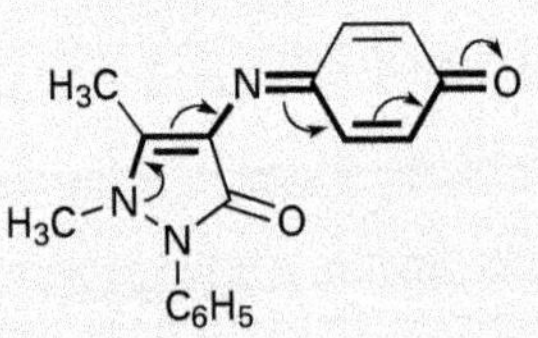	Emerson-Reaktion Phenol und Derivate
C-Polymethin	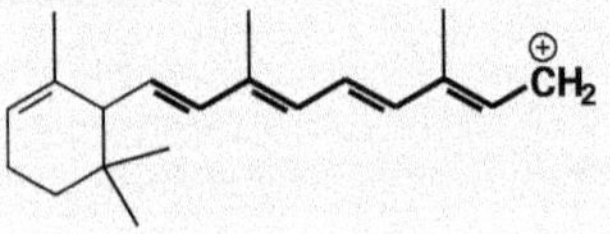	Carr-Price-Reaktion Vitamin A

Die Kohlenstoff-Atome der Methin-Kette können durch gleich hybridisierte Atome, z.B. Stickstoff, ersetzt werden, ohne dass der Polymethin-Charakter verlorengeht.

Auf diese Weise entstehen **Azapolymethine.**

Azaoxonole sind beispielsweise das Murexid, die *Meisenheimer* Salze oder *Tillmans* Reagenz:

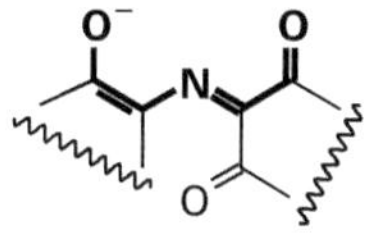

Partialstruktur
von Murexid

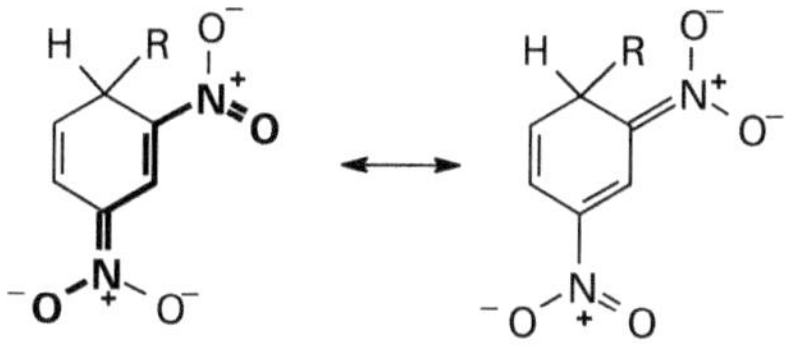

allgemeine Grenzformel
für ein *Meisenheimer* Salz

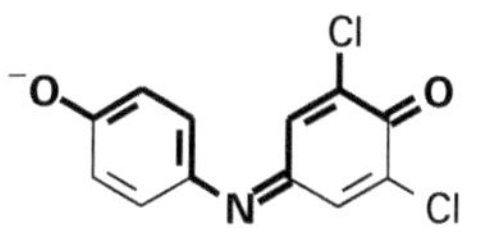

Tillmans Reagenz
(Anion)

Das langwelligste Absorptionsmaximum von Polymethinen liegt je nach Art der Substitution und Länge der Polymethin-Kette im ultravioletten, sichtbaren oder infraroten Bereich.

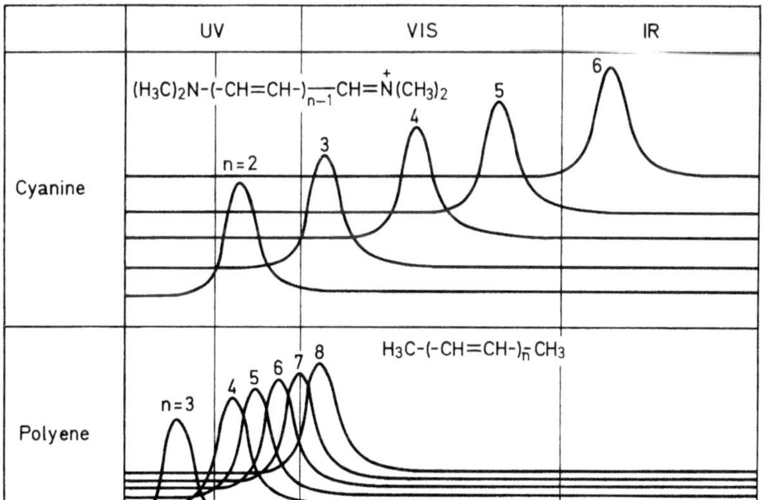

Die Maxima vinyloger, symmetrischer Polymethine sind um ca. 100 nm pro Vinyl-Gruppe verschoben; bei Polyenen beträgt die Verschiebung nur ca. 30 nm, wie es in der voranstehenden Abbildung graphisch dargestellt ist.

Im Gegensatz zu den Polyenen sind bei den Polymethinen und Aromaten die C—C-Bindungslängen nahezu gleich. Polyene hingegen besitzen kürzere Doppelbindungen und längere Einfachbindungen. Diese Eigenschaft der alternierenden Bindungslängen bedingt zwar auch eine bathochrome Verschiebung der Absorption, die jedoch nicht der Kettenlänge proportional ist. Der Zuwachs an Verschiebung wird mit zunehmender Länge geringer und strebt einem Endwert zu.

Abkürzungsverzeichnis

AB	Arzneibuch
Btm	Betäubungsmittel
CRS	Chemische Referenzsubstanz
DAB	Deutsches Arzneibuch
DAC	Deutscher Arzneimittel-Codex
DC	Dünnschichtchromatographie
GC	Gaschromatographie
HPLC	Hochdruckflüssigkeitschromatographie
IR	infrarotes Licht Infrarot-Spektroskopie
μ	Dipolmoment
n	Brechzahl
Ph.Eur.	Pharmacopoea Europaea, Europäisches Arzneibuch
ϱ	Dichte
Sdp	Siedepunkt
Smp	Schmelzpunkt
UV	ultraviolettes Licht Ultraviolettspektroskopie
VIS	sichtbares Licht
●	Identifizierungsreaktion der Ph.Eur.
○	Identifizierungsreaktion anderer Arzneibücher

1 Kohlenwasserstoffe und halogenierte Kohlenwasserstoffe

1.1 Kohlenwasserstoffe

Gesättigte Kohlenwasserstoffe, die wegen ihrer Reaktionsträgheit auch **Paraffine** genannt werden, spielen als Arzneistoffe kaum eine Rolle.

Als Ausnahme ist das **Cyclopropan** zu nennen. Es besitzt aufgrund der Deformation der Bindungswinkel eine hohe Reaktivität. Die Abweichung vom Tetraederwinkel beträgt ca. 49°.

Cyclopropan, das bei – 34 °C siedet, ist relativ stabil gegenüber Kaliumpermanganat oder Ozon.

Bei der **katalytischen Hydrierung** liefert es dagegen in glatter Reaktion Propan:

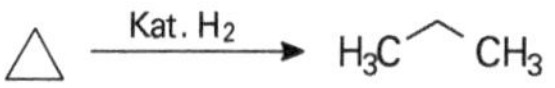

Unter den **Olefinen** bzw. Alkenen ist als Arzneistoff das **Ethylen** zu erwähnen, das wie Cyclopropan als Inhalationsnarkotikum Anwendung findet.

Das Reaktionsverhalten der Olefine wird durch Additions- und Radikalreaktionen gekennzeichnet.

Bei der Reaktion mit Halogenen oder Sauerstoff können je nach Reaktionsbedingungen unterschiedliche Produkte entstehen. Die Addition von Sauerstoff führt zu Epoxiden, die durch hydrolytische Spaltung Glykole ergeben.

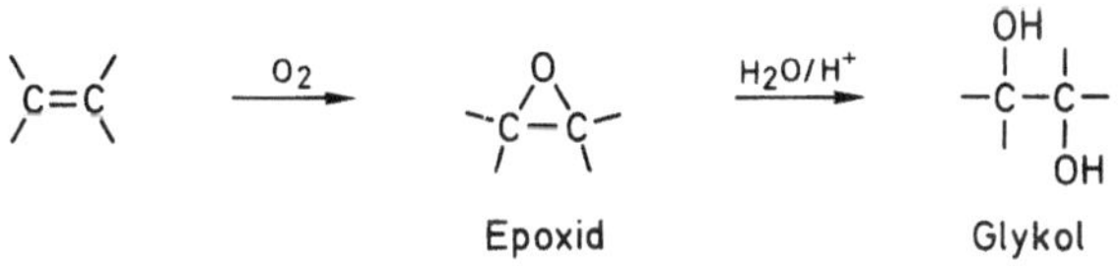

Dagegen erfolgt der radikalische Angriff von Sauerstoff in α-Stellung zur Doppelbindung, d. h. in Allyl-Stellung, und ergibt Hydroperoxide, die zu einer Vielzahl von Spaltprodukten führen können.

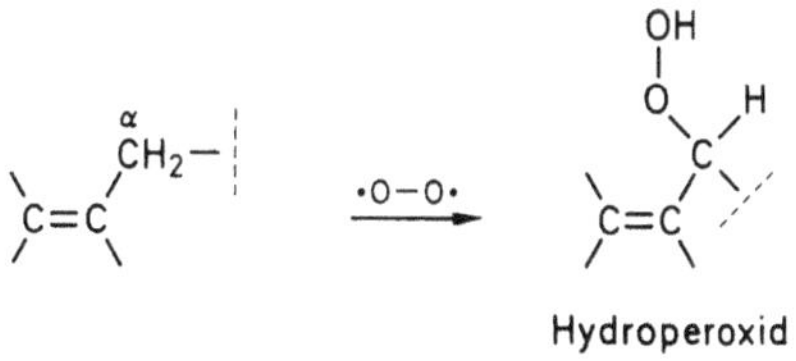

Von analytischem Interesse sind die Reaktionen der Olefine mit Halogenen, z. B. Br_2, bzw. Interhalogenen, z. B. Iodmonobromid IBr, die zur Bestimmung der **„Iodzahl“** Anwendung finden.

Nach DAB 7 wurde mit methanolischer Brom-Lösung umgesetzt, wobei die Dibrom-Derivate entstanden.

Nach Ph.Eur. ist die Verwendung von IBr, einer Interhalogen-Verbindung, vorgeschrieben. Dabei können sowohl Dibrom-, Iodbrom- und Diiod-Produkte (*Imming* und *Germershaus* 2002) entstehen. Auf die Stöchiometrie der Umsetzung hat dies jedoch keinen Einfluss.

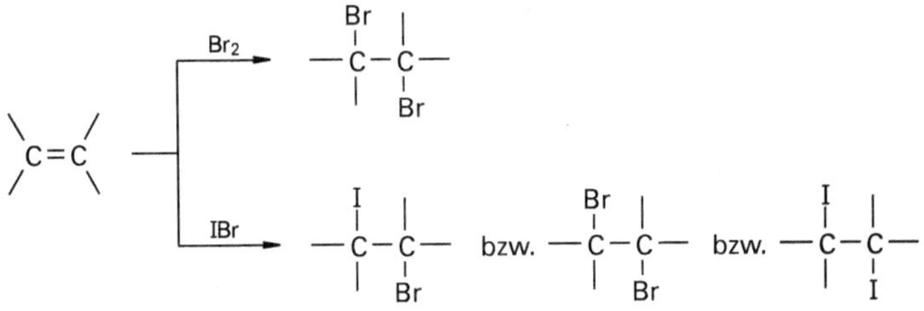

Zum weiteren Nachweis der Alken-Struktur benutzt man die **Bayersche Probe**, bei der mit neutraler, wässriger Kaliumpermanganat-Lösung umgesetzt wird. Dabei bilden sich ein *cis*-Glykol und weitere Oxidationsprodukte sowie braunes Mangan(IV)oxidhydrat.

Der Mechanismus der *Bayerschen* Probe soll am Beispiel des Cyclohexens erläutert werden.

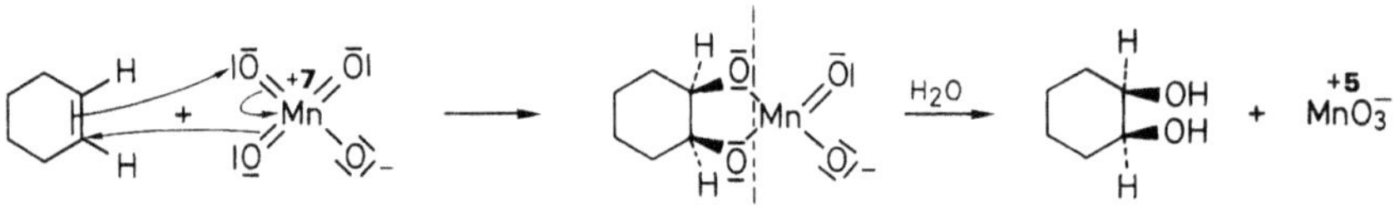

1 2 3 4

In einer konzertierten Addition des MnO_4^- **2** an das Alken **1** entsteht ein cyclischer Ester **3**. Hierbei werden formal zwei Elektronen vom Alken auf das Mangan übertragen, welches von Mn^{+7} zu Mn^{+5} reduziert wird. Aus sterischen Gründen erfolgt die „Cycloaddition" nur von einer Seite her (syn). Der reaktive cyclische Ester **3** setzt sich mit Wasser zum *cis*-1,2-Cyclohexandiol (**4**) und MnO_3^- um.

Wird diese Prüfung in Schwefelsäure/Eisessig durchgeführt, so entstehen unter C—C-Spaltung Carbonsäuren, im neutralen, gepufferten Milieu überwiegend α-Hydroxyketone und 1,2-Dicarbonyl-Verbindungen.

Im alkalischen Milieu bilden sich die bereits erwähnten *cis*-Glykole.

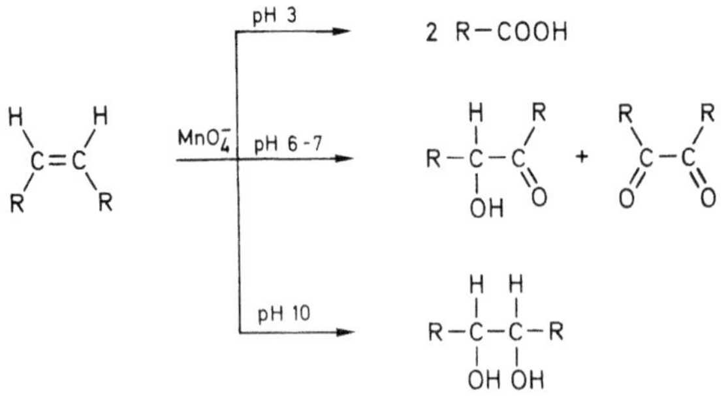

Acetylen, als Vertreter der Alkine, ist als Narkotikum im Gemisch mit Sauerstoff zu gefährlich und findet kaum noch Anwendung. In einigen Arzneistoffen findet man jedoch die Ethinyl-Gruppe als Substituent, z. B. Ethinylestradiol.

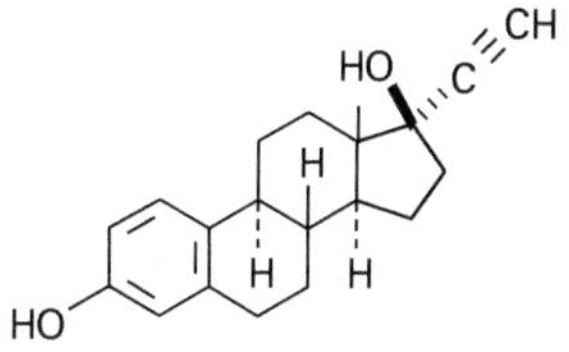

Ethinylestradiol

Von analytischem Interesse ist die äußerst schwache CH-Acidität der Ethinyl-Gruppe, die beispielsweise zur Gehaltsbestimmung von Ethinylestradiol, Mestranol oder Norethisteron benutzt wird (s. S. 412 f.).

pK_S von Acetylen ~25.

$$R{-}C{\equiv}C{-}H \xrightleftharpoons[]{H_2O,\ Ag^+} R{-}C{\equiv}C^-\,Ag^+ + H_3O^+$$

1.2 Halogenierte Kohlenwasserstoffe

Sieht man von salzartigen Verbindungen ab, die das Halogen (X) in Form eines Anions enthalten, und von leicht hydrolysierbaren Säurechloriden, so kann man folgende halogenierte Kohlenwasserstoffe unterscheiden:

primäre, sekundäre und tertiäre Alkylhalogenide

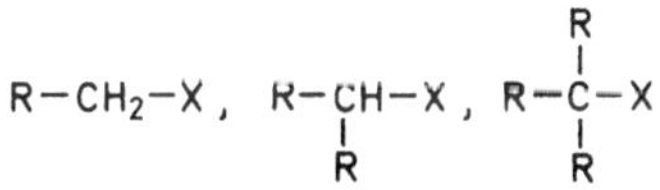

Allylhalogenide

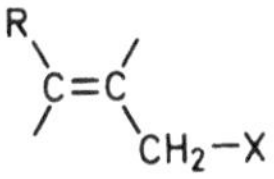

Benzylhalogenide

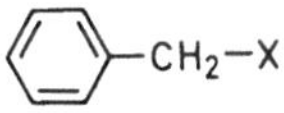

Vinylhalogenide

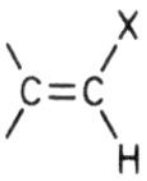

Arylhalogenide (halogenierte Aromaten)

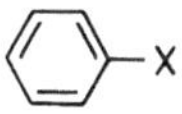

vicinale Alkylhalogenide

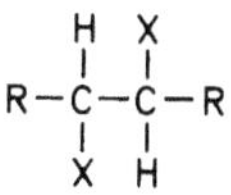

geminale Alkylhalogenide

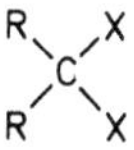

Das reaktive Verhalten und damit die Stabilität sind abhängig von der Aktivität der einwirkenden nucleophilen Agenzien.

Eine grobe Abschätzung der Reaktivität ist möglich, wenn man ethanolische Alkalihydroxid-Lösung einwirken lässt.

Allyl-, Benzyl- und tertiäre Alkylhalogenide spalten das Halogen bereits bei Raumtemperatur ab, geminale, primäre und sekundäre Alkylhalogenide beim Erwärmen, während Vinyl- und Arylhalogenide im Allgemeinen hierbei keine Spaltung erfahren.

Die Reaktionsbereitschaft wird deutlich erhöht, wenn sich in α-Stellung, vinyloger oder phenyloger Position Elektronen ziehende Substituenten befinden, beispielsweise bei α-halogenierten Carbonyl-Verbindungen oder *o*- und *p*-Nitroarylhalogeniden. Eine feinere Differenzierung ist durch Einwirken von Silbernitrat-Lösung möglich.

Eine sofortige Fällung des Silberhalogenids bei Einwirkung wässriger Silbernitrat-Lösung in der Kälte ergeben die meist wasserlöslichen Halogenide organischer Basen (Ammonium-, Oxonium- und Carbeniumhalogenide).

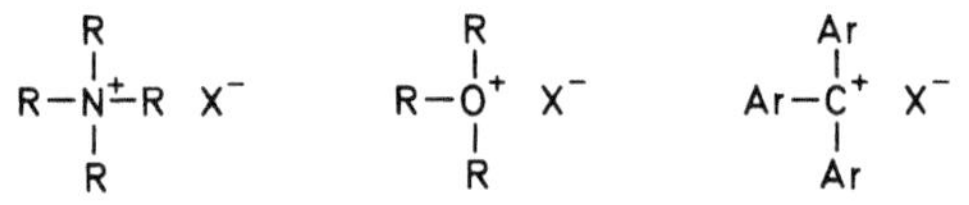

Mit ethanolischer Silbernitrat-Lösung lassen sich drei Gruppen weniger reaktiver halogenhaltiger Verbindungen unterscheiden:

1. Es erfolgt eine rasche Fällung bei Raumtemperatur. In diese Gruppe gehören Allylchloride, Benzylchloride und tertiäre Alkylchloride sowie die entsprechenden Bromide und Iodide. Der Grund für die leichte Abspaltung des Halogen-Atoms als Halogenid liegt in der Resonanzstabilisierung des verbleibenden Kations.

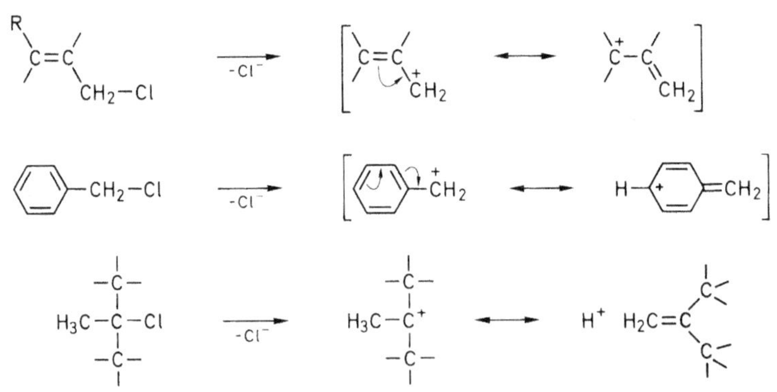

2. Bei Raumtemperatur tritt allmählich eine Fällung von Silberhalogenid ein oder die Reaktion läuft erst bei erhöhter Temperatur ab. Hierher gehören pri-

märe und sekundäre Alkylhalogenide sowie vicinale Halogenide, deren Kationen nicht resonanzstabilisiert sind.

3. Bei dieser Gruppe erfolgt keine Reaktion, auch nicht mit heißer Silbernitrat-Lösung. In Frage kommen halogenierte Olefine und halogenierte Aromaten. In beiden sind die Elektronen des Halogen-Atoms mit in das π-Elektronensystem des Olefins bzw. Aromaten einbezogen, wodurch eine besonders feste Bindung zustande kommt, die unter diesen Bedingungen nicht spaltbar ist.

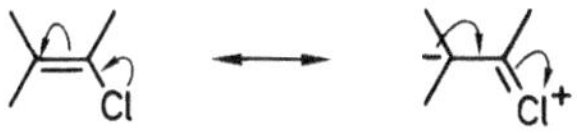

In bestimmten Fällen ist es zweckmäßig, das gebundene Halogen entweder reduktiv oder oxidativ abzuspalten und als Halogenid nachzuweisen.

Reduktive Aufschlüsse sind beispielsweise die *Lassaigne*-Probe mit metallischem Natrium, die Einwirkung von Zink und Mineralsäure oder die katalytische Hydrogenolyse, vorzugsweise mit Wasserstoff/*Raney*-Nickel.

Unter den oxidativen Aufschlussmethoden wird von den aktuellen Pharmakopöen die *Schöniger*-Methode favorisiert.

Eine kolorimetrische Methode, die sich sowohl zum qualitativen Nachweis als auch zur quantitativen Bestimmung halogenierter Verbindungen eignet, ist die *Fujiwara*-Reaktion. Sie verläuft u.a. positiv bei

Trichloressigsäure
Chloralhydrat
Chlorbutanol
Chloroform

} Partialstruktur: 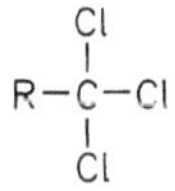

Chloramphenicol, Partialstruktur: 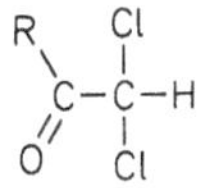

und weiteren Verbindungen, die intermediär Dichlorcarben freisetzen.

Beim Erhitzen von geminalen Polyhalogen-Verbindungen mit Pyridin in Natronlauge entwickelt sich eine intensiv rote Färbung (**Fujiwara-Reaktion**). Auf nachfolgend geschildertem Weg entsteht ein Farbstoff vom Oxonol-Typ.

Pyridin (**1**) und die reaktive Halogenverbindung **2** liefern zunächst das Pyridiniumsalz **3**. Die für einen nucleophilen Angriff aktivierte α-Position (Position 2 bzw. 6) im Pyridin wird nun von Hydroxid-Ionen angegriffen, wobei **4** und dann **5** entsteht, das zu **6** deprotoniert wird und sich nach Abspaltung von Chlorid zum Natriumsalz des N^1,N^2-Bis[(1*E*,3*E*)4-formyl-1,3-butadien-1-yl]formamidins **7** (R = H) umsetzt. **7** absorbiert in DMSO bei 530 nm und stellt ein Azaoxonol dar (s. Pyridine, S. 478 f.).

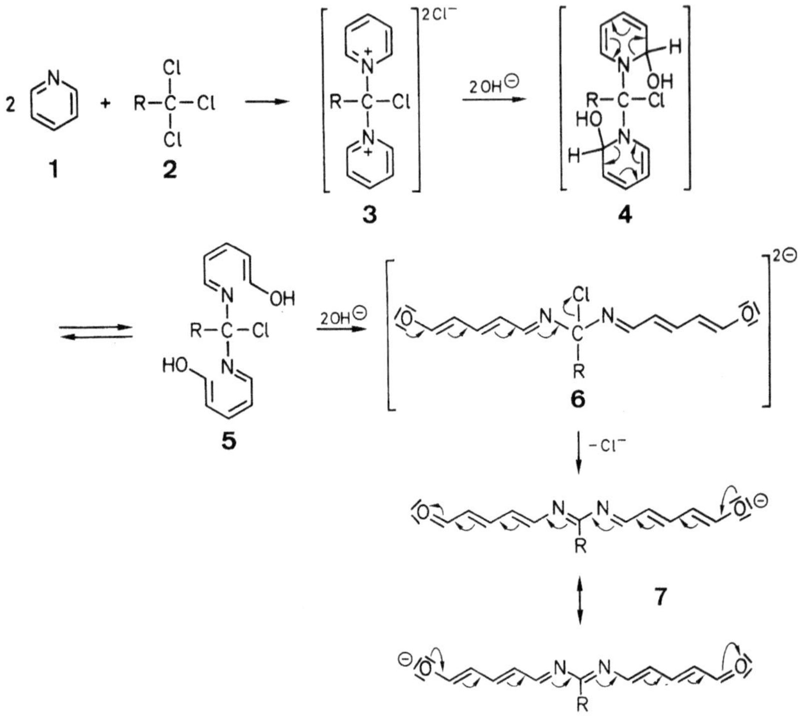

Halothan
(*R,S*)-2-Brom-2-chlor-1,1,1-trifluorethan
[151-67-7]

Inhalationsnarkotikum

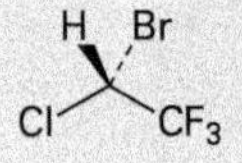

und Enantiomer

1

Halothan ist eine farblose, schwere, nicht entzündbare Flüssigkeit von charakteristischem Geruch, schwer löslich in Wasser, mischbar mit Ethanol, Ether und Chloroform. Der Siedepunkt liegt um 50 °C. Zur Stabilisierung ist 0,01% Thymol zugesetzt.

Als Racemat lässt es sich in optische Antipoden spalten. In neuerer Zeit ist es gelungen, z.B. von Isofluran die Enantiomere ausreichend rein und in größerer Menge zu synthetisieren. Dabei zeigten die beiden Enantiomere unterschiedliche biologische Wirkungen.

Bei Mäusen war das S-(+)-Isomer etwa 50% anästhetisch wirksamer als das R-(−)-Isomer. Beide Enantiomere wiesen auch eine unterschiedliche Pharmakokinetik auf (*Wahl u. Schmidt* 2000).

1 zersetzt sich am Licht unter Bildung von Halogenwasserstoff und Brom, was sich durch den Stabilisator verhindern lässt.

Fluorierte Kohlenwasserstoffe haben anomale Siedepunkte. Sie zeigen das seltene Phänomen, dass durch Substitution von Wasserstoff-Atomen Derivate entstehen, die tiefer sieden oder schmelzen als die Ausgangsverbindung.

Zur Illustration die Siedepunkte einiger fluorierter Kohlenwasserstoffe:

Kohlenwasserstoff	Sdp °C
CH_3F	− 78
CH_2F_2	− 52
CHF_3	− 82
CF_4	−128
$CHCl_3$	61
$CFCl_3$	24
$CHBr_3$	150
$CFBr_3$	107

Identifizierung

- IR-Spektrum.
- Bestimmung des Destillationsbereiches 49 °–51 °C.
- Die Substanz wird im ammoniakalischen Milieu durch H_2O_2 oxidativ abgebaut, wobei Fluorid-, Bromid- und Chlorid-Ionen entstehen (Lösung a). Gleichzeitig stellt man eine Vergleichslösung ohne die zu untersuchende Substanz her (Lösung b).
- **Fluorid-Nachweis.** Beiden Lösungen wird eine frisch hergestellte Alizarin-Lösung und eine Zirkoniumnitrat-Lösung zugesetzt. Dabei zeigt Lösung b eine Rotfärbung und Lösung a eine Gelbfärbung. In Lösung b, die kein Fluorid enthält, bildet sich aus dem Natriumsalz der 1,2-Dihydroxyanthrachinon-3-sulfonsäure (Alizarin, **2**) und Zirkonium-Ionen der rotviolette Farblack **3**.

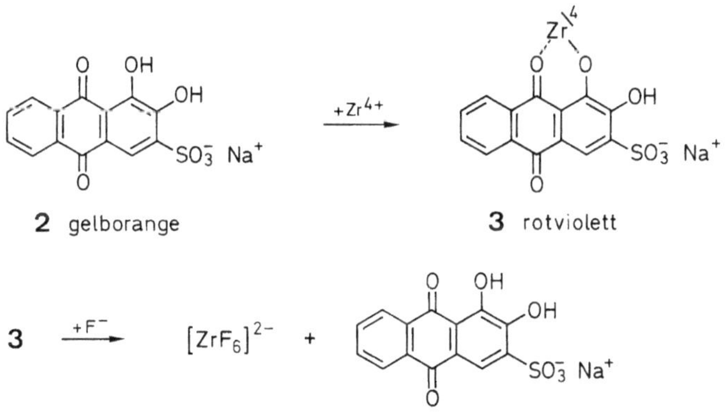

2 gelborange **3** rotviolett **2** gelborange

In Lösung a, in der Fluorid-Ionen vorhanden sind, wird das Zirkonium-Ion in den stabileren Zirkoniumhexafluoro-Komplex eingebaut und steht deshalb nicht zur Komplexbildung mit Alizarin zur Verfügung. Die Lösung zeigt nun die Eigenfarbe des Alizarins.

- **Bromid-Nachweis.** Dazu werden die Lösungen a und b mit Pufferlösung pH 5,2, verdünnter Phenolrot-Lösung und Chloramin-T-Lösung versetzt. Lösung b zeigt eine Gelbfärbung, Lösung a eine purpurblaue Färbung.

Durch Chloramin-T wird Bromid zum Brom oxidiert, das vorhandene Phenolrot zum Tetrabromphenolrot (=Bromphenolblau) bromiert. In der gepufferten Lösung b erscheint Phenolrot (**4**) gelb, während Bromphenolblau (**5**), enthalten in Lösung a, eine purpurblaue Färbung aufweist.

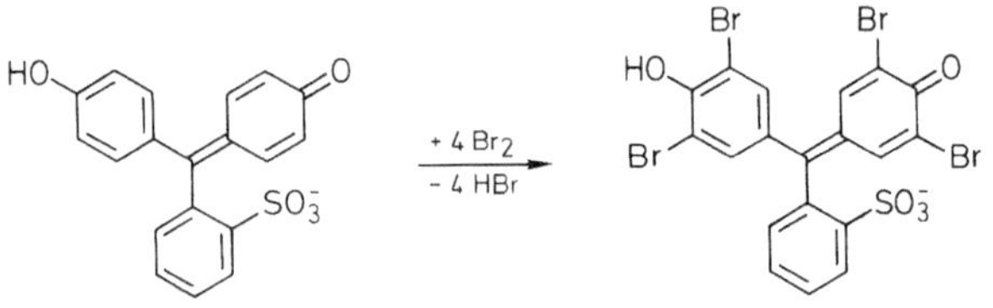

4 5

- **Chlorid-Nachweis.** Die Lösungen a und b werden mit Schwefelsäure, Aceton und Kaliumbromat-Lösung versetzt. Durch Synproportionierung von Bromat und Bromid entsteht Brom, das zugesetztes Aceton (**6**) zum Pentabromaceton (**7**) substituiert. Die nun bromidfreie Lösung wird mit Salpetersäure angesäuert und mit Silbernitrat-Lösung versetzt, wobei Lösung b klar bleibt und in Lösung a ein weißer Niederschlag von Silberchlorid erscheint.

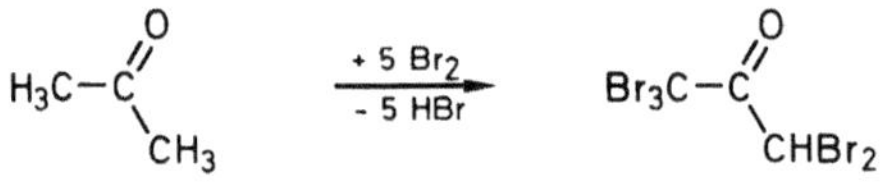

6 7

Reinheitsprüfung

Die Prüfung auf verwandte, flüchtige Substanzen erfolgt mittels der Gaschromatographie unter Verwendung von Trichlortrifluorethan als internem Standard.

Die Verunreinigungen hängen vom verwendeten Syntheseverfahren ab. So konnten bei der Hochtemperaturbromierung von 2-Chlor-1,1,1-trifluorethan (**8**) per GC 16 Verunreinigungen nachgewiesen werden.

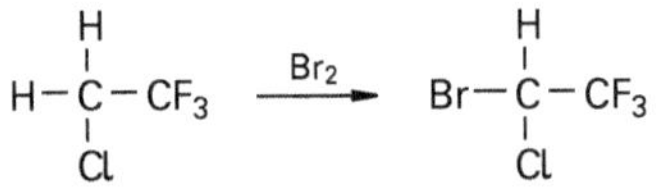

8 1

2 Hydroxylierte Kohlenwasserstoffe

Je nach Stellung der Hydroxy-Gruppe innerhalb der linearen oder verzweigten Kohlenwasserstoff-Kette unterscheidet man zwischen primären, sekundären und tertiären Alkoholen. Sie leiten sich formal vom Methanol („Carbinol“) ab, in dem schrittweise die Wasserstoff-Atome durch Alkyl-Reste (R) ersetzt werden:

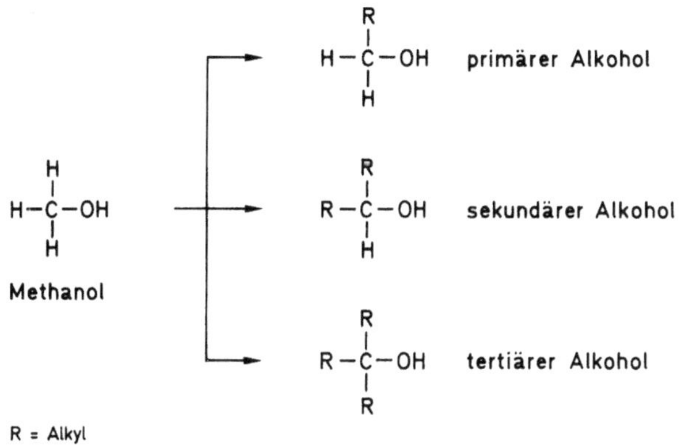

Mehrwertige Alkohole erhalten die Endsilben -diol, -triol etc. Die alte Bezeichnung „Glykole“ für Diole ist heute noch in der Literatur zu finden.

Wegen ihrer Instabilität rechnet man – entsprechend der *Erlenmeyer*-Regel – die geminalen Diole **2**, d.h. Verbindungen, die am gleichen C-Atom zwei Hydroxy-Gruppen tragen, nicht zu den Alkoholen. Es sind Hydrate der Carbonylverbindungen **1.** Die ebenfalls unbeständigen geminalen Triole **4,** die sich in analoger Weise von den Carbonsäuren **3** ableiten, werden als Orthocarbonsäuren bezeichnet, die ebenfalls nicht stabil sind. Ihre Ester, die auf den ersten Blick als dreiwertige Ether anmuten, sind zum Teil beständig. Ein bekanntes Beispiel ist der Orthoameisensäuretriethylester (**5**).

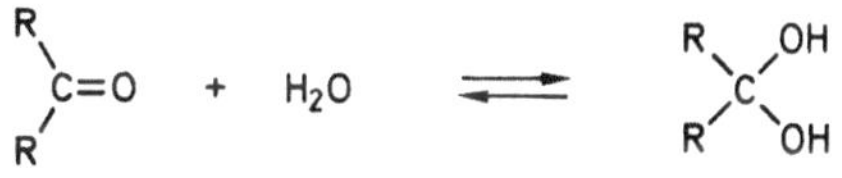

1 **2**

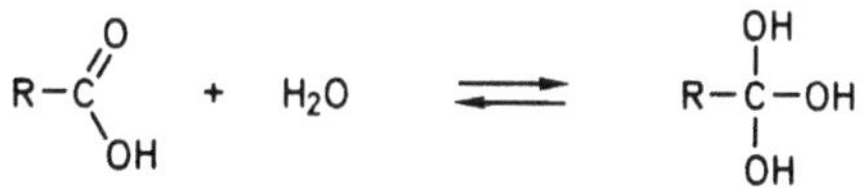

3 **4**

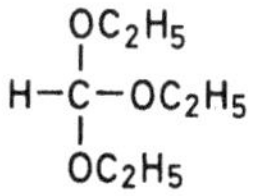
5

Durch Einführung einer Hydroxy-Gruppe in das Molekül eines Kohlenwasserstoffes kommt es im Vergleich zu einem Alkan mit entsprechender rel. Molekülmasse zur Siedepunktserhöhung. Als Beispiel der Vergleich von Ethanol und *n*-Propan.

Ethanol	M_r 46	Sdp: 78,3 °C
n-Propan	M_r 44	Sdp: −42,2 °C

Gegenüber den entsprechenden Alkanen sind außerdem die geringere Flüchtigkeit und die Wasserlöslichkeit der Alkohole mit niederer relativer Molekülmasse bemerkenswert. Die Ursache dafür ist in der Assoziatbildung der Alkohol-Moleküle infolge intermolekularer Wasserstoff-Brückenbindung zu suchen. Außerdem macht die polare Hydroxy-Gruppe die Alkohole „wasserähnlich". Diese Hydrophilie ist bei niedermolekularen Carbinolen stärker ausgeprägt als bei höhermolekularen. Bei ihnen überwiegen wegen der größeren Anzahl von C-Atomen die lipophilen Eigenschaften. Der Einfluss der Wasserstoff-Brücken tritt hier zugunsten der *van-der-Waalsschen* Kräfte wegen des immer größeren Paraffin-Anteils der Molekel in den Hintergrund. Ihre Löslichkeit ist deshalb in Kohlenwasserstoffen größer als in Wasser.

So mischen sich beispielsweise Methyl-, Ethyl-, oder *n*-Propylalkohol und sogar tert. Butanol in jedem Verhältnis mit Wasser. Dagegen sind *n*-Butylalkohol nur noch zu 8,3%, *n*-Amylalkohol zu 2,6% und *n*-Hexylalkohol nur noch zu 1% in Wasser löslich.

Die intermolekularen Wasserstoff-Brücken kommen dadurch zustande, dass das Wasserstoff-Atom der Hydroxy-Gruppe infolge seiner partiellen positiven Ladung mit dem stark elektronegativen Sauerstoff-Atom des nächsten Moleküls in Wechselwirkung tritt (**6**). Wie angedeutet, kommt es zur Ausbildung langer Ketten, die bei nicht zu starker Verdünnung in unpolaren Lösungsmitteln wie Tetrachlorkohlenstoff oder Benzol bestehen bleiben.

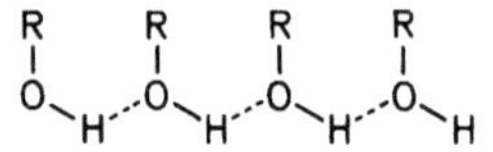

6

Durch den Einfluss von Lösungsmitteln wie Wasser oder Pyridin, die selbst Akzeptoren für Wasserstoff-Brücken darstellen, wird das Alkohol-Assoziat **6** abgebaut. Es bilden sich Alkohol-Wasser-Assoziate bzw. Alkohol-Pyridin-Assoziate, die stabiler sind als die ursprünglich reinen Alkohol-Assoziate. Damit erklären sich die Volumenkontraktion und Wärmeentwicklung beim Verdünnen von absolutem Ethanol oder Methanol mit Wasser.

Die Existenz der Assoziate lässt sich im IR-Spektrum deutlich verfolgen:

Sehr verdünnte Alkohol-Lösungen in unpolaren Lösungsmitteln zeigen eine intensive Bande bei etwa 3600 cm^{-1} (OH-Streckschwingung). Mit steigendem Alkohol-Anteil in der Lösung wird sie überdeckt von einer breiten, intensiven Bande um 3350 cm^{-1}. Bisweilen weisen 1,2-Diole eine ziemlich scharfe Bande bei etwa 3500 cm^{-1} auf, die auch beim Verdünnen ihre Lage nicht ändert. Bei solchen Verbindungen kann sich eine intramolekulare Wasserstoff-Brücke ausbilden, die auf diese Weise nachgewiesen wird (**7**).

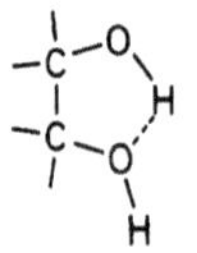

7

In der Regel bilden Diole und Triole intermolekulare Wasserstoff-Brücken. Ihre Siedepunkte liegen deshalb außergewöhnlich hoch, z.B.:

Glycerol	Sdp: 290 °C,
Propylenglykol	Sdp: 187 °C,
Propanol	Sdp: 97 °C.

Eine der am häufigsten angewandten Reaktionen zur Identifizierung, unter Umständen auch zur quantitativen Bestimmung von Alkoholen, ist die Esterbildung mit geeigneten Säuren, Säureanhydriden oder Säurechloriden.

Die erhaltenen Ester haben in der Regel definierte, scharfe Schmelz- und Siedepunkte und sind außerdem leicht abzutrennen bzw. zu reinigen.

Neben dem oxidativen Abbau des Ethanols in der Leber spielt die nicht oxidative Metabolisierung in anderen Organen (Pankreas, Herz, Gehirn) zu Fettsäureethylestern eine nicht unerhebliche Rolle im Organismus. Sowohl bei akuten wie chronischen Vergiftungen lassen sich diese Ester in Fettgeweben nachweisen.

Auf einer Veresterung beruht z.B. die quantitative Erfassung von ein- oder mehrwertigen Alkoholen durch Bestimmung der **Hydroxylzahl.**

Im Arzneibuch sind zwei Bestimmungsmethoden für die Hydroxylzahl aufgeführt. Methode A besteht in der Acetylierung mit Acetanhydrid in Gegenwart von Pyridin und anschließender Rücktitration nicht verbrauchten Acylierungsreagenzes nach Hydrolyse.

Methode B wird im gesamten Ablauf wasserfrei durchgeführt. Acylierungsreagenz ist Propionsäureanhydrid/*p*-Toluolsulfonsäure. Nach Veresterung der Hydroxy-Gruppen wird der Überschuss an Reagenz durch überschüssiges Anilin als Propionylanilid gebunden. Die bei der Ester- und Amidbildung frei gewordene Propionsäure protoniert nicht verbrauchtes Anilin unter Bildung der äquivalenten Menge Carboxylat-Ionen. Letztere werden durch Titration mit Perchlorsäure erfasst. Unter denselben Bedingungen ist ein Blindversuch durchzuführen.

Von *Quast* wurde eine umfangreiche vergleichende Untersuchung über beide Methoden durchgeführt. Er kam zu dem Schluss, dass Methode B als die bessere anzusehen ist; sie durchzuführen, erfordert allerdings einige Übung. Gleichzeitig ist eine verbesserte Arbeitsvorschrift angegeben.

Unter dem Begriff *Schotten-Baumann*-Reaktion versteht man in der Regel die Veresterung von Alkoholen mit Benzoylchlorid. Zur Charakterisierung über den Schmelzpunkt eignen sich 3,5-Dinitrobenzoesäureester besonders gut.

Zum Abfangen der frei werdenden Salzsäure beim Umsetzen mit Säurechloriden arbeitet man entweder in Gegenwart von Natronlauge in wässriger Lösung (*Schotten-Baumann*) oder in Gegenwart von Pyridin in lipophilen Lösungsmitteln (*Ullmann, Denninger*). Das Abfangen der Säure ist notwendig, um die Hinreaktion nach **A** zu fördern und die Rückreaktion nach **B** zu unterbinden.

A

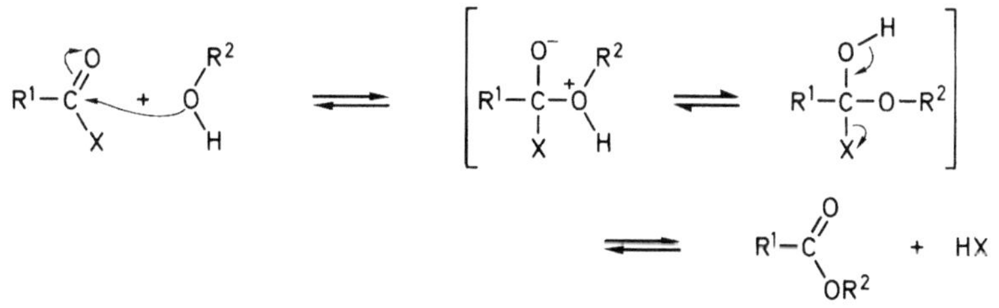

B 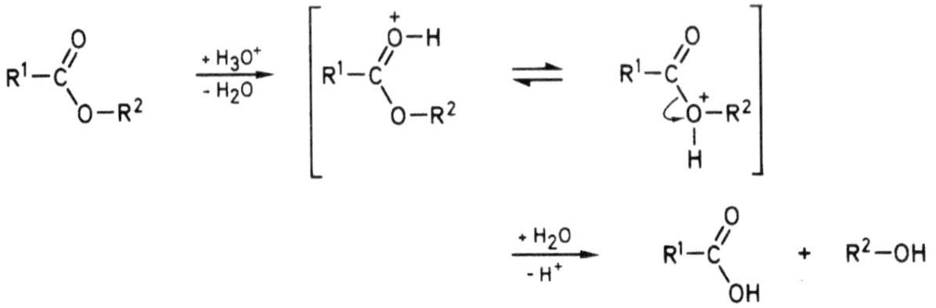

Häufig werden auch Benzolsulfonsäurechlorid und *p*-Toluolsulfonsäurechlorid zur Veresterung eingesetzt.

Gut kristallisierende Derivate der zu charakterisierenden Alkohole bilden sich bei der Umsetzung mit aromatischen Isocyanaten, die zu leicht isolierbaren Urethanen führen.

Wintersteiger und *Wenninger-Weinzierl* nutzen die Reaktivität dieser Gruppe zur Entwicklung eines dünnschichtchromatographischen Verfahrens zur qualitativen und quantitativen Bestimmung von Substanzen mit prim., sek. und tert. Hydroxy-Gruppen. Reagenz ist 1-Naphthylisocyanat, welches in Gegenwart von Triethylendiamin als Katalysator mit den Alkoholen zu den entsprechenden fluoreszierenden *N*-Naphthylcarbaminsäureestern reagiert. Die ermittelten Nachweisgrenzen liegen im pmol-Bereich.

Ein weiterer Nachweis primärer, sekundärer oder tertiärer Alkohole beruht auf dem Farbwechsel von Gelb nach Rot in Lösungen, die Cer(IV)-Ionen enthalten. Im Cer(IV)nitrat wird beispielsweise ein Nitrat-Ion durch ein Alkoholat-Ion ersetzt, womit ein Farbwechsel verbunden ist. Es reagieren auf diese Art Alkohole, die nicht mehr als 10 C-Atome besitzen.

Primäre und sekundäre Alkohole ergeben mit Schwefelkohlenstoff in Gegenwart von Alkali gelbe, kristalline Xanthogenate, die mit Hilfe des Schmelzpunktes identifiziert werden können.

Die Unterscheidung zwischen primären, sekundären und tertiären Alkoholen ist durch Oxidationsreaktionen möglich:

Primäre Alkohole lassen sich mit Chromsäure unter geeigneten Bedingungen über die Aldehyde zu Carbonsäuren oxidieren und auf diese Weise leicht von **sekundären Alkoholen** unterscheiden, die unter gleichen Bedingungen zu Ketonen oxidiert werden (s. Reaktionsschema **C** und **D**).

C $$3\ R{-}CH_2{-}OH \;+\; 4\ CrO_3 \xrightarrow[-\,9\,H_2O]{+\,6\,H_2SO_4} 3\ R{-}COOH \;+\; 2\ \underset{\text{grün}}{Cr_2(SO_4)_3}$$

D 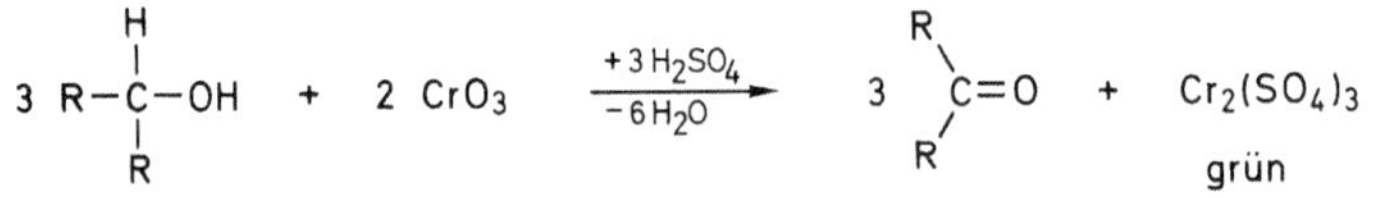

Zu beachten ist, dass die Chrom(III)salze Hydratkomplexe bilden, die unterschiedlich gefärbt sind. $Cr_2(SO_4)_3$ bildet dunkelgrüne Kristalle, dagegen ist $Cr_2(SO_4)_3 \cdot 12\ H_2O$ violett. Der Farbwechsel beruht auf einer „Hydratations-Isomerie“. Offensichtlich bildet sich ein derartiger Komplex bei der Identitätsprüfung auf **Glycerol** nach DAB 8 (!).

Die spezifische Oxidation von sekundären und Benzylalkoholen zu den entsprechenden Carbonyl-Verbindungen gelingt bei Raumtemperatur mit einem Hexamethylentetramin-Brom-Komplex (*Shaabani* et al. 2002).

Tertiäre Alkohole geben unter gleichen Bedingungen nur gelb-rot gefärbte Chromsäureester.

Gerichtsmedizinisch ist diese Methode als *Widmark*-Methode bekannt geworden. Dabei wird im Prinzip aus dem Blut des zu Untersuchenden der flüchtige Alkohol-Anteil in eine Vorlage destilliert, die saure Kaliumdichromat-Lösung enthält. Unter Verbrauch von Chrom(VI)-Ionen wird der Alkohol zum Aldehyd oxidiert. Überschüssiges Chrom(VI)-Salz erfasst man durch iodometrische Rücktitration. Das Verfahren, das quantitativ nach **E** abläuft, ist heute durch spezifischere (enzymatische) Methoden ersetzt worden bzw. ist als alleiniges Verfahren nicht mehr beweiskräftig.

E $$Cr_2O_7^{2-} + 3\ H_3C{-}CH_2{-}OH + 8\ H^+ \longrightarrow 2\ Cr^{3+} + 3\ H_3C{-}CHO + 7\ H_2O$$

$$Cr_2O_7^{2-} + 6\ I^- + 14\ H^+ \longrightarrow 2\ Cr^{3+} + 3\ I_2 + 7\ H_2O$$

Tertiäre Alkohole lassen sich nach *Denigès* weitgehend spezifisch identifizieren. Sie geben beim Erwärmen mit Quecksilber(II)sulfat-Lösung Trübungen, bzw. farbige Niederschläge. Diese Erscheinungen sollen auf der Dehydratisierung zu Alkenen beruhen, die dann mit dem Reagenz Trübungen bzw. Niederschläge liefern. Tertiäre Alkohole ohne β-ständiges H-Atom, beispielsweise Triphenylcarbinol, reagieren demnach nicht. Nach anderen Literaturangaben sollen die nachzuweisenden Alkohole dagegen nicht dehydratisiert sondern dehydriert werden. Primäre und sekundäre Alkohole geben unter den gleichen Bedingungen weiße Trübungen oder weiße Fällungen.

2.1 Einwertige Alkohole

Ethanol

[64-17-5]

Desinfektionsmittel

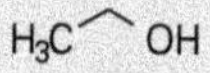

1

Ethanol ist eine farblose Flüssigkeit, siedet bei 78 °C, ist mischbar mit Wasser und den meisten organischen Lösungsmitteln, ist ein gutes Lösungsmittel für viele organische Stoffe, löst aber auch einige anorganische Salze wie Kaliumiodid, Quecksilber(II)chlorid oder Quecksilber(II)iodid. Wie Wasser kann es in Kristalle als *„Kristallalkohol"* eingebaut werden. Beispiele sind Calciumchlorid und Magnesiumnitrat.

Ethanol des Arzneibuchs hat einen Gehalt von 96%.

Identifizierung

- IR-Spektrum.

- Man erwärmt mit Kaliumpermanganat und Schwefelsäure. Die entstehenden Dämpfe leitet man über ein Filtrierpapier, das mit Dinatriumpentacyanonitrosylferrat(II) und Piperazin-Hydrat getränkt ist. Eine Blaufärbung, die auf Zusatz von Natronlauge in Rosa übergeht, zeigt Ethanol an.
- Durch Erwärmen mit Kaliumpermanganat und Schwefelsäure wird Ethanol zu Acetaldehyd oxidiert. Die blaue Färbung beruht auf dem positiven Verlauf der Reaktion nach *Simon-Awe* (s. S. 30).
- Die Umsetzung mit 3,5-Dinitrobenzoylchlorid ergibt den 3,5-Dinitrobenzoesäureethylester mit einem Schmelzpunkt von 90–94 °C.
- Ethanol zählt zu den Verbindungen, die eine positive **Iodoform-Reaktion** geben. Sie beruht auf der Umsetzung von Iod im alkalischen Milieu mit dem Substrat. Das Reagenz besitzt somit sowohl oxidierende als auch iodierende und hydrolysierende Eigenschaften. Die Reaktion verläuft im Sinne der bekannten Chloroform-Synthese nach *Liebig:*

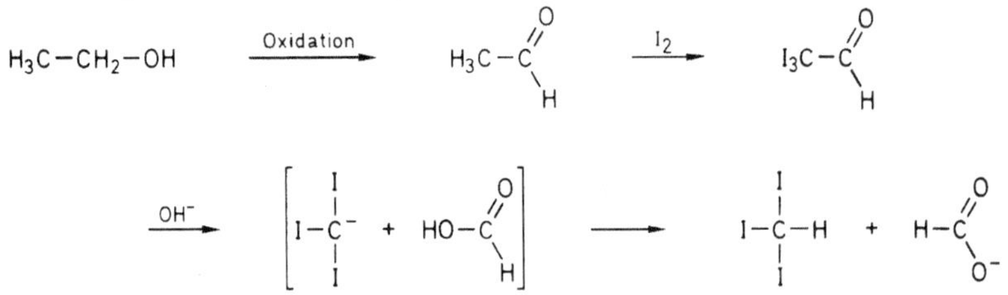

Iodoform (gelb)

Eine positive Iodoform-Reaktion geben Verbindungen, die folgende Strukturmerkmale enthalten:

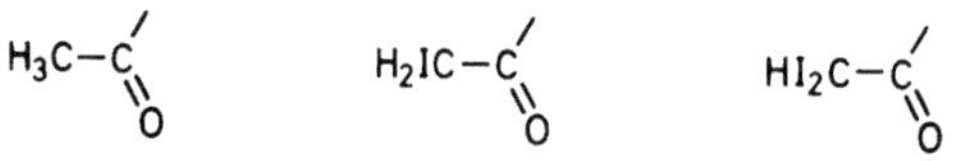

Auch solche Verbindungen zeigen eine positive Reaktion, bei denen intermediär durch oxidativen oder hydrolytischen Abbau eine Methylketon- bzw. eine Acetaldehyd-Struktur entsteht, z.B. Ethanol, Isopropanol, Milchsäure und β-Dicarbonyl-Verbindungen (Säurespaltung).

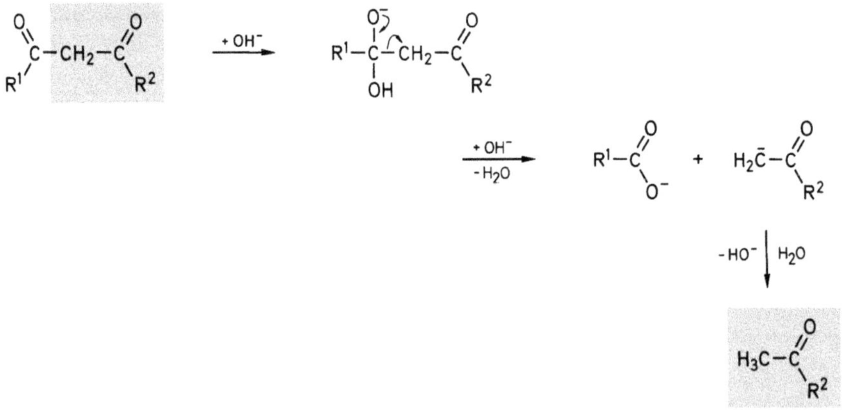

Acetessigsäureester lässt einen positiven Nachweis erwarten, reagiert jedoch negativ, da beim Abbau Acetat-Ionen entstehen. Durch ihre Carboxylat-Struktur kommt es nicht zu einer Aktivierung der Methyl-Gruppe und deshalb auch nicht zur Iodierung.

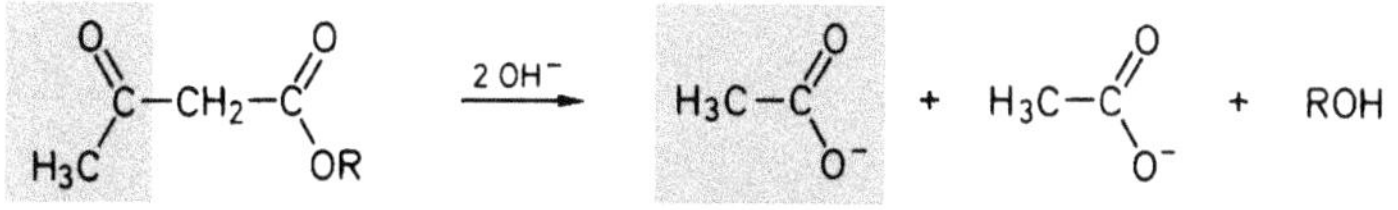

- Weiterhin wird Ethanol säurekatalysiert mit Essigsäure zu Ethylacetat umgesetzt, das an seinem Geruch erkennbar ist.

Reinheitsprüfung

Der relativ breite Raum, der den Reinheitsprüfungen des Ethanols in den Pharmakopöen gewidmet wird, ist dadurch bedingt, dass Ethanol ein häufig gebrauchtes „Vehikel" bei der Herstellung von Arzneimitteln darstellt. Es kann von der Gewinnung her mit Fuselölen, Aldehyden, Furfural, durch Verfälschung mit Methanol, höheren Alkoholen, Isopropanol oder durch zolltechnische Maßnahmen mit Ethylmethylketon, Pyridin etc. verunreinigt sein.

Zur Bestimmung des Ethanols in flüssigen Zubereitungen schreibt das AB sowohl die Destillation als auch die pyknometrische Dichtebestimmung vor. Beide Operationen sind sehr zeitaufwendig. Als Alternative bietet sich eine Bestimmungsmethode auf der Basis der begrenzten Mischbarkeit im ternären System Chloroform/Ethanol/Wasser an, die von *Rohdewald* neu vorgestellt wurde.

- Mit den Prüfungen sollen aus dem Gärungsprozess stammende Amine und Ammoniak (Phenolphthalein) sowie Essigsäure (Titration nach vorheriger Vertreibung von Kohlendioxid) erfasst werden.
- Im Bereich von 220–270 nm dürfen keine Absorptionsmaxima auftreten. Hiermit lassen sich absorbierende Doppelbindungssysteme (Carbonyl-Verbindungen [Acetaldehyd, Ethylmethylketon], Benzol, Furfural) leicht als Verfälschung erkennen.
- Flüchtige Verunreinigungen: GC.
- Zur **Prüfung auf Methanol** erhitzt man die Substanz mit Kaliumpermanganat-Phosphorsäure, wobei Formaldehyd entsteht. Die Entfärbung des überschüssigen Kaliumpermanganats erfolgt durch Zusatz von Oxalsäure-Schwefelsäure-Lösung. Formaldehyd wird dann mit Hilfe von *Schiffs* Reagenz nachgewiesen.

Hier sind zwei Nachweisreaktionen miteinander gekoppelt. Im ersten Schritt findet die Probe nach *Denigès* Anwendung; es kommt sowohl zur Oxidation von Methanol als auch von Ethanol. Im Gemisch soll die Oxidationsgeschwindigkeit des Ethanols größer sein als die des Methanols, wodurch die Oxidation des letzteren zu Formaldehyd gehemmt ist. Außerdem läuft die Formaldehyd-Oxidation zur Ameisensäure schneller ab als die Oxidation zum Aldehyd. Insgesamt gesehen ist die Formaldehyd-Ausbeute stark vom Verhältnis Ethanol : Permanganat abhängig. Aber auch auf die Säurekonzentration ist zu achten; ist sie zu hoch, wird Ethanol oxidativ zu Formaldehyd abgebaut.

Die Oxidation des Ethanols zu Acetaldehyd stört dagegen die anschließende Reaktion mit *Schiffs* Reagenz nicht, da sie in der angegebenen Ausführung für Formaldehyd spezifisch ist.

2 Hydroxylierte Kohlenwasserstoffe

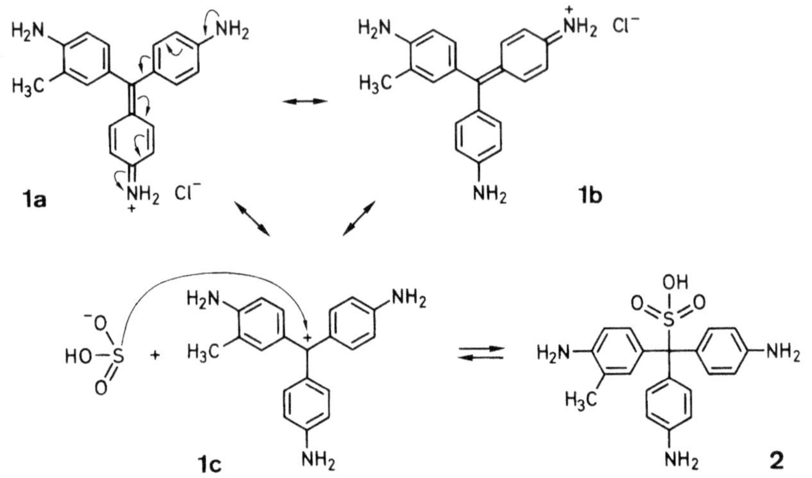

Schiffs Reagenz (Fuchsinschweflige Säure) wird hergestellt, indem man das farbige Rosanilinhydrochlorid (**1a–c**) mit überschüssiger schwefliger Säure umsetzt. Hierbei greift die schweflige Säure nucleophil an dem positivierten zentralen Kohlenstoff-Atom an und unterbricht die Konjugation. Das farbige Cyanin wird farblos, da das zentrale Kohlenstoff-Atom von der sp^2-Hybridisierung in eine sp^3-Hybridisierung übergeht. Die Reaktion ist durch das saure Milieu begünstigt, da hier die Amino-Gruppen protoniert werden und keinen Beitrag zur Resonanzstabilisierung leisten.

Bei der Reaktion von **2** mit Aldehyden und der noch vorhandenen schwefligen Säure findet zunächst eine *Mannich*-Kondensation statt. Primär wird das Amin mit dem elektrophilen Aldehyd über das Halbaminal **3** zu einem resonanzstabilisierten Carbenium-Ion **4** reagieren, das sich nun mit der H-aciden Komponente, der schwefligen Säure, zur *Mannich*-Base **5** bzw. **6** umsetzt.

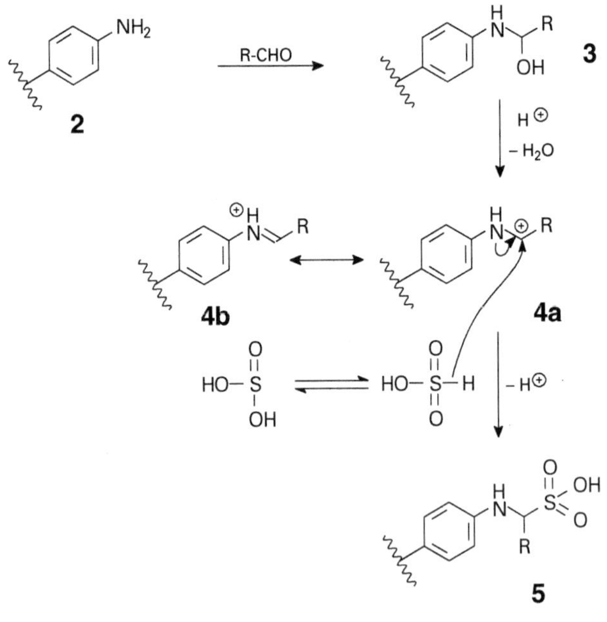

Haben mindestens zwei der aromatischen Amino-Gruppen reagiert, so beginnt die Abspaltung der HSO_3^--Gruppe vom quartären Kohlenstoff-Atom. Hierbei wird der Polymethin-Charakter (phenyloges Cyanin) wieder hergestellt, d.h., die Verbindung **7** ist nun farbig. Durch die Substitution der aromatischen Amino-Gruppe durch die Alkylsulfonyl-Reste wird die Basizität induktiv soweit verringert, dass keine Protonierung mehr möglich ist. Dadurch stehen die Elektronenpaare des Stickstoffs für die Mesomerie des Gesamtsystems zur Verfügung. Der Gewinn an Mesomerie-Energie wird noch größer, wenn am quartären Kohlenstoff-Atom die HSO_3^--Gruppe abdissoziiert und sich das farbige Kation **7** ausbilden kann.

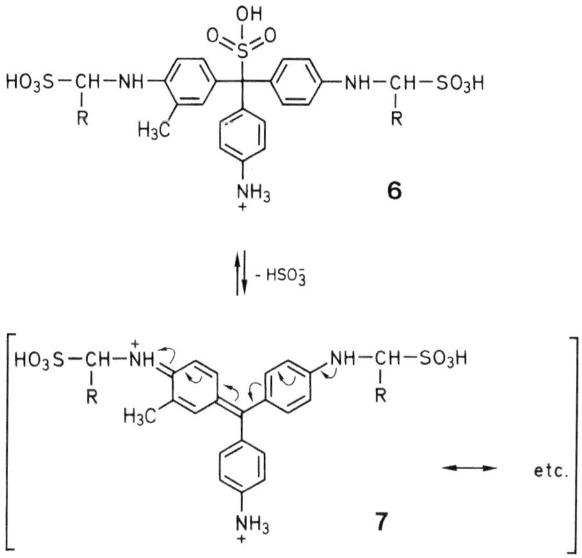

Die Farbe vertieft sich weiter, wenn auch die dritte Amino-Gruppe alkylsulfoniert wird.

Die Bildung von farblosem **2** aus farbigem **1** wird durch Protonen begünstigt. Um farbiges **7** zu erhalten, muss der Einfluss der Protonen zurückgedrängt werden. Dies geschieht durch die Alkylsulfonierung, indem die Basizität der Amino-Gruppen so stark abnimmt, dass sie nicht mehr protonierbar sind. Zur Bildung von **6** ist ein Überschuss von schwefliger Säure erforderlich. Andererseits kann durch dasselbe Reagenz die Bildung von **7** rückgängig gemacht werden, indem wieder **6** entsteht.

Protonen und schweflige Säure spielen also eine doppelte Rolle.

Alle geschilderten Reaktionen sind Gleichgewichtsreaktionen.

Neben Formaldehyd geben auch Acetaldehyd und Homologe mit *Schiffs* Reagenz Färbungen. Die Reaktion ist relativ spezifisch, weil nur die Färbung, die von Formaldehyd hervorgerufen wird, beständig ist. Die Unbeständigkeit der Färbung mit Acetaldehyd wird darauf zurückgeführt, dass eine wesentlich höhere Konzentration an Schwefeldioxid zur Bildung der *Mannich*-Basen mit Fuchsin als nucleophiler Komponente erforderlich ist als bei Formaldehyd. Dadurch läuft diese Reaktion langsamer ab und es tritt Bisulfit-Addition an Formaldehyd als Konkurrenzreaktion auf. Das Additionsprodukt ist nicht mehr reaktiv. Alle Gleichgewichtsreaktionen werden dadurch rückläufig.

Dennoch kann man im mittleren pH-Bereich zwischen den Farbprodukten aus Acet- bzw. Formaldehyd nicht einwandfrei unterscheiden. Dagegen ist dies möglich bei pH-Werten kleiner als 0,7. Unter diesen Bedingungen reagiert nur noch Formaldehyd mit *Schiffs* Reagenz, während Acetaldehyd-Lösungen farblos bleiben, was unter Umständen auch mit der möglichen Trimerisierung des Acetaldehyds zum Paraldehyd zusammenhängt.

- Auf **reduzierende Substanzen** (Acetaldehyd, Formaldehyd) prüft man, indem unter standardisierten Bedingungen mit einer 0,016%igen Kaliumpermanganat-Lösung versetzt wird. Ein unzulässig schneller Farbwechsel der Lösung von Violett (Permanganat-Farbe) nach Lachsfarben (Braunstein) deutet auf Verunreinigungen der genannten Art hin.
- Prüfung auf **Fuselöl und Aldehyd.** Reagenz ist 3-Nitrobenzaldehyd/Schwefelsäure, mit welchem die zu prüfende Substanz unterschichtet wird. Bei Anwesenheit der Verunreinigungen färbt sich die Berührungsfläche beider Schichten jeweils rot. Als Fuselöl bezeichnet man die bei der alkoholischen Gärung neben Ethanol entstehenden höheren Alkohole. Als Bestandteil des Fuselöls sind sie in Ethanol wenig erwünscht, im Wein tragen sie jedoch nicht unwesentlich zur Aromabildung („Bukett") bei. Fuselöl enthält 2-Methylpropan-1-ol (aus Valin), 2-Methylbutan-1-ol (aus Isoleucin), 3-Methylbutan-1-ol (aus Leucin) sowie Butanole und Propanole. Als höherer Alkohol kommt hauptsächlich **Isopropanol** in Frage, dessen Reaktion mit aromatischen Aldehyden verschiedentlich untersucht worden ist.

Isopropanol (**8**) wird zunächst zu Aceton (**9**) dehydriert. **9** kondensiert dann mit z.B. 4-Dimethylaminobenzaldehyd (**10**) zu einem roten Dibenzalaceton-Derivat **11.**

11a kann als vinyloges Säureamid am Sauerstoff zu **12** protoniert werden, was die Bildung eines mesomeriestabilisierten Kations ermöglicht.

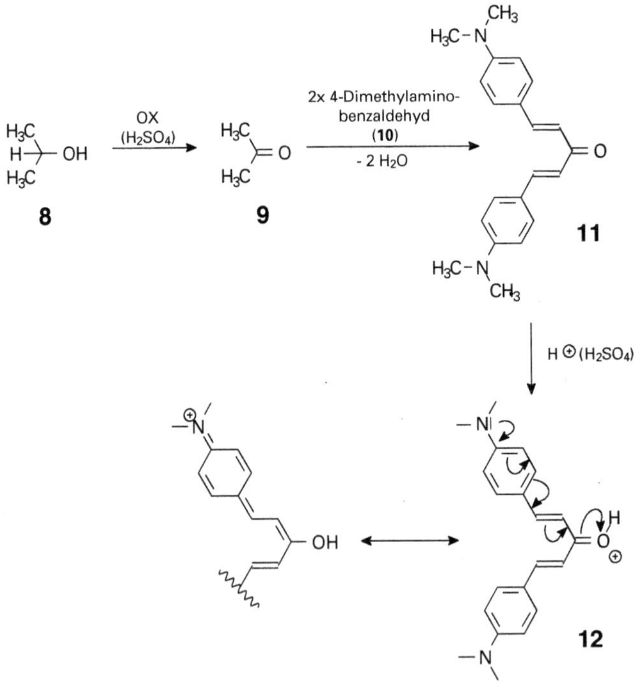

Die charakteristische Rotfärbung, die bei der Prüfung auf höhere Alkohole auftritt, d.h. mit 3-Nitrobenzaldehyd, muss demnach durch ein anderes Reaktionsprodukt bedingt sein. Es ist bekannt, daß Alkohole bei der Einwirkung konzentrierter Säuren leicht zu Olefinen dehydratisiert werden und unter Methylgruppen-Wanderung zu Cyclopentenylcarbenium-Ionen cyclisieren können. Die Reaktion wurde erstmals von *Komarowsky* mit Salicylaldehyd beschrieben.

Für Isopropanol formulierten *Auterhoff* und *Lang* das Carbenium-Ion **13** (Bildungsmechanismus nicht bekannt), das mit **10b** zum Carbenium-Ion **14** kondensiert. Die Kondensation kommt dadurch zustande, dass über die Doppelbindung der Elektronensog des positivierten C-3-Atoms fortgepflanzt wird, sodass die Position 5 CH-Acidität aufweist und leicht mit der Aldehyd-Gruppe reagieren kann.

14 bildet weitere mesomeriestabilisierte Strukturen aus.

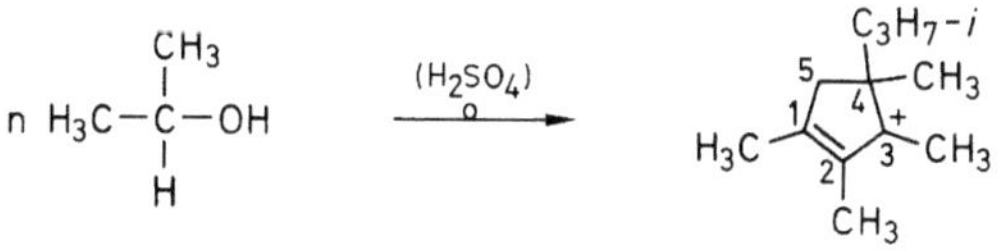

8 **13**

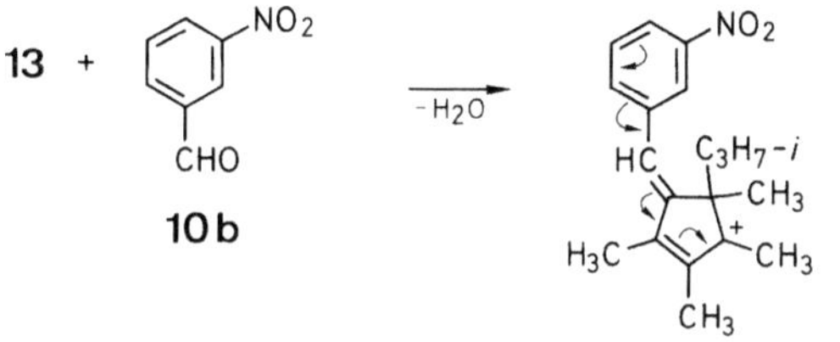

10b **14**

Im DAB werden die Prüfungen gegen eine Referenzlösung a, welche 2-Methyl-1-propanol und Acetaldehyd enthält und eine acetaldehydhaltige Referenzlösung b im Farbvergleich geprüft. Zur Unterscheidung zwischen Fuselöl (höhere Alkohole) und Acetaldehyd reagiert letzterer erst bei Erwärmung auf 50 °C. Im Sinne der o.a. Reaktionsgleichung findet hier eine Aldolkondensation statt.

○ Der Nachweis von **Furfural** (Furan-2-carbaldehyd) erfolgt mit Anilin in essigsaurer Lösung. Es darf sich bei längerem Stehen keine Rotfärbung entwickeln, die auf der Bildung eines roten Cyanins beruht. (Siehe Ribose-Nachweis bei Neomycin S. 322.)

Furfural entsteht u.a. aus Pentosen in Gegenwart von Säuren und bei der alkoholischen Gärung.

Isopropylalkohol

Propan-2-ol
[67-63-0]

Desinfektionsmittel

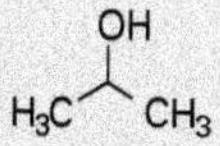

1

Aus Kostengründen wird heute Isopropanol sehr häufig anstelle von Ethanol zur Herstellung flüssiger Externa eingesetzt. Er ist außerdem weniger toxisch als Ethanol. Isopropanol ist eine klare, farblose, flüchtige Flüssigkeit, die mit schwach leuchtender, nicht rußender Flamme verbrennt, eigenartig riecht und auf der Zunge einen brennenden Geschmack hervorruft. Isopropanol ist mischbar mit Wasser, Ethanol, Aceton, Ether, Toluol. Der Siedepunkt liegt zwischen 81 und 83 °C.

Die **Identifizierungsreaktionen** sind bereits unter Reinheitsprüfungen auf Isopropanol bei Ethanol beschrieben. Als Aldehyd wird hier 2-Nitrobenzaldehyd verwendet.

Wichtige **Reinheitsprüfungen** stellen die GC-Prüfungen auf Benzol und Verwandte Substanzen sowie die Prüfung auf Peroxide (m. Iodid-Lösung) dar.

Benzol und Verwandte Substanzen stammen weniger aus der Synthese sondern aus Transportbehältnissen; wegen ihrer Toxizität sind lediglich 2 ppm zulässig.

Chlorobutanol

1,1,1-Trichlor-2-methyl-propan-2-ol
[6001-64-5]

Desinfektionsmittel

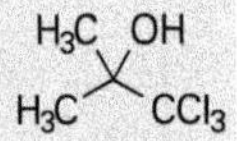

1

Das Arzneibuch führt wasserfreies Chlorobutanol und sein Hemihydrat (1/2 Mol Kristallwasser) auf. Beide werden als Konservierungsmittel von Augentropfen und Injektionslösungen eingesetzt; sie sind relativ stabile Substanzen.

Die in der Molekel enthaltene Trichlormethyl-Gruppe ermöglicht den Angriff nucleophiler Agenzien. Als Zersetzungsprodukt in wässriger Lösung entsteht u.a. Chlorwasserstoff.

Im Gegensatz zum tertiären Butanol, dessen Erstarrungspunkt etwa bei Raumtemperatur liegt, schmilzt Chlorobutanol ohne vorheriges Trocknen bei 78 °C. Die wasserfreie Form schmilzt bei 95 °C.

Die farblosen Kristalle von campherartigem Geruch und Geschmack sind leicht sublimierbar, schwer löslich in Wasser, sehr leicht löslich in Ethanol, Ether, Chloroform und „tanzen" auf der Wasseroberfläche, wie man das von Campher-Kristallen her kennt.

Identifizierung

In Umkehrung der Synthese des Chlorobutanols (**1**) entstehen im alkalischen Milieu Aceton (**2**) und Chloroform, die zur Identifizierung herangezogen werden. Zwischenprodukte sind das Carbanion **3** und das Addukt **4.**

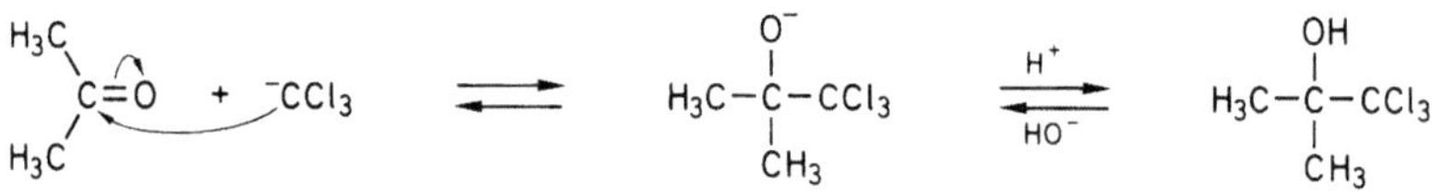

2 **3** **4** **1**

- Chloroform charakterisiert man mit Hilfe der *Fujiwara*-Reaktion (s. S. 5) oder durch Einwirken von ammoniakalischer Silbernitrat-Lösung (*Tollens* Reagenz).
- Aceton wird durch die Iodoform-Reaktion nachgewiesen (s. S. 14). Chlorobutanol (**1**) selbst gibt keine Iodoform-Reaktion.

Zur **Gehaltsbestimmung** wird mit verdünnter Natronlauge auf dem Wasserbad erhitzt. Die Chlorid-Ionen werden nach Abkühlen und Ansäuern nach Volhard argentometrisch erfasst.

Menthol

(1*R*,3*R*,4*S*)-5-Methyl-2-(1-methylethyl)cyclohexanol
Levomenthol
[2216-51-5]

Sekretolytikum

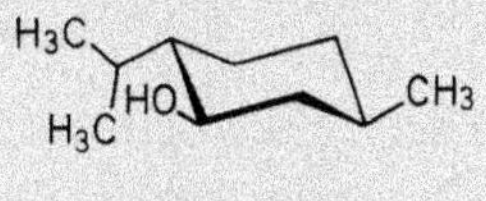

1

In den meisten Arzneibüchern sind sowohl das natürliche D-Menthol als auch das synthetische racemische D,L-Menthol offizinell. Die Kohlenstoff-Atome 1, 3 und 4 sind asymmetrisch. Es können also $2^3 = 8$ optisch aktive und 4 racemische Formen des 5-Methyl-2-(1-methylethyl)cyclohexanols auftreten. Die stereochemische Zuordnung der Racemate ist an Hand der Formeln **1**–**4** zu ersehen:

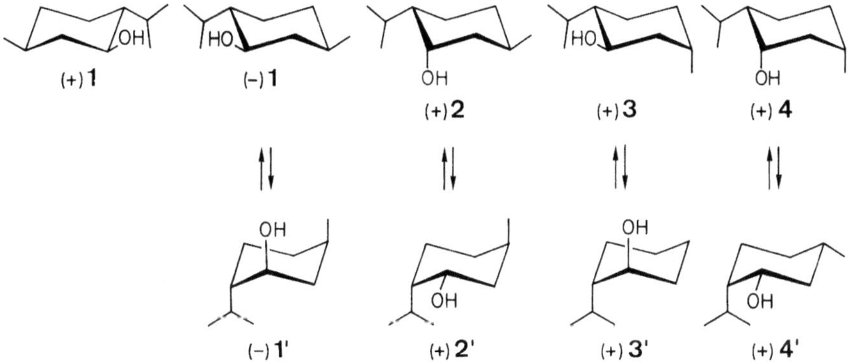

1 = Menthol, **2** = Neomenthol, **3** = Isomenthol, **4** = Neoisomenthol

Die Formeln **1**–**4** geben die Konfigurationsisomeren wieder, die Formeln **1'**–**4'** die zugehörigen Konformeren.

D-Menthol ist in der Natur am weitesten verbreitet. Es hat den intensivsten Pfefferminzgeruch und den größten Kühleffekt.

Die anderen Isomere weichen mehr oder weniger davon ab.

Eccles berichtet zusammenfassend über Gewinnung, chem. Eigenschaften, Struktur-Wirkungsbeziehungen, Wirkmechanismus, Pharmakologie und Toxikologie des Menthols.

Neo-, Iso- und Neoisomenthol unterscheiden sich vom Menthol durch unangenehmen Geruch und Geschmack. Verunreinigungen mit 1% Isomenthol oder 5–20% Neomenthol beeinflussen deutlich Geruch und Geschmack. Unterscheidungen zwischen links- und rechtsdrehendem Menthol sowie den übrigen Stereoisomeren lassen sich durch die Schmelztemperatur und die spezifische Drehung erbringen.

Das AB prüft auf Verwandte Substanzen (Isomenthol) gaschromatographisch.

Auf chemischem Weg ist eine Unterscheidung zwischen Neomenthol und Menthol, auch in Gemischen, leicht zu treffen.

Die Wasserabspaltung aus diastereomeren Verbindungen ist dort erleichtert, wo Wasserstoff-Atome und Hydroxy-Gruppen an benachbarten C-Atomen transständig angeordnet sind.

Beim Erhitzen mit Säuren reagiert demnach Neomenthol ungefähr 10-mal schneller als Menthol, d.h. unter festgelegten Bedingungen wird mehr Neomenthol als Menthol dehydratisiert, wobei sich in beiden Fällen *p*-2-Menthen (**5**) bildet.

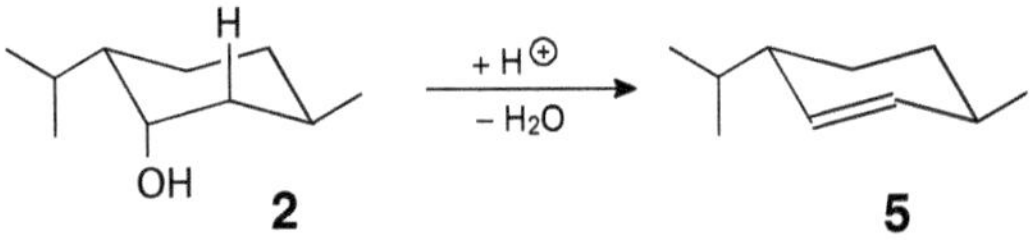

2 **5**

Eine Unterscheidung lässt sich auch mithilfe der Hydroxylzahl treffen, die von den Arzneibüchern zur quantitativen Bestimmung vorgeschrieben ist. Aus sterischen Gründen reagiert bei der Acetylierung Menthol schneller als Neomenthol. Unter gleichen Reaktionsbedingungen werden 93–95% Menthol acetyliert, dagegen nur etwa 30% Neomenthol.

1 bildet ein weißes, kristallines Pulver oder farblose Kristalle oder eine kristalline, erstarrte Schmelze von pfefferminzartigem, erfrischendem Geschmack und Geruch. Die Substanz ist schwer löslich in Wasser, leicht löslich in Ethanol, Ether, fetten Ölen und flüssigem Paraffin.

Identifizierung

- Man setzt mit 3,5-Dinitrobenzoylchlorid in Pyridin zum 3,5-Dinitrobenzoesäurementhylester um, der durch seinen Schmelzpunkt charakterisiert wird. Der Ester aus (–)Menthol schmilzt zwischen 154 und 157 °C, der Ester aus racemischen Menthol zwischen 130–131 °C.

  Nach Angaben von *Boehme* u. Mitarb. besitzen links- und rechtsdrehendes Menthol denselben Schmelzpunkt: 41–44 °C (Ph.Eur. etwa 43 °C).

  Für das Racemat gibt das Arzneibuch etwa 34 °C an. In Wirklichkeit existieren zwei Modifikationen, die bei 28 und 38 °C schmelzen. Je nach Art des Gerätes und der angewandten Aufheizgeschwindigkeit kommt es während der Bestimmung bereits teilweise zur Umwandlung der Modifikationen; es wird dann ein Gemisch aus beiden gemessen.
- DC. Detektion mit Anisaldehyd/H_2SO_4 und Erhitzen der DC-Platte auf 105 °C.

Reinheitsprüfung

- Ein Reinheitskriterium beruht auf der Messung der optischen Drehung, die beim racemischen Menthol praktisch Null beträgt und beim (–)Menthol zwischen –48 und –51° liegt.

Benzylalkohol

Phenylmethanol
[100-51-6]

Konservierungsmittel

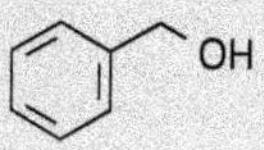

1

Benzylalkohol ist eine klare, farblose, ölige, Licht brechende Flüssigkeit von schwach aromatischem Geruch. Er ist löslich in Wasser sowie mischbar mit Chloroform, Ethanol, Ether, fetten und ätherischen Ölen.

Bei längerem Stehenlassen an der Luft oxidiert er sich zu Benzaldehyd und Benzoesäure. Mit einem pK_S-Wert von 15,4 ist er nur wenig saurer als Ethanol (pK_S 16).

Identifizierung

- IR-Spektrum.

Mit saurer Kaliumpermanganat-Lösung entwickelt sich der Geruch nach Benzaldehyd. Andere Arzneibücher weisen den Aldehyd über den Schmelzpunkt eines 2,4-Dinitrophenylhydrazons nach. Ph.Eur. weist Benzaldehyd und andere verwandte Substanzen durch GC nach.

Die **Gehaltsbestimmung** erfolgt über die Hydroxylzahl Methode A.

Vitamin A

all-(*E*)-Retinol
all-(*E*)-3,7-Dimethyl-9-(2,6,6-trimethyl-1-cyclohexen-1-yl)-2,4,6,8-nonatetraen-1-ol
[68-26-8]

Vitamin

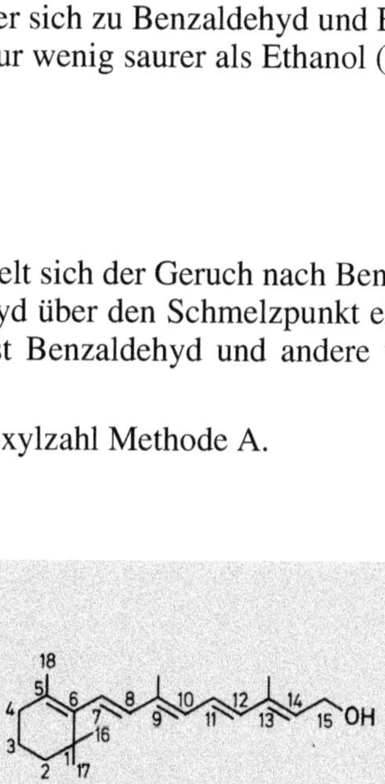

1

Die systematische Nomenklatur wird selten verwendet. Die angegebene Bezifferung des Vitamin A leitet sich von der Bezifferung des *β*-Carotins ab und wird überwiegend benutzt.

Unter der Bezeichnung Vitamin A ist eine Reihe von Stoffen sehr ähnlicher Struktur zusammengefasst, die in tierischen Geweben vorkommen und die eine vergleichbare Wirkung zeigen. Der wichtigste und biologisch wirksamste Stoff ist das all-*trans*-Retinol, das durch Synthese rein hergestellt werden kann, bei Herkunft aus natürlichen Quellen (Leberöle von Fischen oder Meeressäugetieren und Konzentrate natürlicher Herkunft) jedoch von mehreren Isomeren begleitet ist.

Retinol stellt die all-*trans*-Verbindung (**1**) dar. Während die ringständige Doppelbindung von C-5 nach C-6 festgelegt ist, sind aufgrund der vier konjugierten Doppelbindungen in der Seitenkette theoretisch 16 *cis-trans*-Isomere möglich, von denen jedoch nur vier sterisch nicht behindert und damit ausreichend stabil sind. Das ist der Fall, wenn an den C-Atomen 9 oder 13 ein Konfigurationswechsel stattfindet. Es sind demnach neben all-*trans*-Retinol (Vitamin A_1) drei *cis-trans*-Isomere bekannt:

9 *cis*-Retinol	=	Iso-Vitamin Aa	=	**2**
13 *cis*-Retinol	=	Neo-Vitamin Aa	=	**3** [2052-63-3]
9,13 di-*cis*-Retinol	=	Iso-Vitamin Ab	=	**4**

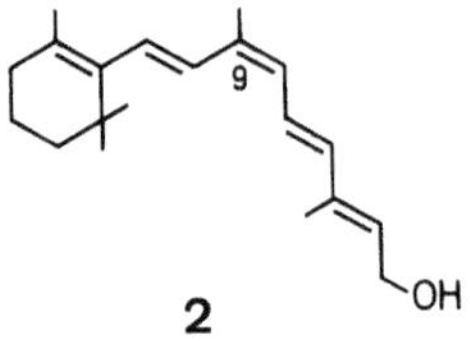

2

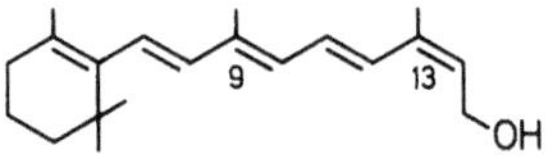

3

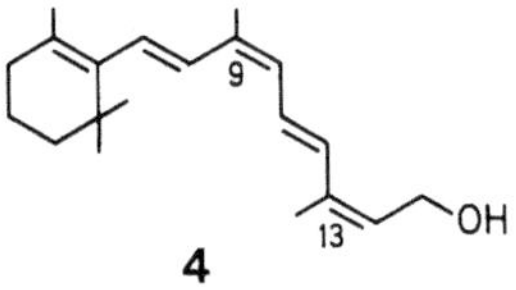

4

Retinol bildet gelbe Kristalle, die einen Schmelzpunkt von 62–64 °C aufweisen. Das Maximum der UV-Absorption liegt bei 324 bis 325 nm, bedingt durch die fünf konjugierten trans-ständigen Doppelbindungen. Es setzt sich zusammen aus dem Tetraen-Anteil mit 305 nm und dem Cyclohexenyl-Rest mit ca. 20 nm. Im ultravioletten Licht zeigt die Substanz bei 365 nm eine intensive grünliche Fluoreszenz.

Die Substanz ist praktisch unlöslich in Wasser, löslich in Ethanol, Ether, Chloroform, fetten Ölen und Fetten. Gebräuchlich sind neben dem Alkohol der Essigsäure- und Palmitinsäureester.

Wegen der vielen Doppelbindungen in der Molekel ist zu erwarten, dass Retinol oxidationsempfindlich ist.

In Abwesenheit von Antioxidanzien ist die Substanz tatsächlich nicht besonders beständig. Die Sauerstoff-Empfindlichkeit wird durch die zusätzliche *Δ*3-Doppelbindung beträchtlich erhöht, wie es im Vitamin A_2 (**5**) der Fall ist. **5** wird heute als 3-Dehydroretinol bezeichnet. Setzt man dieses bei 0 °C der Einwirkung von Luftsauerstoff aus, so wird es vollständig zerstört. Bei der oxidativen Zersetzung des Retinols und seiner isomeren Verbindungen sowie des Vitamin A_2 ist vor allem an einen radikalischen Angriff der Sauerstoff-Moleküle, begünstigt durch den Einfluss von Licht, in Allyl-Stellung zu denken.

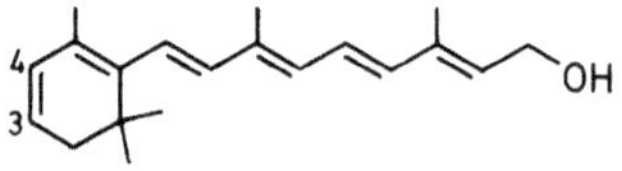

5

Gegenüber Alkali ist Retinol stabiler als gegenüber Säuren, deren Einwirkung zur Bildung des resonanzstabilisierten Kations **6** bzw. von Anhydro-Vitamin-A (**7**) führt.

Durch Veresterung der alkoholischen Hydroxy-Gruppe erhöht sich die Stabilität des Moleküls, besonders wenn die Säure-Gruppe voluminös ist.

Die Stabilität der Ester ist andererseits weniger von den protolytischen als von solvolytischen Einflüssen abhängig. In Gegenwart von Alkoholen kann es leicht zur Abspaltung der Säure-Gruppe als Carboxylat unter Bildung des Carbenium-Kations **6** bzw. von Anhydro-Vitamin-A (**7**) kommen. Ist der Zutritt von Licht und Sauerstoff ausgeschlossen, so sind Retinol und seine Derivate verhältnismäßig hitzestabil.

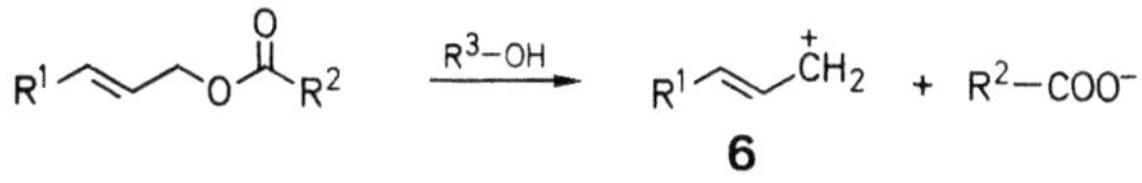

Bereits in der Antike war bekannt, dass Nachtblindheit ernährungsbedingt sein kann. Ebenfalls wussten die alten Ägypter schon, dass das Essen von frischer Leber dies verhindern kann. Sehr viel später wurde Vitamin A als zentraler Stoff zum Sehen erkannt. (Zur Chemie des Vitamin A und des Sehvorgangs s. *Rando.*) Durch metabolische Umwandlung geht Vitamin A in 11-*cis*-Retinal über, welches Rhodopsin bildet, den Chromophor der Sehpigmente. Ebenfalls metabolisch gebildete 13-*cis*-Retinoinsäure (Vitamin A-Säure) spielt eine wichtige Rolle bei der Regulierung des Zellwachstums. Sie findet deshalb Anwendung zur Behandlung schwerer Akne.

Identifizierung

- DC; Detektion mit UV-Licht 254 mm.
- In praktisch allen modernen Arzneibüchern war bisher die **Carr-Price-Reaktion** vorgeschrieben.

Sie besteht in der Behandlung der Substanz mit Chloroform-haltiger Antimon(III)chlorid-Lösung, wobei eine Blaufärbung entsteht, die allmählich verblasst.

Es wird heute diskutiert, dass Antimon(V)chlorid, das im Antimon(III)chlorid enthalten sein soll, das wirksame Agens ist. Als Mechanismus nimmt man an, dass die alkoholische Gruppe des Retinols unter Einwirkung der *Lewis*-Säure Antimon(V)chlorid abgespalten wird und das entstehende Carbenium-Ion sich über das konjugierte System stabilisiert (**6**).

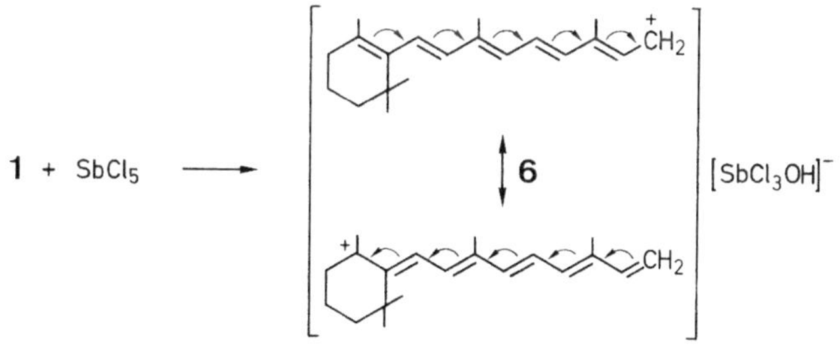

λ_{max} = 587 nm

Bei der Reaktion ist ethanolfreies Chloroform zu verwenden, da der Alkohol als Nucleophil mit dem Kation **6** reagieren und dadurch die positive Ladung verschwinden würde.

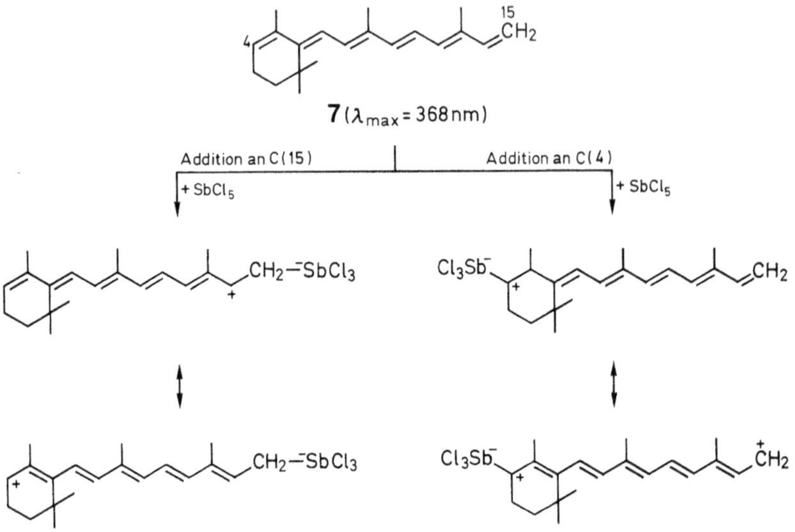

8 (λ_{max} = 619 nm) **9** (λ_{max} = 586 nm)

Nach Angaben von *Platz* und *Estrada* kommt es anschließend zur Eliminierung eines Protons unter Bildung von **7.** Dieses addiert die Lewis-Säure sowohl an die endständige Doppelbindung (**8**) als auch an die endocyclische (**9**).

Die Methode ist quantitativ auswertbar; das Absorptionsmaximum des Vitamin A wird von 325 nm nach 618 nm, d.h. in den sichtbaren Bereich hinein, verschoben. Von Nachteil sind dabei die geringe Beständigkeit der Färbung sowie die geringe Spezifität der Reaktion in bezug auf Begleitstoffe des Vitamin A in natürlichem Material (Vitamin-A-Zersetzungsprodukte, Sterine, Carotinoide u.a. Polyene).

Die *Carr-Price*-Reaktion wird wegen ihrer Störanfälligkeit nicht mehr im Arzneibuch aufgeführt. In der Monographie Ölige Lösung von Vitamin A wird sie in vereinfachter Form bei der DC-Prüfung auf Identität und als Farbreaktion vorgeschrieben.

Die übliche Bestimmung nach den heutigen Arzneibüchern besteht in der spektrophotometrischen Ermittlung der Extinktionen bei 300, 326, 350, 370 nm gegen Isopropanol als Referenz; nach Ph.Eur. zwischen 325 und 327 nm. Bei Reinsubstanzen ist die Bestimmung ohne Schwierigkeiten durchführbar. Die Extinktion bei 325 nm ist der Konzentration proportional. Will man jedoch Vitamin A in Lebertran oder in Zubereitungen bestimmen, so treten störende Fremdabsorptionen auf. Die Arzneibücher geben deshalb für diesen Zweck eine Korrekturformel nach *Morton* und *Stubbs* an. Zusätzlich muss das anwesende fette Öl vor der Messung mit Lauge verseift werden, um auf diesem Wege einen Teil der störenden Substanzen zu eliminieren. Bei der Ermittlung der Absorptionskurve werden neben dem Retinol auch die in den unverseifbaren Anteilen enthaltenen Polyene erfasst. Die Methode ist also trotz Korrekturformel mit einem relativ großen Fehler (±8%) behaftet.

Reinheitsprüfungen

Verwandte Substanzen: UV-photometrische Prüfung. Erfasst werden hierdurch Isomere, Oxidationsprodukte und unterschiedliche Produkte von **1**, die andere UV-Absorptionsmaxima aufweisen.

Zu nennen sind hier Anhydro-Vitamin-A (**7**) oder retro-Vitamin-A (**10**) und die sog. Kitole **11** und **12**, darunter versteht man *Diels-Alder*-Addukte, die aus Vitamin A oder Vitamin-A-acetat entstanden sind.

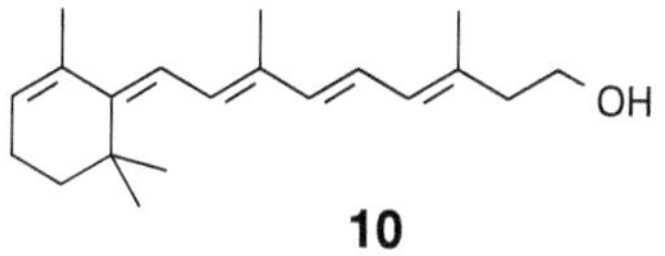

10

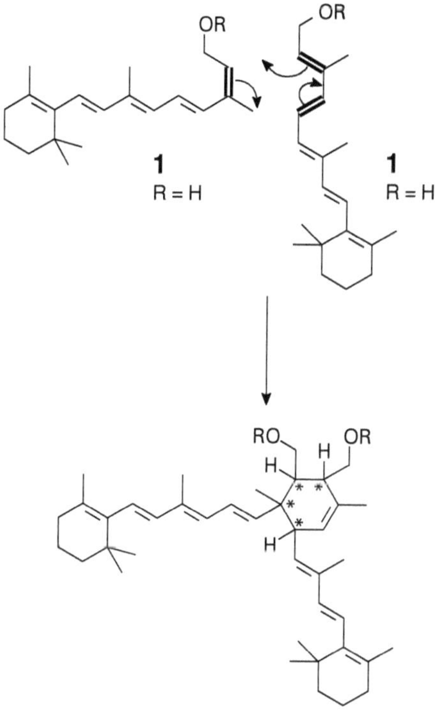

11 R = H
12 R = Ac ($COCH_3$)

2.2 Mehrwertige Alkohole

Propylenglykol
(*R*,*S*)-Propan-1,2-diol
[57-55-6]

Lösungsmittel

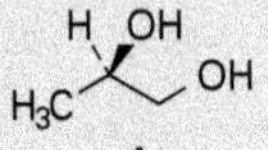

1

und Enantiomer

Die klare, farblose, wasser- und ethanollösliche Flüssigkeit ist hygroskopisch und viskos. In Geschmack und Aussehen erinnert die Substanz an Glycerol.

Im Gegensatz zu Glycerol ist sie mit Ether und Chloroform mischbar. Als Diol besitzt **1** mit 186 °C einen tieferen Siedepunkt als Glycerol (Propan-1,2,3-triol). Die Dichteangaben variieren bei den einzelnen Arzneibüchern.

Wie alle Alkohole ist auch Propylenglykol oxidationsempfindlich. Neben Propionaldehyd können außerdem Essigsäure und Milchsäure entstehen.

Identifizierung

- Nach dem Arzneibuch werden die relative Dichte, der Brechungsindex und die Siedetemperatur (184-186 °C) bestimmt. Als einzige chemische Methode wird mit 4-Nitrobenzoylchlorid in Pyridin zum *p*-Nitrobenzoesäurediester umgesetzt und dessen Schmelzpunkt ermittelt (121–128 °C).
- Beim Erhitzen mit Borsäure entsteht ein angenehmer Geruch, der von der Bildung eines Borsäureesters herrührt.
- Der fruchtartige Geruch, der beim Erhitzen mit Kaliumhydrogensulfat auftritt, kann von Propylenoxid (**2**) oder dem Dischwefelsäureester des Propylenglykols (**3**) herrühren.

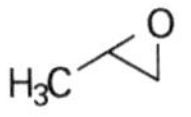

2

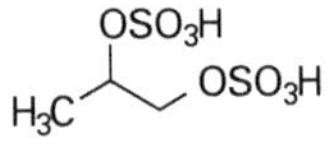

3

- Bei der Spaltung mit Natriummetaperiodat entstehen Formaldehyd (**5**) und Acetaldehyd (**4**). Verunreinigungen an Glycerol werden durch die dabei auftretende Ameisensäure erkannt. Als quantitative Bestimmungsmethode wird diese Spaltungsreaktion ebenfalls eingesetzt.

  Die Spaltprodukte **4** und **5** können nach den üblichen Verfahren nachgewiesen werden.

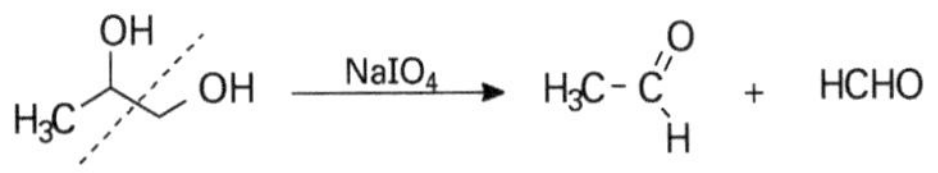

1 **4** **5**

- Eine weitere Methode, die auf der Umsetzung mit Ninhydrin und Schwefelsäure basiert und zu einer Violettfärbung führt, beruht auf der Dehydratisierung bzw. auf der Oxidation des Propylenglykols zu Allylalkohol und Propionaldehyd. Der Mechanismus dieser Reaktion scheint noch nicht geklärt zu sein.

Glycerol
Glycerin
Propan-1,2,3-triol
[56-81-5]

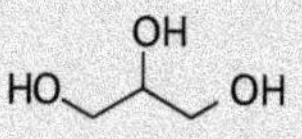

1

Laxans und pharmaz. Hilfsstoff

In den modernen Arzneibüchern sind in der Regel zwei Monographien über Glycerol aufgeführt:

Glycerol mit einem Gehalt von 86–88%,
wasserfreies Glycerol mit einem Gehalt von mindestens 98%.

Wasserfreies Glycerol ist eine viskose Flüssigkeit, die bei 290 °C unter Zersetzung siedet (s. chem. Eigenschaften der Alkohole S. 10).

Die Erstarrungstemperatur liegt bei 18 °C.

Glycerol ist hygroskopisch und kann beim Stehenlassen an der Luft bis zur Hälfte seines Gewichts an Wasser aufnehmen.

Aus der relativen Dichte und dem Brechungsindex lässt sich der Wassergehalt ziemlich genau festlegen. Beide nehmen mit steigendem Wassergehalt annähernd linear ab. Sie stellen damit Kriterien für die Identität und Reinheit dar:

ϱ_{20}	n_D^{20}	% Glycerol
1,26108	1,47399	100
1,25590	1,47071	98
1,22180	1,45085	85

Die Dichte nimmt mit steigendem Wassergehalt weitgehend linear ab.

Siede- und Erstarrungstemperaturen nehmen mit steigendem Wassergehalt ebenfalls stark ab:

Sdp: 138 °C, Smp: –1,6 °C entsprechend 90%
Sdp: 121 °C, Smp: –4,8 °C entsprechend 80%.

Glycerol ist mit Wasser und Ethanol in jedem Verhältnis mischbar, in Ether, Chloroform und fetten Ölen ist es unlöslich. In Gegenwart von Oxidationsmitteln wie Chrom(VI)oxid, Kaliumchlorat oder Kaliumpermanganat neigt es zu Explosionen.

Glycerol ist die Alkoholkomponente in den Triglyceriden, d.h. in den Fetten. Erhöhte Triglycerid-Werte im Blut können Indikatoren für noch nicht erkannte Krankheiten, z.B. Diabetes mellitus und Fettstoffwechselstörungen, bzw. für eine unzureichende Therapie dieser Krankheiten sein. Zur Erfassung der Blutwerte sind „nasschemische Methoden" nicht geeignet. Hier sind „trockenchemische Verfahren" entwickelt worden, die es erlauben die entsprechenden Werte innerhalb weniger Minuten zu erhalten. Exemplarisch ist hier das Testprinzip am Beispiel der Triglyceride aufgeführt (*Missel*).

Triglyceride + $3 H_2O$ —Esterase→ Glycerol + 3 freie Fettsäuren

Glycerol + ATP —Glycerokinase→ Glycerol-3-phosphat + ATP

Glycerol-3-phosphat + O_2 —Glycerinphosphatoxidase→ Dihydroxyacetonphosphat + H_2O_2

H_2O_2 + Indikator —Peroxidase→ blauer Farbstoff + H_2O

Identifizierung

- IR-Spektrum.
- Glycerol wird mit Salpetersäure gemischt und die Mischung mit Kaliumdichromat-Lösung überschichtet. An der Grenzfläche entsteht ein blauer Ring.
- Es wird mit Kaliumhydrogensulfat erhitzt, wobei der Geruch nach Acrolein (**7**) auftritt. Die Dämpfe schwärzen mit *Neßlers* Reagenz befeuchtetes Filtrierpapier. Durch Wasser entziehende Mittel bildet sich aus Glycerol in der Reaktionsfolge **1** bis **7** Acrolein.

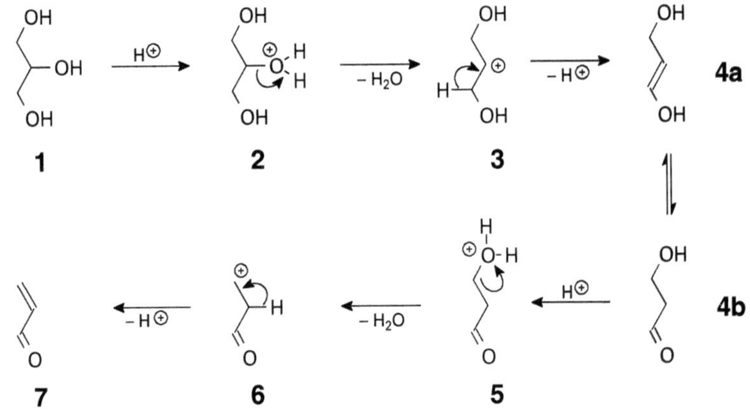

Bei der Dehydratisierung handelt es sich um eine säurekatalysierte Eliminierungsreaktion. Der Angriff des Protons an der sekundären Hydroxy-Gruppe dürfte bevorzugt sein, da das entstehende sekundäre Carbenium-Ion **3** stabilisiert ist.

Die Reaktion mit *Neßlers* Reagenz beruht auf der Reduktion der darin enthaltenen Quecksilber-Ionen zu elementarem Quecksilber und der Oxidation des Aldehyds zur Acrylsäure.

○ Nach dem AB-DDR wurde Acrolein durch eine Blaufärbung nachgewiesen (**Simon-Awe-Reaktion**), die der Aldehyd mit Dinatriumpentacyanonitrosylferrat(II) (Nitroprussid-Natrium) und Piperidin gibt. Der Mechanismus wurde von *Wiegrebe* weitgehend aufgeklärt. Folgende Struktur wurde als farbgebend gefunden:

$$Na_3[Fe(CN)_5NO{-}CH_2{-}CHO] \cdot H_2O$$

Piperidin nimmt intermediär an der Reaktion teil. Es bildet mit der Carbonyl-Komponente ein Enamin und erhöht dessen Nucleophilie. Unter den Reaktionsbedingungen hydrolysiert es nach Umsetzung mit dem Nitrosylferrat zum angegebenen Addukt, das einen protonierten *Legal*-Komplex darstellt (s. S. 89).

Eine Übersicht über Analytik und Pharmakologie des Nitroprussid-Natriums findet sich bei *Butler* und *Glidewell*.

Reinheitsprüfung

Sie ist beim Glycerol relativ umfangreich. Dabei werden mögliche Verunreinigungen berücksichtigt, die sich aus verschiedenen Syntheseverfahren ergeben (**1.** bis **5.**) oder aus der Fetthydrolyse bzw. der Vergärung von Kohlenhydraten als Gewinnungsmöglichkeit herrühren (**6.** und **7.**):

1. Schwermetall-Ionen,
2. Chlorid-Ionen,
3. reduzierende Verunreinigungen (Acrolein, mögliche Bildung bei der Destillation, Formaldehyd, Acetaldehyd, Propionaldehyd u.a. als Zersetzungsprodukte des Glycerols),
4. Halogen-Verbindungen (aus Epichlorhydrin oder Allylchlorid),
5. Sulfat-Asche,
6. Fettsäureester,
7. Zucker.

Gehaltsbestimmung

Sie erfolgt meist durch *Malaprade*-Spaltung und Bestimmung der entstandenen Ameisensäure.

Bei der Einwirkung von Natriummetaperiodat in wässriger Lösung erfolgt zuerst eine reversible „Veresterung" zu **8.** Im nachfolgenden Spaltungsschritt wird die C—C-Bindung gelöst unter Bildung von Formaldehyd (**9**) und Glykolaldehyd (**10**). Hierbei wird das Periodat zum Iodat reduziert.

Zur Spaltung der C—C-Bindung in **10,** die über das Hydrat formuliert werden kann, ist ein weiteres Äquivalent Natriummetaperiodat notwendig. Bei diesem Oxidationsschritt entsteht neben Ameisensäure erneut Formaldehyd.

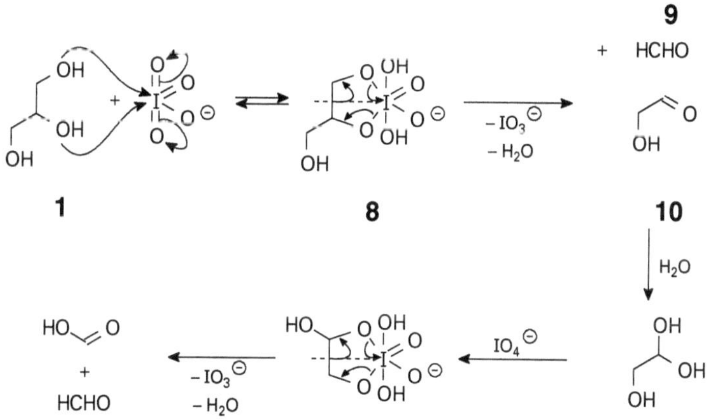

Pro oxidativer Spaltung einer C—C-Bindung erfahren die daran beteiligten Kohlenstoff-Atome eine Änderung der Oxidationszahl um den Wert +1, wie aus folgendem Schema ersichtlich ist:

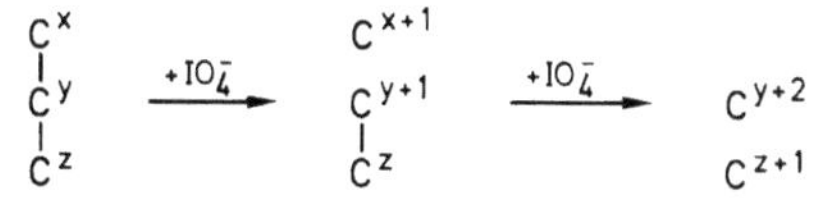

Vor der acidimetrischen Titration der gebildeten Ameisensäure wird laut Arzneibuchvorschrift überschüssiges Periodat mit Ethylenglykol zu Iodat reduziert.

Diese Maßnahme ist notwendig, weil Periodat (nicht Iodat!) ab pH-Wert 7 Hydroxid-Ionen unter Bildung von schwer löslichem *Ortho*periodat verbraucht.

Da Phenolphthalein erst in einem pH-Bereich von 8,2 bis 10,0 umschlägt, ist der Mehrverbrauch an Lauge beträchtlich. Benutzt man jedoch zur Endpunktbestimmung die Glaselektrode, so titriert man genau bis pH 7 und hat damit quantitativ die überschüssige Säure erfasst. Auf die Zersetzung überschüssigen Periodats mit Hilfe von Ethylenglykol kann dann verzichtet werden.

Sorbitol

Sorbit
D-Glucitol
[50-70-4]

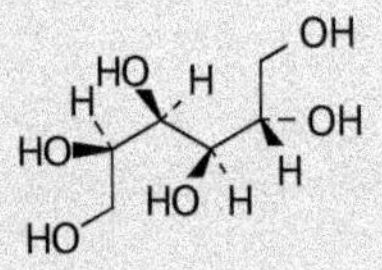

1

Laxans, Zuckeraustauschstoff

Sorbitol ist ein weißes, kristallines Pulver von süßem Geschmack; es erreicht etwa 60% der Süßkraft von Rohrzucker.

Die Substanz ist in Wasser sehr leicht löslich (bis 83%), in Ethanol schwer löslich.

Die wasserfreie Substanz schmilzt bei 110 bis 112 °C. Andere Literaturquellen geben 89 bis 93 °C bzw. verschiedene Modifikationen mit Schmelzpunkten um 97 °C und zwischen 90,4 und 91,8 °C an. Die wasserhaltige Substanz schmilzt bei 75 °C. Bekannt sind zwei Qualitäten mit $\frac{1}{2}$ oder 1 Mol Wasser.

Die spezifische Drehung ist mit –1,9° so gering, dass sie für Identitäts- bzw. Reinheitsprüfungen nicht geeignet erscheint. In Gegenwart von Molybdat-Ionen steigt sie jedoch auf +56° an.

Das DAB setzt eine Natriumtetraborat-Lösung zur Erhöhung des Drehwertes ein.

Sorbitol-Lösungen, die mehr als 20% Wasser enthalten, lassen sich bei 121 °C im Autoklaven sterilisieren. Glucose-Lösungen müssen dagegen schwach sauer und in der Regel mit Kohlendioxid gesättigt sein, um bei 121 °C sterilisiert werden zu können.

Durch intramolekulare, säurekatalysierte Wasser-Abspaltung bilden sich aus Sorbit **1,4-** bzw. **1,5-Sorbitane** (**2** bzw. **3**). **2** kann intramolekular weiter zum bicyclischen Bis-Ether (1,4 : 3,6-Dianhydrosorbitol) **Sorbid** (**4**) kondensieren.

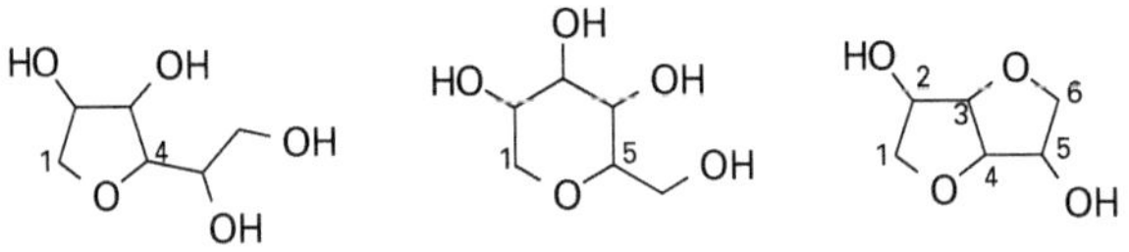

2 3 4

Identifizierung

- IR-Spektrum.
- Die Umsetzung mit Acetanhydrid/Pyridin liefert das Hexaacetat, das zwischen 98 und 104 °C schmilzt.

- ○ Man erwärmt die Substanz mit Kaliumpermanganat und Natronlauge. Das Filtrat ergibt mit *Fehlingscher* Lösung einen roten Niederschlag von Kupfer(I)oxid. Die Oxidation mit Permanganat führt zu Hexosen, die *Fehlingsche* Lösung reduzieren.
- ○ Wird die Substanz mit Kupfersulfat-Lösung und Natronlauge versetzt, so entsteht eine tiefblaue Färbung. Es tritt Komplexbildung des Polyalkohols mit Kupfer(II)-Ionen in alkalischer Lösung ein. Der gebildete Komplex ist in der Hitze stabil. Bei reduzierenden Zuckern ist dies nicht der Fall, wodurch Sorbitol von ihnen unterschieden werden kann.
- ● Ph.Eur. setzt eine Natriumtetraborat-Lösung zur Erhöhung des Drehwertes ein. Die spez. Drehung liegt dann zwischen +4 und +7°. Für Mannitol beträgt der entsprechende Wert +23,5 bis +26,0°.

Reinheitsprüfung

Zur Überprüfung der Reinheit auf reduzierende Zucker ist es vor allem notwendig, vorhandene Monosaccharide und nicht reduzierende Oligosaccharide zu erfassen. Dazu wird zuerst mit Kupfer(II)sulfat, Zitronensäure und Natriumcarbonat (*Luffsche* Lösung) erhitzt. Es wird mit Essigsäure neutralisiert und gebildete Kuper(I)-Ionen werden mit Iod-Maßlösung (0,05 mol·l^{-1}) bestimmt.

Gehaltsbestimmung

- ● HPLC mit refraktormetrischer Detektion
- ○ *Malaprade*-Spaltung und anschließende Ermittlung der Menge der Maßlösung. Entgegen der „Arzneibuchmeinung" lässt sich, wie bereits bei Glycerol beschrieben, die gebildete Ameisensäure acidimetrisch erfassen.

Mannitol

Mannit
D-Mannitol
[69-65-8]

Laxans, Osmodiuretikum

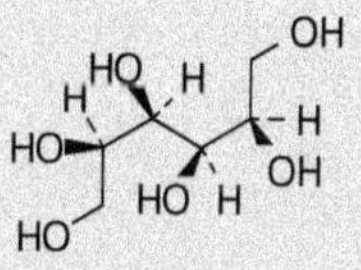

1

Mannitol ist ein weißes, kristallines Pulver, leicht löslich in Wasser, sehr schwer löslich in Ethanol und praktisch unlöslich in Chloroform und Ether.

Die Substanz schmeckt süß, der Geschmack ist mit einem kühlenden Effekt verbunden, wodurch sie sich vom angenehm süß schmeckenden Sorbitol (s. S. 32) unterscheidet. Beide Substanzen schmecken etwa halb so süß wie Saccharose.

Während Sorbitol $\frac{1}{2}$ bis 1 mol Wasser als Kristallwasser aufnehmen kann, ist dies beim Mannitol praktisch nicht der Fall.

Wegen des Fehlens einer Carbonyl-Gruppe sind beide Substanzen gegenüber Säuren und Laugen beständiger als Monosaccharide.

Durch Einwirken Wasser entziehender Mittel und/oder hoher Temperatur erhält man die 1,4-Anhydro- bzw. 1,4:3,6-Di-anhydro-Verbindungen (s. Sorbitol, S. 32).

Identifizierung

- IR-Spektrum.
- Smp: 165–170 °C.
- Im Gegensatz zum Sorbitol, welches in mehreren Modifikationen vorkommt, ist dies beim Mannitol nicht bekannt.
- Die Dünnschichtchromatographie erfolgt bei beiden Substanzen gegen Referenzsubstanz. Detektion mit 4-Aminobenzoesäure-Lösung, Erhitzen auf 100 °C, 15 min und Besprühen mit Natriummetaperiodat/H_2SO_4 dil.

Reinheitsprüfung

Von der Synthese her kann Mannitol mit **Sorbitol** verunreinigt sein. Da Mannitol in Wasser schlechter löslich ist, kann eine Trennung über fraktionierte Kristallisation durchgeführt werden. Die Prüfung auf Sorbitol erfolgt nach dem Arzneibuch über HPLC. Zur Prüfung auf **Reduzierende Zucker,** die als Syntheseausgangsprodukte eingesetzt werden, s. Sorbitol.

Gehaltsbestimmung: HPLC

2.3 Einwertige Phenole

Hier werden solche Phenole beschrieben, die pro aromatischem Ring eine Hydroxy-Gruppe aufweisen, auch wenn das Molekül mehrere aromatische Ringe mit je einer Hydroxy-Gruppe enthält, unter der Voraussetzung, dass die Ringe nicht miteinander in Konjugation stehen oder gekreuzt konjugiert sind. Letztere werden unter den mehrwertigen Phenolen (s. S. 46) abgehandelt.

Eine typische Eigenschaft der Phenole ist ihre leichte Oxidierbarkeit. Sie nimmt bei mehrwertigen Phenolen noch zu.

Beispielsweise ist alkalische Pyrogallol-Lösung so leicht oxidierbar, dass sie dazu benutzt wird, Sauerstoff aus Gasen zu entfernen. Das Reagenz der Ph.Eur. „Sauerstoffreicher Stickstoff", wird auf diese Weise sauerstofffrei gemacht. Ein Herstellungstip zu einer sauerstofffreien alkalischen Pyrogallol-Lösung findet sich in der Pharm. Ztg. **40**, 3358 (1994).

Es gilt heute als gesichert, dass die Oxidation der Phenole über Radikale verläuft. Sie sind sogar isolierbar, wenn bei geeigneter Substitution infolge sterischer Hinderung eine Kombination erschwert ist. Die Radikale sind resonanzstabilisiert, was aus den Strukturen (**2a** bis **2d**) hervorgeht. Sie erklären auch, warum die Folgereaktionen in *o*- bzw. *p*-Stellung zur phenolischen Hydroxy-Gruppe ablaufen. Der Verlauf von Folgereaktionen hängt davon ab, ob das einwirkende Oxidationsmittel schwach oder stark ist bzw. wie stabil sich das gebildete Radikal erweist.

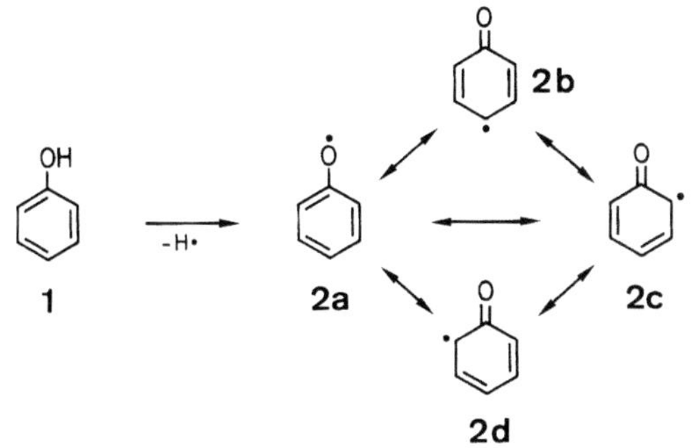

Ist das Radikal instabil und das Oxidationsmittel schwach, so ist die Kupplungsreaktion zwischen zwei Radikalen zum Diphenochinon **3** begünstigt. Liegen die Verhältnisse umgekehrt, so wird die weitere Oxidation zum 1,4-Benzochinon (**4**) bevorzugt.

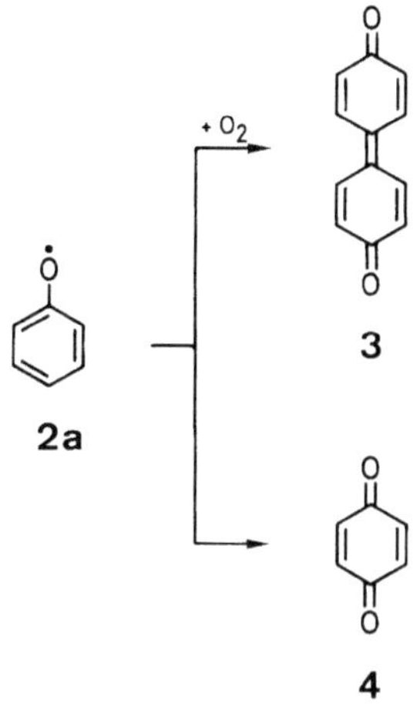

Die Acidität der Phenole hängt von den weiteren funktionellen Gruppen und deren Stellung im Aromaten ab.

Pikrinsäure (2,4,6-Trinitrophenol) ist mit einem pK_S-Wert von 0,8 durchaus mit Mineralsäuren vergleichbar.

Vor allem *o*-ständige, Elektronen ziehende Gruppen bilden mit den phenolischen Hydroxy-Gruppen intramolekulare Wasserstoff-Brücken. Dieses Verhalten führt zu verminderter Acidität, die bis zur Alkali-Unlöslichkeit gehen kann sowie zu erhöhter Lipophilie.

Die Siedepunkte bzw. Schmelzpunkte sind entsprechend erniedrigt, die Wasserdampf-Flüchtigkeit erhöht, sodass eine Trennung von Isomeren, bei welchen einerseits Wasserstoff-Brücken möglich sind und andererseits nicht, leicht durchzuführen ist.

Eindrucksvoll lässt sich das Gesagte beim Vergleich von 2-Nitroresorcin (**6**) mit Resorcin (**5**) demonstrieren. **6** siedet trotz seiner um 46 höheren Molmasse um 43 °C niedriger als **5.** Die Isomeren **6, 7** und **8** unterscheiden sich in ihrer Farbe. Die stärkste Wasserstoff-Brückenbindung unter den Phenolen weist – soweit heute bekannt – das 1,8-Dihydroxydibenzol[*a,h*]phenazin (**9**) auf, das gegen Alkalihydroxide völlig inert ist. Dagegen löst sich das zugehörige Dihydro-Derivat **10** in verdünnter Alkalilauge ohne Schwierigkeiten.

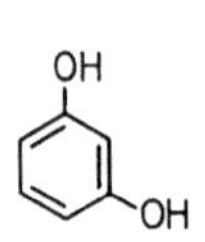

5

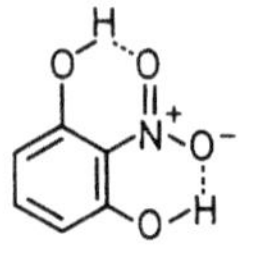

6 orange-rot

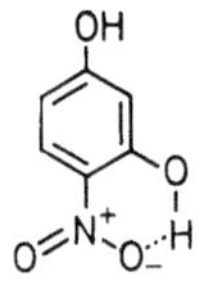

7 hellgelb

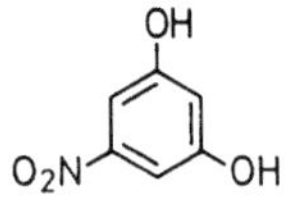

8 gelblich

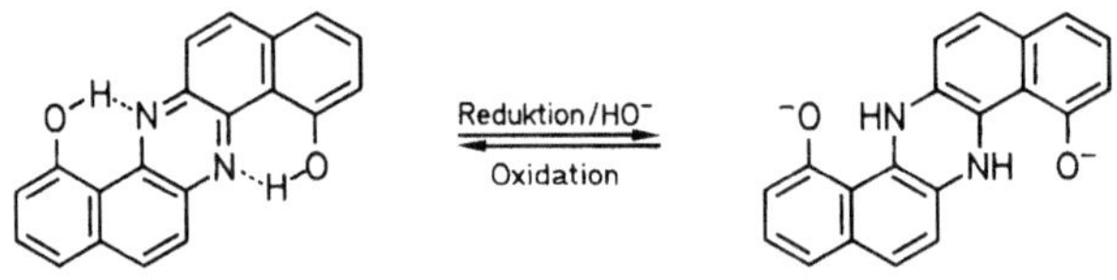

9 **10**

Im Gegensatz zu den mehrkernigen Phenolen liegt das monocyclische Phenol in der „Enol-Form“ **1** vor. Die „Keto-Form“ **1a** ist nicht bekannt, obgleich im Allgemeinen die Enolformen um 67,2 kJ energiereicher sind als die Keto-Formen.

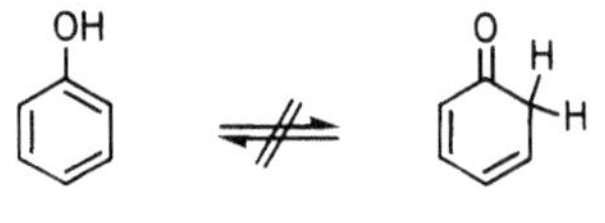

1 **1a**

Die zur Stabilisierung des Enols notwendige Energie wird durch die Aromatisierungsenergie des Benzols von 151,2 kJ leicht aufgebracht. Einfache Phenole bilden daher keine tautomeren Gemische, wohl aber kondensierte Phenole, beispielsweise Dithranol (s. S. 54). Erklärbar ist auch, weshalb Resorcin (**5a**) – besonders aber Phloroglucin (**11a**) – zur Ausbildung von Tautomeren (**5b** und **5c** bzw. **11b, 11c** und **11d**) befähigt ist.

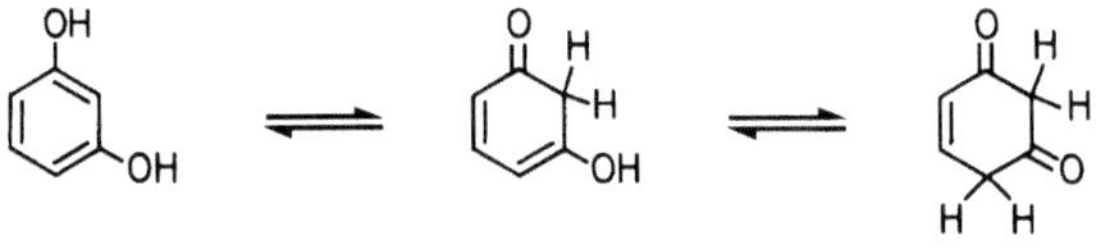

5a **5b** **5c**

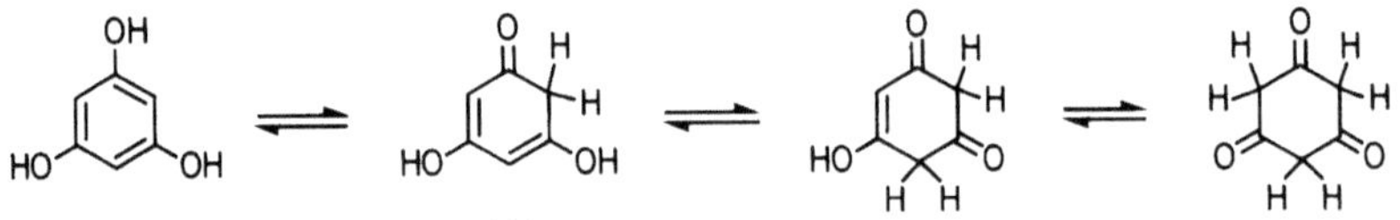

11a **11b** **11c** **11d**

Beim Übergang des Phloroglucins (**11a**) in die Tri-Keto-Form **11d** wird die Energie von 3 · 67,2 kJ frei und übertrifft damit die Aromatisierungsenergie des Benzolkerns, sodass die Keto-Form begünstigt ist. Die Substanz bildet deshalb mit Hydroxylamin ein Trioxim.

Phenol
[108-95-2]

Desinfektionsmittel

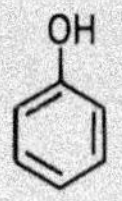
1

Farblose, schwach rosa oder schwach gelbliche Kristalle, von charakteristischem Geruch. Die Substanz färbt sich an der Luft allmählich stärker.

Phenol löst sich sehr schlecht in Ethanol oder Chloroform, ist löslich in Wasser sowie unter Salzbildung in verdünnten Laugen.

Phenol ist eine schwache Säure mit einem pK_S-Wert von 10,0. Die wasserfreie Substanz schmilzt bei 43 °C.

Charakteristischer ist die Bestimmung der Siedetemperatur, die z.B. zur Identifizierung nach DAB herangezogen wurde. Sie liegt zwischen 180 und 182 °C. Ebenso charakteristisch ist die Erstarrungstemperatur, die vom AB-DDR als Identitätsreaktion benutzt wurde. Sie liegt bei 41 °C. Spuren von Wasser erniedrigen die Erstarrungstemperatur wesentlich. Beträgt der Wassergehalt mehr als 6%, so ist die Substanz bei Raumtemperatur flüssig („Phenolum liquefactum").

Im alkalischen Milieu gemessen, weist die Substanz ein Absorptionsmaximum bei 286 nm auf. Gegenüber Benzen (256 nm) und Phenol (270 nm) ist das Maximum beim Phenolat zu längeren Wellen verschoben, da durch die Einbeziehung eines weiteren π-Elektronenpaares das konjugierte System vergrößert wird.

Die oft zu beobachtende Verfärbung der Phenol-Kristalle geht auf Oxidationsvorgänge zurück. Es sollen sich u.a. Chinone und Brenzcatechin bilden. Rot gewordenes Phenol kann durch Destillation oder durch Ausfrieren aus konzentrierter ethanolischer Lösung wieder farblos erhalten werden.

Identifizierung

- Löslichkeit in konz. Ammoniak-Lösung und nachfolgende Oxidation mit NaOCl-Lösung ergibt eine blaue Färbung.
- Eine Nachweisreaktion, die in allen Arzneibüchern zu finden ist, beruht auf der Violettfärbung bei Zugabe von Eisen(III)chlorid, die auf Zusatz von Isopropanol verschwindet.

Die Reaktion mit Eisen(III)-Ionen zeigt die Sonderstellung der Phenole gegenüber aliphatischen Alkoholen an. Die charakteristische Färbung steht jedoch in keinem ersichtlichen Zusammenhang mit ihrer Struktur. Die Farbreaktion ist kräftig und anhaltend, wenn sich in *o*-Stellung weitere komplexbildende, funktionelle Gruppen wie OH, CHO, COOH oder SO_3H befinden. Fehlen solche Nachbargruppeneffekte, so kommt es rasch zum Verblassen und Verschwinden der Färbung bei Zugabe von Alkohol. Die Struktur der Phenolat-Eisen(III)-Komplexe scheint noch nicht endgültig festzustehen; nach heutigem Wissen entspricht sie der Formel $[Fe(OR)_6]^{3-}$. Die Zusammensetzung des Eisenkomplexes ist vom jeweiligen pH-Wert der Lösung abhängig. Phenol-Ether reagieren nicht.

- Wird die wässrige Lösung der Substanz mit Bromwasser versetzt, so bildet sich ein gelblich weißer Niederschlag. Es handelt sich um eine elektrophile Substitution, die durch die Hydroxy-Gruppe erleichtert wird. Als Reaktionsprodukte entstehen 2,4,6-Tribromphenol (**2**), das farblos ist, und das gelbe 2,4,4,6-Tetrabrom-2,5-cyclohexadien-1-on (**3**), das durch Oxidation mit überschüssigem Brom aus **2** entstanden ist.

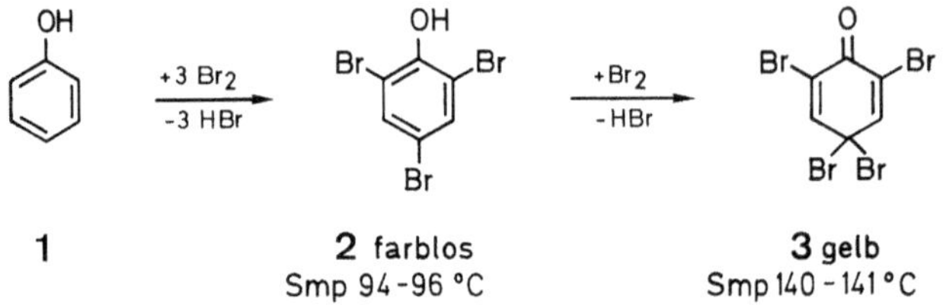

Die Reaktion beginnt mit der Deprotonierung des Phenols; im vorliegenden Phenolat **5** ist dann die S_E-Reaktion in *p*-Stellung begünstigt. Wenn diese Stellung besetzt ist, läuft sie bevorzugt in *o*-Stellung ab. Das instabile Cyclohexadienon **6** stabilisiert sich besonders leicht unter Aromatisierung, wenn X in **5** als negativ geladene Gruppe wie CO_2 oder SO_3 sein Bindungselektronenpaar unter Bildung von **7** abgeben kann (s. bromometrische Bestimmung von Salicylsäure).

Handelt es sich bei X um einen stabil gebundenen Liganden wie eine Alkyl-Gruppe, ein Halogen oder Wasserstoff, so ist **6** wesentlich stabiler und kann mit überschüssigem Brom nach Art einer *Michael*-Addition (bei Phenol) zum Tetrabrom-Derivat **3** weiterreagieren.

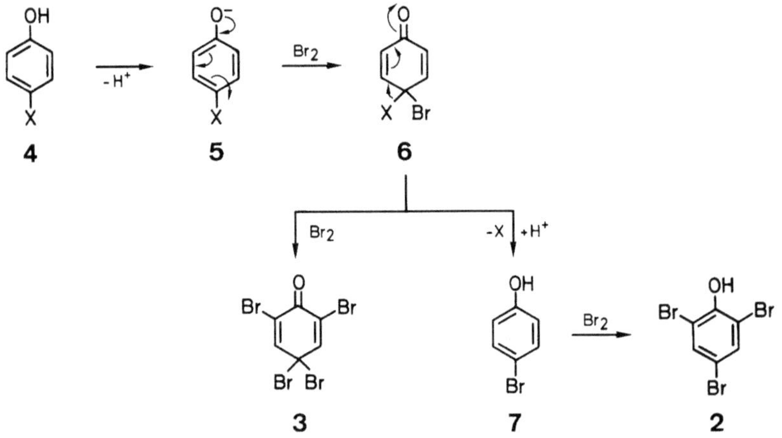

Normalerweise entsteht bei der Arzneibuchreaktion ein Gemisch aus **2** und **3**.

○ Eine Möglichkeit der Identifizierung von Phenolen mit freier *p*-Stellung ist die Umsetzung mit *Gibbs* Reagenz (2,6-Dichlorchinonchlorimid, *N*,2,6-Trichlor-1,4-benzochinon-4-imin) (**8**). Dieses Reagenz ist nach neueren Untersuchungen nicht das reagierende Agens, sondern das in wässriger Lösung daraus rasch entstehende 2,6-Dichlorchinonimin **9**.

Die Reaktion von Phenolen zu Indophenol-Farbstoffen **10** kann als oxidative Kupplung aufgefasst werden, indem **8** selbst als oxidierendes Agens wirkt. **10** absorbiert Licht im Bereich von 570–600 nm. Anstelle des Dichlor-Derivates kann auch das 2,6-Dibrom-Derivat eingesetzt werden.

Die Reaktion ist sowohl qualitativ als auch quantitativ ausnutzbar, bereitet jedoch dann wegen der geringen Haltbarkeit von **8** Schwierigkeiten.

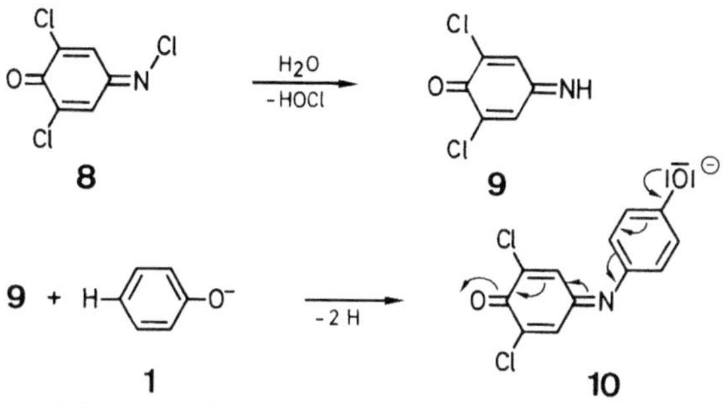

Die Qualität von **8** kann verbessert werden, wenn es aus *n*-Heptan vor der Verwendung umkristallisiert und im Dunkeln aufbewahrt wird. Die Hydrolyse zu **9** ist essenziell. Sie läuft am schnellsten bei pH 8,5 ab. Bei pH 7,5 ist sie zu langsam, weshalb in diesem Bereich die Umsetzung mit Phenolen nicht quantitativ verläuft. Phenol reagiert unter diesen Bedingungen nicht mit. Als Puffer zur Einstellung des optimalen pH-Bereiches haben sich bewährt Borat-, Phosphat- und *Britton-Robinson*-Puffer. Nicht geeignet sind Ammoniak- und Glykokoll-Puffer. Letzterer reagiert quantitativ mit dem Reagenz zu einem intensiv gefärbten Produkt.

Ein Reagenz zur Charakterisierung von Phenolen mit freier *o*- bzw. *p*-Stellung ist **MBTH** (3-**M**ethyl**b**enz**th**iazolin-2-on-**H**ydrazon **11**), das ursprünglich als empfindliches Farbreagenz auf Carbonyl-Verbindungen eingeführt wurde. Es geht mit Phenolen eine oxidative Kupplung ein. Die Umsetzung gelingt sowohl in saurer als auch alkalischer Lösung in Gegenwart eines Oxidationsmittels, z.B. Ammonium-Cer(IV)sulfat. Beim ersten Schritt der Umsetzung verliert MBTH zwei Elektronen und ein Proton.

Das Kation **12** greift das Phenol in einer elektrophilen Substitutionsreaktion an. Anschließend erfolgt Oxidation zu **13.** Die Reaktion läuft nicht über eine Azo-Kupplung eines möglicherweise intermediär gebildeten Diazoniumsalzes.

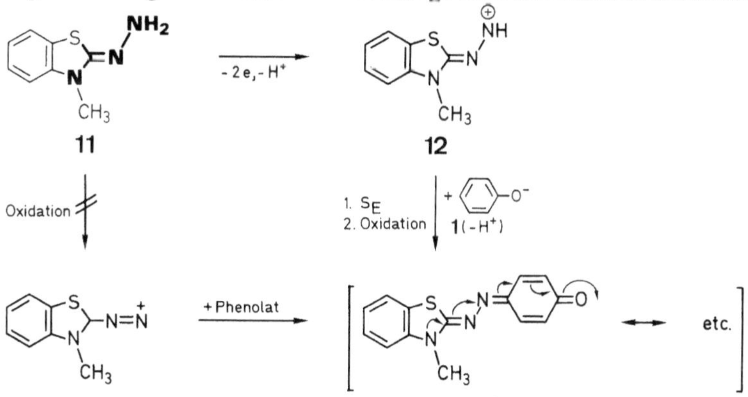

13

Mit Hilfe von MBTH ist auch die Unterscheidung *o*-substituierter und *p*-substituierter Phenole möglich. 2,6-Dialkylphenole geben rote Farbstoffe; sie kuppeln in *p*-Stellung. 2,4-Dialkylphenole geben violette Färbungen; sie kuppeln in *o*-Stellung. Sind beide Positionen frei, so entstehen Gemische.

Halogenierte Phenole werden durch das Oxidationsmittel ent-halogeniert und liefern die gleichen Farben wie die nicht substituierten Verbindungen.

○ Die sehr empfindliche Reaktion mit 4-Aminophenazon wurde 1940 von *Emerson* eingeführt und nach ihm benannt. Sie hat Eingang in die Arzneibücher gefunden und ist für quantitative Bestimmungen geeignet. Voraussetzung für den Ablauf der Farbreaktionen sind:

- freie phenolische Hydroxy-Gruppen bzw. ein Keto-Enol-System im Ring;
- unsubstituierte *p*-Stellung, es sei denn, es handelt sich um oxidativ leicht abspaltbare Substituenten, wie Halogen, Carboxyl-, Sulfonsäure-, Hydroxy- und Methoxy-Gruppen
- Fehlen einer Nitro-Gruppe in *o*-Stellung, welche die Reaktion verhindert.

Die Reaktion verläuft nach Art einer oxidativen Kupplung in *p*-Stellung. Für die Umsetzung ist die Anwesenheit eines Oxidationsmittels, vorzugsweise Kaliumhexacyanoferrat(III), notwendig. Optimales Reaktionsmilieu ist eine schwach alkalische Lösung mit pH 8 (Puffer: Dinatriumphosphat).

Ursprünglich wurde von **Emerson** angenommen, dass mit dieser Reaktion eine Unterscheidung zwischen **14** und 4-Dimethylaminophenazon möglich sei. Tatsächlich reagieren jedoch beide mit Phenolen zum gleichen Farbstoff. Eine Erklärung dafür bietet der *in vitro* und *vivo* mögliche oxidative Abbau von 4-Dimethylaminophenazon zu 4-Aminophenazon (**14**) unter Ent-alkylierung am Stickstoff.

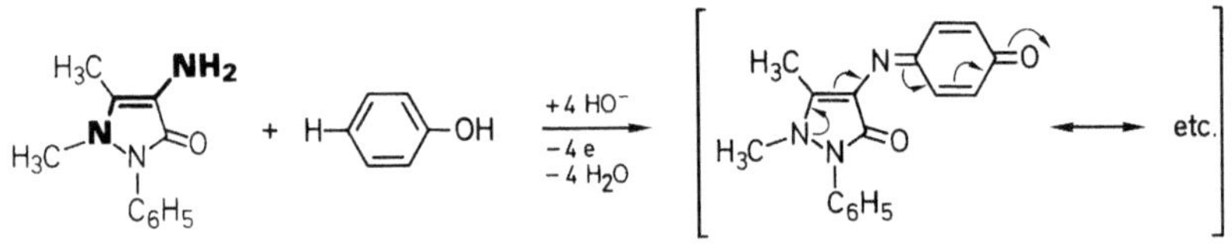

14 **1** **15**

Phenole mit besetzter *p*-, aber freier *o*-Stellung reagieren sowohl mit *Gibbs* Reagenz als auch mit 4-Aminophenazon unter gleichen Bedingungen langsamer und geben wesentlich schwächere Färbungen.

Salicylsäure reagiert nur sehr langsam mit 4-Aminophenazon, was auf die geringe Aktivierung der *p*-Stellung zur Hydroxy-Gruppe zurückzuführen ist. Eine Phenolat-Bildung ist hier wegen Wasserstoff-Brückenbildung behindert.

Erwartungsgemäß reagieren Salicylsäureester und das Salicylamid unbehindert.

Kovar beschreibt die simultane qualitative und quantitative Bestimmung des Rutoxids mit Hilfe eines Filterphotometers bei 585 nm. Nach seinen Angaben ist die *Emerson*-Reaktion nicht zur Bestimmung anderer Phenolderivate, wie Apomorphinhydrochlorid oder Adrenalin, geeignet.

Im Widerspruch dazu steht die glatte Reaktion des Salicylaldehyds mit dem Reagenz. Hier ist jedoch anzunehmen, dass intermediär oder überhaupt eine Kondensation der Aldehyd-Gruppe mit der Amino-Gruppe zur *Schiffschen* Base stattfindet. PAS (*p*-Aminosalicylsäure) gibt ebenfalls eine intensive Farbreaktion; durch den zusätzlichen Substituenten verhält sich diese Verbindung jedoch eher wie ein *m*-Aminophenol als wie ein Salicylsäure-Derivat. Die oxidativen Kupplungen des Phenols mit MBTH zu **13** und mit 4-Aminophenazon (**14**) zu **15** beruhen auf analogen Strukturelementen, die in **11** und **14** durch Fettdruck hervorgehoben sind.

Gehaltsbestimmung

- Bromierung von **1** und Erfassung des nicht verbrauchten Broms (iodometrisch) (*Koppeschaar*).

  Die bei der Bromierung von Phenolen und aromatischen Aminen entstehenden Bromierungsprodukte sind häufig sehr voluminös, stören den weiteren Verlauf der Titration und führen zu streuenden Werten. Schwierigkeiten dieser Art kann man umgehen, wenn Essigsäure zugesetzt wird, die ein geeignetes Lösungsmittel für die entstehenden Bromierungsprodukte darstellt. Reaktionsfähige Phenole können ohne die sonst notwendige Wartezeit titriert werden.

- ○ Als schwache Säure lässt sich Phenol auch wasserfrei mit 0,1 molarer Tetrabutylammoniumhydroxid-Lösung in Dimethylformamid bestimmen. Die Endpunktsanzeige erfolgt hierbei potentiometrisch.

Butylhydroxytoluol

2,6-Bis(1,1-dimethylethyl)-4-methylphenol
[128-37-0]

Antioxidans

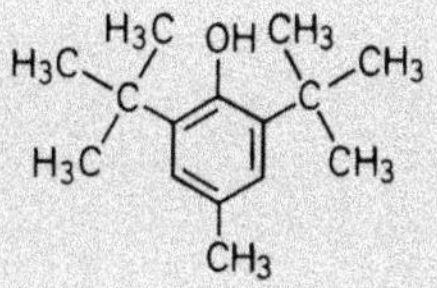

1

Das weiße, kristalline Pulver ist in Wasser praktisch unlöslich; sehr leicht löslich in Aceton, Ether, Ethanol und pflanzlichen Ölen.

Identifizierung

- Erstarrungstemperatur: 69–70 °C.
- Aufnahme eines IR- und UV-Spektrums, letzteres weist in ethanolischer Lösung ein Absorptionsmaximum bei 278 nm auf.
- Eine ethanolische Lösung der Substanz versetzt man mit Testosteronpropionat, gibt verdünnte Natronlauge zu und erhitzt auf dem Wasserbad. Nach dem Erkalten entsteht eine blaue Färbung. Die Farbreaktion geht auf *Dane* und *Schmitt* zurück, die fanden, dass ein 1-Cyclohexen-3-on-Derivat mit dem entsprechenden Phenol-Derivat eine kristalline Molekülverbindung eingeht. *Schulz* und *Neuss* entwickelten daraus eine Nachweisreaktion auf Cortison (**2**) und Hydrocortison (**3**). Als Phenol-Komponente hat sich nach Angabe der Autoren **1** am besten bewährt, andere Phenole sind entweder nicht oder weniger geeignet. Cortison und seine Derivate, die durch die Ketofunktion in Position 11 charakterisiert sind, geben gelbbraune Färbungen.

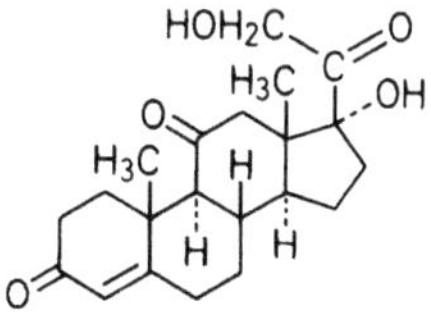

2

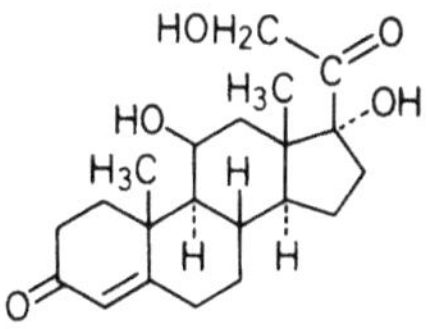

3

Hydrocortisone geben blaue Färbungen. Die Substitution in Position 17 beeinflusst in beiden Fällen die Farbbildung nicht. Steroide mit Cyclohexadienon-Struktur geben keine Färbung.

Thymol

5-Methyl-2-(methylethyl)phenol
[89-83-8]

Desinfektionsmittel

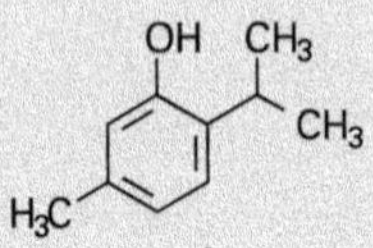

1

Die farblosen, nach Thymian riechenden Kristalle von würzigem und brennendem Geschmack sind in Ethanol, Ether, Chloroform, Paraffinen und fetten Ölen leicht löslich. Die Löslichkeit in Wasser ist sehr gering, dagegen ist die Substanz unter Salzbildung löslich in Alkalilaugen. Der Schmelzpunkt liegt bei 48 bis 52 °C.

In der Literatur ist angegeben, dass Thymol die für Phenole typische Reaktion mit Eisen(III)chlorid nicht gibt. Aus diesem Grunde wurde bei der Reinheitsprüfung auf „fremde Phenole" mit Eisen(III)-Ionen auf andere Phenole geprüft. Als Begründung wird angegeben, dass die *o*-ständige Isopropyl-Gruppe wegen ihrer Raumerfüllung die Ausbildung des Eisen-Phenol-Komplexes verhindert. Nach neueren Untersuchungen gibt Thymol unter den Arzneibuchbedingungen die Reaktion deshalb nicht, weil die Löslichkeit der Substanz in Wasser mit 0,085% so gering ist, dass die Lichtabsorption wegen der großen Verdünnung zu schwach ist, um mit bloßem Auge als Farbe wahrgenommen zu werden.

Erhöht man nämlich die Löslichkeit durch Hinzufügen von Ethanol, wird die Komplexbildung durch eine auftretende Grünfärbung deutlich sichtbar.

Identifizierung

- Smp und IR-Spektrum.
- Die Substanz wird mit verdünnter Natronlauge und Chloroform erwärmt, wobei eine rotviolette Färbung auftritt (**Reaktion nach Guareschi-Lustgarten**). Die Alkalilauge hat bei dieser Umsetzung zwei Funktionen, nämlich die Aktivierung des Phenols zum Phenolat und die Bildung des elektrophilen Dichlorcarbens aus Chloroform.

Im Prinzip ist diese Farbreaktion bereits bei der Identifizierung des Chlorbutanols abgehandelt. Dort wurde das durch Hydrolyse gewonnene Chloroform mit Resorcin in Gegenwart von Hydroxid-Ionen zur Reaktion gebracht. Der Mechanismus der Oxonol-Bildung aus Phenolen und Dichlorcarben lässt sich auch etwas modifiziert beleuchten: Ein Teil des Thymolat-Ions **2a** wird durch Dichlorcarben zum Benzalchlorid-Derivat **3** alkyliert, das sich unter Chlorid-Abspaltung zum Monochlor-*p*-chinonmethid **4** stabilisiert. **4** reagiert seinerseits als elektrophiles Agens mit noch unverändertem Thymolat (**2a**) nach Art einer *Michael*-Addition zum Dithymylchlormethan (**5**). Unter erneuter Chlorwasserstoff-Eliminierung und Aromatisierung bildet sich das violette Anion **6** aus, das einen Farbstoff vom Oxonol-Typ darstellt (Formel s. S. 43 Gruppenreaktion auf Phenole mit freier *p*-Stellung).

Während die Umsetzung von Phenolen mit Chloroform zu Diphenylmethan-Farbstoffen führt, erhält man bei Einsatz von Tetrahalogenmethan – beispielsweise Tetrachlorkohlenstoff – folgerichtig Triphenylmethan-Farbstoffe des Oxonol-Typs.

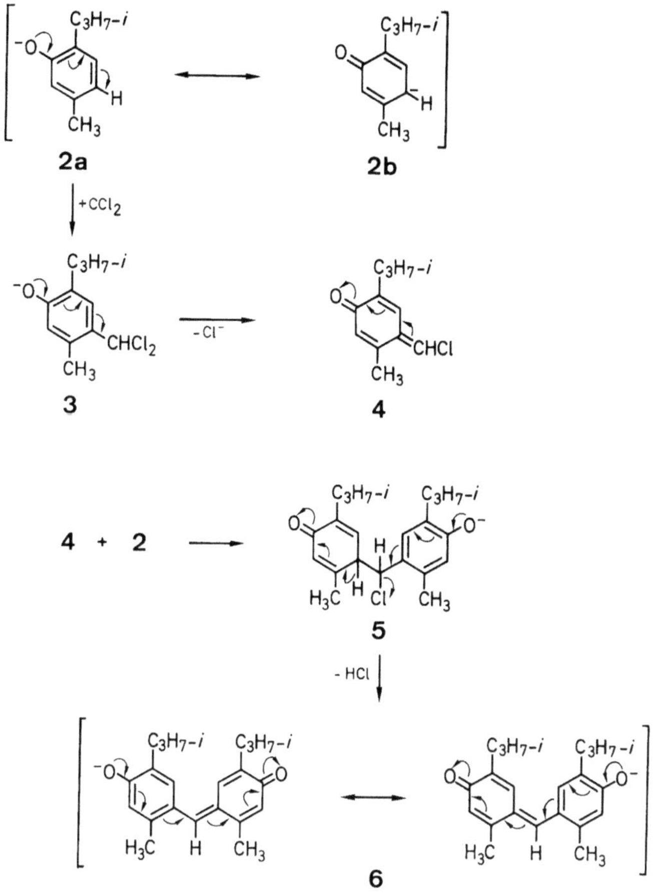

- Eine andere Nachweismöglichkeit ist durch die Einwirkung von konzentrierter Salpetersäure gegeben, die sowohl oxidierend als auch nitrierend wirkt, wobei eine bläulich grüne Färbung auftritt. Diese Färbung ist wahrscheinlich auf die Bildung der drei Komponenten **7, 8** und **9** zurückzuführen.

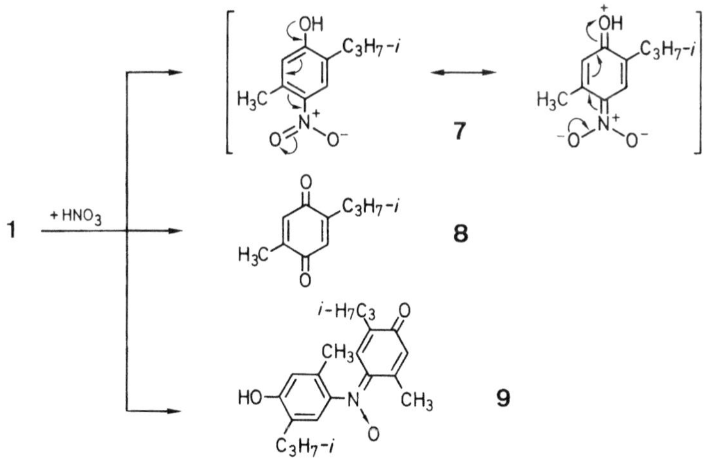

Das Nitro-Derivat **7** ist ein resonanzstabilisiertes Azaoxonol, wodurch sich seine gelbe Farbe erklärt. Für die grüne Fluoreszenz wird in erster Linie das blaue Thymoindophenol-*N*-oxid (**9**) verantwortlich gemacht, das neben dem Thymochinon (**8**) entsteht. Aus den Komponenten **7, 8** und **9** bildet sich die Mischfarbe.

○ Gibt man Thymol auf kaltes Wasser, so versinkt es. Erwärmt man das Wasser jedoch auf 52 °C, so schmilzt die Substanz und steigt an die Oberfläche. Die Erklärung für dieses Phänomen ist darin zu suchen, dass kristallisiertes Thymol eine größere Dichte als Wasser aufweist, während geschmolzenes Thymol eine geringere Dichte als Wasser besitzt.

Reinheitsprüfung

Die Prüfung auf fremde Phenole erfolgt gaschromatographisch.

Gehaltsbestimmung

Nach Ph.Eur. nicht vorgesehen.

Die *Koppeschaar*-Methode nach DAB 9 lässt sich auch hier vereinfachen, wenn bei der bromometrischen Bestimmung Chloroform durch die gleiche Menge Essigsäure ersetzt wird. Ohne Wartezeit kann sofort unter Umgehung des Zweiphasensystems zurücktitriert werden.

Phenolsulfonphthalein

Phenolrot
3,3-Bis(4-hydroxyphenyl)-3*H*-2,1-benzoxathiol-1,1-dioxid
[143-74-8]

Testsubstanz zur Nierenfunktionskontrolle

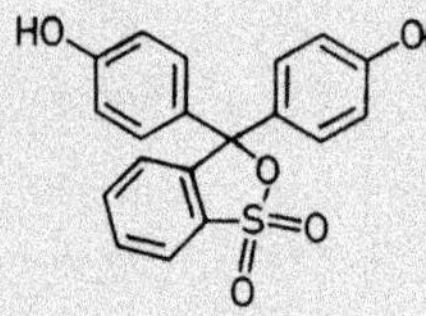

1

Das hellrote oder dunkelrote, kristalline oder mikrokristalline Pulver ist mit rotvioletter Farbe sehr schwer löslich in Wasser, mit gelber Farbe ebenso schwer löslich in Ethanol; unter Phenolat-Bildung und Rotfärbung löslich in verdünnten Alkalilaugen **2a–2b**.

Wegen der Farbigkeit der Kristalle trifft für diesen Aggregatzustand nicht, wie das Arzneibuch angibt, die Sultonstruktur **1** zu, sondern die des Zwitterions **2a.**

Als Phenol besitzt die Substanz einen pK_S-Wert von 7,9.

Nach Literaturangaben kommt die Substanz häufig nur in einer Reinheit von 90–95% in den Handel. Die enthaltenen Verunreinigungen sind zahlreich und wurden zum Teil erst kürzlich identifiziert **6–9**. **6** und **7** weisen schwache Estrogen-Aktivität auf, während **8** und **9** z.T. das K/Na-Verhältnis in der Zelle drastisch verändern (*Katzenellenbogen*).

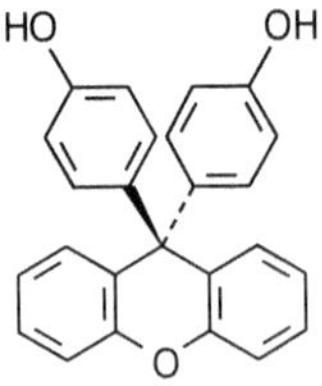

8

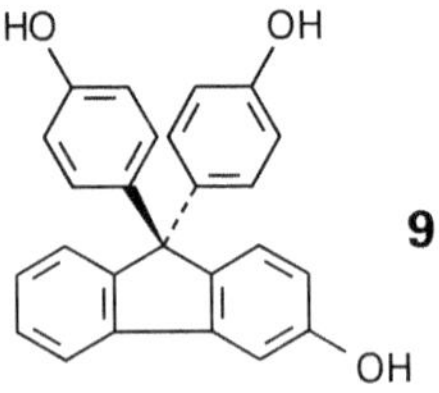

9

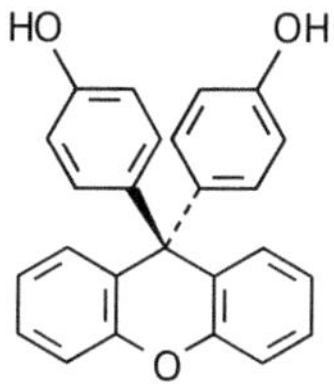

8

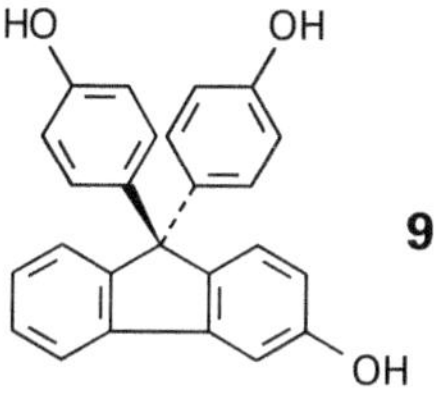

9

Einige Syntheseverunreinigungen in **1** mit eigener biologischer Aktivität.

Identifizierung

- Messung des Absorptionsmaximums von **1** in Natriumcarbonat-Lösung bei 558 nm.
- Farbwechsel einer tiefroten Lösung in verdünnter Natronlauge auf Zusatz überschüssiger Schwefelsäure nach Orange.

  Beim Behandeln mit Zink und Salzsäure kommt es zur Entfärbung des Oxonium-Ions **2.** Durch Hydrierung wird das farbige, konjugierte System unterbrochen (**3**).
- Behandelt man dagegen **2** in saurer Lösung mit Bromwasser, so tritt Farbvertiefung ein. Hierbei werden die beiden Phenol-Ringe unter Bildung von Bromphenolblau (**4**) bromiert. In alkalischer Lösung wird **4** zu dem blauvioletten, resonanzstabilisierten Anion **5** deprotoniert.

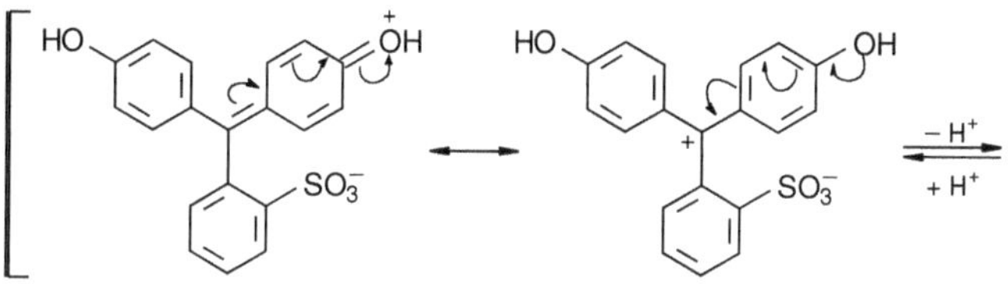

2a rot **2b**

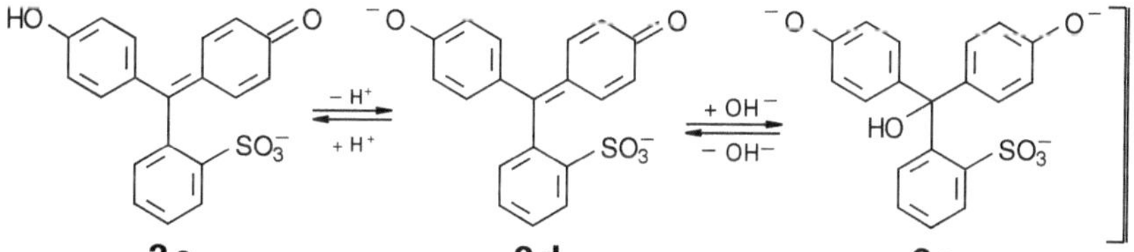

2c gelb, pH < 6,8 **2d** rotviolett, pH > 8,4 **2e** farblos

2a **2b**

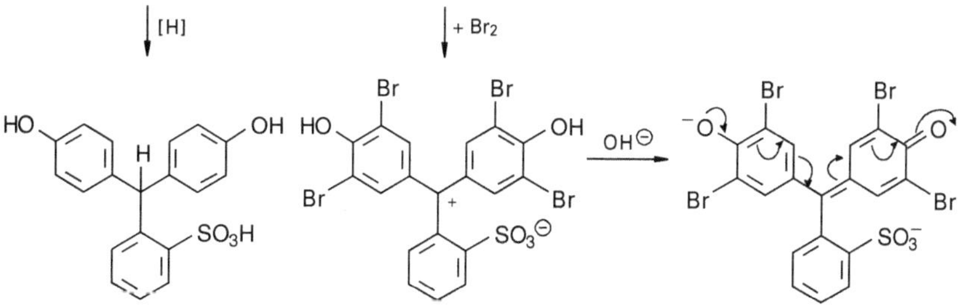

3 **4** **5**

Reinheitsprüfung

Auf Verwandte Substanzen wird dünnschichtchromatographisch geprüft.

Gehaltsbestimmung

Bromometrische Bestimmung von **1** zu Bromphenolblau (**4**) (siehe Identifizierung).

Chlorocresol
4-Chlor-3-methylphenol
[59-50-7]

Desinfektionsmittel

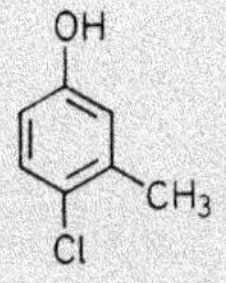

1

Das weiße, kristalline Pulver besitzt einen charakteristischen Geruch. Es ist schwer löslich in Wasser, leicht löslich in Ethanol, Ether sowie unter Salzbildung in Alkalihydroxid-Lösungen.

Identifizierung

Die Identifizierung erfolgt über die Schmelztemperatur (64–67 °C), die Derivatisierung mit Benzoylchlorid zum entsprechenden Benzoesäureester bzw. dessen Schmelztemperatur (85–88 °C) sowie über die Eisen(III)chlorid-Reaktion (bläuliche Färbung).

Gehaltsbestimmung

Die *Koppeschaar*-Titration von Phenolen (s. S. 41) führt zum 2,6-Dibrom-4-chlor-3-methylphenol.

2.4 Mehrwertige Phenole

Resorcin
Benzol-1,3-diol
[108-46-3]

Keratolytikum

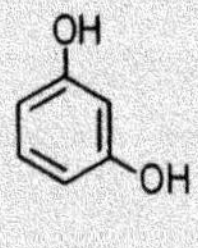

1

Die farblosen Kristalle sind in Wasser, Ethanol, Ether, Glycerin leicht, in Chloroform schwer und in Alkalilaugen unter Salzbildung löslich.

Mit dem pK_{S1}-Wert von 9,15 ist die Substanz etwas stärker sauer als Phenol, was auf den –I-Effekt der zweiten Hydroxy-Gruppe zurückgeführt werden kann. Der pK_{S2}-Wert liegt bei 11,32.

Der Schmelzpunkt ist mit 109 bis 112 °C gegenüber den Schmelzpunkten von Phenol und Thymol deutlich erhöht, was mit der doppelten Möglichkeit des Moleküls zur intermolekularen Wasserstoff-Brückenbildung in Zusammenhang gebracht werden muss.

In saurer Lösung liegt das UV-Maximum bei 273 nm (Phenol 270 nm), in alkalischer Lösung bei 290 nm (Phenol 286 nm).

Resorcin muss vor Licht und Luft geschützt aufbewahrt werden, da es unter Verfärbung leicht oxidiert wird. Die leichte Oxidierbarkeit lässt sich auch durch die Reduktion *Fehlingscher* Lösung oder ammoniakalischer Silbernitrat-Lösung demonstrieren.

Der Oxidationsverlauf ist komplex. Resorcin ist jedoch oxidationsbeständiger als Brenzcatechin und Hydrochinon, da es als *m*-Dihydroxybenzol nicht direkt in ein Chinon übergeführt werden kann. Die Substanz verhält sich deshalb im ersten Reaktionsschritt wie ein einwertiges Phenol, dessen Potential durch die zweite Hydroxy-Gruppe erniedrigt ist. Je nach Art des Oxidationsmittels entstehen Polymere, die hauptsächlich über Ether-Brücken miteinander verknüpft sind. In Gegenwart von Sauerstoff können über Hydroperoxide auch Chinone gebildet werden, so wie es vom Orcin (**2**) in der Reaktionsfolge **3** bis **7** bekannt ist.

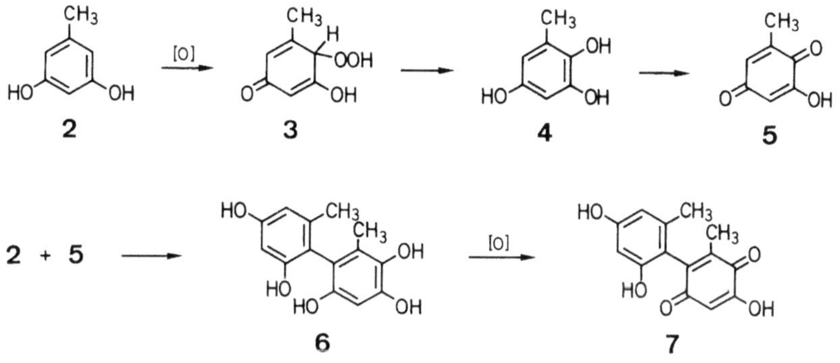

Identifizierung

- Der phenolische Charakter wird durch die Eisen(III)chlorid-Reaktion nachgewiesen. Diese Reaktion erlaubt Unterscheidungen zwischen Brenzcatechin, Pyrogallol und Resorcin.

Brenzcatechin:	grüne Färbung
Pyrogallol:	rötlich braune Färbung
Resorcin:	blauviolette Färbung, die beim Alkalisieren der Lösung in ein Braungelb übergeht.

- Wird mit Weinsäure und konzentrierter Schwefelsäure umgesetzt, so entsteht eine violettrote Färbung. Der Mechanismus dieser Reaktion ist unter Weinsäure behandelt (s. S. 119).

- Wie beim Nachweis des Thymols wird auch hier die *Guareschi-Lustgarten*-Reaktion zur Identifizierung herangezogen. Dazu erwärmt man die Substanz mit

Natronlauge und Chloroform, wobei eine Rotfärbung auftritt, die auf Zusatz von Salzsäure nach Gelb umschlägt. Anstelle von Chloroform können auch Bromoform, Iodoform oder Formaldehyd verwendet werden. Setzt man ein Haloform ein, so wird intermediär ein Dihalogencarben gebildet, das mit dem Anion **8** zum Oxonol **9** kondensiert.

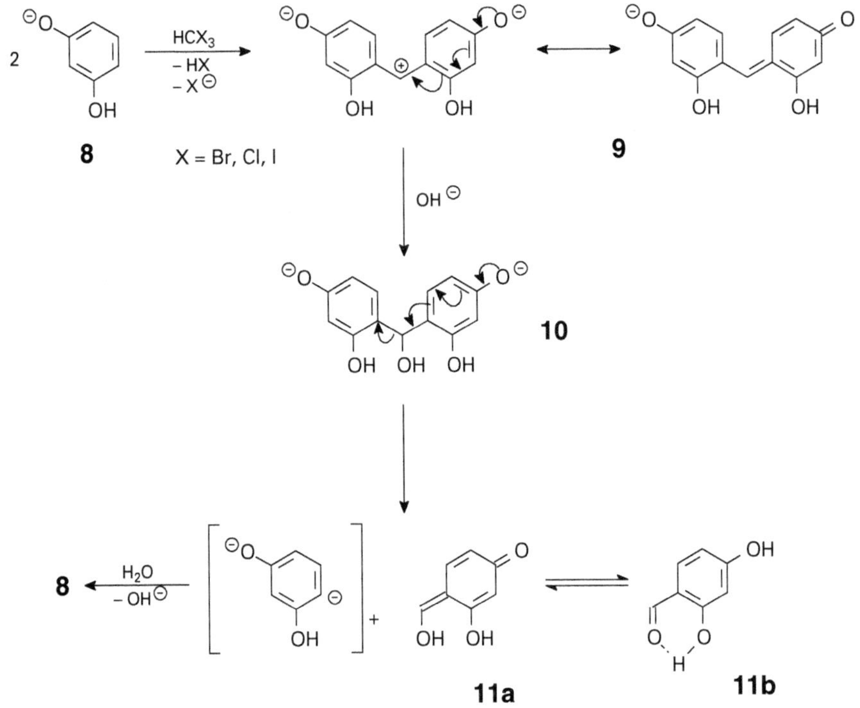

Das gebildete Oxonol **9** addiert am zentralen Methin-Kohlenstoff ein Hydroxid-Ion zum Carbinol **10,** das nun zu **8** und Resorcinaldehyd (**11**) gespalten wird.

Die *Guareschi-Lustgarten*-Reaktion soll zum Resorcin-Nachweis geeigneter sein als die Reaktion mit Weinsäure, da sie selektiver zu werten ist.

Für Resorcin ist die blutrote Farbe charakteristisch. Andere Phenole und Naphthole geben violettrote, violette oder blaue Farbtöne.

Die Gelbfärbung in essigsaurer Lösung dürfte auf die Bildung eines Xanthens **12** zurückzuführen sein, das in stark saurer Lösung das kräftig fluoreszierende Oxonol-Kation **13** liefert.

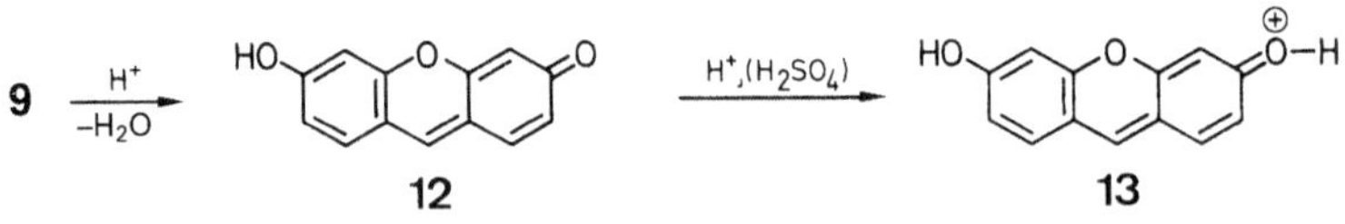

- Gleiche Teile Resorcin werden mit Kaliumhydrogenphthalat homogen vermischt und trocken im Reagenzglas oder Tiegel mit dem Bunsenbrenner bis zur orangegelben Färbung erhitzt. Nach Zugabe von Natronlauge (20%) und Wasser zu der

Schmelze bildet sich eine intensiv grüne Fluoreszenz aus. Wie bei Ethosuximid, s. S. 154, gezeigt, entsteht bei dieser Kondensationsreaktion Fluorescein bzw. durch Deprotonierung das Fluorescein-Dianion **14**.

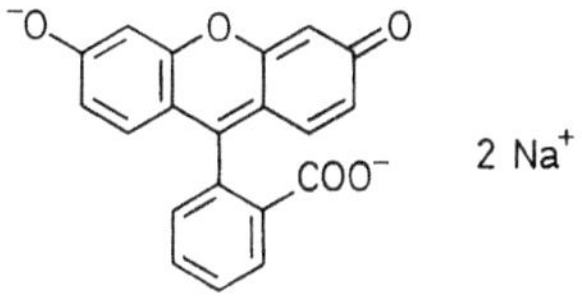

Reinheitsprüfung

Verunreinigungen durch andere zwei- und dreiwertige Phenole mit *ortho-* oder *para-*ständig angeordneten Hydroxy-Gruppen wie Brenzcatechin, Hydrochinon und Pyrogallol, d.h. solchen Verbindungen, die sich zu Chinonen oxidieren lassen, erkennt man an ihrem reduktiven Verhalten gegenüber Silber-Ionen oder nach dem Arzneibuch dünnschichtchromatographisch.

Gehaltsbestimmung

Resorcin ist das einzige der zweiwertigen Phenole, welches sich nach der Methode von *Koppeschaar* (s. Phenol, S. 41) bromometrisch bestimmen lässt. Auch hier dürfte zunächst das Tribrom-Derivat **15** entstehen, das in Gegenwart des überschüssigen Broms in 2,4,4,6,6-Pentabrom-1-cyclohexen-3,4-dion (**16**) übergeht. Zugesetztes Iodid reduziert **16** wieder zu **15,** sodass im Endeffekt 6 Äquivalentmengen Brom verbraucht werden. Wegen des sich bildenden voluminösen Niederschlages des Bromierungsproduktes liefert die Rücktitration oftmals streuende Werte.

Es empfiehlt sich, unter kräftigem Schütteln zu titrieren oder Chloroform durch Essigsäure zu ersetzen, damit das Arbeiten im Zweiphasensystem vermieden wird und der Niederschlag in Lösung geht.

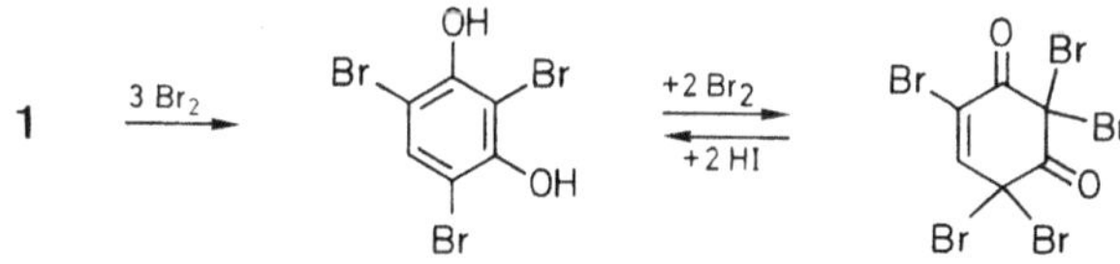

15 **16**

Diethylstilbestrol

(E)-4,4'-(1,2-Diethylethen-1,2-diyl)diphenol
[56-53-1]

nichtsteroidales Estrogen

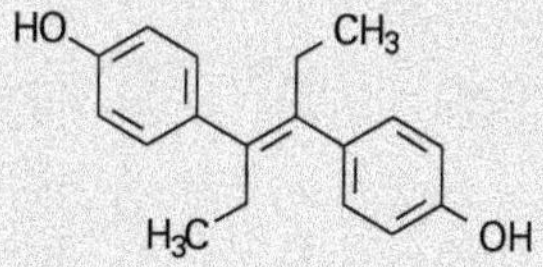

1

Das weiße, kristalline Pulver ist in Wasser und Chloroform praktisch unlöslich, dagegen ist es löslich in Ethanol, Ether, Aceton und unter Phenolat-Bildung in verdünnten Alkalilaugen.

Smp: ca. 172 °C.

Zur Charakterisierung von **1** und weiteren synthetischen Estrogenen über ^{1}H- und ^{13}C-NMR-Spektren siehe *Oda* und Mitarb.

Identifizierung

- IR-Spektrum.
- DC.
- Die bei der Gehaltsbestimmung nach UV-Bestrahlung erhaltene Lösung zeigt Absorptionsmaxima bei 292 und 418 nm.

Bei der direkten Vermessung der Substanz in alkoholischer Lösung weist sie ein Absorptionsmaximum bei 241 nm auf. Das ist im Vergleich zu dem des Stilbens (295 nm) überraschend. Beim Stilben ist zu beobachten, dass die langwelligste Bande der *E*-Form bei längeren Wellenlängen auftritt und den größeren Extinktionskoeffizienten hat als die der *Z*-Form.

Beim Diethylstilbestrol und allgemein bei solchen Stilbenen, die Substituenten an der olefinischen Doppelbindung tragen, gleichgültig, ob es sich dabei um *E*- oder *Z*-Formen handelt, sind die Absorptionsbanden deutlich hypsochrom verschoben. Als Grund führt man den nicht-planaren Bau beider Isomere an, was auch durch die Röntgen-Strukturanalyse bestätigt wird. Die Abweichung vom ko-planaren Bau beträgt bis zu 40°.

Wird Diethylstilbestrol, wie bei der Gehaltsbestimmung angegeben, mindestens fünf Minuten mit der UV-Lampe bestrahlt, so erhält man beim Vermessen des UV-Spektrums zwei Absorptionsmaxima bei 292 und 418 nm.

Untersuchungen am Stilben (**2a**) und Derivaten zeigen, dass diese leicht unter Einfluss von UV-Licht in die *Z*-Form **2b** isomerisieren, über die radikalischen Zwischenstufen **3** und **4** zum Phenanthren-Derivat **5** cyclisieren, das dann zu **6** dehydriert wird. Dies gilt gleichermaßen für *cis*- und *trans*-Stilbene. Entsprechend verhalten sich auch die Ethylstilbestrole und Derivate sowie Dienestrol, wobei das Phenanthrendion **7b** resultiert. Wie HPLC-Untersuchungen von *Roos* zeigen, lassen sich bei zu kurzer Bestrahlungszeit neben *E*-**1** auch Anteile an *Z*-**1** nachweisen. Es kommt jedoch nicht zur Bildung des Phenanthrendiols **8.** Letzteres entsteht nur in saurer Lösung.

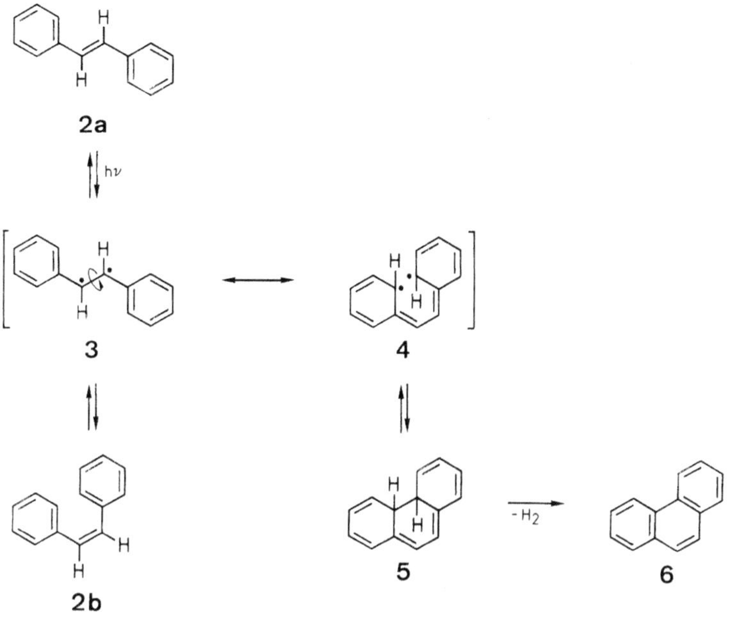

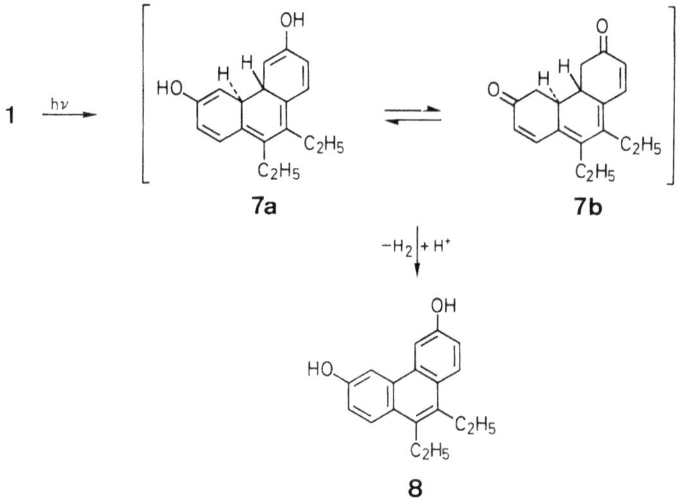

- Die in Eisessig gelöste Substanz wird im Wasserbad mit Phosphorsäure erhitzt, wobei eine tiefgelbe Färbung entsteht, die bei weiterem Zusatz von Eisessig fast verschwindet.

  Der Mechanismus dieser Farbreaktion ist zwar nicht bekannt, sie dient jedoch zur Unterscheidung von Dienestrol, was durch die Eisen(III)chlorid-Reaktion in Ethanol, die eine grünlich blaue Färbung ergibt, nicht erreicht werden kann.

- Wird Diethylstilbestrol (**1**) mit ammoniakalischer Silbernitrat-Lösung und Natronlauge versetzt, so entsteht ein schwarzgrauer Niederschlag von metallischem Silber. Die Reduktionswirkung ist durch die Struktur eines vinylog-phenylogen Hydrochinons erklärbar. Diese Reaktion lässt keine Unterscheidung zu Dienestrol (**9**) zu, wohl aber zu Hexestrol (**10**), welches einen weißen, unlöslichen Komplex bildet.

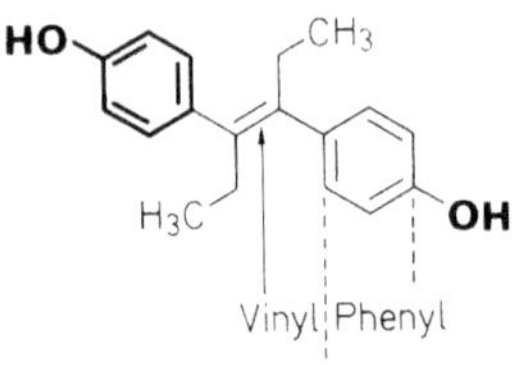

1

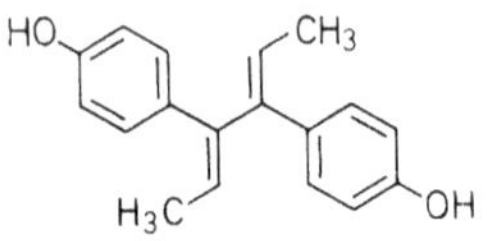

9

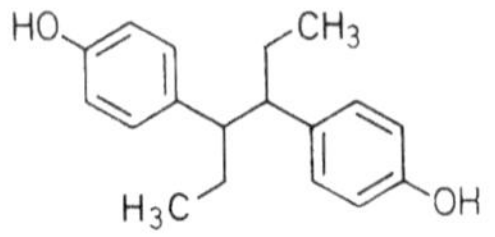

10

- Wird Diethylstilbestrol mit Vanillin und Phosphorsäure erhitzt, so tritt eine rotviolette Färbung auf. Die Reaktion ist häufig variiert worden. Anstelle von Phosphorsäure können auch andere Säuren verwendet werden. Sie läuft mit und ohne Zusatz von Oxidationsmitteln ab.

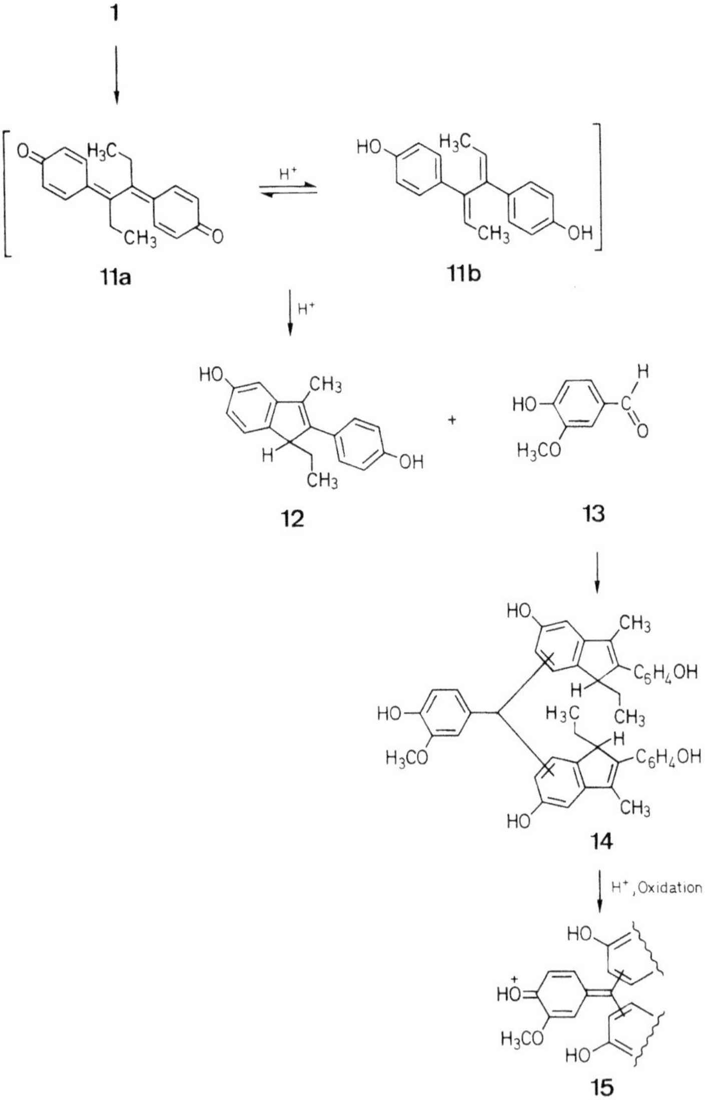

In Gegenwart von Oxidationsmitteln ist der Reaktionsablauf untersucht worden. Danach tritt u.a. Oxidation zu Diethylstilbenchinon **11a** ein, welches in Gegenwart von Protonen zu Isodienestrol **11 b** isomerisiert. Im sauren Medium kommt es dann zur Bildung des Inden-Derivates **12,** das schließlich mit Vanillin (**13**) (oder auch anderen Aldehyden wie 4-Dimethylaminobenzaldehyd) zu einem Triphenylmethan-Derivat **14** kondensiert, das in saurer Lösung und in Gegenwart von Oxidationsmitteln in das Oxonol-Kation **15** übergeht.

Diese Reaktion erlaubt Unterscheidungen zwischen ähnlichen Verbindungen:

Diethylstilbestrol (**1**):	rotviolette Färbung,
Hexestrol (**10**):	orange Färbung,
Dienestrol (**9**):	tiefblaue Färbung.

Die Umsetzung mit Hexestrol dürfte nach einem anderen Mechanismus verlaufen.

Dienestrol

E,E-4,4'-(1,2-Diethylidenethylen)diphenol
[84-17-3]

nichtsteroidales Estrogen

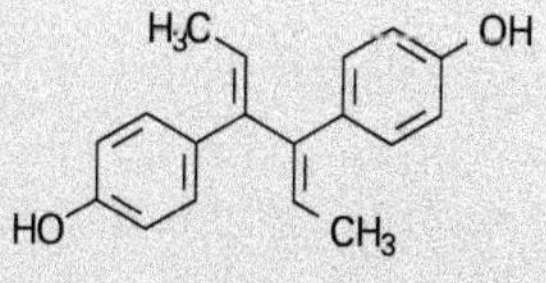

1

Das weiße bis fast weiße Pulver ist in Wasser praktisch unlöslich, leicht löslich in Aceton und Ethanol, löslich in Ether und unter Salzbildung in Alkalilaugen. Die Substanz schmilzt bei 227 bis 234 °C, sie sublimiert leicht.

Überraschenderweise cyclisiert **1** leicht beim Behandeln mit *Lewis*- bzw. Mineralsäuren zum Inden **2.**

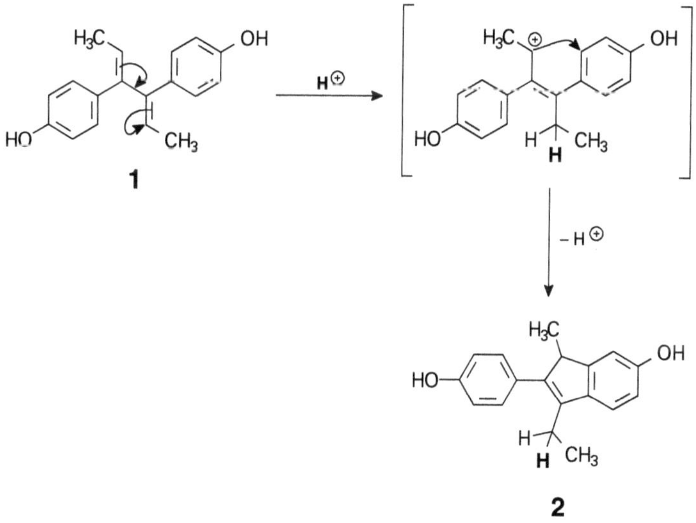

Die Reaktion dürfte im Sinne einer S_E-Reaktion am Aromaten zu verstehen sein.

Identifizierung

Neben der Aufnahme eines IR-Spektrums und einer DC-Untersuchung werden zwei chemische Nachweise geführt.

- Die essigsaure Lösung von **1** wird mit Brom versetzt und im Wasserbad erhitzt. Umschütten in ein trockenes Reagenzglas und Versetzen mit Ethanol und Wasser erzeugt eine rötlich violette Färbung, die auf Zusatz von Chloroform in Rot übergeht.

  Diethylstilbestrol gibt eine rotviolette Färbung; sind die Hydroxy-Gruppen verestert, bleibt die Färbung ebenso aus wie bei Hexestrol. Der Mechanismus sowie die Struktur des Farbproduktes sind anscheinend nicht bekannt.

- Die essigsaure Lösung von **1** wird mit Phosphorsäure versetzt und im Wasserbad erhitzt. Im Gegensatz zum Diethylstilbestrol (tiefgelbe) entwickelt sich hier eine violettrote Farbe.

  Auch dieser Reaktionsablauf ist noch nicht geklärt. Es wird vermutet, dass zunächst **3** entsteht, welches zu einem chinoiden Farbstoff oxidiert wird.

Reinheitsprüfung

Auf Mono- und Dimethylether prüft man mithilfe der Dünnschichtchromatographie. Beide Verbindungen können als Verunreinigung von der Synthese her enthalten sein.

(Im letzten Syntheseschritt wird der Diethylstilbestrol-dimethylether durch Erhitzen mit Kaliumhydroxid in Glykol bei 230 °C alkalisch gespalten).

Gehaltsbestimmung

Spektralphotometrisch in wässrig-alkoholischer Lösung in Gegenwart von Natronlauge. Die Cyclisierung durch Bestrahlung, wie beim Diethylstilbestrol, ist ebenfalls möglich, sie erfolgt hier jedoch langsamer.

Eine weitere Möglichkeit besteht darin, in Methanol/Schwefelsäure zum Inden-Derivat **2** zu cyclisieren und dieses entweder spektralphotometrisch bei 303 nm oder wegen seiner starken Eigenfluoreszenz fluorimetrisch zu vermessen.

Dithranol

1,8-Dihydroxyanthracen-9(10*H*)-on
[1143-38-0]

Antipsoriakum

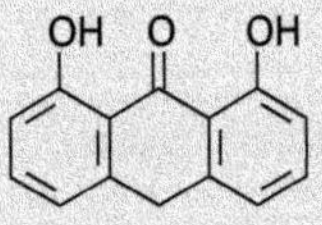

1

Im Gegensatz zum monocyclischen Phenol kann Dithranol in den beiden tautomeren Formen **1 a** und **1 b** vorliegen. Im festen Zustand oder in sauren Lösungsmitteln dominiert die Keto-Form **1 b** (Anthron).

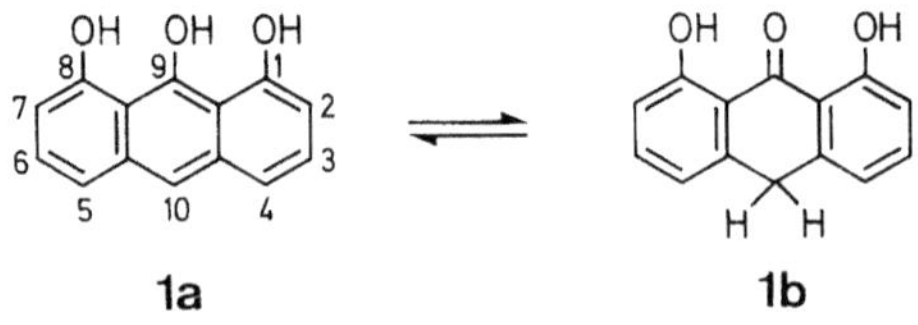

Die Bevorzugung der Anthron-Form **1 b** lässt sich aus dem visuellen Vergleich der beiden Formeln **1 a** und **1 b** ableiten. Das dreiwertige Phenol **1 a** besitzt als aromatische Verbindung insgesamt 14 π-Elektronen. Drei einzelne Benzol-Kerne hätten insgesamt 18 π-Elektronen.

Wie bei den monocyclischen Phenolen schon ausgeführt, ist dadurch der Gewinn an Mesomerie-Energie verringert. So hat immer nur ein sechsgliedriger Ring sechs π-Elektronen. Mit zunehmender Ringzahl wird dadurch der aromatische Charakter des Gesamtsystems „verdünnt“; die kondensierten Systeme zeigen zunehmend das Verhalten ungesättigter Verbindungen.

Bildet sich dagegen durch Tautomerie die Keto-Form **1b** aus, so enthalten zwei sechsgliedrige Ringe jeweils sechs π-Elektronen und damit größere Stabilität. Die erwähnte Tautomerie wird in diesem Fall auch als Transannular-Tautomerie bezeichnet, da das Proton über den Ring hinweg wandern muss.

In neuerer Zeit gibt es eine Reihe von Untersuchungen über die extreme Sauerstoffempfindlichkeit der Substanzen, die je nach Reaktionsbedingungen zu unterschiedlichen Produkten führt. Deren Kenntnis ist von Bedeutung, da die Oxidationsprodukte keine biologische Aktivität mehr besitzen. Die *in vitro* und *in vivo* gebildeten Abbauprodukte sind identisch.

In der Struktur **1a** stellt Dithranol ein zweifaches Diensystem (Ringe B und C) dar. B reagiert nach *Wiegrebe* als Dien in einer [4 + 2] Cycloaddition mit Sauerstoff $^1O_2$ (chemisch oder photochemisch erzeugtem Singulett-Sauerstoff) über ein Endoperoxid zu Dantron (**2**).

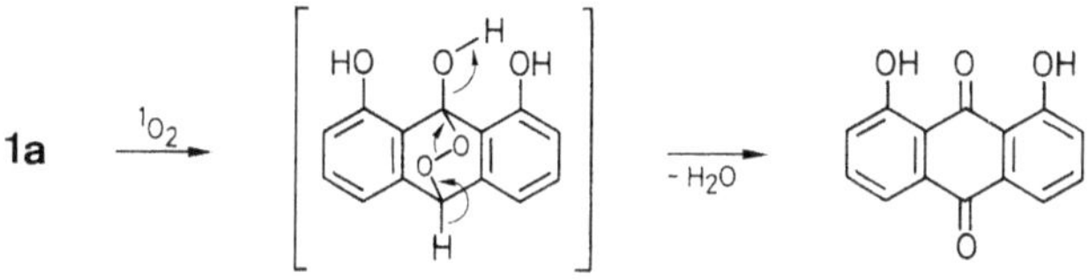

2

Dagegen geht **1** in Gegenwart von normalerweise vorliegendem Triplett-Sauerstoff $^3O_2$ in Bisanthron (**3**) und Dithranolbraun **4** über. **4** stellt ein Polymerengemisch dar.

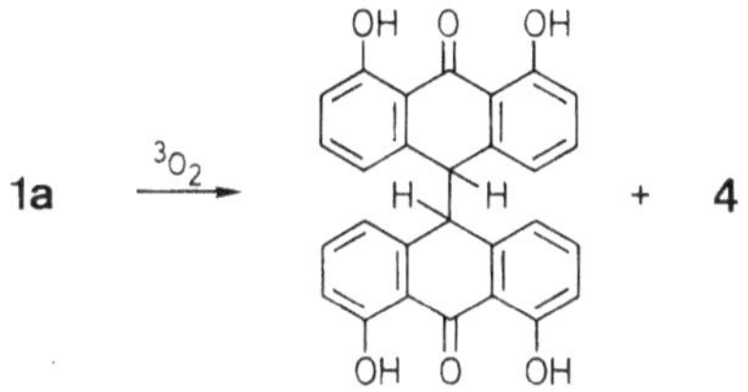

3

Diese und andere Arbeiten zeigen, dass die Oxidationsprodukte **2** und **3** auf verschiedenen Wegen entstehen, auch im Feststoff (*Zajac*). Die Oxidationsprodukte haben keine antipsoriatische Wirkung mehr. Das gelbe, kristalline Pulver ist in Ethanol, Ether und Wasser sehr schwer bzw. praktisch unlöslich, mit gelber Farbe löslich in Chloroform und Aceton sowie mit gelber Farbe und grüner Fluoreszenz langsam unter Phenolat-Bildung löslich in Alkalilauge.

In Lauge geht es allerdings schnell in das Polymer Dithranolbraun über, dessen Struktur unbekannt ist.

Das Arzneibuch lässt auch eine bräunlich gelbe Substanz zu. Die Verfärbung weist nach Angaben von *Wiegrebe* bereits auf entstehende Oxidationsprodukte hin. Während das Arzneibuch zur Erfassung der unterschiedlichen Verunreinigungen zwei HPLC-Verfahren vorschreibt, erlaubt das von *Wiegrebe* angegebene Verfahren ihre Erfassung mit einer Methode.

Identifizierung

Wird mit Natronlauge versetzt, entsteht eine gelbrote Färbung, die in eine rote mit grüngelber Fluoreszenz übergeht.

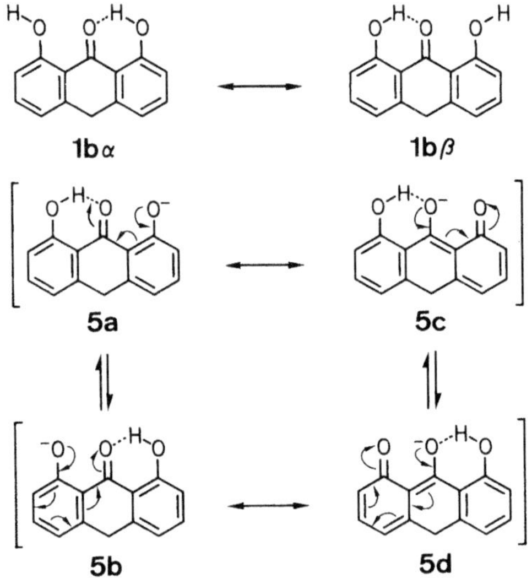

Diese Identifizierung ist als **Bornträger-Reaktion** bekannt. In der Keto-Form ist die Ausbildung eines zusätzlichen Ringes durch intramolekulare Wasserstoff-Brücken möglich (**1b**α und **1b**β). Die neutrale Lösung erscheint dem Auge gelborange. In alkalischer Lösung kommt die Rotfärbung durch langsame Ausbildung des Phenolat-Ions zustande, das durch erhöhte Mesomerie-Fähigkeit des Systems **5a, 5b, 5c, 5d** mit einer Erniedrigung der Energie des Gesamtmoleküls existiert. Damit verbunden ist eine bathochrome Verschiebung des Absorptionsmaximums, wodurch die Rotfärbung erklärbar wird. Aus dem System **5a** bis **5d** ist außerdem ersichtlich, dass vinyloge Carbonsäure-Strukturen enthalten sind. Die Deprotonierung von **1** mittels Ammoniak-Gas dient im Arzneibuch zur Detektion bei der DC.

- IR-Spektrum.
- Smp: 178–182 °C.
- Beim Erhitzen der Substanz in Acetanhydrid in Gegenwart von Natriumacetat werden alle drei OH-Funktionen acetyliert, das Triacetyl-Dithranol zeigt im UV-Licht eine blaue Fluoreszenz.

Reinheitsprüfung

Das im Arzneibuch angegebene HPLC-Verfahren gestattet gleichzeitig die Erfassung der erwähnten Oxidationsprodukte neben **1.**

Gehaltsbestimmung

Erfassung von **1** als einwertige Säure (Phenol) in wasserfreiem Pyridin mit Tetrabutylammoniumhydroxid-Lösung (0,1 mol $\cdot$ l^{-1}).

2.5 Ether

Ether sind Kondensationsprodukte aus zwei Molekülen Alkohol oder einem Alkohol und einem Phenol oder aus zwei Molekülen Phenol.

Da Ether in flüssiger Phase nicht assoziieren, sieden sie entsprechend niedrig.

Eindrucksvoll wird diese Tatsache beim Vergleich von Dimethylether mit Ethanol oder Diethylether mit *n*-Butanol, die jeweils gleiche relative Molekülmassen besitzen (46 bzw. 74).

		Sdp
Dimethylether	$H_3C—O—CH_3$	−23 °C
Ethanol	$H_3C—CH_2—OH$	78 °C
Diethylether	$H_3C—CH_2—O—CH_2—CH_3$	34,6 °C
n-Butanol	$H_3C—CH_2—CH_2—CH_2—OH$	118 °C

Ether sind relativ stabile Verbindungen; sie werden von verdünnter Mineralsäure, starken Basen und *Grignard*-Verbindungen nicht angegriffen. Als *Lewis*-Basen bilden sie Oxoniumsalze und lösen sich daher in konzentrierter Schwefelsäure.

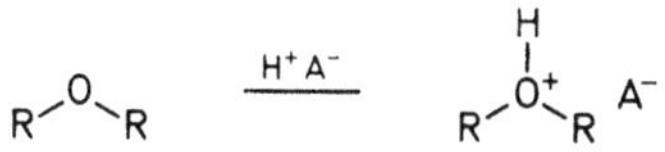

2.5.1 Aliphatische Ether

Als Arzneistoff (Inhalationsnarkotikum) wird heute immer noch der Diethylether (Äther), als Lösungsmittel werden außerdem die cyclischen Ether Dioxan und Tetrahydrofuran verwandt.

Ether

Diethylether
[60-29-7]

Lösungsmittel

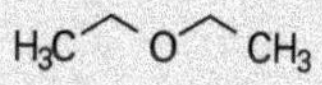

1

Ether ist ein ausgezeichnetes Extraktionsmittel, da er nichtpolare, organische Verbindungen gut löst und sich aufgrund seines geringen spezifischen Gewichtes über wässrigen Lösungen als obere Phase abscheidet. Er ist jedoch kein ideales Lösungsmittel, da er bei Raumtemperatur etwa 1,5% Wasser löst und selbst in Wasser zu etwa 7,5% löslich ist.

Diethylether ist eine klare, farblose, flüchtige, leicht bewegliche und leicht entflammbare Flüssigkeit von charakteristischem Geruch. Ether ist mischbar mit Ethanol, Benzol, Chloroform und fetten Ölen.

Ether-Dampf ist 2,5-mal schwerer als Luft und kriecht auf begrenzenden Flächen bzw. dem Boden entlang.

Ether wird von Alkalilaugen und Natrium nicht angegriffen, wohl aber von Iodwasserstoffsäure bereits in der Kälte. Bromwasserstoffsäure und andere Säuren benötigen zur Etherspaltung erhöhte Temperaturen.

Beim längeren Stehen an der Luft oder bei Sauerstoff-Einwirkung kommt es zur Bildung von Peroxiden.

Die **Autoxidation** der Ether, die durch Lichteinwirkung gefördert wird, ist eine radikalische Kettenreaktion. Sie wird durch Radikalbildung an einer C—H-Gruppe eingeleitet, die dem Ethersauerstoff benachbart ist. Durch homolytische Abspaltung eines H-Radikals, das identisch ist mit einem H-Atom, entsteht ein C-Radikal, das mit Luftsauerstoff ein Peroxid-Radikal bildet.

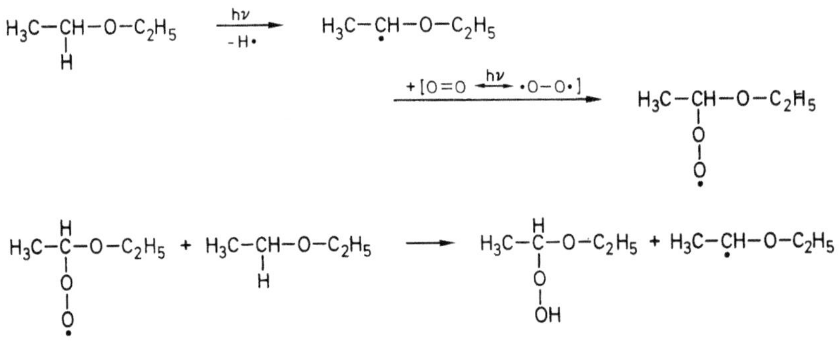

Das Peroxid-Radikal kann sich durch Addition eines H-Radikals zum Hydroperoxid und in geringerem Maße durch Kombination mit einem weiteren C-Radikal zum organischen Peroxid stabilisieren.

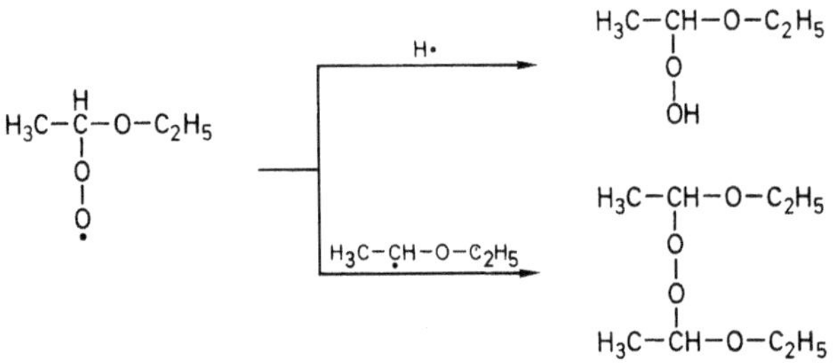

Bevorzugt tritt Reaktion des Peroxid-Radikals mit einem weiteren Molekül C—H-aktiver Ausgangsverbindung ein. Dadurch entsteht ein organisches Hydroperoxid und erneut ein C-Radikal (Kettenreaktion).

Das neu gebildete C-Radikal reagiert dann weiter mit Sauerstoff-Molekülen zu einem neuen Peroxid-Radikal, das die Kettenreaktion fortsetzt.

Durch Zerfall des Hydroperoxids kommt es je nach Eliminierungsart zur Bildung des Vinylethylethers oder des Essigsäureethylesters. Der erste geht durch Wasseranlagerung in ein Halbacetal über, das sich in Acetaldehyd und Ethanol aufspaltet. Der Ester wird in feuchter Atmosphäre zu Essigsäure und Ethanol hydrolysiert.

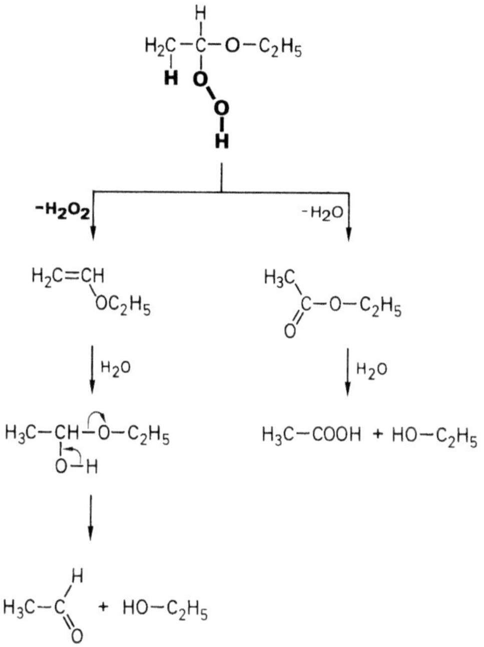

Zur Zerstörung der Etherperoxide schüttelt man entweder mit schwefelsaurer Eisen(II)sulfat-Lösung oder lässt über festem Kaliumhydroxid stehen (Ausfällung der Hydroperoxide als schwer lösliche Kaliumsalze). Letzteres führt gleichzeitig zur Absolutierung des Ethers.

Identifizierung

Man bestimmt die relative Dichte, die zwischen 0,714 und 0,716 zu finden ist, und den Siedebereich. Ether muss zwischen 34 und 35 °C vollständig überdestillieren.

Reinheitsprüfung

Unter den Reinheitsprüfungen sind solche besonders wichtig, die sich auf die Peroxid-Bildung und die Zerfallsprodukte der Peroxide beziehen.

- Die Prüfung auf Peroxide wird mit Kaliumiodid-Stärkelösung vorgenommen. Enthaltenes Peroxid oxidiert Iodid zu Iod, das mit Stärke eine Blaufärbung ergibt.

$$R^1{-}O{-}O{-}R^2 + 2\,I^- + 2\,H^+ \longrightarrow I_2 + R^1OH + R^2OH$$

$$R{-}O{-}OH + 2\,I^- + 2\,H^+ \longrightarrow I_2 + ROH + H_2O$$

- Auf sauer reagierende Verbindungen wird nach Art einer Mikrotitration bzw. Grenzbestimmung geprüft.
- Enthaltene Aldehyde werden durch die Reaktion mit *Neßlers* Reagenz erfasst. Aldehyde reduzieren Quecksilber(II)-Ionen, die im Reagenz enthalten sind, zum metallischen Quecksilber.

Die Prüfung ist sehr empfindlich, noch 0,00005% Aldehyd (berechnet als Acetaldehyd) sind damit nachweisbar. Die Angaben des Arzneibuchs müssen genau beachtet werden, da auch andere Stoffe positiv reagieren können.

2.5.2 Phenolether

Vergleicht man Phenolether mit symmetrischen oder unsymmetrischen Ethern, so fällt ihre leichtere Hydrolysierbarkeit auf. Während aliphatische Ether zu den stabilsten funktionellen Verbindungen zu zählen sind, verfügen die gemischten aromatisch-aliphatischen Ether (Phenolether) aufgrund des induktiven Effektes des Aromaten über eine polarisierte C—O-Bindung.

Beispielsweise lässt sich der Phenolether Codein mit Mineralsäure (wie Schwefelsäure) in Morphin umwandeln (s. *Marquis*-Reaktion).

Weniger geläufig ist die alkalische Spaltung dieses Phenolethers, wofür sich jedoch auch ein Beispiel finden lässt, und zwar in der Ph.Helv. Dort wird die alkalische Hydrolyse des Codeins zum Morphinat als Identitätsreaktion angegeben.

Phenolether unterscheiden sich von freien Phenolen in ihrem Reaktionsverhalten in folgenden Punkten:

- geringere Oxidationsempfindlichkeit und damit größere Stabilität,
- geringere Reaktivität gegenüber elektrophilen Substitutionsreaktionen,
- Ausbleiben der Eisen(III)chlorid-Reaktion,
- Alkaliunlöslichkeit,
- niedrigere Schmelzpunkte bzw. Siedepunkte.

	Smp	Sdp
Phenol	41 °C	182 °C
Anisol	–37,2 °C	152 °C

2.6 Phenolester

Bisacodyl

4,4'-(Pyridin-2-ylmethylen)diphenyldiacetat

[603-50-9]

Laxans

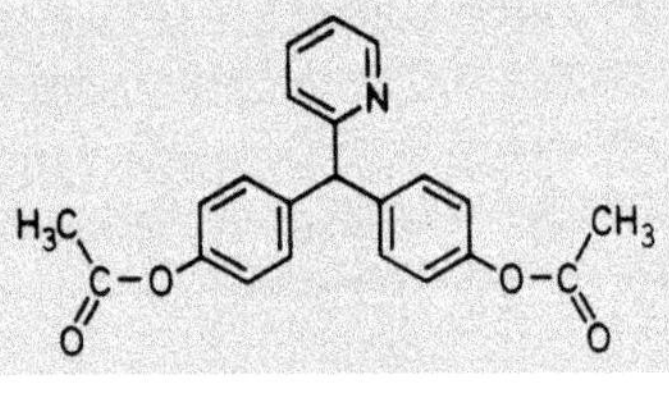

1

Das weiße, kristalline Pulver ist praktisch unlöslich in Wasser und schwer löslich in Ethanol. Wegen der Acetylierung der phenolischen Hydroxy-Gruppen ist es auch nicht in verdünnten Alkalilaugen löslich, wohl aber wegen des Pyridin-Stickstoffs in verdünnten Mineralsäuren. Verunreinigungen an nichtacetylierten Phenolen lassen sich leicht durch ihre Unlöslichkeit in Chloroform erkennen, während Bisacodyl in Chloroform gut löslich ist.

Der Schmelzbereich wird vom Arzneibuch zwischen 131°–135 °C angegeben. Das Absorptionsmaximum liegt in ethanolischer Natronlauge bei 249 nm, in verdünnter Schwefelsäure bei 265 nm und in Ethanol bei 264 nm.

Bisacodyl wird hauptsächlich über Hydrolyse einer oder beider Ester-Gruppen abgebaut. Erst nach der Hydrolyse sind Oxidationsreaktionen zu erwarten. Da die Ester-Bindungen relativ stabil sind und Hydrolyse nur in Gegenwart von Wasser erfolgt, ist der Arzneistoff, z.B. in festen Arzneizubereitungen, stabil.

Identifizierung

Als Identitätsreaktion schreibt das Arzneibuch die Aufnahme eines IR- und UV-Spektrums sowie die Dünnschichtchromatographie vor, mit deren Hilfe auch Hydrolyseprodukte zu erkennen sind.

Da im Bisacodyl bereits die Leukoform eines Triphenylmethan-Farbstoffes vorliegt, entstehen sowohl in saurer als auch alkalischer Lösung bei Einwirkung von Oxidationsmitteln farbige Oxonol-Kationen bzw. -Anionen.

Beispielsweise tritt beim Erwärmen mit Kaliumhexacyanoferrat(III) in alkalischer Lösung eine Violettfärbung ein. Der einleitende Schritt dürfte die Hydrolyse des Phenolesters sein. Das Phenolat **2** wird dann zum mesomeriestabilisierten Anion **3** dehydriert.

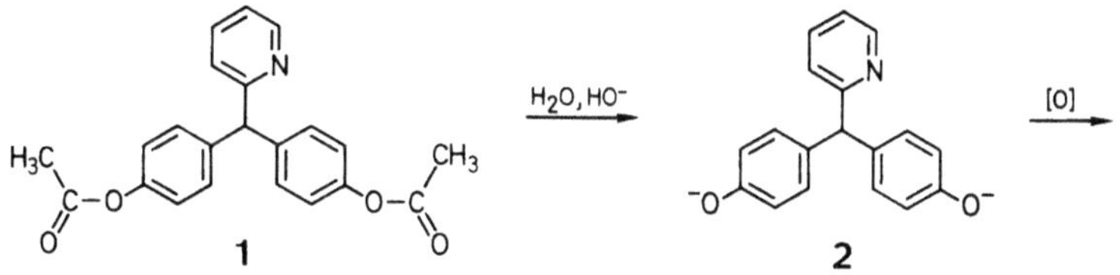

1 **2**

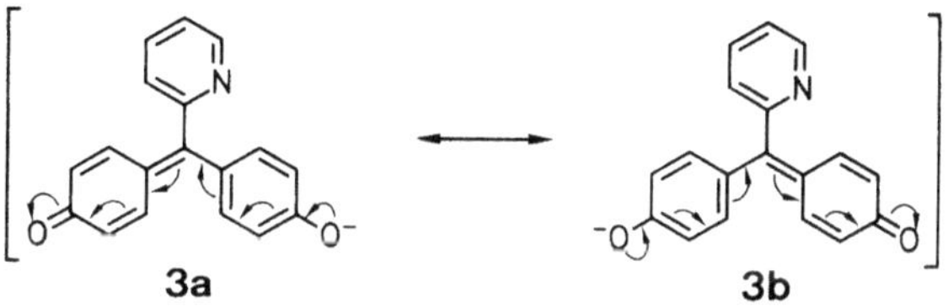

3a **3b**

Gehaltsbestimmung

Der pK_S-Wert von **1** beträgt 4,47. Die Substanz lässt sich als Pyridin-Base in Acetanhydrid mit Perchlorsäure (0,1 mol·l^{-1}) titrieren. Mittels HPLC ist auch die quantitative Erfassung von Hydrolyseprodukten, sowohl im Arzneistoff als auch in den Zubereitungen möglich.

α-Tocopherolacetat

(2*RS*)-2,5,7,8-Tetramethyl-2-[(4*RS*, 8*RS*)-4,8,12-trimethyltridecyl]-3,4-dihydro-2*H*-1-benzopyran-6-ylacetat
5,7,8-Trimethyltocolacetat
[7695-91-2]

Vitamin E

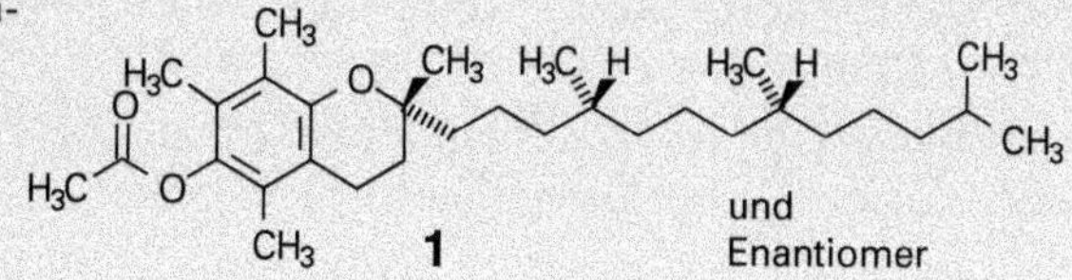

1 und Enantiomer

Grundkörper des Tocopherolacetats und anderer Tocopherole ist das **Tocol**: 3,4-Dihydro-2-methyl-2-(4,8,12-trimethyl tridecyl)-2*H*-1-benzopyran-6-ol.

Man kennt acht verschiedene Tocopherole unterschiedlicher Vitamin-E-Aktivität, die durch das Voranstellen eines griechischen Buchstabens gekennzeichnet werden. Sechs von ihnen leiten sich vom Tocol ab, zwei vom Tocotrienol, das in der Seitenkette drei olefinische Doppelbindungen aufweist (in 3', 7' und 11').

Sie entstehen alle bei der synthetischen Gewinnung der Substanz (all-rac-α-Tocopherol).

Bei der üblichen Dosierung dürfte zwischen synthetischem und natürlichem α-Tocopherolacetat hinsichtlich der biologischen Wirkung kein Unterschied bestehen. Allergikern sei evtl. die synthetische Substanz wegen des Fehlens von Begleitstoffen aus dem Sojaöl empfohlen (*Müller-Bohm* 1999).

Die Tocopherole unterscheiden sich durch Zahl und Stellung der Methyl-Substituenten am Benzol-Ring des Benzopyran-Systems.

In seiner Vitamin-E-Aktivität unterscheidet sich das in den Arzneibüchern aufgeführte racemische α-Tocopherol nur wenig vom natürlichen α-Tocopherol. Es kommt normalerweise als Acetat in den Handel, da das Acetat wesentlich beständiger gegen Licht, Luft und Hitzeeinwirkung ist als das freie Phenol. α-Tocopherol bzw. α-Tocopherolacetat weisen drei Asymmetriezentren auf, und zwar in den Positionen 2, 4' und 8'. Es existieren demnach acht optische Isomere. Für die biologische Wirksamkeit ist jedoch nur eine bestimmte Anordnung am Asymmetriezentrum in Position 2 verantwortlich. Das natürlich vorkommende α-Tocopherol gehört der D-Reihe an. Die absolute Konfiguration ist 2*R*, 4'*R*, 8'*R*.

Die chromatographische Trennung aller acht Stereoisomeren beschreiben *Walther* u. Mitarb., ^{1}H- und ^{17}C-NMR-Spektren *Baker* und *Myers*.

α-**Tocopherolacetat** ist eine klare, gelbliche, zähe Flüssigkeit, die in Ether, Chloroform, Aceton und Alkohol löslich, in Wasser dagegen praktisch unlöslich ist.

Die Dichte wird mit 0,952 bis 0,966, der Brechungsindex mit 1,494 bis 1,498 angegeben. Die ölige Flüssigkeit erstarrt bei –27,5 °C.

Im UV-Spektrum findet man eine Schulter bei 278, ein Maximum bei 284 nm sowie ein Minimum bei 254 nm.

Die acetylierte sowie die nicht acetylierte Verbindung sind gegen Säuren und Alkali sowie gegen Erhitzen ziemlich stabil, solange kein Oxidationsmittel oder Luftsauerstoff zugegen sind. In Gegenwart dieser Agenzien, besonders bei Einwirkung von Licht, werden sie rasch oxidiert.

In Abwesenheit von Sauerstoff findet beim Erhitzen in saurer oder alkalischer Lösung lediglich Hydrolyse des Phenolesters statt. Ist dagegen Sauerstoff anwesend, so wird das Phenol sofort zum *p*-Chinon oxidiert. Die Oxidation erfolgt in alkalischer Lösung wesentlich schneller als in saurer. Die Metabolisierung der Substanz verläuft *in vivo* nach dem gleichen Prinzip: Zuerst tritt Esterhydrolyse, dann Oxidation zum *p*-Chinon ein.

Über Vorkommen und antioxidative Wirkung der Tocopherole s. *Duthie.*

Identifizierung

- Zur Identifizierung lässt das Arzneibuch die optische Drehung (–0,01° – +0,01°) bestimmen, sowie ein IR-Spektrum und ein Dünnschichtchromatogramm anfertigen. (Die beiden letzten Prüfungen erfolgen jeweils mit Vergleichssubstanz.) Sprühreagenz bei der DC ist eine Eisen(III)chlorid/Phenanthrolin-Lösung (s.u.).

Weiter gebräuchlich sind die beiden folgenden Prüfungen:

- Die ethanolische Lösung der Substanz wird mit rauchender Salpetersäure versetzt und erwärmt. Es tritt zuerst eine Gelbfärbung, dann eine ziegelrote Färbung ein. Einleitender Schritt ist die saure Hydrolyse zum freien Tocopherol, welches in Gegenwart des Oxidationsmittels Salpetersäure zu Tocopherol-Rot (**2**) oxidiert wird. Bei dieser Umsetzung wird durch die Einwirkung der Salpetersäure eine Methyl-Gruppe zur Carboxy-Gruppe oxidiert, die danach unter Bildung des entsprechenden o-Chinons decarboxylieren kann. Daneben muss man mit der Bildung von **4** und von Nitro-Derivaten rechnen, die im Falle des α-Tocopherols jedoch nicht beobachtet werden. Die Reaktion kann auch kolorimetrisch ausgewertet werden, indem man bei 750 nm vermisst.

  Nach neuen Untersuchungen bildet sich in hoher Ausbeute jedoch das 5-Nitromethyl-α-tocophorylacetat **2a**, welches über eine kationische Zwischenstufe entsteht (*Adelwöhrer* et al. 2003).

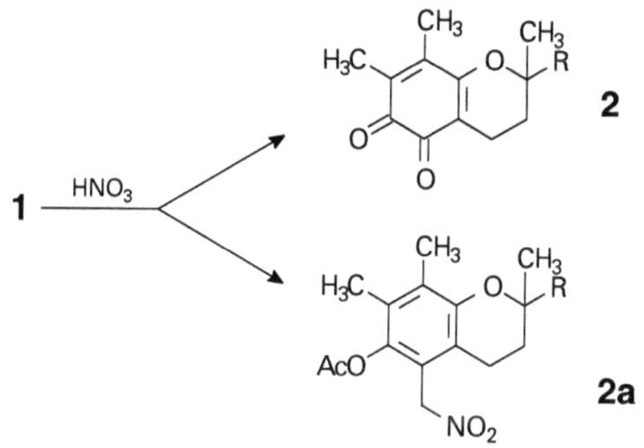

- Wird die Substanz mit Schwefelsäure erwärmt und dann mit *o*-Phenanthrolinhydrochlorid sowie Eisen(III)chlorid versetzt, so tritt eine Orangefärbung auf, die sich bald vertieft.

  Schwächere Oxidationsmittel als Salpetersäure oxidieren nach vorheriger saurer Hydrolyse freigesetztes α-Tocopherol (**3**) zum *p*-Chinon **4**. Das Eisen(III)-Ion wird zum Eisen(II)-Ion reduziert, das mit *o*-Phenanthrolin in den orangerot gefärbten Trisphenanthrolin-eisen(II)-Komplex übergeht.

  Bei der Oxidation bildet sich zunächst das relativ stabile α-Tocopheryl-Radikal **3a**, das in **4**, und das ortho-Chinonmethid **4a** übergeht. Letzeres dimerisiert in einer Hetero-*Diels-Alder*-Reaktion zu **4b** (*Rosenau* et al. 2002).

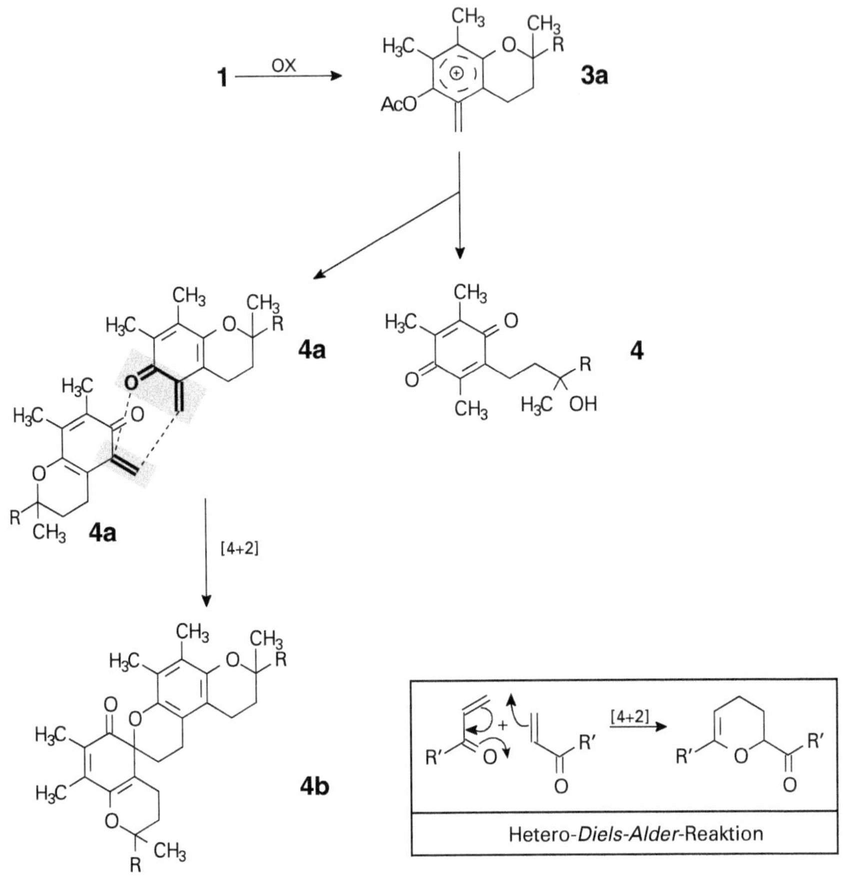

Reinheitsprüfung

Verwandte Substanzen: per GC.

Gehaltsbestimmung

Die Gehaltsbestimmung erfolgt nach Ph.Eur. mithilfe der Gaschromatographie.

Von den ebenfalls noch gebräuchlichen klassischen Bestimmungsmethoden soll die quantitative Auswertung der *Emmeri-Engel*-Reaktion aufgeführt werden. Danach wird die Menge des o.a. Eisen(II)-Komplexes quantitativ ausgewertet.

Neben dem *p*-Chinon **4** entstehen noch vier weitere Oxidationsprodukte, darunter auch Tocopherol-Rot (**2**) und ein weiteres *p*-Chinon-Derivat **5,** das als α-Tocopherol-Purpur bezeichnet wird.

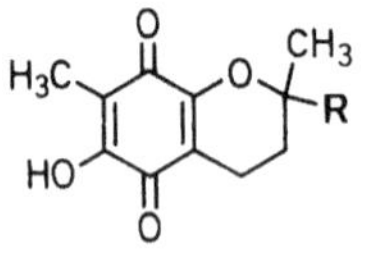
5

Der Mechanismus ist in der Reaktionsfolge **1, 6, 7, 4** wiedergegeben, wobei man weiter annimmt, dass die Reaktion über ein mesomeriestabilisiertes Kation **6** verläuft, das durch Anlagerung von Wasser bzw. Ethanol **7** bildet, sofern man absoluten Ethanol verwendet. In **7** liegt dann entweder ein Halbacetal oder ein Vollacetal vor.

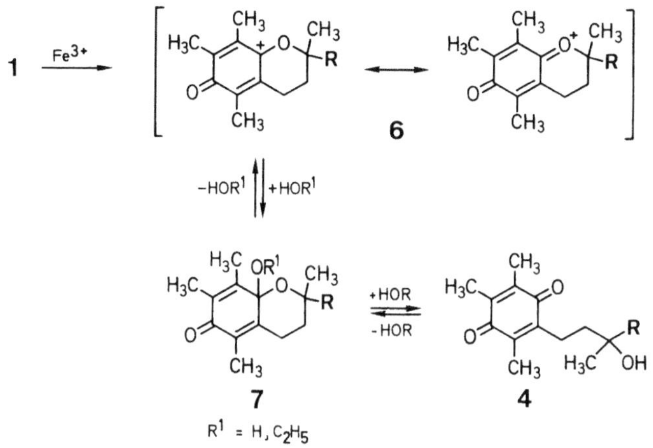

4 kann wieder zum Hydrochinon-Derivat reduziert und zum Tocopherol recyclisiert werden. Dabei ändert sich jedoch die absolute Konfiguration zu einem 2*S*, 4'*R*, 8'*R*-Derivat.

3 Carbonyl-Verbindungen

3.1 Chinone

Chinone sind farbig und lassen sich formal als Oxo-Derivate des 1,3-Cyclohexadiens **1** bzw. des 1,4-Cyclohexadiens (**2**) betrachten.

Man unterscheidet zwischen den weniger stabilen 1,2-Chinonen (o-Chinonen), z.B. 1,2-Benzochinon (**3**) und den stabileren 1,4-Chinonen (p-Chinonen), z.B. 1,4-Benzochinon (**4**).

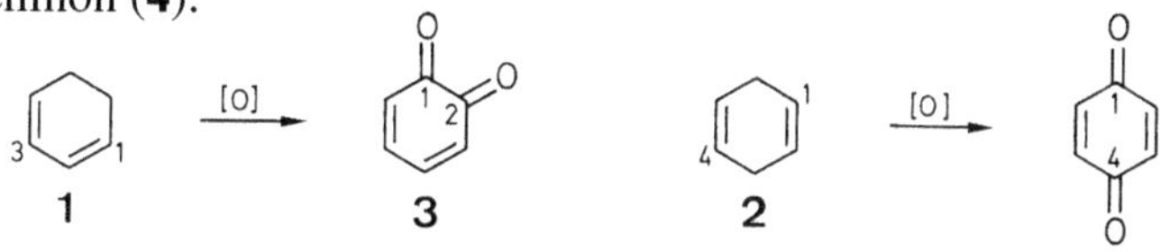

1 **3** **2** **4**

1,2-Chinone sind tiefer farbig als vergleichbare 1,4-Chinone;

1,2-Benzochinon (**3**): UV $\lambda_{max} = 234, 368, 587$ nm
1,4-Benzochinon (**4**): UV $\lambda_{max} = 242, 312, 435$ nm

1,4-Benzochinon (**4**) und 1,4-Naphthochinon (**5**) sind gelb gefärbt. Ein Elektronen liefernder Substituent am Chinon-Gerüst verschiebt die Absorption bathochrom.

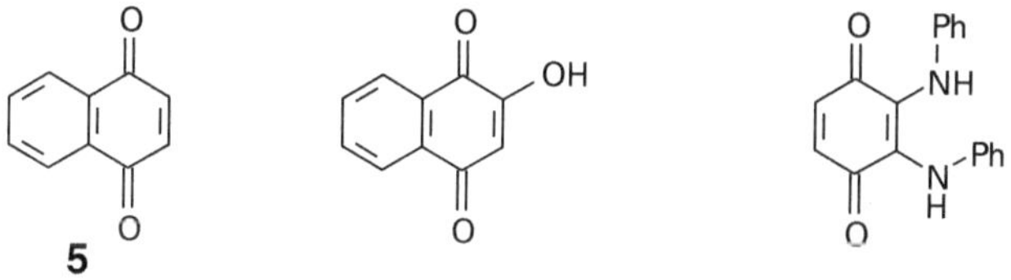

5 gelb — gelb — dunkelgrün

Unter dem Gesichtspunkt der chemischen Reaktivität lassen sich Chinone auch als Vinyloge bzw. Phenyloge des Cyclobutendions (**6**) definieren (*Kallmayer* 1983).

Fügt man im Cyclobutendion (**6**) zwischen C-2 und C-3 eine Vinyl-Gruppe oder einen Benzen-Ring ein, so gelangt man zum 1,2-Benzochinon (**3**) bzw. 1,2-Naphthochinon (**7**).

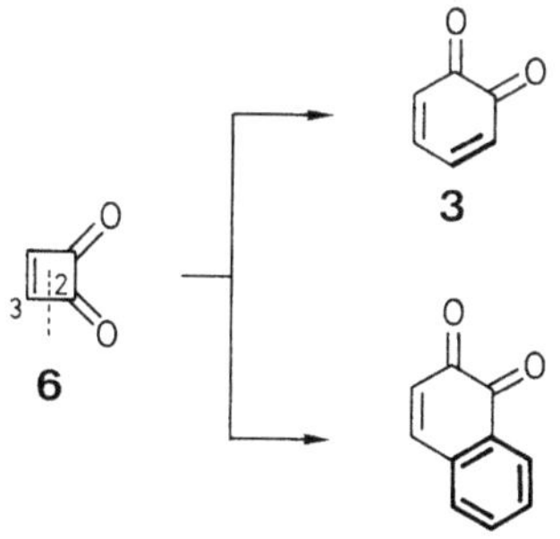

3 **6** **7**

Ein analoger Einbau der Vinyl-Gruppe bzw. des Aren-Ringes zwischen die Carbonyl-Gruppen C-1/C-2 führt zum 1,4 Benzochinon (**4**) bzw. 1,4-Naphthochinon (**5**).

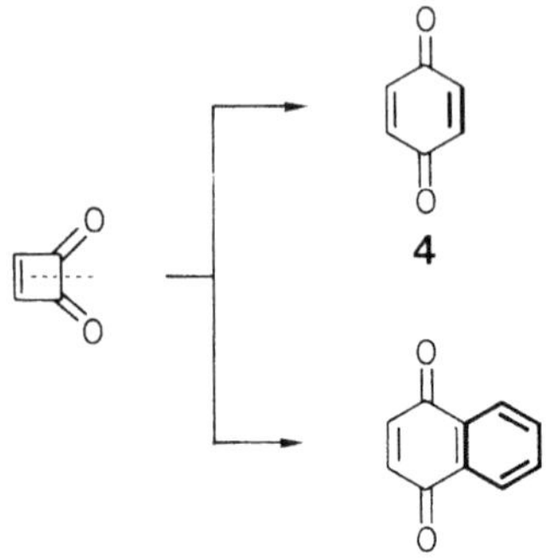

5

Chinone zeigen typische Additions- und Redoxreaktionen, die auf die Carbonyl-Gruppe und auf die Enon- und Endion-Gruppierung zurückzuführen sind.

1. Addition an die Carbonyl-Gruppe

N-Nucleophile wie Hydroxylamin (**8a**), Arylhydrazine (**8b**) oder Semicarbazid (**8c**) addieren sich an die Carbonyl-Gruppe unter Bildung eines Halbaminals **9**, das zum Imin **10** sauer dehydratisiert wird:

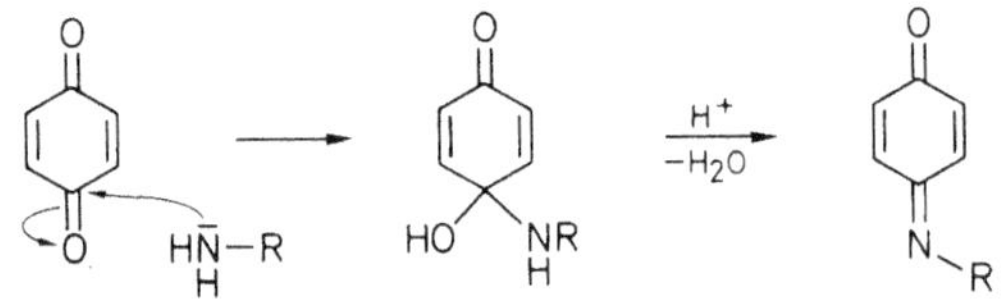

8	R
a	OH
b	HN–Ar
c	HN–CONH$_2$

4 9 10 8

Das Monoxim eines 1,4-Chinons wie **10a** steht im tautomeren Gleichgewicht mit 4-Nitrosophenol (**11a**). Für ein Monohydrazon wie **10b** existiert ebenfalls ein Gleichgewicht zwischen der Hydrazon-Form **10b** und der 4-Hydroxy-azobenzen-Form **11b**:

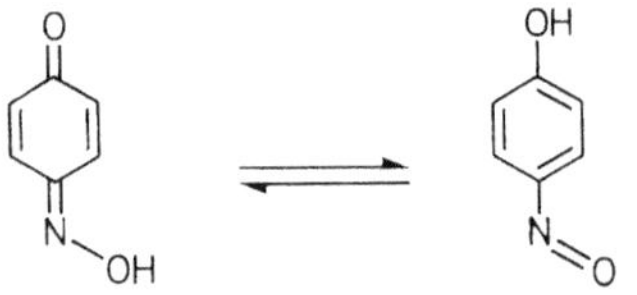

10a 11a

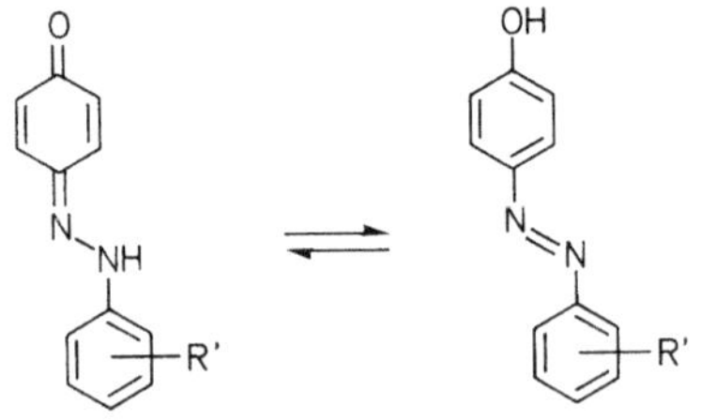

10b 11b

2. Addition an das Enon-System

Geeignete Nucleophile wie primäre oder sekundäre Amine, Alkohole, Thiole sowie Anionen von CH-aciden Verbindungen, z.B. Cyanessigester oder Malonsäuredinitril, addieren sich an das Enon-System.

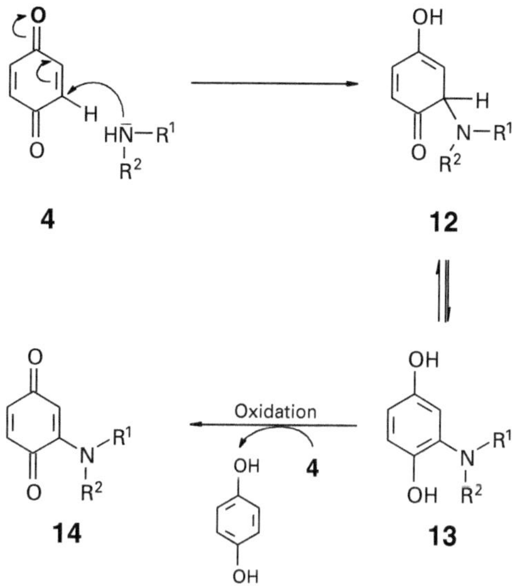

3 Carbonyl-Verbindungen

Im Sinne einer *Michael*-Addition wird z.B. ein sekundäres Amin wie Desipramin (s. S. 664) an das Enon-System von **4** addiert, wodurch das Addukt **12** entsteht, das zum Hydrochinon **13** tautomerisiert (= aromatisiert).

Luftsauerstoff oder überschüssiges **4** oxidieren das Aminohydrochinon **13** zum Aminochinon **14.**

Somit entspricht die Reaktionsfolge **12, 13, 14** formal einer Substitution des C-3-ständigen Wasserstoffs im 1,4-Benzochinon (**4**) durch einen Amin-Rest.

2-Amino-1,4-chinone sind auch ohne Oxidationsschritt zugänglich, wenn man von einem 1,4-Benzochinon ausgeht, das an C-3 eine Halogen- oder Alkoxy-Funktion trägt. Hierdurch wird das Enon-System Teil einer vinylogen Säurehalogenid- bzw. Esterstruktur. Die Aminolyse einer vinylogen Ester-Gruppierung lässt sich am Beispiel der Synthese demonstrieren, die zur Darstellung von Mono-, Di- und Tri-(1-aziridinyl)-*p*-benzochinon (z.B. Triaziquon) Anwendung findet.

2,6-Dimethoxy-1,4-benzochinon (**15**) wird von Aziridin (**16**) nucleophil an C-2 angegriffen, wobei **17** resultiert, das nach Methanol-Abspaltung das Aminochinon **18** ergibt.

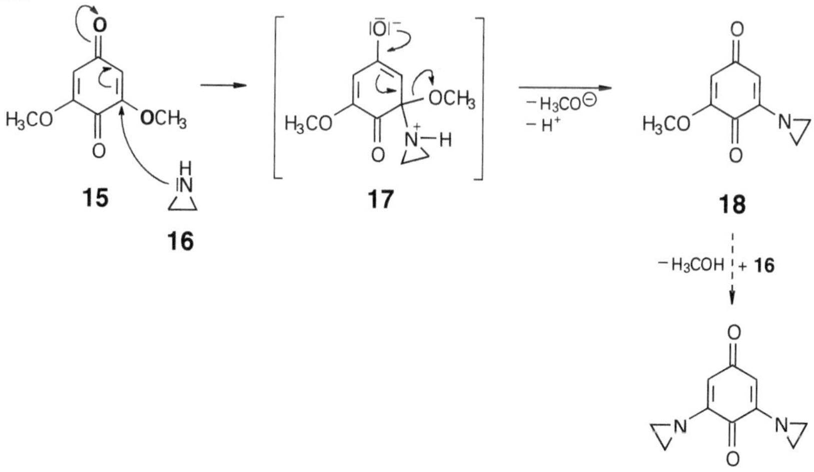

3. Addition an die Doppelbindung

Neutrale Reaktionspartner wie Halogene oder Sauerstoff werden leicht an die Doppelbindung addiert.

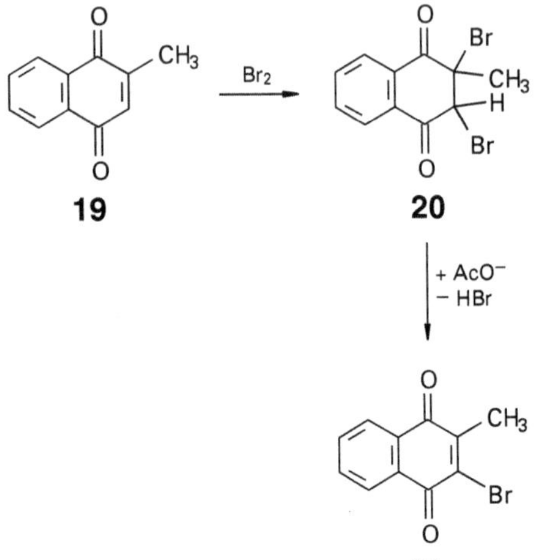

19 20 21

So entsteht aus 2-Methylnaphthochinon (**19,** Menadion) und Brom in Eisessig das 2,3-Dibrom-Addukt **20,** das zum Bromnaphthochinon **21** mittels Natriumacetat dehydrohalogeniert werden kann.

Die Doppelbindung fungiert auch als Dienophil in *Diels-Alder*-Reaktionen.

Als Beispiel wird die Synthese von Menadion (**19**) vorgestellt. 1,3-Butadien (**22**) und 2-Methyl-1,4-benzochinon (**23**) (Toluchinon) bilden ein [4 + 2]-Cycloaddukt **24,** das durch Säurekatalyse zum Naphthohydrochinon **25** tautomerisiert. Eine Oxidation von **25** mit Chromtrioxid führt schließlich zu Menadion (**19**).

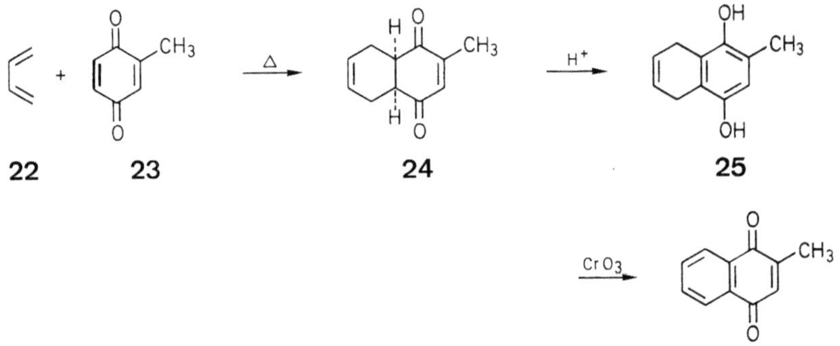

22 23 24 25

19

Redoxreaktionen

Eine sehr wichtige Eigenschaft der Chinone ist ihre Fähigkeit, unter Elektronenaufnahme (=Reduktion) in das aromatische System der Hydrochinone überzugehen. Somit sind alle Chinone Oxidationsmittel, wie die Reaktion von **13** nach **14** zeigt (s. Additionsreaktionen).

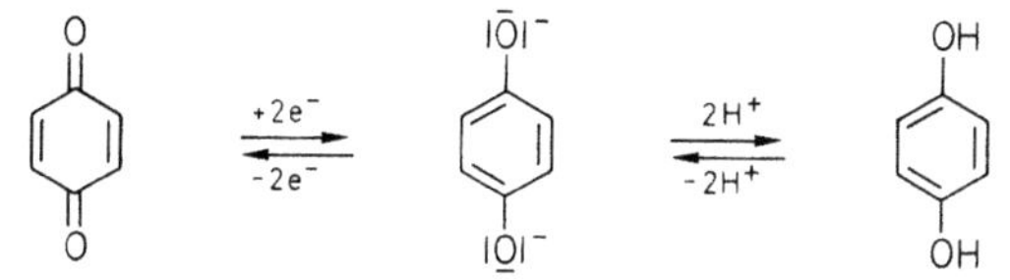

4 26 27

1,4-Benzochinone werden als Dehydrierungsmittel eingesetzt. Bekannte Vertreter sind Chloranil (**29**) und DDQ (**30**).

Tabelle 3.1 informiert über die Redoxpotentiale von substituierten 1,4-Benzochinonen. Elektronen liefernde Substituenten wie Amino-, Hydroxy- oder Methyl-Gruppen verringern das Redoxpotential, während Elektronen ziehende Substituenten wie NO_2, SO_3H, CN und Halogene das Redoxpotential erhöhen.

Tab. 3.1: Substituenteneinfluss auf das Redoxpotential von 1,4-Benzochinon

Bezeichnung	Formel	E_0 (mV)
1,4-Benzochinon (**4**)	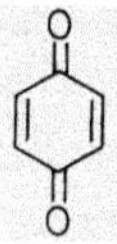	711
2,3,5,6-Tetramethyl-1,4-benzochinon (**28**)	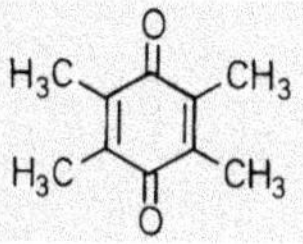	463
Chloranil (2,3,5,6-Tetrachlor-1,4-benzochinon) (**29**)	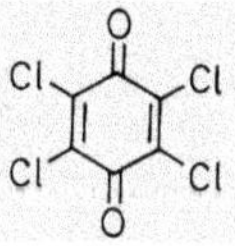	742
DDQ (5,6-Dichlor-2,3-dicyano-1,4-benzochinon) (**30**)	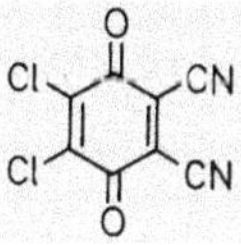	1000

Als Reduktionsmittel für Chinone sind geeignet:

- Wasserstoff und Katalysator,
- Zink und Säuren,
- Schwefeldioxid,
- Natriumdithionit,
- Hydrazin.

Bei der Reduktion von 1,4-Benzochinon (**4**) im wässrigen Medium entsteht eine schwer lösliche, tiefgrüne Verbindung, die aus äquimolaren Mengen an 1,4-Benzochinon (**4**) und Hydrochinon (**27**) besteht. Diese Verbindung trägt den Namen Chinhydron (**31**) und ist ein EDA-Komplex, d.h. ein **E**lektronen**d**onator-**A**kzeptor-Komplex; Synonym ist Charge-transfer-Komplex.

Die Bildung dieses Komplexes kommt durch Wechselwirkung zweier π-Elektronensysteme zustande, von denen ein Partner durch mesomere und induktive Effekte einen π-Elektronenüberschuss (Elektronendonator), der andere Partner einen π-Elektronenmangel (Elektronenakzeptor) aufweist. Durch den +M-Effekt der OH-Gruppen wird Hydrochinon zum Elektronendonator. 1,4-Benzochinon verarmt im Ring an Elektronen, hervorgerufen durch den –I-Effekt der Carbonyl-Gruppen, und wird somit zu einem Elektronenakzeptor. Die tiefgrüne Farbe des Chinhydrons (**31**) ist auf die Wechselwirkung der π-Elektronen der beiden Ringsysteme zurückzuführen.

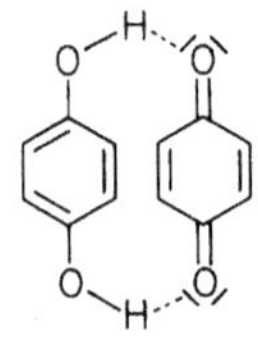

31

Die Ph.Eur. lässt mit Chinhydron (**31**), das als stabilisiertes 1,4-Benzochinon (**4**) anzusehen ist, auf sekundäre Amine per Farbreaktion prüfen. (S. Imipramin S. 664.)

Menadion

2-Methylnaphthalin-1,4-dion
[58-27-5]

Vitamin K, Antidot bei Überdosierung von Anticoagulantien

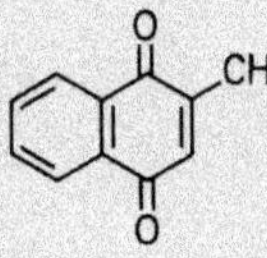

3

Menadion (**3**) ist die internationale Kurzbezeichnung (INN) für 2-Methyl-1,4-naphthochinon und stellt die Stammverbindung aller K-Vitamine mit antihämorrhagischer Wirkung dar.

Vitamin K_1 trägt am C-Atom 3 einen Phytyl-Rest. Vitamin K_2 ist das Derivat mit einem Difarnesyl-Rest, während Vitamin K_3 (Menadion) am C-Atom 3 nicht weiter substituiert ist.

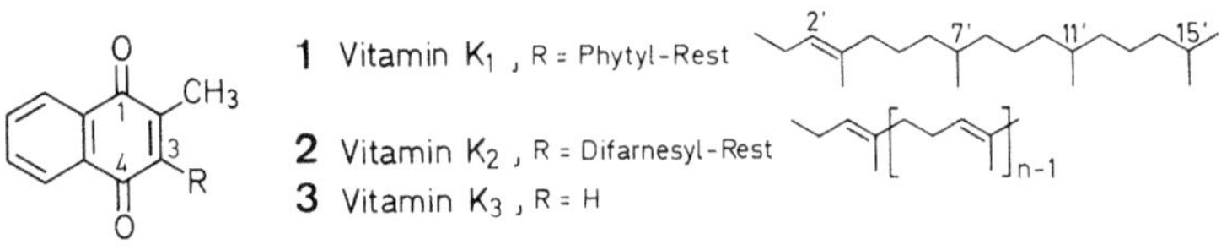

Menadion (**3**) kristallisiert in Form gelber Nadeln, ist gegenüber Sauerstoffeinwirkung stabil, verfärbt sich am Licht in Gegenwart von Sauerstoff hellbraun. Durch Komplexbildung mit Verbindungen, die über Elektronendonatoren verfügen, z.B. mit Xanthinen, Nicotinamid oder Salicylsäure, kann die Lichtstabilität erhöht werden.

Menadion (**3**) reizt, wie andere Chinone, die Haut und die Schleimhäute.

Die Substanz ist in Wasser praktisch unlöslich, dagegen löslich in Ethanol, Chloroform, Tetrachlorkohlenstoff und fetten Ölen.

UV-Spektrum: λ_{max} 249 und 330 nm (Methanol).

In Abwesenheit von Sauerstoff wird Menadion (**3**) beim Bestrahlen mit UV-Licht in geeigneten Lösungsmitteln zum Naphthohydrochinon **4** umgewandelt. Durch Sauerstoffeinwirkung geht **4** wiederum in **3** über. In Gegenwart von Sauerstoff und Lichteinwirkung liefert **3** das Epoxid **5**, das sich unter weiterer Lichteinwirkung zu 3-Hydroxymenadion (**6**) umlagert. Ein anderer photochemischer Prozess besteht in der Dimerisierung von **3** zum Isomerenpaar **7 a, 7 b.**

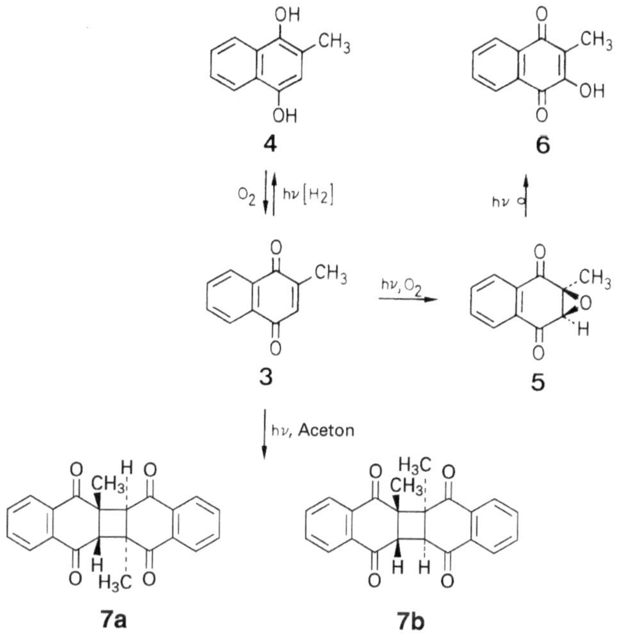

Identifizierung

- Smp: 105–108 °C.
- IR-Spektrum.
- Beim Umsetzen von Menadion mit Cyanessigsäureethylester (**8**) in alkalischem Milieu entsteht eine blauviolette Färbung. Es handelt sich um die so genannte **Craven-Reaktion**.

In Gegenwart von Ammoniak bildet Cyanessigsäureethylester (**8**) zunächst das Anion **9** (Ph.Eur.). **9** wird im Sinne einer *Michael*-Addition (s. Allgemeine Reaktionen der Chinone, S. 68) an die Enon-Struktur von **3** unter Bildung des Adduktes **10** addiert. **10** wird zu **11** dehydriert, und zwar durch überschüssiges Menadion (**3**), das in einer Redoxreaktion in 3-Methylnaphthohydrochinon (**4**) übergeht.

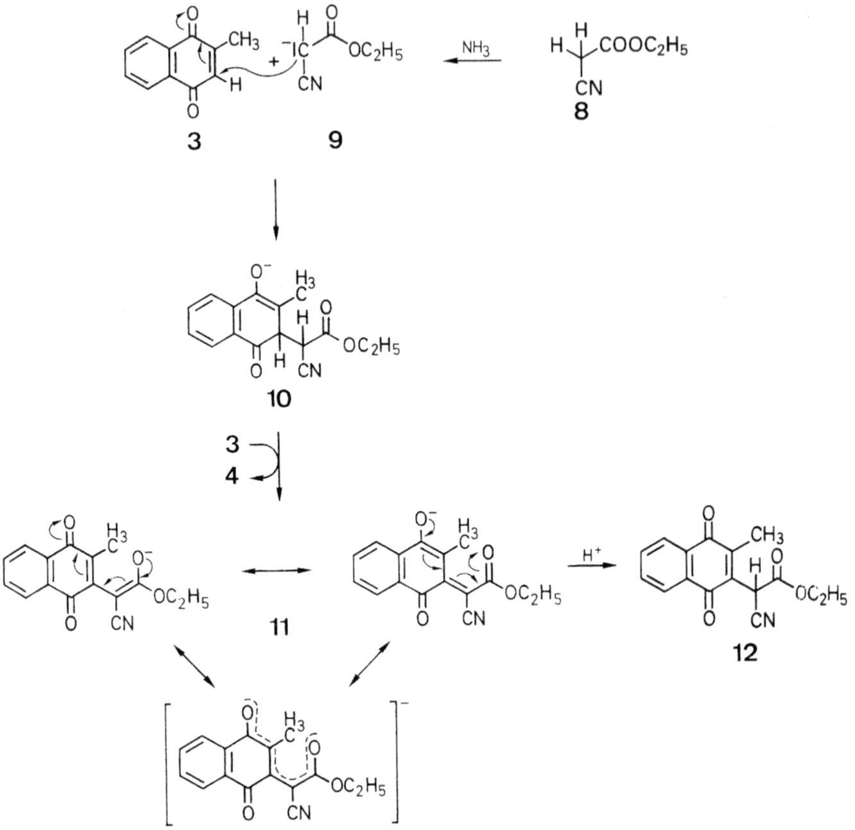

Das resonanzstabilisierte Anion **11** stellt ein Polymethin vom Oxonol-Typ dar (vinyloges Carboxylat-Anion).

Das Absorptionsmaximum von **11** liegt bei 588 nm.

Beim Ansäuern der violetten Farblösung mit Salzsäure (36%) verschwindet die Färbung; es entsteht **12** mit intaktem Chinon-System.

- Beim Erhitzen einer ethanolischen Lösung von **3** mit Salzsäure erhält man eine Rotfärbung ($\lambda_{max} = 510$ nm). Unter den angegebenen Bedingungen tritt Adduktbildung zwischen zwei Molekülen **3** ein, wobei man annehmen kann, dass ein Molekül in Form des vinylogen Enols **3a** reagiert. Durch 1,4-Addition von **3a** an **3** entsteht **13a**, das mit der tautomeren Form **13b** im Gleichgewicht steht. Durch intramolekulare Halbketal-Bildung wird **14** gebildet, das unter dem Einfluss von Protonen eine saure Dehydratisierung erleidet und auf diesem Wege das Oxonium-Ion **15** liefert. In Gegenwart von Alkoholen kann **15** in das Oxonium-Ion **16** übergeführt werden, das seinerseits wiederum mit Wasser in saurer Lösung das Oxonium-Ion **15** zurückbildet.

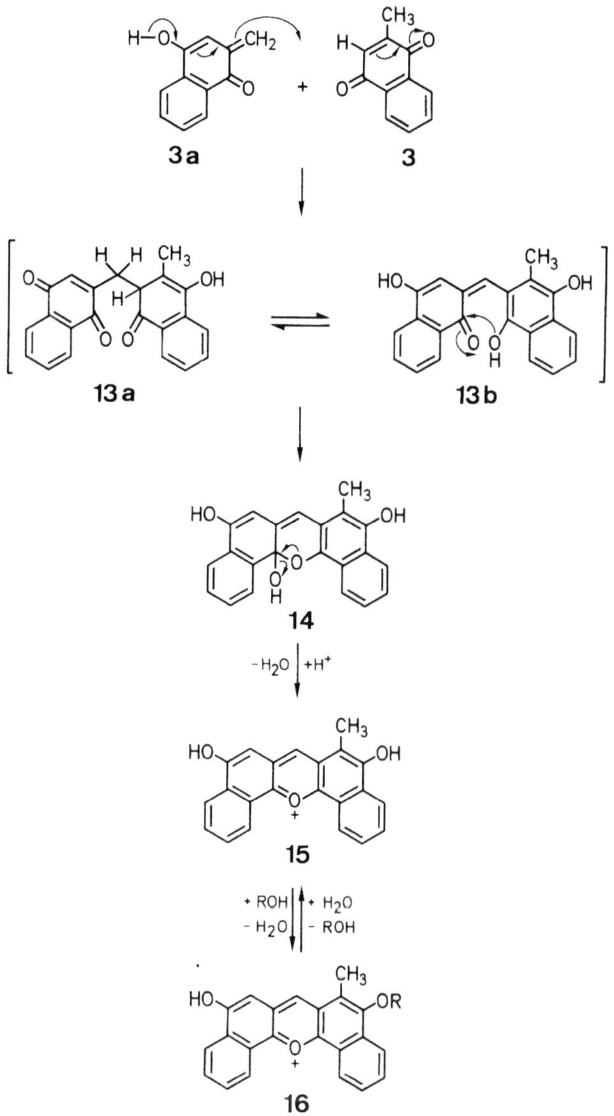

Reinheitsprüfung

Aus der Synthese (Oxidation von 2-Methylnaphthalin) können als Nebenprodukte 2-Naphthaldehyd (**17**) und 7-Methyl-1,4-naphthochinon (**18**) enthalten sein:

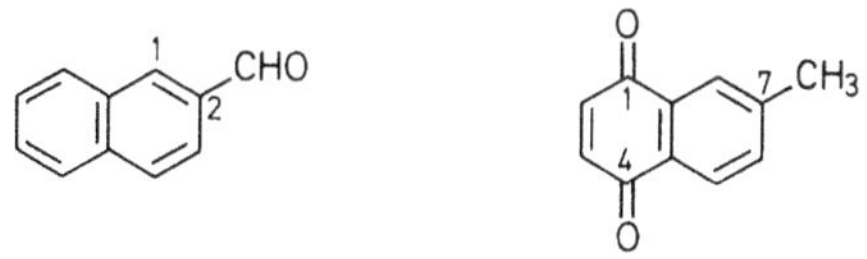

17 **18**

Die Prüfung erfolgt durch DC unter Ausschluss von direkter Lichteinwirkung.

Der Anteil an Verwandten Substanzen wird durch die Referenzlösung auf max. 0,5% begrenzt.

Gehaltsbestimmung

Quantitative Bestimmungen sind nach folgenden Prinzipien möglich:

- Als Chinon lässt sich Menadion (**3**) leicht zum Naphthohydrochinon **4** reduzieren. Man verwendet hierzu Zink und Salzsäure und lässt unter Lichtschutz stehen. Nachdem vom Zink durch Watte abfiltriert ist, wird das gebildete Hydrochinon **4** cerimetrisch bestimmt, wobei es wieder zum Chinon **3** oxidiert wird.

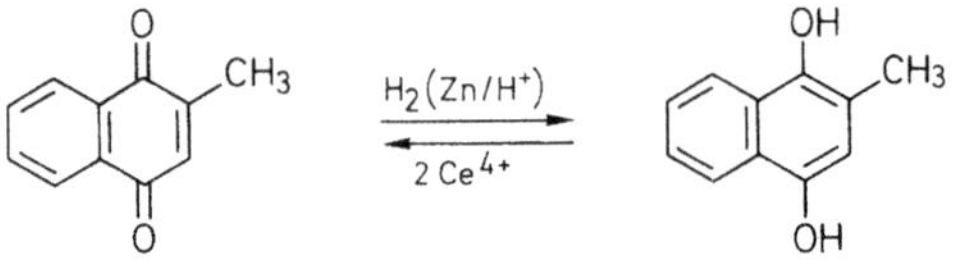

3 **4**

- Außerdem besteht die Möglichkeit, Menadion polarographisch zu bestimmen. Man arbeitet in wasserfreiem Acetonitril mit Lithiumperchlorat als Zusatzelektrolyt gegen eine Standard-Kalomel-Elektrode. Im ersten Reduktionsschritt entsteht ein ionisches Semichinon **19**, das im zweiten Reduktionsschritt in das Naphthohydrochinon-Dianion **20** übergeht. **20** liefert bei der Protonierung das Naphthohydrochinon **4.**

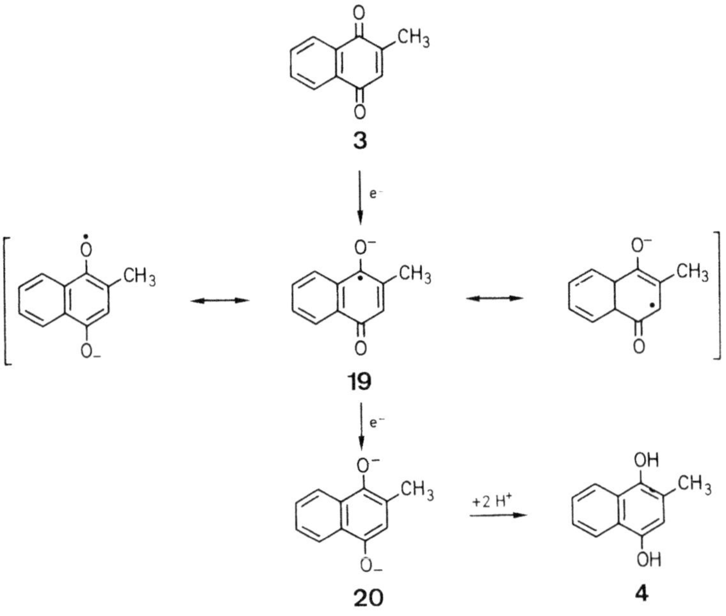

3.2 Aldehyde und Ketone

Aldehyde und Ketone besitzen wegen ihrer polaren Carbonyl-Gruppe höhere Schmelz- und Siedebereiche als unpolare Verbindungen mit vergleichbarer relativer Masse. Andererseits sind sie nicht so polar wie Alkohole und Carbonsäuren, die zur Ausbildung von Wasserstoff-Brücken befähigt sind; sie schmelzen bzw. sieden beträchtlich tiefer als diese.

Für die meisten niederen Aldehyde ist der stehende, unangenehme Geruch charakteristisch. Bis zu einer Kettenlänge von etwa fünf C-Atomen sind die Aldehyde und Ketone sehr gut wasserlöslich; es kommt zur Ausbildung von Wasserstoff-Brücken mit den Wasser-Molekülen. Diese reagieren jedoch auch als Nucleophile mit der Carbonyl-Gruppe unter **Hydrat-Bildung.**

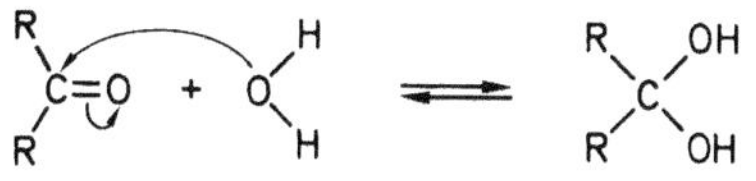

Hydrate, die in wässriger Lösung vorliegen, sind aus diesem Milieu normalerweise nicht isolierbar. Es existieren jedoch Ausnahmen; bekannt sind z.B. **Chloralhydrat** (s. S. 83 und **Ninhydrin** s. S. 161). Bei ihnen werden durch benachbarte funktionelle Gruppen die Kohlenstoff-Atome der Carbonyl-Gruppen so stark aktiviert, dass sie mit der „Base" Wasser nahezu quantitativ reagieren. Außerdem wird das gebildete Hydrat durch **intramolekulare Wasserstoff-Brücken** mit denselben funktionellen Gruppen stabilisiert.

3.2.1 Aldehyde

Formaldehyd
Methanal
[50-00-0]

Desinfektionsmittel

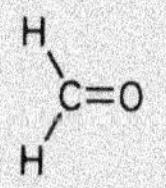
1

Formaldehyd ist ein stechend riechendes Gas mit einem Siedepunkt von –21 °C. Es ist bis zu 45% in Wasser löslich. Die Lösungen sind unter verschiedenen Bezeichnungen, z.B. Formalin oder Formol, im Handel. Ihnen sind wechselnde Mengen an Methanol (bis zu 10%) zugesetzt, das die Bildung von Polymerisationsprodukten verhindern soll.

Bei Abwesenheit anderer Verunreinigungen kann aus der gemessenen Dichte auf den Gehalt von zugesetztem Methanol geschlossen werden. Bei einer 37%igen wässrigen Lösung beträgt $\rho^{20°} = 1{,}086$. Zunehmender Methanol-Gehalt bewirkt eine Abnahme der Dichte.

Formaldehyd liegt in wässriger Lösung fast quantitativ in der **Hydrat-Form** vor. Für die Bildung der Hydrat-Form sind nicht nur elektronische, sondern auch sterische Faktoren maßgebend. So bildet z.B. Acetaldehyd nur noch zu 58% und Aceton zu weniger als 0,01% in wässriger Lösung die Hydrat-Form aus.

Das Monomer reagiert mit zwei weiteren Formaldehydhydrat-Molekülen zum offenkettigen Trimer der allgemeinen Struktur **3**; in der Kälte fällt mitunter auch das ringförmige **Trioxymethylen** (**2**) aus.

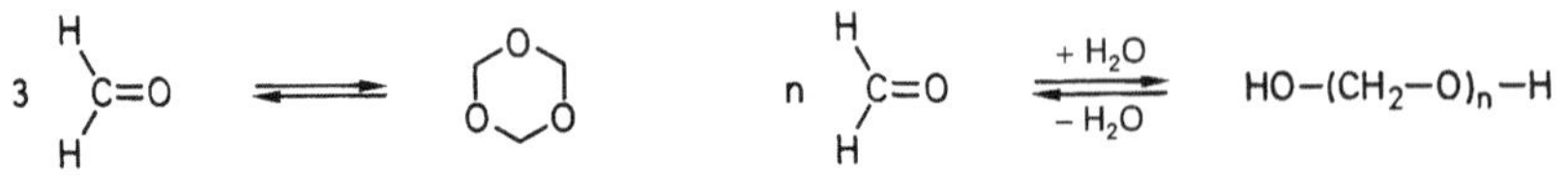

1 2 1 3

Die Reaktion kann, besonders in der Kälte, bis zur wasserunlöslichen, polymeren, allgemeinen Form **3** weiterlaufen. Deshalb geben die Arzneibücher Aufbewahrungsvorschriften an, die eine bestimmte Temperatur nicht unterschreiten (Ph.Eur. 15–25 °C). Durch vorsichtiges Erwärmen gelingt die Depolymerisation. Höhere Polymere bilden sich auch beim Einengen der wässrigen Lösung.

Das Gemisch aus Ketten unterschiedlicher Länge (n = 30 bis 100) bezeichnet man als Paraformaldehyd. Beim Erhitzen auf 180 bis 200 °C geht das amorphe, hochmolekulare, wasserunlösliche Polymer wieder in das gasförmige Monomer über. Auf diese Weise erhält man bequem wasserfreien, gasförmigen Formaldehyd.

Das schon erwähnte Trioxymethylen (**2**) entsteht auch bei der Destillation hochkonzentrierter Formaldehyd-Lösungen (60%) in Gegenwart von Schwefelsäure. Mit Salzsäure bildet Formaldehyd den hochkarzinogenen Bis(chlormethyl)ether. Es ist anzunehmen, dass eine ähnliche chemische Reaktion *in vivo* auch im Magen stattfindet. Aus diesem Grund sind Arzneistoffe, die in diesem Organ hydrolytisch den Aldehyd freisetzen, nicht unbedenklich. Zu nennen ist hier das Harnantisepticum **Methenamin!** Andere Arzneistoffe, die durch enzymatischen Abbau in der Leber Formaldehyd bilden, sind u.U. nicht weniger problematisch, da der Aldehyd zwar sofort weitermetabolisiert wird, die gebildete Ameisensäure jedoch zu einer Azidose führen kann. In Gegenwart von Lauge, besonders von konzentrierter Kalilauge, ist keine Polymerisation zu erwarten, sondern eine Disproportionierung zu Methanol und Ameisensäure im Sinne einer *Cannizzaro*-Reaktion. Beide Stoffe entstehen auch im Zuge der Metabolisierung des Formaldehyds durch den menschlichen oder tierischen Körper. Die Oxidation des Formaldehyds zu Ameisensäure findet auch schon beim Aufbewahren wässriger Lösungen durch Einwirkung von Luftsauerstoff statt. In Gegenwart von Ammoniak entsteht **Methenamin** (s. S. 304).

Identifizierung

- Eine spezifische und sehr vielseitig einsetzbare Reaktion ist die Farbbildung mit **Chromotropsäure**/Schwefelsäure. Sie verläuft nach dem allgemeinen Reaktionsprinzip:

Phenol/Aldehyd/Wasser entziehende Säure.

Im ersten Reaktionsschritt kondensiert Formaldehyd mit dem aromatischen System der Chromotropsäure (**4**), in *o*-Stellung zur phenolischen Hydroxy-Gruppe, in Gegenwart von Schwefelsäure unter Bildung von **5.** Im nächsten Schritt wirkt die Schwefelsäure als Oxidationsmittel. Es bildet sich ein 3,4,5,6-Dibenzoxanthylium-Kation **6,** das mesomeriestabilisiert ist.

6 wird von *Georghiou* u. Mitarb. als wahrscheinliche farbgebende Struktur angesehen.

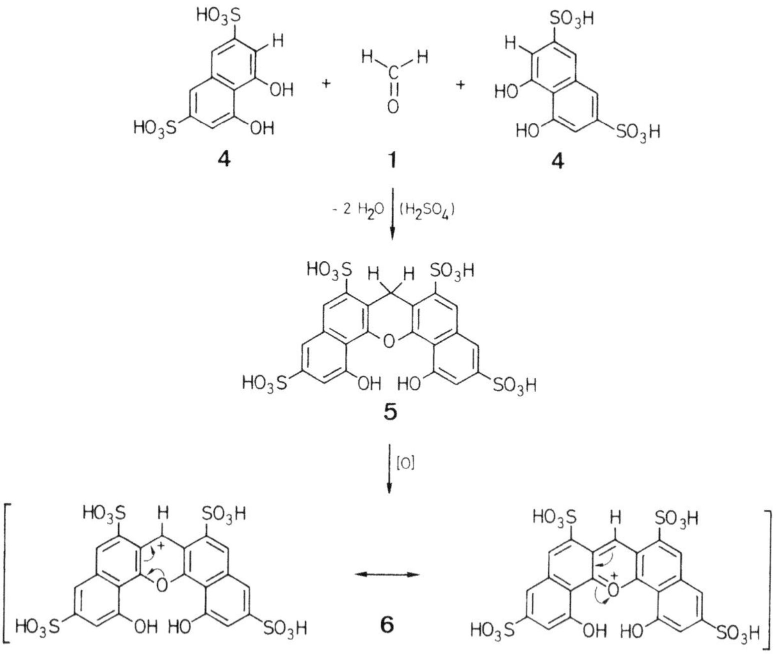

Andere Aldehyde reagieren ebenfalls mit Chromotropsäure. Spezifisch für Formaldehyd ist die Intensität der Farbe. Anstelle von Chromotropsäure können auch andere Phenole in Gegenwart konzentrierter Schwefelsäure zu farbigen Produkten umgesetzt werden. Beispiele hierfür sind Salicylsäure, Guajakol oder Morphin.

Formaldehyd gewinnt als luftgetragener Schadstoff in Innenräumen, an Arbeitsplätzen, in der freien Atmosphäre und als Bestandteil von Abgasen in zunehmendem Maß an Bedeutung. Die messtechnische Überwachung der Formaldehyd-Konzentrationen gewinnt damit ebenfalls an Bedeutung. Nach *Hartkamp* u. Mitarb. eignet sich dazu die Chromotropsäure-Reaktion. Die Lichtabsorption des Reaktionsproduktes stellt ein direktes Maß für die umgesetzte Formaldehyd-Menge dar. Die Autoren fanden, dass Chromotropsäure-Lösungen mehrere Monate haltbar sind, wenn anstelle von Wasser konzentrierte Schwefelsäure als Lösungsmittel eingesetzt und die Lösung unter Licht- und Luftabschluss aufbewahrt wird.

- In Gegenwart von Oxidationsmitteln, wie Hexacyanoferrat(III), geht Formaldehyd mit Phenylhydrazin (**7**) in ein intensiv farbiges **Formazan 10** über. Zunächst reagiert der Aldehyd mit dem Hydrazin zum Phenylhydrazon **8**. Überschüssiges Reagenz wird zum Diazoniumsalz (**9**) oxidiert, welches mit dem Hydrazon **8** zum roten 1,5-Diphenylformazan (**10**) kuppelt.

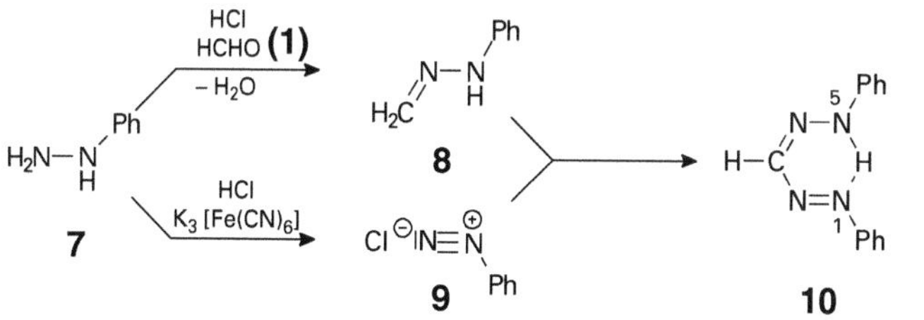

Andere Aldehyde reagieren ebenfalls, jedoch nimmt die Farbintensität mit wachsender relativer molarer Masse ab.

- Wird die Substanz mit ammoniakalischer Silbernitrat-Lösung versetzt, so bildet sich ein Silberspiegel. Es handelt sich um eine Redoxreaktion, wobei das Silber-Ion zum metallischen Silber reduziert und Formaldehyd zu Ameisensäure oxidiert wird.

  In einer Leserzuschrift in Chemistry and Industry, Jan. 8, 1996 wird vor der Aufbewahrung des Reagenz auch in kleinsten Mengen gewarnt. Bei der Lagerung des *Tollens*-Reagenz bildet sich wahrscheinlich hochexplosives Sibernitrid. Es sollte daher nur frisch bereitetes Reagenz verwendet und Reste sollten sofort entsorgt werden.

- Ein sehr empfindlicher Formaldehyd-Nachweis kann auch mit Purpald® (4-Amino-3-hydrazino-5-sulfanyl-1,2,4-triazol) (**12**) geführt werden. Formaldehyd (**1**) (R=H) reagiert mit Purpald® in 1 N NaOH unter Bildung eines farblosen Aminals **13**, das von Luftsauerstoff zum tief violetten Triazolo[4,3-*b*]tetrazin **14** (λ_{max}=520–550 nm) oxidiert wird.

  Das Reagenz ergibt keine gefärbten Produkte mit Ketonen, Estern, Amiden, Chinonen, Hydrazinen. Bei der Umsetzung mit einem Keton RCOR' bildet sich ein farbloses Aminal **15**, das vom Luftsauerstoff nicht zum violetten **14** oxydiert wird.

  Purpald® reagiert sehr empfindlich und spezifisch auf Aldehyde und könnte sicher das gefährliche *Tollens*-Reagenz ersetzen.

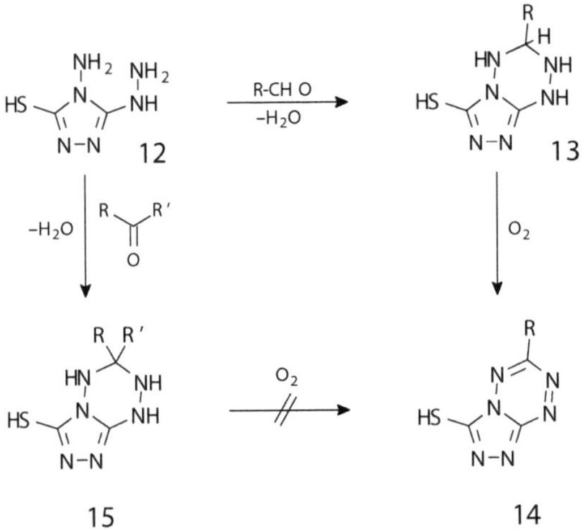

- Zum Nachweis und zur Bestimmung des Formaldehyds kann auch die *Hantzsch*sche Dihydropyridin-Synthese herangezogen werden (s. Identität Methenamin, S. 293).

  Auf der Grundlage dieser Methode wurde von *Huber* eine schnelle photometrische Präzisionsbestimmung wässriger Formaldehyd-Lösungen beschrieben.

Gehaltsbestimmung

Die meisten Methoden beruhen auf der acidimetrischen Erfassung der Ameisensäure, die durch eine vorgeschaltete Oxidation entsteht.

- Eine **direkte oxidimetrische Bestimmung** ist durch Einwirkung von Iod in alkalischer Lösung möglich. Formaldehyd wird durch gebildetes Hypoiodit zu

Formiat oxidiert. Nach Ansäuern, wobei **Komproportionierung** erfolgt, titriert man das entstandene Iod mit Thiosulfat zurück.

$$I_2 + 2\,HO^- \rightleftharpoons IO^- + I^- + H_2O$$

$$HO^- + HCHO + IO^- \rightleftharpoons HCOO^- + I^- + H_2O$$

$$IO^- + I^- + 2\,H^+ \rightleftharpoons I_2 + H_2O$$

Bei der Durchführung der Titration muss die angegebene Reihenfolge des Reagenzienzusatzes eingehalten werden. Gibt man die Hauptmenge der Lauge vor der Iod-Lösung zu, so disproportioniert der Aldehyd zu Methanol und Ameisensäure im Sinne der *Cannizzaro*-Reaktion, und man stellt einen Mindergehalt fest.

- Beim **Sulfit-Verfahren** wird die Substanz mit Natriumsulfit-Lösung versetzt und mit 1 molarer Schwefelsäure gegen Phenolphthalein-Phenolrot-Mischindikator oder mit 0,1 molarer Salzsäure gegen Thymolphthalein titriert. Grundlage des Sulfit-Verfahrens ist die Eigenschaft der Aldehyde und Ketone, mit Hydrogensulfit zu einer Additionsverbindung zu reagieren, deren Struktur **16** für Formaldehyd formuliert ist.

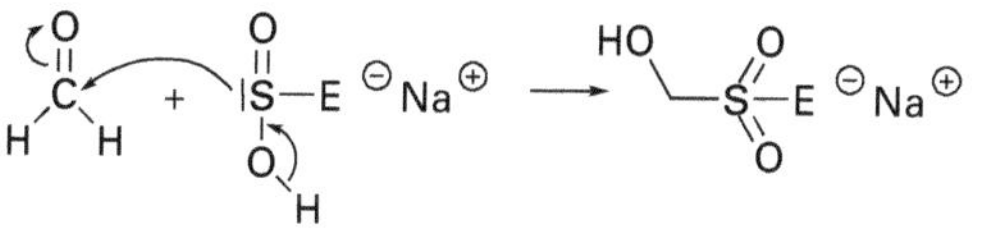

1 **16**

In wässriger Lösung hydrolysiert Natriumsulfit zu Hydrogensulfit und Natronlauge (**A**). Hydrogensulfit wird durch Reaktion mit der Carbonyl-Komponente aus dem Gleichgewicht entfernt, wodurch weiteres HSO_3^- nachhydrolysiert. Dieser Vorgang wird außerdem begünstigt durch Neutralisation der gebildeten Natronlauge.

Das Sulfit-Verfahren eignet sich besonders für die Bestimmung von Formaldehyd, da das Gleichgewicht in **A** stark auf der rechten Seite liegt.

A $Na_2SO_3 + H_2O \rightleftharpoons NaHSO_3 + NaOH$

B $2\,HCHO + H_2O_2 + 2\,NaOH \longrightarrow 2\,HCOONa + H_2 + 2\,H_2O$

Wegen der bei der Hydrolyse von Natriumsulfit gebildeten Natronlauge ist die Verwendung von Phenolphthalein als Indikator nicht optimal. Bewährt haben sich der angegebene Mischindikator und Thymolphthalein.

- Zur Durchführung des **Wasserstoffperoxid-Verfahrens** gibt man zu einer abgemessenen Menge Natronlauge neutrale Wasserstoffperoxid-Lösung und die neutrale, zu bestimmende Formaldehyd-Lösung. Nach Erwärmen auf dem Wasserbad erfolgt Rücktitration mit Salzsäure.

In alkalischer Lösung oxidiert Wasserstoffperoxid den Aldehyd zur Ameisensäure, welche die äquivalente Menge Natronlauge durch Formiat-Bildung bindet (B). Der Überschuss an Lauge wird zurückgemessen. Die Bildung der Ameisensäure kann man sich folgendermaßen vorstellen: Als Nucleophil reagiert Wasserstoffperoxid mit zwei Mol Carbonyl-Verbindung zum Bis-(hydroxymethyl)-peroxid (**17**). In Gegenwart von Alkali zerfällt das Peroxid:

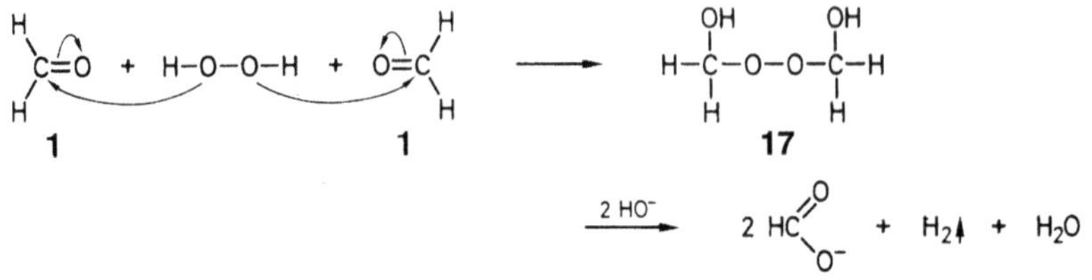

Während Hypoiodit nicht imstande ist, Methanol und Ameisensäure, sondern nur Formaldehyd zu oxidieren, ist Hypobromit in der Lage, sowohl Formaldehyd als auch Ameisensäure zu Kohlendioxid zu oxidieren.

Mithilfe von Chromsäure lassen sich alle drei Substanzen zu Kohlendioxid oxidieren.

Durch Kombination der drei Verfahren kann man also quantitativ erfassen:

1. Formaldehyd, mit Hypoiodit;
2. Formaldehyd und Ameisensäure, mit Hypobromit;
3. Methanol, Formaldehyd und Ameisensäure, mit Chromsäure.

Aus dem Iod-, Brom- und Dichromat-Verbrauch können die jeweils vorliegenden Mengen an Formaldehyd, Methanol und Ameisensäure errechnet werden.

Paraldehyd

2,4,6-Trimethyl-1,3,5-trioxan
[123-63-7]

Sedativum

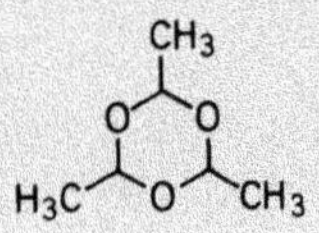

1

Paraldehyd ist das Trimere des Acetaldehyds. Nach den Arzneibuchmonographien enthält es meist eine geeignete Menge eines Antioxidans.

Die klare, farblose Flüssigkeit von eigenartigem Geschmack und Geruch ist mit organischen Lösungsmitteln mischbar und in kaltem Wasser besser löslich als in warmem.

Sdp: 123–126 °C.

Erstarrungstemp.: 10–13 °C.

Der Brechungsindex beträgt 1,403–1,406, die relative Dichte 0,991–0,996. Reiner Paraldehyd gibt keine Aldehyd-Reaktionen. Als cyclisches Vollacetal ist die Molekel gegenüber verdünnten Säuren instabil. Beim Erhitzen erfolgt Rückbildung des Monomeren in Umkehr der Synthese des Paraldehyds aus Acetaldehyd durch Einwirkung von Schwefelsäure.

Die Bildung des Paraldehyds ist exotherm, die Fraktionierung endotherm.

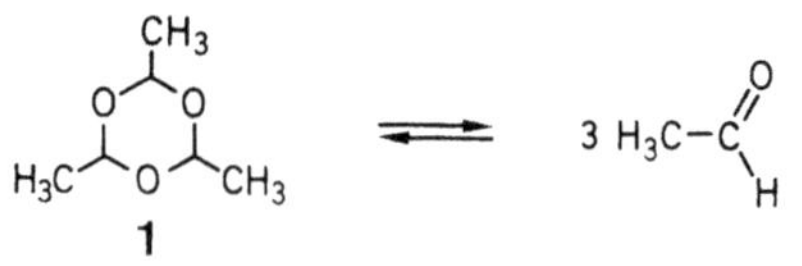

Wegen der Oxidationsempfindlichkeit des Moleküls erlauben die Pharmakopöen meist den Zusatz eines Antioxidationsmittels. Durch unsachgemäße Lagerung bilden sich hauptsächlich Acetaldehyd, Essigsäure und wie bei Ethern auch Peroxide. Um dies zu vermeiden, soll die Flüssigkeit in braunen Flaschen mit höchstens 50 ml Fassungsvermögen aufbewahrt werden. Anbrüche dürfen nicht länger als drei Monate aufbewahrt werden.

Identifizierung

- Erwärmt man eine 10%ige wässrige Lösung, so tritt Trübung auf. Wie schon erwähnt, ist die Löslichkeit in der Wärme herabgesetzt. Die Trübung wird durch Entmischung hervorgerufen.
- Wenn die Substanz mit verdünnter Schwefelsäure erwärmt wird, tritt der Geruch nach Acetaldehyd auf. Es erfolgt Acetal-Hydrolyse.
- Beim Erhitzen der Substanz mit ammoniakalischer Silbernitrat-Lösung bildet sich an der Reagenzglaswand ein Silberspiegel. Bei der thermischen Depolymerisation gebildeter Acetaldehyd wirkt reduzierend.
- Weitere Identifizierungen bestehen in der weitgehend spezifischen *Simon*-Reaktion und den üblichen Aldehyd-Nachweisen, sowie der Iodoform-Reaktion aufgrund der Methylcarbonyl-Struktur. Vorgeschaltet ist die Freisetzung des monomeren Acetaldehyds, die thermisch oder hydrolytisch erfolgen kann.

Zur **Reinheitsprüfung** auf freien Acetaldehyd löst man eine Probe in Ethanol, versetzt mit Methylorange-Indikator und ethanolischer Hydroxylaminhydrochlorid-Lösung. Da das gebildete Oxim als schwache Base die frei werdenden Protonen bei der Kondensationsreaktion nicht mehr binden kann, erfasst man sie durch alkalimetrische Titration.

Chloralhydrat

2,2,2-Trichlorethan-1,1-diol
[302-17-0]

Hypnotikum

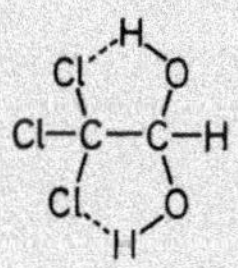
1

Gemäß der *Erlenmeyer*-Regel sind Verbindungen mit zwei Hydroxy-Gruppen am selben Kohlenstoff-Atom nicht beständig. Das gleiche gilt für die Gruppierung einer Hydroxy-Gruppe und eines Halogen-Atoms am selben C-Atom.

Bis auf wenige Ausnahmefälle besitzt die Regel allgemeine Gültigkeit. Ausnahmen sind beispielsweise Ninhydrin (s. S. 162), Hexafluoraceton und Chloralhydrat.

Das Hydrat bildet sich dann leicht, wenn durch Nachbargruppen mit ausgeprägtem –I-Effekt das Kohlenstoff-Atom der Carbonyl-Gruppe an Elektronen besonders verarmt ist und wegen der starken positiven Teilladung mit wenig reaktiven nucleophilen Reagenzien in Aktion treten kann, wie es für die Bildung des Chloralhydrats formuliert ist.

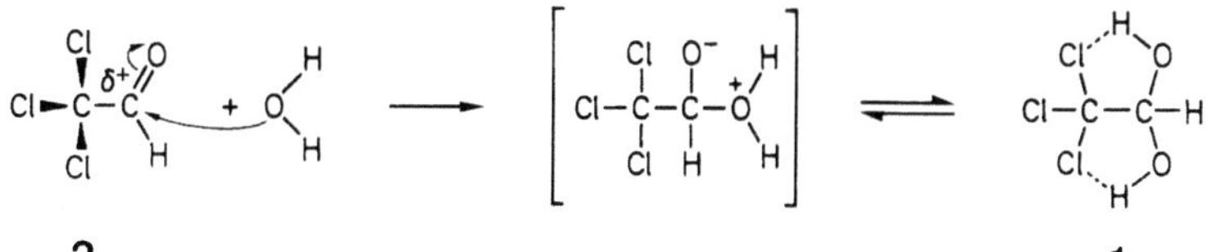

2 1

Die Beständigkeit des Hydrats in wässriger Lösung bedarf keiner besonderen Erklärung, da das Gleichgewicht infolge der Reaktivität der Carbonyl-Gruppe und des großen Anteils an Wasser auf die Seite des Hydrates verschoben ist. Der Grund für die Beständigkeit der Hydrat-Form in kristallinem Zustand ist die Ausbildung zweier intramolekularer Wasserstoff-Brücken, wie spektroskopische Untersuchungen (IR, Raman und NMR) bestätigt haben.

Trotz der Stabilität der Hydrat-Form ist die Substanz in wässriger, saurer, neutraler und alkalischer Lösung nicht so beständig, dass sie keinen weiteren Umsetzungen oder Zersetzungen zugänglich wäre. In Lösung soll das Gleichgewicht **A** vorliegen.

A 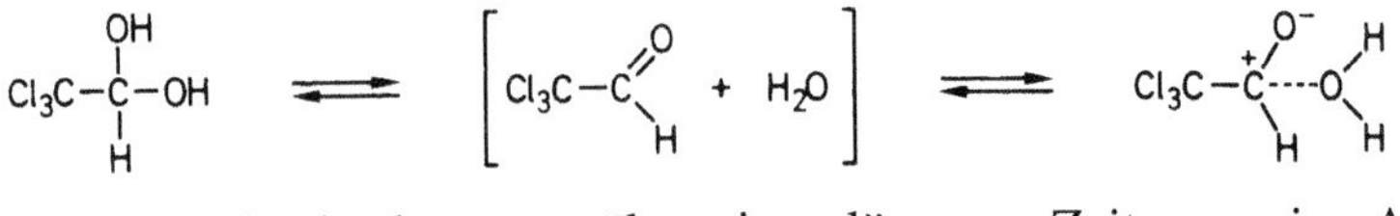

In neutraler Lösung beobachtet man über einen längeren Zeitraum eine Abnahme des pH-Wertes, welche durch Lichteinfluss oder Alkali-Einwirkung noch verstärkt wird. Infolge des starken Elektronenzuges der drei benachbarten Chlor-Atome sowie der beiden geminalen Hydroxy-Gruppen ist der Angriff nucleophiler Reagenzien, wie Hydroxid-Ionen, begünstigt. In diesem Falle entsteht aus **1** das Carbanion **3** und Orthoameisensäure (**4**), die dann weiter zu Chloroform (**5**) und Formiat (**6**) reagieren.

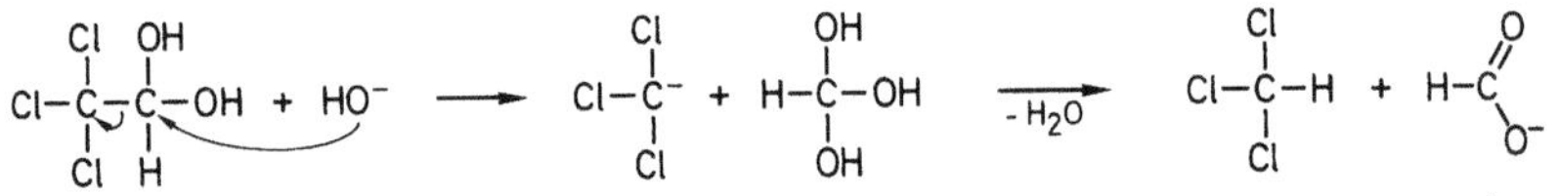

1 **3** **4** **5** **6**

Wasserfreies Chloralhydrat wird in Gegenwart von Licht und Sauerstoff oxidiert, wobei die Oxidation nach Reaktion **B** oder **C** verlaufen kann.

B

C

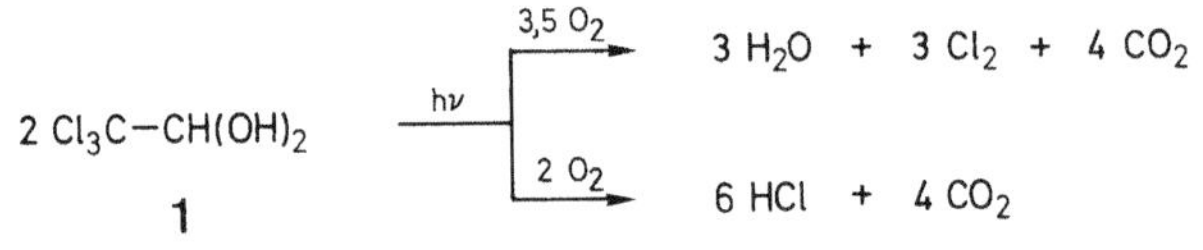

Die Reaktivität der Carbonyl-Gruppe, die auch im Hydrat durch die geminalen Hydroxy-Gruppen erhalten bleibt, macht verständlich, dass andere Substanzen mit funktionellen Gruppen leicht angreifen können. So ist auch die Umsetzung mit anderen Aldehyden zu verstehen. In Gegenwart katalytischer Mengen Säure bilden sich cyclische Produkte; ein Beispiel ist hier mit der Bildung von **7** durch Anlagerung von Formaldehyd an **1** formuliert.

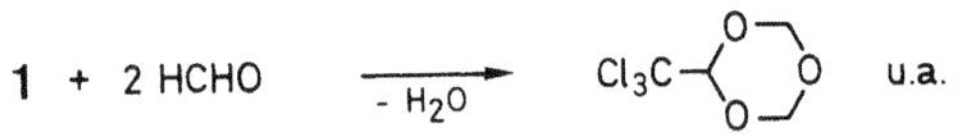

7

Es ist deshalb nicht verwunderlich, dass die Substanz zur Selbstkondensation neigt, d.h. Polymere bilden kann. Um dies zu verhindern, werden Formamid und Dimethylformamid als Stabilisatoren empfohlen.

Seit kurzem besteht der Verdacht, dass die Substanz von der Synthese her mit Monochlor- und Dichloracetaldehyd (beide mutagen) in unzulässiger Menge verunreinigt sein könnte. Nachweismethoden für diese beiden Synthesenebenprodukte sind deshalb erforderlich. Mithilfe der GC/MS lässt sich Monochloracetaldehyd schon in kleinsten Mengen nachweisen. Zum Nachweis von Dichloracetaldehyd in Chloralhydrat ist dagegen erst nach Derivatisierung mit 2,4-Dinitrophenylhydrazin in salzsaurer Lösung eine HPLC-Trennung der beiden 2,4-Dinitrophenylhydrazone und deren Identifizierung eine mögliche Methode. Erschwerend kommt hinzu, dass der Dichloracetaldehyd nur von einem japanischen Hersteller in ca. 80%iger Reinheit erhältlich ist. Wie NMR-Untersuchungen zeigen, liegt auch diese Substanz quantitativ in der Hydrat-Form vor (kein Aldehyd-Proton im ^{1}H-NMR- bzw. Carbonyl-C im ^{13}C-NMR-Spektrum).

Einige Arzneistoffe, wie **Phenazon, Phenacetin, Chinin** und andere, vor allem solche mit basischem Charakter, neigen zur Komplexbildung mit Chloral bzw. Chloralhydrat. Sie ist auf die Ausbildung stabiler Wasserstoff-Brücken zurückzuführen.

Zur Verbesserung der Magenverträglichkeit wird Chloralhydrat bisweilen zusammen mit Kaliumbromid als Lösung eingenommen. Wie *In-vitro*-Untersuchungen zeigen, hängt dieser Effekt möglicherweise mit der Ausbildung intermolekularer Wasserstoff-Brückenbindungen zu den Bromid-Ionen zusammen (*Barcza*).

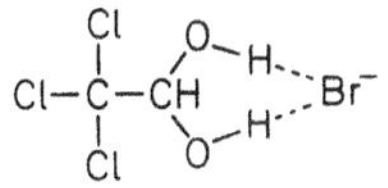

Die farblosen, durchsichtigen Kristalle von **1** sind in Wasser leicht löslich, ebenso in Ethanol, Ether und Chloroform.

Der Schmelzpunkt ist schwer bestimmbar, sodass auf ihn verzichtet wird. DAB 7 gab 50 bis 58 °C an. Der Grund für die Schwierigkeiten bei der Schmelzpunktbestimmung ist in der leichten Zersetzung der Substanz während des Schmelzvorganges zu sehen. Die Substanz kommt in zwei Modifikationen vor, die bei 59,5 °C und 74,5 °C schmelzen.

Chloralhydrat hat einen durchdringenden Geruch, schmeckt schwach bitter und brennend. Sein pK_S-Wert liegt bei 10,04.

Identifizierung

- Bei der Umsetzung der Substanz mit Natriumsulfid tritt Gelbfärbung auf, die nach Rot umschlägt und später einen roten Niederschlag bildet. Es handelt sich um die Reaktion nach *Ogston.*

  Stachel und *Zoukas* zeigten, dass der Aldehyd **8** entsteht.

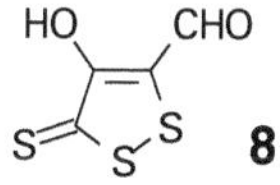

8

- Nach Zugabe von verdünnter Natronlauge wird so lange erwärmt, bis der Chloroform-Geruch verschwunden ist, dann mit Essigsäure angesäuert und mit Quecksilber(II)chlorid versetzt. Es bildet sich ein weißer Niederschlag.

  Beim Ansäuern entsteht nach **D** schwer lösliches Quecksilber(I)chlorid (Kalomel), während die Ameisensäure zur Kohlendioxid oxidiert wird.

$$\mathbf{D}\quad HCOOH + 2\,HgCl_2 \longrightarrow CO_2 + Hg_2Cl_2\downarrow + 2\,HCl$$

Wegen der Toxizität der Hg-Ionen verzichtet das Arzneibuch auf diesen Teil der Reaktion. Als Identität gilt die Trübung der Lösung auf Natronlauge-Zusatz und der beim Erwärmen auftretende Chloroform-Geruch.

Reinheitsprüfung

Von der Herstellung her kann die Substanz mit dem Halbacetal **9** verunreinigt sein, das als Zwischenprodukt aus der Synthese stammt. Beim Erwärmen mit der Lauge entstehen dann Chloroform, Formiat und Ethanol. Letzteres wird mithilfe der Iodoform-Probe nachgewiesen.

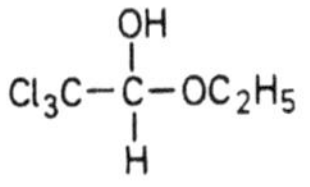

9 Chloralalkoholat

Gehaltsbestimmung

Die Substanz wird mit überschüssiger Natronlauge ($1\ mol \cdot l^{-1}$) versetzt und nach zwei Minuten mit Schwefelsäure ($0{,}5\ mol \cdot l^{-1}$) gegen Phenolphthalein titriert. Anschließend bestimmt man den Chlorid-Gehalt nach *Mohr* mit Kaliumchromat als Indikator.

Mit überschüssiger Lauge hydrolysiert **1** nach Gleichung **E** unter Bildung von Chloroform und Formiat. Den Überschuss an Alkali titriert man nach der angegebenen Zeit mit Säure zurück. Damit soll verhindert werden, dass gebildetes Chloroform (nach **F**) mit Lauge weiter hydrolysiert zu Formiat und Chlorid. Dadurch wäre ein Mehrverbrauch an Lauge bedingt.

E $\underset{\mathbf{1}}{Cl_3C{-}CH(OH)_2} + HO^- \longrightarrow HCCl_3 + HCOO^- + H_2O$

F $HCCl_3 + 4\ HO^- \longrightarrow HCOO^- + 3\ Cl^- + 2\ H_2O$

Die anschließende Titration nach *Mohr* dient

- als Korrektur, falls bei der Durchführung weiter hydrolysiert wurde,
- als zusätzliche Reinheitsprüfung auf saure Verunreinigungen.

Vanillin

4-Hydroxy-3-methoxybenzaldehyd
[121-33-5]

Aromastoff, Geschmackverbesserer

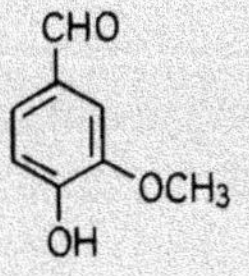

1

Vanillin ($pK_S = 7{,}4$) ist deutlich saurer als Phenol ($pK_S = 10{,}0$). Den sauren Charakter der Verbindung kann man plausibel erklären, wenn man Vanillin als vinyloge bzw. phenyloge Ameisensäure ansieht, wie es in **A** zum Ausdruck kommt.

A

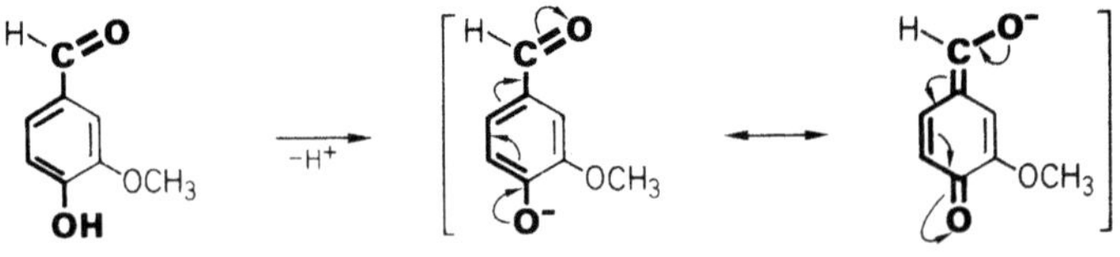

1

Infolge des –M- und –I-Effektes der Aldehyd-Gruppe verarmt der Aromat hauptsächlich in *o*- und *p*-Stellung an Elektronen. Die entstehende positive Teilladung bewirkt auch die leichte Abspaltbarkeit des Wasserstoffs der phenolischen Hydroxy-Gruppe als Proton.

Der Naturstoff Vanillin (Smp: 81–84 °C) wird heute synthetisch gewonnen. Als Nebenprodukt fallen dabei die weniger sauren Isomeren **2** (Isovanillin, Smp: 117 °C) und **3** (Orthovanillin, Smp: 45 °C) an.

Isovanillin (**2**) ist weniger sauer, da lediglich der –I-Effekt der Carbonyl-Gruppe die Acidität der phenolischen Hydroxy-Gruppe erhöht.

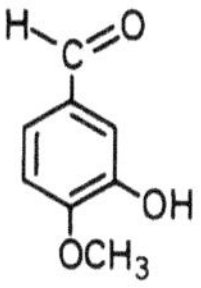
2

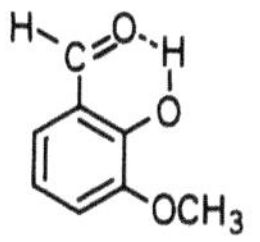
3

Im Orthovanillin (**3**) liegen vergleichbare Verhältnisse wie im Salicylaldehyd vor. Die Abspaltung des Wasserstoffs der phenolischen Hydroxy-Gruppe als Proton führt zur Aufhebung des Pseudoaromaten, der sich durch die intramolekulare Wasserstoff-Brücke ausbilden konnte. Auch der niedrige Schmelzpunkt des Orthovanillins spricht für die Ausbildung einer intramolekularen Wasserstoff-Brücke, Isovanillin scheint im Vergleich zu den beiden anderen Isomeren in größerem Umfange zur Ausbildung intermolekularer Wasserstoff-Brücken befähigt zu sein.

Unter dem Einfluss von Licht und Oxidationsmittel oder beider Agenzien verfärbt sich Vanillin gelb bis braun. Es entstehen hauptsächlich Vanillinsäure und Dehydrodivanillin (**4**). **4** bildet sich auch bei längerem Kochen wässriger Lösungen von **1.** Unter Normaldruck lässt sich Vanillin nicht destillieren.

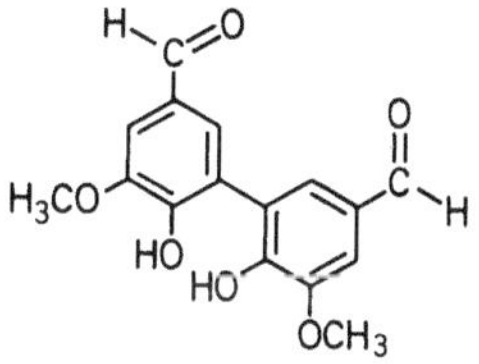
4

Identifizierung

- Smp: 81–84 °C.
- IR-Spektrum.
- Beim Nachweis des Vanillins mithilfe der Eisen(III)chlorid-Reaktion bildet sich neben dem farbigen Eisen-Komplex beim Erwärmen Dehydrodivanillin (**4**), das unter bestimmten Bedingungen ausfällt und durch den Schmelzpunkt identifiziert werden kann.
- ○ Beim Erwärmen mit *Millons*-Reagenz entsteht eine Rotfärbung. Die Reaktion eignet sich spezifisch zum Nachweis von Phenolen mit freier *o*-Position.

Millons-Reagenz ist eine salpetersaure Lösung, die Nitrat-, Nitrit-, Quecksilber(I)- und Quecksilber(II)-Ionen enthält.

Zur gefahrlosen Herstellung des Reagenzes s. Dtsch. Apoth. Ztg. 125, 167 (1985).

Das Phenol **1** wird vom Nitrosyl-Kation elektrophil in *o*-Stellung angegriffen. Das entstehende Nitrosophenol **5** liegt in Lösung im valenzisomeren Gleichgewicht mit dem 1,2-Chinon-monoxim vor und bildet mit Quecksilber(II)-Ionen ein rotes Chelat **6.**

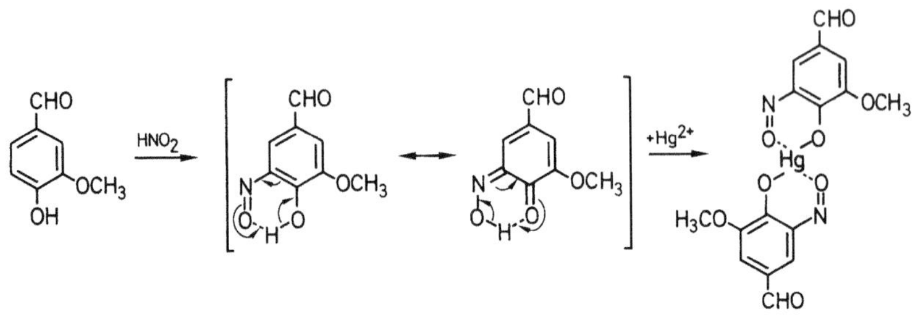

1 **5** **6**

Die Prüfung findet sich nicht mehr in der Ph.Eur.

Gehaltsbestimmung

Neben der offizinellen acidimetrischen Titration, die auf der phenylogen Ameisensäure-Struktur beruht, und der bromometrischen Bestimmung, die auf der Phenol-Struktur basiert, ist schließlich auch die Erfassung der Aldehyd-Gruppe durch Oxim-Bildung möglich.

Das heißt, der ursprünglich vorhandene Charakter der funktionellen Gruppen ist erhalten geblieben.

3.2.2 Ketone

Aceton

Propan-2-on
[67-64-1]

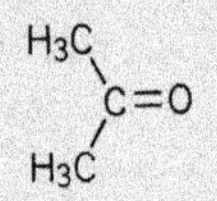

1

Lösungsmittel

Klare, farblose, entflammbare und flüchtige Flüssigkeit, die mit Wasser, Dichlormethan, Ethanol und Ether mischbar ist. Der Siedepunkt liegt zwischen 55,5 und 56,5 °C. Durch die Bestimmung der relativen Dichte $d_4^{20} = 0{,}7905$ lässt sich eine genaue Aussage über den Reinheitsgrad bzw. den Wassergehalt des Acetons treffen (Aceton 90% $d_4^{20} = 0{,}8220$). Bei der Bestimmung des Wassergehaltes nach der *Karl-Fischer*-Methode ist das üblicherweise zu verwendende wasserfreie Methanol durch wasserfreies Pyridin zu ersetzen. Methanol reagiert nämlich mit Aceton zu Acetondimethylacetal.

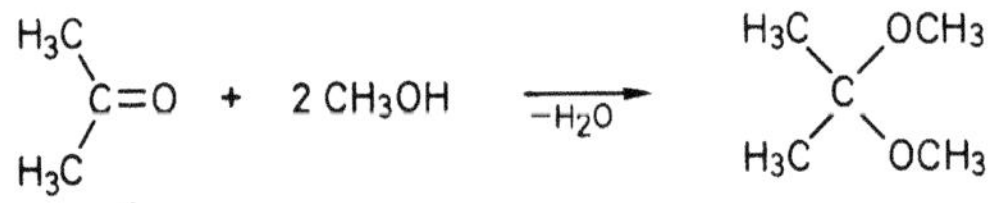

1

Das Reaktionswasser gibt einen schleppenden Umschlag und zu hohe Werte. In Pyridin läuft die Reaktion ebenfalls ab, jedoch erheblich langsamer, wodurch die Titration nicht gestört wird. Zur Trocknung eignet sich am besten wasserfreies Calciumsulfat.

Aceton ist eine recht reaktive Verbindung. In Gegenwart von Wasserstoffperoxid entstehen primär 2-Hydroperoxypropan-2-ol (**2**), sowie weitere explosive Peroxide. Säurekatalysiert bildet sich durch Selbstkondensation Mesityloxid (**3**), basenkatalysiert Diacetonalkohol (**4**) und Isophoron (**5**). In Gegenwart von Chloroform genügen katalytische Mengen Base (z.B. bas. Al_2O_3 von einer DC-Platte), um in exothermer bis explosionsartig verlaufender Kondensationsreaktion Chlorobutanol (**6**) entstehen zu lassen.

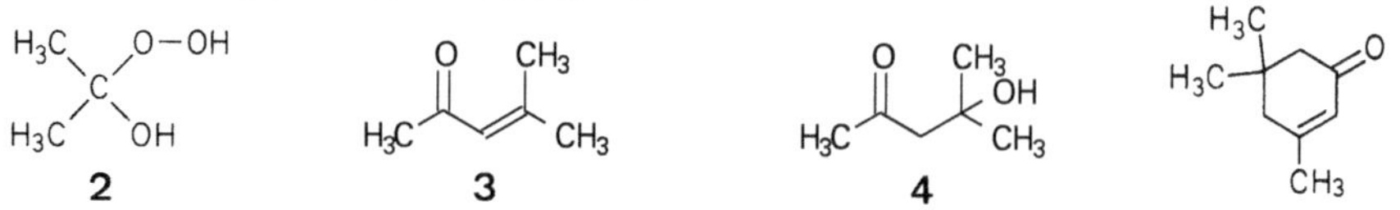

2 **3** **4** **5**

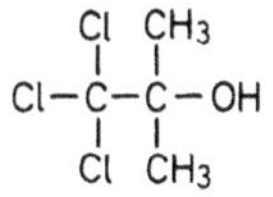

6

Identifizierung

- Durch die Iodoform-Reaktion (s. S. 14).
- Mithilfe der **Legalschen Probe** im alkalischen Milieu. Nach dem heutigen Kenntnisstand besitzt das Eisen im Nitroprussid-Natrium (Dinatriumpentacyanonitrosylferrat(II)) die Oxidationsstufe +2.

Die Nitroso-Gruppe setzt sich als heteroanaloge Carbonyl-Verbindung im Sinne einer Aldol-Addition mit dem Aceton-Enolat **1 b** um. Während der Reaktion ändert das Eisen seine Oxidationsstufe nicht. Ein Farbwechsel von Rot nach Violett erfolgt nach vorsichtigem Ansäuern.

Alkalische Hydrolyse bei etwa 40 °C zerstört den Komplex, isolierbar ist Isonitrosoaceton (**7 a**), das mit Nitrosoaceton (**7 b**) im Gleichgewicht vorliegt. Die Reaktion ist nicht spezifisch für Aceton.

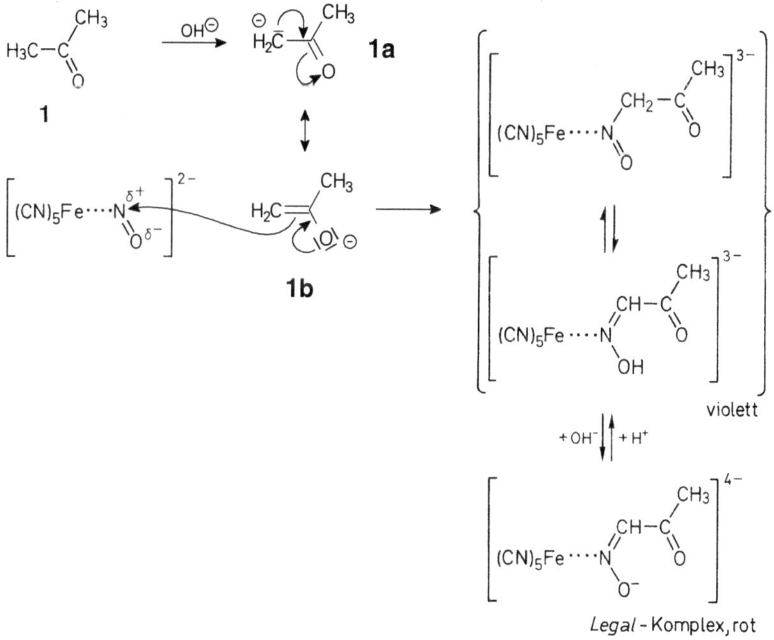

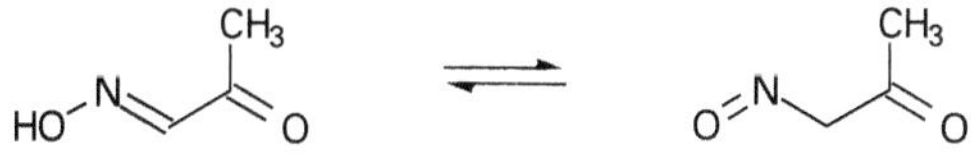

7a **7b**

Positiv reagieren alle aktivierten Methylen- bzw. Methyl-Keto-Gruppen, die in alkalischer Lösung resonanzstabilisierte Carbanionen bzw. Enolat-Ionen bilden können. Die *Legalsche* Probe eignet sich nicht nur für analytische, sondern auch für präparative Zwecke, da sie die Darstellung von Isonitroso-Verbindungen erlaubt (s. *Simon-Awe*-Reaktion S. 30).

- Die Bildung eines *Meisenheimer* Salzes mit 1,3-Dinitrobenzen sowie einer *Zimmermann*-Verbindung ist durch die Reaktion mit *o*-Nitrobenzaldehyd in alkalischer Lösung ersetzt worden. Nach Ansäuern mit Essigsäure entsteht eine grünblaue Färbung. Sehr wahrscheinlich entsteht hier Indigo. Zum Bildungsmechanismus siehe Acetylsalicylsäure S. 212.

Reinheit

Auf Verwandte Substanzen (Methanol, 2-Propanol) wird mit GC geprüft, auf reduzierende Substanzen mit $KMnO_4$-Lösung, sie darf sich nicht vollständig entfärben.

Haloperidol

4-[4-(4-Chlorphenyl)-4-hydroxypiperidin-1-yl]-1-(4-fluorphenyl)butan-1-on
[52-86-8]

Neuroleptikum

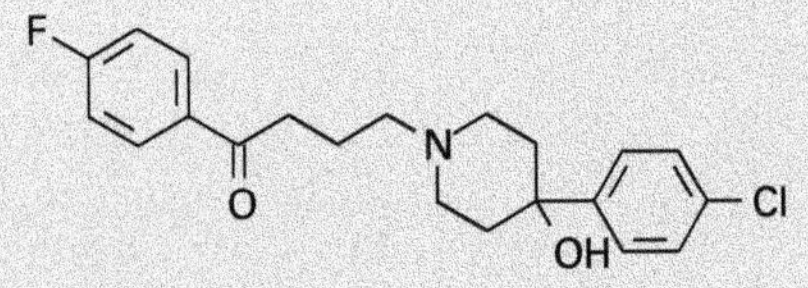

1

Weißes amorphes oder kristallines Pulver, praktisch unlöslich in Wasser, wenig in Dichlormethan und Ethanol, schwer in Ether. Die Substanz schmilzt bei 150–153 °C. Das γ-Aminoketon hat einen pK_S-Wert von 8,3 und ist damit imstande, ein stabiles Hydrochlorid auszubilden.

Durch 24-stündiges Rückflusskochen in 1 molarer Natronlauge zersetzt sich **1** nicht, wohl aber in 1 molarer Salzsäure. Die Hydrolyseprodukte sind nicht bekannt.

Die Substanz ist sowohl in Lösung als auch in Festsubstanz lichtempfindlich, die dabei entstehenden Produkte sind bisher nicht näher untersucht worden.

Identifizierung

- Smt: 150–153 °C.
- IR.

Als chemische Nachweise lässt das Arzneibuch die Keton-Partialstruktur durch die Bildung eines *Meisenheimer*-Salzes (1,3-Dinitrobenzol/ethanolische KOH) und den Chlorid-Nachweis nach oxidativem *Schöninger*-Aufschluss durchführen.

Zur **Gehaltsbestimmung** bietet sich hier die wasserfreie Titration mit Perchlorsäure ($0{,}1\ mol \cdot l^{-1}$) in Eisessig/Ethylmethylketon 1 : 7 an.

Zur Bestimmung des Arzneistoffs in Lösungen und Tabletten eignet sich die kolorimetrische Auswertung der Reaktion mit 3,5-Dinitrobenzoesäure/$OH^{\ominus}$ zur roten *Zimmermann*-Verbindung.

Campher

(1*R*,4*R*)-1,7,7-Trimethyl-bicyclo[2.2.1]-heptan-2-on
(±)C [21368-68-3]
1*R*(+)C [464-49-3]
1*S*(−)C [464-48-2]

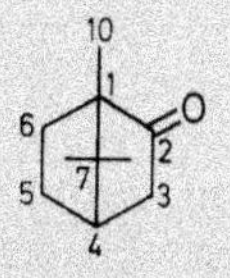

≡

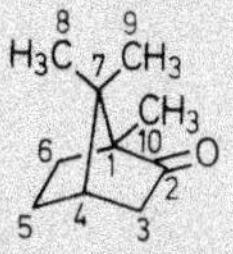

1

Expektorans, Analeptikum

Campher gehört zur Stoffklasse der bicyclischen Terpene.

Das Molekül besitzt zwei asymmetrische Kohlenstoff-Atome, welche die Positionen 1 und 4 einnehmen. Es existieren jedoch nur zwei Stereoisomere, die D- und die L-Form. Die D-Form kommt in der Natur häufiger vor als die L-Form. In den früheren Arzneibüchern war nur der natürliche D-Campher (1*R*,4*R*-Bornanon) zugelassen. Mit Ausnahme der Helv. VI findet man in den meisten heutigen Arzneibüchern auch den synthetischen D,L-Campher ((1*RS*,4*RS*)-2-Bornanon). Die optisch aktive Form und das Racemat haben beide dasselbe Schmelzintervall von 174 bis 180 °C. Höher schmelzende Proben sind meist mit dem höher schmelzenden Isoborneol (211 °C) verunreinigt. Isoborneol ist die Synthesevorstufe des Camphers.

Das Arzneibuch führt die Monographien D-Campher und racemischer Campher auf.

Verunreinigungen lassen sich besser erkennen, wenn anstelle des Schmelzintervalls die Umwandlungstemperatur bestimmt wird. Campher-Kristalle wandeln sich bei 102 bis 103 °C von der hexagonalen „Raumtemperaturform" in die kubische „Hochtemperaturform" um. Der Vorgang ist unter dem Mikroskop gut zu beobachten.

Ein sicheres Kriterium zur Unterscheidung von natürlichem (optisch aktivem) und synthetischem (racemischem) Campher beruht auf der Bestimmung der spezifischen Drehung.

Campher ist eine kristalline Substanz von eigenartigem Geruch und brennendem Geschmack, die sich beim Erwärmen vollständig verflüchtigt. In Wasser ist seine Löslichkeit gering, in organischen Lösungsmitteln dagegen gut.

Da die Carbonyl-Gruppe die einzige funktionelle Gruppe des Campher-Moleküls ist, beruhen auf ihrer optischen Vermessung und Derivatisierung fast alle qualitativen und quantitativen Reaktionen. Am bekanntesten sind die Bildung des 2,4-Dinitrophenylhydrazons und des Oxims. (Smp des D-Campheroxims: 118 °C, des D,L-Campheroxims: 121 °C; Identitätsreaktion der Ph.Eur.), außerdem wird ein IR-Spektrum aufgenommen. Als sterisch gehindertes Keton reagiert Campher nur sehr langsam mit Hydroxylamin in saurer Lösung. Man stellt deshalb einen pH-Wert von 5,5 ein. Es liegt hier ein größerer Anteil an freiem Hydroxylamin vor, was sich für die Reaktion mit dem Keton als günstiger erweist.

Fast alle Arzneibücher lassen nichtflüchtige Bestandteile bestimmen, was dadurch geschieht, dass man die Substanz auf dem Wasserbad erwärmt, wobei reiner Campher vollständig wegsublimiert.

Auf Bornylacetat als Verwandte Substanz prüft man mit GC. Die Gehaltsbestimmung kann UV-spektrometrisch erfolgen.

Neben seiner Wirkung als Arzneistoff, findet er in organischen Synthesen wieder verstärkt Beachtung. Einmal als „Chiraler Pool“ bzw. zur Steuerung chiraler Reaktionen. Beide Enantiomeren sind billig zu erhalten, seine starre Struktur unterliegt während einer stereoselektiven Synthese keinen Veränderungen (*McIntosh*).

3.3 Kohlenhydrate (Polyhydroxycarbonyl-Verbindungen)

Unter Kohlenhydraten versteht man Polyhydroxyaldehyde und -ketone (α-Hydroxycarbonyl-Verbindungen, Polyhydroxyacetale und Polyhydroxyhalbacetale) sowie höhermolekulare Verbindungen, welche die Bruttoformel $C_nH_{2n}O_n$ oder $C_n(H_2O)_n$ aufweisen. Sie lassen sich formal als Hydrate des Kohlenstoffs auffassen, was zur Bezeichnung „Kohlenhydrate“ geführt hat.

Die Stoffklasse der Kohlenhydrate kann man nach Anzahl ihrer Bausteine in drei Hauptklassen unterteilen:

1. Monosaccharide: einfache Zucker wie Glucose und Fructose;
2. Oligosaccharide: zusammengesetzt aus 2–15 Zuckerbausteinen, z.B.: Lactose und Saccharose (Rohrzucker);
3. Polysaccharide: aufgebaut aus 15 bis zu mehreren tausend Zuckerbausteinen, z.B. Zellulose, Stärke und Glykogen.

Monosaccharide sind Polyhydroxyaldehyde **2** oder -ketone **3,** die formal durch Oxidation einer primären oder sekundären Hydroxy-Gruppe eines Polyalkohols **1** entstanden sind.

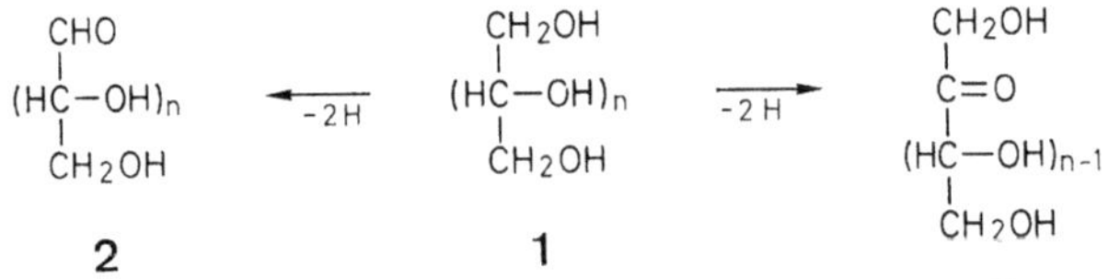

2 1 3

Mono- und Disaccharide sind überwiegend farblose, kristalline Feststoffe, die süß schmecken und sich aufgrund ihrer vielen polaren Hydroxy-Gruppen besonders gut in Wasser lösen.

Polysaccharide hingegen besitzen keine einheitliche rel. Molmasse; sie sind in Wasser nur schlecht oder nicht löslich; zudem sind sie ohne Geschmack.

Nomenklatur (einige Grundbegriffe)

Zur Benennung von Monosacchariden und Derivaten werden entweder Trivialnamen oder systematsiche Namen verwendet. Letztere bestehen aus dem Stammnamen und dem konfigurativen Präfix.

Monosaccharide mit endständiger Aldehyd-Funktion bezeichnet man als Aldosen; für Aldosen mit 3–6 C-Atomen existieren Trivialnamen z.B.: D-Erythrose, D-Ribose, D-Glucose.

Die systematischen Stammnamen der Aldosen bestehen aus einem griechischen Zahlwort, das die Anzahl der Kohlenstoff-Atome angibt, und der Endung **-ose,** z.B.: Hept-ose. Der systematische Stammname von Ketosen besitzt die Endung **-ulose,** z.B.: Hept-ulose.

Die Konfiguration von 1–4 unmittelbar aufeinander folgenden chiralen Kohlenstoff-Atomen wird im systematischen Namen durch ein konfiguratives Präfix beschrieben.

Anzahl chiraler C-Atome	Präfix
1	*glycero*
2	*erythro, threo*
3	*arabino, lyxo, ribo, xylo*
4	*allo, altro, galacto, gluco, gulo, ido, manno, talo*

Diese Präfixe werden mit den Konfigurationssymbolen D und L verwendet, z.B.: D-Fructose = D-*arabino*-Hexulose.

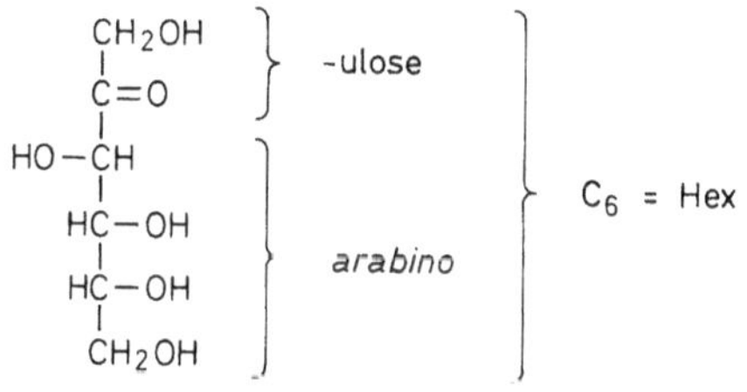

D-Fructose

Die aus Monosacchariden durch Hydrierung hervorgegangenen Polyole tragen die Endung **-itol.**

$$\text{D-Glucose} \xrightarrow{H_2} \text{D-Glucitol (Sorbitol)}$$

Monosaccharide besitzen sowohl eine elektrophile Carbonyl-Gruppe als auch nucleophile Hydroxy-Funktionen. Unter Gewinn an freier Energie erfolgt leicht intramolekulare Cyclisierung zu einem cyclischen Halbacetal (Lactol).

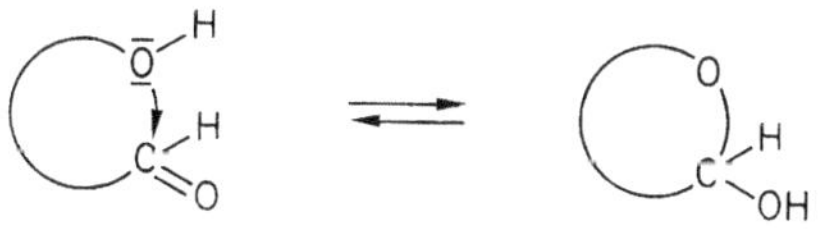

Im Festzustand und in Lösung liegen daher alle Monosaccharide als Halbacetale vor. Je nach Ringgröße dieser Halbacetale unterscheidet man Furanosen, als Derivate des Tetrahydrofurans, oder Pyranosen als Derivate des Tetrahydropyrans.

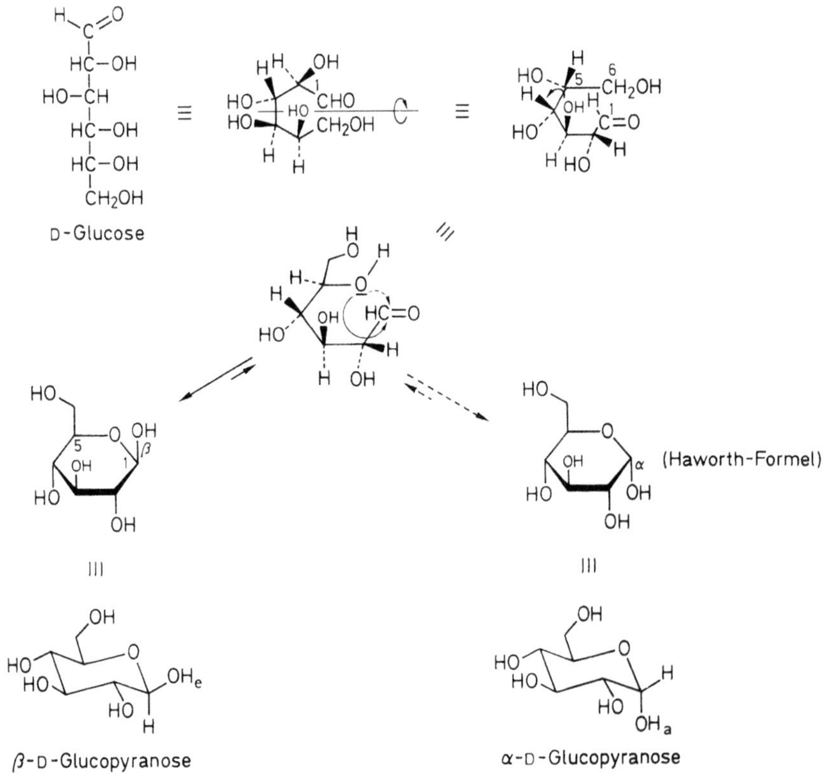

Wie die Formeln der Glucose zeigen, nimmt das Molekül in Lösung eine solche Konformation an, aus der die Hydroxyl-Gruppe an C-5 die prochirale Carbonyl-Gruppe, ohne sterisch gehindert zu werden, nucleophil angreifen kann. Je nach Annäherung der Hydroxy-Gruppe an die Aldehyd-Funktion von „unten" oder von „oben" erhält man nach Addition ein cyclisches Acetal mit *R*- bzw. *S*-Konfiguration an C-1. Beide Acetale bezeichnet man auch als Anomere.

Zur formelmäßigen Darstellung von Zuckern verwendet man noch überwiegend die sog. *Haworth*-Projektionsformeln.

Das Anomer mit der Hydroxy-Gruppe an C-1 nach oben – in der *Haworth*-Formel – wird als β-Form bezeichnet. Bei der α-Form weist die OH-Gruppe nach unten.

Wie eingangs kurz erläutert, gibt der Name, z.B. β-D-Glucopyranose, die richtige Konfiguration der chiralen Kohlenstoff-Atome, die Ringgröße und Art des Halbacetals (Lactols) oder Acetals wieder.

Wie die Konformationsformel der beiden Anomeren zeigen, entspricht der α-Form eine axiale Anordnung der Hydroxy-Gruppe an C-1. Bei der β-Form ist die anomere Hydroxy-Gruppe in aequatorialer Position an C-1. In der β-D-Glucopyranose nehmen alle Raum füllenden Substituenten die aequatoriale Lage ein, somit ist diese Form stabiler als die α-Form mit axialer Hydroxy-Funktion an C-1.

Löst man α-D-Glucopyranose bzw. β-D-Glucopyranose in getrennten Gefäßen in Wasser, so beobachtet man bei der α-Form eine Abnahme des Drehwinkels von +113 nach +52,5°, bei der β-Form eine Zunahme des Drehwinkels von 19° auf 52,5°. Diese Erscheinung bezeichnet man als **Mutarotation;** es stellt sich ein Gleichgewicht ein, in dem 64% der thermodynamisch stabileren β-Form und 36% der α-Form vorliegen, die einen gemeinsamen Drehwert von +52,5° besitzen.

Durch Zugabe von Säuren oder Basen lässt sich die Geschwindigkeit der Einstellung des Gleichgewichtes vergrößern. Im Falle der Basenkatalyse – nachfolgend formuliert – gibt zunächst die OH-acide anomere Hydroxy-Gruppe ($pK_S = 12{,}3$) ihr Proton an die Base ab, worauf es zur Ringöffnung und Rückbildung der Aldehyd-Funktion an C-1 und Hydroxy-Funktion an C5 kommt. Aus der instabilen Aldehyd-Form, die frei bisher noch nicht isoliert werden konnte, bildet sich dann bis zur Gleichgewichtseinstellung die β-Form aus.

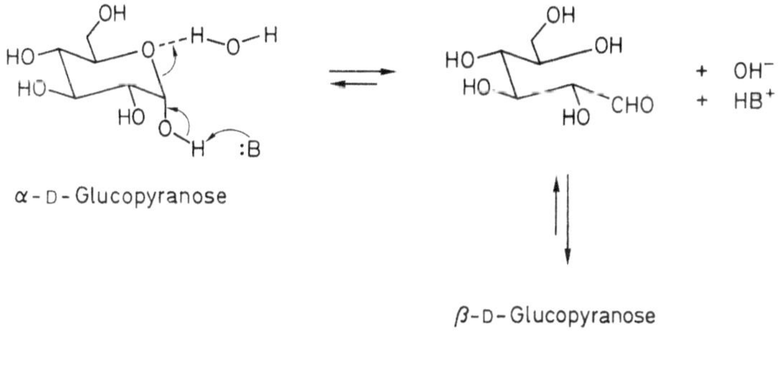

Die anomere Hydroxy-Gruppe (C-1) kann leicht durch Alkoxy- bzw. Aryloxy-Gruppen ersetzt werden, wodurch Vollacetale entstehen, die man als Glykoside bezeichnet.

Derartige *O*-Glykoside erhält man nach *E. Fischer* durch Erhitzen des Zuckers, z.B. D-Glucose mit einem Alkohol in Gegenwart von Chlorwasserstoff unter Ausschluss von Feuchtigkeit. Nach Protonierung der anomeren Hydroxy-Gruppe erfolgt Abspaltung von Wasser unter Bildung eines Carbenium-Oxonium-Ions, das den nucleophilen Alkohol addiert. Nach Eliminierung eines Protons entstehen α- bzw. β-konfigurierte Vollacetale (Glykoside).

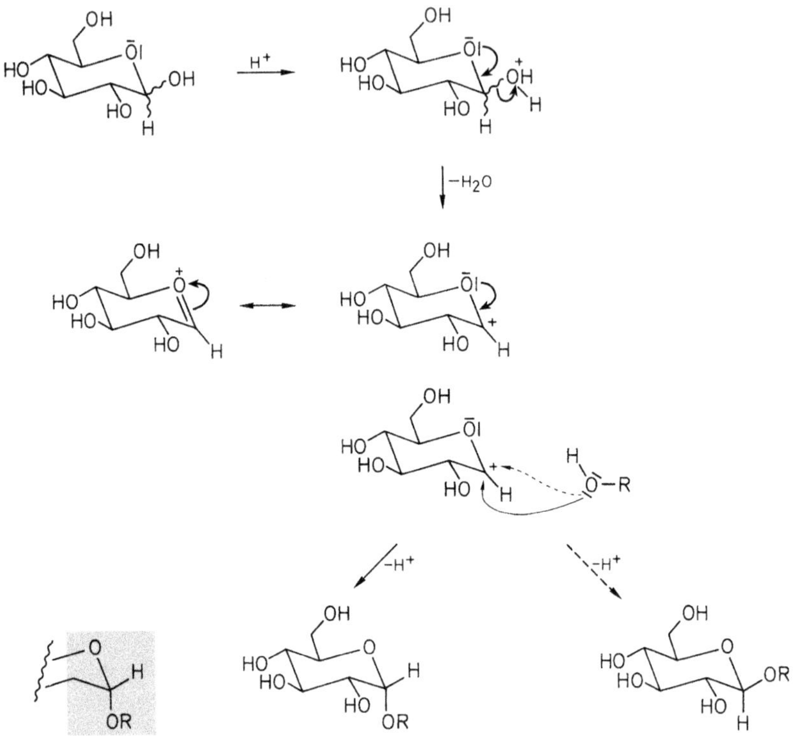

(Voll)acetal

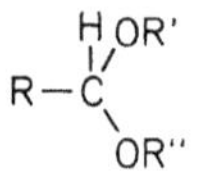

Verwendet man als Alkohol-Komponente einen Zucker, so erhält man ein Disaccharid. Man unterscheidet zwei Typen, den

- Maltose-Typ und den
- Trehalose-Typ.

Beim Maltose-Typ fungiert eine nicht anomere Hydroxy-Gruppe als Alkohol-Komponente. Eine Halbacetal-Funktion bleibt so erhalten, wodurch das Disaccharid die Eigenschaften von reduzierenden Zuckern beibehält.

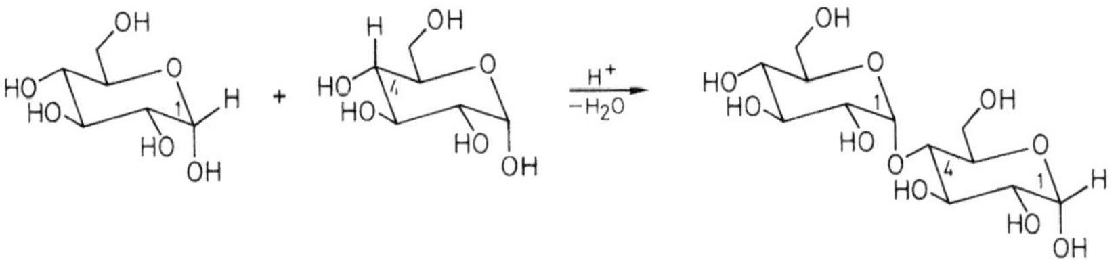

glykosidische 1a/4e-Verknüpfung
Maltose

Beim Trehalose-Typ findet eine 1/1-glykosidische Verknüpfung statt. Als Alkohol-Komponente dient die anomere Hydroxy-Gruppe.

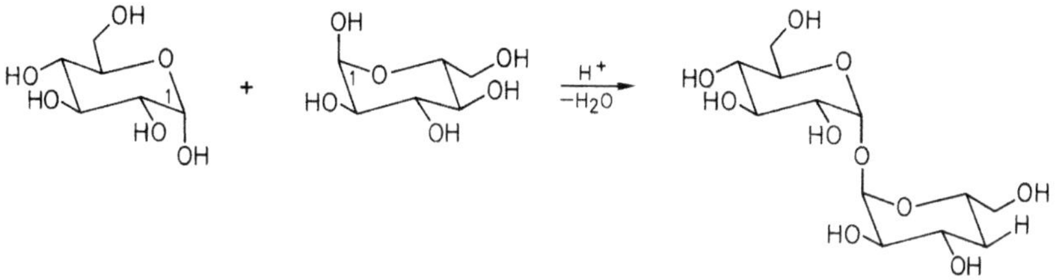

glykosidische 1a/1a-
Verknüpfung
Trehalose

3.3.1 Monosaccharide

Fructose
(–)-D-Arabinohex-2-ulopyranose
[57-48-7]

Zuckeraustauschstoff

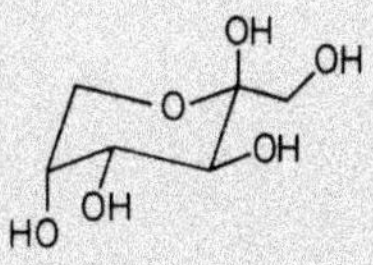

2β

Weißes, kristallines Pulver von stark süßem Geschmack; sehr leicht löslich in Wasser, löslich in Ethanol.

Smp: 103–104 °C (Ethanol).

Im kristallinen Zustand liegt Fructose ausschließlich als β-D-Fructopyranose (**2**) vor; die α-Form konnte bisher noch nicht isoliert werden. Ebenso sind die Fructofuranosen **3α,β** in Substanz nicht bekannt. Sie treten jedoch als Bausteine in Disacchariden auf, z.B. im Rohrzucker.

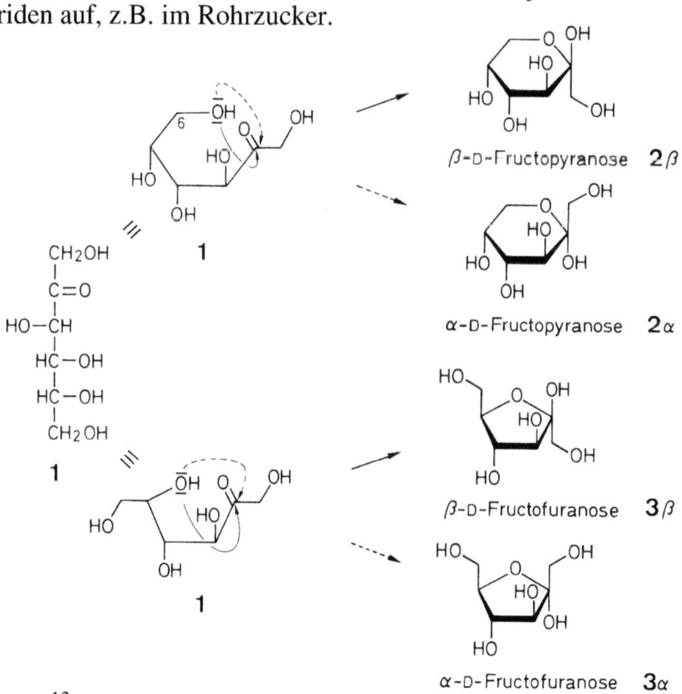

Nach neueren ^{13}C-NMR-Untersuchungen liegen in einer wässrigen Fructose-Lösung bei 31 °C vor: 2,6% α-Pyranose, 64,8% β-Pyranose, 6,5% α-Furanose, 25,2% β-Furanose und 0,8% Hydroxyketon **1**.

Löst man *β*-D-Fructopyranose **2*β*** in Wasser, so beträgt der Drehwert –135°; er nimmt schnell auf –92,3° ab, besonders bei Zugabe von Ammoniak.

Identifizierung

- DC gegen Vergleichssubstanzen (Fructose CRS, Glucose CRS, Lactose CRS, Saccharose).
- Durch die *Fehling*-Probe.
- Beim Erhitzen mit Resorcin und wässriger Salzsäure tritt eine rote Färbung auf. Analog Glucose entsteht aus Fructose im Sauren 5-Hydroxymethylfurfural, jedoch ist die Bildungsgeschwindigkeit bei Fructose wesentlich höher; hierdurch kann man zwischen Fructose und Glucose differenzieren. Es handelt sich um die Farbreaktion nach *Seliwanoff.* Mit hoher Wahrscheinlichkeit bildet sich ein Triphenylmethan-Farbstoff aus Formaldehyd und Resorcin (s. Glucose S. 99).
- Bildung eines Osazons mit Phenylhydrazin-HCl: Aufgrund der vielen Hydroxy-Gruppen sind Zucker extrem gut wasserlöslich. Sie neigen dazu, einen nicht kristallisierenden Sirup zu bilden und sind somit generell schwierig zu isolieren.

  Zur Derivatisierung von einfachen Zuckern wurde daher schon 1884 von *E. Fischer* Phenylhydrazin in die Zuckerchemie eingeführt; man erhält die gut kristallisierenden, gelben Osazone. Der Mechanismus der Osazon-Bildung ist bis heute nicht eindeutig geklärt.

  Im ersten Reaktionsschritt bildet sich das Hydrazon **4,** das dann eine aza-analoge *Lobry-de-Bruyn-van-Ekenstein*-Umlagerung eingeht (*Amadori*-Umlagerung). Über ein Enhydrazin **5** entsteht die 1,2-Iminocarbonyl-Verbindung **6,** die mit zwei Mol Phenylhydrazin zum Osazon **7** kondensiert. Osazone liegen als H-verbrückte Chelate **7** vor. Durch Behandlung des Osazons mit Kupfersulfat erhält man ein Osotriazol **8.**

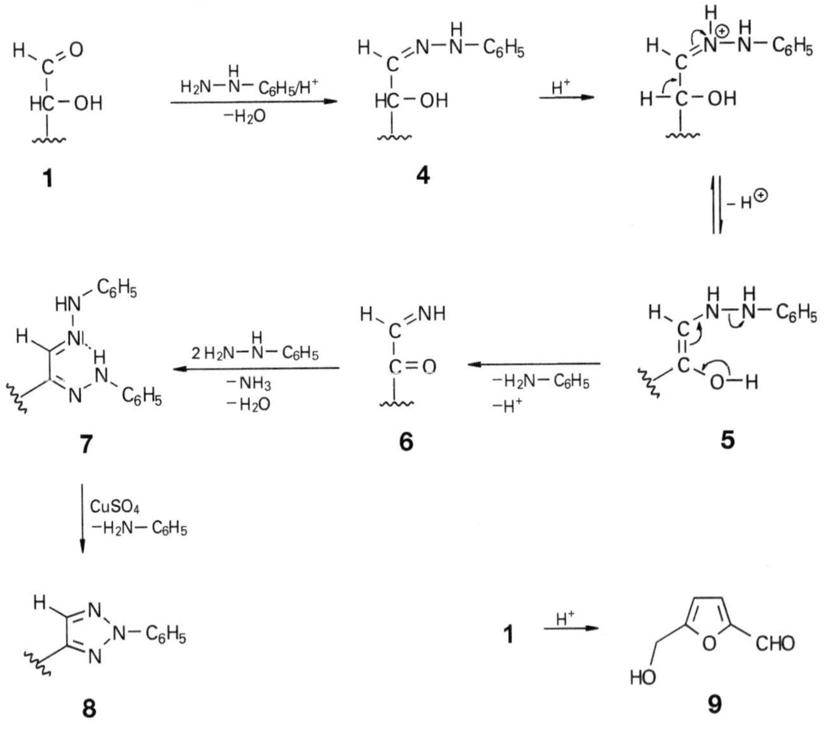

Glucose, Fructose und Mannose bilden das gleiche Osazon, was beweist, dass die drei Zucker an C-3, C-4 und C-5 die gleiche Konfiguration besitzen.

Reinheitsprüfung

Ein Indiz für die Zersetzung von Fructose durch Säuren ist die Anwesenheit von 5-Hydroxymethylfurfural (**9**). Durch UV-Messung bei 284 nm wird auf das Vorliegen von **9** geprüft.

Glucose

(+)-D-Glucopyranose
[50-99-7]

zur Energiezufuhr z. B. i.v. Ernährung, Osmotherapeutikum

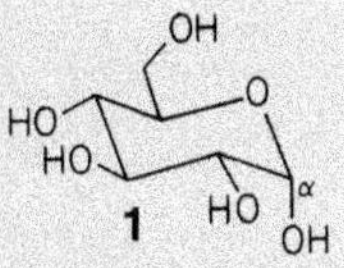

1

Weißes, kristallines Pulver, von süßem Geschmack, leicht löslich in Wasser, weniger löslich in Ethanol, Aceton, Ether. Offizinell sind die wasserfreie Glucose und das Monohydrat. Smp: 146 °C (wasserfrei), 83 °C (Monohydrat).

Identifizierung

- Ermittlung der spezifischen Drehung, die zwischen +52,5 und +53,3° liegen muss. Als Katalysator zur Einstellung des Mutarotationsgleichgewichtes wird Ammoniak zugegeben.
- DC mit Glucose, Fructose, Lactose und Saccharose als Referenzsubstanzen. Die Detektion erfolgt durch Besprühen der Platte mit einer Lösung von Thymol in Schwefelsäure/Ethanol und anschließendes Erhitzen auf 130 °C. Hexosen zeigen eine charakteristische Anfärbung.

Hexosen wie **1** und Fructose werden im Sauren zu 5-Hydroxymethylfurfural (**2**) dehydratisiert. **2** zerfällt weiter in Furfural (**3**) und Formaldehyd, der mit Thymol (**4**) nach dem Prinzip Aldehyd + Phenol + Wasser entziehende Säure zu einem Diphenylmethan-Farbstoff **7** (Oxonol) kondensiert. Plausibel erscheint folgender Reaktionsablauf: Formaldehyd reagiert mit überschüssigem Thymol (**4**) in einer elektrophilen Substitution zu einem farblosen Methylen-bis-thymol **5,** das durch die oxidierend wirkende Schwefelsäure zum Alkohol **6** oxidiert wird. Durch saure Dehydratisierung entsteht hieraus ein resonanzstabilisiertes, farbiges Carbenium-Oxonium-Ion. Nach Literaturangaben sollen auch drei Moleküle Thymol (**4**) mit Formaldehyd zu einem Triphenylmethan-Farbstoff **9** reagieren.

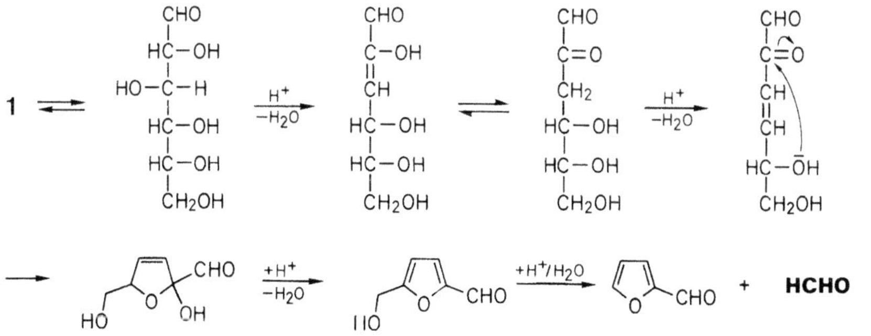

2 **3**

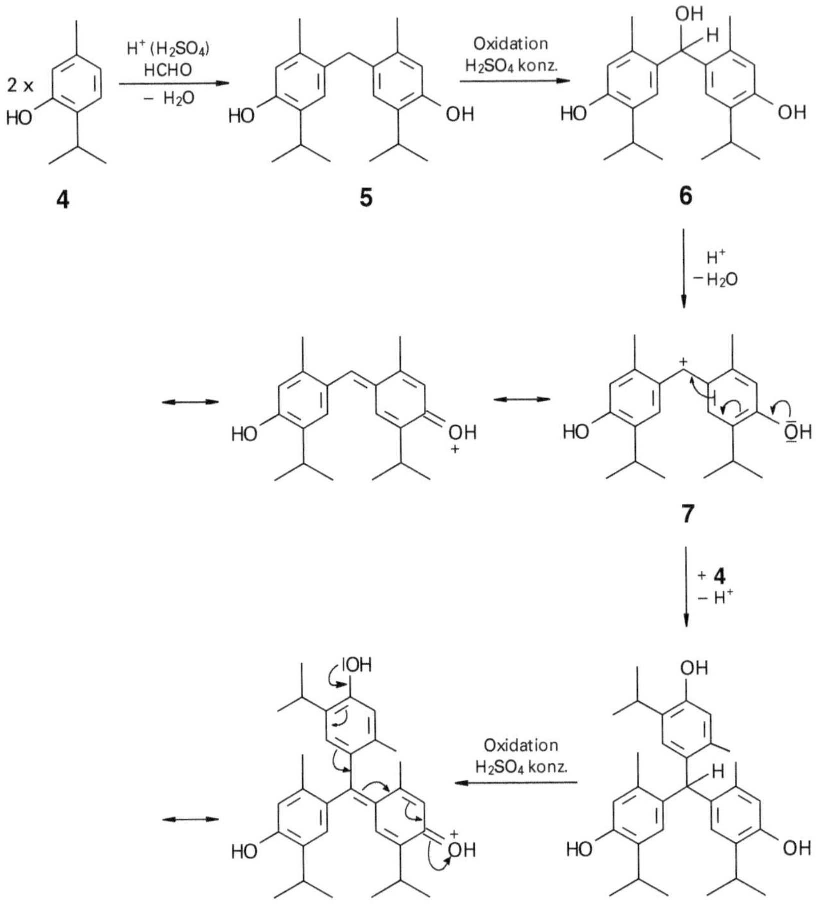

- Beim Erhitzen mit *Fehlingscher* Lösung entsteht ein Niederschlag von rotem Kupfer(I)oxid.

  Alle Monosaccharide (Aldosen und Ketosen) sowie 1,4-verknüpfte Di- und Oligosaccharide wirken in alkalischer Lösung reduzierend. Beim Erwärmen von Aldosen oder Ketosen mit ammoniakalischer Silbernitrat-Lösung (*Tollens*-Reaktion) oder alkalischer Bismutnitrat-Lösung (*Nylander*-Reaktion) scheidet sich Silber bzw. Bismut ab.

  Die Reaktionen nach *Fehling, Tollens* und *Nylander* sind Gruppennachweise auf reduzierende α-Hydroxycarbonyl-Verbindungen.

  Neuere Untersuchungen haben gezeigt, dass der Reaktionsablauf bei der *Fehlingschen* Probe sehr komplex ist. Aufgrund der isolierten Reaktionsprodukte werden zwei Abbauwege diskutiert.

  Weg A: Im Alkalischen wird die anomere Hydroxy-Gruppe ($pK_S = 12{,}3$) deprotoniert zu **1**$^-$, das unter Ringöffnung in die instabile Aldehyd-Form übergeht. Durch weitere Deprotonierung entsteht das Anion **3**$^-$, das sich zum Teil auch in das Anion **4**$^-$ umlagern kann. **3**$^-$ und **4**$^-$ werden aus der Endiolat-Form oxidativ von Kupfer(II)-Ionen gespalten. Hierbei entstehen einerseits die Säure **6** und Ameisensäure **5** und andererseits die Säure **7** und Glyoxylsäure (**8**).

Abbauweg A:

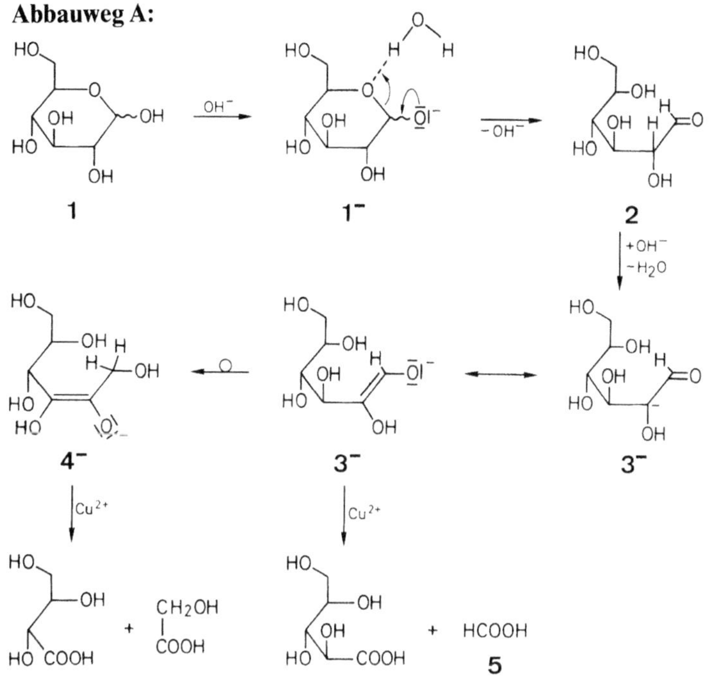

1 1⁻ 2 4⁻ 3⁻ 3⁻ 7 8 6 5

Weg B: Unter dem Einfluss von Hydroxid-Ionen kann das Glucose-Molekül durch Retroaldol-Spaltung in zwei Moleküle Glycerolaldehyd (**9**) gespalten werden. Der Aldehyd **9** kann zu **9E** enolisieren und dann, wie **9,** oxidiert werden, wobei Glycerolsäure (**10**), Ameisensäure (**5**) und Glykolsäure (**8**) anfallen. Kürzlich wurde gezeigt, dass der Glucose-Abbau in hochkonzentrierter Natronlauge bei etwa 150° in ähnlicher Weise unter Bildung derselben Abbauprodukte abläuft. Der Zusatz eines Oxidationsmittels ist deshalb nicht unbedingt erforderlich (*Ellis* und *Wilson* 2002).

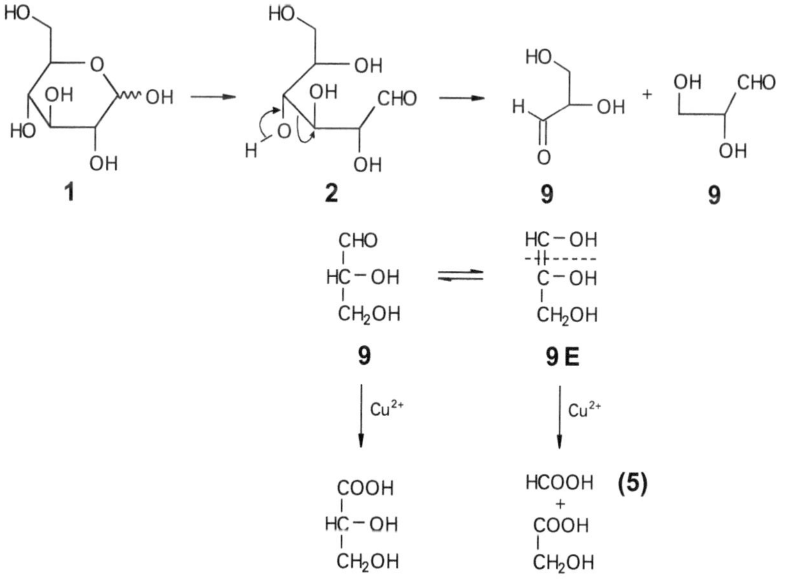

1 2 9 9 9 9 E 10 8

- **Spezifisch** lässt sich β-D-Glucose durch einen enzymatischen Test nachweisen. Das Enzym β-Glucoseoxidase (GOD) oxidiert in Anwesenheit von Sauerstoff und Wasser β**1** zum D-Gluconolacton (**11**) und Wasserstoffperoxid. Dieses vermag nun unter Mithilfe des Enzyms Peroxidase (POD) eine Farbstoffvorstufe, z.B. o-Tolidin (**12**) (3,3'-Dimethylbenzidin), oxidativ in ein Chinondiimin umzuwandeln, das als Elektronenakzeptor mit o-Tolidin (**12**) als Elektronendonator einen stabilen, farbigen Charge-Transfer-Komplex **13** bildet.

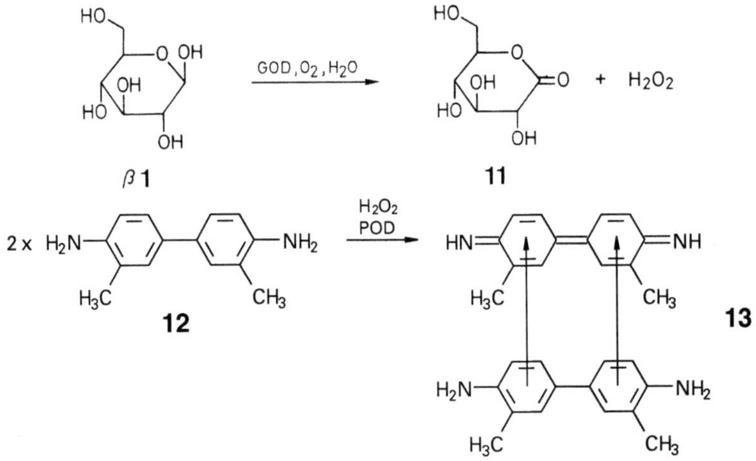

Auf dieser spezifischen Reaktion beruhen der Glucose-Nachweis und die halbquantitative Bestimmung von Glucose mit Hilfe der handelsüblichen Teststäbchen, die in der Harnanalytik Verwendung finden. Beispiele: Clinistix®, Diabur-Test®, Diastix®, Gluco-Merckognost®, Glukotest®, Medi-Test®.

3.3.2 Disaccharide

Lactose
4-O-β-D-Galactopyranosyl-
α-D-glucopyranose
[5989-81-1]

Laxans
Tablettierhilfstoff

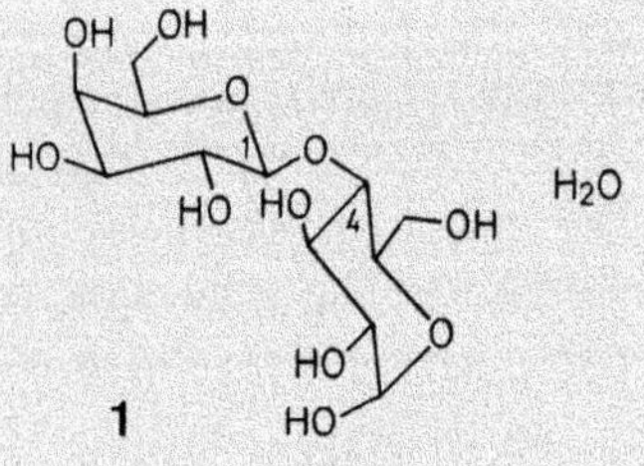

Weißes, kristallines Pulver, langsam löslich in Wasser; unlöslich in Ethanol.

Schmelzpunkte: 202 °C (Monohydrat),
233 °C (α-Form),
252 °C (β-Form).

Das Disaccharid Lactose ist durch 1,4-glykosidische Verknüpfung von β-D-Galactose und β-D-Glucose bzw. α-D-Glucose entstanden. Neben α-Lactose · H_2O dürfen auch unterschiedliche Mengen an β-Lactose (4-*O*-β-D-Galactopyranosyl-β-D-glucopyranose) enthalten sein.

Aufgrund der Halbacetal-Gruppe im Glucose-Teil zeigt **1** Mutarotation. Nach Erreichen des Gleichgewichts (+55,50) liegen bei 25 °C 37,8% α-Lactose und 62,2% β-Lactose vor.

Die β-Form ist, wie bei der Glucose, stabiler, da alle Substituenten im Glucose-Ring eine energetisch günstige aequatoriale Lage einnehmen.

Identifizierung

- IR-Spektrum.
- DC gegen Referenzsubstanzen (Glucose, Lactose, Fructose, Saccharose).
- Beim Erwärmen der Substanz in wässriger Ammoniak-Lösung im Wasserbad (80 °C) entsteht eine rote Färbung (Reaktion nach *Wöhlk*).
- Positive *Fehlingsche* Reaktion, wegen des reduzierend wirkenden Glucose-Teils.

Saccharose

β-D-Fructofuranosyl-
α-D-glucopyranosid
[57-50-1]

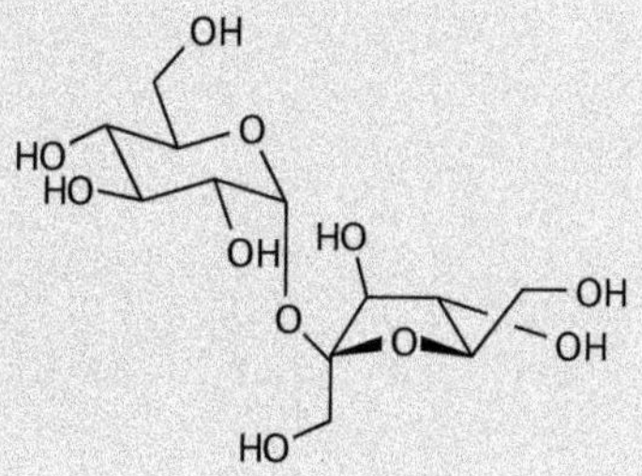

1

Geschmackskorrigenz

Weißes, kristallines Pulver oder trockene, glänzende Kristalle: geruchlos, von süßem Geschmack.

Im Disaccharid Saccharose sind eine β-D-Fructofuranose und α-D-Glucopyranose durch Acetal-Bildung miteinander verknüpft. Da eine anomere Hydroxyl-Funktion fehlt zeigt **1** weder Mutarotation noch reduzierende Eigenschaften; es bildet daher auch kein Osazon.

Saccharose ist sehr gut in Wasser löslich; hochkonzentrierte Lösungen (> 65 Gewichtsprozente) bezeichnet man als Sirupe.

Identifizierung

- IR-Spektrum.
- DC: Fructose, Lactose und Glucose dienen als Vergleichssubstanzen.
- Durch Erhitzen von **1** mit wässriger Salzsäure werden die Acetal-Gruppierungen gespalten, wobei Glucose und Fructose entstehen, die eine positive *Fehling*-Probe geben.

4 Carbonsäuren

Carbonsäuren, Enole, Phenole und **Alkohole** bezeichnet man als OH-acide Verbindungen.

Die H-Acidität einer organischen Verbindung H–A wird bestimmt durch:

- die Elektronegativität des Restes A,
- verschiedene Faktoren, die das bei der Dissoziation gebildete Anion A^- stabilisieren.

Die Dissoziation des Protons aus **Carbonsäuren** wird durch den −I-Effekt der Acyl-Gruppe erleichtert. Das entstandene Anion kann sich durch Resonanz stabilisieren, woraus hervorgeht, dass im Anion beide Sauerstoff-Atome gleichwertig und somit auch die Bindungslängen zwischen Kohlenstoff und Sauerstoff gleich sind. Die negative Ladung ist delokalisiert; es verteilen sich 4 π-Elektronen symmetrisch über die Atomfolge O–C–O:

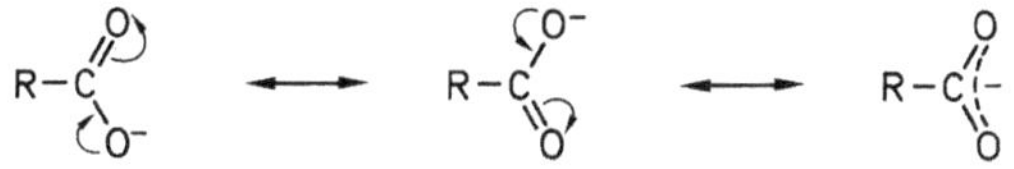

Bei einem formalen Vergleich der Carbonsäuren (**1**) mit Alkoholen (**2**) ist die Acyl-Gruppe in **1** durch eine Alkyl-Gruppe in **2** ersetzt.

1 **2**

Damit fehlt den Alkoholen die Carbonyl-Gruppe, die als π-Elektronensystem die Resonanz erst ermöglicht. Das Dissoziationsgleichgewicht der Alkohole liegt auf der Seite der undissoziierten Alkohole; sie sind extrem schwache Säuren. So weist Ethanol einen pK_S-Wert von etwa 17 auf, während Essigsäure zum Vergleich den pK_S-Wert 4,76 zeigt.

Enole und Phenole sind stärker sauer als Alkohole, da die Ladung ihrer Anionen über ein π-Elektronensystem delokalisiert ist.

Einfache Ketone, z.B. Aceton oder Acetophenon, liegen überwiegend in der Keto-Form vor. Im Aceton beträgt der Anteil an Enol-Form nur $1{,}5 \cdot 10^{-4}\%$.

1,2- bzw. 1,3-Diketone oder β-Ketoaldehyde enthalten abhängig vom Lösungsmittel größere Mengen an Enol-Form.

Die Ausbildung der Enol-Form (= vinyloge Carbonsäure) wird durch Resonanzstabilisierung begünstigt, weiterhin durch Ausbildung von intra- und intermolekularen Wasserstoff-Brücken.

Das 1,3-Diketon 2,4-Pentandion (**3**) existiert in Hexan zu 92% als Enol mit intramolekularer Wasserstoff-Brücke. In polaren Lösungsmitteln sind die Verhältnisse umgekehrt.

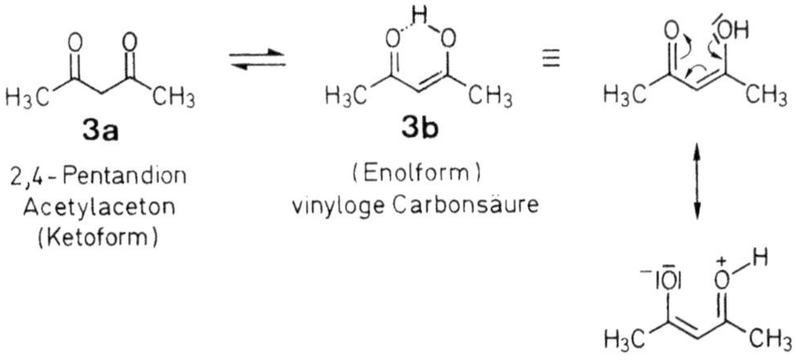

3a 2,4-Pentandion Acetylaceton (Ketoform)

3b (Enolform) vinyloge Carbonsäure

3c

ω-Formylacetophenon, ein β-Ketoaldehyd, liegt quantitativ als Enol vor.

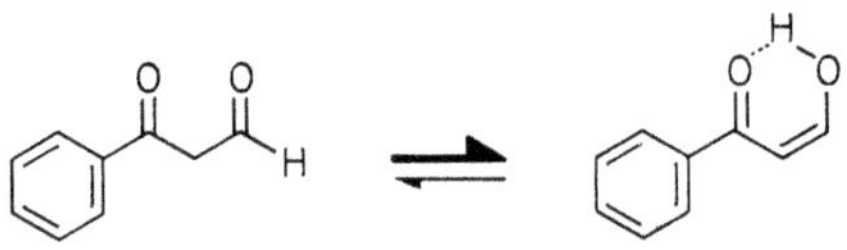

ω-Formylacetophenon (ein β-Ketoaldehyd) Hydroxymethylenacetophenon

Cyclische 1,3-Diketone, z.B. das Dimedon (**4**), sind im Festzustand vollständig enolisiert und bilden intermolekulare H-Brücken aus.

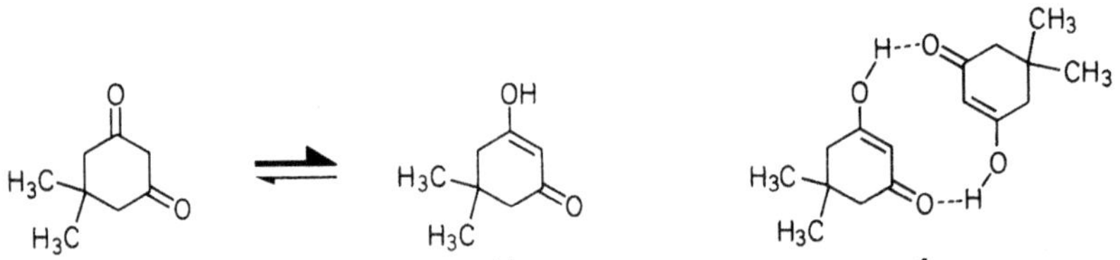

4a Dimedon (Ketoform)

4b Dimedon (Enolform)

4 Dimedon (dimeres Assoziat)

Auch 1,2-Diketone wie z.B. Cyclohexan-1,2-dion enthalten größere Mengen an Enol.

Als treibende Kraft für die Enolisierung muss die Verminderung der elektrostatischen Abstoßung angeführt werden. Die partial positiv geladenen C-Atome der Carbonyl-Gruppen stoßen sich gegenseitig ab.

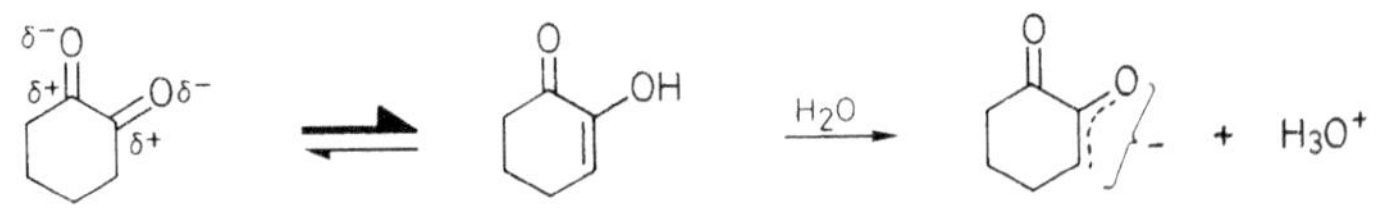

Cyclohexan-1,2-dion (Ketoform) (Enolform) $pK_s = 10{,}3$

Der Wasserstoff der Enol-Gruppe, z.B. im Dimedon, kann leicht als Proton abgegeben werden, da das resultierende Anion **4c** resonanzstabilisiert ist (vinyloges Carboxylat-Ion).

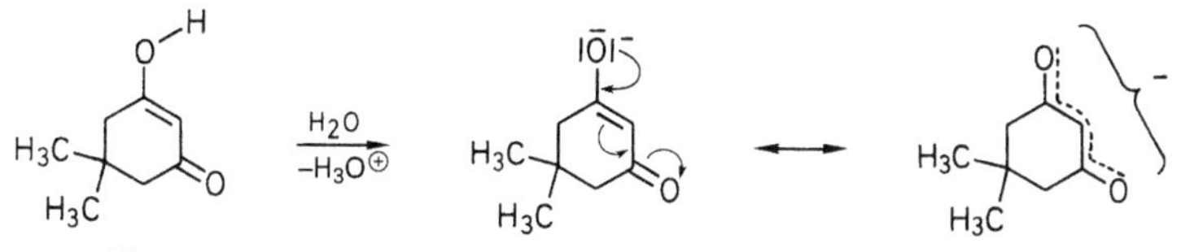

4b 4c

„Freie" Enole treten nur als Partialstruktur von vinylogen Carbonsäuren auf mit Ausnahme von aci-Reduktonen (z.B. Ascorbinsäure).

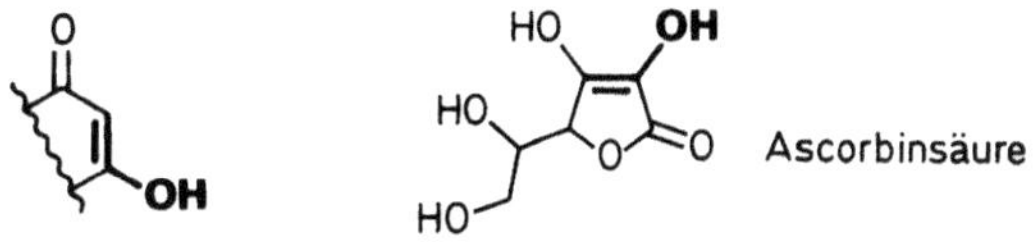

Bei den **Phenolen** erfolgt die Delokalisierung im Anion über das π-Elektronensystem des aromatischen Ringes. Aus Phenol (**5**) entsteht so das mesomeriestabilisierte Phenolat (**6**).

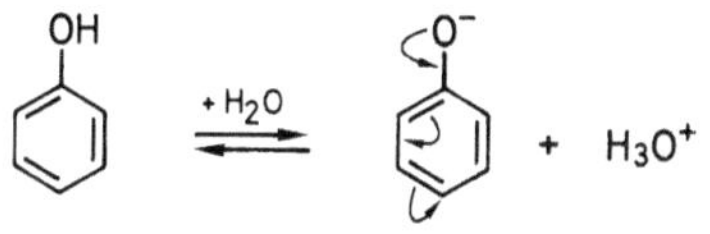

5 6

Die **Polarität** der Hydroxy-Gruppe in den Carbonsäuren führt zu intermolekularen Wasserstoff-Brückenbindungen. Die Stabilität der dadurch entstehenden Assoziate ist wesentlich größer als die der Alkohol- und Phenol-Assoziate.

Carbonsäuren, wie Ameisen-, Essig- oder Propionsäure, liegen in wässriger Lösung und auch im Dampfzustand als cyclische **Dimere** der allgemeinen Formel **7** vor. Jedes Molekül besitzt darin sowohl Protonendonator- als auch -akzeptor-Eigenschaften. Erst bei sehr starker Verdünnung mit Wasser werden Dimere über die Zwischenstufe **8** in hydratisierte Monomere der allgemeinen Formel **9** aufgespalten.

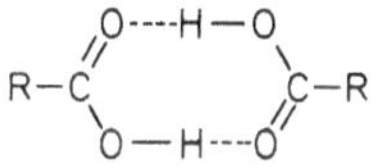

7

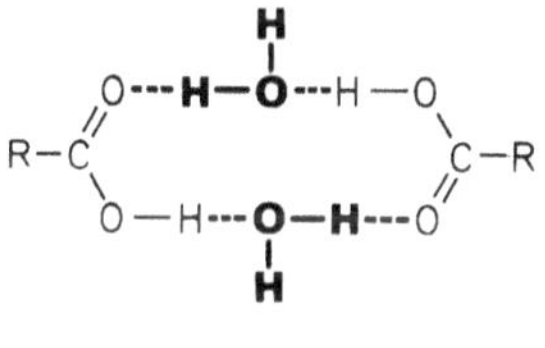

8

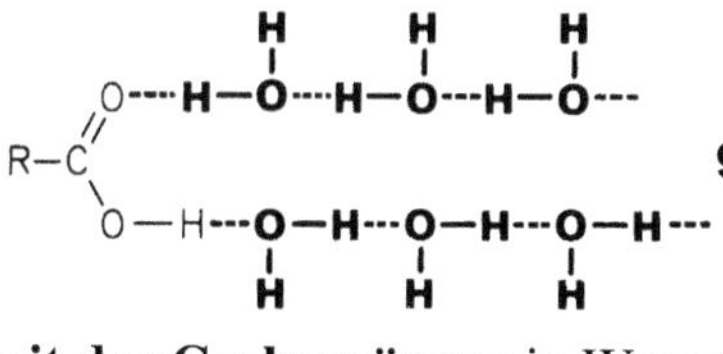

9

Die **Löslichkeit der Carbonsäuren** in Wasser ist außer durch Dissoziation auch durch Bildung von Assoziaten mit Wasser-Molekülen zu erklären. Die Wasserlöslichkeit nimmt mit der Größe der Alkyl-Kette ab, die Lipophilie zu.

Die **Säurestärke von Carbonsäuren** hängt maßgeblich von der Art des Restes R ab.

Alkyl-Reste mit einem +I-Effekt erhöhen die Elektronendichte der Carboxy-Gruppe, sodass das Abdissoziieren des Protons erschwert wird. Das wird verdeutlicht durch die Gegenüberstellung von Ameisensäure (**10**) mit einem pK_S-Wert von 3,77 und Essigsäure (**11**) mit einem pK_S-Wert von 4,76.

$H{-}COOH$ **10**

$H_3C{-}COOH$ **11**

Alkenyl- und Alkinyl-Reste steigern die Acidität. Das α-C-Atom ist entweder sp^2- oder sp-hybridisiert.

Wegen des größeren s-Anteils im sp^2- und sp-Orbital der α-C-Atome werden die Elektronen stärker vom α-C-Atom angezogen, als es bei einem sp^3-hybridisierten C-Atom der Fall ist. Somit sind sp- bzw. sp^2-hybridisierte C-Atome schwächere Elektronendonatoren als sp^3-hybridisierte C-Atome.

Die Einflüsse der Alkyl-, Alkenyl- und Alkinyl-Gruppen auf den pK_S-Wert werden am Beispiel der Propionsäure (**12**), der Acrylsäure (**13**) und der Propiolsäure (**14**) im Folgenden gegenübergestellt:

		pK_S
$H_3C{-}\overset{sp^3}{CH_2}{-}COOH$	**12**	4,88
$H_2C{=}\overset{sp^2}{CH}{-}COOH$	**13**	4,25
$HC{\equiv}\overset{sp}{C}{-}COOH$	**14**	1,84

Substituenten mit einem –I-Effekt am α-C-Atom führen zu einer wesentlichen Erhöhung der Acidität, wie es beispielsweise bei der Dichloressigsäure der Fall ist.

Bei Dicarbonsäuren ist der pK_{S1}-Wert numerisch kleiner als der pK_S-Wert bei entsprechenden Monocarbonsäuren mit gleicher Anzahl C-Atome; der pK_{S2}-Wert ist numerisch größer. Im Folgenden sind die pK_S-Werte von Essigsäure (**11**), Propionsäure (**12**), Malonsäure (**15**) und Bernsteinsäure (**16**) gegenübergestellt:

		pK_{S1}	pK_{S2}
$H_3C{-}COOH$	**11**	4,76	–
$H_3C{-}CH_2{-}COOH$	**12**	4,88	–
$H_2C(COOH)_2$	**15**	2,83	5,58
$H_2C{-}COOH$ / $H_2C{-}COOH$	**16**	4,17	5,64

Propionsäure mit drei C-Atomen zeigt einen pK_S-Wert von 4,88. Malonsäure mit ebenfalls drei C-Atomen besitzt einen pK_S-Wert von 2,83, eine Folge des – I-Effektes der Carboxy-Gruppe am C-Atom 2. Der Einfluss der Carboxy-Gruppen aufeinander nimmt mit der Entfernung beträchtlich ab. So zeigt Oxalsäure einen pK_{S1}-Wert von 1,67, Malonsäure nur noch von 2,83 und Bernsteinsäure bereits einen Wert von 4,17.

Die schwache Acidität der zweiten Carboxy-Gruppe lässt sich aus der Tatsache erklären, dass das zweite Proton aus dem elektrostatischen Feld der ersten Carboxylat-Gruppe abdissoziieren muss. Ferner besitzt die Carboxylat-Gruppe am C-1 einen +I-Effekt, der die Acidität an C-3 vermindert.

4.1 Aliphatische Carbonsäuren

Carbonsäuren können durch den Nachweis der Acidität oder durch Herstellung von Derivaten wie Ester oder Säureamide charakterisiert werden.

Die Acidität ist nachweisbar

- mithilfe von pH-Papieren,
- durch die Löslichkeit der Substanzen in Laugen,
- indirekt durch Reaktion mit Natriumnitrit in Anwesenheit von Sulfanilsäure und α-Naphthylamin.

Liegt eine Säure vor, so wird aus Natriumnitrit salpetrige Säure freigesetzt, die Sulfanilsäure diazotiert. Das Diazoniumsalz kuppelt dann mit α-Naphthylamin zu einem Azofarbstoff. Die Diazotierung kann nur im Sauren erfolgen, womit indirekt das Vorliegen einer Säure nachgewiesen ist.

Unter den Derivatisierungen spielt analytisch die Hydroxamsäure-Bildung eine dominierende Rolle. Hydroxamsäuren ergeben mit Eisen(III)-Ionen im Sauren farbige Komplexe. Dazu muss die Carbonsäure zunächst in eine aktivierte Form übergeführt werden, was normalerweise mit Hilfe von Thionylchlorid geschieht. Aus der Carbonsäure **1** entsteht das Carbonsäurechlorid **2**, das dann mit Hydroxylamin zur Hydroxamsäure **3** umgesetzt wird, die mit Eisen(III)-Ionen ein rotes Chelat **4** liefert.

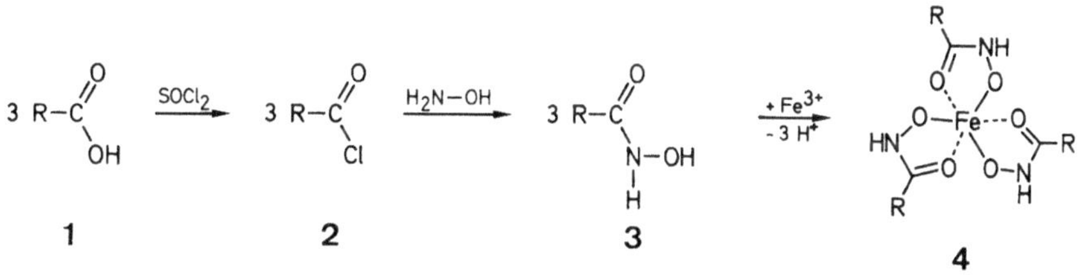

Zur kolorimetrischen Auswertung der Hydroxamsäure-Reaktion eignet sich eine neuere Variante, wobei die freie Säure in Gegenwart von **Di**cyclohexyl**c**arbodi-imid (**DCC**) und eines Hydroxylamin-Salzes zum Hydroxamat-Komplex umgesetzt wird. Aus der Carbonsäure **1** und DCC (**5**) bildet sich ein aktiviertes Säure-Derivat, ein *O*-Acylisoharnstoff **6**, der sich mit Hydroxylamin als N-Nucleophil unter Abspaltung von *N,N'*-Dicyclohexylharnstoff (**7**) zur Hydroxamsäure **3** umsetzt.

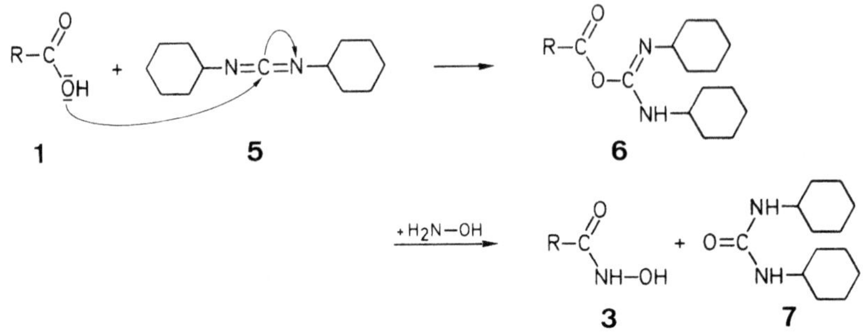

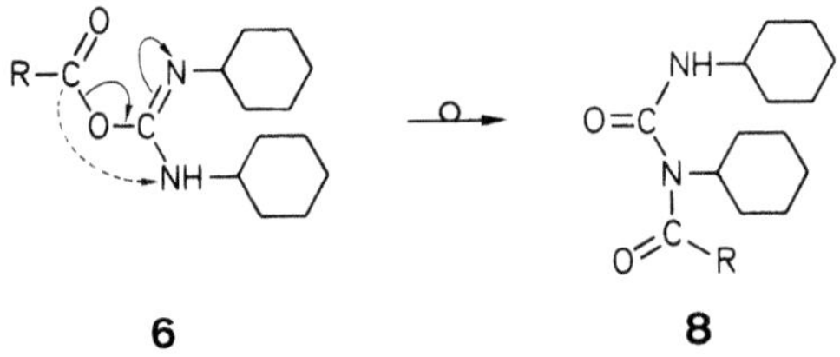

Da sich DCC mit Carbonsäuren allein zu Acylharnstoffen der allgemeinen Formel **8** umlagert, wird Hydroxylamin als gut ethanollösliches Perchlorat von Anfang an zugesetzt.

Baclofen

(3*R*,*S*)-4-Amino-3-(4-chlorphenyl)buttersäure
[1134-47-0]

Muskelrelaxans

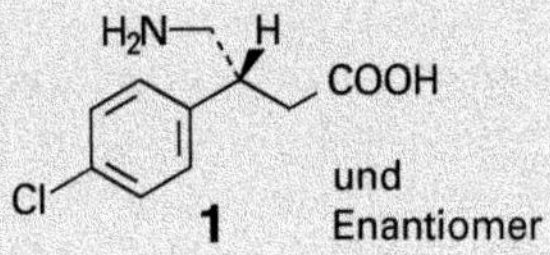

Farbloses Pulver mit leicht bitterem Geschmack, schwer löslich in Wasser, sehr schwer löslich in Ethanol, löslich in verdünnten Mineralsäuren und verdünnten Alkalihydroxid-Lösungen, unlöslich in Aceton und Ether.

Smp: 189–192 °C (nach Umkristallisation aus Wasser: 206–208 °C)
$pK_{S1} = 3{,}9$ (COOH)
$pK_{S2} = 9{,}6$

Stabilität

1 cyclisiert als γ-Aminosäure bei Temperaturen oberhalb von 50 °C unter Wasserabspaltung zum Lactam **2** (Smp: 114–115 °C), welche das Hauptzersetzungsprodukt darstellt.

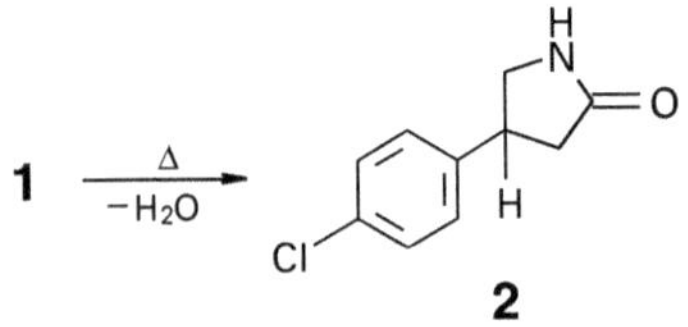

Oberhalb von 160 °C erfolgt rasche Zersetzung. **1** ist bei 35 °C über ein Jahr lagerungsstabil.

Identifizierung

- UV-Spektrum (Wasser): λ_{max} = 259, 266 und 275 nm.
- IR-Spektrum: Das IR-Spektrum von **1** in KBr zeigt im Bereich von 3200–2400 cm^{-1} eine sehr breite Absorptionsbande, die als Ammonium-Bande gedeutet werden kann und die besagt, dass **1** als Zwitterion vorliegt, was aufgrund der Aminosäuren-Struktur plausibel erscheint. Auch der Schmelzpunkt von **1** mit 189–192 °C liegt relativ hoch, verglichen mit Ibuprofen, das bei 75–77 °C schmilzt. GABA (4-Aminobuttersäure) kommt ebenfalls als Zwitterion vor und schmilzt bei 201 °C unter langsamer Zersetzung. Alle angeführten Fakten sprechen für das Vorliegen von **1** als Zwitterion **1 Z**.

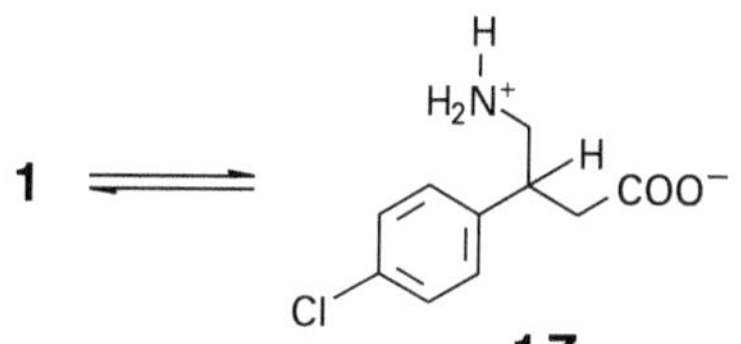

1 Z

- ○ Als primäres aliphatisches Amin mit α-ständiger CH_2-Gruppe ergibt **1** eine positive Ninhydrin-Reaktion.
- DC: Detektion durch Besprühen mit Ninhydrin-Lösung und Trocknen bei 100 °C im Trockenschrank. Es entsteht ein orange-rot gefärbter Fleck.

Reinheitsprüfung

Verwandte Substanzen: Per HPLC. Es werden die Synthesevorstufe **3** und das Lactam **2** erfasst. Nicht stickstoffhaltige Ausgangs- und Zwischenprodukte, wie z.B. 4-Chlorbenzaldehyd (**4**), werden mit dieser Detektionsmethode nicht erfasst.

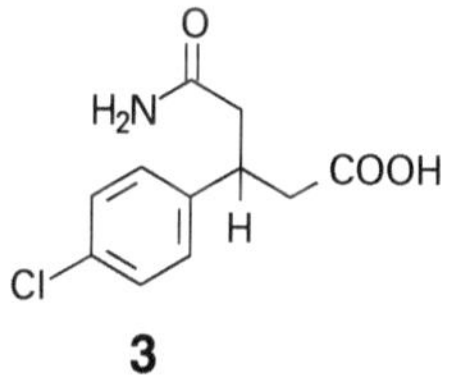

3

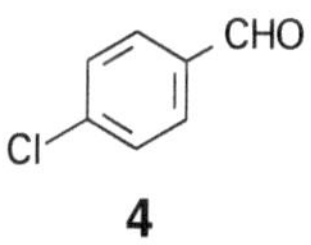

4

Gehaltsbestimmung

- Nach Lösen in Eisessig wird **1** als Base mit Perchlorsäure (0,1 mol · l^{-1}) titriert. Potentiometrische Endpunktbestimmung.
- ○ Eine Erfassung der Säurefunktion ist möglich nach Maskierung der Amino-Gruppe durch Umsetzung mit Formaldehyd und nachfolgender Titration mit Natronlauge (0,1 mol · l^{-1}).

Biotin

Vitamin H
[58-85-5]
5-[(3a*S*,4*S*,6a*R*)-Hexahydro-2-oxo-1*H*-thieno
[3,4-*d*]imidazol-4-yl]pentansäure

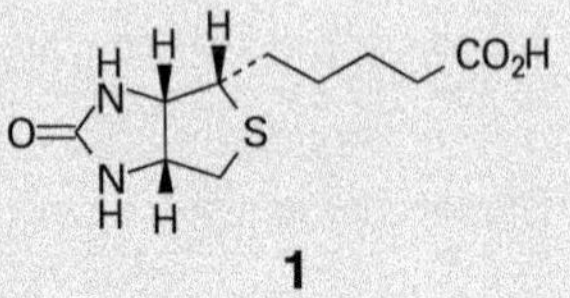

1

Weißes, kristallines Pulver, sehr schwer löslich in Wasser; leicht löslich in verdünnter Natronlauge; unlöslich in den meisten organischen Lösungsmitteln. Der pH-Wert einer 0,01%igen Lösung von **1** beträgt 4,5.

Biotin ist relativ beständig gegen Einwirkung von Luft, Wärme und Feuchtigkeit, jedoch empfindlich gegen UV-Bestrahlung. Die biologische Wirksamkeit geht beim Erhitzen in stark saurer oder stark alkalischer Lösung verloren.

Identifizierung

- ○ Smp: 229 bis 233 °C.
- ● IR-Spektrum.
- ● DC: Detektion mit 4-Dimethylaminozimtaldehyd (**2**).
- ● Entfärbung von Bromwasser durch eine wässrige gesättigte Lösung von **1**.

Da Biotin in pharmazeutischen Zubereitungen und in Lebens- sowie Futtermitteln in sehr geringen Konzentrationen vorkommt, sind empfindliche Nachweis- und Gehaltsbestimmungsverfahren notwendig. Das Biotin-Molekül selbst besitzt keinen charakteristischen Chromophor, der als Grundlage eines empfindlichen spektralphotometrischen Verfahrens genutzt werden kann; daher sind Umsetzungen von **1** zu farbigen oder fluoreszierenden Derivaten notwendig. Im Biotin findet man eine Carbonsäure, eine Thioether- und eine cyclische Harnstoff-Struktur, die zu Derivatisierungen genutzt werden können.

- ● Bekannt ist eine Farbreaktion von **1** mit 4-Dimethylaminozimtaldehyd (**2**). Im Sauren entsteht aus **1** und **2** das farbige Cyanin **4,** welches bei 531 nm absorbiert. Es soll bei dieser Reaktion die sterisch weniger gehinderte NH-Funktion mit dem Aldehyd **2** zu dem Halbaminal **3** reagieren, das im Sauren zum Cyanin **4** dehydratisiert wird.

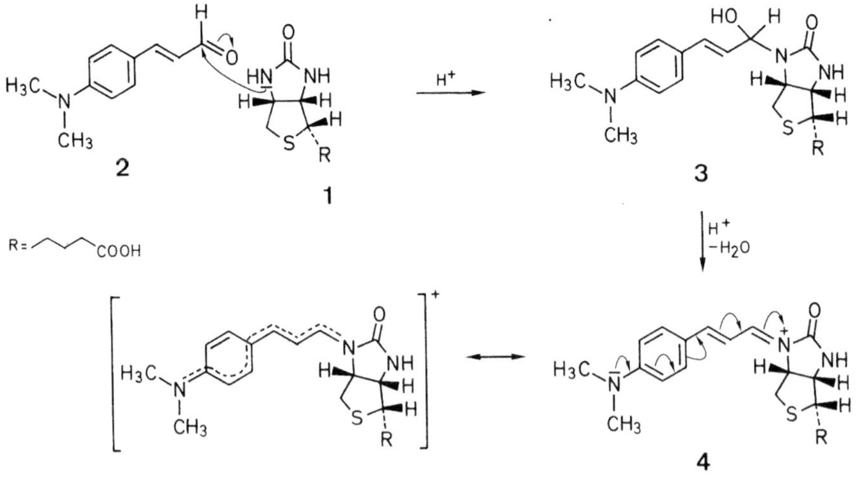

Untersuchungen von *McCormick* und *Roth* zeigten, daß die Farbintensität bei der Umsetzung von **2** mit anderen cyclischen Ureiden wie Barbitursäure, Uracil oder *N,N'*-monosubstituierten Harnstoffen ca. 100-mal geringer ist als mit Biotin oder 4,5-substituierten Imidazolidin-2-onen.

Nahe liegend ist auch eine Hydrolyse des Imidazolidinon-Rings zur Diaminocarbonsäure **5,** die sich mit Amin-Reagenzien empfindlich nachweisen lassen sollte. Eine Hydrolyse kann nur durch drastische Bedingungen oder in schlechten Ausbeuten erreicht werden. So führt die Umsetzung von **1** mit Bariumhydroxid im Einschlussrohr bei 140 °C/20 Stunden in ca. 70% Ausbeute zu **5.** Bei der sauren Hydrolyse von **1** mit 2 molarer Salzsäure wurde nach 12-stündigem Erhitzen zum Sieden nur 1% **5** erhalten.

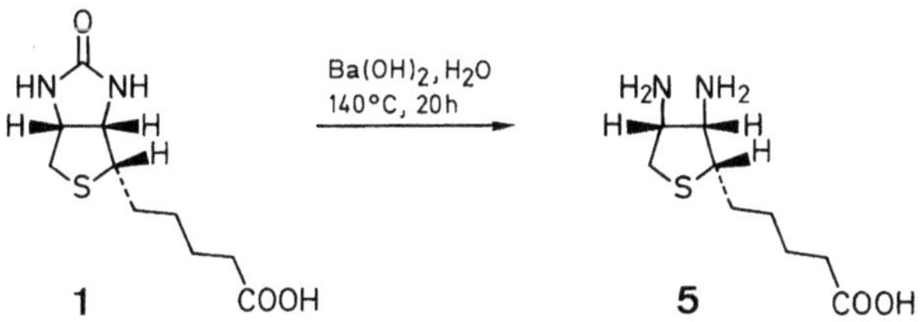

1 **5**

- Zur Derivatisierung von Biotin bietet sich daher eher die Carboxy-Gruppe an, die man z.B. in fluoreszierende Ester umwandeln kann.

Ein neues Reagenz, das auch in der Fettsäure- und Prostaglandin-Analytik Bedeutung erlangt hat, ist das 9-Anthryldiazomethan (**6**). **1** setzt sich mit **6** in Acetonitril/Methanol zum fluoreszierenden Ester **7** um, der ein Anregungsmaximum bei 367 nm und ein Emissionsmaximum bei 414 nm besitzt. Das Verfahren eignet sich zur empfindlichen Bestimmung von Biotin in pharmazeutischen Zubereitungen, z.B. Multivitaminpräparaten per Hochdruckflüssigchromatographie.

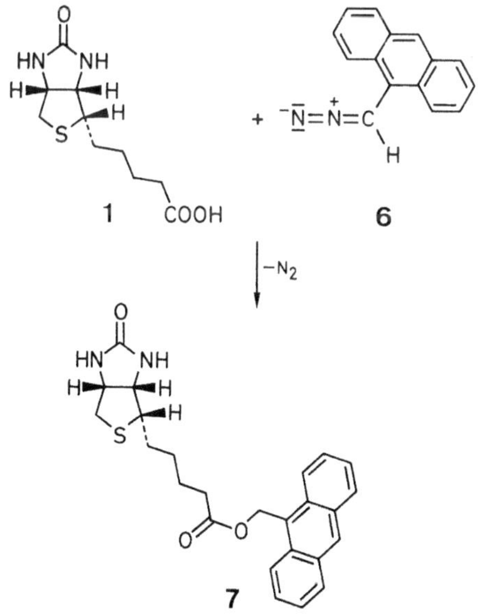

1 **6** **7**

- Die Thioether-Struktur in **1** lässt sich zur elektrochemischen Detektion von Biotin, z.B. bei der HPLC on line, heranziehen. Es bilden sich die Biotinsulfoxide, die auch durch Behandlung von **1** mit Natriummetaperiodat zu erhalten sind.

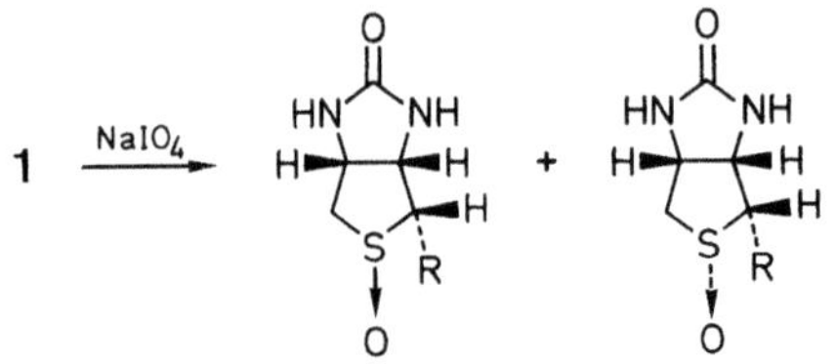

Gehaltsbestimmung

Als Carbonsäure wird Biotin in DMF acidimetrisch mit Tetrabutylammoniumhydroxid-Lösung ($0{,}1\ mol \cdot l^{-1}$) erfasst.

Essigsäure

[64-19-7]

Lösungsmittel, Säuresubstituens

$H_3C{-}COOH$

1

Farblose Flüssigkeit oder kristalline Masse von charakteristisch stechendem Geruch, mischbar mit Wasser, Chloroform, Ethanol, Ether. Die Dämpfe sind brennbar.

Erstarrungstemperatur: 14,8 °C.
Sdp_{760}: 118,2 °C.
$pK_S = 4{,}76$.
$\varepsilon = 6{,}2$.

1 besitzt ein sehr gutes Lösevermögen für viele organische Stoffe, z.B. Arzneistoffe; durch diese Eigenschaft wird u.a. die Gehaltsbestimmung vieler schwacher organischer Basen mittels Perchlorsäure in Eisessig ermöglicht.

Identifizierung

- Eine Lösung der Substanz reagiert stark sauer: 1 molare Lösung: pH = 2,4; 0,1 Molare Lösung: pH = 2,9.
- Neutralisiert man eine wässrige Lösung von **1** mit Natriumhydroxid-Lösung, so entsteht Natriumacetat; die Acetat-Ionen lassen sich durch Reaktion mit Lanthannitrat und Iod bei pH 9–11 (verdünnte Ammoniak-Lösung) nachweisen: Beim Erhitzen bildet sich eine Blaufärbung bzw. ein blauer Niederschlag. Vermutlich wird dabei Iod an Lanthanacetat unter Blaufärbung adsorbiert.
- Mit Eisen(III)chlorid bildet **1** tiefrote Komplexe der Struktur $[Fe_3O(CH_3COO)_6(H_2O)_3]^+$; beim Erwärmen entsteht rotbraunes basisches Eisenacetat.
- Beim Erhitzen von **1** mit Ethanol und Schwefelsäure entsteht Ethylacetat, das an seinem charakteristischen Geruch erkannt werden kann.

Gehaltsbestimmung

Titration mit Natronlauge ($1\ mol \cdot l^{-1}$) gegen Phenolphthalein.

Chlorambucil

4-{4-[Bis(2-chlorethyl)amino]phenyl}
buttersäure
[305-03-3]

Zytostatikum

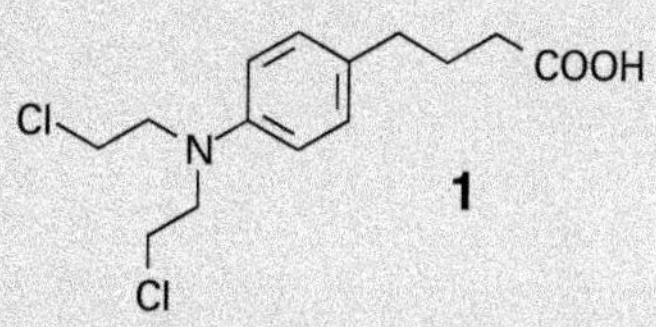

1

Weißes, kristallines Pulver, unlöslich in Wasser, leicht löslich in Aceton, Chloroform und Ethanol; ist als N-Lost-Derivat hautreizend!

$pK_S = 5{,}8$.

Identifizierung

- Smp: 64–67 °C.
- IR-Spektrum.
- Beim Behandeln mit 7%iger Salzsäure geht **1** z.T. als Hydrochlorid in Lösung und bildet mit *Mayers* Reagenz ($K_2[HgI_4]$) einen schwer löslichen Niederschlag.
- Die Lösung des Hydrochlorids von **1** entfärbt Kaliumpermanganat-Lösung.
- Beim Erwärmen von **1** mit Salpetersäure/Silbernitrat in Aceton/Wasser wird hydrolytisch Chlorid abgespalten, das mit Ag^+-Ionen zu einer Opaleszenz durch Bildung von Silberchlorid führt.

Gehaltsbestimmung

- Titration der Säure **1** mit Natronlauge ($0{,}1\ mol \cdot l^{-1}$) in Aceton/Wasser (1:1) gegen Phenolphthalein.
- Nach alkalischer Hydrolyse von **1** ist eine Bestimmung der gebildeten Chlorid-Ionen mit Silbernitrat-Lösung möglich.

Maleinsäure

(*Z*)-Butendisäure
[110-16-7]

Salzbildner mit Aminen

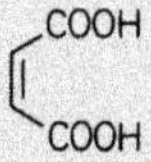

1

Weißes, kristallines Pulver, leicht löslich in Wasser und Ethanol.

Maleinsäure ist eine zweiwertige Säure; $pK_{S1} = 1{,}92$, $pK_{S2} = 3{,}02$.

Wie Salicylsäure kann auch Maleinsäure eine intramolekulare Wasserstoff-Brücke bilden, die das Anion stabilisiert und Ursache für die erhöhte Acidität ist. Die isomere Fumarsäure ((*E*)-Butendisäure) (**3**) besitzt einen pK_{S1} von 3,02.

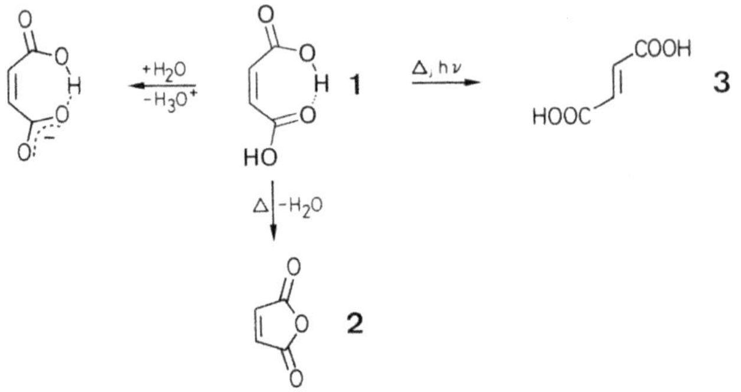

Die Substanz zeigt keinen einheitlichen Schmelzpunkt, da beim Erhitzen Maleinsäureanhydrid (**2**) gebildet wird. Bei längerem Erhitzen auf 150 °C sowie bei Bestrahlung mit UV-Licht entsteht Fumarsäure (**3**), auf die per DC geprüft wird (Reinheitsprüfung).

Identifizierung

- Messung des pH-Wertes der Prüflösung: pH < 2.
- DC: Rf-Wert Maleinsäure ~ 0,15,
  Rf-Wert Fumarsäure ~ 0,45.
- Beim Behandeln von Maleinsäure mit Bromwasser im sauren Milieu entsteht in der Wärme Dibrombernsteinsäure (**4**), die in Gegenwart von konz. Schwefelsäure oxidativ zu Glyoxylsäure (**5**) abgebaut wird. Letztere setzt sich mit Resorcin zu einem rotvioletten Oxonol-Farbstoff um (s. Weinsäure, S. 120).

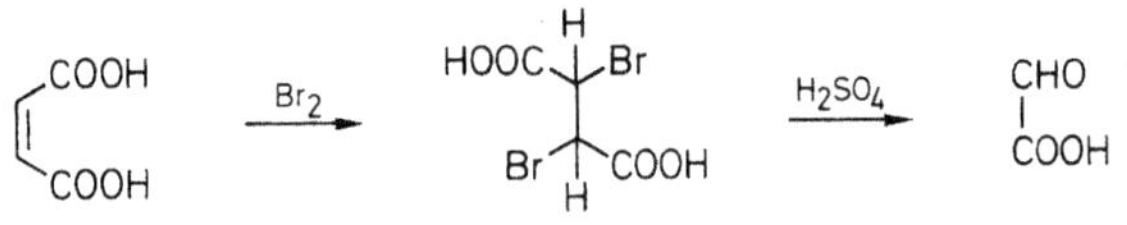

1 4 5

Gehaltsbestimmung

Mit Natronlauge (1 mol · l^{-1}) als zweiwertige Säure.

Milchsäure

(R,S)-2-Hydroxypropionsäure
[598-82-3]

Antiseptikum

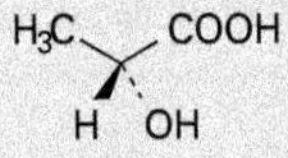

1 und Enantiomer

Sirupartige, farblose bis schwach gelbliche Flüssigkeit, mischbar mit Wasser, Ethanol und Ether.

Die handelsübliche Milchsäure liegt meist als (*R,S*)-2-Hydroxypropionsäure vor, wobei gelegentlich das S-Isomer überwiegt. Neben der 2-Hydroxypropionsäure findet man Kondensationsprodukte der Hydroxysäure mit sich selbst, wie Lactoylmilchsäure (**2**), sogenannte Estolide, beispielsweise das Triestolid (**3**), das Tetraestolid (**4**) etc. und geringe Mengen **5**, das man als Lactid bezeichnet. Die

Bildung solcher intra- und intermolekularen Kondensationsprodukte hängt von der Konzentration und der Temperatur ab, **5** bildet sich nur in hochkonzentrierten Lösungen.

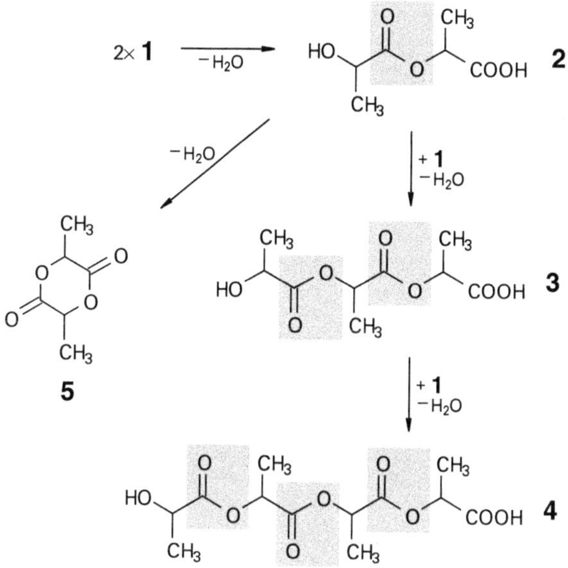

Als α-Hydroxysäure erleidet Milchsäure in Gegenwart konzentrierter Schwefelsäure eine Fragmentierung in Acetaldehyd (**6**), Kohlenmonoxid und Wasser.

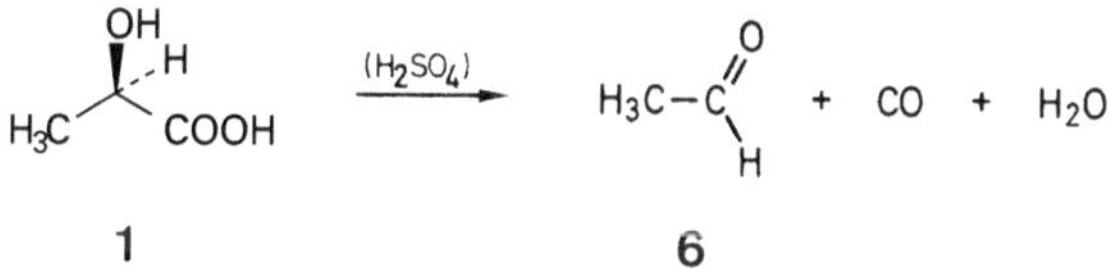

Identifizierung

- Eine wässrige Lösung der Substanz reagiert sauer ($pK_S = 3{,}86$).
- Durch milde Oxidation, z.B. mit Bromwasser, kann Milchsäure zur Brenztraubensäure (**7**), d.h. zur einfachsten α-Keto-carbonsäure, oxidiert werden, die unter diesen Bedingungen in Acetaldehyd und Kohlendioxid zerfällt. Der CH-acide Aldehyd lässt sich organoleptisch durch den Geruch bzw. offizinell durch die *Legalsche* Probe (s. S. 89) identifizieren.

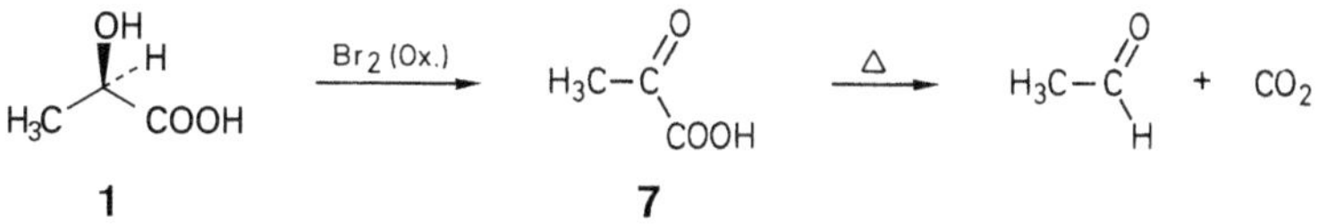

Während die voranstehend geschilderten Reaktionen ein sekundäres Abbauprodukt charakterisieren, ist es auch möglich, das primäre Oxidationsprodukt, die Brenztraubensäure (**7**), durch eine allgemein anwendbare Derivatisierung, nämlich Bildung des 2,4-Dinitrophenylhydrazons **8**, mittels Schmelzpunktbestimmung nachzuweisen (DAB 7).

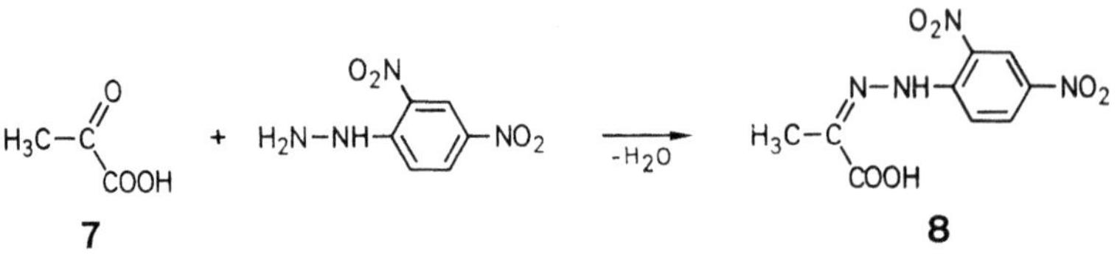

Gehaltsbestimmung

Bei der acidimetrischen Gehaltsbestimmung der Milchsäure ist zu berücksichtigen, dass neben der freien Säure oligomere Ester und das cyclische Lactid (**5**) enthalten sein können. Beim Stehenlassen der Milchsäure bei Raumtemperatur über 30 Minuten mit überschüssiger Natronlauge ($1\ mol \cdot l^{-1}$) wird zunächst die freie Säure neutralisiert und die Ester-Funktionen der Estolide bzw. des Lactids verseift. Der Überschuss an NaOH wird mit Salzsäure ($1\ mol \cdot l^{-1}$) zurücktitriert.

Äpfelsäure

(2*RS*)-2-Hydroxybernsteinsäure
[6915-15-7]

Säuerungsmittel für Infusionslösungen

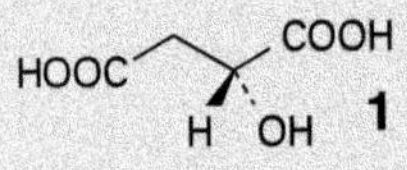

1 und Enantiomer

Weißes, kristallines Pulver, sehr leicht löslich in Wasser, leicht in Aceton und Ethanol, schwer in Ether.

$pK_{S1} = 3{,}4$, $pK_{S2} = 5{,}82$.

Identifizierung

- Während das *S*-Enantiomer bei 102–103 °C schmilzt, liegt der Schmelzpunkt des Racemates bei 128–132 °C.
- Für die Aufnahme eines IR-Spektrums erweist sich hier anstelle der üblichen Kaliumbromid-Presslinge eine pastenförmige Verreibung von **1** mit Paraffin als geeigneter, da die Bandenauflösung besser ist.
- Als chemische Nachweise sind die saure Reaktion einer Prüflösung aufgeführt sowie eine Fluoreszenz-Reaktion von **1** mit Orcin (**2**) in Gegenwart konz. Schwefelsäure. Nach Erwärmen auf dem Wasserbad verdünnt man die Lösung und gibt solange unter Kühlung Ammoniak-Lösung zu, bis die Lösung bei 365 nm eine hellblaue Fluoreszenz zeigt. Die Reaktion ist bereits 1884 von *Pechman* und *Welsch* beschrieben worden; ihr liegt die Bildung von 5-Methylumbelliferon (**4**) zugrunde.

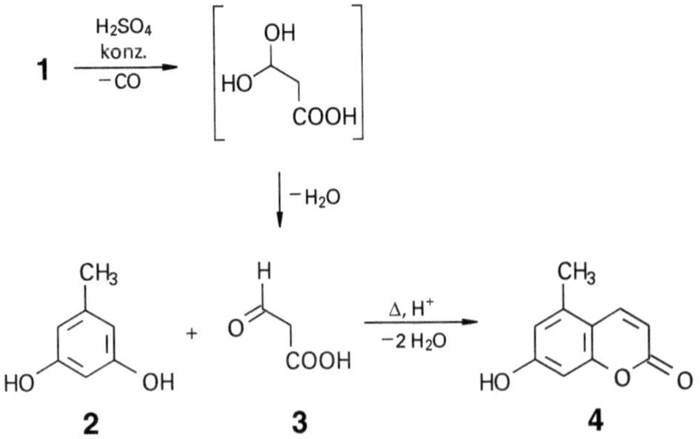

Der Reaktion vorgelagert ist wahrscheinlich die Decarbonylierung von **1** zu α-Formylessigsäure (Malonaldehydsäure) (**3**) als eigentlich reagierendem Agens. Acetessig-, Zitronen-, Bernstein-, Malein- und Weinsäure reagieren unter diesen Bedingungen nicht.

Neben Orcin sind auch Resorcin, Phloroglucin und 2-Naphthol geeignet; die auftretenden Fluoreszenzen sind jedoch weniger intensiv und die gebildeten Kondensationsprodukte nicht so leicht isolierbar.

Gehaltsbestimmung

Acidimetrisch mit Natriumhydroxid-Lösung (1 mol · l^{-1}).

Weinsäure

(2*R*,3*R*)-2,3-Dihydroxybernsteinsäure
[87-69-4]

Salzbildner für Amine

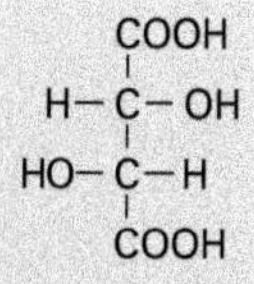

1

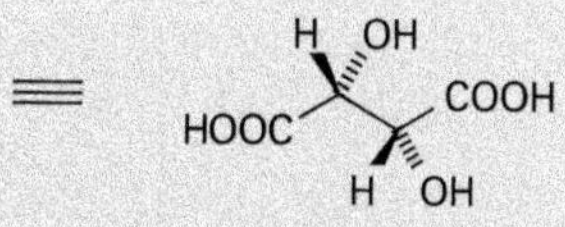

Weinsäure besitzt zwei asymmetrische C-Atome, C-2 und C-3. Danach sollte es $2^2 = 4$ optisch aktive Formen geben:

R,R:	L-Weinsäure	**1**
S,S:	D-Weinsäure	**2**
R,S:	meso-Weinsäure	**3**
S,R:	meso-Weinsäure	**3**

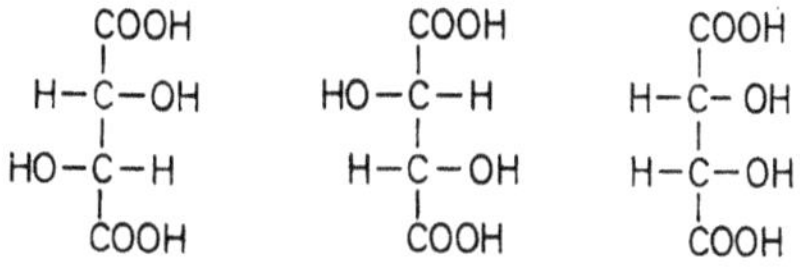

1 **2** **3**

Durch den symmetrischen Bau der *meso*-Weinsäure heben sich die Drehungsbeträge von *R,S* und *S,R* gegenseitig auf. Es existiert demnach auch nur ein Racemat, die Mischung von *R,R*- und *S,S*-Weinsäure.

Die offizinelle Weinsäure ist die (2*R*,3*R*)- oder L-Weinsäure. Es handelt sich um farblose Kristalle von stark saurem Geschmack. Die wässrigen Lösungen drehen die Ebene des polarisierten Lichtes nach rechts.

Weinsäure ist eine zweibasische Säure mit den pK_S-Werten 2,95 und 3,97. Aufgrund der benachbarten Hydroxy-Gruppen ist Weinsäure ein ausgezeichnetes Komplexierungsmittel für zwei- und mehrwertige Metall-Ionen. Sie wird u.a. dazu verwandt, um die Ausfällung von Kupfer(II)hydroxid zu verhindern.

Identifizierung

- Die Lösung der Substanz in Wasser reagiert stark sauer: 0,1 N Lösung pH = 2,2.
- Die Identitätsreaktion auf Tartrat nach Ph.Eur. wird mit *Fentons* Reagenz ($FeSO_4$, H_2O_2) durchgeführt; dabei entsteht Dihydroxyfumarsäure (**6**), die mit Eisen(II)-Ionen im alkalischem Milieu eine Blaufärbung ergibt.

1

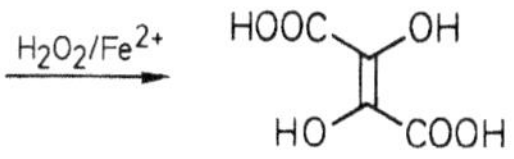

6

- Beim Nachweis der Weinsäure nach **Pesez** mit Resorcin, Schwefelsäure und Kaliumbromid entsteht unter Decarboxylierung, Decarbonylierung und Dehydratisierung Glykolaldehyd (**2**), der zur Glyoxylsäure (**3**) weiteroxidiert.

Der Aldehyd **3** kondensiert mit zwei Molekülen Resorcin zu einem Diphenylmethan-Derivat **4**, gleichzeitig findet Ringschluss zum Lacton statt. Aus dem farblosen Diphenylmethanlacton **4** entsteht durch Bromierung und Dehydrierung das farbige Oxonol **5**.

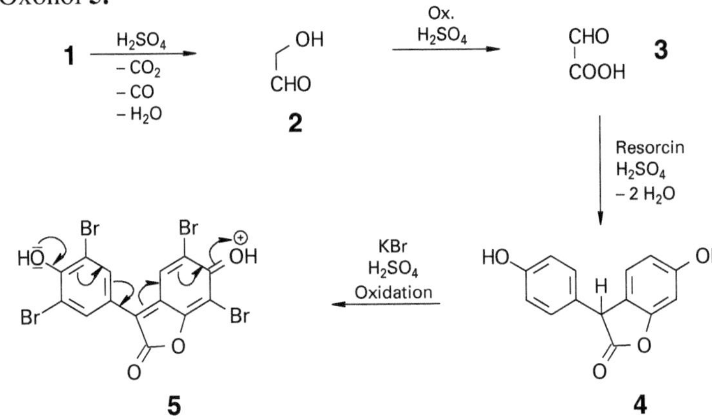

Gehaltsbestimmung

1 lässt sich als 2-wertige Säure mit NaOH (1 mol·l^{-1}) gegen Phenolphthalein problemlos titrieren.

Zitronensäure

2-Hydroxypropan-1,2,3-tricarbonsäure
[77-92-9]
Säurungsmittel für Brausetabletten

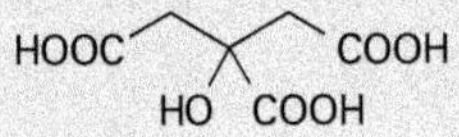

1

Zitronensäure, die aus wässriger Lösung auch als Monohydrat kristallisiert, ist ein weißes, kristallines Pulver, das in Wasser sehr leicht, in Ethanol leicht und in Ether nur noch wenig löslich ist. Als dreiwertige Säure weist sie drei pK_S-Werte auf:
- $pK_{S1} = 3{,}14$,
- $pK_{S2} = 4{,}77$,
- $pK_{S3} = 6{,}39$.

Unter den Salzen ist Calciumcitrat erwähnenswert, weil es in heißem Wasser weniger löslich ist als in kaltem. Ähnlich wie die Weinsäure ist die Zitronensäure ein geeigneter Chelatbildner für zwei- und mehrwertige Metall-Ionen.

Als Hydroxytricarbonsäure ist Zitronensäure sehr reaktionsfähig. Beim Erhitzen über den Schmelzpunkt entsteht unter Wasserabspaltung Aconitsäure (**2**), daneben Aconitsäureanhydrid (**3**), das sich über Itaconsäureanhydrid (**4**) in Citraconsäureanhydrid (**5**) umlagert. Die physiko-chemischen und chemischen Eigenschaften von **5** wurden von *Milewska* beschrieben.

Durch thermische Abspaltung von Wasser und Kohlendioxid kann aus **1** auch 3-Oxoglutarsäure (**6**) (Acetondicarbonsäure) entstehen, die zu Aceton (**7**) decarboxyliert.

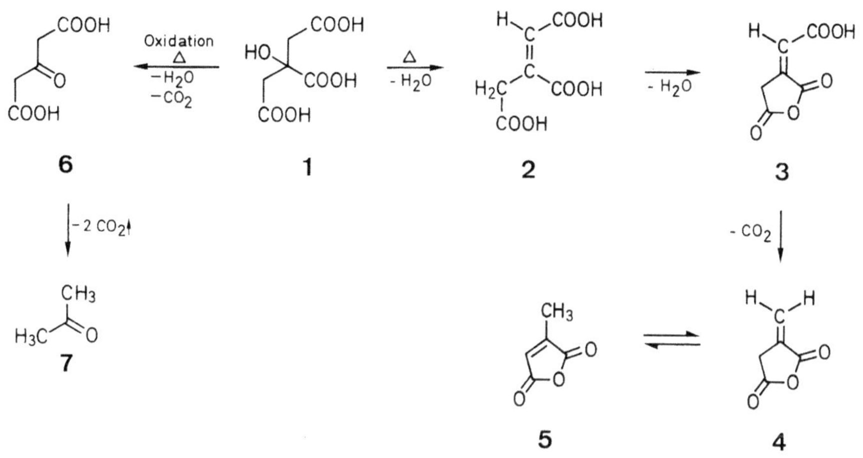

Identifizierung

- Eine Lösung der Substanz reagiert stark sauer: 1%ige Lösung: pH = 2,3.
- IR.
- Beim Erhitzen von Zitronensäure (**1**) mit Acetanhydrid und Pyridin entsteht eine Rotfärbung. Als erstes Zwischenprodukt dieser Reaktion wird Acetylcitronensäure-γ-anhydrid (**8**) gebildet, das sich bereits ohne Acetanhydrid-Zusatz in Pyridin rot färbt. Pyridin kann durch aliphatische oder aromatische Amine ersetzt werden. Die exakte Struktur des roten Farbstoffes konnte noch nicht ermittelt werden.

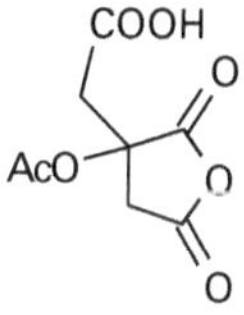

8

- Beim Erwärmen von Zitronensäure mit Kaliummanganat im Sauren entsteht durch Oxidation ebenfalls **6,** das thermisch zu Aceton decarboxyliert. Dieses wird nun Natriumpentacyanonitrosylferrat(II) in ammoniakalischer Lösung nachgewiesen; Bildung eines violetten Komplexes (*Legal*-Probe, s. S. 89).
- Als weiteres Erkennungsmerkmal ist die Schwerlöslichkeit des Calciumsalzes zu nennen, das beim Versetzen einer neutralen Lösung von **1** mit $CaCl_2$-Lösung als weißer Niederschlag ausfällt.
- Durch eine Fluoreszenz-Reaktion kann Zitronensäure ebenfalls nachgewiesen werden. Hierzu schmilzt man mit Harnstoff, der als Ammoniak-Quelle dient und erhält das intensiv blau fluoreszierende Ammoniumsalz der Citracinsäure (2,6-Dihydroxypyridin-4-carbonsäure (**9**)).

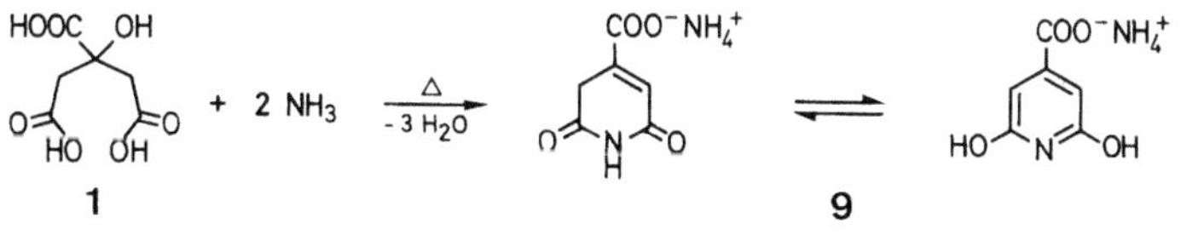

Reinheitsprüfung

Unter den Reinheitsprüfungen ist der Nachweis von Oxalsäure als Verunreinigung von Interesse. Dazu wird die Substanz mit Zink und Salzsäure behandelt, wobei naszierender Wasserstoff vorhandene Oxalsäure zu Glyoxylsäure (**10**) und Glykolsäure (**11**) reduziert. Nach Zugabe von Phenylhydrazin und Kaliumhexacyanoferrat(III) entsteht eine rosa Färbung. In Analogie zum Nachweis von Formaldehyd mit Phenylhydrazin ist das farbgebende Reaktionsprodukt das 1,5-Diphenylformazan (**14**), das aus dem intermediär entstandenen Hydrazon **12** sowie dem Diazoniumsalz **13** durch Kupplung entstanden ist.

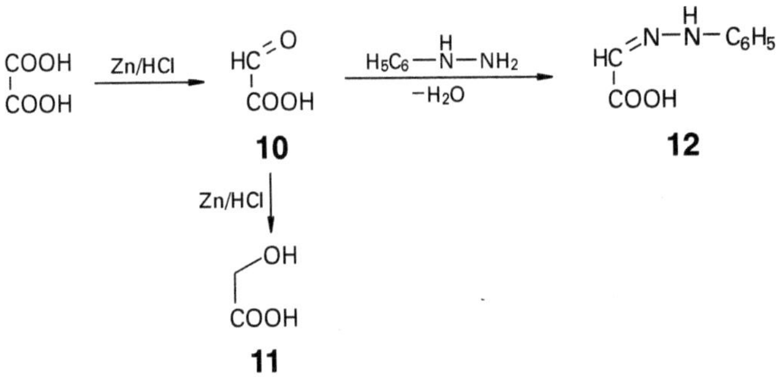

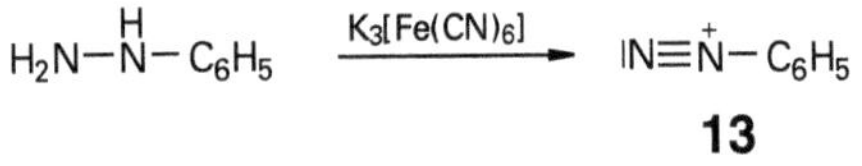

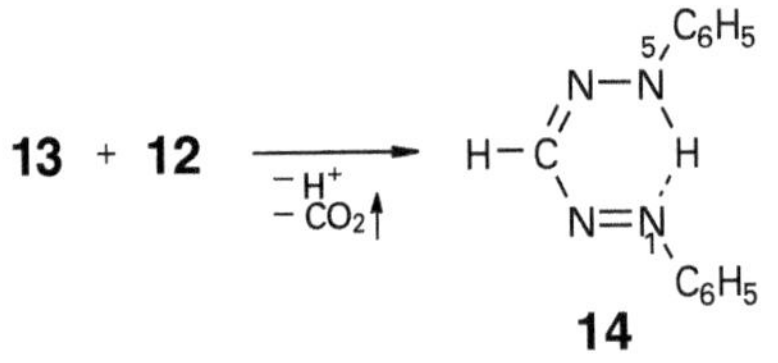

Gehaltsbestimmung

Titration als 3-wertige Säure mit Natronlauge ($1\ mol \cdot l^{-1}$) gegen Phenolphthalein.

Sorbinsäure

(*E*,*E*)-Hexa-2,4-diensäure
[110-44-1]

Konservierungsmittel

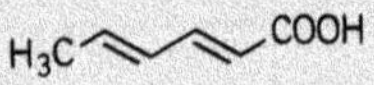

1

Sorbinsäure ist ein feinkristallines Pulver von schwach saurem Geschmack. Sie zeigt einen pK_S-Wert von 4,76, ist wasserdampfflüchtig und sublimierbar. Die

Substanz ist oxidabel und liefert je nach Oxidationsvermögen der einwirkenden Agenzien Acetaldehyd, Malondialdehyd, Traubensäure, Oxalsäure, Kohlendioxid, Hydroxyacrolein und weitere Oxidationsprodukte.

Identifizierung

- Smp: 132–136 °C.
- UV-Spektrum (HCl): $\lambda_{max} = 264$ nm.
- IR-Spektrum.
- Die Substanz in Ethanol gelöst entfärbt Brom-Lösung. Es erfolgt hauptsächlich Addition von Brom an die Δ4-Doppelbindung der Sorbinsäure (**1**) zu 4,5-Dibrom-2-hexensäure (**2**). Mit einem Überschuss an Brom entsteht Tetrabromcapronsäure (**3**).

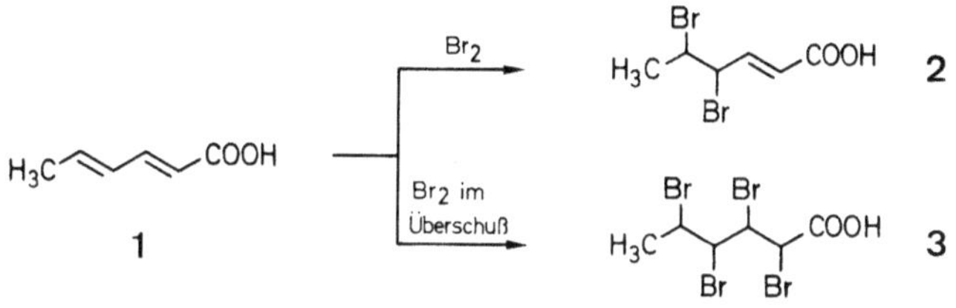

- Durch Oxidation mit Kaliumdichromat in verdünnter Schwefelsäure entsteht aus Sorbinsäure u.a. Malondialdehyd (**4**), der mit Thiobarbitursäure (**5**) zum roten Polymethin-Farbstoff **6** kondensiert. Im stark Sauren ist die Bildung des Oxonol-Kations **7** zu erwarten.

Die angeführte Farbreaktion fand zuerst in der Lebensmittelchemie Anwendung als empfindliche Probe auf Verdorbenheit von Fetten, da Malondialdehyd beim Ranzigwerden ein zentrales Abbauprodukt darstellt. (Im DAB 9 wird die entsprechende Prüfung mit Resorcin anstelle von Thiobarbitursäure durchgeführt.) In neuerer Zeit hat sie auch Eingang in pharmakologische Studien gefunden, in denen ein Zusammenhang zwischen Lipidperoxidation und Zellnekrosen vermutet wird: bei Herzerkrankungen, in Tumorgeweben u.a. Kürzlich gelang es *Read* u. Mitarb., die bisher nur auf theoretischen Überlegungen basierende Struktur von **7** durch Röntgenkristallstrukturanalyse zu bestätigen.

Gehaltsbestimmung

Problemlos als Säure mit Natronlauge (0,1 mol · l^{-1}) gegen Phenolphthalein.

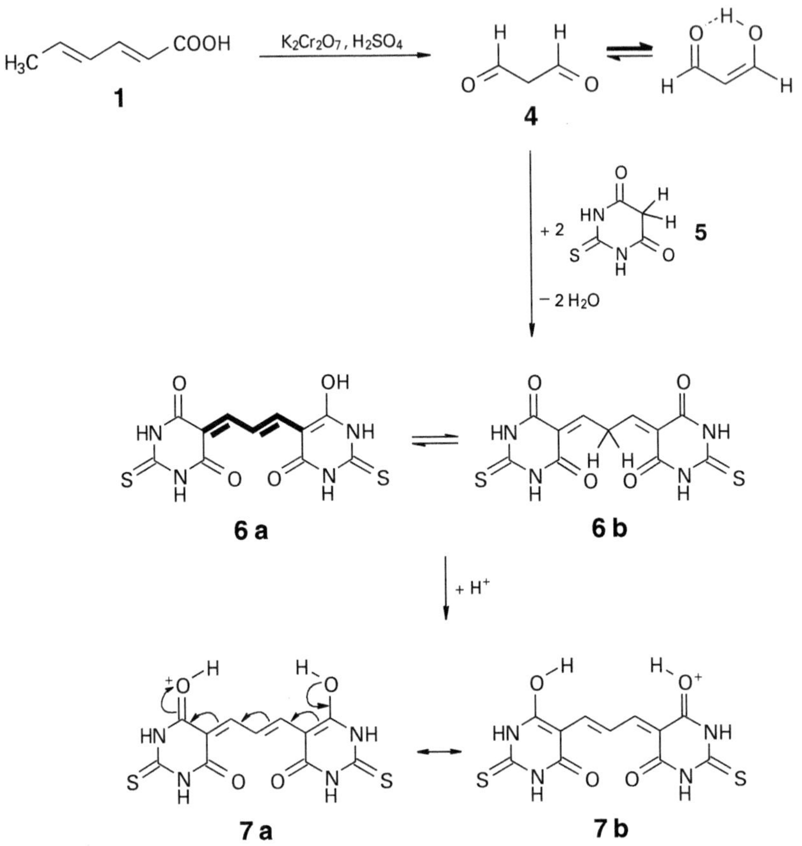

Etacrynsäure

[2,3-Dichlor-4-(2-ethylpropenoyl)-phenoxy]essigsäure
[58-54-8]

Diuretikum

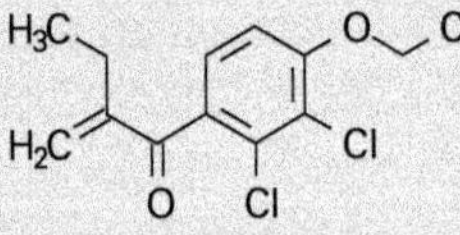

1

Etacrynsäure ist ein weißes oder fast weißes, kristallines, geruchloses Pulver, das in Wasser sehr schwer und in organischen Lösungsmitteln leicht löslich ist. Mit Alkalihydroxiden, Alkalicarbonaten und Ammoniak bildet die Substanz wasserlösliche Salze. Die Substanz hat einen pK_S-Wert von 3,5.

Das UV-Spektrum in salzsaurer methanolischer Lösung zeigt ein Maximum bei 270 nm, in alkalischer Lösung zwei Maxima, bei 227 und 280 nm.

Als α,β-ungesättigtes Arylalkylketon besitzt die Verbindung eine durch die Carbonyl-Gruppe aktivierte Doppelbindung und ist an dieser Stelle sehr reaktionsfähig. U.a. vermag sie mit einer Reihe von Reagenzien der allgemeinen Formel HX reagieren (**2**) und reizt Haut, Augen und Schleimhäute.

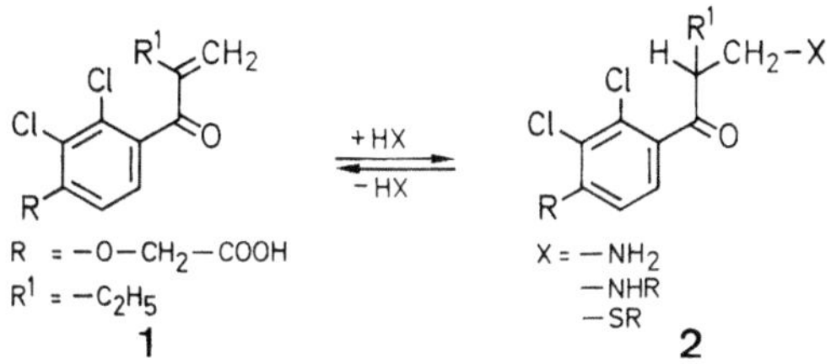

1 2

In vivo wird beispielsweise Glutathion über seine SH-Funktion an die Etacrynsäure addiert und die Substanz als *N*-Acetylcystein-Addukt ausgeschieden.

Anderen Angaben zufolge (*Mutschler*, 8. Aufl.) soll das Cystein-Addukt die Wirkform sein. **1** wäre demnach ein Prodrug.

Als Enon bildet Etacrynsäure in einer Hetero-*Diels-Alder*-Reaktion das Dihydropyran-Derivat **3.**

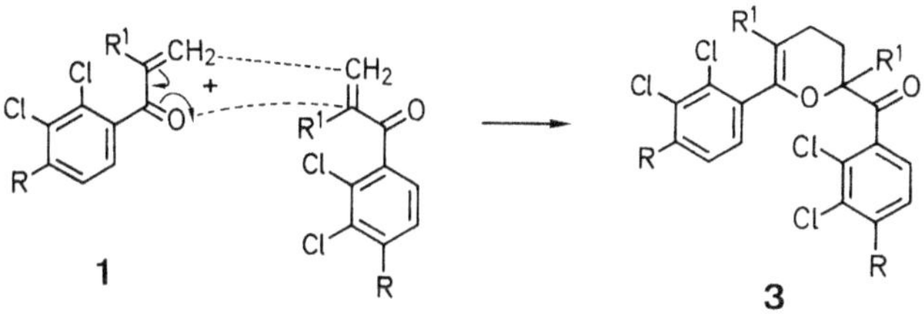

1 1 3

Diese Reaktion kann besonders leicht bei der Synthese der Etacrynsäure ablaufen, die in einer Desaminierung der entsprechenden *Mannich*-Base besteht. Die Dimerisierung findet auch bei Lagerung von Zubereitungen der Etacrynsäure statt. Bemerkt sei an dieser Stelle noch, dass die Prüfung auf **3** nicht bromometrisch erfolgen kann, da sowohl **3** als auch das Ausgangsprodukt Etacrynsäure über die aktivierte Doppelbindung verfügen. Ähnlich verhält es sich mit der Vermessung der UV-Spektren.

Identifizierung

- Smp: 121–124 °C.
- UV-Spektrum (MeOH): $\lambda_{max} = 270$ nm.
- IR-Spektrum.
- Fluoreszenz-Reaktion: Beim Erwärmen von **1** mit Hydroxylamin-hydrochlorid in alkalischer Lösung (freies Hydroxylamin!) entsteht die Mannichbase **4,** die auf Zugabe von 36%iger Salzsäure in einer intramolekularen S_N-Reaktion zum *N*-Hydroxychinolin **5** cyclisiert, das dann sauer zu **6** dehydratisiert wird. Unter Ausbildung der resonanzstabilisierten vinylogen Säureamid-Partialstruktur tautomerisiert **6** zum Chinolon **7,** das im UV-Licht (254 nm) intensiv blau fluoresziert. Das Dihydropyran **3** ergibt unter gleichen Reaktionsbedingungen keine Fluoreszenz.
- Wird die Substanz mit Natronlauge erhitzt und nach dem Abkühlen mit Schwefelsäure und Chromotropsäure versetzt, so tritt eine starke Violettfärbung auf.

  Die charakteristische Färbung basiert auf der Chromotropsäure-Reaktion mit dem aus Etacrynsäure gebildeten Formaldehyd.

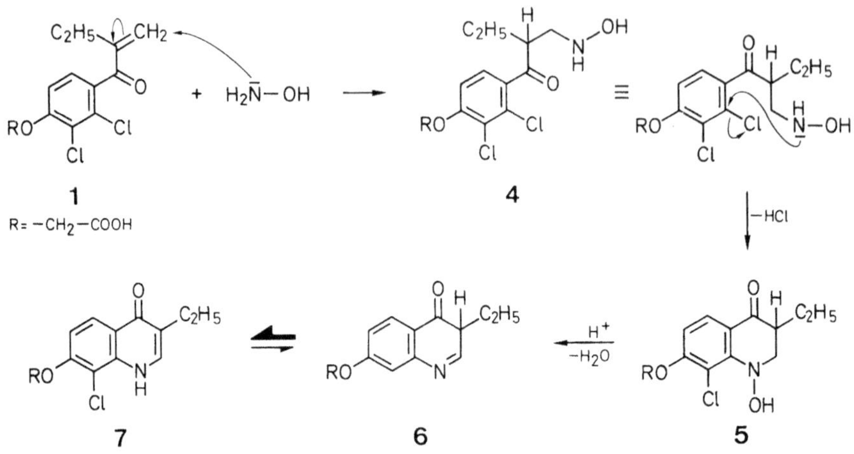

Die Eliminierung von Formaldehyd verläuft nach folgendem Schema: Zunächst erfolgt ein nucleophiler Angriff des Hydroxid-Ions am β-C-Atom des Enon-Systems unter Bildung des Hydroxymethylen-Anions **8,** das sich nun selbst als Nucleophil an ein weiteres Molekül Etacrynsäure zum Addukt **9** addiert. Nach Art einer Retroaldol-Reaktion wird das Addukt **9** über Verbindung **10** in Formaldehyd (**11**) und das Diketon **12** gespalten.

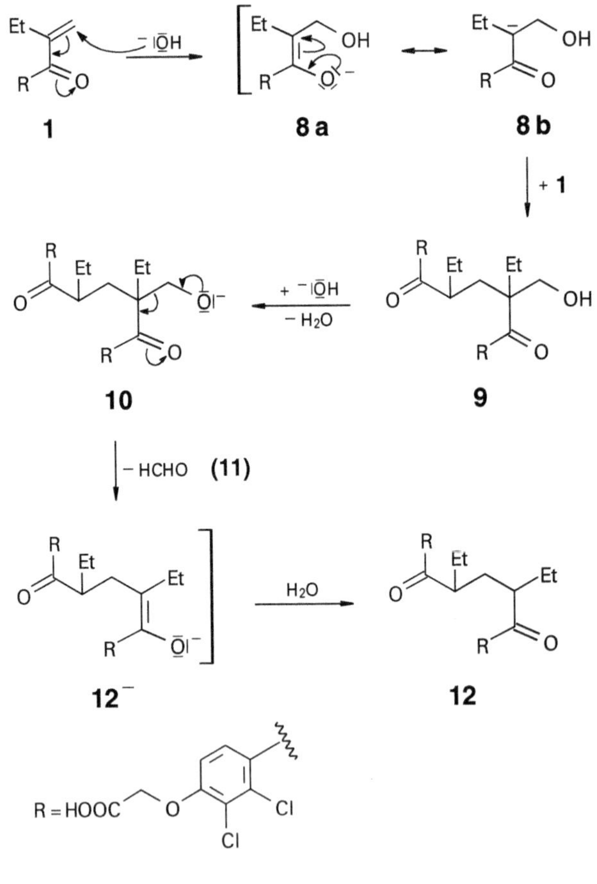

- Beim Lösen der Substanz in konzentrierter Schwefelsäure entsteht eine Gelbfärbung mit grünlichem Schimmer. Hierbei wird Etacrynsäure am Keton-Sauerstoff zum resonanzstabilisierten Oxonium-Ion **13a** protoniert, das bei längerem Stehen über **13b** zum 1-Indanon **14** cyclisiert.

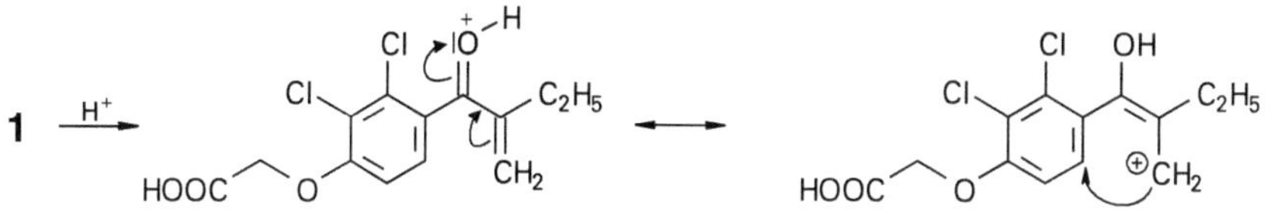

13a **13b**

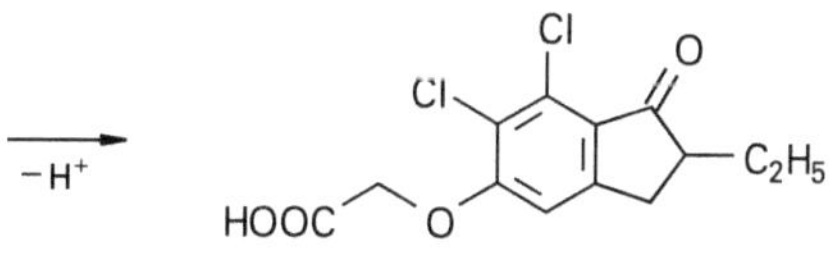

14

Reinheitsprüfung

Verwandte Substanzen: DC.

Begrenzung des Dimeren **3** auf 0,5%.

Gehaltsbestimmung

- Alkalimetrische Titration von **1** als einwertige Säure mit Natronlauge ($0{,}1\ mol \cdot l^{-1}$). Potentiometrische Endpunktbestimmung. Bei dieser Titration wird auch **3** miterfasst, dessen Gehalt durch DC-Prüfung auf maximal 0,5% zu begrenzen ist.
- Bei der bromometrischen Bestimmung von **1** werden zwei Äquivalentmengen Halogen verbraucht. Primär ist mit einer Addition des Broms an die aktivierte Doppelbindung des Enons zu rechnen. Nach neueren Untersuchungen entsteht unter den Reaktionsbedingungen zunächst u.a. die Interhalogen-Verbindung Bromchlor:

$$2\,KBr + KBrO_3 + 6\,HCl \longrightarrow 3\,BrCl + 3\,KCl + 3\,H_2O$$

Aufgrund der größeren Elektronegativität wird Chlor an das β-C-Atom addiert und Brom an das α-C-Atom.

Eine elektrophile Substitution am ebenfalls aktivierten Aromaten findet nicht statt.

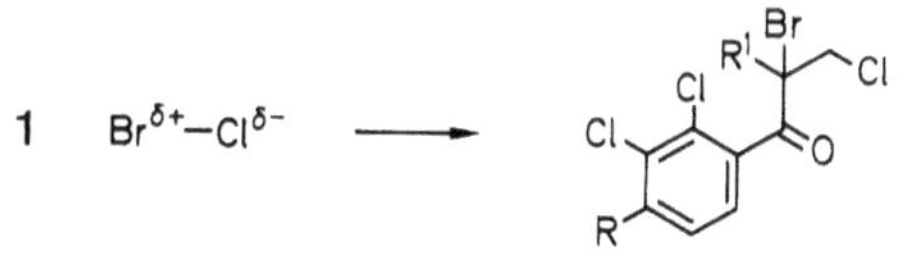

Als Verunreinigung evtl. enthaltenes Dimer **3** wird bei der Bestimmung miterfasst. Nach neueren Untersuchungen bildet sich dabei jedoch über ein Bromonium-Ion **15** das Bromhydrin **16**.

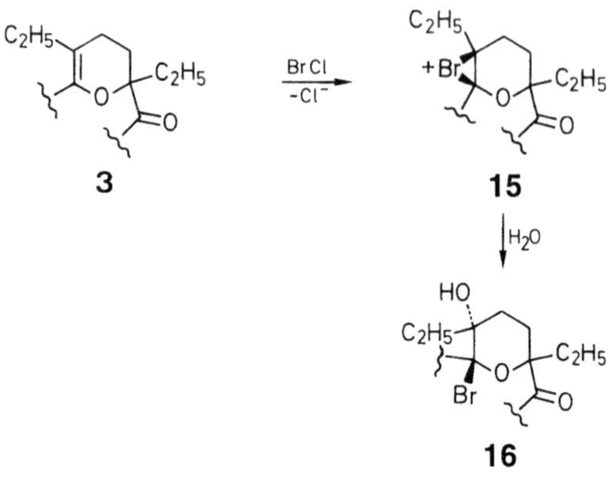

Pantothensäure

3-[[(2*R*)-2,4-dihydroxy-3,3-dimethyl-butanoyl]amino]propansäure
[137-08-6]

B-Vitamin

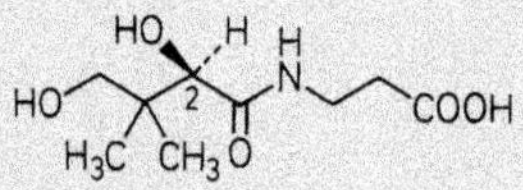

1

D-Pantothensäure (**1**) ist ein optisch aktives Amid aus (*R*)-α,γ-Dihydroxy-β,β-dimethylbuttersäure (Pantoinsäure (**9**)) und β-Alanin (**7**).

Sie ist eine hellgelbe, viskose, hygroskopische Flüssigkeit, die sehr unbeständig ist. Das Natriumsalz ist ebenfalls ungewöhnlich hygroskopisch; daneben verwendet man das nicht hygroskopische und beständigere Calciumsalz zu therapeutischen Zwecken. Pantothensäure (**1**) und ihre Salze (offizinell sind das Ca- und Na-Salz) sind nur in einem bestimmten pH-Bereich, der zwischen 5 und 7 liegt, hydrolysebeständig. Im Sauren und Alkalischen erfolgt sehr leicht hydrolytische Spaltung zu (–)(*R*)-Pantolacton (**5**) und protoniertem β-Alanin (**7**). Die leichte Spaltbarkeit der Amid-Gruppe ist auf einen Nachbargruppeneffekt der endständigen Hydroxy-Gruppe zurückzuführen. Als Vorstufe der Spaltung wird die Orthoamid-Struktur **3** ausgebildet.

Der Mechanismus der sauren Hydrolyse ist in der Formelfolge **1** bis **5** und **7** wiedergegeben.

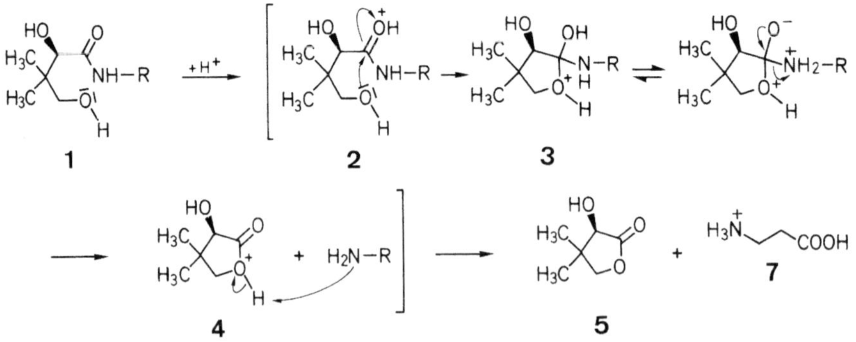

Bei der alkalischen Spaltung entsteht α,γ-Dihydroxy-β,β-dimethyl-butyrat (**6**) und β-Alaninat (**8**). Das Butyrat geht beim Ansäuern teilweise in (*R*)-Pantolacton (**5**) und Pantoinsäure (**9**) über, die zu dem 1,3-Glykol **10** decarboxyliert.

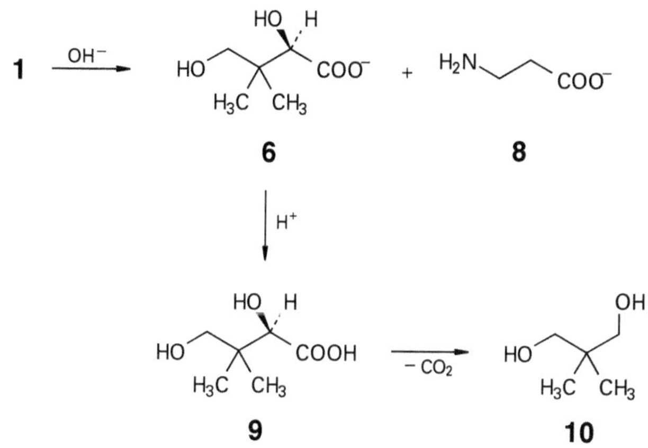

Identifizierung (Calciumpantothenat)

- Zur Unterscheidung von racemischem **1** wird die spezifische Drehung gemessen.
- DC gegen Ca-pantothenat und β-Alanin.
- In alkalischer Lösung gibt die Substanz mit Kupfer(II)-Ionen eine Blaufärbung. Es handelt sich dabei nicht um den Nachweis der β-Alanin-Struktur, sondern um die Identifizierung der Pantoinsäure-Partialstruktur.

  Neuere Untersuchungen belegen, dass eine Komplexbildung zwischen Kupfer-Ion und der Pantoinsäure-Partialstruktur stattfindet. Hierbei dienen die beiden Hydroxy-Gruppen und die Carbonyl-Gruppe als Liganden.

- Zur Identifizierung werden die Kationen (Ca^{2+} u. Na^{+}) auf übliche Weise nachgewiesen, während das Pantothenat-Anion über das bei der Hydrolyse entstehende Pantolacton (**5**) charakterisiert wird. Dies geschieht durch Aminolyse mit Hydroxylamin und Einwirken von Eisen(III)-Ionen auf die entstandene Hydroxamsäure **12** im Sauren.

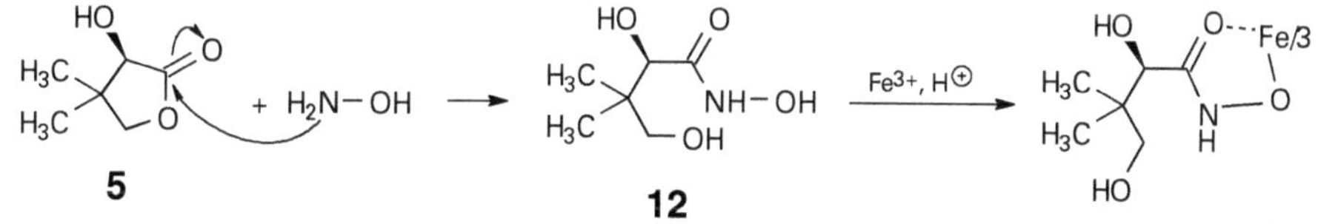

Gehaltsbestimmung

- Titration im wasserfreien Medium mit $HClO_4$ ($0{,}1\ mol \cdot l^{-1}$).

  Als schwache Base wird das Pantothenat-Anion 1^- zur Säure **1** protoniert.

  Beim Calciumsalz erfolgt die Endpunkterkennung potentiometrisch. Wegen seiner Hygroskopizität ist beim Natriumsalz der Zusatz von Acetanhydrid zum Lösungsmittel Essigsäure erforderlich. Zur Endpunkterkennung dient Naphtholbenzein als Indikator.

- Komplexometrische Bestimmung der Ca^{2+}-Ionen ist ebenso möglich.

Calciumgluconat
[299-28-5]

bei Ca-Mangelzuständen, Antiallergikum, Antidot bei Verätzungen mit Fluorwasserstoff

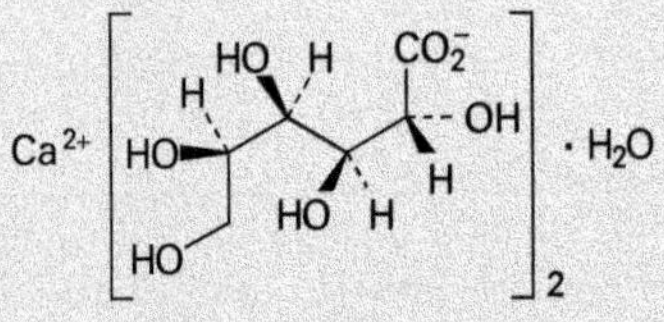

1

Calciumgluconat kristallisiert mit einem Mol Wasser, ist in Wasser löslich, in Aceton, Ethanol und Ether praktisch unlöslich. Zur Stabilisierung übersättigter Lösungen, z.B. in Ampullen, ist der Zusatz von Calciumsaccharat empfehlenswert.

Die D-Gluconsäure, die durch endständige Oxidation der Aldehyd-Gruppe der D-Glucose entsteht, ist wie alle anderen „on-Säuren" nur in Form ihrer Salze beständig. Im Sauren bilden sich spontan γ- oder δ-Lactone, wie es beispielsweise auch bei der Ascorbinsäure der Fall ist. Aus Gluconsäure (**2**) entsteht bevorzugt γ-D-Gluconolacton (**3**).

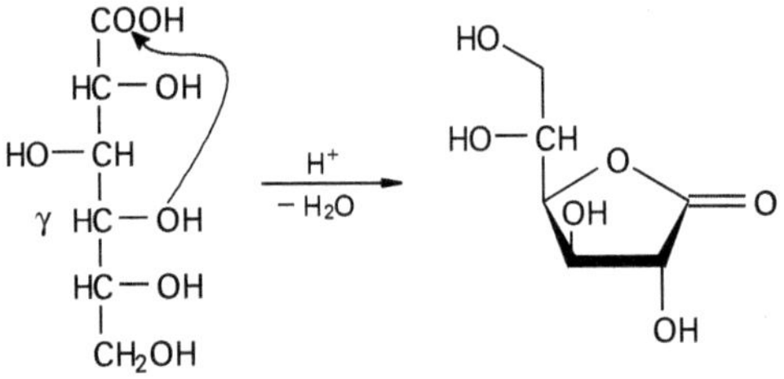

2 3

Identifizierung

Sieht man vom Nachweis der Calcium-Ionen ab, so sind folgende Reaktionen üblich:

- DC: Detektion durch Besprühen mit Kaliumdichromat in 40% H_2SO_4.

  Es bildet sich ein blaugrauer Hauptfleck auf gelbem Hintergrund. Kaliumdichromat oxidiert **2** und wird selbst zu Cr(III) reduziert.

- Durch Ansäuern mit Essigsäure wird aus Calciumgluconat die Säure frei, die in diesem Milieu spontan zum γ-Lacton **3** cyclisiert. Das gegenüber der freien Säure reaktionsfähigere Lacton wird vom anwesenden Phenylhydrazin beim Erwärmen zum Gluconsäurehydrazid **4** aminolysiert, das bei etwa 200 °C unter Zersetzung schmilzt.

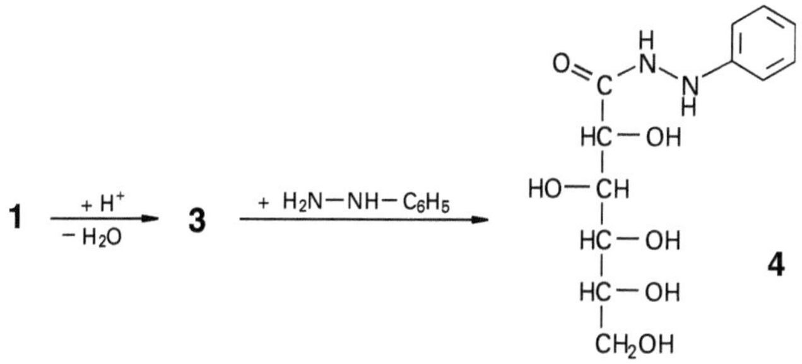

- Calciumgluconat gibt mit Eisen(III)chlorid-Lösung eine Gelbfärbung, die auf Zusatz von Wasserstoffperoxid nicht verschwindet.

Gehaltsbestimmung

- Komplexometrische Erfassung der Calcium-Ionen.
- *Malaprade*-Spaltung des Polyols mit $NaIO_4/H^+$ und Titration der entstandenen Ameisensäure.

Undecylensäure

Undec-10-ensäure
[112-38-9]

Fungistatikum

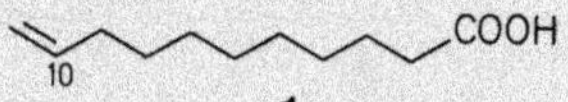

1

Weiße kristalline Masse oder farblose Flüssigkeit von charakteristischem Geruch.

Smp: 24,5 °C.

Sdp_{760}: 275 °C.

Unlöslich in Wasser, leicht löslich in Chloroform, Ethanol, Diethylether.

$pK_S = 4{,}5$ bei 30 °C.

Offizinell ist auch das Zinksalz der Undecylensäure.

Identifizierung

- Brechungsindex: $n_D^{25} = 1{,}447–1{,}450$
- Erstarrungstemperatur: 21–24 °C.
- Bildung des kristallinen Anilids **2** durch Erhitzen unter Rückfluss in Anilin (Sdp. 184 °C). Nach zweimaligem Umkristallisieren aus Ethanol schmilzt **2** zwischen 66 und 68 °C.

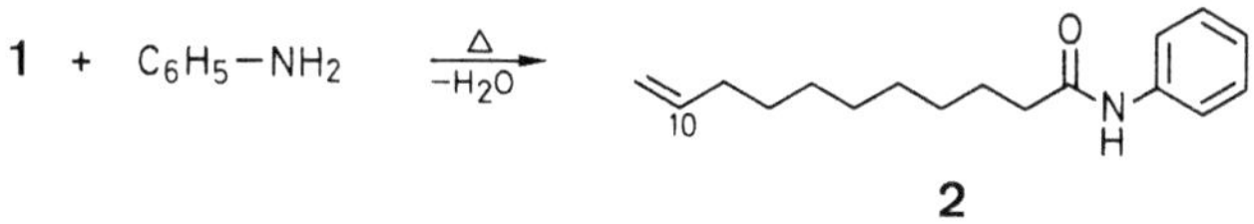

2

- Der Nachweis der Doppelbindung erfolgt hier durch die *Bayersche*-Probe: Entfärbung von Kaliumpermanganat-Lösung (s. S. 2).

Reinheitsprüfung

Zur Reinheitsprüfung bestimmt man den Grad der Ungesättigtheit durch eine bromometrische Titration mit $KBrO_3$-Lösung ($0{,}1\ mol \cdot l^{-1}$) in Gegenwart von KBr. Bei dieser Titration werden zwei Äquivalente Brom an die Doppelbindung addiert, wobei 10,11-Dibromundecansäure (**3**) entsteht. Als Redox-Indikator dient Indigocarmin.

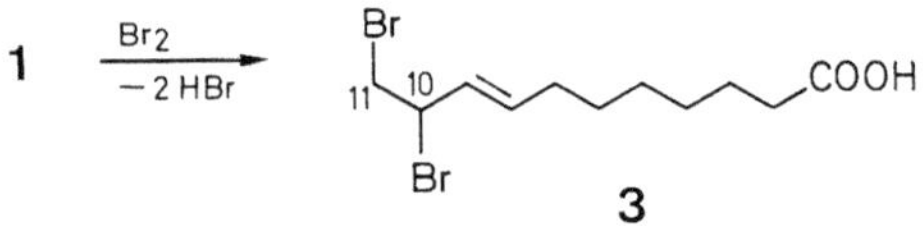

3

Der blaue Redox-Indikator Indigocarmin (**4**), $E_0 = 0{,}125$ V, wird in Redox-Titrationen vom überschüssigen Oxidationsmittel zum gelben Isatin-Derivat **5** oxidiert und zeigt damit den Endpunkt der Titration an.

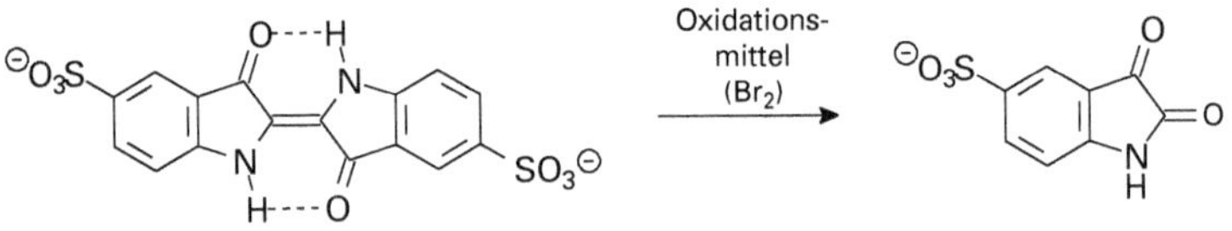

4 5

Gehaltsbestimmung

- Erfassung als schwache Säure mit Natronlauge ($0{,}5\ mol \cdot l^{-1}$).
- Kolorimetrisch lässt sich **1** bestimmen, wenn man die terminale Doppelbindung mit Kaliumpermanganat hydroxyliert und das 1,2-Diol mit Natriumperiodat spaltet, wobei Formaldehyd (**6**) und eine α,ω-Aldehydsäure **7** entstehen:

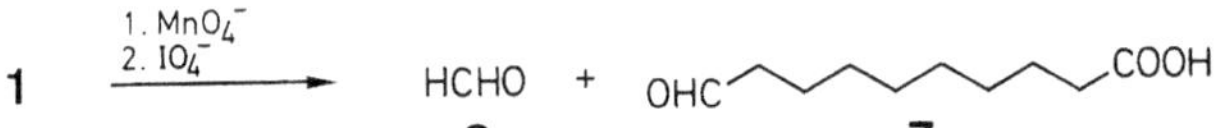

6 7

Der Nachweis des gebildeten Formaldehyds kann mit Chromotropsäure erfolgen (s. S. 78); daneben bietet sich auch 3-Methylbenzthiazolin-2-on-hydrazon (**8**) an, das mit Formaldehyd in Gegenwart eines Oxidationsmittels zu einem blauen Farbstoff **9** reagiert: Diese Farbreaktion ist die zzt. empfindlichste Reaktion auf Formaldehyd. (Vergleiche auch die Verwendung des Reagenzes zum Phenolnachweis, S. 39.)

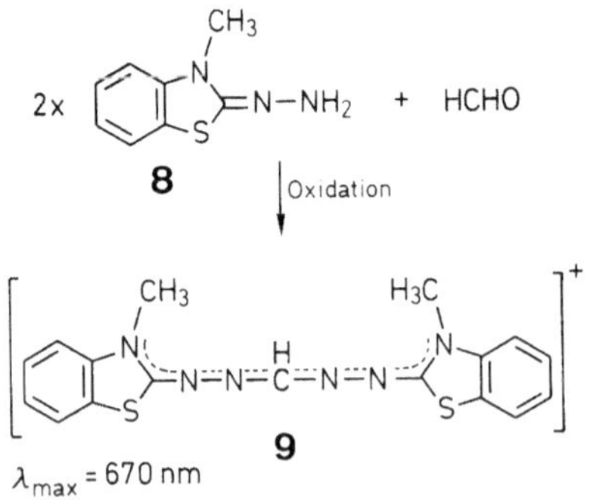

4.2 Ester aliphatischer Carbonsäuren

4.2.1 Ester aliphatischer Carbonsäuren

Zum Nachweis von Carbonsäureestern ist im Ph.Eur. die Umsetzung mit Hydroxylamin und Eisen(III)chlorid aufgeführt. Man arbeitet zunächst im Alkalischen, da hier nur nucleophiles, freies Hydroxylamin vorliegt. Carbonsäureester besitzen, im Gegensatz zu den Carbonsäuren, eine genügende Carbonyl-Aktivität, um sich mit Hydroxylamin in siedendem Ethanol zu Hydroxamsäuren umzusetzen.

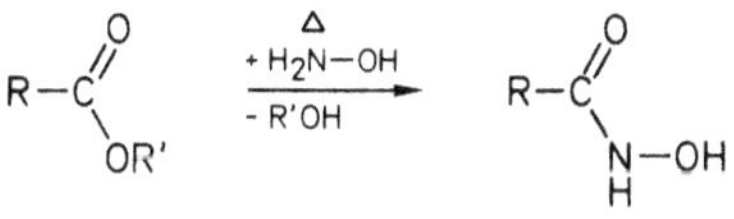

2 3

Hydroxamsäuren, als *N*-Hydroxyamide, besitzen im Vergleich mit Säureamiden eine relativ hohe Acidität, die ca. 6 pK_S -Einheiten höher liegt als die vergleichbarer Amide.

$pK_S \sim 9$ $pK_S \sim 15$

Die Struktur des Anions von Hydroxamsäuren ist offensichtlich noch nicht völlig geklärt und hängt von der Art des Substituenten R ab. Für Hydroxamsäuren mit R = –I, –M-Substituent nimmt man an, dass die Deprotonierung am Stickstoff erfolgt (NH-Acidität der Hydroxamsäure), wobei das resonanzstabilisierte Anion **4** gebildet wird.

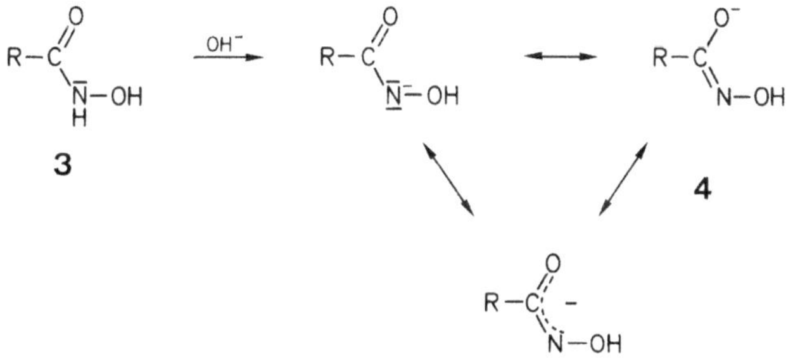

Die Intensität und Stabilität des rotvioletten Hydroxamsäure-Eisen(III)-Komplexes (s. S. 109) hängt vom pH-Wert und der Temperatur ab. Die höchsten Extinktionswerte werden bei pH = 1,2 bis 1,3 erhalten. Das Absorptionsmaximum liegt hier bei 520 bis 540 nm.

Analog reagieren reaktive Carbonsäure-Derivate wie Lactone, z.B. das (–)-*R*-Pantolacton (S. 129, *β*-Lactame s. S. 195), Carbonsäureanhydride und cyclische Imide, letztere jedoch wesentlich langsamer, da die Carbonyl-Aktivität vermindert ist. Keine positive Reaktion ergeben Kohlensäureester, Carbaminsäureester, Chlorameisensäureester, Sulfonsäureester und Ester anorganischer Säuren.

Clofibrat

Ethyl 2-(4-chlorphenoxy)-2-methylpropionat
[637-07-0]

Lipidsenker

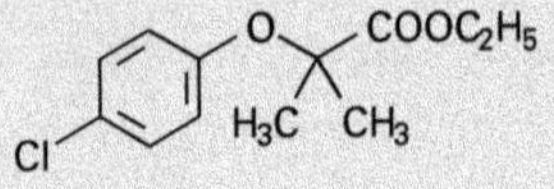

1

Farblose Flüssigkeit, sehr schwer löslich in Wasser, mischbar mit Chloroform, Ethanol und Ether.

Sdp_{20}: 154–156 °C

1 ist als Ester hydrolyseempfindlich und wird bereits im schwach alkalischen Medium hydrolysiert.

Identifizierung

- IR-Spektrum.
- UV-Spektrum (Methanol): $\lambda_{max} = 279$ nm.
- Die alkalische Hydrolyse liefert die Clofibrinsäure, die durch den Schmelzpunkt identifiziert wird (Smp: 118–122 °C).
- **1** lässt sich als Ester mit Hydroxylamin leicht zur Hydroxamsäure umsetzen, die mit Eisen(III)-Ionen eine rote Färbung zeigt (Ph.Eur. Reaktion auf Ester).

Reinheitsprüfung

Von der Synthese her kann **1** als Verunreinigung 4-Chlorphenol enthalten. Ph. Eur. lässt hierauf prüfen mittels GC. Kolometrisch lässt sich der Gehalt an 4-Chlorphenol durch die *Emerson*-Reaktion erfassen (s. S. 40).

Gehaltsbestimmung

- Üblich ist die alkalische Hydrolyse des Esters mit ethanolischer Kalilauge und Rücktitration der nicht verbrauchten Lauge.

4.2.2 Basisch substituierte Ester aliphatischer (und aromatischer) Carbonsäuren

In diesem Abschnitt werden solche Ester besprochen, die aus einem Aminoalkohol und einer aliphatischen bzw. aromatischen Carbonsäure aufgebaut sind.

Arzneistoffe vom Typ des Pethidins, in denen die basische Gruppe und die Carboxy-Gruppe im gleichen Molekülteil verankert sind, werden unter den Aminen abgehandelt.

Von therapeutischem Interesse sind die im Folgenden aufgeführten Alkaloide und deren Abwandlungsprodukte, die jeweils aus einem basisch substituierten bicyclischen Alkohol-Anteil und einer aromatisch substituierten aliphatischen Carbonsäure bzw. Benzoesäure aufgebaut sind:

- Atropin
- Butylscopolaminiumbromid
- Cocain
- Homatropin
- Hyoscyamin
- Methylatropiniumbromid
- Methylatropiniumnitrat
- Scopolamin.

Während Cocain einen zweifachen Ester des Ecgonins (**3**) darstellt, sind alle oben genannten Alkaloide Ester des Tropins bzw. Epoxitropins.

Wird Tropin (**1**) mit Natriumamylat erhitzt, so lagert sich seine axiale Hydroxy-Gruppe in eine aequatoriale um, wobei Pseudotropin (**2**) entsteht.

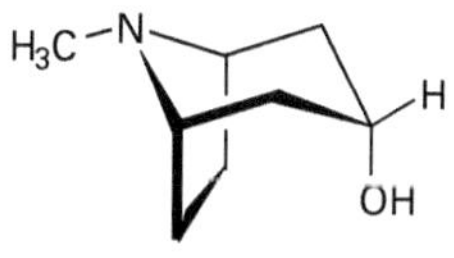

1

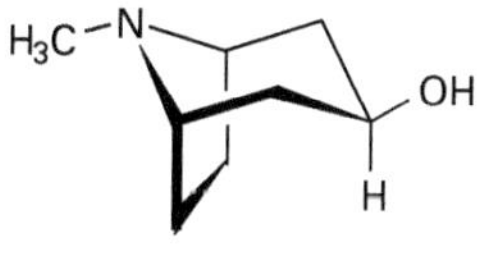

2

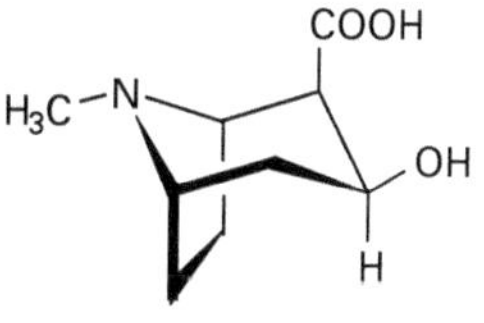

3

Im Tropin und Pseudotropin ist der enthaltene Piperidin-Ring normalerweise in der Sesselform angeordnet, wodurch der ebenfalls enthaltene Cycloheptan-Ring zwangsläufig die Wannenform einnimmt. Die Stellung der Hydroxy-Gruppe zum Stickstoff und damit auch der Beweis der axialen (im Tropin) bzw. äquatorialen (im Pseudotropin) Position, bezogen auf die Sesselform des Piperidin-Ringes, lässt sich analytisch durch zwei stereochemisch aufschlussreiche Reaktionen erbringen. Es ist einmal die Bildung eines N,O-Acetals **5** aus Norpseudotropin (**4**) und 4-Nitrobenzaldehyd, zum anderen die Acyl-Wanderung vom *N*-Acetylnorpseudotropin (**6**) zum *O*-Acetyl-Derivat **7.**

Sowohl die Bildung von **5** als auch die Acyl-Wanderung von **6** nach **7** sind nur denkbar, wenn die Hydroxy-Gruppe eine äquatoriale Lage einnimmt, sodass sie bei der vorübergehenden Bildung der Wannenform (in Bezug auf den Piperidin-Ring) in die räumliche Nähe des Stickstoffes gelangt.

Die axiale Anordnung der Hydroxy-Gruppe im Tropin lässt sich ferner durch Beobachtungen in der Cyclohexan-Reihe stützen. Danach werden axial gebundene Ester-Gruppen langsamer hydrolysiert als äquatoriale. Dasselbe Ergebnis erhält man bei der Hydrolyse von Tropin- und Pseudotropin-Estern.

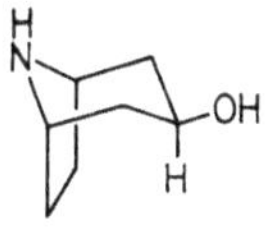

4

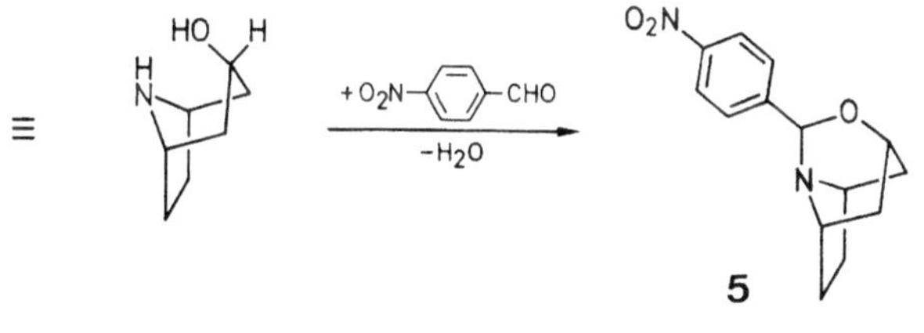

5

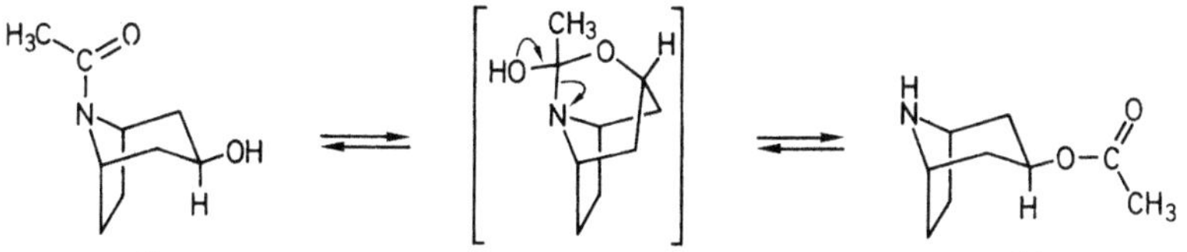

6 **7**

Im Ecgonin (**3**) nimmt die Hydroxy-Gruppe die gleiche räumliche Position ein wie im Pseudotropin. Die Carboxy-Gruppe des Ecgonins ist axial angeordnet.

Die Basen sowie die Salze der Tropa-Alkaloide epimerisieren in Lösung leicht unter Inversion des Stickstoff-Atoms.

In Abhängigkeit vom Lösungsmittel stellt sich ein Gleichgewicht zwischen den äquatorialen und axialen N–CH_3-Diastereomeren ein, z.B. Tropin, äquatorial (**1 a**), Tropin, axial (**1 b**).

^{1}H- und ^{13}C-NMR-Untersuchungen zur Stereochemie der N-Methyl-Gruppen von Tropa-Alkaloidsalzen sind publiziert.

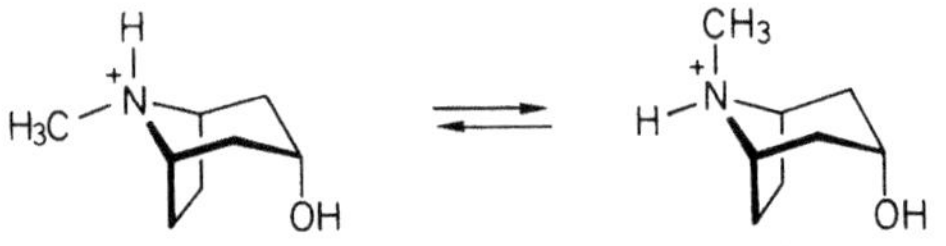

1a **1b**

Das im Scopolamin und Methylscopolamin enthaltene Tropin-Gerüst weist weiterhin eine Epoxy-Gruppe auf (s. Scopolamin, S. 141).

Die vorgenannten Aminoalkohole sind mit folgenden Säuren verestert:

- L-Tropasäure (**8 a**)
- D-Tropasäure (**8 b**)
- L-Mandelsäure (**9 a**)
- D-Mandelsäure (**9 b**)
- Benzoesäure (**10**)

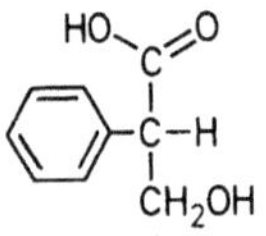

8a

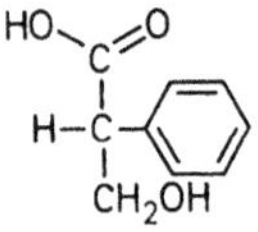

8b

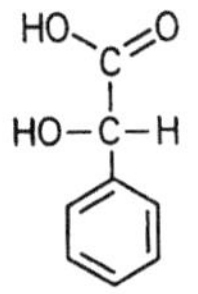

9a

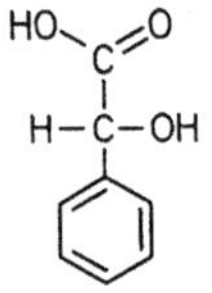

9b

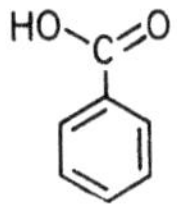

10

Atropin und Methylatropin sind Racemate, enthalten also D- und L-Tropasäure im Verhältnis 1:1. Die natürlich vorkommenden Alkaloide Hyoscyamin und Scopolamin sowie das halbsynthetische Methylscopolamin sind Ester der L-Tropasäure.

Im Homatropin ist das Racemat der Mandelsäure verestert enthalten, während das Cocain einen Ester der Benzoesäure darstellt.

Atropin

(1*R*,3*r*,5*S*)-8-Methyl-8-azabicyclo-[3.2.1]oct-3-yl(2*RS*)-3-hydroxy-2-phenylpropanoat
[51-55-8]
Sulfat [5908-99-6]

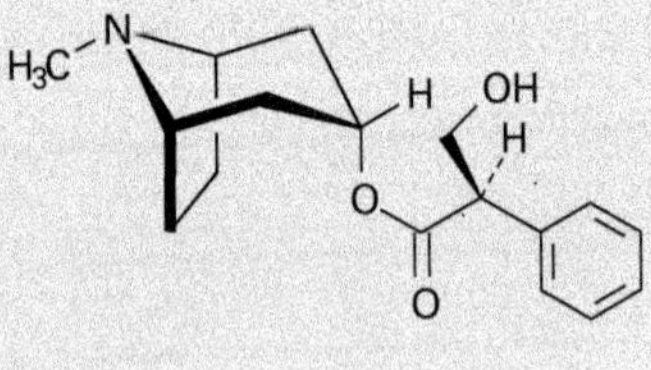

1
und Enantiomer

Mydriatikum, Anticholinergikum

Das Racemat **Atropin** entsteht bei der Aufarbeitung des in den Pflanzen vornehmlich enthaltenen L-Hyoscyamins. Die Racemisierungsrate ist abhängig vom pH-Wert, vom Lösungsmittel und der Temperatur. Erhöhungen des pH-Wertes und Erhöhung der Temperatur führen zu einer rascheren Racemisierung. In polaren Lösungsmitteln wie Methanol, Ethanol oder Wasser erreicht man beim Erhitzen vollständige Racemisierung, die beim Arbeiten in nicht polaren Lösungsmitteln, beispielsweise Toluol, ausbleibt.

Als Ester unterliegen die Tropa-Alkaloide der Hydrolyse, die ebenfalls pH-abhängig ist. Das Stabilitätsoptimum liegt im pH-Bereich zwischen 3 und 4. Die Hydrolyse nimmt mit steigenden pH-Werten zu. Hydrolyseprodukte sind Tropansäure und Tropin. Durch Wasserabspaltung aus dem intakten Ester kann es zur Bildung von Apoatropin (Atropamin (**2**)) kommen.

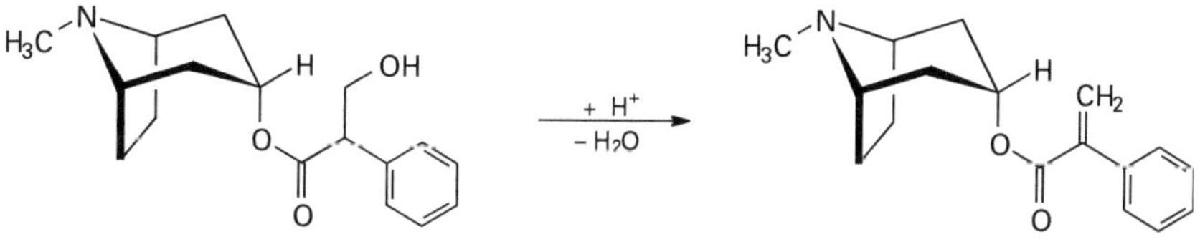

1 **2**

Wird aus der durch Hydrolyse entstandenen Tropasäure Wasser abgespalten, so resultiert die Atropasäure (**3**).

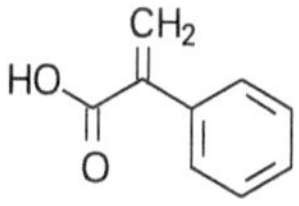

3

Die Dehydratisierungsrate ist im pH-Bereich von 3 bis 4 am größten, also im Bereich der größten Stabilität in Bezug auf die Esterhydrolyse. Unter extremen Bedingungen kommt es spurenweise zur Dimerisierung von Atropamin (Apoatropin). Diese Reaktion läuft nach Art einer *Diels-Alder*-Reaktion ab und führt zu Belladonnin (**4**) bzw. der Isatropasäure (**5**). Nach Untersuchungen von *Möhrle* u. Mitarb. gehören beide Derivate der α-Reihe an. Eine Umwandlung in die β-Reihe findet erst bei der Esterhydrolyse statt.

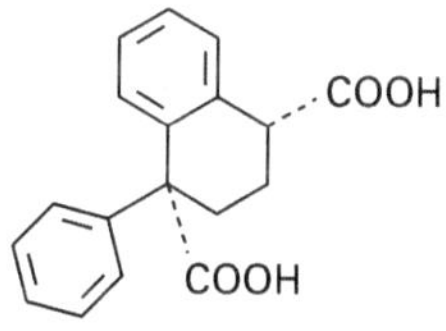

5

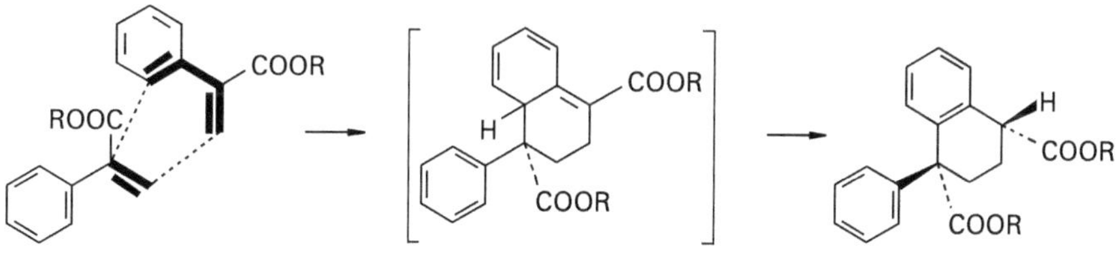

2 bzw. **3** **4** bzw. **5**

Die Zusammenhänge zwischen Hydrolyse und Dehydratisierung im sauren Bereich sind im folgendem Schema dargestellt:

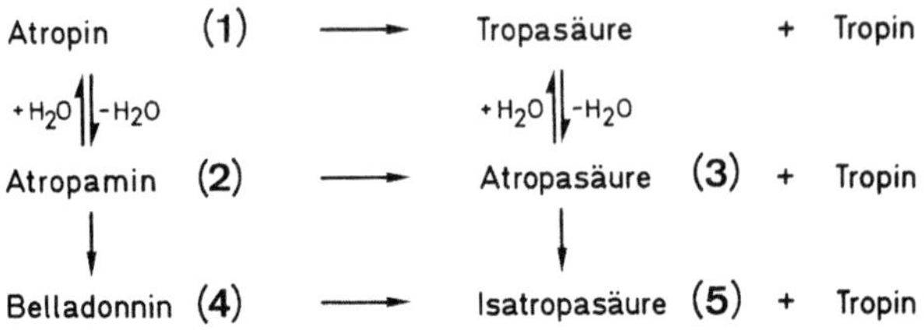

Chemisch gesehen ist Atropin ein Ester des Alkamins und sekundären Alkohols Tropin mit der DL-Tropasäure. Grundgerüst des Tropins ist das Nortropan (8-Azabicyclo[3.2.1]octan). Nortropan ist im Gegensatz zum Atropin und Tropan in Wasser leicht löslich. Die schlechte Wasserlöslichkeit des *N*-Methyl-Derivates könnte sterisch bedingt sein, indem die intermolekulare Wasserstoff-Brückenbildung mit dem Lösungsmittel behindert ist. Der Heterocyclus hat die wesentlichen Eigenschaften eines gesättigten aliphatischen Amins. Die Kohlenstoff-Brücke über den Piperidin-Ring hat wenig Einfluss auf die chemischen Eigenschaften. Man kann daher Tropin als ein *β*-Ethanolamin auffassen.

Die **Atropin-Base** ist eine farblose Substanz, die bei 114 bis 116 °C schmilzt und in Wasser schwer, in Ethanol leicht löslich ist. Der pK_S-Wert der Base liegt zwischen 9,65 und 9,85 und damit in der Größenordnung der Werte für tertiäre aliphatische Amine, z.B. Triethylamin mit einem pK_S-Wert von 9,8.

Wegen der besseren Wasserlöslichkeit und größeren Stabilität verwendet man Atropin hauptsächlich in Form seines Sulfates.

Atropinsulfat, offizinell in der Ph.Eur., ist eine farblose kristalline Substanz, löst sich sehr leicht in Wasser, ist leicht löslich in Ethanol und praktisch unlöslich in Chloroform und Ether.

Identifizierung

- Die wichtigste und bekannteste, allerdings nicht spezifische Nachweisreaktion für Atropin und andere Tropasäureester ist die **Vitali-Morin-Reaktion**. Dazu wird die Substanz mit rauchender Salpetersäure zur Trockne eingedampft und der Rückstand mit Aceton und methanolischer Kalilauge versetzt, wobei eine Violettfärbung auftritt.

Diese bereits 1881 von *Vitali* gefundene, später mehrfach modfizierte Reaktion ist in der angegebenen Ausführung wenig spezifisch. Außer den Tropa-Alkaloiden, wie Atropin, Hyoscyamin, Apoatropin und Belladonin, sind heute etwa hundert weitere Verbindungen bekannt, die unter gleichen Bedingungen ähnliche Färbungen ergeben.

Ohne Zusatz von Aceton ist die Reaktion weniger empfindlich, dafür wesentlich spezifischer, vor allem, wenn man nur Violettfärbungen und keine Rotfärbungen als positiven Ausfall gelten lässt.

Tropasäure selbst gibt keine positive *Vitali*-Reaktion; es ist dabei an die oxidative Zerstörung des Moleküls durch Salpetersäure zu denken.

Der Reaktionsmechanismus wurde 1965 durch *Schwenker* aufgeklärt. Beim Eindampfen mit rauchender Salpetersäure kommt es zur Nitrierung des Aromaten in 4-Stellung und der gleichzeitigen Veresterung der alkoholischen Hydroxy-Gruppe mit Salpetersäure zu **6.** In wässriger Lösung, vor allem im sauren Milieu, ist **6** sehr instabil und geht unter Abspaltung von Salpetersäure in den Nitroatropasäureester **7** über. Es stellt sich ein Gleichgewicht ein. In alkalischer Lösung lagert **7** Wasser bzw. Hydroxid-Ionen an unter Bildung von **8.** Es stellt sich dann erneut ein Gleichgewicht zwischen **7** und **8** ein, das zunehmend auf der Seite von **8** liegt. Aus **8** entsteht schließlich in alkalischem Milieu das mesomeriestabilisierte, farbige Anion eines Azaoxonols **9**. Der beschriebene Mechanismus setzt eine genügend aktivierte Methylen- bzw. Methin-Gruppe voraus. Atropasäureester erfüllen diese Voraussetzung erst nach Anlagerung von Wasser an die enthaltene Doppelbindung.

Das Verblassen der Farbe, die bei Durchführung der *Vitali*-Reaktion zunächst entsteht, kann an der beginnenden Esterhydrolyse liegen. Die freie Carboxylat-Gruppe bzw. das Carboxylat-Anion zeigen geringere Neigung, sich an der Mesomerie des gesamten Systems zu beteiligen. Das Verblassen der Färbung bei Zusatz von Säuren beruht, wie zu erwarten, auf der Aufhebung der Mesomerie.

Wie man dünnschichtchromatographisch zeigen kann, läuft die Gesamtreaktion uneinheitlich ab. Die farbgebenden Komponenten entstehen neben einer Reihe anderer Verbindungen nur in mäßiger Ausbeute.

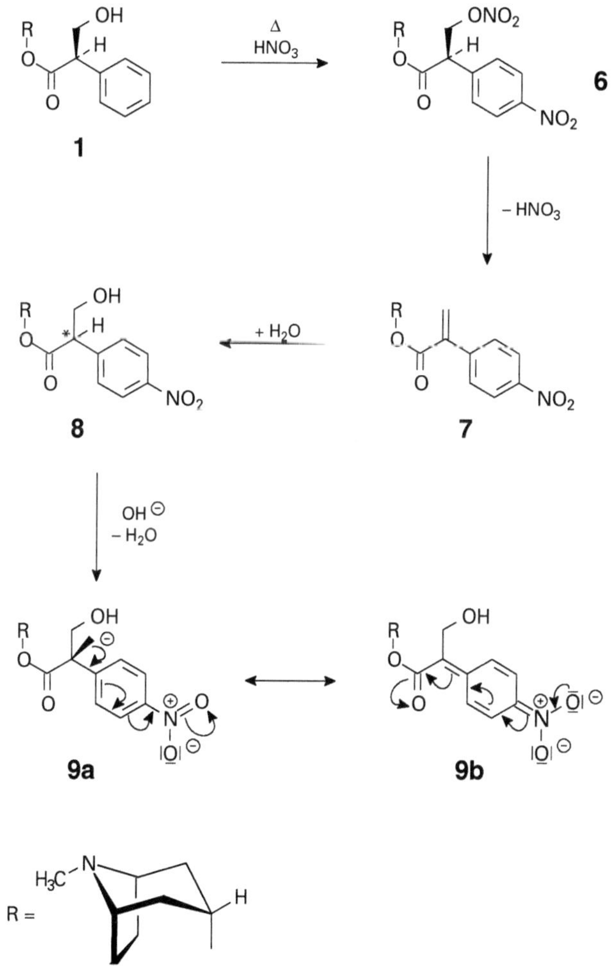

Aus dem Mechanismus wird die unterschiedliche Spezifität der Reaktion deutlich:

Arbeitet man nach der *Vitali*-Variante (ohne Aceton), so reagieren alle Substanzen positiv, die als Strukturelement eine Methylen- bzw. Methin-Gruppierung besitzen, welche durch eine Carbonyl-Gruppe aktiviert ist und an einem in *o*- oder *p*-Stellung nitrierbaren Phenyl-Ring sitzt.

Die Variante nach *Morin* (mit Aceton) fällt bei allen Verbindungen positiv aus, die einen zweifach nitrierbaren Aromaten besitzen und mit Aceton als CH-acider Komponente zum *Meisenheimer*-Komplex weiterreagieren können.

- Weitere Identitätsreaktionen sind die Aufnahme eines IR-Spektrums, die Gruppenreaktion auf Alkaloide, sowie die Herstellung eines Pikrats und dessen Identifizierung durch den Schmelzpunkt. Atropinpikrat schmilzt bei 174–179 °C, Scopolaminpikrat bei etwa 188–193 °C und Hyoscyaminpikrat bei etwa 164–168 °C.

Reinheitsprüfung

Auf L-Hyoscyamin prüft man durch Bestimmung der optischen Drehung. Die Menge an optisch aktiver Substanz muss wegen ihrer größeren biologischen Wirksamkeit begrenzt bleiben (DAB).

Zur Prüfung auf Apoatropin (**2**) wird die UV-Absorption bei 245 nm gemessen (Atropinsulfat weist drei Maxima bei 251, 257 und 263 nm auf).

Als weitere Verunreinigung ist gelegentlich Belladonnin (**4**) zu erwarten, das als Dimerisierungsprodukt schlechter wasserlöslich ist als die freie Atropin-Base und auf diese Weise in ammoniakalischem Milieu erkannt werden kann.

Methylatropiniumbromid

(1*R*,3*r*,5*S*)-3-[[(2*RS*)-3-Hydroxy-2-phenylpropanoyl]oxy]-8,8-dimethyl-8-azoniabicyclo[3.2.1]octan-bromid
[2870-71-5]

und

Methylatropiniumnitrat

[52-88-0]

Parasympatholytikum

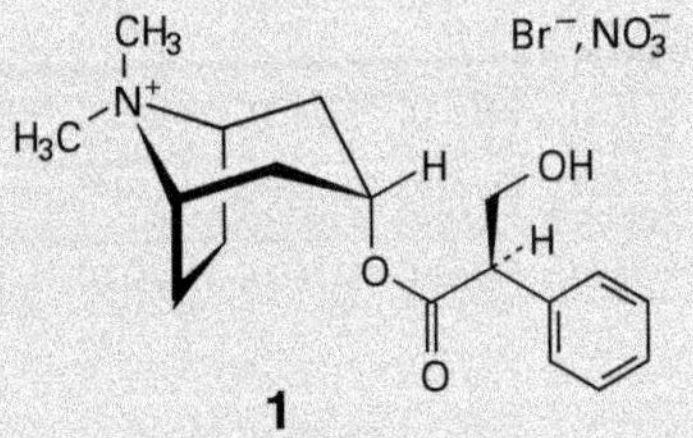

1

Die beiden quartären Ester-Alkaloide, die im Arzneibuch beschrieben sind, geben wie Atropin die Identitätsreaktion auf Alkaloide und die *Vitali*-Reaktion. Zum Unterschied von Atropin fällt beim Alkalisieren der wässrigen Lösung durch Natronlauge kein Niederschlag aus, da die quartären Salze als quartäre Hydroxide in Lösung bleiben.

Außerdem ist die Aufnahme eines IR-Spektrums vorgeschrieben.

Bertram schlägt anstelle der recht unspezifischen Unterscheidung zwischen quartärem Salz und nicht quartärem Alkaloidsalz mittels Fällbarkeit durch Zusatz von Lauge vor, die Farbsalzbildung mit Bromphenolblau als sauren Farbstoff einzuführen. Die Reaktion beruht auf dem Verteilungsverhalten von Farbsalzen in wässriger bzw. organischer Phase. Dazu wird das Alkaloidsalz in Wasser gelöst und nach Zusatz von Bromphenolblau in Methylenchlorid geschüttelt. Während *N*-Methylatropiniumbromid mit dem Indikator die organische und wässrige Phase färbt, ist im Fall des Atropinsulfats die Wasserphase farblos, die organische rotviolett gefärbt. Alkalisierung verdeutlicht die Unterschiede. Quartäres Salz: Beide Phasen sind gefärbt. Atropinsulfat: Wasserphase schwach gefärbt, organische Phase gefärbt.

Das Arzneibuch schreibt zusätzlich die UV-Prüfung auf Apomethylatropin vor, welches Maxima bei 252 und 257 nm aufweist.

Die **Gehaltsbestimmung** ist erwartungsgemäß eine Titration im wasserfreien Milieu und erfasst die Anionen. Auf die Quecksilberacetat-Methode sollte verzichtet werden.

Scopolamin

S-(–)-Scopolamin
(1*R*,2*R*,4*S*,5*S*,7*S*)-9-Methyl-3-oxa-9-azatricyclo-[3.3.1.0^{2,4}]non-7-yl-(2*S*)-3-hydroxy-2-phenyl-propanoat
[51-34-3]

Mydriatikum

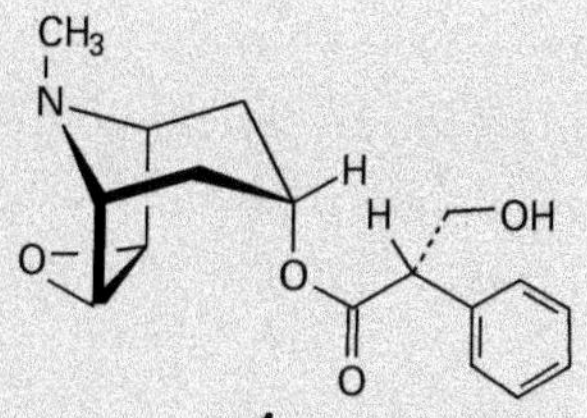

1

Scopolamin (**1**) ist ein Ester des Aminoalkohols Scopin (**2**) mit L-Tropasäure. Scopin unterscheidet sich vom Tropin durch eine Epoxid-Brücke an den C-Atomen 6 und 7.

Die Hydroxy-Gruppe in Position 3 des Scopins nimmt also die gleiche Stellung ein wie im Tropin. Der Beweis dafür ist auf chemischem Wege einfach zu führen; das Oxiran-Derivat geht nämlich sowohl in Gegenwart von Säuren als auch von Laugen oder durch Erhitzen unter Ringöffnung und neuem Ringschluss in das Tetrahydrofuran- bzw. Pyran-Derivat Scopolin (**3**) über, was nur möglich ist, wenn die Hydroxy-Gruppe am C-Atom 3 axial angeordnet ist.

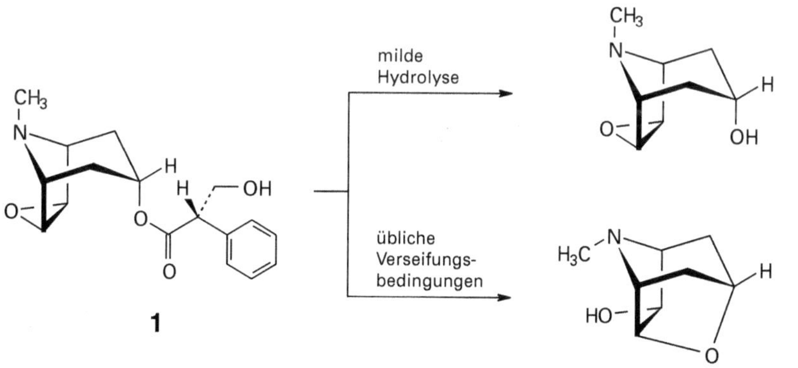

2
3

Im Gegensatz zu **Hyoscyamin** neigt **Scopolamin** wenig zur Racemisierung. Das Racemat **Atroscin** findet keine therapeutische Verwendung.

Dennoch weist die Substanz zwei Besonderheiten auf, die erwähnenswert sind:

Für die Aufnahme eines IR-Spektrums macht das Arzneibuch eine detaillierte Angabe, wie zu verfahren ist, wenn das Spektrum mit der CR-Substanz nicht übereinstimmt. Nach Untersuchungen von *Glaser* u. Mitarb. liegen wasserfreie Substanzen, das Hemihydrat (0,5 H_2O), das Sesquihydrat (1,5 H_2O) und das Trihydrat im Festzustand in unterschiedlichen Konformationen vor. Zwar schreibt das Arzneibuch vor, dass die Substanz vor Bestimmung des Schmelzpunktes, der spezifischen Drehung und des Spektrums erst im Vakuum und anschließend im Trockenschrank zu trocknen ist, wird die Operation jedoch nicht sorgfältig durchgeführt, kommt es zu Nichtübereinstimmung der Spektren. Die Abbildung zeigt die Konformation der wasserfreien und der Hemihydrat-Form.

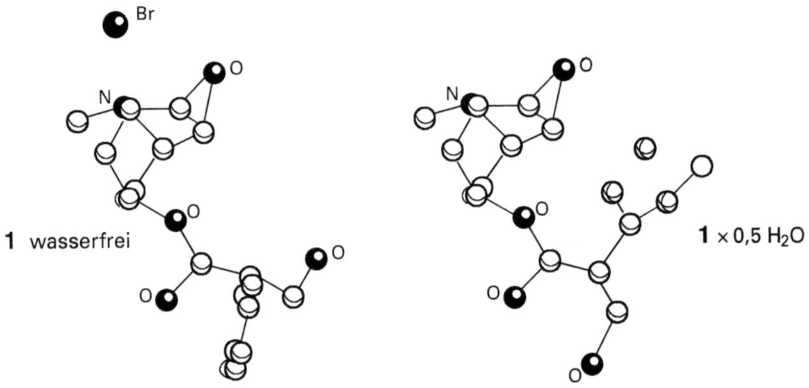

Eine zweite Besonderheit ist die Diastereoisomerisierung in Lösung **1a**–**1b**. Sie ist lösungsmittel- und zeitabhängig (*Michel, Dronin, Glaser*).

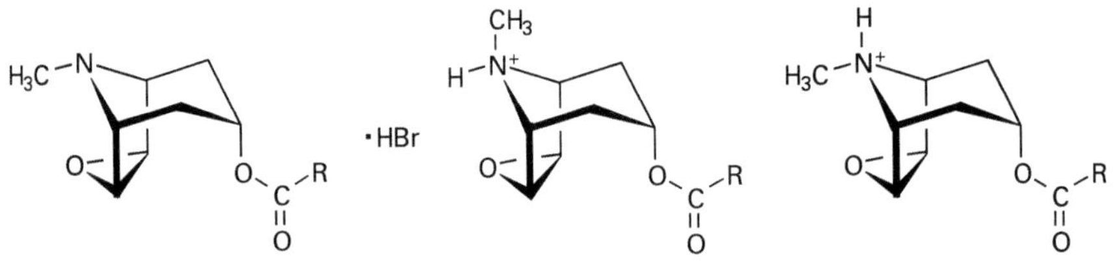

1 **1a** **1b**

Die Base ist eine viskose Flüssigkeit, die in Wasser recht gut löslich ist. Ihr pK_S-Wert wird mit 7,55 und 8,15 unterschiedlich angegeben, besagt aber auf jeden Fall, dass Scopolamin eine schwächere Base als Atropin darstellt ($pK_S \sim 10$). Der Grund könnte in der Abschirmung des Stickstoffs durch die *cis*-ständige Epoxid-Gruppe liegen.

Das Optimum der Stabilität, was Haltbarkeit und Sterilisierbarkeit anbelangt, liegt bei pH 3.

Neben dem allgemeinen Alkaloid-Nachweis und der *Vitali*-Reaktion wird die optische Drehung herangezogen, die sowohl **Identitäts-** als auch **Reinheitsprüfung** ist und den Gehalt an **Atroscin,** das auch bei unsachgemäßer Lagerung oder Isolierung entstehen kann, angibt. Weiterhin IR und Herstellung eines Pikrates, das bei 118–193 °C schmelzen soll.

Butylscopolaminiumbromid

(1*R*,2*R*,4*S*,5*S*,7*s*,9*r*)-9-Butyl-7-[[(2*S*)-3-hydroxy-2-phenylpropanoyl]-oxy]-9-methyl-3-oxa-9-azoniatricyclo-[3.3.1.0^{2,4}]nonan-bromid
[149-64-4]

Parasympatholytikum

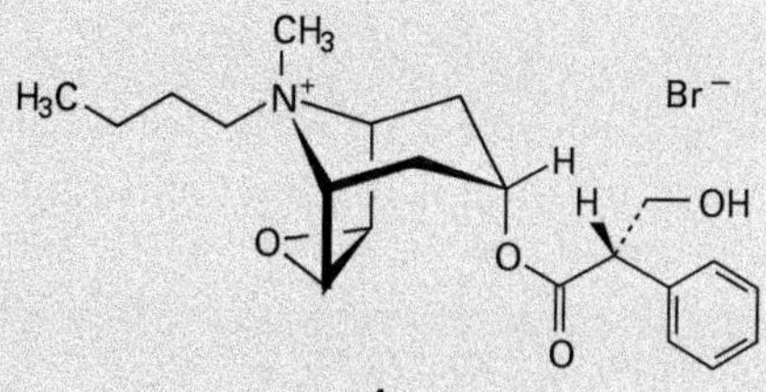

1

Die weiße Substanz ist leicht löslich in Wasser und Dichlormethan dagegen wenig in Ethanol. Neben seinem Chiralitätszentrum mit *S*-Konfiguration im Tropansäure-Teil weist **1** an N-8 und C-3 zwei Pseudoasymmetriezentren mit *R*- und *S*-Konfiguration auf. Ein pseudoasymmetrisches Atom trägt vier verschiedene Substituenten und liegt in der Symmetrieebene eines Moleküls (vgl. Roth, H.J., Müller, Ch.E., Folkers, G.: Stereochemie & Arzneistoffe, Wissenschaftliche Verlagsgesellschaft mbH Stuttgart 1998).

Zur **Identifizierung** wird, neben der *Vitali-Morin*-Reaktion, der Schmelzpunktbestimmung (Smp 139–141 °C) und dem Bromid-Nachweis ein IR-Spektrum aufgenommen sowie die spez. Drehung (–18 bis –20°) bestimmt. Auf Zusatz von Lauge darf kein Niederschlag entstehen.

Zusätzlich ist in der **Reinheitsprüfung** eine HPLC-Methode zur Prüfung auf Scopolamin und Verwandte Substanzen angeführt. Diese Substanzen würden bei der Identitätsreaktion mit Natronlauge eine Trübung ergeben.

Zur **Gehaltsbestimmung** findet die Bromid-Bestimmung mit Silbernitrat-Lösung (0,1 mol · l^{-1}) und potentiometrischer Detektion Anwendung.

Homatropin

(1*R*,3*r*,5*S*)-8-Methyl-8-azabicyclo-[3.2.1]oct-3-yl(2*RS*)-2-hydroxy-2-phenyl acetat als Hydrobromid im Arzneibuch
[51-56-9]

Parasympatholytikum

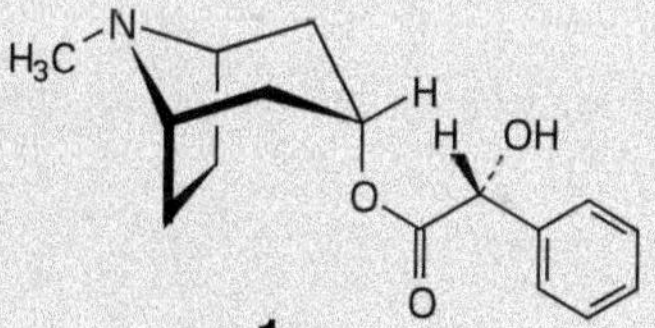

1

und Enantiomer

Das in der Natur nicht vorkommende, halbsynthetische Ester-Alkaloid ist ein Homologes des Atropins und unterscheidet sich von diesem durch das Fehlen einer Methylen-Gruppe. Anstelle der DL-Tropasäure ist die DL-Mandelsäure esterartig enthalten.

Bemerkenswert ist das Verhalten unter Bedingungen der *Vitali*-Reaktion. Es tritt entweder keine Färbung ein oder es entstehen nur gelbrote Produkte. Dagegen fällt die *Vitali*-Reaktion in Gegenwart von Acetanhydrid positiv aus.

Wahrscheinlich ist folgender Mechanismus: Die Carbinol-Gruppe der Mandelsäure ist oxidationsempfindlich und dürfte durch konzentrierte Salpetersäure zum Keton oxidiert werden. Damit erfolgt die Nitrierung des Aromaten in *m*-Stellung. Somit ist auch die CH-Acidität verloren und die Ausbildung eines mesomeriestabilisierten Anions nicht mehr möglich. Arbeitet man dagegen in Gegenwart von Acetanhydrid, so wird die Carbinol-Gruppe durch Acetylierung vor Oxidation geschützt. Die Nitrierung in 4-Stellung ist unter Erhalt der CH-Acidität möglich und führt dann im alkalischen Milieu zur Farbbildung.

Da die Pikratbildung bei den meisten Tropa-Alkaloiden zu gut kristallisierenden und scharf schmelzenden Salzen führt, wird sie auch hier zur Identität neben dem IR-Spektrum herangezogen (Smp 182–186°). Das Hydrobromid schmilzt bei 215 °C unter Zersetzung.

Als weitere Reaktion zur Identifizierung versetzt man die freie Homatropin-Base mit einer ethanolischen Quecksilber(II)chlorid-Lösung. Dabei entsteht eine Gelbfärbung, welche beim Erwärmen in Rot umschlägt.

Die Basen, Atropin, Hyoscyamin und Homatropin überführen Quecksilber(II)-chlorid in Quecksilberoxid, welches ausfällt. Scopolamin und die quart. Salze reagieren nicht. Der Grund dürfte darin liegen, dass Scopolamin nicht genügend basisch ist, um die Chlorid-Ionen zu binden. Die drei genannten Alkaloide weisen annähernd gleiche (größere) Basizität auf (Homatropin $pK_S = 9{,}9$).

Die wasserfreie Titration nach der Quecksilberacetat-Methode sollte ersetzt werden.

Die Homatropinmethylbromid-Monographie ist praktisch identisch.

Smp bei etwa 190 °C.

Smp Pikrat 132–138 °C.

Cocain

[50-36-2]
Methyl-(1*R*,2*R*,3*S*,5*S*)-3-(benzoyloxy)-8-methyl-8-azabicyclo[3.2.1]octan-2-carboxylat
als Hydrochlorid im Arzneibuch
[53-21-4]

Lokalanästhetikum

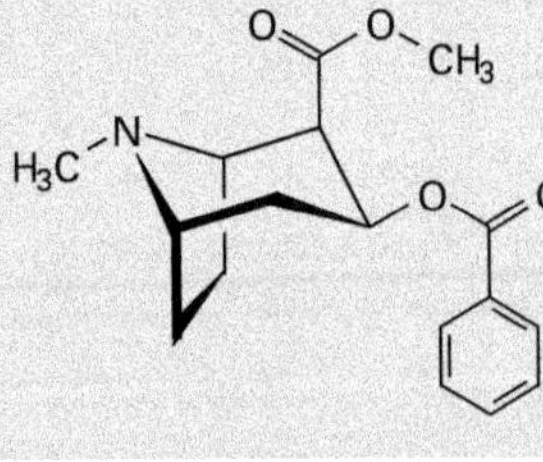

1

Cocain (**1**) ist ein Diester des überbrückten Heterobicyclus **Ecgonin (2),** das die funktionellen Gruppen eines sekundären Alkohols, eines tertiären Amins und einer Carbonsäure aufweist.

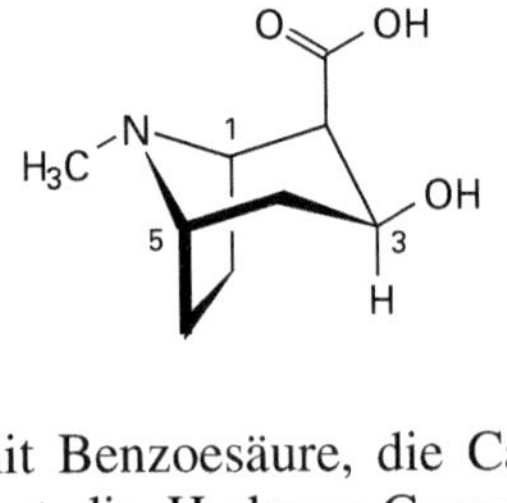

2

Die Carbinol-Gruppe ist mit Benzoesäure, die Carboxy-Gruppe mit Methanol verestert. Im Ecgonin nimmt die Hydroxy-Gruppe eine äquatoriale Lage, die Carboxy-Gruppe eine axiale Lage bezogen auf den Piperidin-Ring in der Sesselform ein.

Die **Base** ist in Wasser sehr schlecht, in Dichlormethan sehr gut löslich. Das **Hydrochlorid** ist in beiden Medien gut löslich. Der pK_S-Wert des Hydrochlorids liegt bei 8,7 und ist um etwa eine Einheit gegenüber dem Atropinhydrochlorid herabgesetzt, was auf die abschirmende Wirkung der Methoxycarbonyl-Gruppierung zurückzuführen sein dürfte. Wässrige Lösungen neigen besonders beim Erhitzen zur Hydrolyse. Partielle Hydrolyseprodukte sind auch die beiden Metabolite von **1**: 3-Benzoylecgonin und der Methylester des Ecgonins.

Das **Hydrochlorid** hat als Arzneistoff nur noch eine geringe Bedeutung (Btm). Es wurde zwischen dem 1. und 2. Weltkrieg missbräuchlich als Droge „geschnupft". In jüngerer Zeit wird die Base in der Drogenszene verwendet und hier als „Crack" bezeichnet. Durch Freisetzen der Base, z.B. durch Natriumhydrogencarbonat und Inhalation in einer Wasserpfeife wird ein schneller Wirkungseintritt erreicht. Das ebenso schnelle Nachlassen der Wirkung hat verheerende Folgen. Bereits einmaliger Crackgebrauch soll zur Abhängigkeit führen. *Salemink* u. Mitarb. fanden außerdem, dass die Base bei trockenem Erhitzen sehr instabil ist und in einer 2-Aza-En-Reaktion zum 3-Pyridyl-ω-buttersäuremethylester umlagert.

Identifizierung

- Gemessen wird die UV-Absorption mit Maxima bei 233 und 273 nm, welche für einen Benzoesäureester charakteristisch sind.
- Freisetzung und Ausfällung der Base und deren Bestimmung über den Schmelzpunkt (96–99 °C).
- Die Substanz gibt beim Erwärmen mit konzentrierter Schwefelsäure den Geruch nach Benzeosäuremethylester. Es erfolgt Umesterung zum leichter flüchtigen Methylester. Beim Erkalten kristallisiert unter Umständen Benzoesäure aus.
- Wird die wässrige Lösung mit Kaliumdichromat-Lösung versetzt, so entsteht ein gelber Niederschlag, der sich beim Schütteln wieder auflöst. Nach Zusatz einiger Tropfen Salzsäure tritt erneut Niederschlagbildung ein.

Cocainchromat, das sich bei dieser Reaktion bildet, löst sich in überschüssiger Chromsäure. In saurer Lösung ist Cocainchromat im Verhältnis 1:500 löslich. Die Chromate der Nebenalkaloide sind schwerer löslich, und zwar etwa im Verhältnis 1:5000. Sie würden also sofort Fällungen ergeben oder u.U. auf die Chromat-Lösung reduzierend einwirken und sie damit entfärben. Somit ist diese Prüfung gleichzeitig eine Reinheitsprüfung.

Reinheitsprüfung

Reduzierende Verunreinigungen werden durch Entfärben von Kaliumpermanganat in saurer Lösung erkannt. Die Reaktion ist notwendig zur Erkennung von Cinnamoylcocain, das den Zimtsäureester des Ecgonins darstellt und aus natürlichem Material stammt. Erfasst werden außerdem Lokalanästhetika der 4-Aminobenzoesäure-Gruppe, die als Verfälschungen zugesetzt sein können.

Cocain aus peruanischem Anbau kann mit Truxillinen verunreinigt sein, weshalb das Arzneibuch eine entsprechende Prüfung aufgenommen hat. Dazu wird die Cocain-Base ausgefällt. Bei Anwesenheit der Verunreinigung ist die überstehende Flüssigkeit getrübt.

α-Truxillsäure entsteht durch photochemische Cycloaddition von Zimtsäure:

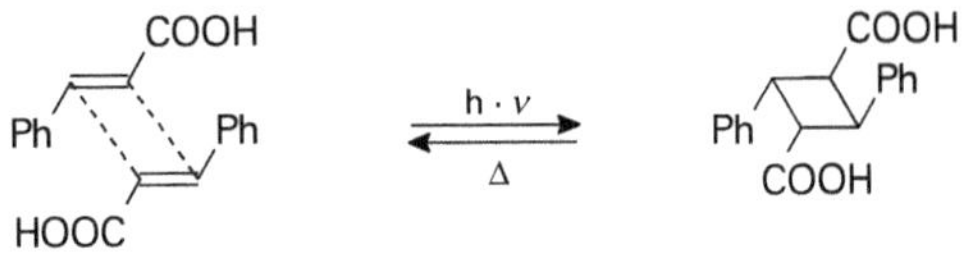

2 × Zimtsäure
Ph = C_6H_5

α-Truxillsäure

Die Truxilline sind Ester des Ecgoninmethylesters mit α-Truxillsäure bzw. β-Truxinsäure.

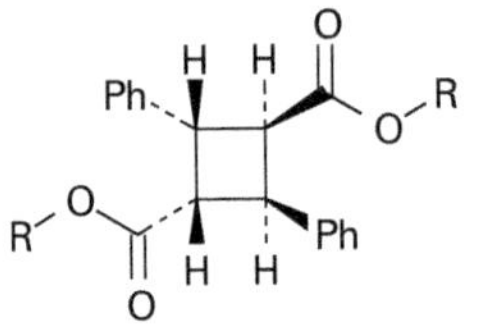

α-Truxillin

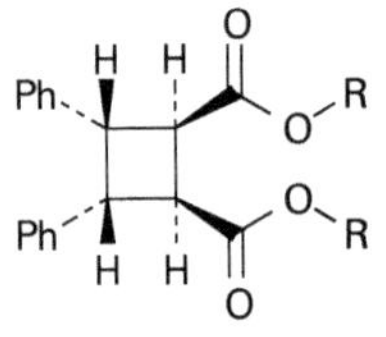

β-Truxillin

Zur **Gehaltsbestimmung** wird die übliche wasserfreie Titration mit Perchlorsäure ($0{,}1\ \mathrm{mol \cdot l^{-1}}$) herangezogen.

Wegen der zunehmenden Bedeutung des Cocain-Missbrauchs sei auf ein Verfahren von *Beyer* hingewiesen, welches die schnelle und einfache Erfassung im Urin gestattet. Es handelt sich dabei um einen Fluoreszenzpolarisations-Immunoassay (FPIA).

4.2.3 Lactone

Eine makrocyclische Lacton-Partialstruktur ist Bestandteil der Antibiotika Erythromycin und Spiramycin; sie werden aufgrund dieses Strukturelements auch als Makrolid-Antibiotika bezeichnet. In der Nomenklatur der Antibiotika taucht die Silbe für ein Lacton = -olid nicht mehr auf. Das 14-gliedrige Ringgerüst, Oxacyclotetradecan, wird als Heterocyclus angesehen, der mit mehr als 10 Ringgliedern nach der Austauschnomenklatur bezeichnet wird.

Erythromycin besitzt als Grundgerüst einen 14-gliedrigen Lacton-Ring, der Erythronolid genannt wird. Der Lacton-Ring ist in Position 4 und 6 mit den Zuckern Cladinose und Desosamin glykosidisch verknüpft.

Erythromycin: Grundgerüst mit Zuckern

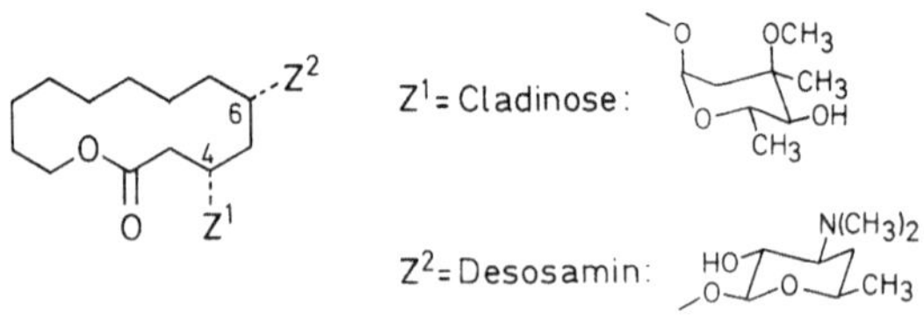

Erythromycin
[114-07-8]

Antibiotikum

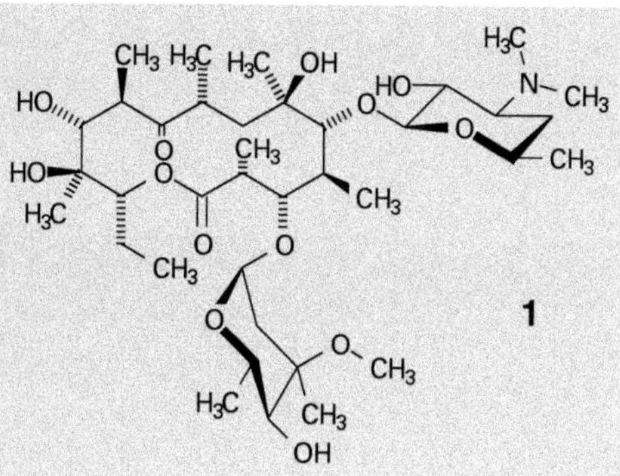

1

Erythromycin ist eine Mischung von Makrolid-Antibiotika, die aus bestimmten Stämmen von *Streptomyces erythreus* gewonnen wird. Die Hauptkomponente der Mischung ist (3*R*,4*S*,5*S*,6*R*,7*R*,9*R*,11*R*,12*R*,13*S*,14*R*)-4-[(2,6-Didesoxy-3-*C*,3-*O*-dimethyl-*α*-L-*ribo*-hexopyranosyloxy)]-14-ethyl-7,12,13-trihydroxy-3,5,7,9,11,13-hexamethyl-6-[(3,4,6-tridesoxy-3-dimethyl-amino-*β*-D-*xylo*-hexapyranosyl]oxy)oxacyclotetradecan-2,10-dion (Erythromycin A).

Erythromycin B: in Position 13 fehlt eine Hydroxy-Gruppe.
Erythromycin C: im Zucker Cladinose ist die Methoxy-Gruppe in Position 3 durch eine OH-Gruppe ersetzt.

Erythromycin A (**1**) ist als Base und als Ester mit Monoethylbernsteinsäure, Dodecylsulfonsäure, Galactopyranosylgluconsäure sowie mit Stearinsäure im Arzneibuch aufgeführt. Letztere besitzen eine größere Stabilität und werden besser resorbiert.

Eigenschaften der Base. Farblose bis schwach gelbliche Kristalle; schwer löslich in Wasser, leicht löslich in Methanol.

Für die basischen Eigenschaften ist der Zuckeranteil, d.h. der Aminozucker Desosamin verantwortlich. Als tertiäres Amin löst sich **1** daher leicht in verdünnter Salzsäure unter Salzbildung ($pK_S = 8{,}8$).

Nach dem Umkristallisieren aus Wasser schmilzt **1** als Monohydrat bei 135–140 °C; bei weiterem Erhitzen erstarrt die Schmelze und zeigt einen zweiten Schmelzpunkt bei 190–193 °C.

UV-Spektrum (Methanol): $\lambda_{max} = 288$ nm.

Die Stabilität von **1** ist pH-Wert und Temperatur abhängig. So liegt das pH-Optimum bei 8,5. Bei pH = 7 und 25 °C ist nach 24 Stunden ein Wirkverlust von 14% zu verzeichnen. Im schwach Sauren tritt innerhalb weniger Stunden Wirkverlust auf.

Es bildet sich Anhydroerythromycin (**3**). **3** besitzt keine antibiotischen Eigenschaften mehr. Immer wieder in ärztlichen Verschreibungen anzutreffende Rezepturen mit Salicylsäure sind deshalb bereits nach kurzer Zeit wirkungslos. **3** ist ebenfalls als Verunreinigung in der Monographie der Ph.Eur. aufgeführt. Unter den im Arzneibuch aufgeführten Nebenprodukten findet sich auch der Erythromycin-A-enol-ether. Dieser wird für die Nebenwirkungen des Antibiotiokums im Magen-Darm-Trakt verantwortlich gemacht (Blähungen und starke Durchfälle). Die Eigenschaften des Enolethers macht man sich zunutze, um neue Therapeutika zur Behandlung der Gastroparese zu entwickeln. (Dabei handelt es sich um eine Lähmung des Magen-Darm-Traktes.) Er regt die Motilität an, hat aber keine antibiotischen Eigenschaften mehr. Aus patentrechtlichen Gründen wird man natürlich nicht den Enolether einsetzen, sondern Derivate von ihm, beispielsweise EM-574 bzw. ABT-229.

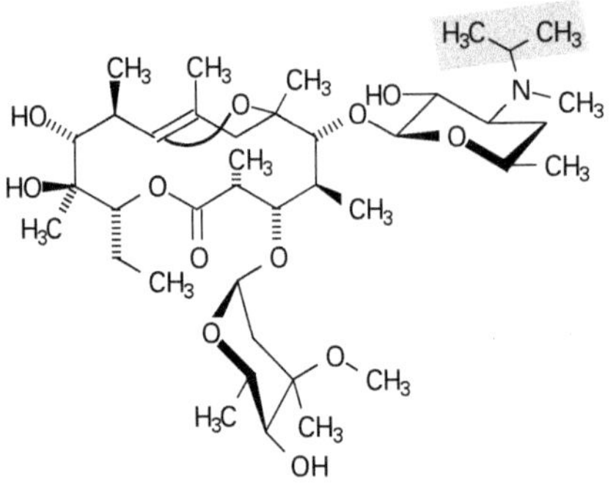

EM-574

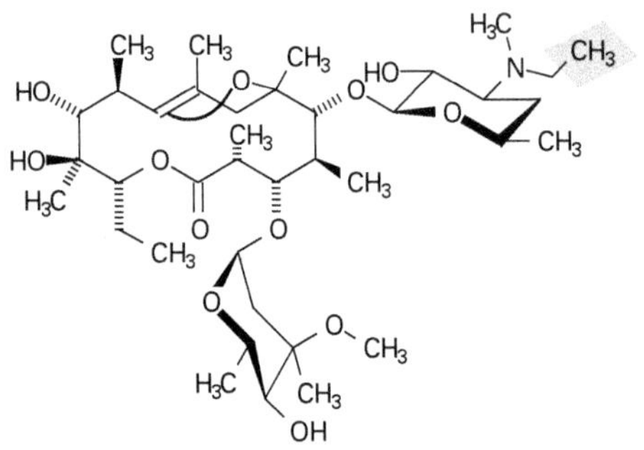

ABT-229

Erythromycin B ist wesenlich säurestabiler als Erythromycin A. In jüngster Zeit ist es gelungen, die biotechnologische Synthese zugunsten von B zu verschieben. Bei gleicher antibiotischer Wirkung dürfte deshalb B bald A verdrängen. Nach Untersuchungen von *Mordi* et. al. (2000) kommt es in Säuren lediglich zur Hydrolyse des Cladinose-Restes.

Neben der Lacton-Funktion besitzt **1** noch eine Carbonyl-Gruppe an C-10 sowie je eine Hydroxy-Gruppe an C-7, C-12 und C-13. Bei pH = 2,5–4,0 kann über die Carbonyl-Gruppe und die Hydroxy-Gruppen zu C-13, und C-7, vergleichbar den Zuckern, Halbacetal- und Vollacetal-Bildung eintreten. So entsteht über das Halbketal **2** durch intramolekulare „glykosidische" Verknüpfung das Vollketal Anhydroerythromycin (**3**).

Neuere NMR-spektroskopische Untersuchungen haben gezeigt, dass in aprotischen Lösungsmitteln Erythromycin (**1**) vollständig als Keton **1** vorliegt.

In DMSO beobachtet man die Existenz eines Gemisches (5:1) von Keton **1** und Hemiketal **2.**

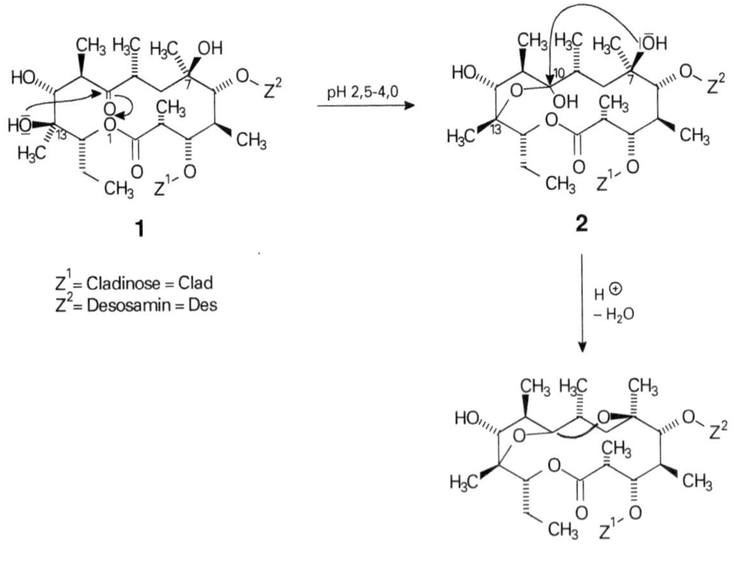

1 **2** **3**

Z^1= Cladinose = Clad
Z^2= Desosamin = Des

In wässriger Natronlauge (0,01 mol·l^{-1}) soll Erythromycin (**1**) im Gleichgewicht mit dem Lacton **4** stehen, das durch Translactonisierung entsteht. (Lacton-Bildung mit der C-12-Hydroxyl-Gruppe zu einem 12-gliedrigen Ring).

Unter Eliminierung der Carboxyl-Gruppe und Ringöffnung entsteht nun aus dem Lacton **4** die 11,12-Dehydrosecosäure **5.** Zur Identifizierung wurde die Säure **5** in den Methylester mittels Diazomethan überführt.

Zu gleichen Anteilen bildet sich auch das Hemiketal **7,** das als Methylester **8** isoliert werden konnte.

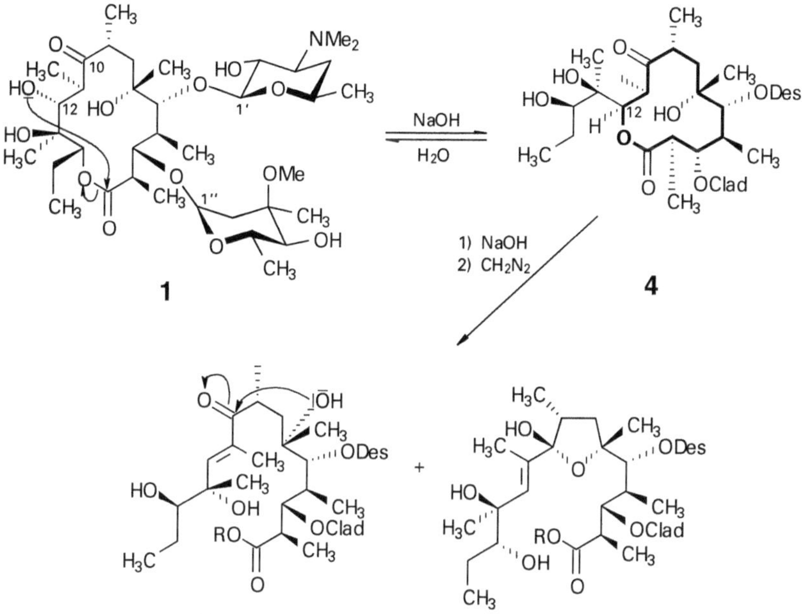

5 R = H
6 R = Me

7 R = H
8 R = Me

Identifizierung

- IR-Spektrum.
- DC gegen **1** CRS und Spiramycin CRS; Detektion mit Anisaldehyd/H_2SO_4
  Erythromycin: grüngrau-braun,
  Spiramycin: blaugrau-violett.
- Nachweis des in **1** enthaltenen Desoxyzuckers Cladinose nach *Pesez.* Beim Erhitzen von **1** mit Xanthydrol in Eisessig : Salzsäure = 99 : 1 entsteht eine Rotfärbung (λ_{max} = 530 nm).

  Die gleiche Farbreaktion wird auch zum Nachweis der Digitoxose, eines 2,6-Didesoxyzuckers, in Fingerhutblättern herangezogen.
- Eine Lösung von **1** ergibt mit Salzsäure (36%) eine gelbe Färbung.

Reinheitsprüfung

- Per HPLC auf Erythromycin B und C sowie Zersetzungsprodukte **2, 3** und **4**.

Gehaltsbestimmung: HPLC.

4.3 Amide und Imide aliphatischer Carbonsäuren

4.3.1 Amide

Als Amide bezeichnet man Derivate von Carbonsäuren in denen die Hydroxy-Gruppe durch eine NH_2-, RHN- oder R_2N-Gruppe ersetzt ist. Man unterscheidet primäre **1**, sekundäre **2** und tertiäre Amide **3.**

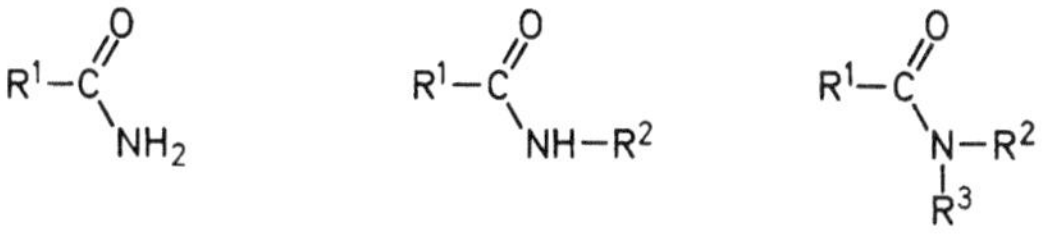

1 **2** **3**

Die Protonierung von **1** im wasserfreien Medium erfolgt bevorzugt am Sauerstoff, nicht am Stickstoff. **4a** wird kaum gebildet. Bei der Protonierung am Sauerstoff ist Mesomerie in Form von **4b** und **4c** möglich.

Um jedoch die Hydrolyse von Amiden im Sauren erklären zu können, muss man annehmen, dass **4a** in geringem Umfang entsteht.

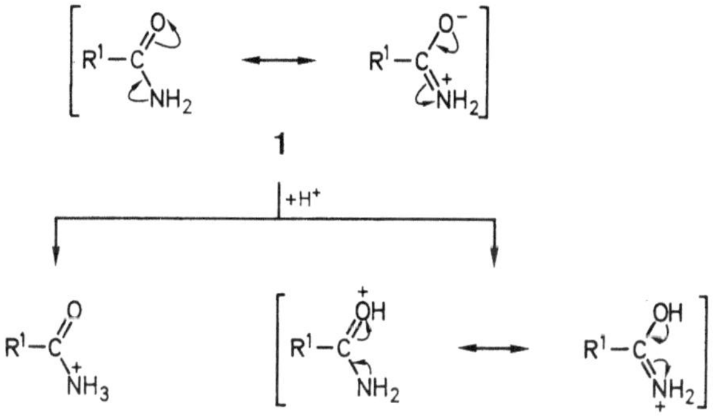

4a **4b** **4c**

Primäre und sekundäre Amide sind (als NH-acide Verbindungen) auch sehr schwache Säuren ($pK_S \sim 15$). In Gegenwart von starken Basen bilden sie resonanzstabilisierte Anionen.

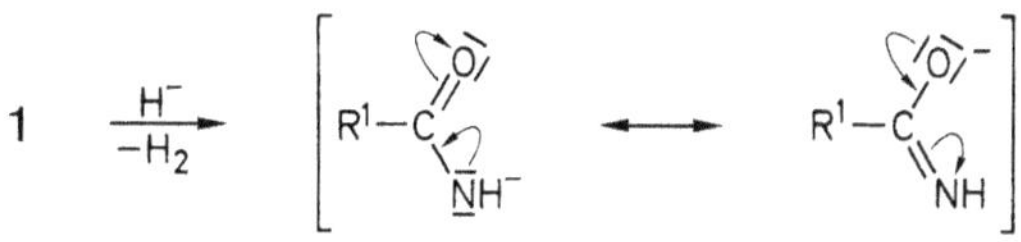

Die Protonierung der Stickstoff-analogen Säureamide, der Amidine **5,** erfolgt ebenfalls am doppelt gebundenen Heteroatom, wobei auch in diesem Falle eine durch Grenzformen **6a, 6b, 6c** ausgedrückte Resonanz herrscht.

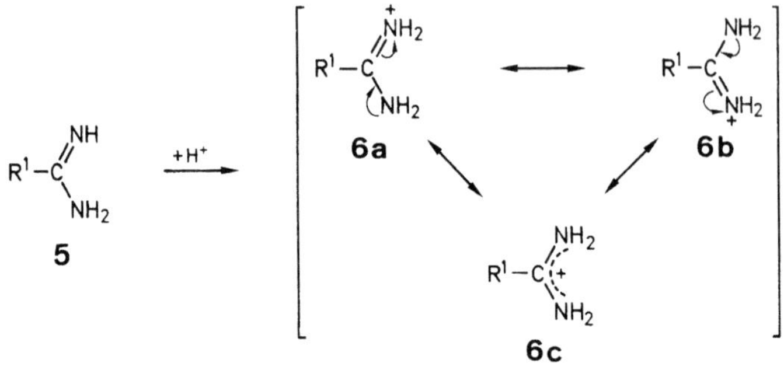

Primidon
5-Ethyl-5-phenyl-2,3-dihydropyrimidin-4,6(1*H*,5*H*)-dion
[125-33-7]

Antiepileptikum

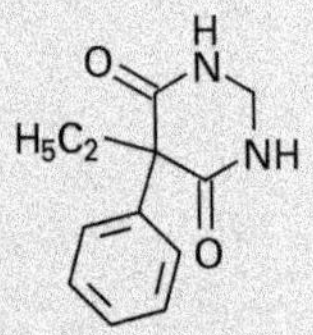
1

Das weiße, kristalline Pulver ist in Wasser und Ethanol fast unlöslich. Es ist in verdünnten Alkalilaugen nicht löslich, da die beiden Lactam-Gruppierungen in wässrigem Medium keine ausreichende Acidität aufweisen. Der Schmelzpunkt variiert je nach Literaturangabe zwischen 280 und 289 °C, er liegt somit wesentlich höher als der von Phenobarbital (174 – 178 °C).

1 ist eine relativ stabile Verbindung. Mit halbkonzentrierter Schwefelsäure ist Hydrolyse zu Formaldehyd und Phenylethylmalondiamid (**2**) ebenso möglich wie die Oxidation mit Dichromat zu Phenobarbital (**3**). **2** und **3** stellen auch *in vivo* Metaboliten dar. Beide Metabolite tragen zur antikonvulsiven Wirkung von **1** bei. *Gomita* u. Mitarb. beschreiben eine HPLC-Methode zur quantitativen Bestimmung der drei Substanzen aus dem Blutplasma.

1

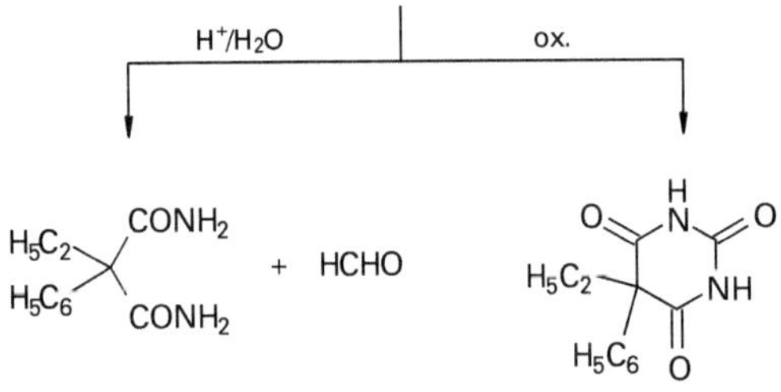

2 **3**

Identifizierung

- Aufnahme eines IR- und UV-Spektrums. Letzteres weist, in Ethanol aufgenommen, Absorptionsmaxima bei 252, 257 und 264 nm auf. Sie entsprechen etwa denen des Phenobarbitals. Das Arzneibuch lässt die Messung auch quantitativ auswerten.

- Erwärmen mit Chromotropsäure/Schwefelsäure führt zu einer rosablauen Färbung, hervorgerufen durch hydrolytische Freisetzung von Formaldehyd und dessen Reaktion mit dem Reagenz. Ebenso möglich ist die *Zwikker*-Reaktion, die eine graublaue Färbung ergibt.
- Die Carbonat-Schmelze führt zur Freisetzung von Ammoniak, der durch seine alkalische Reaktion und Geruch identifiziert wird. Er entstammt dem intermediär gebildeten Ethylphenylmalondiamid (**2**), das zum Malonat **4** gespalten wird.

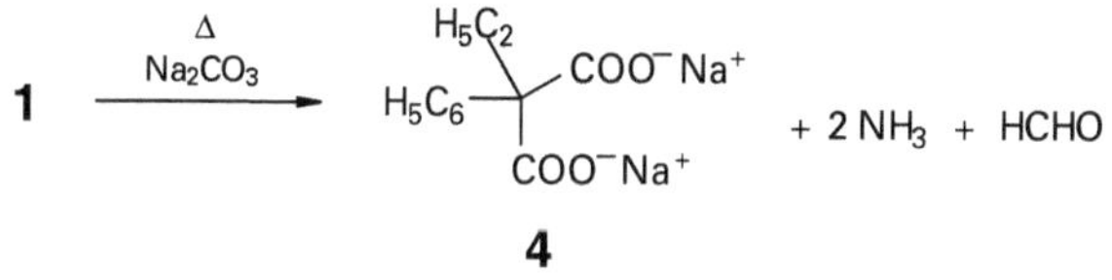

Gehaltsbestimmung

- UV-spektrometrisch.

4.3.2 Imide aliphatischer Carbonsäuren

Imide kann man als *N*-acylierte Säureamide auffassen oder als bis-acylierte Ammoniak-Derivate. Sie weisen entweder die ringoffene Struktur **1** auf, wobei zwei Säurereste beteiligt sind, oder die ringgeschlossene Struktur **2**, wobei ein Imid einer Dicarbonsäure vorliegt.

Bei den folgenden Arzneistoffen handelt es sich um Verbindungen vom Typ **2**. Sie sind NH-acid, d.h. sie verhalten sich wie sehr schwache Säuren. Die elektronegative Carbonyl-Gruppe auf beiden Seiten des Stickstoffs zieht von diesem Elektronen ab, sodass das stickstoffständige Proton abdissoziieren kann. So zeigt Phthalimid (**3**) beispielsweise einen pK_S-Wert von 9,9 und Succinimid (**4**) einen pK_S-Wert von 9,6. Bei der Hydrolyse von **2** entsteht primär das Monoamid **5** der Dicarbonsäure, bei der Ammonolyse das Diamid **6** der Dicarbonsäure.

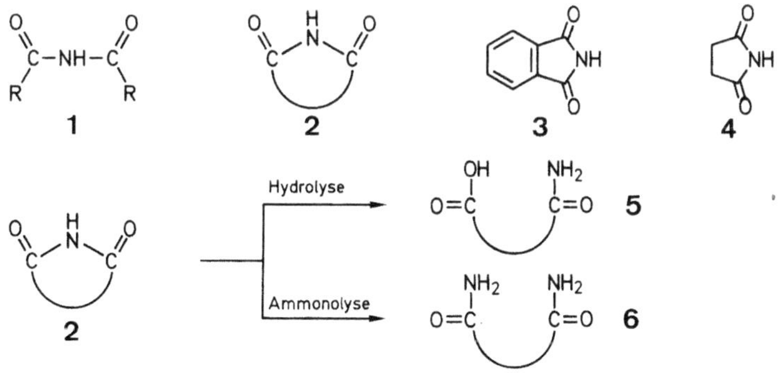

Ethosuximid

(*R,S*)-3-Ethyl-3-methyl-pyrrolidin-2,5-dion
[77-67-8]

Antiepileptikum

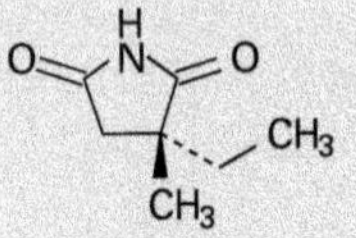

1 und Enantiomer

Weißes kristallines Pulver oder wachsartige Masse mit dem Schmelzpunkt von 45 bis 50 °C bzw. Siedepunkt Sdp_{12} = 146–150 °C, löslich in Wasser, Ethanol, Dichlormethan und leicht löslich in Ether. Das Maximum der UV-Kurve, gemessen in Ethanol, liegt bei 248 nm. Im Alkalischen (pH 12) ist das Maximum nach 218 nm verschoben.

1 ist infolge der ungleichen Substitution an C-3 chiral. Das linksdrehende Isomere besitzt *R*-Konfiguration.

Bei der alkalischen Hydrolyse entsteht zunächst ein Gemisch der 2- bzw. 3-Alkylbernsteinsäureamide **2** und **3**, die dann zu 2-Ethyl-2-methylsuccinat (**4**) hydrolysieren.

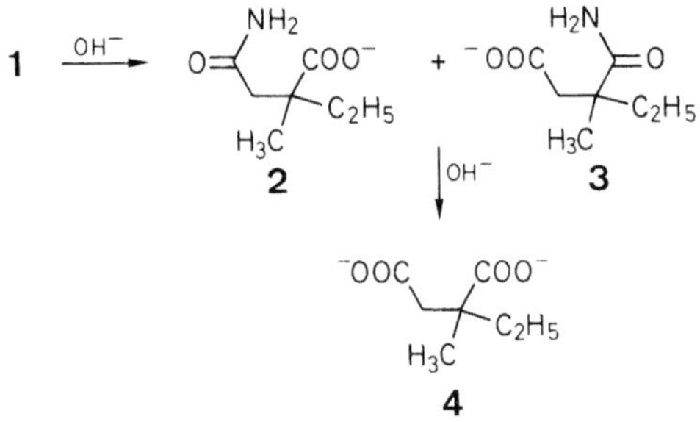

Identifizierung

- Das Vorliegen eines Bernsteinsäure-Derivates lässt sich durch Erhitzen mit Resorcin in Schwefelsäure, das bis zum Entstehen von weißen Dämpfen durchgeführt werden muss, beweisen. Beim Erhitzen mit Schwefelsäure bildet sich hydrolytisch intermediär das substituierte Bernsteinsäureanhydrid (**5**), das analog der Fluoreszein-Synthese mit Resorcin zum Xanthen-Derivat **6** kondensiert. Beim Alkalisieren erfolgt Ringöffnung des Lactons unter Bildung der Oxonol-Struktur **7**. Die Fluoreszenz ist auf das planare Xanthen-Ringgerüst zurückzuführen.

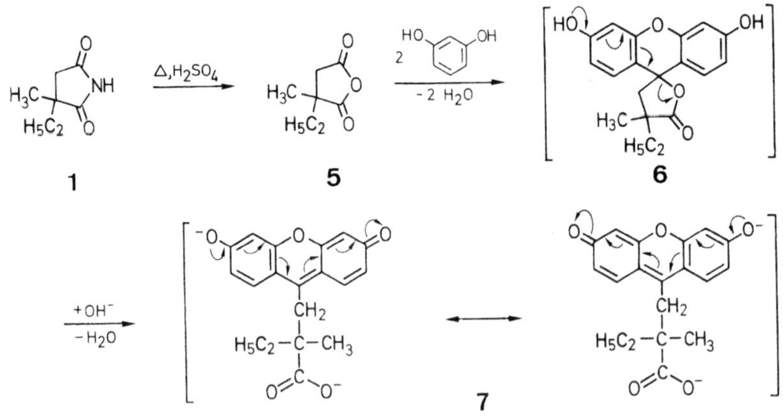

Bekanntlich zeigt das Phenolphthalein-Dianion **8**, bedingt durch die freie Drehbarkeit der isocyclischen Ringe, keine Fluoreszenz. Fixiert man jedoch die beiden Ringe über ein Sauerstoff-Atom, so erhält man das Fluorescein-Dianion **9**, das in alkalischer Lösung sehr stark fluoresziert.

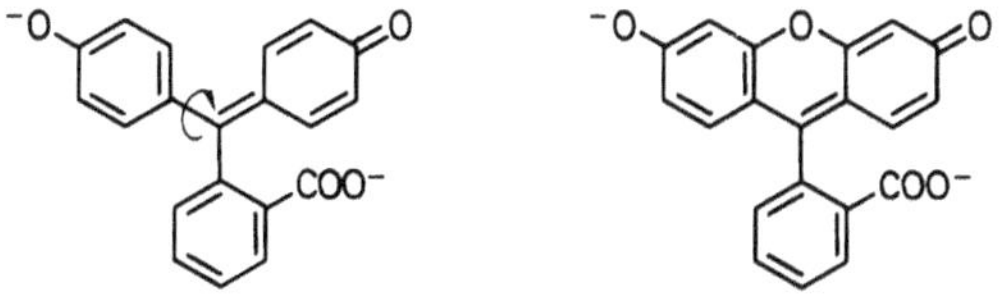

8 **9**

- Smp: 45–50 °C.
- UV-Spektrum: λ_{max} = 248 nm.
- IR-Spektrum.
- Die Imid-Struktur von **1** lässt sich durch die *Zwikker*-Reaktion nachweisen. Mit Co(II)nitrat und NaOH-Lösung tritt eine violette Färbung auf (s. Barbitursäure-Derivate S. 252).

Bei der **Reinheitsprüfung** werden Cyanide per HPLC nachgewiesen; auf 2-Ethyl-2-methylbernsteinsäure wird mittels GC geprüft.

Gehaltsbestimmung

Als schwache Säure (NH-Acidität, pK_S = 9,3) lässt sich **1** in DMF mit Tetrabutylammoniumhydroxid-Lösung ($0{,}1\ mol \cdot l^{-1}$) titrieren. Potentiometrische Endpunktbestimmung.

4.4 Aminosäuren

4.4.1 Aliphatische Aminocarbonsäuren

Die Bezeichnungen Aminocarbonsäuren und Aminosäuren werden synonym gebraucht.

Je nach Stellung der Amino-Gruppe unterscheidet man α-, β-, γ- etc. Aminosäuren. Ist nur von „Aminosäuren“ die Rede, so sind die α-Aminocarbonsäuren gemeint, die als Bausteine der Proteine von Bedeutung sind.

In fester Form und in Wasser liegen die Aminosäuren überwiegend in der zwitterionischen Form **1a** vor. Bei der Bildung von **1a** aus **1** werden 44,8–51,5 kJ/Mol an Energie freigesetzt. Das Verhältnis **1**:**1a** in einer wässrigen Alanin-Lösung beträgt 1:260000. Aminosäuren sind kristalline Verbindungen mit hohen Schmelztemperaturen (über 230 °C) und weisen salzartigen Charakter auf. Sie lassen sich nicht ohne Zersetzung destillieren. Verhindert man die intramolekulare Protonierung der Carboxy-Gruppe durch Veresterung, so erhält man Aminosäureester, die in der Regel flüssig sind. Der salzartige Charakter kommt auch durch das hohe Dipolmoment, durch die Dielektrizitätskonstante und die Löslichkeit in hydrophilen Lösungsmitteln zum Ausdruck. Die Aminosäuren sind nur in solvatisierenden Lösungsmitteln wie Wasser oder flüssigem Ammoniak löslich, nicht in Ethanol oder Ether. Setzt man jedoch wenig Wasser zu, so sind sie auch in Alkoholen, Dimethylformamid und in Ketonen löslich. Der dipolare Charakter nimmt bei β- und γ-ständiger Amino-Gruppe ab. Mit starken Säuren wird der basische Molekülteil, das Carboxylat-Anion, protoniert und nicht die Amino-Gruppe, da sie ja bereits als NH_3^+ vorliegt. Die Dissoziation der COOH-Gruppe wird dabei zurückgedrängt (**3**).

Im Alkalischen wird das saure NH_3-Kation deprotoniert. Für eine Aminosäure, z.B. Glycin (**1**), gelten dann für die Dissoziationskonstanten K_1 und K_2 folgende Gleichgewichte:

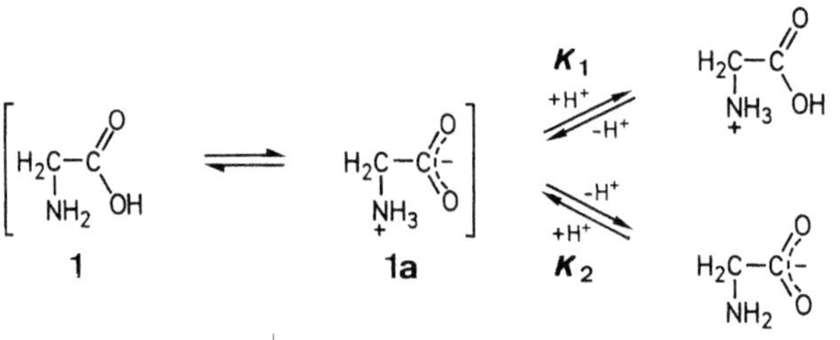

1 1a 3 4

$$K_1 = \frac{c(H^+) \cdot c(H_3\overset{+}{N}-CH_2-COO^-)}{c(H_3\overset{+}{N}-CH_2-COOH) \cdot c(H_2O)}$$

$$K_2 = \frac{c(H^+) \cdot c(H_2N-CH_2-COO^-)}{c(H_3\overset{+}{N}-CH_2-COO^-) \cdot c(H_2O)}$$

Der pK_{S1}-Wert der Säure-Gruppe liegt im Bereich von 1,8 bis 2,5, d.h. Aminosäuren sind saurer als Essigsäure mit einem pK_S-Wert von 4,76. Die Aciditätssteigerung ist auf den –I-Effekt der NH_3^+-Gruppe zurückzuführen. Für die NH_3^+-Gruppe hat man Werte von pK_{S2} = 9,0 bis 9,8 gefunden, d.h. als Kationsäure ist sie stärker als vergleichbare protonierte, aliphatische Amine.

Der Titrationsverlauf von Glycin **1** weist fünf interessante Bereiche auf:

1. Im stark Sauren liegt **3** vor.
2. Bei pH 2,34, der ersten Dissoziationsstufe, existieren äquimolare Mengen **3** und **1 a.**
3. Bei pH 6,0 haben die Moleküle keine Überschussladung und würden in einem elektrischen Feld, etwa bei der Elektrophorese, nicht wandern. In diesem Bereich liegen geringe, aber gleiche Mengen an **3** und **4** neben der dipolaren **1 a**-Form vor. Dieser so genannte isoelektrische Punkt (IP) lässt sich in Näherung einfach aus pK_{S1} und pK_{S2} berechnen.

   $$IP = \frac{pK_{S1} + pK_{S2}}{2}$$

   Für Glycin gilt:

   $$IP_{Glycin} = \frac{2{,}34 + 9{,}6}{2} = 5{,}97$$

4. Analog Bereich **2** sind bei pH 9,4 äquimolare Mengen an **1 a** und **4** vorhanden.
5. Im stark Alkalischen liegt Glycin nur als Anion **4** vor.

Außer Glycin (**1**) verfügen alle natürlichen Aminosäuren **2** über ein asymmetrisches α-C-Atom, sind optisch aktiv und besitzen L-Konfiguration.

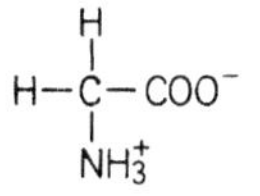

1

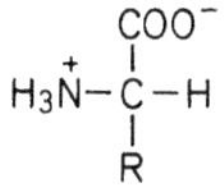

2

Tab. 4.1: pK_S-Werte von Aminosäuren

	pK_{S1}	pK_{S2}	pK_{S3}
Glycin	2,35	9,78	
Alanin	2,35	9,87	
Valin	2,29	9,72	
Leucin	2,33	9,74	
Isoleucin	2,32	9,76	
Methionin	2,17	9,27	
Prolin	1,95	10,64	
Phenylalanin	2,58	9,24	
Tryptophan	2,43	9,44	
Serin	2,19	9,44	
Threonin	2,09	9,10	
Cystein	1,86	8,35	10,34
Tyrosin	2,20	9,11	10,07
Asparagin	2,02	8,80	
Glutamin	2,17	9,13	
Asparaginsäure	1,99	3,90	10,00
Glutaminsäure	2,13	4,32	9,95
Lysin	2,16	9,20	10,80
Arginin	1,82	8,99	13,20
Histidin	1,81	6,05	9,15

Tabelle. 4.1 zeigt, dass die meisten Aminosäuren ähnliche pK_{S1}- bzw. pK_{S2}-Werte besitzen. Saure Aminosäuren wie Asparagin- und Glutaminsäure enthalten eine weitere Carboxy-Gruppe mit $pK_{S2} = 3{,}9$ bzw. 4,32.

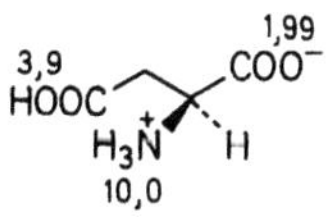

Asparaginsäure

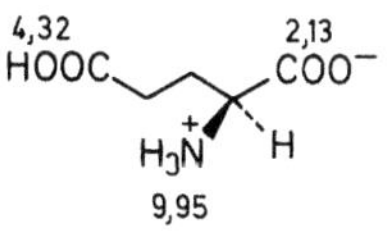

Glutaminsäure

Eine weitere saure Funktion enthalten auch die Aminosäuren Tyrosin und Cystein. Im Tyrosin ist die OH-Acidität des Phenols für den $pK_{S3} = 10{,}07$ Der pK_{S3}-Wert des Cysteins ist auf die acide SH-Funktion zurückzuführen.

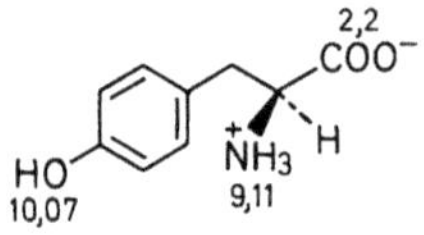
Tyrosin

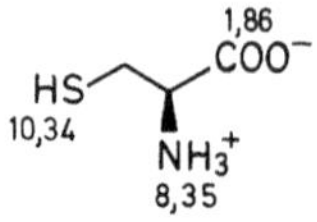
Cystein

Basische Aminosäuren wie Lysin, Arginin und Histidin enthalten eine weitere basische Funktion im Molekül.

Im Lysin trägt die endständige Amino-Funktion das Proton der Carboxy-Gruppe.

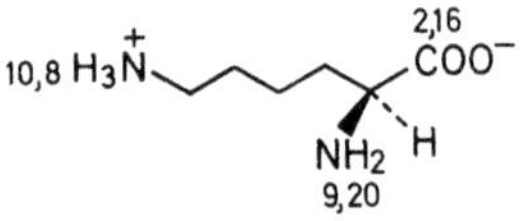
Lysin

Arginin besitzt eine stark basische Guanidin-Gruppe; es existiert in folgender zwitterionischer Form:

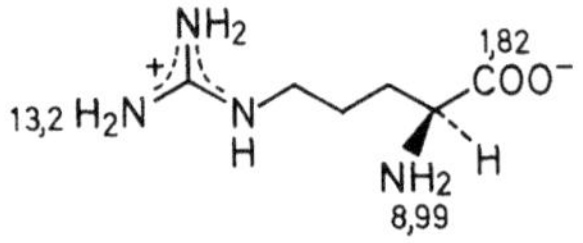
Arginin

Das Histidin weist einem Imidazol-Ring auf, der basische und sehr schwach saure Eigenschaften besitzt.

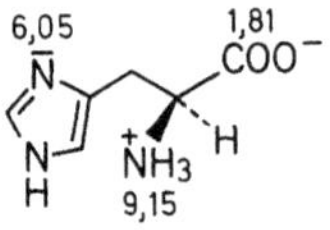
Histidin

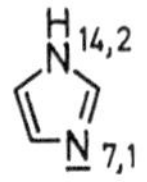
Imidazol

Die NH-Acidität des Imidazols wird im Theophyllin zur Gehaltsbestimmung genutzt (s. S. 563)

Zum **Nachweis** von α-Aminocarbonsäuren eignen sich folgende Gruppenreaktionen:

- Bildung von Kupfer-Komplexen
- oxidativer Abbau mit Chloramin T
- Ninhydrin-Reaktion
- Umsetzung mit 2,4-Dinitrofluorbenzol
- Umsetzung mit Dansylchlorid
- Umsetzung mit Fluorescamin
- Umsetzung mit Phthalaldehyd/Alkanthiol
- Bildung eines weißen Niederschlags mit $Hg(OAc)_2$; positiv bei Asparagin, Asparaginsäure (Aspartinsäure), Glutamin, Glutaminsäure
- Bildung eines gelblichen Niederschlags mit Molybdatophosphorsäure; positiv bei Arginin, Histidin, Lysin, Ornithin.

Zur Identifizierung nach Ph.Eur. werden jeweils herangezogen:

- Spezifische Drehung α_{20}^{D}.

- IR-Spektrum.
- Ninhydrin-Reaktion (s. S. 161)

L-Aminosäuren der Arzneibücher

Unter dem Namen ist in runden Klammern der Dreibuchstabencode, in eckigen Klammern der Einbuchstabencode angegeben. Die Formeln sind mit Ausnahme des L-Prolins in der *Fischer*-Projektion dargestellt.

– **Neutrale Aminosäuren**

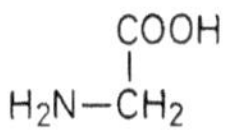

Glycin
(Gly)[G]

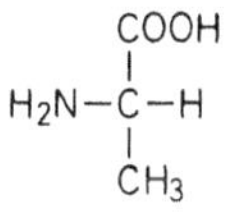

L-Alanin
(Ala) [A]

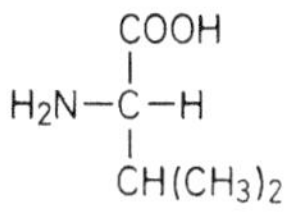

L-Valin
(Val)[V]

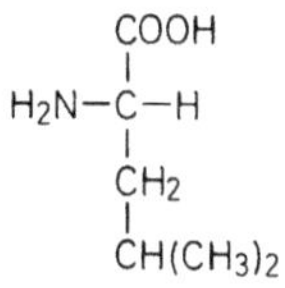

L-Leucin
(Leu) [L]

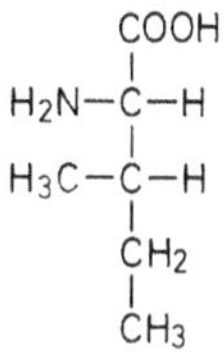

L-Isoleucin
(Ile) [I]

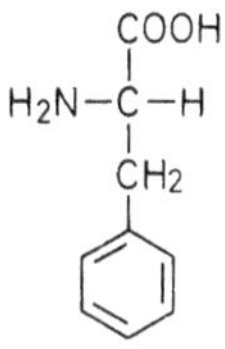

L-Phenylalanin
(Phe) [F]

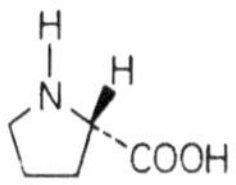

L-Prolin
(Pro)[P]

– **Aminosäuren mit einer weiteren funktionellen Gruppe**

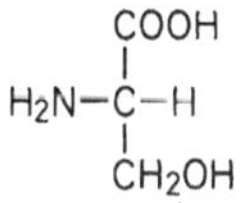

L-Serin
(Ser)[S]

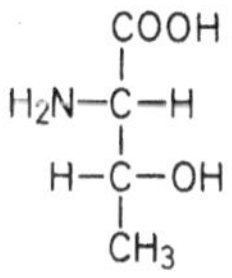

L-Threonin
(Thr)[T]

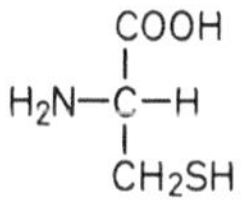

L-Cystein
(Cys)[C]

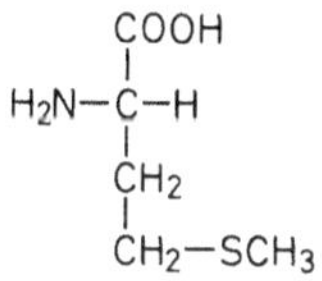

L-Methionin
(Met)[M]

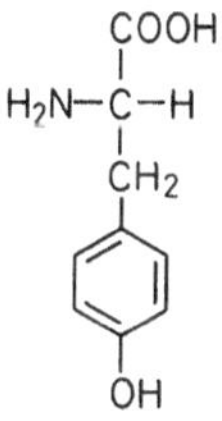

L-Tyrosin
(Tyr)[Y]

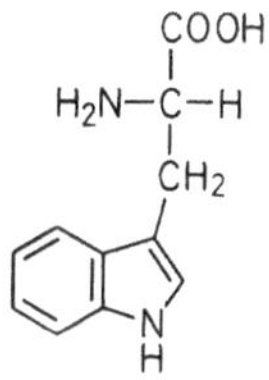

L-Tryptophan
(Trp)[W]

– **Monoamino-dicarbonsäuren und -amide**

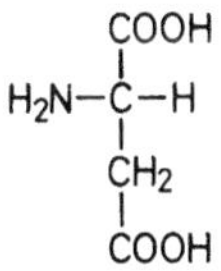

L-Aspartin-säure
(Asp) [D]

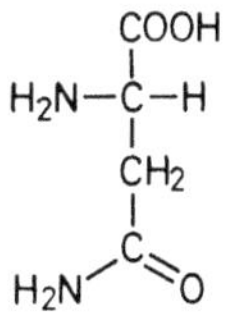

L-Asparagin
(Asn)[N]

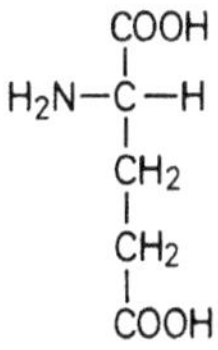

L-Glutamin-säure
(Glu)[E]

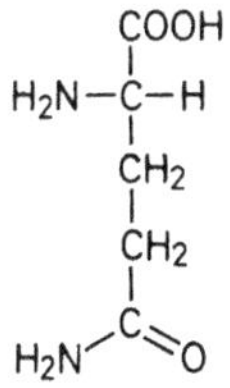

L-Glutamin
(Glu)[Q]

– **Diamino-monocarbonsäuren**

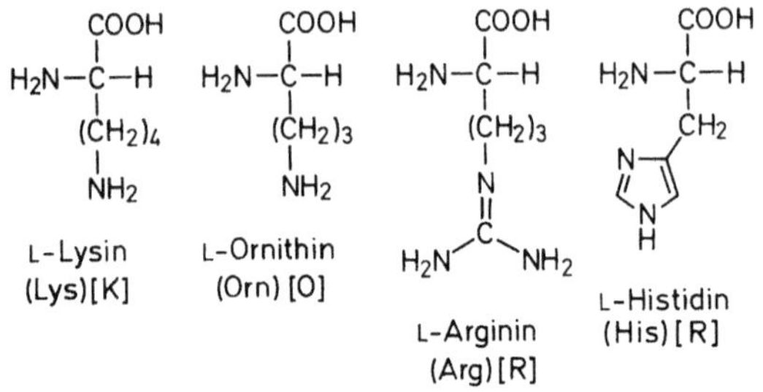

Spezielle Reaktionen richten sich nach den in den Aminosäuren vorhandenen Partialstrukturen:

- Nachweis des Guanidin-Restes im **Arginin** mit Hilfe der *Sakaguchi*-Reaktion.
- Nachweis des Phenols in **Tyrosin** und des Imidazols in **Histidin** mit der *Pauly*-Reaktion.
- Nachweis des Indol-Ringes im **Tryptophan** mit 4-Dimethylaminobenzaldehyd durch die *van-Urk*-Reaktion.
- Nachweis der SH-Funktion in **Cystein** und der SCH_3-Gruppe in **Methionin** mit Dinatrium-pentacyano-nitrosylferrat(II).
- Nachweis der SCH_3-Gruppe in **Methionin, Homomethionin, S-Methylcystein** mit wasserfreiem $CuSO_4$ in Schwefelsäure.
- Nachweis des Schwefels in **Cystein, Cystin, Methionin** u.a. durch Oxidation zum Sulfat und Bildung von $BaSO_4$.
- *Malaprade*-Spaltung und Nachweis des entstandenen Aldehyds; anwendbar bei **Serin** und **Threonin.**

Identifizierung

- α-Aminosäuren sind geeignete Chelat-Bildner und geben in alkalischem Milieu mit Kupfer(II)-Salzen blaue Kupfer-Komplexe der allgemeinen Formel **5.**

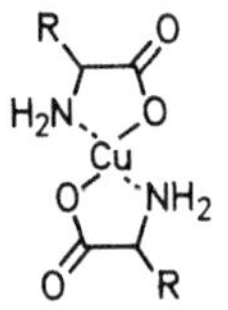

5

- Der oxidative Abbau mit Chloramin T (**6**) führt im Falle des Glycins zu Cyanwasserstoff, bei anderen Aminosäuren zu den entsprechenden Nitrilen und Kohlendioxid.

  Dabei muss man berücksichtigen, dass bei pH 0 bis 1 in einer 0,05 molaren Chloramin-T-Lösung (**6**) die freie Säure **7**, entsteht, die bisher noch nicht isoliert werden konnte und in einer Konzentration von 10^{-2} mol · 1^{-1} vorliegt.

Die Konzentration an Hypochlorit beträgt jedoch nur 10^{-7} mol · l^{-1}. Es muss daher angenommen werden, dass die freie Säure, p-Toluolsulfonylchloramin (**7**), das eigentliche Oxidationsmittel darstellt.

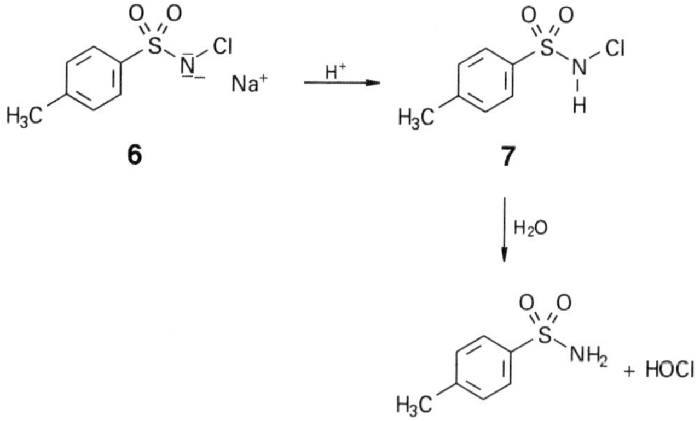

6 **7** **8**

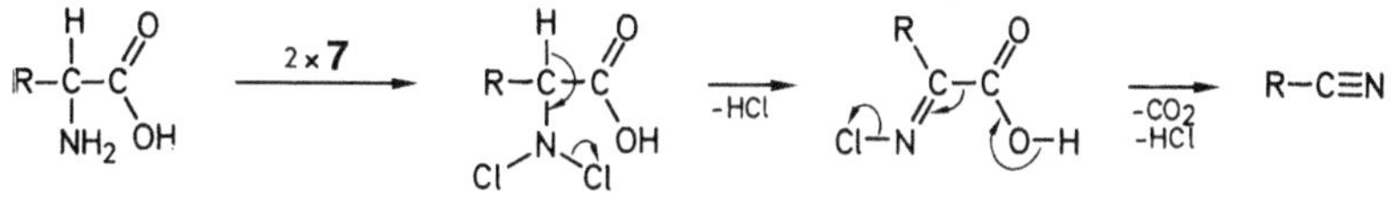

2 **9** **10** **11**

Wie aus dem Schema hervorgeht, kann die freie Säure sowohl hydrolysieren als auch disproportionieren.

Aminosäuren der allgemeinen Formel **2** werden am Stickstoff zweifach chloriert zu **9**. Dann erfolgt zweifache Abspaltung von Chlorwasserstoff, die über **10** zum Nitril **11** und Kohlendioxid bzw., wenn R = H, zu Blausäure und Kohlendioxid führt. Die erhaltenen Abbauprodukte werden in bekannter Weise charakterisiert.

Die **Ninhydrin-Reaktion** ist ein Spezialfall des *Strecker*-Abbaus von Aminosäuren, der zu Aldehyden führt.

Als Oxidationsmittel können benutzt werden:

- Di- und Triketone (Isatin, Ninhydrin, Alloxan),
- Persäuren,
- *N*-Bromsuccinimid,
- Hypochlorit bzw. Hypobromit.

Die wohl bekannteste Farbreaktion auf Aminosäuren ist die **Ninhydrin-Reaktion**. Ninhydrin (**12**) ist das stabile Hydrat des 1,2,3-Trioxoindans (**13**), das am C-2 eine besonders reaktionsfähige Carbonyl-Gruppe besitzt. **12** und **13** stehen in einem lösungsmittelabhängigen Gleichgewicht, sodass Reaktionen mit Aminen über beide Formen formuliert werden können.

Die sehr komplexe Ninhydrin-Reaktion verläuft mit hoher Wahrscheinlichkeit nach folgendem Mechanismus ab: Die Aminosäure reagiert mit ihrer primären Amino-Gruppe mit der mittleren Carbonyl-Gruppe des Indan-1,2,3-trions (**13**) unter Bildung eines Halbaminals **14**, das Wasser abspaltet und in das Imin **15** übergeht. Aus **15** entsteht in einem konzertierten Mechanismus Kohlendioxid und die *Schiff*'sche Base **16**, die durch vorhandenes Wasser in das enolisierte 2-Aminoindan-1,3-dion **18** und einen Aldehyd **17** gespalten wird.

Verbindung **18** wurde aus Reaktionsansätzen isoliert und stellt eine zentrale Zwischenstufe in der Ninhydrin-Reaktion dar. Seine Reaktion mit überschüssigem Indan-1,2,3-trion (**13**) führt zu der azavinylogen Säure **19**, die von der Aminosäure zu einem violetten Azaoxonol **20** deprotoniert wird. Das Endprodukt (**20**) des Aminosäure-Abbaus, in dem nur noch der Stickstoff der Aminosäure enthalten ist, wird in der Literatur aufgrund seiner tiefvioletten Farbe als *Ruhemanns* Purpur bezeichnet.

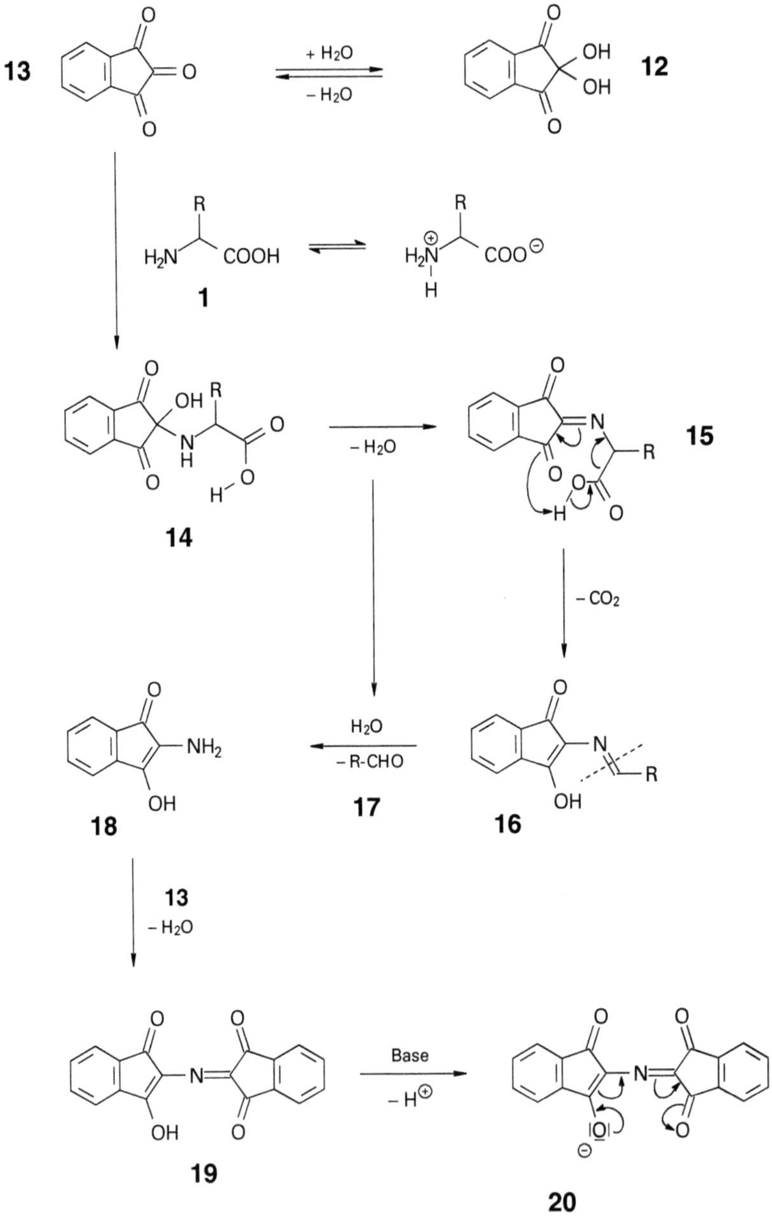

Sekundäre aliphatische Amine reagieren mit **12** zu den Halbaminalen **21** und den Aminalen **22.**

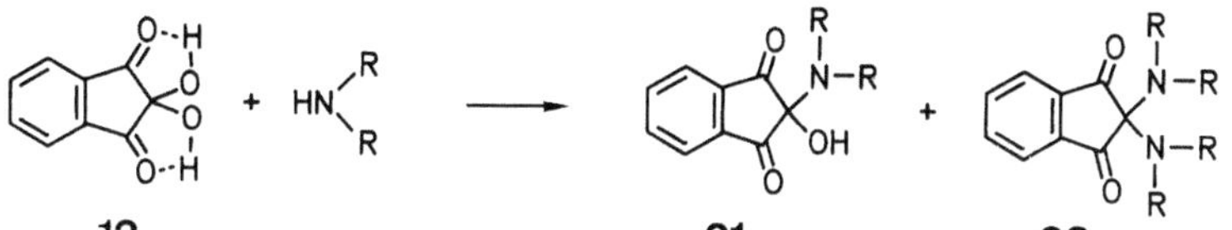

12 21 22

Ein Spezialfall der Ninhydrin-Reaktion mit sekundären Aminen ist der Nachweis des Prolins (**23**), das eine sekundäre, cyclische Amino-Gruppe besitzt. Die Kondensation führt zunächst zum Halbaminal **24,** das unter Wasser- und Kohlendioxid-Abspaltung das gelbe Zwitterion **25** liefert. *Kaupp* et al. (2002) konnten zeigen, dass **25** quantitativ in einer Feststoffreaktion in einer 3er-Kaskade (Substitution, Elimination, Decarboxylierung) entsteht. Durch erneute Kondensation mit einem Mol Ninhydrin an der aktivierten Methylen-Gruppe in Position 3 entsteht **26,** das im Elektronenspektrum ein Maximum bei 440 nm aufweist.

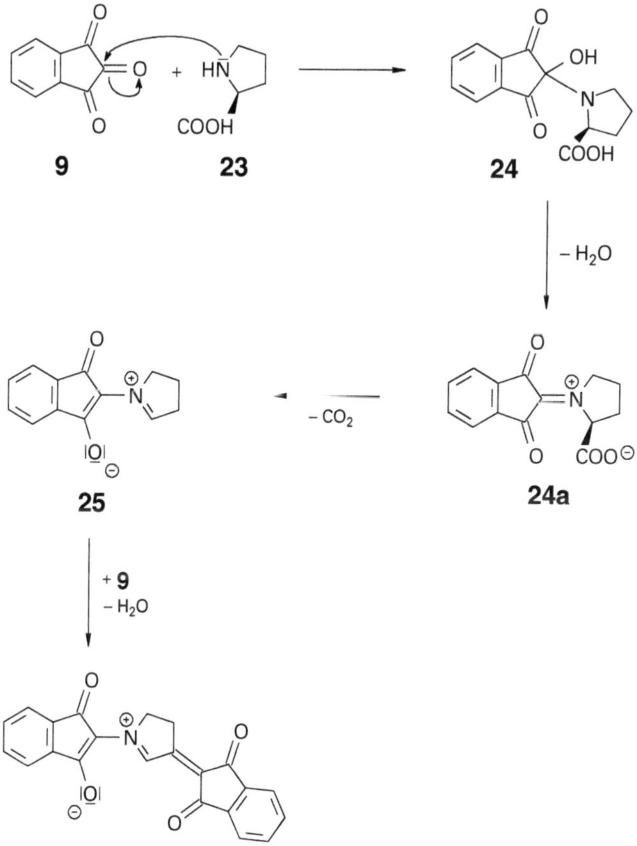

9 23 24 25 24a

26

- Bei der Umsetzung mit 2,4-Dinitrofluorbenzol (**27**), *Sangers* Reagenz genannt, wird der aktivierte Aromat von der Aminosäure nucleophil angegriffen. Unter Abspaltung von Fluorwasserstoff bildet sich ein gelbes Dinitroanilin-Derivat **28.**

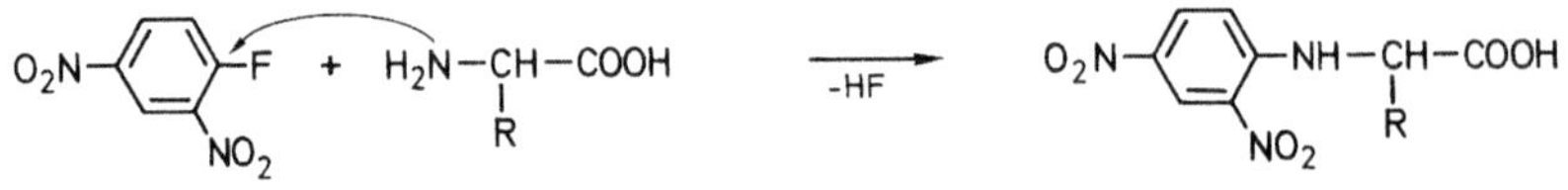

27 **2** **28**

- Zu fluorimetrischen Nachweisen und Bestimmungen primärer und sekundärer Amine eignet sich **Dansylchlorid** (1-Dimethylaminonaphthalin-5-sulfonsäurechlorid) (**29**), das auch mit Aminosäuren zu den stark fluoreszierenden Dansyl-Amiden **30** umgesetzt werden kann. Nachteilig ist, dass **29** selbst fluoreszierende Eigenschaften hat.

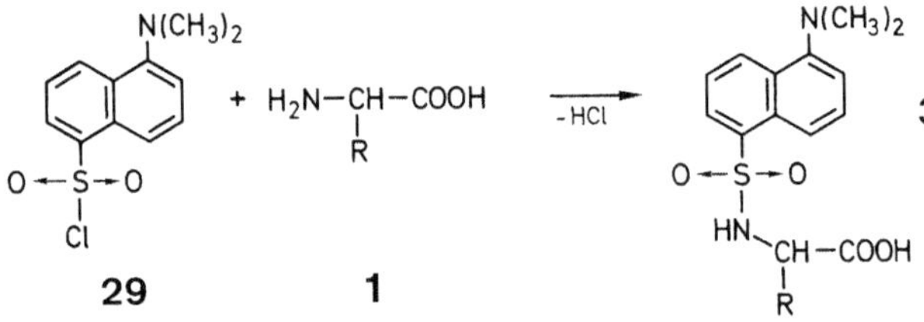

30

29 **1**

- Ein neueres Fluoreszenz-Reagenz zur Bestimmung von primären Aminen und Aminosäuren im Picomol-Bereich ist **Fluorescamin** (Fluram® = 4-Phenyl-spirofuran-2-(3*H*)1-phthalan-3,3-dion) (**31**). Das Spirolacton **31** reagiert mit primären Aminen und Aminosäuren über die Zwischenstufen **32** und **33** zu den stark fluoreszierenden Pyrrolidonen **34.** Zunächst wird die Amino-Gruppe in reversibler Reaktion an die aktivierte Doppelbindung von **31** addiert. Nach Umlagerung erfolgt dann Halbaminal-Bildung unter Ringschluss.

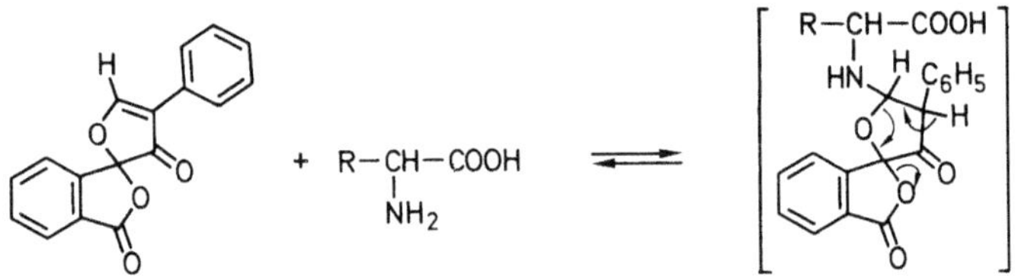

31 **1** **32**

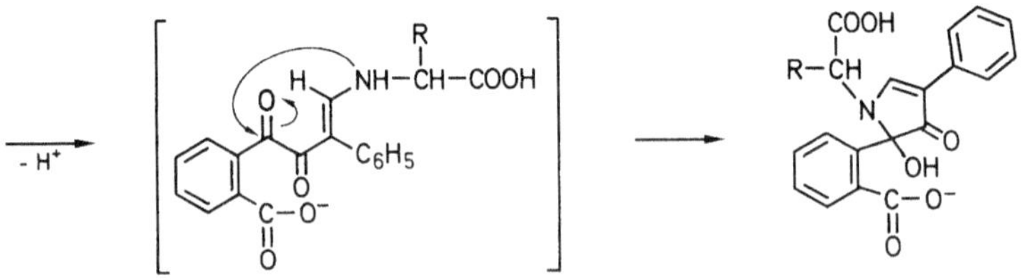

33 **34**

- Eine Fluoreszenz-Reaktion, die eine Bestimmung im Femtomol-Bereich gestattet, beruht auf der Umsetzung von Aminosäuren bzw. primären Aminen mit Phthalaldehyd (**35**) und einem Alkanthiol, vorzugsweise *β*-Mercaptoethanol (**36**) oder 3-Mercaptopropionsäure, bei pH 9,5.

Als intensiv fluoreszierendes Produkt dieser Dreikomponenten-Reaktion entsteht ein 1-Alkylthio-2-alkyl-isoindol **41.** Dabei reagiert zunächst eine Aldehyd-Gruppe von **35** mit dem nucleophileren Thiol **36** bzw. Anion **36**⁻ zum *O,S*-Halbacetal **37.** Nun kondensiert das nachzuweisende Amin mit der verbleibenden Aldehyd-Gruppe zum Azomethin **38.** Nach Wasserabspaltung aus **38** resultiert das Carbo-Kation **39,** das den Imin-Stickstoff intramolekular angreift und das Isoindol-Kation **40** erzeugt, welches nach Deprotonierung in das fluoreszierende Isoindol **41** übergeht.

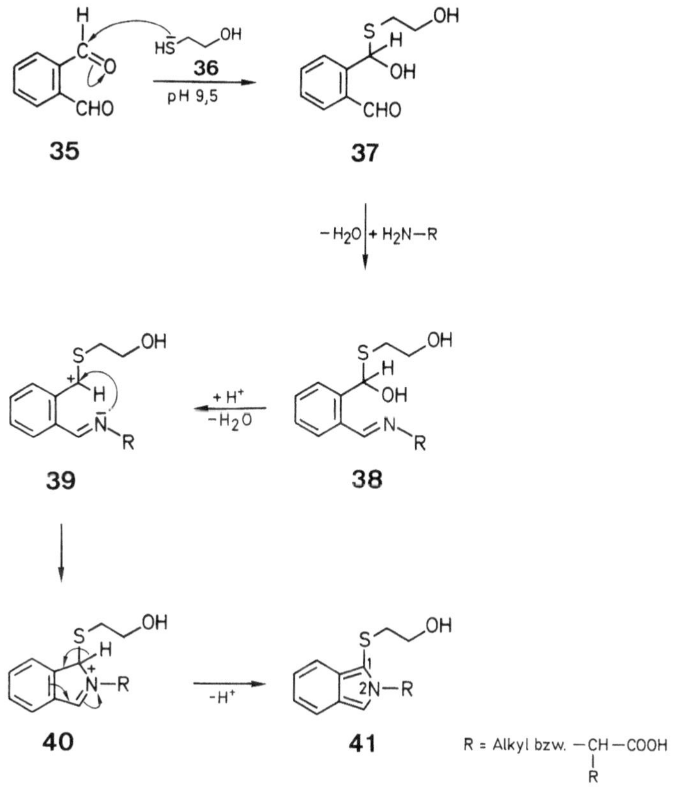

Gehaltsbestimmung

Für Aminosäuren kommen folgende Bestimmungsmethoden infrage:

- Wasserfreie Titration
  - als Säurc,
  - als Base.

- Titration in Ethanol als Säure
- Titration saurer Aminosäuren in Wasser
- Formol-Titration

Das Gleichgewicht zwischen dipolarer Form und nicht ionisierter Form liegt in Lösungsmitteln mit geringer Dielektrizitätskonstante wie Pyridin, Eisessig und Ethanol ganz auf der Seite der Neutralform.

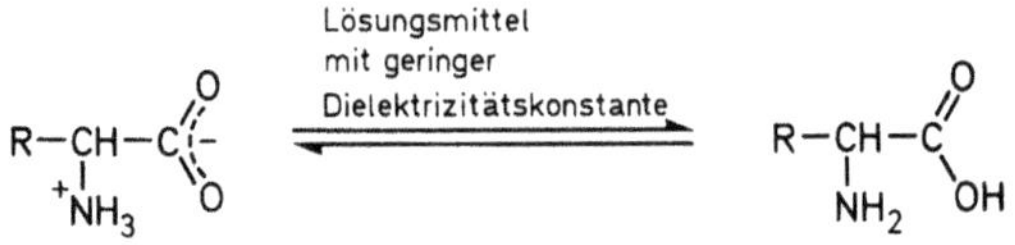

Auf diese Weise lassen sich

- in Pyridin die Carboxy-Gruppe,
- in Eisessig die Amino-Gruppe und
- in Ethanol wahlweise die eine oder die andere Funktion

titrimetrisch erfassen.

Monoaminodicarbonsäuren, wie Glutaminsäure, können direkt in wässriger Lösung mit Lauge als einwertige Säuren titriert werden.

Im Folgenden werden **spezielle analytische Reaktionen** für einige arzneibuchübliche Aminosäuren abgehandelt.

Ein offizineller Nachweis von Glycin (**42**) besteht im Erhitzen der Aminosäure mit Natriumhypochlorit, wobei N-Chlorglycin (**43**) entsteht, das leicht Chlorwasserstoff eliminiert und in die Iminosäure **44** übergeht. Durch Zerfall und Hydrolyse von **44** entsteht sodann Kohlendioxid, Ammoniak und Formaldehyd.

Der Nachweis des Formaldehyds soll hier durch Erhitzen mit Resorcin in salzsaurer Lösung erfolgen. Nach dem Alkalisieren mit Natronlauge bildet sich eine violette Färbung aus, die sich innerhalb weniger Minuten über orange nach gelb verändert. Die Reaktionslösung fluoresziert im UV-Licht intensiv gelbgrün.

Nach *Pesez* soll die Farbigkeit der Lösung von einem Farbstoff **48,** einem Oxonol, herrühren, das aus intermediär entstandener Glyoxylsäure (**45**) und Resorcin (**46**) in Gegenwart von Salzsäure über das farblose Lacton **47**, durch Oxidation und Deprotonierung entstanden ist. Die zur Reaktion notwendige Glyoxylsäure **45** kann leicht durch Hydrolyse der Iminosäure **44** gebildet werden.

(Siehe auch Nachweis von Weinsäure über Glyoxylsäure, Seite 120.)

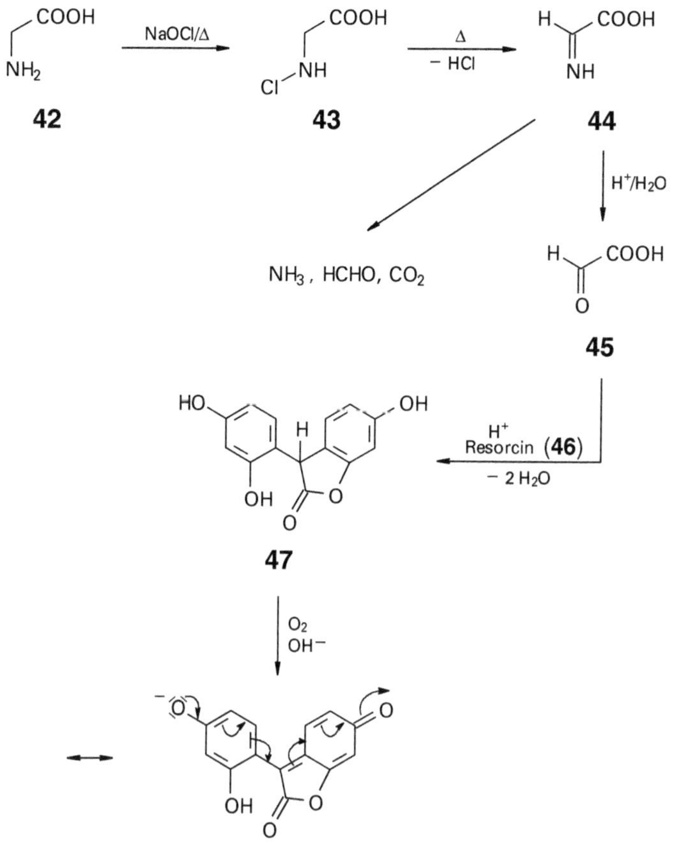

48

Wird **Diiodtyrosin** (**49**) mit Salpetersäure erhitzt, so erfolgt oxidative Abspaltung von Iod, das an seiner violetten Farbe zu erkennen ist.

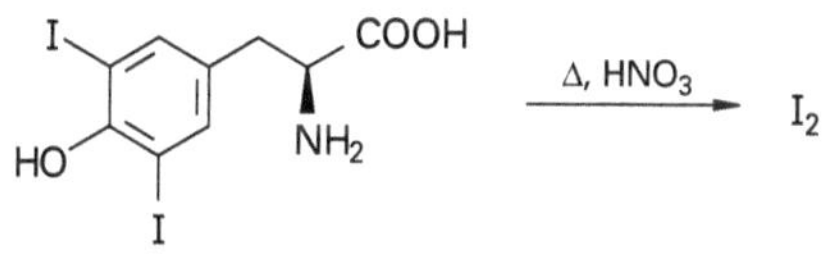

49

Zwei charakteristische Nachweisreaktionen für die veretherte Mercaptocarbonsäure **Methionin** (**50**) bestehen in der Behandlung mit wasserfreiem Kupfersulfat und Schwefelsäure, wobei eine gelbe Färbung auftritt und im Erwärmen der alkalischen Lösung mit Glycin und mit Dinatriumpentacyanonitrosylferrat(II) sowie dem Zusatz von Salzsäure und Phosphorsäure nach dem Erkalten, wobei eine rote Färbung entsteht. Für beide Farbreaktionen ist kein Mechanismus gesichert.

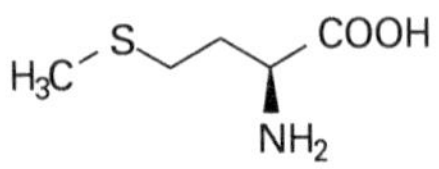

50

- Nach Ph.Eur. wird Methionin als Anionen-Base durch Protonierung der Carboxyl-Gruppe wasserfrei bestimmt.
- Methionin kann auch iodometrisch bestimmt werden. In alkalischer Lösung zwischen pH 7 und 8 oxidiert Iod Methionin (**50**) zum so genannten Dehydromethionin (**51**). Dabei ist die Einhaltung der vorgeschriebenen pH-Werte notwendig, denn umgekehrt ist **51** ein Oxidationsmittel, das aus einer angesäuerten Kaliumiodid-Lösung Iod wieder freisetzen kann. Durch Anlagerung von Wasser entsteht über die cyclische Zwischenstufe **52** das Sulfoxid **53,** das auch bei der Einwirkung von Natriumperiodat auf Methionin erhalten wird.

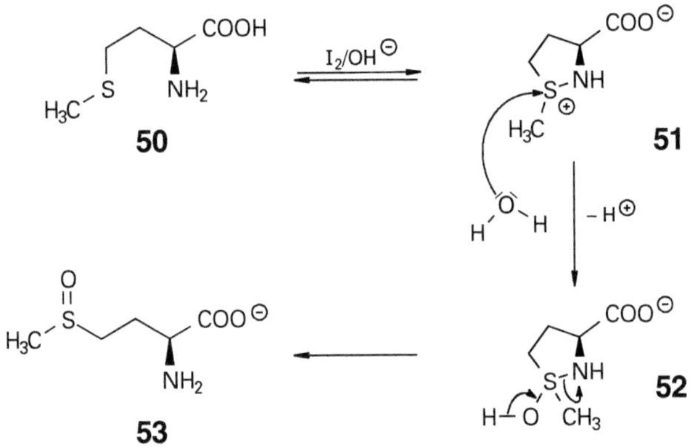

Die bromometrische Gehaltsbestimmung führt je nach Reaktionsbedingungen zum Sulfoxid **53** oder zum Sulfon **54.**

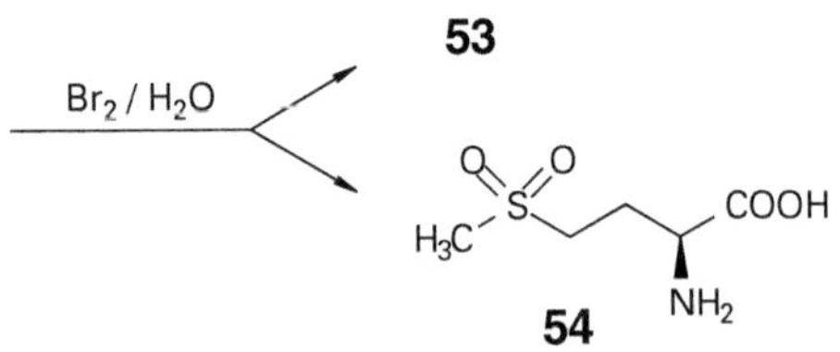

Bei der Behandlung von **Lysin 55** mit diazotiertem 4-Nitroanilin **56** entsteht das Triazen **57,** dessen mesomeriestabilisiertes Anion **58** kräftig rot gefärbt ist.

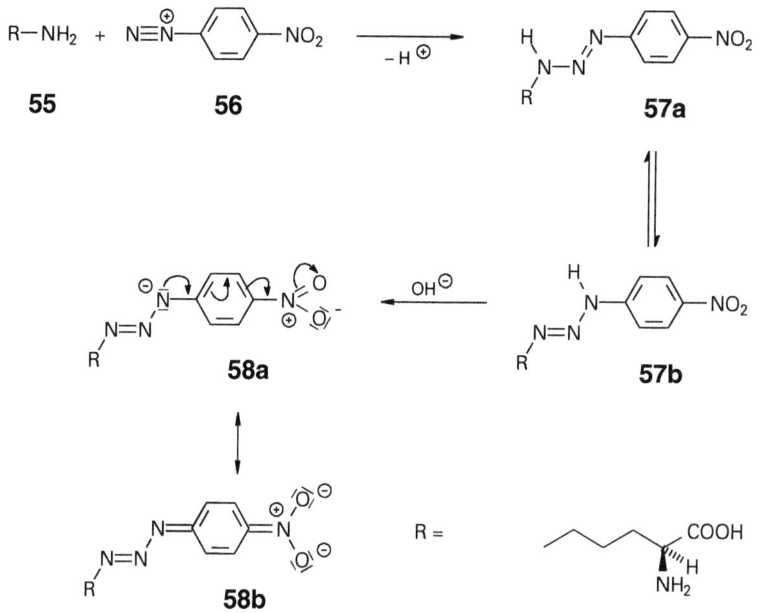

Monosubstituierte Guanidine, zu denen auch **Arginin** (**59**) zu zählen ist, erleiden bei der Umsetzung mit 1-Naphthol (**60**) und Hypochlorit oder Hypobromit die *Sakaguchi*-Reaktion. Dabei entsteht ein rotes Diazaoxonol-Anion **62**.

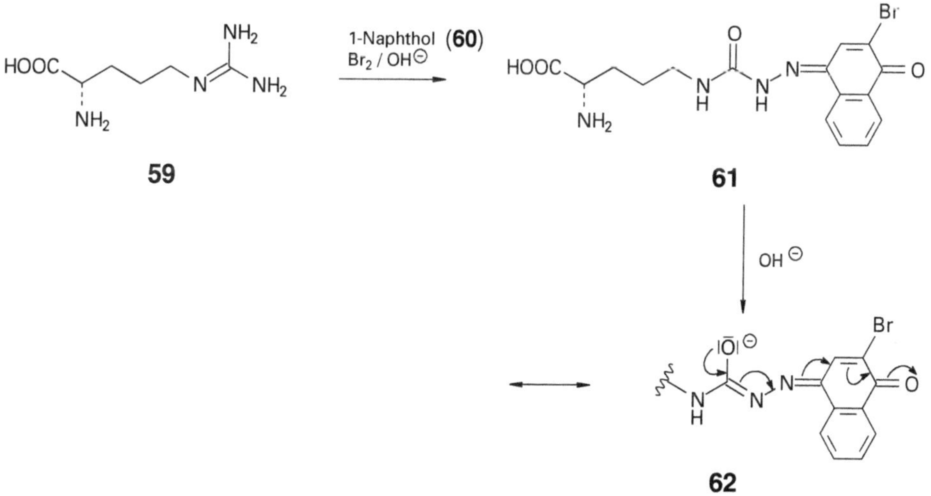

Levodopa

(2*S*)-2-Amino-3-(3,4-dihydroxyphenyl)propionsäure
[59-92-7]

Parkinsonmittel

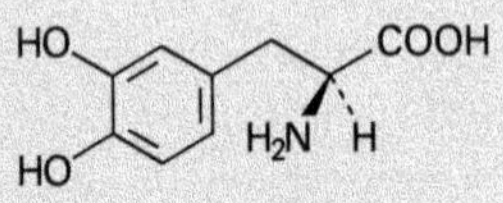

1

Weißes Pulver, schwer löslich in Wasser, praktisch unlöslich in Ethanol, Chloroform, leicht löslich in 1 N-Salzsäure.

Als Aminosäure liegt Levodopa in der zwitterionischen Form **1a** vor, die u.a. für den hohen Schmelzpunkt von 270–286 °C (Wasser) verantwortlich ist.

Levodopa **1** weist vier pK_S-Werte auf, die in der Aminosäure- und *o*-Diphenol-Struktur begründet sind.

1 lässt sich als Anion-Base zur vierwertigen Säure **1a** protonieren, die nun durch Deprotonierung über **1, 1b** und **1c** schließlich das Tri-anion **1d** liefert:

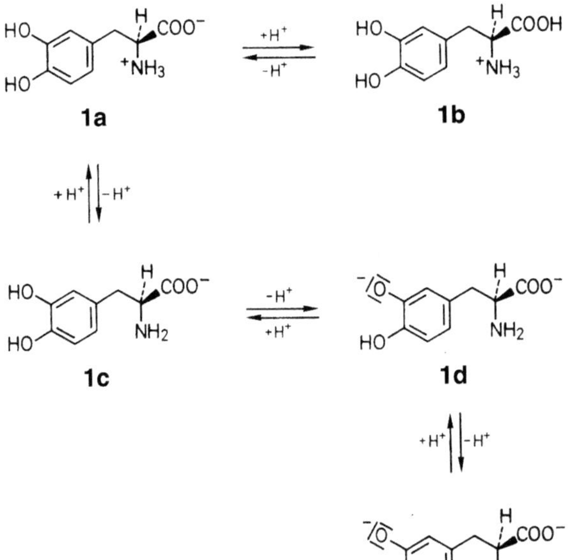

pK_{S1} = 2,31 (**1b** → **1a**)
pK_{S2} = 8,71 (**1a** → **1c**)
pK_{S3} = 9,75 (**1c** → **1d**)
pK_{S4} = 13,14 (**1d** → **1e**)

Identifizierung

- IR-Spektrum.
- Nachweis der Phenol-Funktion mit Eisen(III)chlorid in Wasser. Es entsteht zunächst eine Grünfärbung, die für *o*-Diphenole charakteristisch ist. Da die Zusam-

mensetzung des Eisen-Komplexes pH-abhängig ist, kommt es nach Zugabe von Methenamin zu einem Farbumschlag nach Blauviolett als Folge der pH-Änderung durch Ammoniak, der hydrolytisch aus Methenamin entsteht (s. a. Adrenalin S. 341).

- **Farbreaktion** auf die *o*-Diphenol-Struktur **nach Arnow**. Beim Versetzen der sauren Prüflösung mit Natriumnitrit und Ammoniummolybdat entsteht eine Gelbfärbung, die nach Zugabe von Natronlauge in eine Rotfärbung umschlägt: Im sauren Milieu wird **1** durch NO^+-Ionen (aus entstandener salpetriger Säure) in *p*-Stellung nitrosiert. Durch Ammoniummolybdat wird **2** zum Nitro-*o*-diphenol **3** oxidiert.

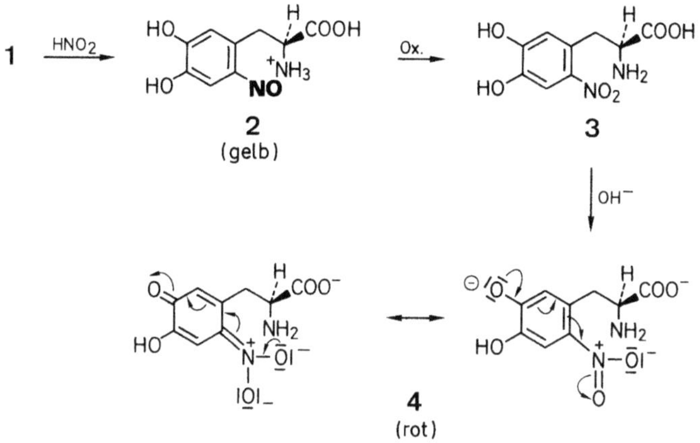

Durch Einwirkung von Hydroxid-Ionen wird **3** zum roten Azaoxonol **4** deprotoniert (s. a. Adrenalin S. 341).

Als weitere Farbkomponente muss auch Dopachrom (**5**) angenommen werden, das analog Adrenochrom entstehen kann (s. S. 336).

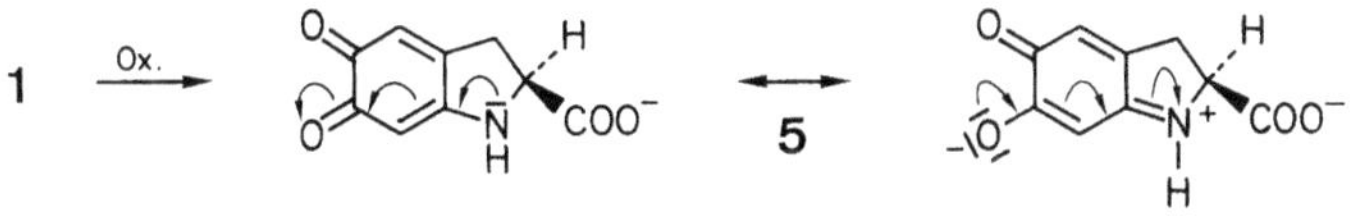

- Nachweis der α-Aminosäure-Struktur nach **Waser/Karrer** durch Umsetzung mit 4-Nitrobenzoylchlorid (**6**) in Pyridin/Wasser. Die anschließende Zugabe von Natriumcarbonat ergibt eine Violettfärbung.

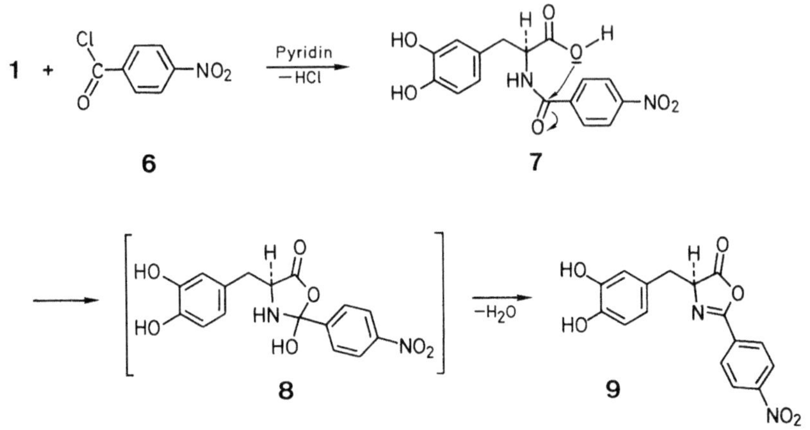

Im leicht alkalischen Medium setzt sich die primäre Amino-Gruppe von **1** mit 4-Nitrobenzoylchlorid (**6**) zum Amid **7** um, das zum Teil intramolekular über **8** zum Azlacton **9** cyclisiert. Der Wasserstoff in Position 4 des Azlactons ist leicht abspaltbar, da in Nachbarstellung eine Carbonyl-Funktion (Ester) und über eine Azavinyl-Gruppe der Sauerstoff des Lactons sowie ein Elektronen ziehender *p*-Nitrophenyl-Rest vorhanden sind. Eine ähnliche Aktivierung (= Azidifizierung) des Wasserstoffs in **8** kommt auch in dem farbgebenden Produkt der *Vitali*-Reaktion vor.

Auf Zugabe von Base (Natriumcarbonat-Lösung) bildet sich ein violettes Azaoxonol-Anion **10.**

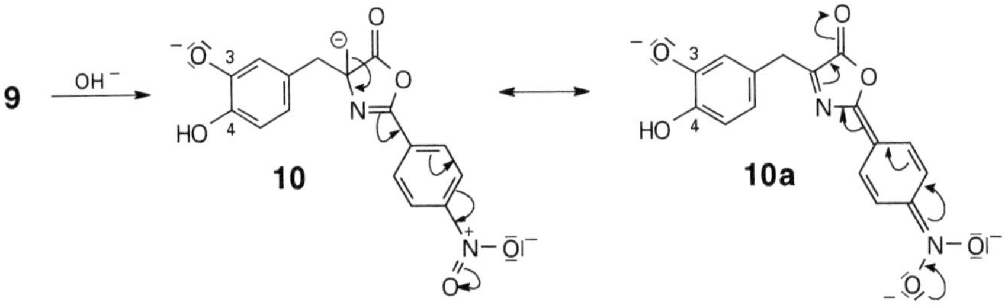

○ Als Aminosäure gibt **1** eine positive Ninhydrin-Reaktion.

Gehaltsbestimmung

● **1** wird in einem Gemisch von Ameisensäure/Essigsäure/Dioxan gelöst und mit Perchlorsäure (0,1 mol·l^{-1}) titriert. Durch Protonierung der Carboxylat-Gruppe entsteht **1 b** (s. Aminosäuren S. 156).

○ Eine sehr empfindliche kolorimetrische Bestimmung von **1** und auch von Methyldopa und Carbidopa ist möglich durch Oxidation der Brenzkatechin-Struktur von **1** zum *o*-Chinon **11** mit Eisen(III)-Ionen. Hierbei wird ein äquimolarer Anteil zu Eisen(II)-Ionen reduziert, der mit *o*-Phenanthrolin (**12**) einen roten Chelatkomplex **13** (Ferroin) bildet, der kolorimetrisch erfasst wird.

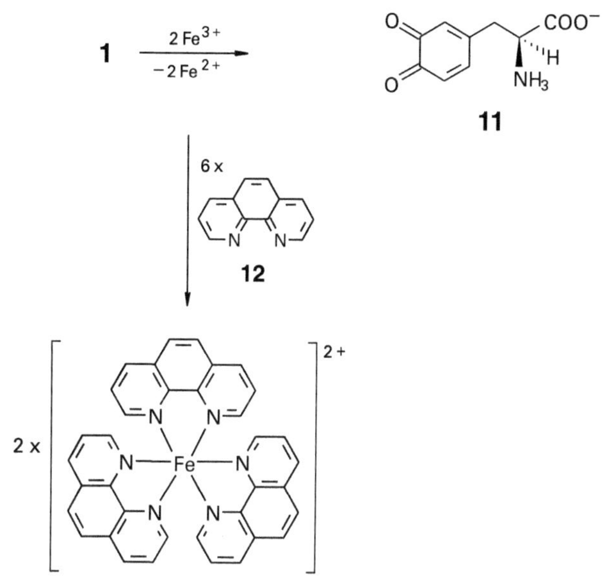

rot

13

Methyldopa

(2*S*)-2-Amino-3-(3,4-dihydroxyphenyl)-
2-methylpropionsäure
[4137-08-1]

Antihypertonikum

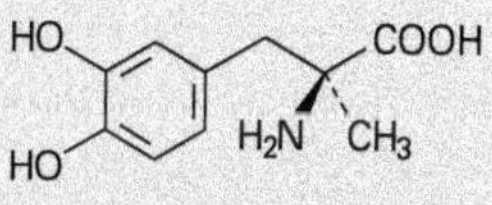

1

1 unterscheidet sich von Levodopa durch eine Methyl-Gruppe in Position 2.

Weißes kristallines Pulver oder farblose Kristalle. **1** bildet ein Sesquihydrat, das pharmazeutisch eingesetzt wird. Smp: 310 °C.

pK_S-Werte: pK_{S1} = 2,25
pK_{S2} = 9,0
pK_{S3} = 10,35
pK_{S4} = 12,6

1 ist im sauren Milieu relativ stabil, wird aber im schwach alkalischen oxidativ zersetzt, was angesichts der Brenzkatechin-Struktur nicht verwunderlich ist. In Gegenwart von Luftsauerstoff entsteht u.a. das farbige Methyldopachrom (**2**).

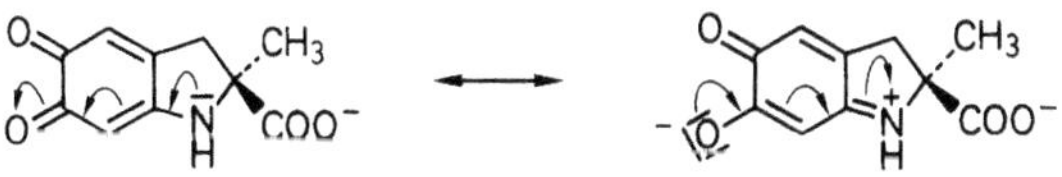

2 **2a**

Identifizierung

- IR-Spektrum.
- Mit $FeCl_3$-Lösung entsteht mit **1** eine grüne Färbung, die nach Zugabe von Methenamin ins bläulich Violette übergeht. Nachweis der Brenzkatechin-Struktur, siehe Levodopa.
- **1** gibt wie Levodopa eine positive Reaktion mit HNO_2/Ammoniummolybdat.
- Die Umsetzung mit 4-Nitrobenzoylchlorid in Gegenwart von Basen dient zur Unterscheidung von Levodopa. Bei der Reaktion entsteht neben dem Amid **3** zwar ein gelbes Azlacton **4,** das sich aber nicht zu einem tieffarbigen Anion deprotonieren lässt.

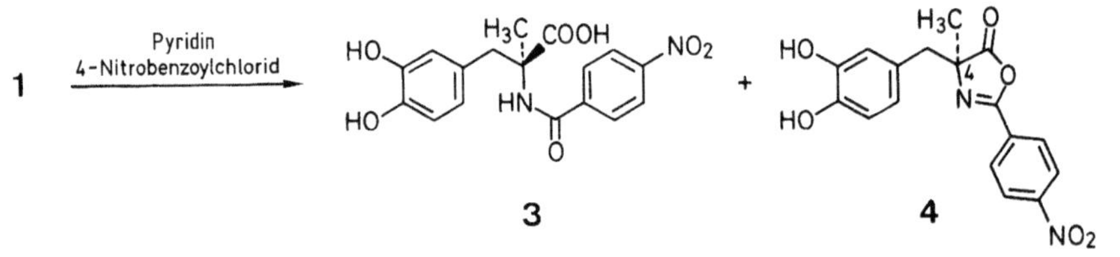

Reinheitsprüfung

Prüfung auf Methoxymethyldopa und verwandte Substanzen per DC. Von der Synthese her kann **1** mit Methoxymethyldopa **5** verunreinigt sein. Nach der DC gegen **5** CRS wird mit Natriumnitrit und *p*-Nitranilin in Salzsäure detektiert. Auf der Platte entsteht *p*-Nitrobenzoldiazoniumchlorid, das mit der primären Amino-Gruppe in **1** und **5** zu Triazen-Farbstoffen vom Typ **6** bzw. **7** kuppelt, die beim Besprühen mit Natriumcarbonat-Lösung zu den tieferfarbigen Anionen **8** bzw. **9** deprotoniert werden.

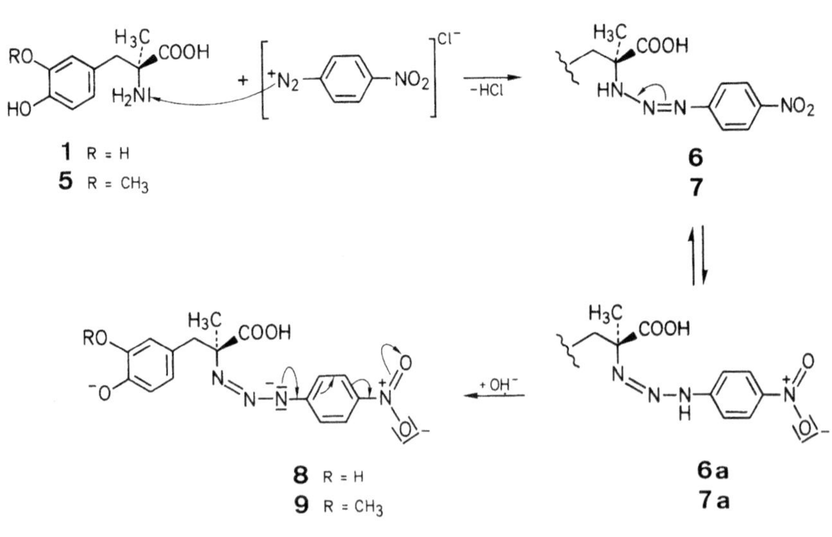

p-Nitrobenzoldiazoniumchlorid kuppelt im sauren Milieu nicht in Position 2 oder 5 am Phenylring von **1** bzw. **5**, da eine Aktivierung durch Bildung eines Phenolats fehlt.

Gehaltsbestimmung analog Levodopa mit Perchlorsäure (0,1 $mol \cdot l^{-1}$).

Die Aminosäure **Tryptophan** (**1**) soll noch eine besondere Erwähnung finden.

Heute werden die Aminosäuren durchweg biotechnologisch hergestellt. Anfang der 90er-Jahre war es noch üblich, mangels besserer Alternativen, Tryptophan in Tagesdosen von 3–6 g als natürliches Schlafmittel einzusetzen, denn metabolisch entsteht daraus der Neurotransmitter Serotonin.

Dabei fiel das gehäufte Auftreten von Nebenwirkungen auf, insbesondere von EMS (eosinophiles Myalgie-Syndrom), welches in den USA zu zahlreichen Todesfällen und irreversiblen Nervenschädigungen führte. Als Ursache wurde sehr bald eine Verunreinigung im Tryptophan identifiziert. Es handelt sich um das 1,1′-Ethylidenbistryptophan (**3**) (EBT), einem Vollaminal aus Acetaldehyd (**2**) und zwei Molekülen Tryptophan: EBT macht EMS.

Der Acetaldehyd stammt aus der Fermentationsbrühe. Der Hersteller hatte anscheinend bei der chromatographischen Reinigung einen Schritt eingespart. Die Arzneibuchmonographie wurde daraufhin um eine spezielle HPLC-Prüfung auf EBT (**3**) neu gefasst.

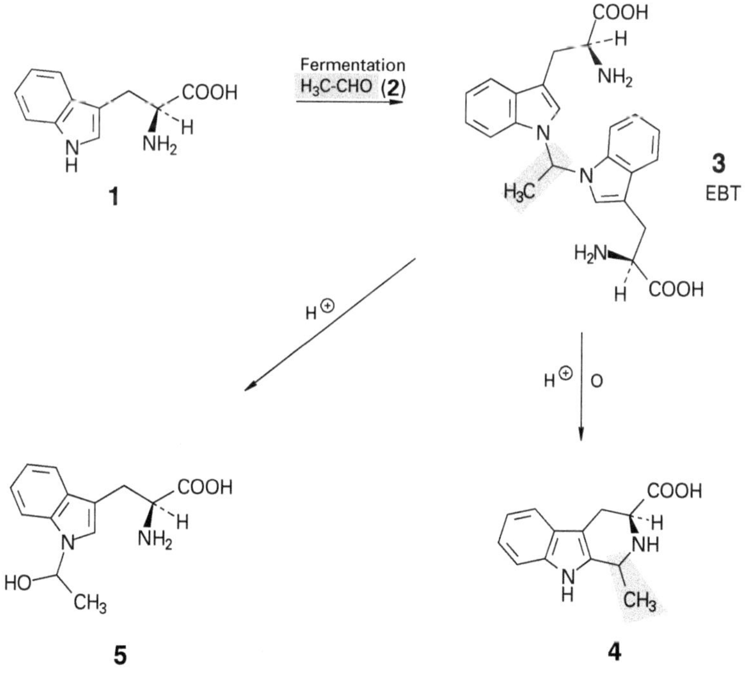

Es ist fraglich, ob EBT tatsächlich für die Nebenwirkung verantwortlich ist, da es nur in sehr geringer Menge vorkommt, überdies säurelabil ist und sich u.a. zum β-Carbolin-Derivat **4** umlagert bzw. in **5** zerfällt. Aus den USA wurde dagegen bekannt, dass das 5-Hydroxytryptophan (**6**) (ebenfalls Verunreinigung im Tryptophan) auch EMS als Nebenwirkung hervorruft. Es wurde in dieser Substanz die sog. „Peak-X-Familie" in relativ großen Mengen gefunden. Das sind o-Chinon-Derivate (z. B. **7**, Peak X1 genannt), welche als α, β-ungesättigte Carbonyl-Verbindungen mit Nucleophilen Additionsprodukte bilden. Es wird vermutet, dass das Addukt **8** mit Glutathion EMS auslöst.

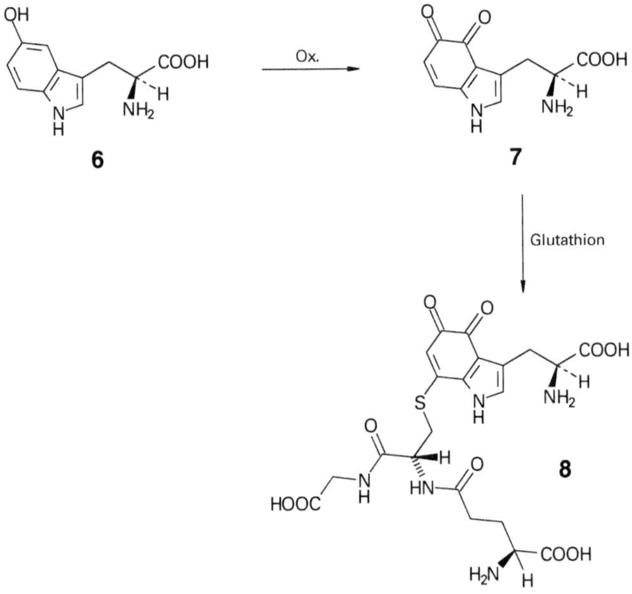

6 **7** **8**

4.4.2 Peptide

Peptide sind aus Aminosäuren aufgebaut, die untereinander über Amid-Bindungen verknüpft sind. Je nach Anzahl der in einem Peptid enthaltenen Aminosäuren unterscheidet man Oligopeptide, die bis zu 10 Aminosäuren beinhalten oder Polypeptide mit bis zu 100 Aminosäure-Einheiten. Als Protein bezeichnet man ein Peptid mit über 100 Aminosäuren.

Weiterhin kann man zwischen linearen und cyclischen Peptiden unterscheiden. In der Regel sind die Peptide aus L-Aminosäuren aufgebaut; in Polypeptid-Antibiotika kommen neben L-Aminosäuren auch D-Aminosäuren vor.

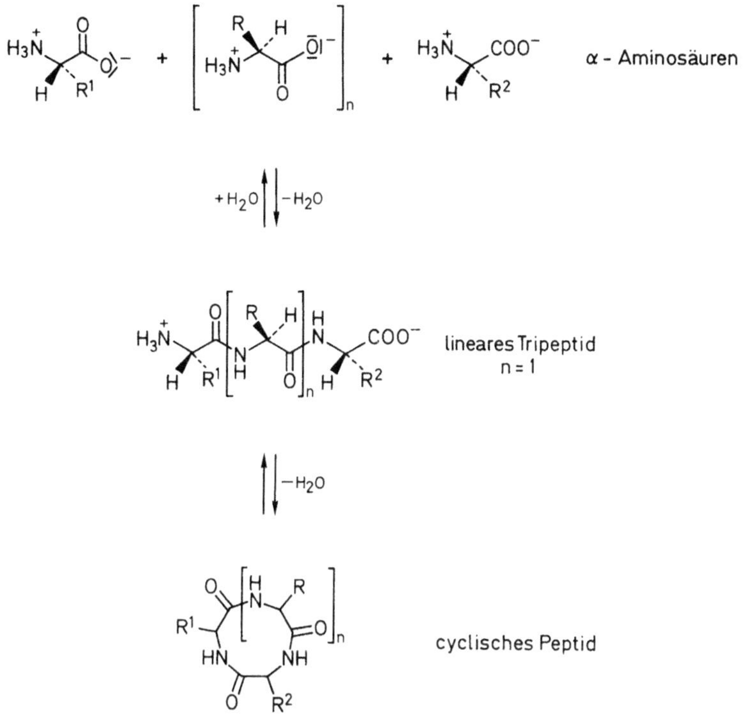

Röntgenstrukturanalysen von Peptiden zeigen, dass die Kohlenstoff-Atome, die einer Peptidbindung benachbart sind, *trans*-ständig zur CO–N-Bindung angeordnet sind. Die Bindungswinkel der Peptidbindung von ca. 120° sowie eine C–N-Bindungslänge von 0,1325 nm (C–N-Einfachbindung: 0,1487 nm; C–N-Doppelbindung: 0,127 nm) zeigen, dass die Peptidbindung partiellen Doppelbindungscharakter besitzt und resonanzstabilisiert ist.

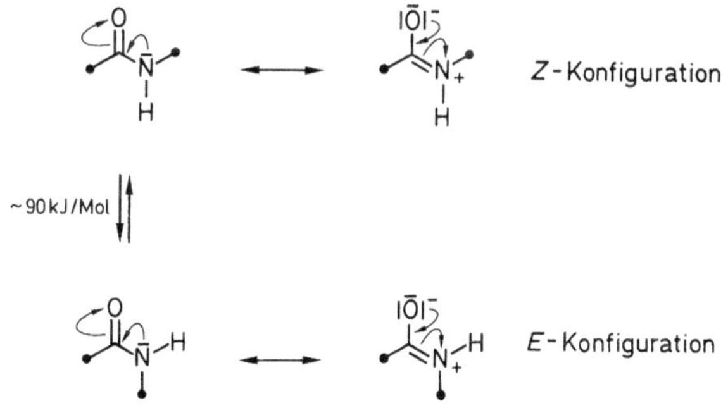

Zur Umwandlung der *Z*-Form in die *E*-Form ist eine Aktivierungsenergie von ca. 90 kJ/mol notwendig.

Die relativ starre *trans*-Konfiguration der Peptidbindung und eine eingeschränkte Rotation um die CO–C_α bzw. N–C_α-Bindung führen zu bevorzugten

Konformationen einer Peptidkette und sind als Ursache der Faltblatt- bzw. α-Helixstruktur von Peptiden anzusehen.

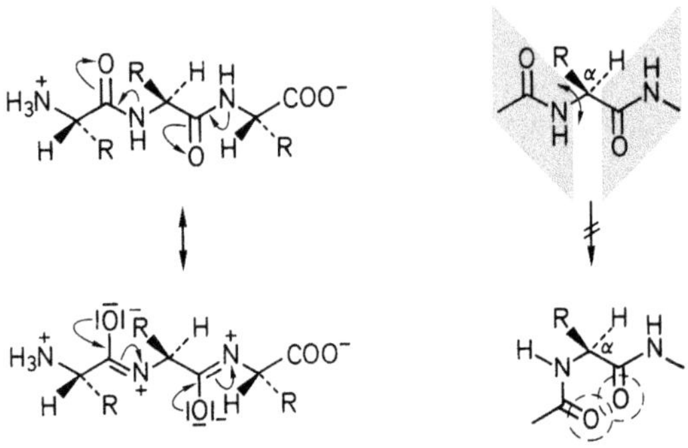

Einfache, lineare Peptide liegen wie Aminosäuren im Festzustand in der zwitterionischen Form vor und besitzen somit Eigenschaften wie Aminosäuren. So weist z.B. das einfachste Dipeptid, das Glycylglycin (**1**), einen Schmelzpunkt von 215–220 °C auf.

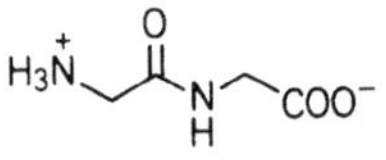

1

$$pK_{S_1} = 3{,}14\ (COOH)$$
$$pK_{S_2} = 8{,}25\ (NH_3^+)$$

4.4.2.1 Chemische Methoden zur Strukturbestimmung (Analytik) von Peptiden (Auswahl)

Will man die Aminosäurezusammensetzung eines Peptids bestimmen, so ist es notwendig, die evtl. vorhandenen Disulfid-Brücken zu spalten. Disulfid-Brücken können sich innerhalb eines Peptidstranges zwischen zwei Cystein-Einheiten ausbilden, sog. intrachenare Brücken, oder zwei Peptidketten untereinander verbinden, sog. interchenare Disulfid-Brücken.

Eine oxidative Spaltung der kovalenten Disulfid-Bindung kann durch Umsetzung mit Peroxyameisensäure (**2**) erfolgen. Man erhält die entsprechenden Peptid-sulfonsäuren **3** bzw. **4**, die nun weiter untersucht werden können.

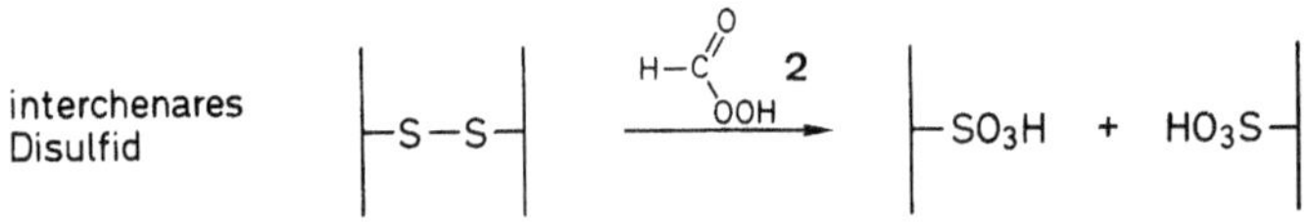

3

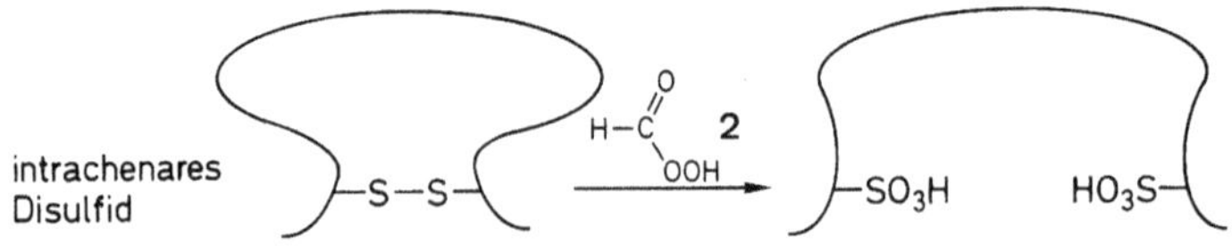

4

Zur **Identifizierung der *N*-terminalen Aminosäure** eines Peptids kann man z.B. mit 1-Fluor-2,4-dinitrobenzol oder mit Dansylchlorid **6** umsetzen. Die Amino-Gruppe der *N*-terminalen Aminosäure reagiert mit Dansylchlorid und ergibt ein dansyliertes Peptid **7.** Nach Hydrolyse des Peptids erhält man die *N*-terminale Aminosäure als fluoreszierende Dansyl-Aminosäure **8,** die leicht chromatographisch, durch Vergleich mit bekannten Dansyl-Aminosäuren, identifiziert werden kann.

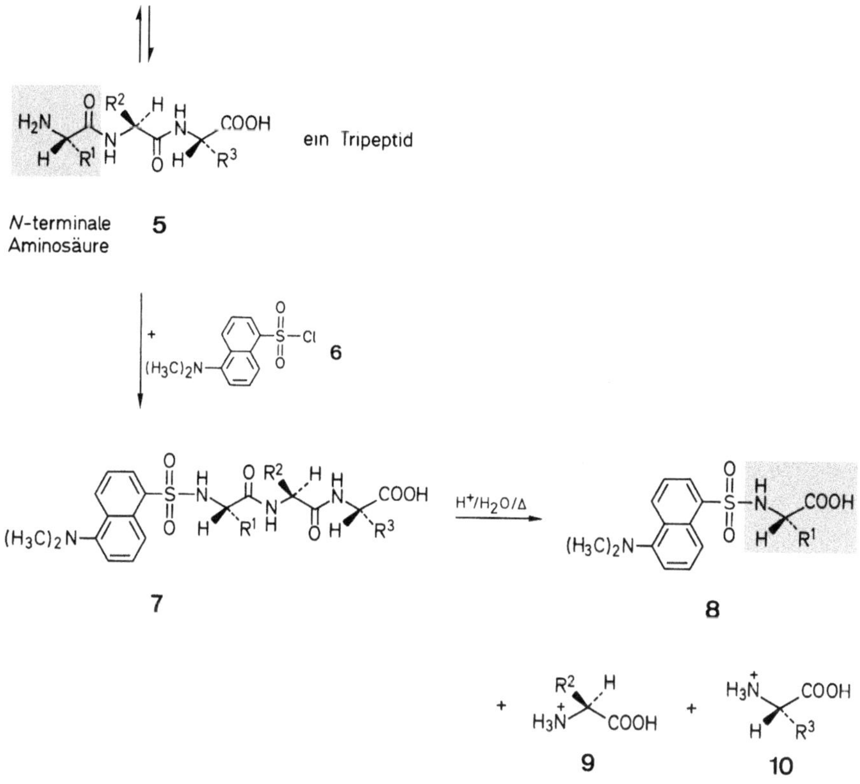

Die chemischen Methoden werden zunehmend durch gezielten enzymatischen Peptidabbau und massenspektromatische Analyse der Abbauprodukte ersetzt.

Bestimmung der *N*-terminalen Aminosäure durch *Edmann*-Abbau. Hierbei wird das Peptid mit Phenylisothiocyanat (**11**) zur Reaktion gebracht. Die nucleophile *N*-terminale Amino-Gruppe addiert sich an das Heterocumulen unter Bildung eines Phenylthiocarbamoyl-Derivats **12**. Beim Behandeln mit wasserfreiem Chlorwasserstoff spaltet sich die markierte Aminosäure als 2-Anilino-thiazolin-5-on-Derivat **13** ab. Beim Erhitzen von **13** mit Salzsäure erfolgt Hydrolyse zur Phenylthiocarbamoylaminosäure (PTC-AS) **14**, die durch Lactamisierung in ein Phenylthiohydantoin-Derivat **15** übergeht. Dieses Thiohydantoin wird aus dem Reaktionsansatz extrahiert und chromatographisch (RP-Säule · UV-Detektion) identifiziert.

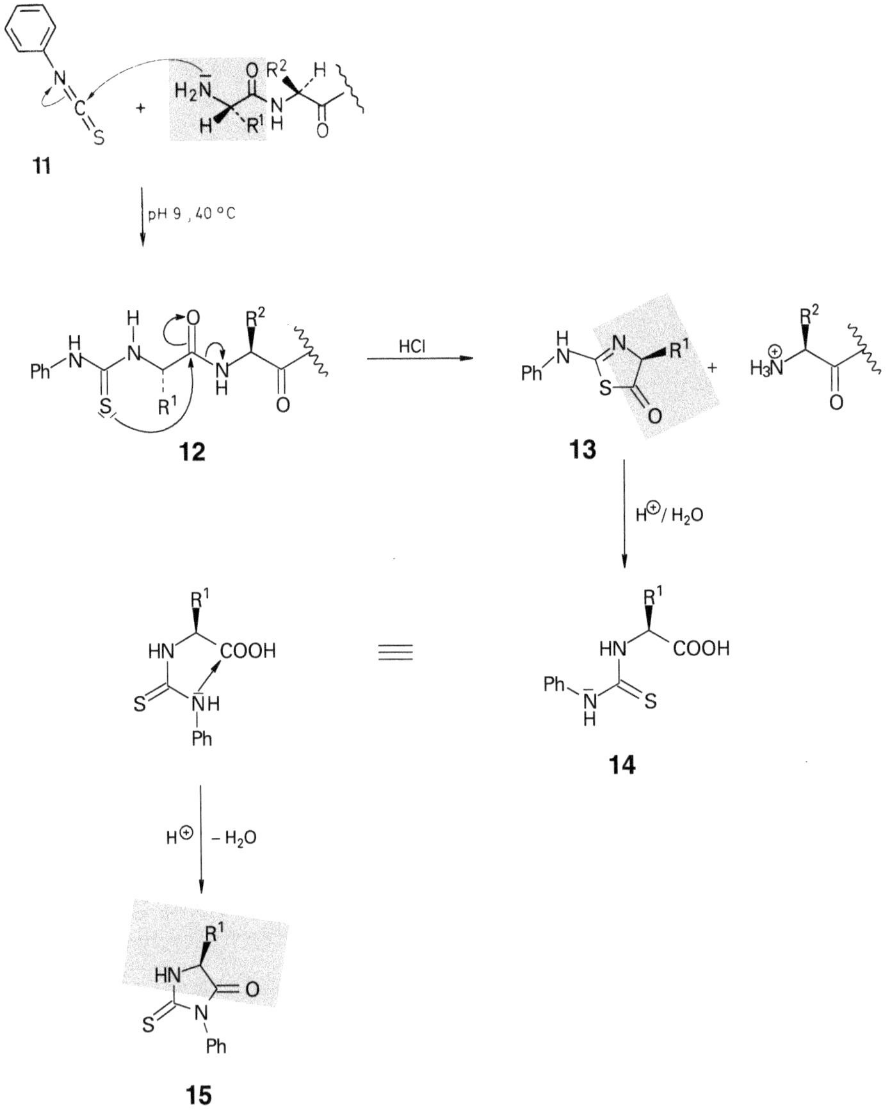

Bestimmung der *C*-terminalen Aminosäure nach dem *Akabori*-Verfahren. Setzt man ein Peptid, z.B. **5,** mit wasserfreiem Hydrazin um, so werden die Peptidbindungen durch Hydrazinolyse gespalten. Die *C*-terminale Aminosäure **16** bildet kein Säurehydrazid, da die Carboxylat-Gruppe zu wenig reaktiv ist. Die Aminosäurehydrazide **17** und **18** lassen sich aus dem Reaktionsansatz durch Bildung der *Schiffschen* Basen **20** und **21** mit Isovaleraldehyd (**19**) abtrennen.

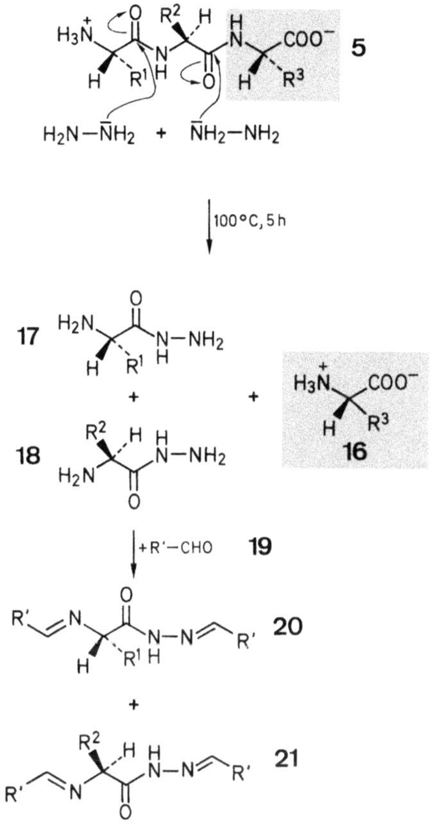

Zur **Bestimmung der *C*-terminalen Aminosäure** kann man auch das Peptid zunächst mit Diazomethan (**22**) umsetzen, wobei der Peptid-Methylester **23** entsteht. Die nachfolgende Reduktion des Esters mit Lithiumborhydrid führt dann zum Peptidalkohol **24.** Nach der Totalhydrolyse erhält man die Aminosäuren **9** und **10** und den Aminoalkohol **25,** der identifiziert wird.

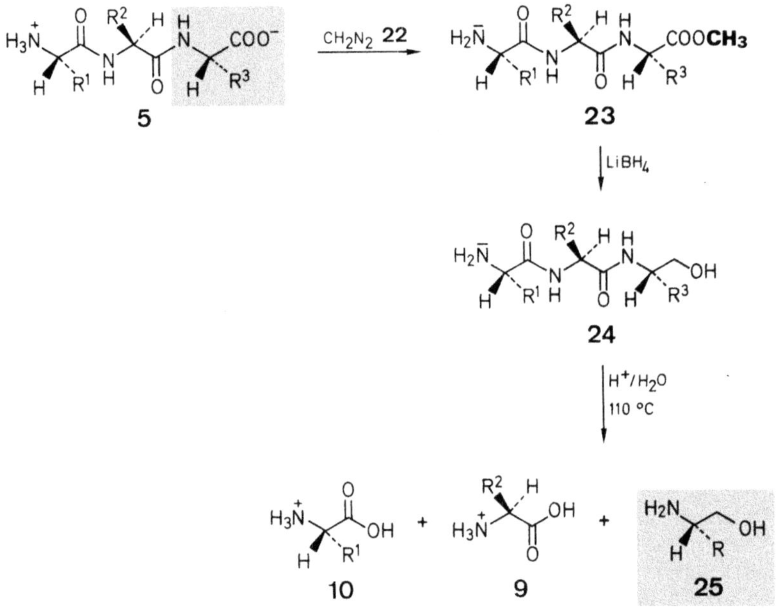

Enthält ein Peptid die Aminosäure Methionin, so kann die C-ständige Peptidbindung gespalten werden. Beim Behandeln des Peptids wird die *S*-Methyl-Gruppe im Methionin durch Bromcyan (**26**) in das Sulfoniumsalz **27** umgewandelt. Die Sulfonium-Gruppe fungiert als gute Abgangsgruppe, sodass ein nucleophiler Angriff des Amid-Sauerstoffs an der aktivierten Methylen-Gruppe C-4 des Methionins erfolgen kann. Hierdurch entsteht ein cyclisches Imidsäureester-Salz **28,** das durch Wasser leicht zu hydrolysieren ist, wobei es zur Spaltung der Amid-Bindung kommt. Die Aminosäure Methionin wird hierbei in Homoserin umgewandelt.

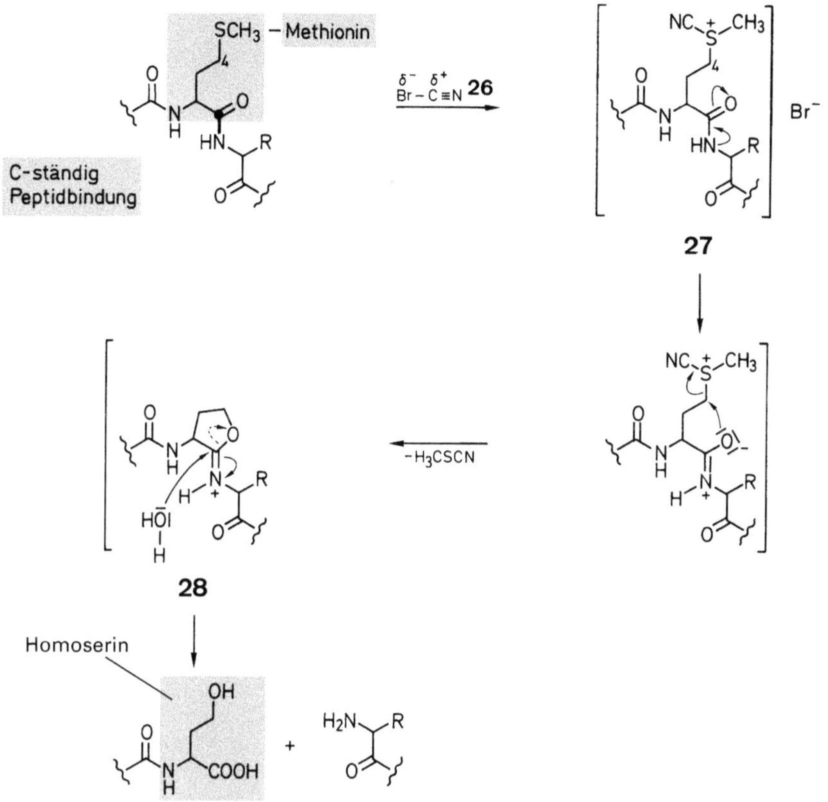

Eine vollständige Hydrolyse eines Peptids kann durch Erhitzen in 6 N-Salzsäure bei 100–120° über 10–24 h erreicht werden; nachfolgend formuliert am Beispiel des Dipetids Glycyl-alanin.

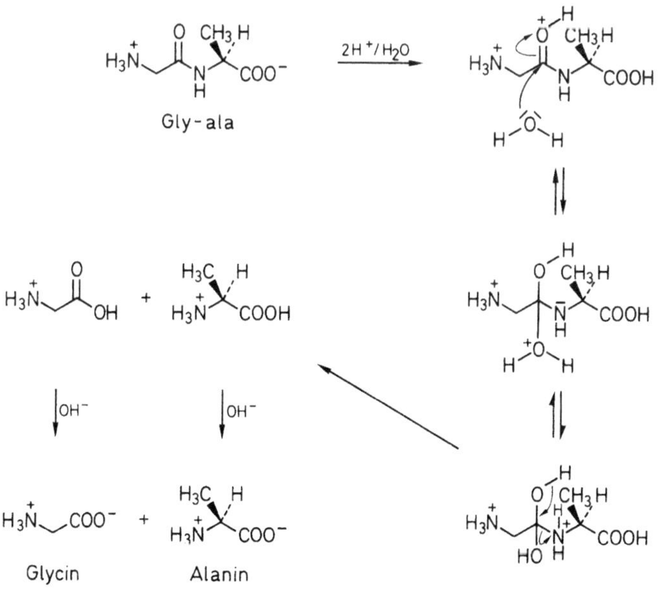

4.4.2.2 Polypeptide

Polymyxine
[1405-20-5]

Antibiotikum

Die Polymyxine gehören zu den Polypeptid-Antibiotika und werden von Bazillen gebildet, z.B. *Bacillus polymyxa* u.a. Bisher kann man 11 Hauptkomponenten unterscheiden (A, B, C, D, E, F, K, M, P, S, T), die weiter unterteilt werden können, z.B. B_1 und B_2. Die Polymyxine sind basische, cyclische Polypeptide, die aus einem cyclischen Heptapeptid und einem linearen Tripeptid, das terminal mit einer Fettsäure substituiert ist, bestehen. Sie haben eine relative Molmasse von ca. 1200 und als charakteristischen Bestandteil enthalten sie die L-2,4-Diaminobuttersäure (L-DAB).

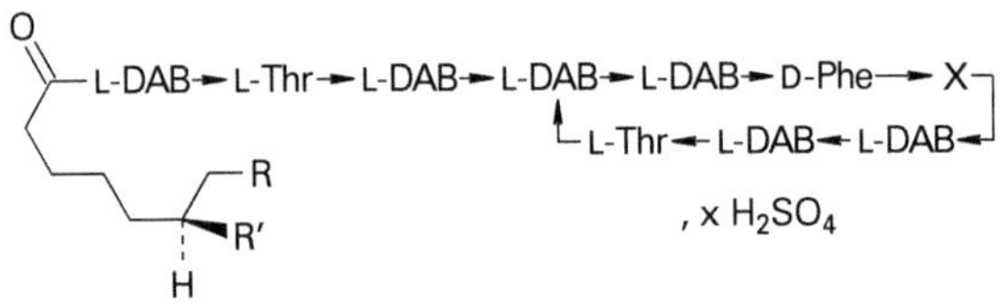

Polymyxin	R	R'	X
B_1	CH_3	CH_3	L-Leu
B_2	H	CH_3	L-Leu

Das im Ph.Eur. aufgeführte Polymyxin-B-sulfat ist ein Gemisch aus Polymyxin B_1 und B_2:
- B_1 enthält als terminale Fettsäure (+) 6-Methyloctansäure,
- B_2 enthält 6-Methylheptansäure.

Polymyxin-B-sulfat. Polymyxin B (B_1 und B_2) ist ein wasserlösliches Substanzgemisch, das mit Säuren gut kristallisierende Salze bildet. In der Ph.Eur. ist das Sulfat aufgeführt, das als Trockensubstanz stabil ist. Wässrige Lösungen sind im pH-Bereich 2–7 stabil.

Identifizierung

- Polymyxin wird in einem zugeschmolzenen Glasrohr 5 h bei 135 °C durch 35%ige Salzsäure hydrolysiert und die erhaltenen Aminosäuren gegen die Vergleichssubstanzen Leucin, Serin, Threonin und Phenylalanin chromatographiert (DC). Die Detektion erfolgt durch Besprühen mit Ninhydrin-Lösung und Erhitzen auf 110 °C. 2,4-Diaminobuttersäure wird im Chromatogramm über den Fleck mit dem kleinsten R_f-Wert identifiziert.
- **Biuret-Reaktion:** Eine geringe Menge Substanz wird in Wasser gelöst und mit einer 10%igen Lösung von Natronlauge versetzt. Unter Umschütteln gibt man tropfenweise Kupfersulfat-Lösung zu. Es entwickelt sich eine rotviolette Färbung (λ_{max} = 540–560 nm).

Mittels dieser Farbreaktion lassen sich Peptide nachweisen. Durch die zugesetzte Natronlauge werden zunächst zwei benachbarte Amid-Funktionen deprotoniert und bilden dann mit Kupfer(II)-Ionen einen violetten Komplex **2.**

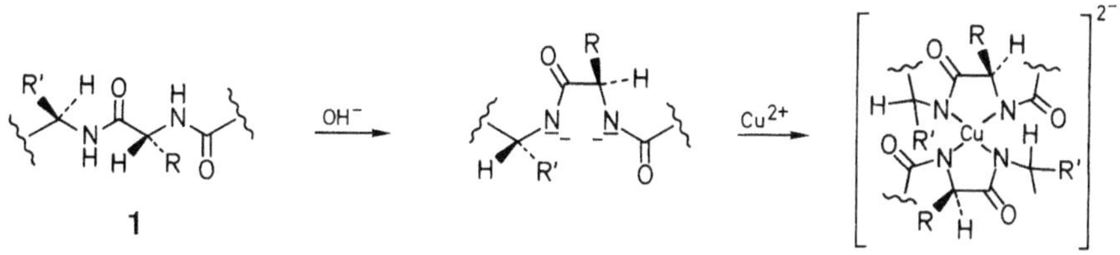

1 **2**

Die Bezeichnung „Biuret-Reaktion" für die Farbreaktion ist irreführend, da die Partialstruktur des Biurets in Peptiden nicht vorkommt. Biuret (**4**) entsteht beim trockenen Erhitzen von Harnstoff (**3**) neben Ammoniak und Cyanursäure (**5**).

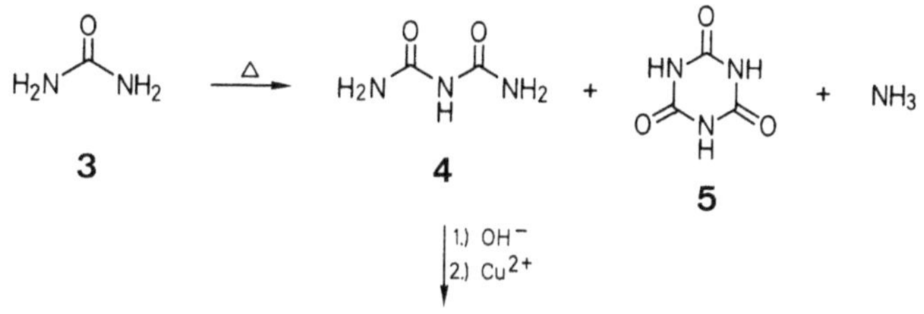

3 **4** **5**

violett

Biuret (**4**) bildet in Abhängigkeit vom pH-Wert und dem Verhältnis der NH-Funktionen mit Cu^{2+} drei verschiedene Komplexe.

1. Biuret/Cu^{2+}/OH^- = 2 : 1 : 0

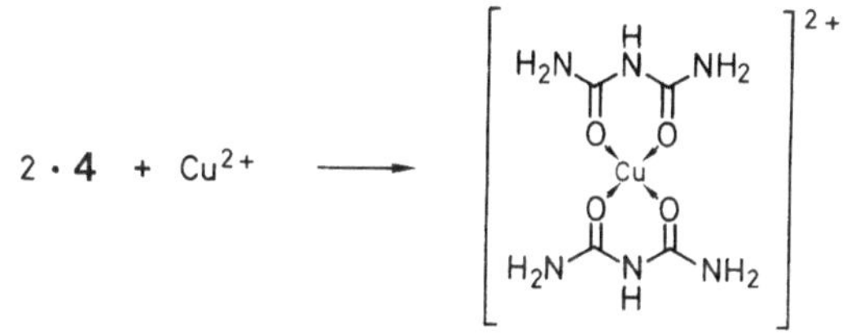

grün

2. Biuret/Cu^{2+}/OH^- = 2 : 2 : 6

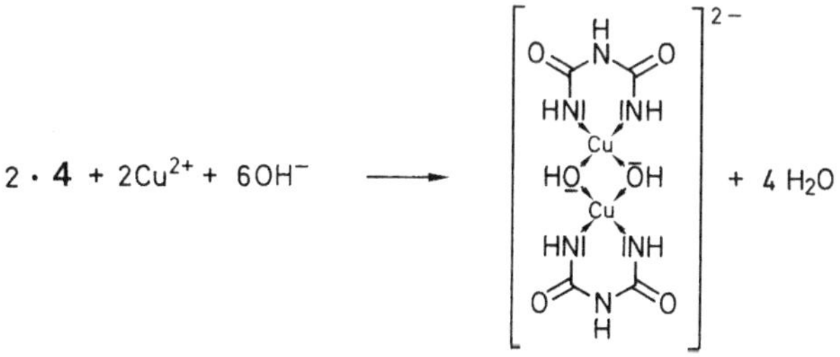

violett

3. Biuret/Cu^{2+}/OH^{-} = 2 : 1 : 4

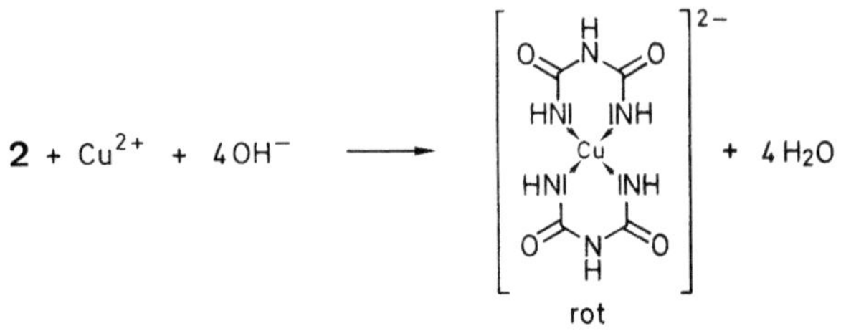

Eine positive Biuret-Reaktion ergeben Verbindungen, die nachfolgende Strukturelemente besitzen:

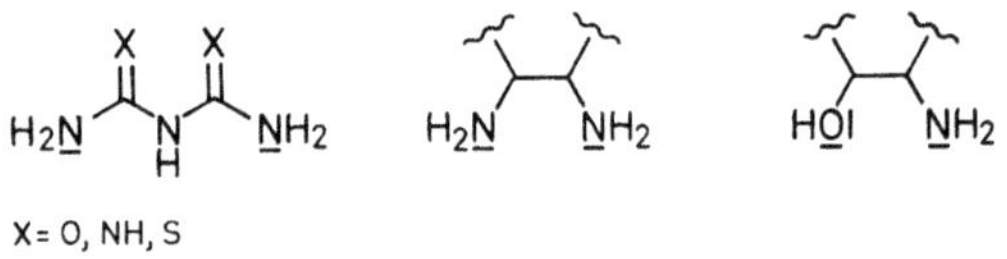

Die **Wertbestimmung** erfolgt mikrobiologisch.

Colistin. Ersetzt man im Polymyxin B die Aminosäure Phenylalanin durch D-Leucin, so gelangt man zum Colistin (Polymyxin E), das als Sulfat bzw. Methat (Methansulfonat) im Arzneibuch aufgeführt ist.

Colistin-methat wird durch Umsetzung von Colistin mit Formaldehyd und Na-hydrogensulfit gewonnen. Es reagieren die primären, freien Amino-Gruppen der 2,4-Diaminobuttersäure zu Aminomethansulfonaten. Eine ähnliche Partialstruktur weist Metamizol-Na auf (s. S. 459).

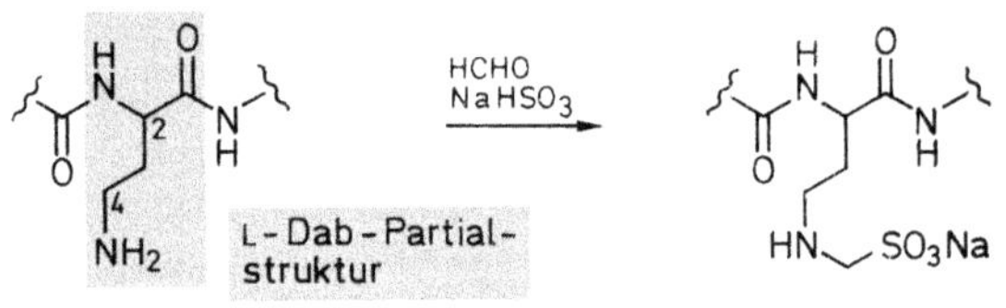

Identifizierung

- DC.
- Biuret-Reaktion positiv.
- Eine Unterscheidung von Colistinsulfat und -methat kann durch Lösen der Substanz in Salzsäure und Versetzen mit Iod-Lösung getroffen werden. Colistinmethat zerfällt hydrolytisch in Colistin, Formaldehyd und Schwefeldioxid. Letzteres reduziert Iod zu Iodid, wodurch die Iodfarbe verschwindet. Mit Colistinsulfat findet keine Entfärbung der Iod-Lösung statt.

Bacitracin

[1405-87-4]

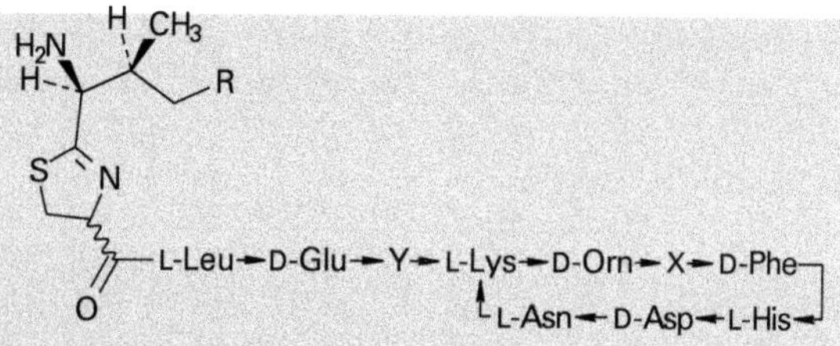

Name	X	Y	R
Bacitracin A	L-Ile	L-Ile	CH_3
Bacitracin B1	L-Ile	L-Ile	H
Bacitracin B2	L-Val	L-Ile	CH_3
Bacitracin B3	L-Ile	L-Val	CH_3

Antibiotikum

Bacitracin, ein Gemisch von antimikrobiell wirksamen Polypeptiden, speziell Bacitracin A, B1, B2 und B3, besteht aus einem cyclischen Heptapeptid und einem linearen Pentapeptid. Die Verknüpfung beider Peptide erfolgt über die trifunktionelle Aminosäure L-Lysin. Der lineare Peptidanteil ist über die α-Amino-Funktion mit dem Cyclus verbunden. Im *N*-terminalen Teil des Peptids ist ein Thiazolin-Ring enthalten, der aus L-Cystein und L-Isoleucin entstanden ist.

Farbloses, hygroskopisches Pulver; leicht löslich in Wasser und Ethanol. Bacitracin bildet mit zweiwertigen Kationen Salze, speziell mit Zn^{2+} und Mn^{2+}. Der Zink-Komplex ist als Bacitracin-Zink in der Ph.Eur. enthalten. ^{1}H-NMR-Studien zeigen, dass eine Komplexbildung zwischen einem Zink-Ion und dem Thiazolin- und Imidazol-Ring (Histidin) stattfindet. Der isoelektrische Punkt liegt bei 8,8.

Identifizierung

- DC-Analyse der nach saurer Hydrolyse mittels Salzsäure im zugeschmolzenen Glasrohr, 5 h 135 °C, erhaltenen Aminosäuren. Als Vergleich dient ein Hydrolysat von Zink-Bacitracin.
  Detektion: Ninhydrin/100 °C.
- Veraschung und Prüfung auf Zink-Ionen, die nicht vorhanden sein dürfen. (Unterscheidung von Bacitracin und Bacitracin-Zink.)
- Biuret-Reaktion positiv.

Die **Wertbestimmung** erfolgt mikrobiologisch.

Calcitonin

vom Lachs

[47931-85-1]

Morbus Paget Therapeutikum

Cys-Ser-Asn-Leu-Ser-Thr-Cys-Val-Leu-Gly-
Lys-Leu-Ser-Gln-Glu-Leu-His-Lys-Leu-Gln-
Thr-Tyr-Pro-Arg-Thr-Asn-Thr-Gly-Ser-Gly-
Thr-Pro-NH_2

Calcitonine sind lineare Polypeptide, die aus 32 Aminosäuren bestehen und eine Disulfid-Brücke zwischen den Aminosäuren 1 und 7 (jeweils Cystein) besitzen.

Das Arzneibuch führt ein synthetisches Calcitonin auf, das dem Salm-Calcitonin I entspricht und ein weißes, leichtes Pulver darstellt.

Identifizierung

- Durch DC auf Zellulose-Platten, wobei Calcitonin CRS als Vergleich dient.

Detektion:

a) Besprühen der DC-Platte mit einer Na-Hypochlorit-Lösung. Hierbei entstehen die *N*-Chlor-Derivate des Peptids.

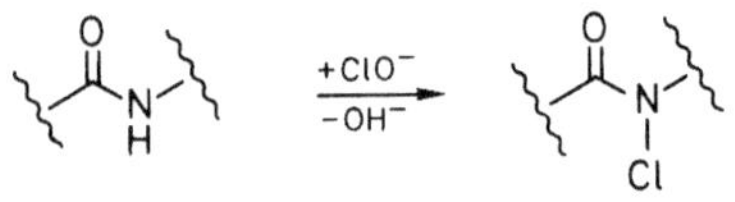

b) Beim Nachsprühen mit KI-Stärke-Lösung werden die Flecken deutlicher sichtbar, da das *N*-Chloramid Iodid zu Iod oxidiert, das mit der anwesenden Stärke eine Blaufärbung ergibt.

Reinheitsprüfung

Nachweis der nach Hydrolyse erhaltenen Aminosäuren mithilfe eines Aminosäure-Analysators. D,L-Norleucin dient als interner Standard. Die Aminosäuren Alanin, Methionin, Phenylalanin und Tryptophan dürfen im Salm-Calcitonin nicht enthalten sein.

Gehaltsbestimmung per HPLC.

4.5 β-Lactam-Derivate

4.5.1 Penicilline

Die therapeutisch verwendeten Penicilline sind Acyl-Derivate der **6-Aminopenicillansäure (1).** Die Bezifferung folgt der systematischen Nomenklatur.

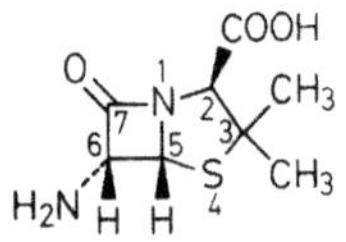

1

1 stellt ein Peptid dar, das aus den Aminosäuren L-Cystein und D-Valin aufgebaut ist und in den Positionen 2, 5 und 6 über Asymmetriezentren verfügt.

Die natürlichen Penicilline werden im amerikanischen Sprachgebrauch je nach Art der Seitenkette mit den Buchstaben F, C, X, K, im englischen mit den römischen Zahlen I–IV belegt.

Lactame sind normalerweise recht stabile Ringsysteme. Im Penicillin-Gerüst trägt die *Bayer*-Spannung dazu bei, dass das *β*-Lactam-System äusserst reaktionsfreudig ist, sodass es bei chemischen und biochemischen Reaktionen bevorzugt angegriffen und geöffnet oder umgelagert wird.

Außer der Ringspannung machte man vor allem die Anordnung des freien Elektronenpaares am Lactam-Stickstoff für die leichte Hydrolysierbarkeit verantwortlich. Der *β*-Lactam-Ring ist zwar planar, der Stickstoff im 4-gliedrigen Ring jedoch als Brückenkopf-Atom in den bicyclischen *β*-Lactamen so fixiert, dass sich das freie Elektronenpaar senkrecht zur Carbonyl-Gruppe anordnen muss. Es kann deshalb nicht in Resonanz mit der Carbonyl-Gruppe treten, wodurch diese die Reaktivität eines Ketons behält.

monocyclische *β*-Lactame

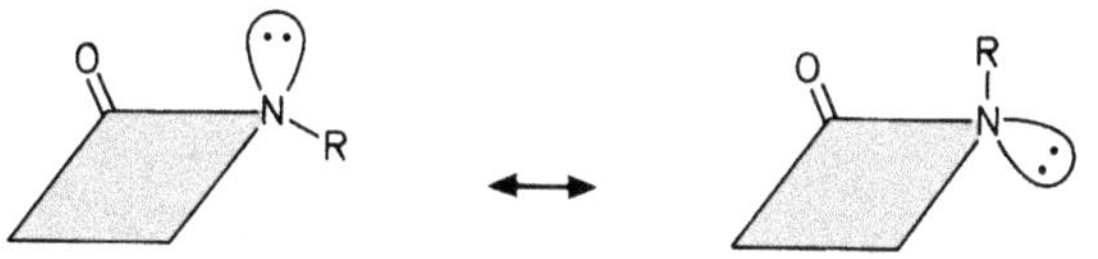

bicyclische *β*-Lactame: Beispiel Penicillin(e)

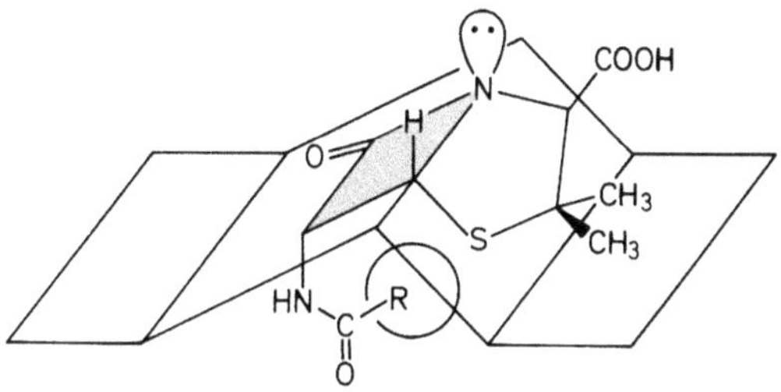

Die geringe Carbonyl-Aktivität von aliphatischen Säureamiden ist ja darauf zurückzuführen, dass sich das Elektronenpaar des Stickstoffs ko-planar zur Carbonyl-Gruppe anordnet, mit dieser in Wechselwirkung treten kann und dadurch extrem reaktionsträge ist.

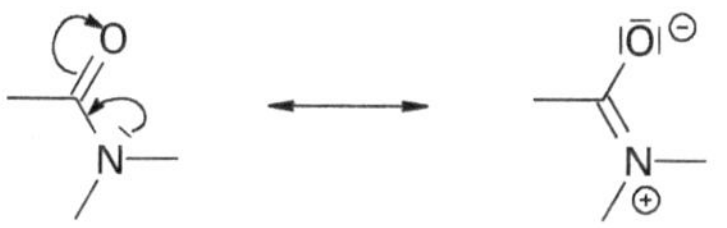

Bei (sterisch oder elektronisch) gehinderter Resonanz bleibt sowohl die Carbonyl-Gruppe elektrophil als auch die Amin-Funktion nucleophil bzw. basisch.

Danach müsste die Reaktivität eines bicyclischen *β*-Lactams wie Penicillin vergleichbar sein mit der eines Monolactams. Doch sind bicyclische *β*-Lactame etwa 100-mal reaktiver als monocyclische *β*-Lactame von Aminen vergleichbarer Basizität.

Im Vergleich mit acyclischen Säureamiden bestehen folgende Zusammenhänge:

- *β*-Lactame schwach basischer Amine sind etwa 500-mal reaktiver als acyclische Amide derselben Amine,
- *β*-Lactame stärker basischer Amine sind dagegen nur wenig reaktiver als die acyclischen Amide derselben Amine.

Das legt den Schluss nahe, dass nicht nur die Unterdrückung der Resonanzstabilisierung eine Rolle spielt, sondern dem bei Ringöffnung resultierenden Amin noch größere Bedeutung zukommt. Ist es stark basisch (= nucleophil), so kommt es sofort wieder zum Ringschluss, oder die Ringöffnung unterbleibt. Ist es schwach basisch, d.h. wenig nucleophil, so tritt leicht Ringöffnung ein.

Die Reaktivität lässt sich demnach durch den Rest am Stickstoff steuern.

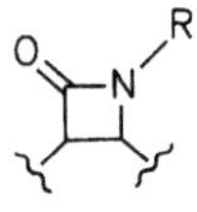

Elektronen ziehende Gruppen setzen z.B. die Nucleophilie durch Beanspruchung des freien Elektronenpaares herab und erhöhen damit die Reaktivität des Lactam-Ringes. Zur Reaktivität monocyclischer β-Lactame s. *O'Ferrall.*

Die Fähigkeit eines β-Lactams, sein Zielenzym zu acylieren, ist demnach eine Funktion der Eigenschaften der Abgangsaminogruppe. Um also Monolactame ähnlich reaktiv zu machen wie die bicyclischen Penicilline und Cephalosporine, muss man Elektronen ziehende Substituenten am Stickstoff platzieren.

Realisiert ist diese Erkenntnis bereits bei Monolactamen vom Typ des Aztreonams.

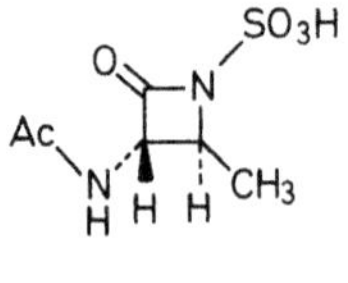

Bei Einwirkung heißer starker Säuren oder wässriger Quecksilber(II)chlorid-Lösung auf Penicilline erfolgt Spaltung zu D-Penicillamin (**3**) und instabilen Penaldsäuren **4**, die decarboxylieren und in die Penilloaldehyde **5** übergehen.

Lässt man dagegen verdünnte Säure bei Raumtemperatur auf Penicilline einwirken, so entstehen Penillsäure-Derivate **6,** die ihrerseits in wässriger Quecksilber-(II)chlorid-Lösung unter Ringöffnung und Decarboxylierung in Penillamine **7** übergehen.

Bei Einwirkung von Alkali oder des Enzyms Penicillinase auf Penicilline öffnet sich der β-Lactam-Ring unter Bildung von Penicillosäuren **8**, die in der Wärme decarboxylieren und so zu Penillosäuren **9** führen. Behandelt man letztere mit wässriger Quecksilber(II)chlorid-Lösung, so entstehen wiederum D-Penicillamin (**3**) und ein Penilloaldehyd **5**.

Abbau und Umlagerungsreaktionen der Penicilline*

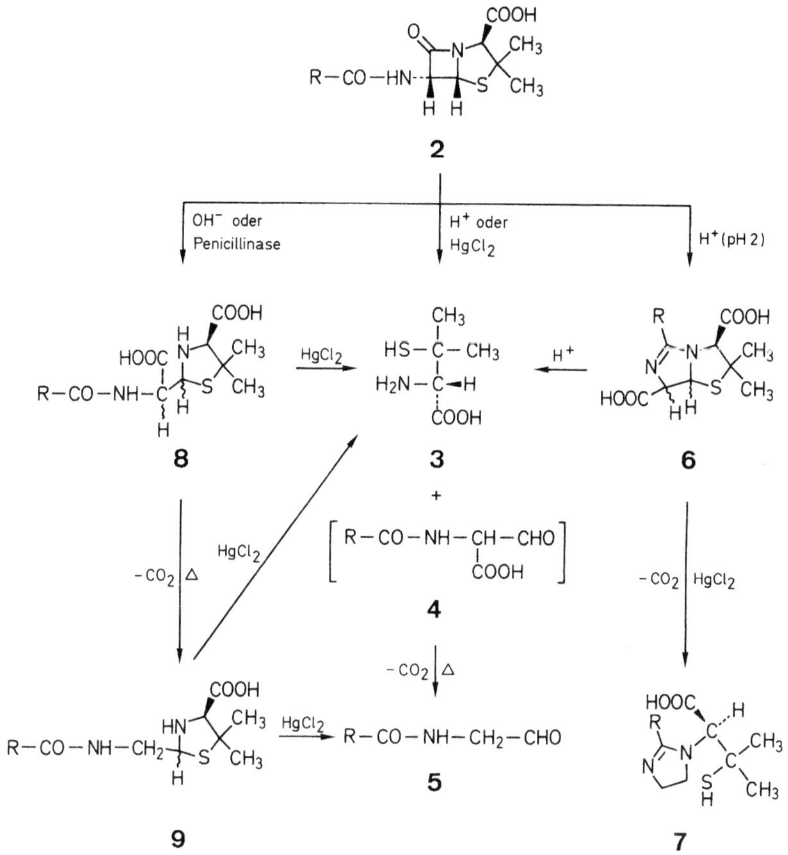

Auffallend ist die leichtere Hydrolisierbarkeit der Penicilline verglichen mit der anderer *β*-Lactame. Man führt dies auf den Einfluss des benachbarten Schwefel-Heterocyclus zurück und vermutet, dass die Hydrolyse über die Stufe der Penicillensäure **10** läuft. Diese Reaktion zeigt u.a. auch die Empfindlichkeit der Penicilline gegenüber Feuchtigkeit, die durch Säuren und Basen katalysiert wird (*Page* u. Mitarb.).

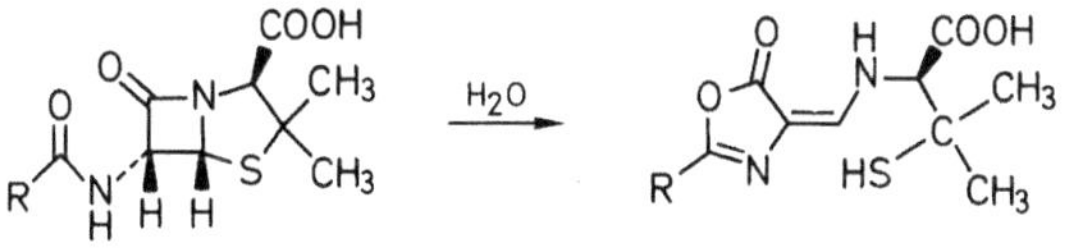

2 **10**

Dagegen ist das Penicillin-Molekül als Salz überraschend thermostabil. Erst Temperaturen über 140 °C führen zu einer raschen Zersetzung.

* (nach *Reiner* 1982)

Zersetzungsreaktionen können nicht nur durch Einwirkung von Wasser eintreten, sondern auch durch Angriff anderer Nucleophile wie Alkohole oder Amine, die dann in Analogie zur Bildung der Penicillosäure unter Öffnung des β-Lactam-Ringes zu Estern oder Aminen der Penicillosäure führen.

Die Reaktion mit Aminen ist deshalb von Interesse, da man annimmt, dass der Grund für die bisweilen auftretende Penicillin-Allergie darin zu suchen ist: Amino-Gruppen von Proteinen greifen das Molekül an; es kommt zur Bildung eines Proteinamids der Penicillosäure, welches für den Körper ein Antigen darstellt.

In Lösungen, die auf pH 6 bis 7 gepuffert sind, laufen Abbaureaktionen verzögert ab. Dagegen setzen Tenside, organische Gelbildner und Konservierungsmittel die Stabilität herab.

Wegen ihrer guten Wasserlöslichkeit werden die Kalium- und Natriumsalze der Penicilline therapeutisch verwendet. Schwer lösliche Salze wie Procain-Penicillin verwendet man, um einen Langzeiteffekt zu erzielen.

Die Zersetzung der Penicilline wird durch Schwermetall-Ionen katalysiert. Ionen von Übergangsmetallen beschleunigen in hohem Maße die Lyse von Penicillinen und Cephalosporinen. Die Ursache liegt in der Möglichkeit zur Komplexierung, wodurch die Lactam-Gruppierung für den Angriff eines Nucleophils aktiviert wird (*M.A. Schwartz*). Einwirkung oxidierender Substanzen führt ebenfalls zu wirkungslosen Abbauprodukten; in der Regel verläuft die oxidative Zersetzung über Ringöffnung des Thiazolidin-Ringes, wobei aus der Mercapto-Gruppe eine Sulfonsäure-Gruppe entsteht.

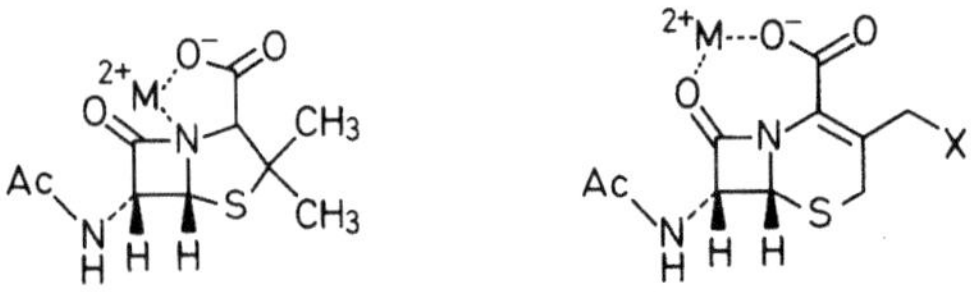

Von den halbsynthetischen Penicillinen verlangt man heute, was die Verwendbarkeit und Wirksamkeit anbelangt, zwei Eigenschaften:

1. Säurestabilität, um eine orale Darreichung zu ermöglichen,
2. β-Lactamase-Resistenz, um eine Inaktivierung durch die Erreger zu verhindern (*Sutherland*).

Säurestabilität wird erreicht, wenn die Nucleophilie des Carbonyl-Sauerstoffs der Acyl-Seitenkette herabgesetzt werden kann, um die Umlagerung in mäßig saurem Milieu zur Penillsäure **6** zu verhindern. Diese Forderung kann man mithilfe der Kenntnis des Reaktionsmechanismus, der über die nicht isolierbaren Zwischenstufen **11, 12** und **13** verläuft, erfüllen. Durch geeignete Substituenten mit Elektronenakzeptor-Eigenschaften, die in der Lage sind, Elektronen vom Carbonyl-Kohlenstoff abzuziehen und dessen partielle positive Ladung zu verstärken, kann die Nucleophilie des Carbonyl-Sauerstoffs vermindert und die Säurestabilität erhöht werden.

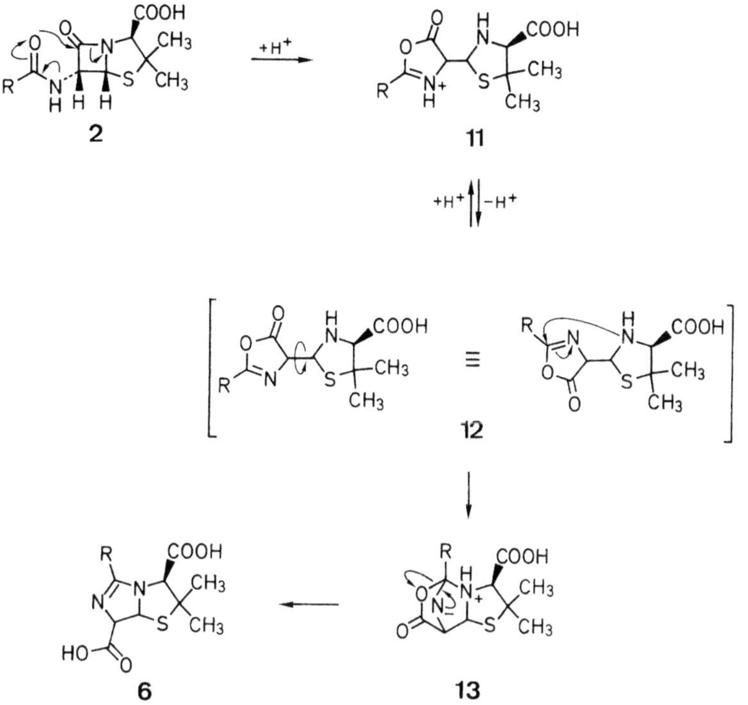

β-Lactamase-Resistenz wird erreicht, wenn, wie aus der Raumformel **14** ersichtlich ist, räumlich große Reste R die Annäherung des Penicillins an das reaktive Zentrum der Penicillinase verhindern, sodass die Öffnung des *β*-Lactam-Ringes unterbleibt. Ebenso sind auch sterische Gründe ins Feld zu führen, die den nucleophilen Angriff des Carbonyl-Sauerstoffs am *β*-Lactam-Ring behindern und so zur Säurefestigkeit beitragen.

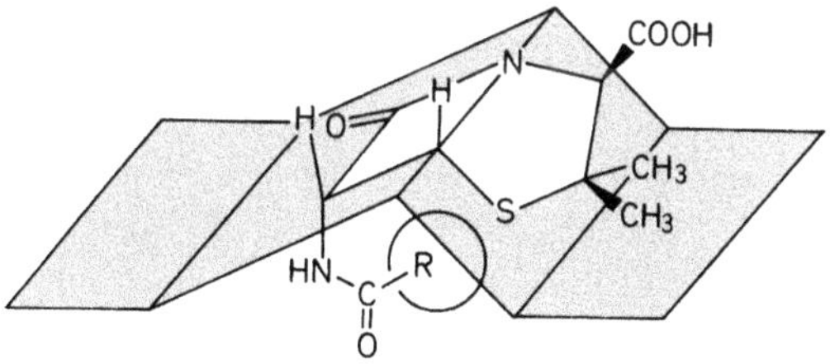

14

Es sind bereits halbsynthetische Penicillin-Präparate im Handel, die diese Forderung erfüllen, jedoch zum Teil noch keinen Eingang in die Arzneibücher gefunden haben.

Benzylpenicillin

Penicillin G
(2*S*,5*R*,6*R*)-3,3-Dimethyl-7-oxo-6-[(phenylacetyl)amino]-4-thia-1-azabicyclo[3.2.0]-heptan-2-carbonsäure
[61-33-6]

Antibiotikum

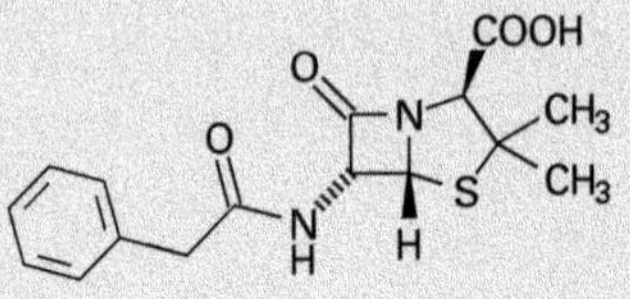

1

Da Benzylpenicillin hygroskopisch und instabil ist, schlecht kristallisiert und sich in Wasser nur schwer löst, verwendet man therapeutisch das Kalium- oder Natriumsalz. Die Salze sind in Wasser und Ethanol löslich, unlöslich in Ether, Chloroform und fetten Ölen.

Die spezifische Drehung für das Kaliumsalz muss zwischen +270 und +300°, die für das Natriumsalz zwischen +285 und +310° liegen.

Die maximale Lichtabsorption für Benzylpenicillin und seine Salze liegt bei 252, 257 und 263 nm, was durch den Aromaten bedingt ist.

Die Arzneibücher lassen durch Absorptionsmessung bei 280 nm auf Verunreinigung vor allem an *p*-Hydroxybenzylpenicillinen prüfen, die bei dieser Wellenlänge ihr Maximum aufweisen. Mit der Messung bei 325 nm soll der Gehalt an Benzylpenicillensäure (s. **10,** S. 191) begrenzt werden. Die durch das Herstellungsverfahren und durch fremde Penicilline bedingten Verunreinigungen sind zu 10% erlaubt, was durch die vorgeschriebenen Extinktionsgrenzen festgelegt wird.

Der pK_S-Wert beträgt 2,73.

Identifizierung

- IR.
- Als Farbreaktionen werden vom Arzneibuch die Umsetzung mit konz. Schwefelsäure und mit Formaldehyd/Schwefelsäure bei jeweils Raumtemperatur und bei 100 °C eingesetzt. Dadurch ergeben sich vier Reaktionen zur Identifizierung von Penicillinen und Cephalosporinen durch Farbreaktionen, die im Arzneibuch tabellarisch zusammengestellt sind.

  Sie sollen eine Unterscheidung von Benzylpenicillin, Phenoxymethylpenicillin, Dicloxacillin, Cefalexin, Cefaloridin und Cefalotin ermöglichen. Eine Unterscheidung per Farbreaktion zwischen Amoxicillin und Ampicillin oder Benzylpenicillin ist wegen ihrer engen Verwandtschaft nicht möglich.

  In den neueren Penicillin-Monographien wird nur noch die jeweilige Substanz mit Wasser angefeuchtet, mit Formaldehyd/Schwefelsäure versetzt und geschüttelt. Bei Raumtemperatur bleibt sie farblos, nach kurzem Erhitzen im Wasserbad wird sie intensiv braunrot. Wegen Hydrolyseempfindlichkeit und Zersetzungsreaktion auf der Platte sah das Arzneibuch bisher von der Anfertigung von DCs ab. In der neuen Ausgabe ist jedoch eine DC mit Reversed-Phase-Platten vorgeschrieben, detektiert wird mit Iodgas (s. Gehaltsbestimmung).

Als Verunreinigungen sind praktisch alle beschriebenen Hydrolyse- und Zersetzungsprodukte zu erwarten.

○ Hydroxylamin als Nucleophil öffnet den β-Lactam-Ring und bildet eine Hydroxamsäure **2**, die mit Eisen(III)chlorid in saurer Lösung einen rotvioletten Eisen-Komplex **2′** bildet.

Die Reaktion kann auch quantitativ ausgewertet werden (USP).

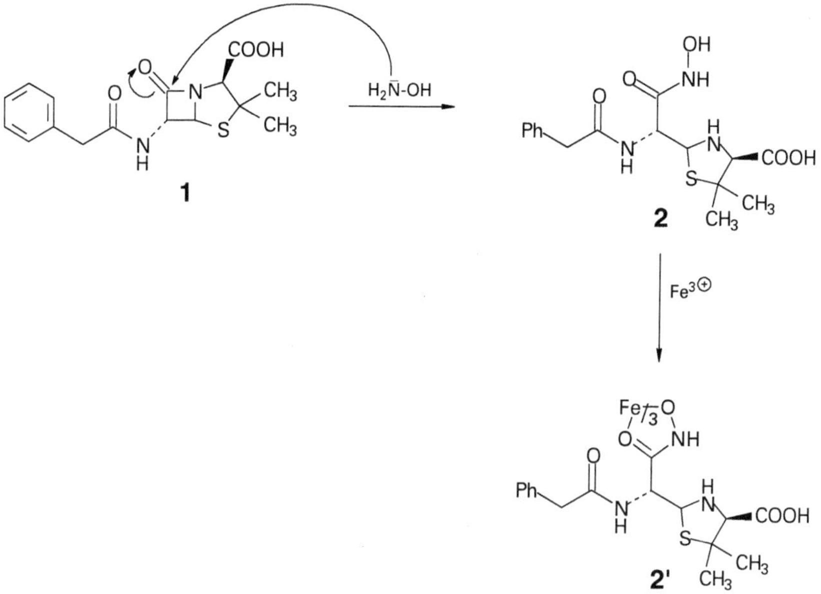

Gehaltsbestimmung

- HPLC.

○ Als Bestimmungsmethode schrieb das DAB 9 eine mercurimetrische Bestimmung vor, die aufgrund von Ringversuchen ausgewählt wurde. Von Vorteil soll sein, dass die Methode zu präziseren Werten führt, auf alle Penicilline anwendbar ist und keine Referenzsubstanz benötigt. Als Nachteile sind jedoch der hohe Substanzverbrauch, der große Zeitaufwand sowie die Aufnahme eines Titrationsverfahrens zu werten, bei welchem Quecksilberverbindungen zur Anwendung kommen. Aus Gründen des Umweltschutzes wäre es wünschenswert gewesen, darauf zu verzichten.

Die Gehaltsbestimmung umfasst zwei Titrationen. In der ersten wird die Substanz in gepufferter Lösung direkt mit Quecksilber(II)nitrat bei Raumtemperatur umgesetzt. Erfasst werden ringoffene Abbauprodukte, die bei unsachgemäßer Lagerung entstehen oder von der Herstellung her vorhanden sein können. Der Substanzverbrauch beträgt 250 mg.

Bei der zweiten Bestimmung wird die Substanz im Alkalischen vollständig hydrolysiert, abgepuffert und wiederum mit Quecksilber-Ionen zur Reaktion gebracht. Der Substanzverbrauch beträgt hierbei 50 mg.

Die Endpunktbestimmung erfolgt in beiden Fällen potentiometrisch. Bei graphischer Darstellung des Verlaufs erhält man eine Titrationskurve mit zwei Wendepunkten. Das Arzneibuch lässt den zweiten Potentialsprung, der deutlicher ausgeprägt ist, auswerten und legt für die Berechnung des Gehaltes eine Penicillin-Quecksilber-Verbindung im Molverhältnis 1:1 zugrunde:

1. $Hg^{2+} + 2RSH \rightarrow Hg(SR)_2 + 2H^+$
2. $Hg^{2+} + Hg(SR)_2 \rightarrow 2[Hg(SR)]^+$

Folgender, noch nicht vollständig geklärter Titrationsablauf steht zur Diskussion:

Alkalische Hydrolyse bewirkt Ringöffnung zur Penicillosäure (**3a**). Die Säure steht im tautomeren Gleichgewicht mit der Penaldaminsäure (**3b**). Die Penicillosäure erleidet einen weiteren hydrolytischen, durch die Quecksilber-Ionen zusätzlich katalysierten Abbau zur Penaldinsäure (**4a**); er wird leicht verständlich, wenn man sich die Thioaminal-Struktur in **3a** vergegenwärtigt. Auch die Penaldaminsäure (**3b**) zerfällt zu **4a**, wegen ihrer hydrolyseempfindlichen Enamin-Struktur. In beiden Fällen entsteht außerdem Penicillamin (**5**). Als β-Dicarbonyl-Verbindung zerfällt **4a** weiter zu Penilloaldehyd (**6**). Die Meinungen gehen jetzt auseinander, welche(s) der Hydrolyseprodukte mit den Quecksilber-Ionen komplexiert. Infrage kommen alle mit freier SH-Gruppe.

Da Amine ebenfalls imstande sind, mit Quecksilber-Ionen zu komplexieren, müssen deshalb Penicilline mit freier NH_2-Gruppe vor der Titration acetyliert werden.

Bei den Cephalosporinen ist die Methode in dieser Form nicht anwendbar, da die alkalische Hydrolyse zu einem raschen Abbau des Moleküls führt und alle entsprechenden Zwischenprodukte instabil sind.

○ Einige Arzneibücher geben weiterhin der iodometrischen Konventionsmethode den Vorzug. Ihr Vorteil besteht darin, dass die gefundenen Werte gut mit denen aus mikrobiologischen Tests übereinstimmen. Von Nachteil ist die Notwendigkeit, mit Referenzsubstanz arbeiten zu müssen, was die Methode verteuert.

Der Titrationsablauf ist von *Glombitza* u. Mitarb. eingehend untersucht worden.

Bis zur Penaldinsäure (**4**) verläuft der hydrolytische Abbau wie oben beschrieben. Unter Verbrauch von zwei Äquivalentmengen Iod erfolgt Dehydrierung zur *Schiffschen* Base **7**. Die Reaktion ist leicht zu verstehen, wenn man die Aza-Redukton-Struktur in **4b** erkennt, welche an die Endiol-Gruppierung der Ascorbinsäure erinnert. Entsprechend erkennt man in **7** die Teilstruktur der Dehydroascorbinsäure.

Ausserdem kommt es unter Verbrauch von 6 Äquivalentmengen Iod zur Oxidation von Penicillamin zur 2-Amino-3-sulfo-3-methyl-buttersäure (**8**). **4** und **5** sind aus den Reaktionsansätzen isolierbar.

○ Gegenüber beiden Methoden scheint das Hydroxamat-Verfahren der USP (s. Ident.) nur Vorteile zu besitzen: geringer Substanzbedarf (1–2 mg), geringer Zeitaufwand (10 min), auf Cephalosporine anwendbar; allerdings ist Referenzsubstanz erforderlich.

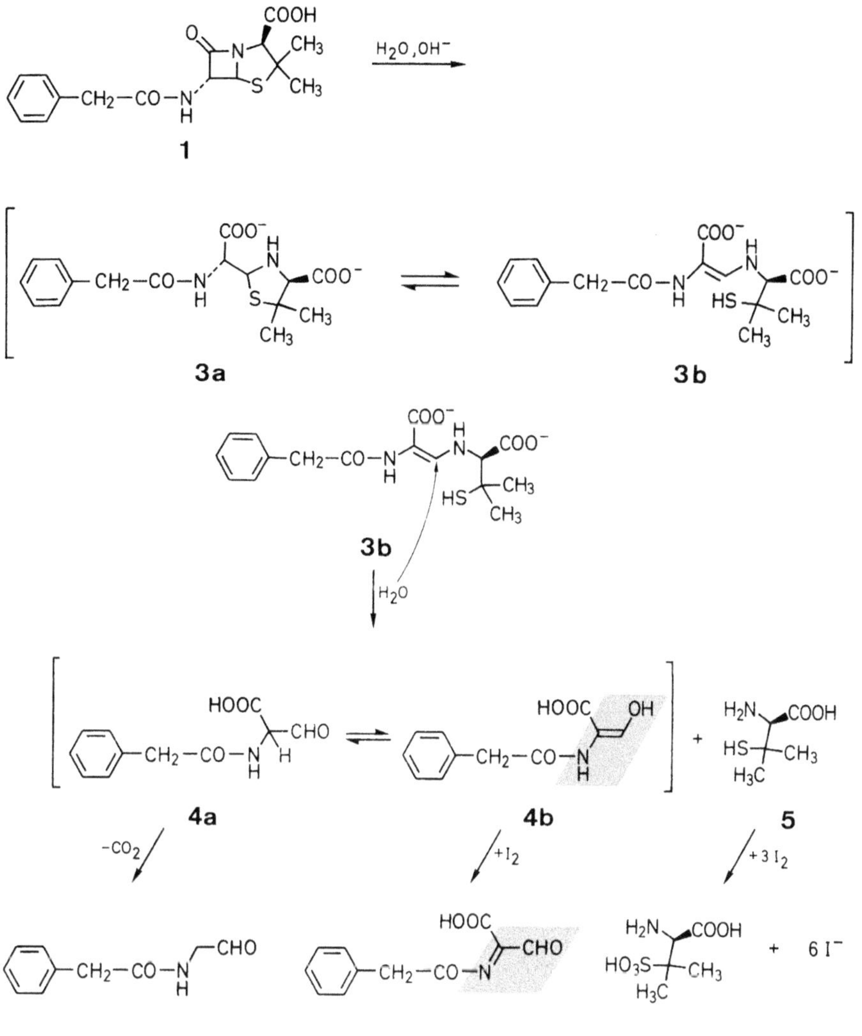

6 7 8

○ Eine direkte Bestimmungsmethode der Penicilline und Cephalosporine ohne Abbaureaktionen ist mithilfe der CD-Spektroskopie möglich (*Purdie*).

Benzylpenicillin-Procain und **Benzylpenicillin-Benzathin** sind Salze der Phenylacetamido-penicillansäure mit der Procainbase (**9**) bzw. dem *N,N′*-Dibenzylethylendiamin (**10**), die als Depotpräparate therapeutische Verwendung finden.

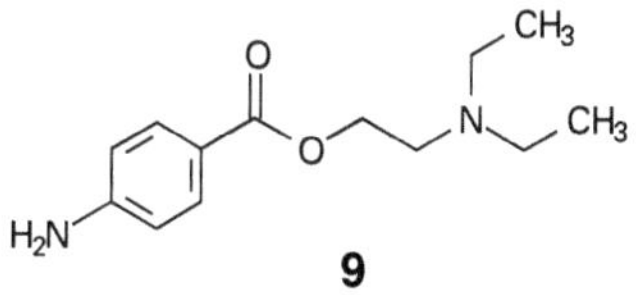

9

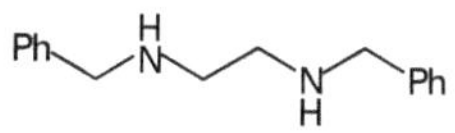

10

Nachweis und **Gehaltsbestimmung** entsprechen denen des Benzylpenicillins. Darüber hinaus lassen sich Procain und Benzathin beispielsweise als Pikrate durch ihren Schmelzpunkt identifizieren.

Phenoxymethylpenicillin
(2*S*,5*R*,6*R*)-3,3-Dimethyl-7-oxo-6-[(phenoxyacetyl)amino]-4-thia-1-azabicyclo-[3.2.0]heptan-2-carbonsäure
[87-08-1]

Antibiotikum

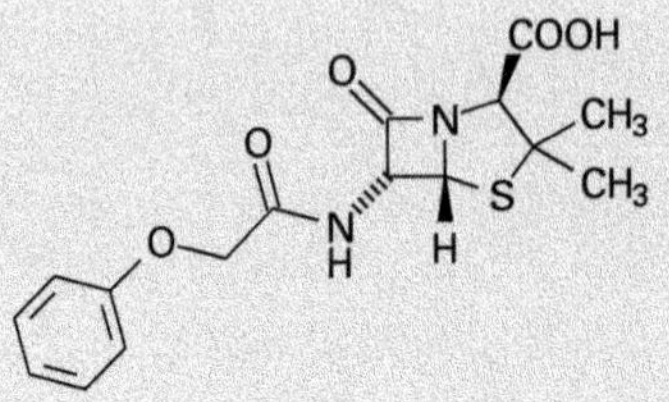

1

Neben der Säure findet auch das Kalium-Salz Anwendung [132-98-9].

Phenoxymethylpenicillin (**1**) ist ein weißes, kristallines Pulver, das als Säure in Wasser sehr schwer löslich, in Ethanol leicht und in fetten Ölen praktisch unlöslich ist. Die Substanz schmilzt bei 124 °C. Die spezifische Drehung in *n*-Butanol muss zwischen +186 und +200° liegen. Das Absorptionsmaximum findet sich im erwarteten Bereich bei 268 und 274,5 nm.

Identifizierung

- S. Benzylpenicillin.
- Zur Unterscheidung der beiden Substanzen Säure und Kaliumsalz, lässt das Arzneibuch bei der Säure den pH-Wert messen (2,4–4).

Reinheitsprüfung

Prüfung auf Verwandte Substanzen und 4-Hydroxyphenoxymethylpenicillin per HPLC.

Gehaltsbestimmung

- HPLC.
- Eine spektralphotometrische Gehaltsbestimmung von Phenoxymethylpenicillin ist in hydrogencarbonathaltiger Lösung durchführbar.

  Durch Zusatz von Schwefelsäure werden Fremdpenicilline entfernt, nach Filtration erneut die Lichtabsorption bzw. Extinktion gemessen und die korrigierten Extinktionen berechnet.
- Möglich ist aufgrund der relativ starken Acidität der Penicilline (pK_S Phenoxymethylpenicillin: 2,74) eine schnelle und genaue acidimetrische Methode. Die Titrationen werden in wasserfreiem Dimethylformamid mit Methylat als Maßlösung durchgeführt.

Amoxicillin

(2*S*,5*R*,6*R*)-6-[[(2*R*)-2-Amino-2-(4-hydroxyphenyl)acetyl]amino]-3,3-dimethyl-7-oxo-4-thia-1-azabicyclo[3.2.0]heptan-2-carbonsäure.

Antibiotikum

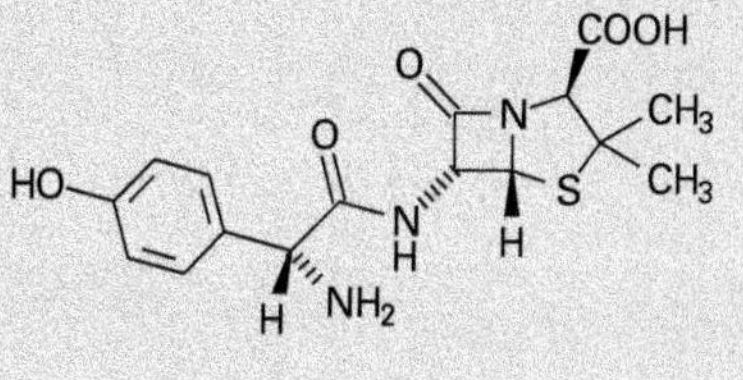

1

Als Monographien sind aufgenommen Amoxicillin-Trihydrat und Amoxicillin-Natrium.

Das weiße kristalline Pulver ist in Wasser und Ethanol schwer sowie praktisch unlöslich in lipophilen Lösungsmitteln wie Ether und Dichlormethan. Strukturell bedingt ist es löslich in verdünnten Säuren und Alkalilaugen. Wie Ampicillin gehört es zu den säurestabilen, jedoch Penicillinase-empfindlichen Penicillinen. Im UV-Spektrum sind Maxima bei 230, 274 und eine Schulter bei 281 nm zu sehen.

Beim Natrium-Salz ist die starke Hygroskopizität auffallend.

Identifizierung

IR-Spektrum und DC auf Reversed-Phase-Platten entsprechen dem des Benzylpenicillins. Die Formaldehyd/Schwefelsäure-Reaktion liefert dagegen eine intensive Gelbfärbung.

Reinheitsprüfung

Prüfung auf *N,N*-Dimethylanilin, welches bei einigen Syntheseverfahren als Protonenfänger zur Anwendung kommt, mithilfe der Gaschromatographie.

Diese Prüfung ist überflüssig, da kein Hersteller mehr mit dieser Substanz arbeitet.

Beim Natriumsalz kann 2-Ethylhexansäure als Syntheseverunreinigung vorkommen (GC-Prüfung).

Zu beachten sind außerdem die Drehwerte bei der Säure (+290° bis +315°) und dem Natriumsalz (+240° bis +290°).

Gehaltsbestimmung

- HPLC.
- Der mercurimetrischen Gehaltsbestimmung ist sowohl beim Amoxicillin als auch beim Ampicillin die Acetylierung der Amino-Gruppe vorgeschaltet.

Ampicillin

(2*S*,5*R*,6*R*)-6-[[2*R*)-2-Amino-2-phenylacetyl]-amino]-3,3-dimethyl-7-oxo-4-thia-1-azabicyclo[3.2.0]heptan-2-carbonsäure
[69-53-4]
Trihydrat [7177-48-2]
Na-Salz [69-52-3]

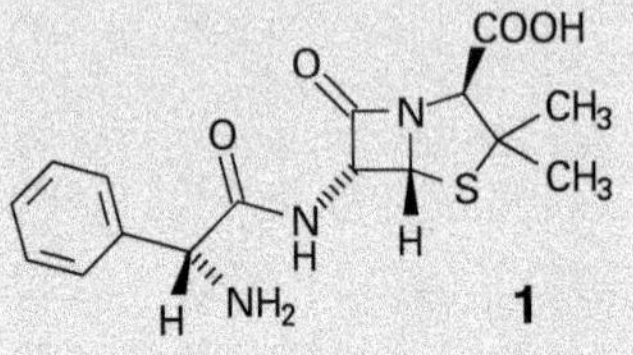

1

Antibiotikum

Das Lösungsverhalten von **1** entspricht dem des Amoxicillins. Im Arzneibuch sind neben der wasserfreien Modifikation auch das Trihydrat sowie das Natriumsalz als Monographien aufgeführt. Der pK_{S1}-Wert liegt zwischen 2,53 und 2,66, der pK_{S2}-Wert bei 7,24.

Nur das Stereoisomere, welches in der Seitenkette die D-Konfiguration aufweist, findet wegen größerer biologischer Aktivität pharmazeutische Anwendung.

Identität, Reinheit und **Gehalt** entsprechen den Prüfungen des Amoxicillins.

Beim Natriumsalz ist als zusätzliche Identitätsprüfung die Freisetzung der Säure gefordert, von der ein IR-Spektrum aufzunehmen ist.

Gehaltsbestimmung

- HPLC.
- Neben den zu erwartenden Verunreinigungen fallen Oligomere des Ampicillins und seiner Penicillin-Säure auf. Sie bilden sich bei der Synthese, jedoch auch in wässrigen Ampicillin-Natrium-Lösungen bereits nach wenigen Stunden. Man macht sie unter anderem verantwortlich für allergische Reaktionen bei der Einnahme. *Yamamoto* u. Mitarb. fanden Dimere, Trimere und Tetramere. Man schätzt, dass in den USA bis zu 10% der mit Penicillinen behandelten Patienten eine Penicillin-Allergie erleiden.

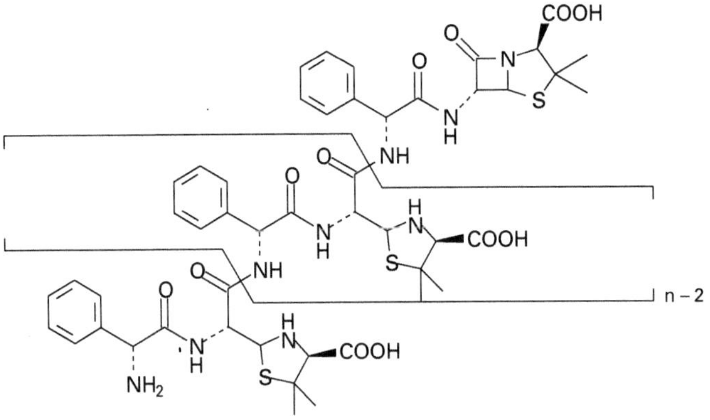

Ampicillin-Oligomere
(n ≥ 2)

4.5.2 Cephalosporine

Die therapeutisch verwendeten Cephalosporine sind Acyl-Derivate der **7-Aminocephalosporansäure** (**1**).

Zur Vereinfachung nennt man das unsubstituierte bicyclische Ringsystem **Cepham,** das aus einem 2*H*-3,4,5,6-Tetrahydro-1,3-thiazin und einem Azetidin-2-on aufgebaut ist.

Danach sind Cephalosporine 3-Acetoxymethyl-7-acylamino-3-cephem-4-carbonsäuren.

Das Arzneibuch hat jedoch der systematischen Nomenklatur den Vorzug gegeben. Die 7-Aminocephalosporansäure (**1**) hat folgende Bezifferung:

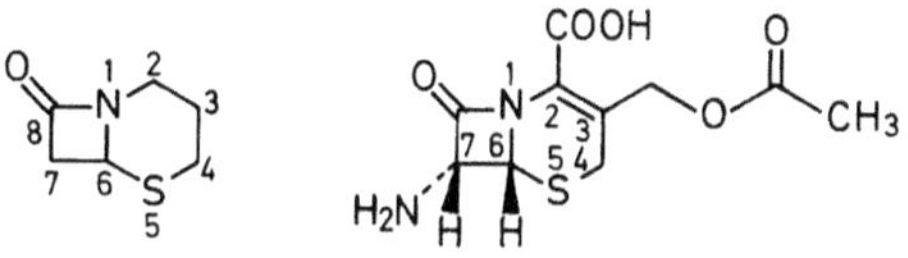

Cepham **1**

1 stellt wie die 6-Aminopenicillansäure ein Peptid dar, das auch aus den Aminosäuren L-Cystein und D-Valin, jedoch in einer abweichenden Verknüpfung aufgebaut ist und in den Positionen 6 und 7 über Asymmetriezentren verfügt.

In der Regel sind Cephalosporine beständige, farblose, kristalline Verbindungen, deren Salze gut wasserlöslich sind. Der Stickstoff in Position 1 hat sowohl den Charakter eines Säureamids als auch den eines Enamids. Auffallend ist gegenüber Penicillinen die Säure- und Cephalosporinase-Stabilität. Gegen Alkali sind die Cephalosporine dagegen ebenso labil wie die Penicilline, wobei der β-Lactam-Ring angegriffen wird.

Durch milde, saure Hydrolyse von natürlichem Cephalosporin C wird 7-Aminocephalosporansäure erhalten.

Dies ist bemerkenswert, da bei den Penicillinen zuerst der β-Lactam-Ring geöffnet wird.

Im Gegensatz zu den Penicillinen lässt sich die stickstoffständige Acyl-Gruppe leicht abspalten, ohne dass der β-Lactam-Ring geöffnet wird. Bei den halbsynthetischen Cephalosporinen variiert die Acyl-Gruppe und außerdem können anstelle des Acetoxymethyl-Restes in Position 3 ein Aminomethyl-Rest oder andere polare Gruppen sitzen.

Ceftazidim

(6*R*,7*R*)-7-[[(*Z*)-2-(2-Aminothiazol-4-yl)-2-[(1-carboxy-1-methylethoxy)imino]acetyl]-amino]-8-oxo-3-[(1-pyridinio)methyl]-5-thia-1-azabicyclo-[4.2.0]oct-2-en-2-carboxylat
[72558-82-8]

Antibiotikum

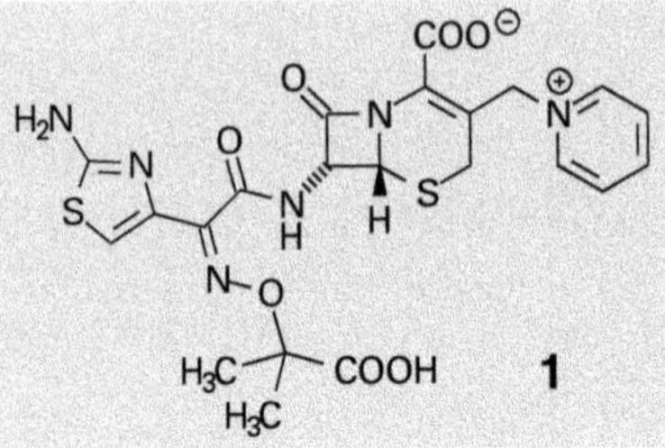

1

Ceftazidim ist ein halbsynthetisches Derivat der 7-Aminocephalosporansäure.

Der Entwicklung von **1** und anderer Pyridin-substituierter Cephalosporin-Derivate lag eine Zufallsentdeckung zugrunde. Durch Aufbewahren von Cephalosporin C in einem Pyridin-Acetat-Puffer bildete sich das Cephalosporin C_A, das sich vom Cephaloridin nur durch den Acyl-Rest an der Amino-Gruppe unterscheidet. Andere schwache Basen wie Chinolin oder Pyrimidin verhalten sich analog. Gedeutet wird die Reaktion als S_{N1}-Mechanismus, begünstigt durch die gute Abgangsgruppe Acetat bildet sich ein Carbenium-Ion **2,** das mesomeriestabilisiert und intramolekular durch die Carboxylat-Gruppe elektroneutral ist.

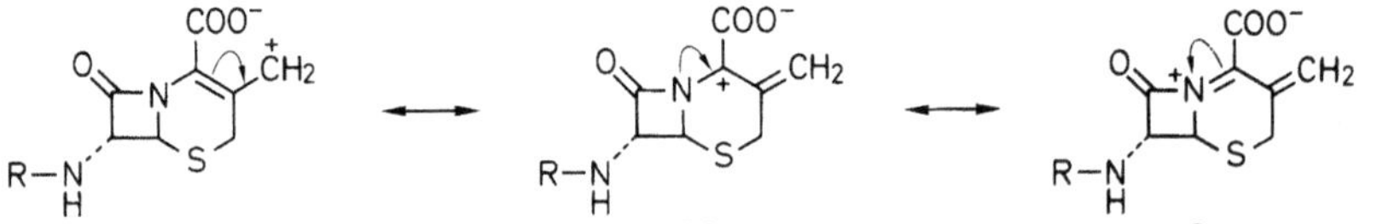

2a **2b** **2c**

Durch Addition von Basen bilden sich analog **1** zwitterionische intramolekulare Salze.

Man nimmt heute an, dass auch das Schwefel-Atom zur Stabilisierung der Cephalosporine beiträgt.

Interessante Aspekte bezüglich der Reaktivität und damit auch des analytischen Verhaltens sowie der biologischen Aktivität ergeben sich aus der Röntgenstrukturanalyse.

Wegen der Fixierung des Stickstoffs als Brückenkopf kann sich in Penicillinen und Δ^2-Cephalosporinen das freie Elektronenpaar des Stickstoffs nicht ko-planar zur Carbonyl-Gruppe anordnen. Das freie Elektronenpaar tritt deshalb auch nicht in Resonanz mit der Carbonyl-Gruppe. Im Gegensatz hierzu können Säureamide wie Dimethylformamid und Homologe diese für sie günstige Lage einnehmen, weil hier die beiden Substituenten am Stickstoff wegen freier Drehbarkeit keine Behinderung ausüben.

Dies schlägt sich auch in den pK_S-Werten nieder. Normalerweise liegen sie bei *N*-protonierten Amiden zwischen −7 und −8, dagegen besitzt 1-Azabicyclo[2.2.2]octan-2-on als Amid mit behinderter Resonanz einen Wert bei +5.

Ein weiterer Gesichtspunkt ist die Basizität des Amin-Stickstoffs im Thiazolidin-Ring. Je schwächer sie ist, eine um so bessere „Abgangsgruppe" stellt das Amin bei der Ringspaltung dar. Bei *Page* findet sich darüber eine ausführliche Diskussion (s. auch Penicilline, S. 188).

Bei Δ^3-Cephalosporinen herrscht größere Beweglichkeit im sechsgliedrigen Ring, sodass sich die günstige ko-planare Lage des Amid-Systems eher ausbilden kann. Hierdurch verliert das Molekül an Carbonyl-Aktivität und zeigt keine oder nur geringe biologische Aktivität, da in wässrigen Lösungen die gleichen sterischen und energetischen Verhältnisse bestehen.

Andererseits sind die Δ^2-Cephalosporine auch als Enamine bzw. Enamide anzusehen und als solche ebenfalls zur Resonanz befähigt.

Den Daten der Röntgenstrukturanalyse ist zu entnehmen, dass sich das freie Elektronenpaar des Stickstoffs senkrecht zur C–C-Doppelbindung anordnet und damit mit dieser in Resonanz treten kann (**3a, 3b, 3c**).

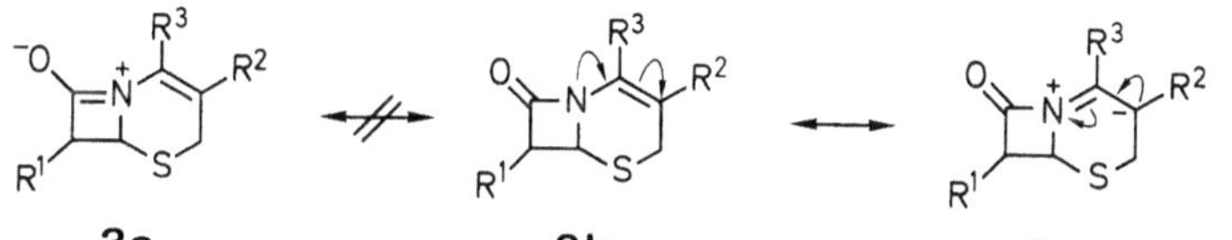

In dem Molekül der Δ^3-Verbindungen ist insgesamt mehr Bewegungsfreiheit, sodass eine günstigere Konformation erreicht werden kann, wie in Formel **4** angedeutet ist.

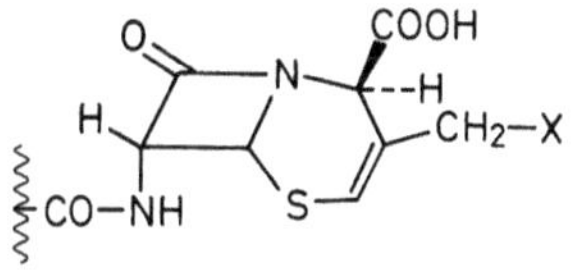

4

Beide Effekte, die ungünstige Fixierung des Stickstoff-Atoms sowie die Enamin-Struktur, verringern in den Δ^2-Verbindungen die Säureamid-Resonanzen und vergrößern damit die *In-vitro-* und *In-vivo-*Reaktivität. Elektronen ziehende Substituenten in der Seitenkette an Position 3 verstärken durch ihren –I-Effekt die Tendenz zur Enamin-Resonanz. Zu nennen sind das Pyridinium-Kation und die Acetoxy-Gruppe mit ihrer Neigung, als energiearmes Acetat-Ion abgespalten zu werden.

Man nahm bisher an, dass der Angriff eines Nucleophils am Carbonyl-Kohlenstoff durch den gleichzeitigen Austritt der Abgangsgruppen an C3′ begünstigt ist, wodurch die biologische Aktivität zu erklären wäre.

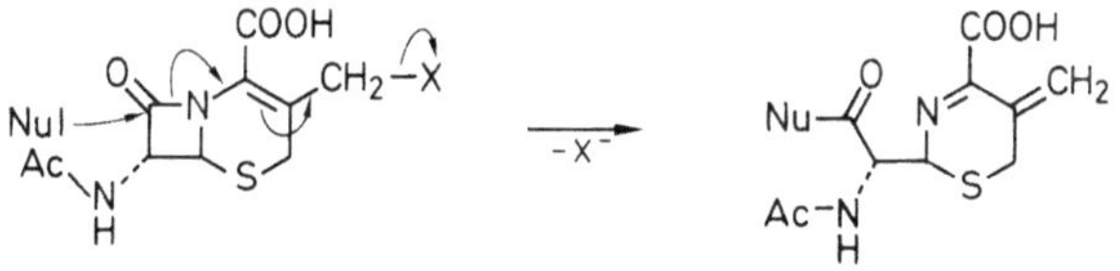

Nach neueren Untersuchungen kann diese Annahme nicht mehr aufrechterhalten werden; z.B. besitzt das Cephalosporin-Derivat mit X=CN eine hohe chemische Reaktivität, obwohl es nicht zur Abspaltung des Nitrils kommt. Andererseits hält die chemische Reaktivität nicht Schritt mit der biologischen Aktivität, da dasselbe Derivat nur gering antibakteriell wirksam ist, wogegen die Derivate mit guter Abgangsgruppe auch gut wirksame Arzneistoffe sind.

Page u. Mitarb. (1988) sind aufgrund von Kinetikmessungen der Auffassung, dass nucleophiler Angriff und Eliminierung von X nicht synchron ablaufen.

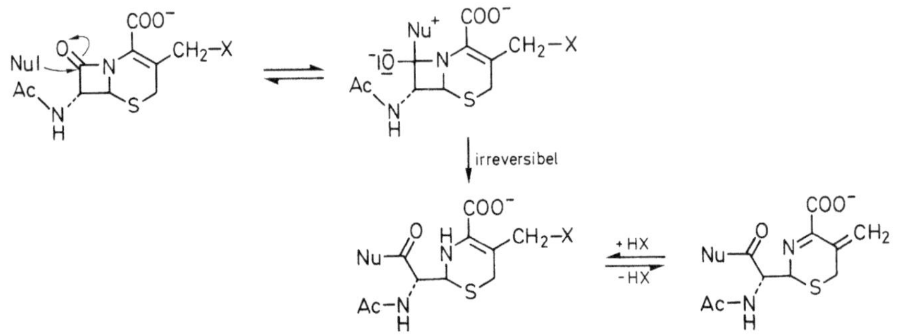

Einen weiteren Beleg für die Wichtigkeit des C-3′-Substituenten als Abgangsgruppe liefern die biologisch unwirksamen Δ^3-Cephalosporine **4.** Zwar ist X auch hier allylständig, jedoch sind Enamin- und Allyl-Gruppierung nunmehr voneinander getrennt.

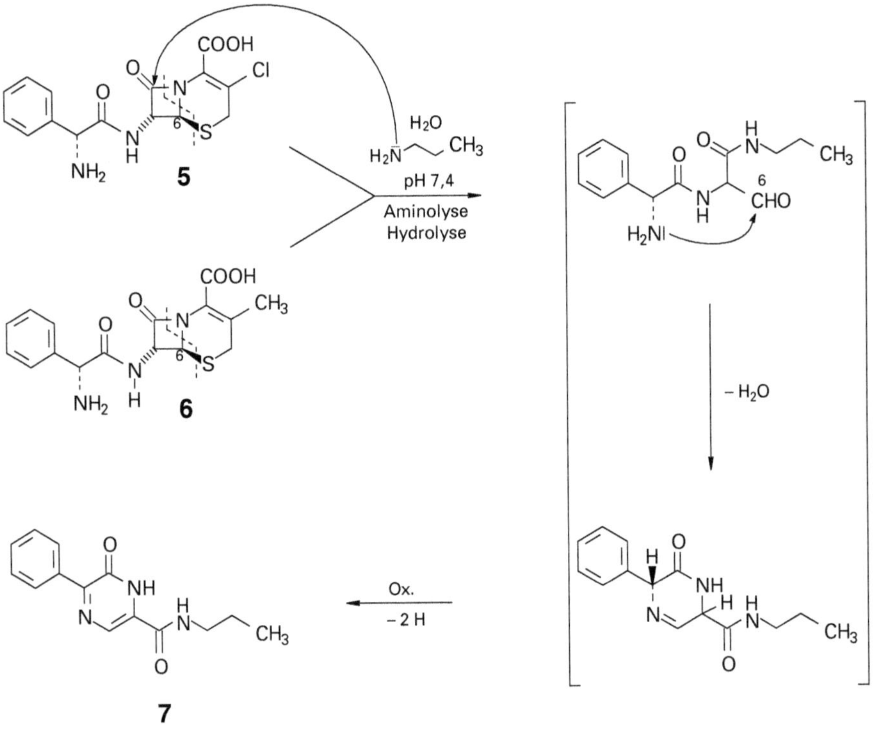

Betrachtungen zur In-vitro-Reaktivität der Cephalosporine gegenüber Nucleophilen erklären anscheinend auch die Cephalosporin-Allergie. Sie kommt nicht so häufig vor wie die bereits genannte Penicillin-Allergie (bis zu 3,2% der behandelten Patienten). Ihre Ursachen sind jedoch noch nicht bekannt. Eine Untersuchung von *Venemalm* (2001) könnte eine Erklärung liefern. Er beobachtete, dass beim Stehenlassen von Cefaclor (**5**) bzw. Cefalexin (**6**) in einer wässrigen Propylamin-Lösung jeweils dasselbe Pyrazincarboxamid-Derivat **7** entstanden war. Die Bildung von **7** lässt sich erklären durch Hydrolyse des C-6-Thioaminals zum Aldehyd und anschließenden Ringschluss der freien Amino-Gruppe mit dem Aldehyd. Reagieren in vivo anstelle von Propylamin Proteine oder Peptide mit freier Amino-Gruppe mit Cephalosporinen, ist die Bildung von Pyrazinon-Derivaten, die an das Eiweißmolekül als Hapten addiert werden, erklärbar. Sie wurden nach Literaturangaben bei Patienten auch beobachtet.

Um die orale Bioverfügbarkeit von Cephalosporinen zu erhöhen, sind derzeit intensive Forschungen im Gange. Ein Konzept beruht darauf, die Carboxy-Gruppe zu verestern, um zu einem Prodrug zu kommen. *In vivo* wie auch *in vitro* sind dabei reversible Isomerisierungen zu Δ^3-Derivaten zu beobachten. Ist die Carboxyl-Gruppe nicht verestert, gibt es auch keine Isomerisierung. Erklärbar ist dieses Verhalten folgendermaßen: In **4** kann die Carbonsäure-Funktion die angreifende Base neutralisieren; durch die Veresterung ist C-4 CH-acide geworden, wodurch Isomerisierung möglich ist:

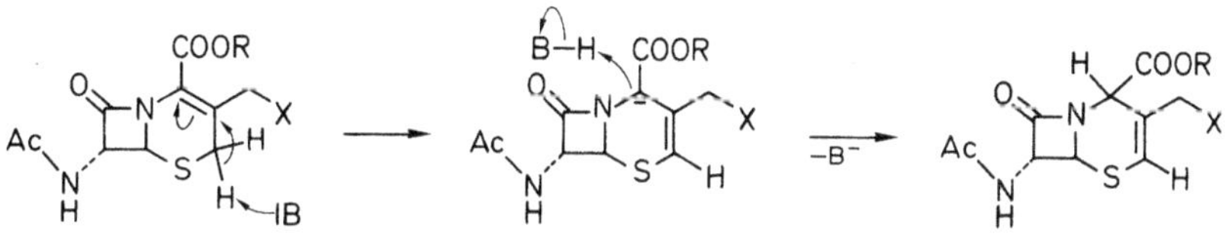

Identifizierung

- Aufnahme eines IR-Spektrums im Vergleich mit der Referenzsubstanz (*β*-Lactamcarbonyl-Schwingung bei 1770–1790 cm^{-1} in KBr).

Veränderungen in diesem Bereich können auf die Öffnung des Lactam-Rings hindeuten, wobei die Bande zu niedrigeren Wellenzahlen verschoben wird, können aber auch auf Oxidation des Schwefels zur Sulfon-Gruppe deuten. Die Lage der *β*-Lactamcarbonyl-Bande gibt gleichzeitig Auskunft über die Reaktivität dieser Funktion. Einfache *β*-Lactame zeigen eine Bande bei 1750 cm^{-1}. Lactame bzw. Säureamide, die normalerweise die Möglichkeit haben, eine ko-planare Anordnung einzunehmen, absorbieren bei tieferen Frequenzen (1730 bis 1670 cm^{-1}). Dies ist bedingt durch die Fähigkeit des freien Elektronenpaares, am Stickstoff mit der Carbonyl-Gruppe in Resonanz zu treten, wie es in **A** formuliert ist.

A

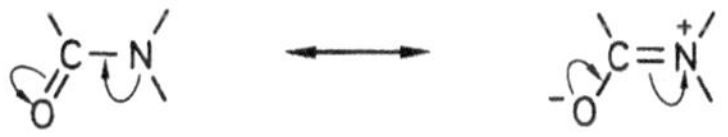

Säureamide oder Lactame, bei denen aus sterischen Gründen diese Resonanz behindert ist, geben im IR-Spektrum Banden bei höheren Wellenzahlen und sind als Carbonyl-Verbindungen wesentlich reaktionsfähiger gegenüber nucleophilen Reagenzien, da die positive Teilladung am Carbonyl-C-Atom nicht durch das freie Elektronenpaar des Stickstoffs kompensiert werden kann. Demnach dürfte die Höhe der Frequenz, bei der die Carbonyl-Gruppe absorbiert, ein relatives Maß für ihre Reaktivität sein.

Reinheitsprüfung

- Verwandte Substanzen: DC, HPLC.

Der zulässige Pyridin-Gehalt ist auf 0,5% begrenzt; geprüft wird mit der HPLC.

Gehaltsbestimmung

- HPLC.

4.6 Aromatische und heterocyclische Carbonsäuren

Prototyp für eine aromatische Carbonsäure ist die Benzoesäure (**1**), die bei 122 °C schmilzt und wasserdampfflüchtig ist. Benzoesäure ist stärker sauer als die entsprechende Cyclohexancarbonsäure (**2**). Hieraus ist zu entnehmen, dass der Phenyl-Ring auf das Kohlenstoff-Atom der Carboxyl-Gruppe einen Elektronen ziehenden Effekt ausübt.

Im Vergleich zum Wasserstoff jedoch wirkt die Phenyl-Gruppe als Elektronendonator, was am Beispiel der pK_S-Werte der Ameisensäure (**3**) und Benzoesäure demonstriert werden kann.

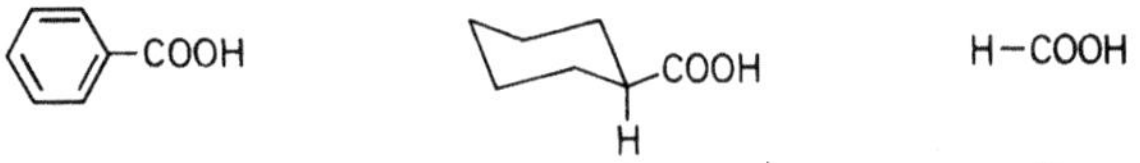

1 $pK_S = 4{,}22$ **2** $pK_S = 4{,}86$ **3** $pK_S = 3{,}77$

Elektronegative Substituenten in *ortho-* oder *para*-Stellung erhöhen die Acidität der Benzoesäure. *Ortho*-substituierte aromatische Säuren zeigen oft ein anomales Verhalten, wie wesentlich erhöhte Acidität und Wasserdampfflüchtigkeit (Salicylsäure, s.u.).

Salicylsäure

2-Hydroxybenzoesäure
[69-72-7]

Keratolytikum

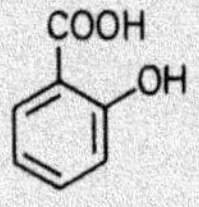

1

Salicylsäure ist eine farblose, kristalline Substanz. Sie ist leicht löslich in Ethanol und schwer löslich in Wasser.

Es handelt sich um eine zweiwertige Säure mit folgenden pK_S-Werten:

$$pK_{S1} = 2{,}83 \qquad pK_{S2} = 12{,}62$$

Salicylsäure ist als Carbonsäure einerseits stärker sauer als Benzoesäure (pK_S = 4,22), zum anderen aber als Phenol schwächer sauer als das unsubstituierte Phenol (pK_S = 9,99). Erklärbar ist dieses Verhalten durch die besondere Struktur der Salicylsäure, die als *o*-Hydroxybenzoesäure eine intramolekulare Wasserstoff-Brücke ausbildet.

Dabei nähert sich der Wasserstoff der phenolischen Hydroxy-Gruppe der Carbonyl-Gruppe, was zu einer Verminderung der Elektronendichte an der Carbonyl-Gruppe führt, sodass der Carboxyl-Wasserstoff leicht abgegeben wird.

Die treibende Kraft der Deprotonierung ist die Resonanzstabilisierung des Salicylat-Anions (**2**). Die negative Ladung ist hier nicht wie beim Benzoat nur über die Carboxy-Gruppe delokalisiert sondern über den sechsgliedrigen Chelat-Ring.

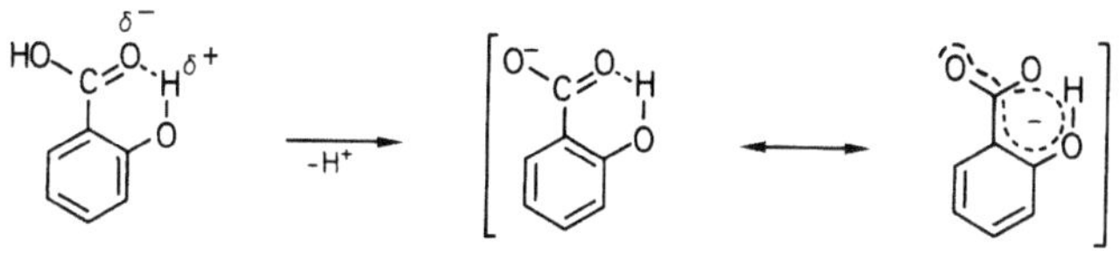

1 2

Vergleicht man die pK_S-Werte der Benzeosäure (**3**), der 2-Hydroxybenzoesäure (Salicylsäure, (**1**)) und der 2,6-Dihydroxybenzoesäure (**4**), so erkennt man, dass mit Zunahme der intramolekularen Wasserstoff-Brücken und zunehmender Resonanzstabilisierung die Acidität wächst.

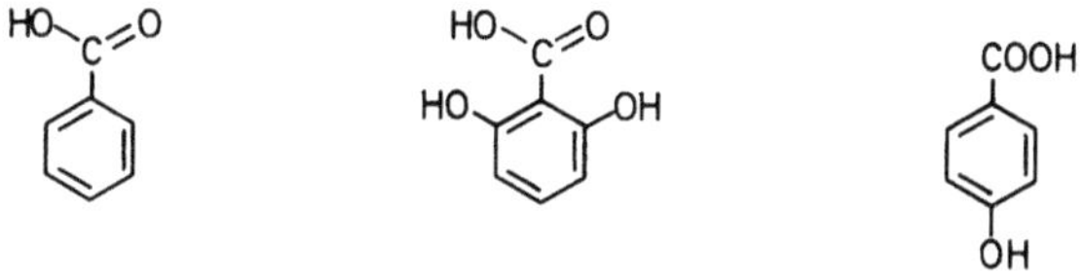

3 4 5

$pK_{S(1)}$

3 : 4,22

4 : 1,3

5 : 4,53

Die geringere Acidität der *o*-ständigen Hydroxy-Gruppe, mit einem pK_S-Wert von 12,62 gegenüber Phenol mit einem pK_S-Wert von 9,99 ist aus der Bindung des Wasserstoffs durch die Wasserstoff-Brücke erklärbar.

Es ist aus diesem Grunde einleuchtend, dass die zweite Deprotonierung der Salicylsäure nur mit starken Basen, z.B. Natriummethylat in Dimethylformamid, erreicht werden kann.

Die intramolekulare Wasserstoff-Brückenbindung und damit das Vorliegen von Monomeren sind wenigstens zum Teil auch mitverantwortlich für folgende Eigenschaften:

- leichte Flüchtigkeit mit Wasserdampf,
- niedrige Sublimationstemperatur von 70 °C bei vermindertem Druck,
- Schmelzpunkt von etwa 160 °C.

Zum Vergleich sei die 4-Hydroxybenzoesäure (**5**) herangezogen. Sie vermag, wie aus der Formel klar ersichtlich, nur intermolekulare Wasserstoff-Brückenbindungen auszubilden, was zu Assoziaten führt, und schmilzt daher erheblich höher. Der Schmelzpunkt liegt bei 213 °C.

Identifizierung

- Smp: 158–161 °C.
- IR-Spektrum.
- Salicylsäure (**1**) ergibt mit Eisen(III)chlorid-Lösung eine besonders intensive Violettfärbung, die auf Zusatz von Essigsäure bestehen bleibt. Dieses Phänomen lässt sich nicht allein aus der Phenolstruktur erklären, sondern ist im Zusammenhang mit der benachbarten Carboxy-Gruppe zu sehen, wodurch sich das Molekül als enolisiertes β-Dicarbonyl-System entpuppt.

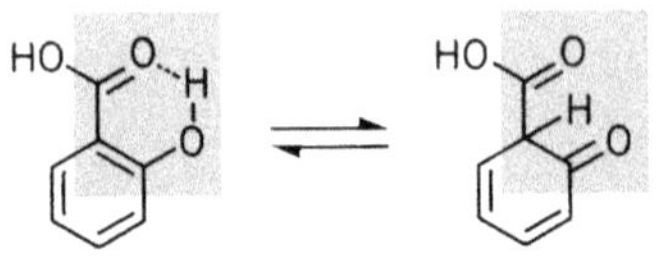

Die Farbe und auch die Zusammensetzung der Eisen(III)-Komplexe der allgemeinen Struktur **6** sind abhängig vom pH-Wert und vom Lösungsmittel.

Bis pH 1,5 sind photometrische Bestimmungen von **1** möglich.

Eine Farbigkeit bildet sich nur in solchen Lösungsmitteln aus, die sich von Wasser oder Ammoniak ableiten lassen. Man darf annehmen, dass der Salicylat-Eisen(III)-Komplex negativ geladen ist, da er bei der Elektrophorese zur Anode wandert.

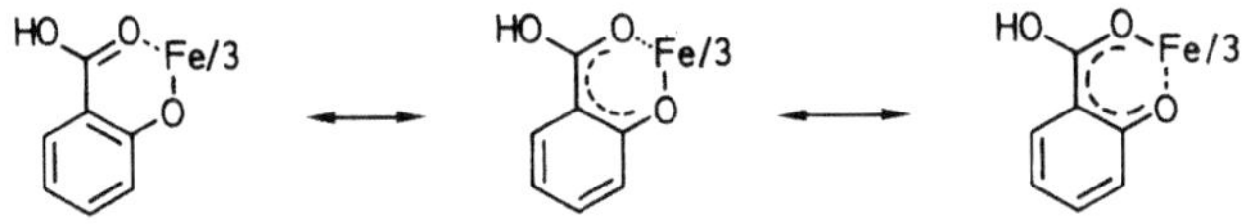

6a **6b** **6c**

- Bei Einwirkung von Brom entsteht 2,4,4,6-Tetrabrom-2,5-cyclohexadien-1-on, das durch den Schmelzpunkt bei 140 bis 141 °C nachgewiesen werden kann. Der Mechanismus dieser Reaktion ist auf S. 38 beschrieben.

  Die Bromierung der Salicylsäure verläuft äußerst schnell, sodass eine Bestimmung von Salicylsäure in Gegenwart von Acetylsalicylsäure möglich ist.

  Durch die blockierte Phenol-Funktion ist der Aromat in der Acetylsalicylsäure für den elektrophilen Angriff des Broms nicht genügend reaktionsfähig.

  Eine Hydrolyse der Acetylsalicylsäure unter den Bedingungen der Bromierung findet nur zu etwa 0,5% und damit in einer vernachlässigbaren Größenordnung statt.

- Durch Nitrierung der Salicylsäure mit rauchender Salpetersäure entsteht 3,5-Dinitrosalicylsäure (**7**), die leicht decarboxyliert und unter weiterer Nitrierung in die Pikrinsäure (2,4,6-Trinitrophenol, (**8**)) übergeht.

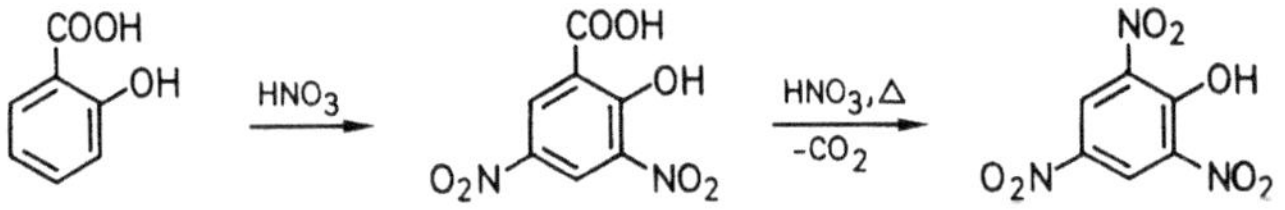

1 **7** **8**

Pikrinsäure, als Polynitroaromat, bildet mit Nucleophilen farbige σ-Komplexe. Nach dem Entdecker dieser Reaktion werden sie auch *Meisenheimer*-Salze genannt.

Als Nucleophil fungiert z.B. das Aceton-Enolat (**9 b**), das in stark alkalischem Milieu aus Aceton (**9**) über **9 a** entsteht. Es greift den aktivierten Aromaten in *p*-Stellung zu einer Nitro-Gruppe nucleophil an und bildet einen farbigen σ-Komplex **10** vom Azaoxonol-Typ.

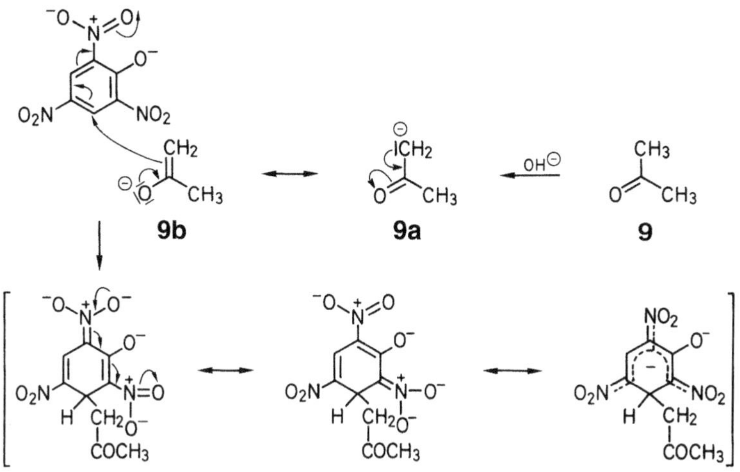

9b 9a 9

10a 10b 10c

- Als Tüpfel-Reaktion zum Nachweis der Salicylsäure eignet sich die Umsetzung mit 4-Chlor-7-nitrobenzofurazan (**11**) (NBD-Chlorid). Mit nucleophilen Verbindungen wie Aminen und Phenolen resultieren farbige, z.T. fluoreszierende Verbindungen vom Typ **12;** mit Salicylsäure entsteht **13.**

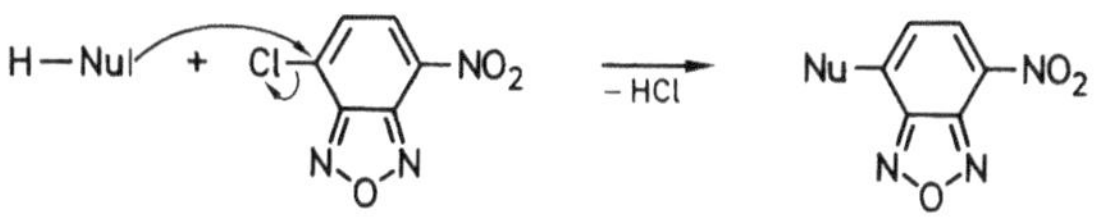

11 12

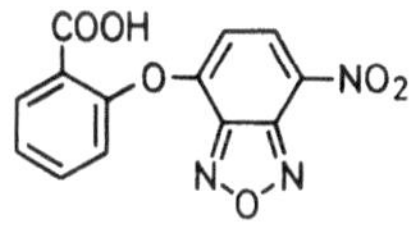

13

Gehaltsbestimmung

- Erfassung als einwertige Säure durch Titration mit Natronlauge (0,1 $mol \cdot l^{-1}$) in einem Ethanol-Wasser-Gemisch.
- Die bereits beschriebene Identitätsreaktion mit Brom lässt sich auch quantitativ auswerten. Unter bromometrischen Reaktionsbedingungen wird das Tetrabrom-Derivat zu 2,4,6-Tribromphenol reduziert.
- Eine photometrische Bestimmung ist mithilfe des Eisen(III)-Komplexes möglich, der unter gegebenen Bedingungen bei 525 nm ein Absorptionsmaximum zeigt.
- In wasserfreiem Milieu lässt sich Salicylsäure als zweiwertige Säure titrieren, wenn man Dimethylformamid als Lösungsmittel und Natriummethylat als volumetrische Lösung verwendet.

Acetylsalicylsäure

2-Acetoxybenzoesäure
[50-78-2]

Analgetikum

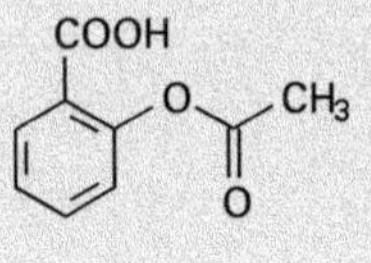

1

Acetylsalicylsäure ist eine farblose, kristalline Substanz, in reinem Zustand geruchlos, schwer löslich in Wasser und leicht löslich in Ethanol.

Es handelt sich um eine einwertige Säure mit einem pK_S-Wert von 3,7. Beim Erhitzen zersetzt sich die Substanz, weshalb die Ph.Eur. die Bestimmung des Sofortschmelzpunktes vorschreibt.

In trockenem Zustand ist die Substanz an der Luft stabil. Die acetylierte phenolische Hydroxy-Gruppe unterliegt als Phenolester leicht einer Hydrolyse, einer Aminolyse oder einer Alkoholyse.

An feuchter Luft oder im Alkalischen zersetzt sich Acetylsalicylsäure (**1**) ziemlich schnell zu Salicylsäure (**2**) und Essigsäure (**3**).

Das pH-Profil der Hydrolyse der Acetylsalicylsäure unterscheidet sich charakteristisch von dem eines einfachen Carbonsäureesters oder Carbonsäurephenolesters.

Bei pH 3,69 liegen bereits 50% der aromatischen Carbonsäure als Carboxylat **4a** vor. Neben den üblichen mesomeren und induktiven Effekten der Carboxy-Gruppe kommt hier eine „intramolekulare Katalyse" des Carboxylat-Ions auf die räumlich benachbarte Phenolester-Gruppe im Sinne einer Solvolyseförderung hinzu.

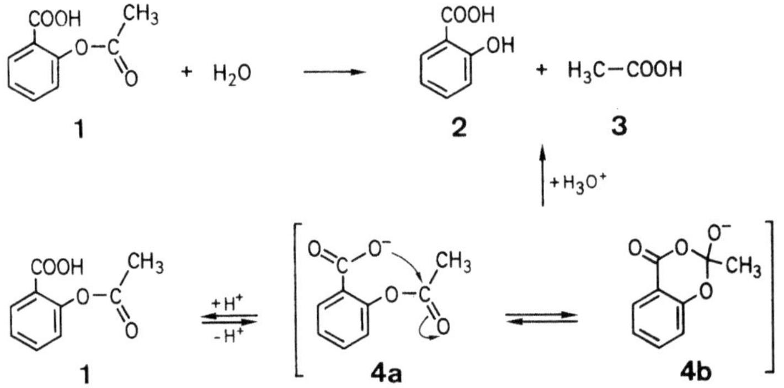

Es handelt sich also um eine intramolekulare Basenkatalyse, die über das cyclische Zwischenprodukt **4b** verläuft.

Die Röntgenkristallstruktur von **1** ist erst 1997 veröffentlicht worden. Wegen der acetylierten phenolischen Hydroxyl-Gruppe ist, anders als bei der Salicylsäure, keine intramolekulare Wasserstoff-Brückenbildung möglich.

Wie aus der Abbildung zu ersehen ist, bildet **1** zwei Dimere **A** und **B** aus. In **A** liegt das schon beschriebene Carbonsäuredimer (s. S. 107) vor.

In **B** ein Dipol-Dipol-Dimer der Acetylcarbonyl-Gruppe. In **C** ist der tatsächlich in Kristall vorkommende Molekülverband abgebildet. Er stellt ein Trimer dar, in welchem beide Dimere vorkommen. **D** zeigt die Molekülpackung im Kristallverbund (*Glaser*, 2001).

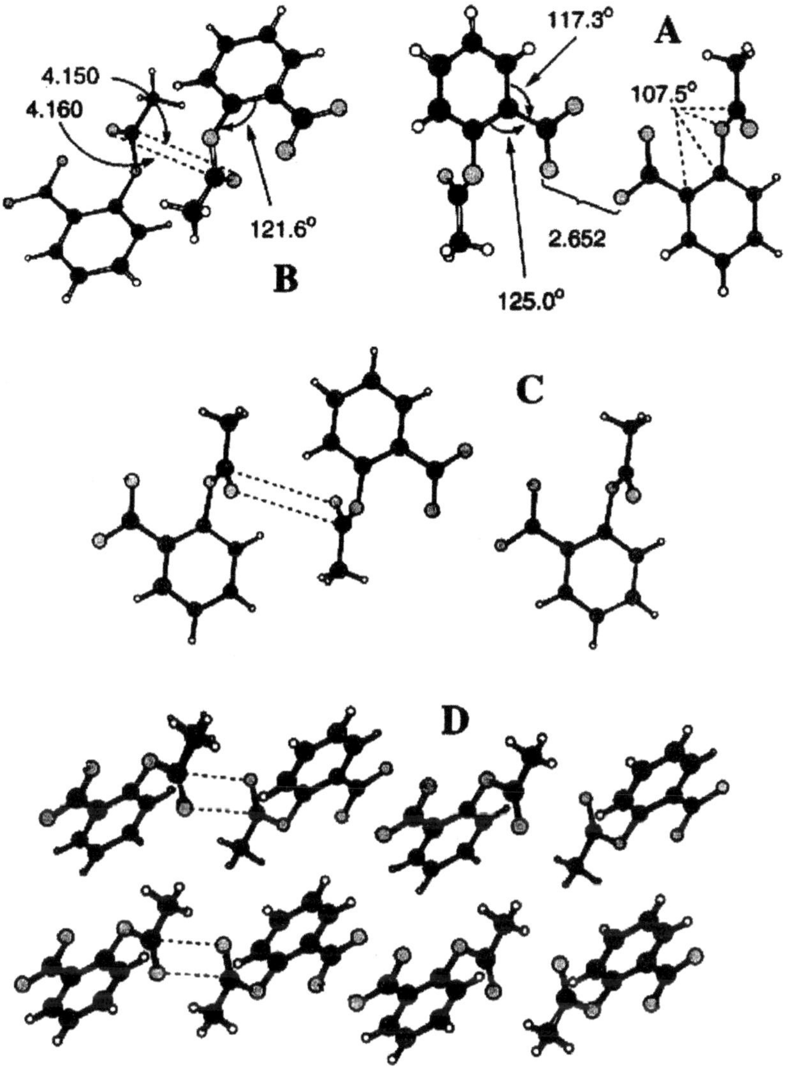

Identifizierung

- IR-Spektrum.
- Bei der alkalischen Hydrolyse der Acetylsalicylsäure durch Erhitzen mit verdünnter Natronlauge entstehen nach dem Ansäuern Essigsäure und Salicylsäure, die durch den Schmelzpunkt (Smp: 156–161 °C) identifiziert wird.
- Beim trockenen Erhitzen von **1** mit Calciumhydroxid entsteht Calciumacetat (Graukalk), das thermisch in Calciumcarbonat und Aceton zerfällt. Die Aceton-Dämpfe werden über ein Filterpapier geleitet, das mit 2-Nitrobenzaldehyd-Lösung getränkt ist. Es entsteht eine blaugrüne Färbung, die beim Befeuchten des Filters mit Salzsäure in Blau umschlägt. Bei dieser Farbreaktion sollen Indigo

(**10**) bzw. indigoide Farbstoffe entstehen. Nach Literaturangaben reagiert Aceton (**5**) mit 2-Nitrobenzaldehyd (**6**) über die Zwischenstufen **7** und **8** zu dem farbgebenden Indigo (**10**).

Im Indigo **10** ist ein Grundchromophor enthalten, das ein doppelt kreuzkonjugiertes System darstellt, das capto-dativ substituiert ist, d.h. einen Elektronenakzeptor in Form der Carbonyl-Gruppe bzw. einen Elektronendonator in Form der Amino-Funktion besitzt.

Vereinfacht betrachtet besitzt Indigo (**10**) zwei kleine Merocyanin-Systeme. Wie in einem Merocyanin kann Indigo (**10**) daher polare, zwitterionische Grenzformen wie **10 b, c** ausbilden.

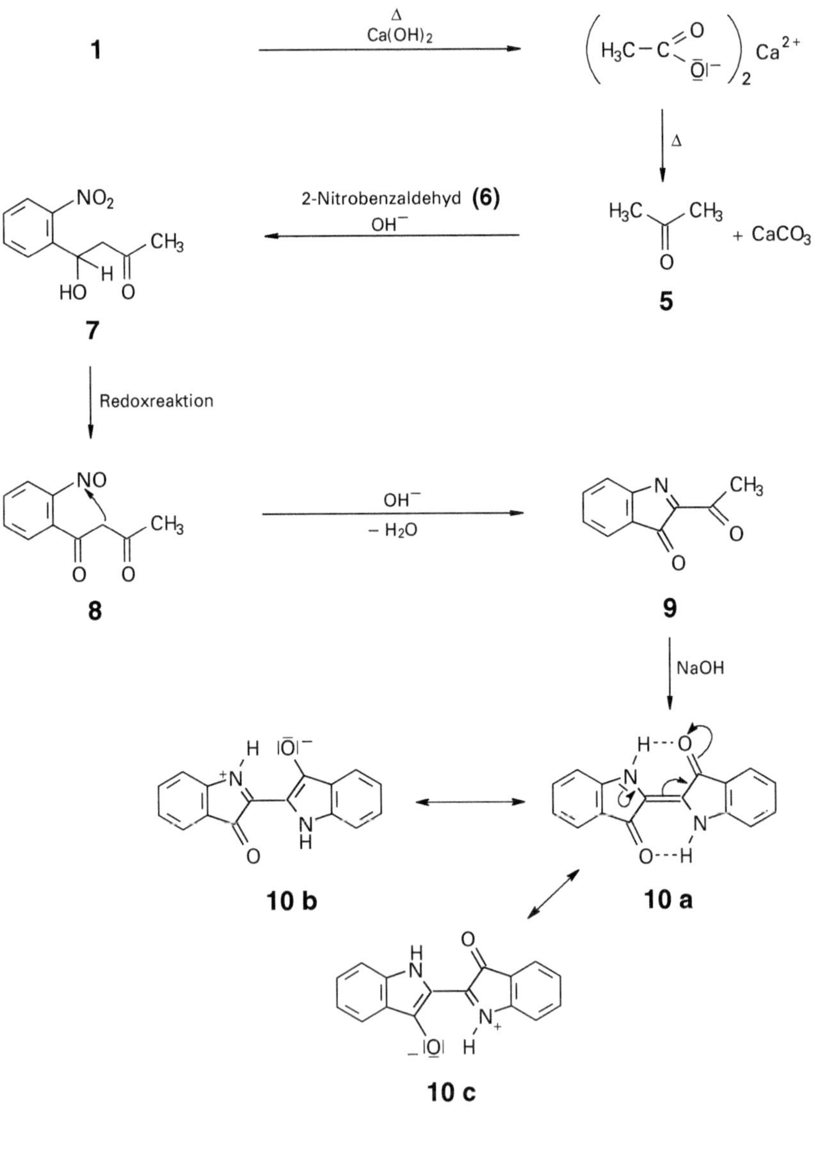

Reinheitsprüfung

Verwandte Substanzen: Bei der Synthese oder der galenischen Verarbeitung von Acetylsalicylsäure können die Kondensationsprodukte **12** bis **15** in kleinen Mengen entstehen:

12 = Acetylsalicylsäureanhydrid (ASN)
13 = Acetylsalicyl-salicylsäure (ASSA)
14 = Salicyloyl-salicylsäure
15 = Disalicylid

Die Erfassung dieser Artefakte ist deshalb von Wichtigkeit, weil festgestellt wurde, dass nach Einnahme von Acetylsalicylsäure allergische Reaktionen auftreten können.

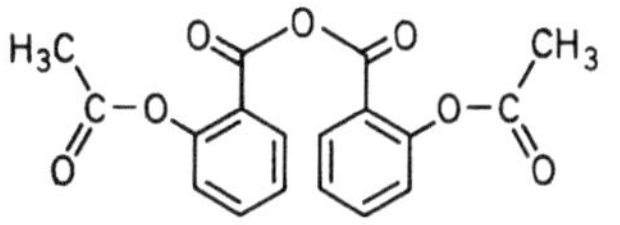

12

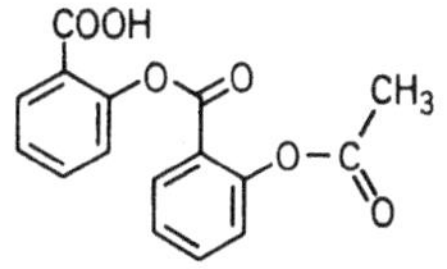

13

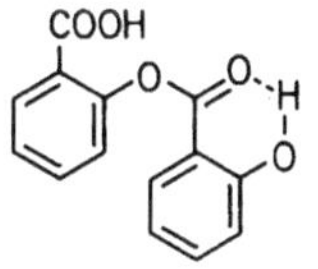

14

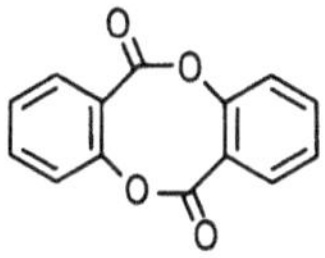

15

Verantwortlich für diese als Aspirin-Allergie bezeichnete immunologische Reaktion sollen Substanzen wie **12** bis **15** sein.

○ Auf Verwandte Substanzen wie **12**–**15** lässt das Arzneibuch mit der HPLC, früher mittels Farbreaktion (*Emerson*-Reaktion) prüfen. Hierzu wird **1** mit Isopropylalkohol und Tetrabutylammoniumhydroxid versetzt. Durch alkalisch katalysierte Umesterung entsteht aus **1** Salicylsäure und Essigsäureisopropylester. Aus evtl. vorhandenem **12** und **13** entsteht u.a. Salicylsäureisopropylester (**16**).

12
13

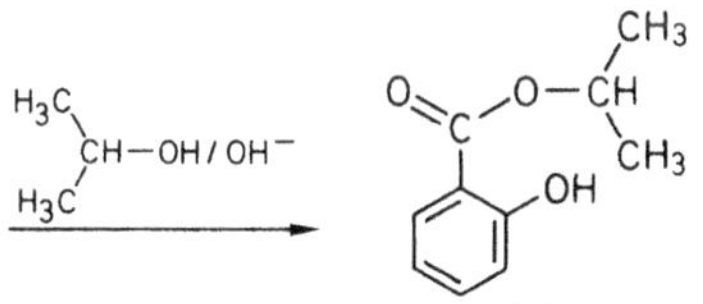

16

Setzt man nun in boraxalkalischem Medium mit 4-Amino-phenazon (**17**) und einem Oxidationsmittel wie Kaliumhexacyanoferrat(III) um, so bildet nur **16** den Farbstoff **18,** ein Merocyanin (λ_{max} = 505 nm). Die anwesende Salicylsäure reagiert nicht, da die phenolische Hydroxy-Gruppe durch eine starke Wasserstoff-Brückenbindung maskiert ist, was beim Ester **9** nicht der Fall ist.

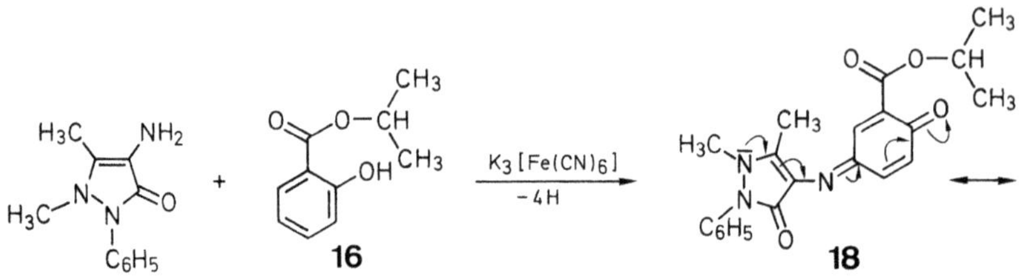

17 16 18

Gehaltsbestimmung

Zur quantitativen Bestimmung wird **1** mit überschüssiger Natronlauge versetzt und 1 h stehen gelassen, wobei die Säurefunktion erfasst und der Ester hydrolisiert wird. Wenn man zwei Titrationen durchführt, eine bei Raumtemperatur und eine Rücktitration nach Erhitzen mit überschüssiger Lauge, so lassen sich Aussagen über die Reinheit der Substanz machen.

Werden bei der ersten und zweiten Titration gleiche Mengen an Natronlauge ($0{,}1\ mol \cdot l^{-1}$) verbraucht, so war die Acetylsalicylsäure intakt, d.h. nicht hydrolytisch in Salicylsäure und Essigsäure gespalten. Aus der Differenz des Laugenverbrauches bei der ersten und zweiten Titration lässt sich einerseits der Gehalt an freier Salicylsäure bestimmen, andererseits das Vorliegen von Kondensationsprodukten wie **12, 13, 14** oder **15** abschätzen. Ein höherer Verbrauch an Lauge bei der zweiten Titration weist auf die Anwesenheit von verseifbaren Verunreinigungen hin, wie **12** bis **15.** Ein höherer Verbrauch bei der ersten Titration deutet auf hydrolytische Spaltung.

Cromoglicinsäure

5,5'-[(2-Hydroxypropan-1,3-diyl)bis(oxy)]
bis(4-oxo-4*H*-1-benzopyran-2-carbonsäure
2: [15826-37-6]

Antiasthmatikum/Antiallergikum

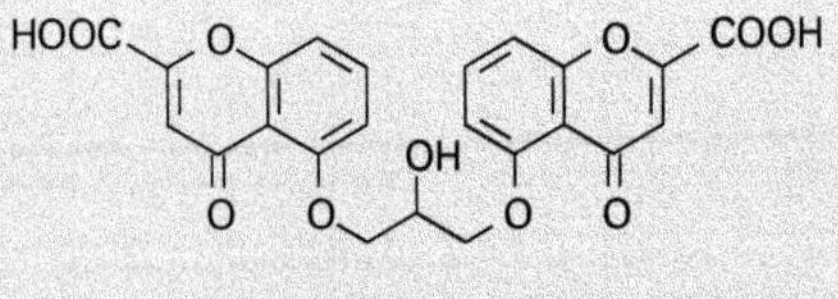

1

Therapeutisch eingesetzt wird das **Dinatriumsalz 2** der Cromoglycinsäure (**1**).

2 stellt ein farbloses, kristallines und hygroskopisches Pulver dar, das reversibel bis 9 Mol Wasser pro Mol **2** aufnehmen kann, was einem Wassergehalt von 24% entspricht. Die Substanz löst sich gut in Wasser (100 mg/ml) ist aber praktisch unlöslich in Ethanol.

Smt = 241–242 °C (Zersetzung)

$Smt_{Säure}$ = 216–217 °C.

pKs = 2,0. Die relativ hohe Acidität der Cromoglycinsäure (**1**) lässt sich plausibel erklären, da die Carboxyl-Gruppe mit der Elektronen anziehenden C-4-Oxo-Gruppe des Chromenrings vinylog verbunden ist. Hierdurch wird die Elektronendichte am Carboxyl-Kohlenstoffatom erniedrigt, was zu einer erhöhten OH-Acidität führt.

Stabilität

2 besitzt als Chromen-4-on die Partialstruktur eines intramolekularen vinylogen Esters und kann daher leicht von Nucleophilen wie Hydroxyl-Ionen angegriffen werden. So führt ein kurzzeitiges Erhitzen von **2** in Natronlauge (0,5 $mol \cdot l^{-1}$) und saures Aufarbeiten zum Acetophenon-Derivat **7**. Folgender Reaktionsablauf der „Hydrolyse" ist denkbar:

Hydroxyl-Ionen werden an das reaktive Enon-System in **2** addiert, wodurch ein Halbacetal **3** entsteht, das zu einem 1,3-Diketon **4** ringöffnet. Durch weiteren Angriff von Hydroxyl-Ionen an der äußeren Keton-Gruppe von **4** entsteht im Sinne einer Retro-*Claisen*-Kondensation bzw. Säurespaltung, über das Enolat **6**, ein o-Hydroxyacetophenon-Derivat **7** und Oxalat.

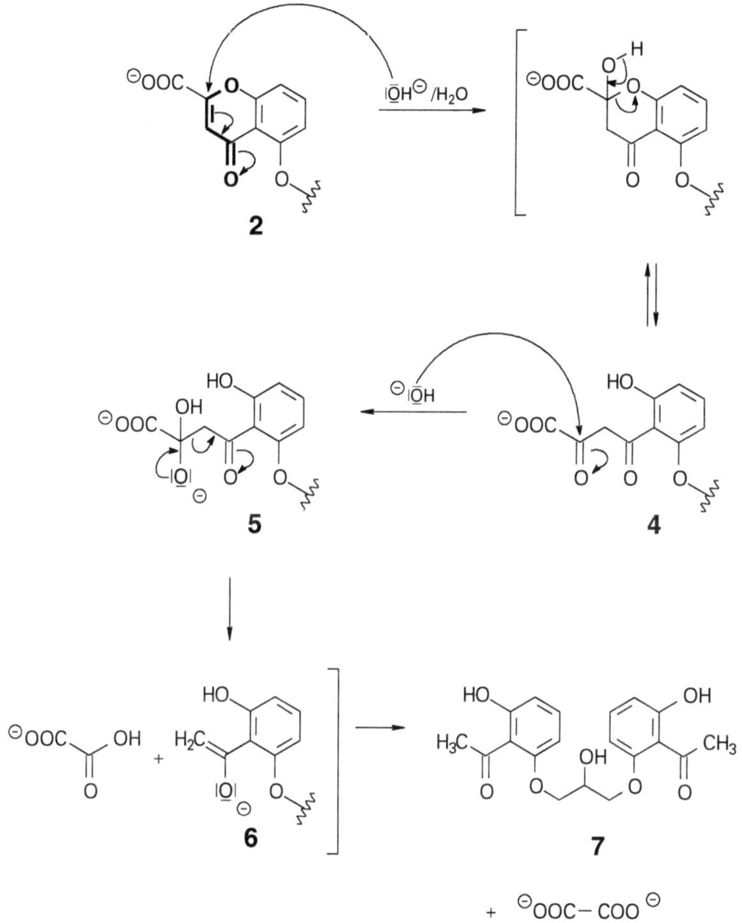

Identifizierung

- UV-Messung in Phosphat-Puffer pH 7,4. Maximum bei 239 und 324 nm.
- IR.
- Die methanolische Lösung der Substanz färbt sich nach Zusatz von 0,5%iger 4-Aminoantipyrin-Lösung (**9**) und Salzsäure in Methanol intensiv gelb.

4

Carbonsäuren

Görlitzer et al. untersuchten kürzlich diese Farbreaktion und verwendeten anstelle von Salzsäure HCl-Gas und erhielten im DC mehrere gelbe Flecken. Die Isolierung der gelben Reaktionsprodukte mittels präparativer Trennmethoden gelang jedoch nicht. Daher wurde Cromoglycinsäuredimethylester (**8**) als Edukt eingesetzt, der sich auch aus **2** und methanolischer Salzsäure gebildet hatte. Anstelle von Salzsäure wurde jetzt Perchlorsäure verwendet, in der Hoffnung, schwer lösliche Perchlorate zu erhalten, die aus dem Reaktionsansatz ausfallen könnten. Unter diesen Reaktionsbedingungen erhielten sie über ein hier nicht aufgeführtes gelbes Tetraperchlorat mittels Natronlauge die korrespondierene gelbe Base **10**. Verbindung **10** zeigt ein Absorptionsmaximum bei 406 nm und kann als Azamerocyanin bezeichnet werden.
Summarisch waren sauer katalysiert zwei Mol 4-Aminoantipyrin (**9**) mit den reaktiven Oxo-Gruppen des Chromens in **8** zu einem gelben Bis-azomethin **10** kondensiert, das eine resonanzstabilisierte Azamerocyanin-Partialstruktur aufweist.

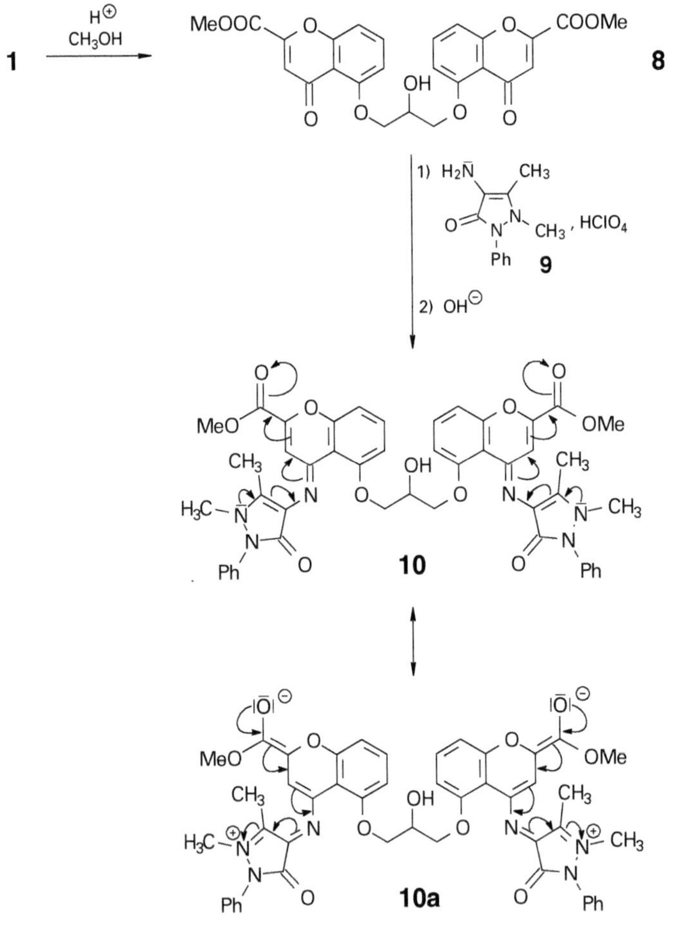

Das gelbe Azamerocyanin **10** ist mit einem DC-Fleck der Ph.Eur.-Farbreaktion identisch. Weitere gelbe Flecken sind mit hoher Wahrscheinlichkeit auf weitere Mono- bzw. Bisazomethine der Chromoglycinsäure (**1**) bzw. des Monomethyl- bzw. Dimethylesters von **1** zurückzuführen.

z.B.:

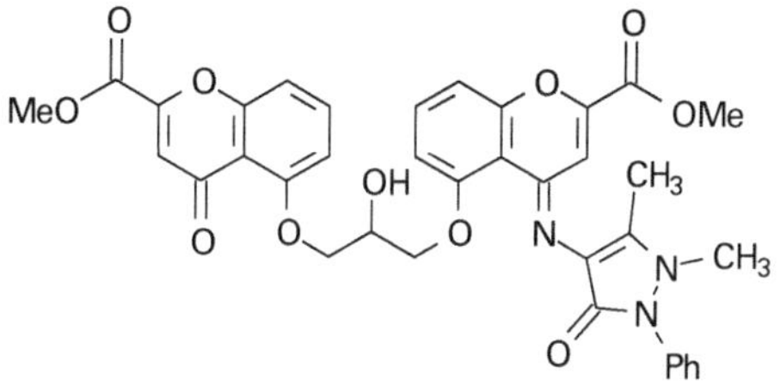

- Identitätsreaktion a auf Natrium.
- Weiterhin kann zur Identifizierung von **2** auch eine Farbreaktion der BP 1988 herangezogen werden. Hierbei wird **2** mit Natronlauge erhitzt. Es entsteht in Umkehrung des Chromenon-Ringschlusses das gelbe o-Hydroxyacethophenon-Derivat **7**, das als Phenol bzw. Phenolat mit diazotierter Sulfanilsäure (**11**) einen blutroten Bis-Azofarbstoff **12** bildet. *Görlitzer* et al. fanden, dass die Kupplung aus sterischen Gründen in Position 5 stattgefunden hat. Der Bis-Azofarbstoff **12** weist im Alkalischen ein Absorptionsmaximum bei λ = 443 nm, auf.

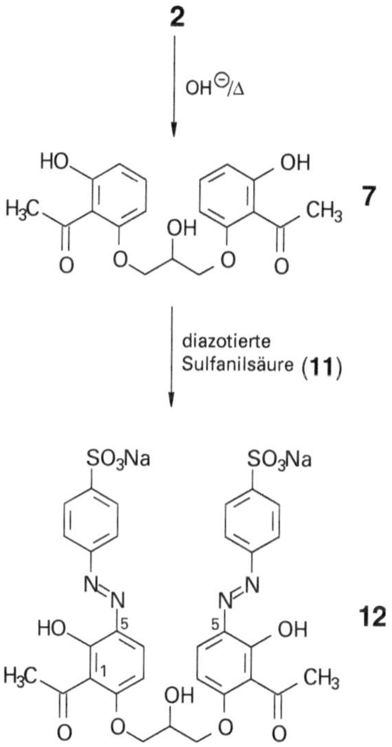

Reinheitsprüfung

Verwandte Substanzen: Die DC soll den aus der Synthese stammenden Chromoglycinsäuredimethylester (**8**) und das Acetophenon-Derivat **7** erfassen und jeweils auf 0,5% begrenzen.

Gehaltsbestimmung

Als Di-anion-Base wird **2** in einem Gemisch von 2-Propanol/Ethylenglykol/Dioxan gelöst und mit Perchlorsäure (0,1 mol · l^{-1}) zur Chromoglycinsäure (**1**) protoniert.

Nalidixinsäure

1-Ethyl-7-methyl-4-oxo-1,4-dihydro-1,8-naphthyridin-3-carbonsäure

Antibiotikum (Gyrasehemmer)

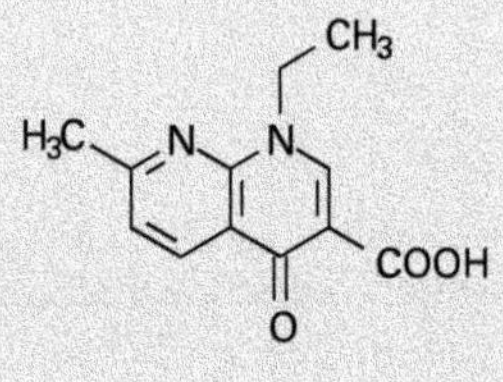

1

Der erste in die Therapie von bakteriellen Infektionen eingeführte Gyrasehemmer war die Nalidixinsäure (**1**), ein farbloses bis blassgelbliches, kristallines Pulver, das praktisch unlöslich in Wasser (1 : 10 000) und schwer löslich in Aceton und Ethanol ist. Es löst sich jedoch unter Salzbildung in verdünnter Natronlauge.

Für die Carbonsäure-Funktion wird in der neueren Literatur ein pK_{s1} von 6,0 angegeben. Aufgrund der gleichen Partialstruktur (4-Pyridon-3-carbonsäure) weisen die im Anhang aufgeführten Gyrasehemmer der Ph.Eur. ebenfalls pK_{s1}-Werte um 6,0 auf.

Nalidixinsäure (**1**) schmilzt bei 225–231 °C.

Stabilität

Bei ordnungsgemäßer Lagerung ist **1** fünf Jahre stabil.

Es zeigt sich, dass bei der chemotherapeutischen Verwendung von **1** am Menschen an lichtexponierten Hautstellen Nebenwirkungen auftreten, die von Brennen und Jucken bis zur Blasenbildung reichten. Bei dieser Photodermatose spielen phototoxische und photoallergische Vorgänge eine Rolle. Es war daher nahe liegend Nalidixinsäure (**1**) photochemisch zu untersuchen. Die Photolyse mit einer Quecksilber-Hochdrucklampe in Natronlauge unter Sauerstoff-Ausschluss führte zur Bildung von **2**, **3**, Kohlendioxid (**4**) und Ethylamin (**5**).

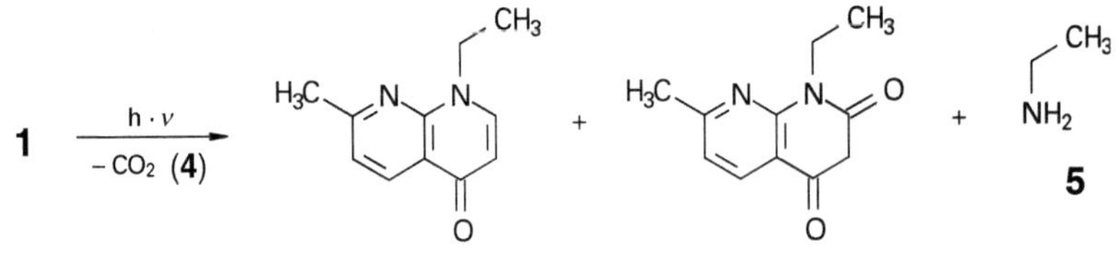

Die Thermolyse in Paraffinöl unter Reinstickstoff bei 300 °C von **1** ergab nach Decarboxylierung zu Verbindung **6** ein Dimer der Struktur **7**.

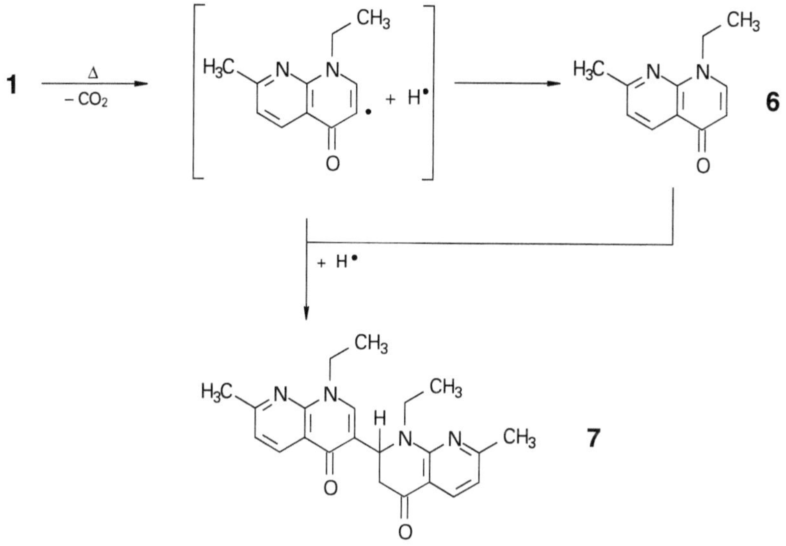

Identifizierung

- UV-Spektrum in Natronlauge (0,1 mol·l⁻¹) λ_{max} = 258 nm und 334 nm.

  In saurer Lösung, z.B. Schwefelsäure (0,1 mol·l⁻¹), entfaltet **1** eine starke Fluoreszenz.

  Anregungswellenlänge 330 nm. Emissionswellenlänge 375 nm.
- IR-Spektrum (KBr-Pressling).
- DC.
- Die Lösung der Substanz in Salzsäure ergibt mit 2-Naphthol eine orangerote Färbung, die auf einen **C**harge-**T**ransfer-Komplex zurückgeführt werden kann, der bei λ_{max} = 351 nm ein Absorptionsmaximum aufweist. Diese Farbreaktion erweist sich für **1** als relativ spezifisch, da z.B. Ciprofloxacin (**8**) eine derartige Färbung nicht gibt.

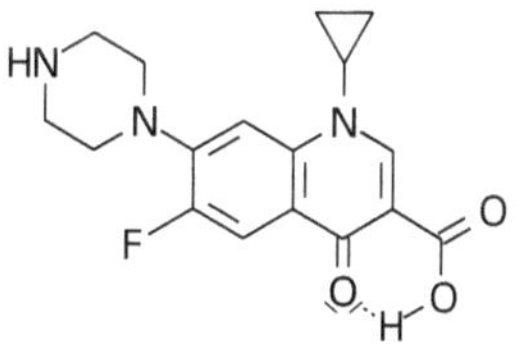

- Eine weitere relativ spezifische Farbreaktion besteht in der Aldol-Kondensation der CH-aciden Methyl-Gruppe in Position 8 von **1** (α-Picolin-Teilstruktur) mit aromatischen Aldehyden wie Vanillin (**9**) bzw. 4-Dimethylaminobenzaldehyd (**10**). Nach Jap. XIII wird **1** mit Vanillin (**9**) in schwefelsaurer Lösung erhitzt, wobei eine orange Färbung auftritt und sich beim Abkühlen ein orangefarbener Niederschlag bildet, der aus der E-konfigurierten Benzyliden-Verbindung **11** besteht. Analog entsteht aus **1** und 4-Dimethylaminobenzaldehyd (**10**) ein rotes aryloges Cyanin **12**.

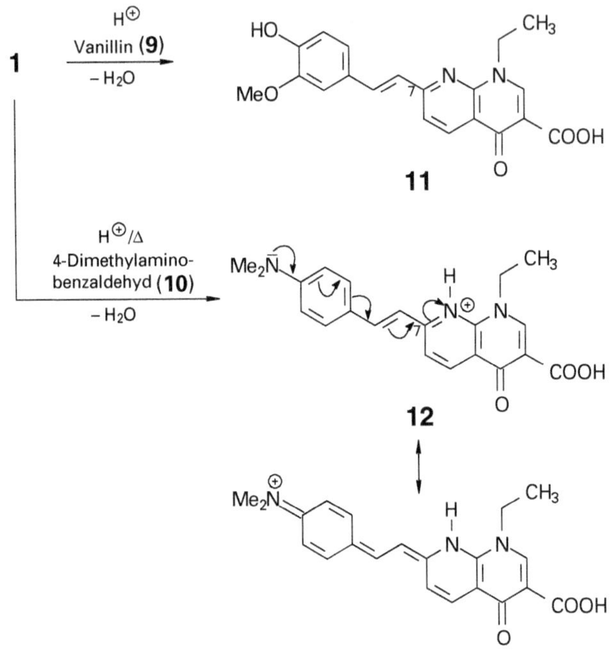

- Mit Eisen(III)-Ionen bildet **1** (3×**1**) einen gefärbten Komplex **13**. Als Liganden des Eisen(III)-**K**omplexes fungieren hier die Carboxyl-Gruppe und die C-4 Oxo-Funktion.

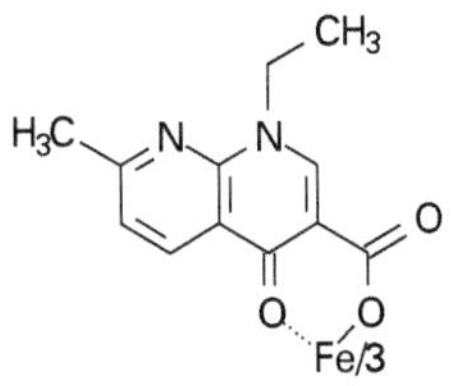

13

Reinheitsprüfung

Verwandte Substanzen: Prüfung per DC. Der Anteil an Verunreinigung wird durch DC-Vergleich mit zwei Prüflösungen von Nalidixinsäure CRS auf 0,1% begrenzt. Gleichzeitig wird hierdurch eine DC-Identitätsprüfung von **1** durchgeführt.

Gehaltsbestimmung

Wegen der schlechten Löslichkeit der Nalidixinsäure (**1**) in Wasser wird die Substanz in einer Mischung von Methylenchlorid, 2-Propanol und Wasser (10:30:10) gelöst und unter Durchleiten von Stickstoff mit ethanolischer Natronlauge ($0{,}1\ \mathrm{mol \cdot l^{-1}}$) titriert. Die Endpunktbestimmung erfolgt potentiometrisch. Es soll bei 15 bis maximal 20 °C gearbeitet werden, da bei höheren Temperaturen das Lösungsmittel Methylenchlorid leicht verdunsten würde.

Weitere Gyrasehemmer in der Ph.Eur.:

Oxolinsäure, Norfloxacin, Ciprofloxacin, Ofloxacin und Pipemidsäure.

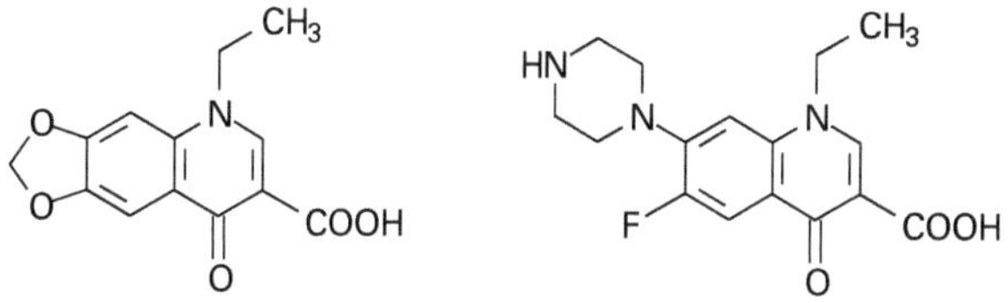

Oxolinsäure Norfloxacin

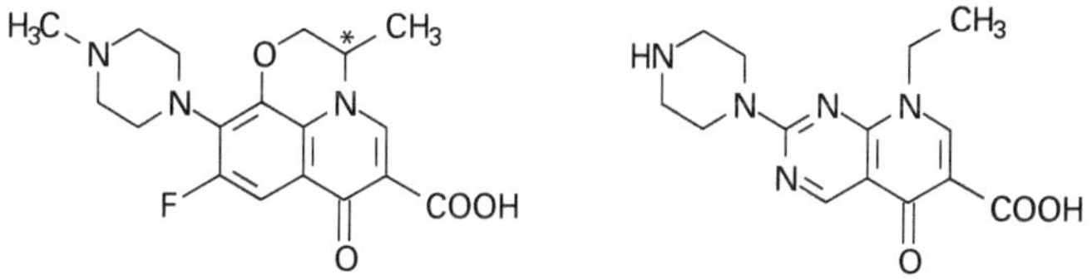

Ofloxacin Pipemidsäure

4.7 Ester aromatischer Carbonsäuren

Mit Ausnahme des Methylsalicylats sind die hier genannten Arzneistoffe Ester der 4-Amino- bzw. 4-Hydroxybenzoesäure.

Die Anilin- bzw. Phenol- und Ester-Struktur bestimmen daher die Stabilität und Analytik.

Von allen stabilitätsbeeinflussenden Reaktionen ist die Hydrolyse als wichtigste Reaktion zu nennen.

Bei pH 7 in Wasser verläuft die Reaktion normalerweise sehr langsam, da die Carbonyl-Aktivität des Esters und die Nucleophilie des Wassers sehr gering sind.

Am gebräuchlichsten ist die alkalische Hydrolyse (Verseifung). Im Vergleich mit Wasser besitzt das Hydroxid-Ion eine größere Nucleophilie und einen geringeren Raumbedarf, sodass es in einer schnellen Reaktion an die Carbonyl-Gruppe addiert wird, was in einer irreversiblen Reaktion zur Bildung von Carboxylat und Alkohol führt.

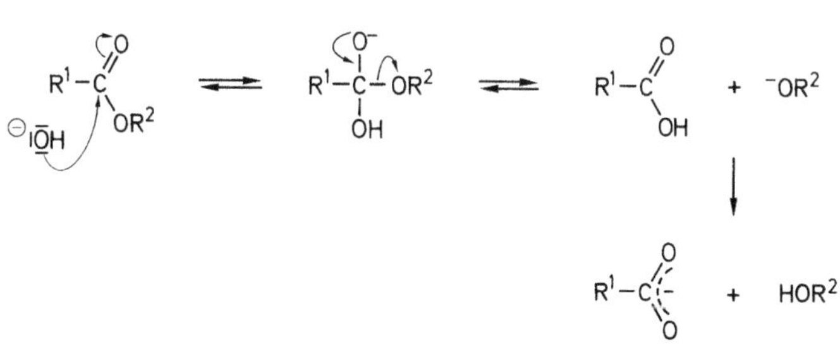

Bei der alkalischen Hydrolyse werden mindestens molare Mengen an Hydroxid-Ionen benötigt, im Gegensatz zur sauren Hydrolyse, bei der katalytische Mengen an Säure genügen.

Die Verseifungsgeschwindigkeit ist u.a. von der Carbonyl-Aktivität und von sterischen Faktoren abhängig.

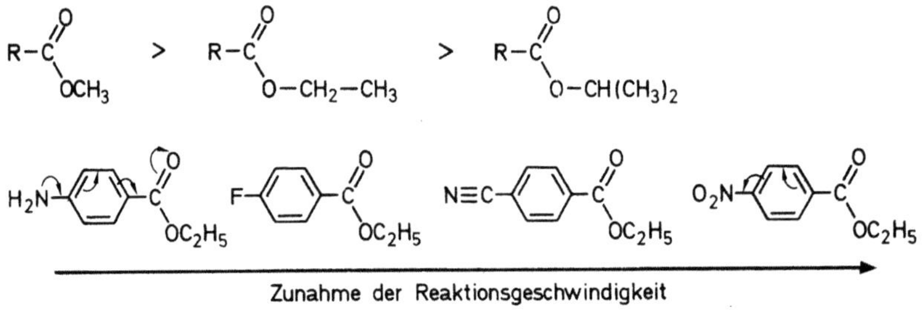

Die saure Ester-Spaltung verläuft langsamer als die alkalische, da jeder Reaktionsschritt reversibel ist. Die Reaktionsgeschwindigkeit liegt zwischen der von Acetalen und Ethern; üblicherweise arbeitet man bei höherer Temperatur und hoher Säurekonzentration.

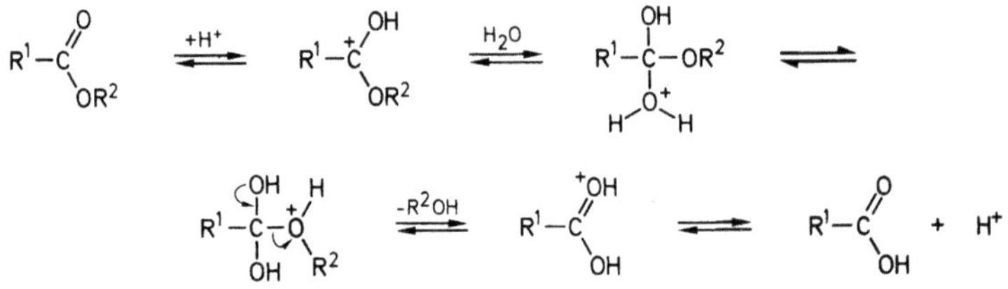

Methyl-4-hydroxybenzoat
Ethyl-4-hydroxybenzoat
Propyl-4-hydroxybenzoat
Butyl-4-hydroxybenzoat

1 [99-76-3]
2 [120-47-8]
3 [94-13-3]
4 [94-26-8]

Konservierungsmittel

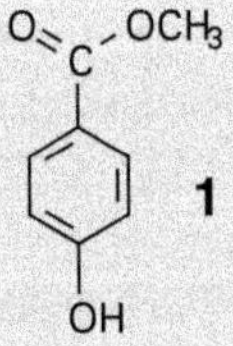

1

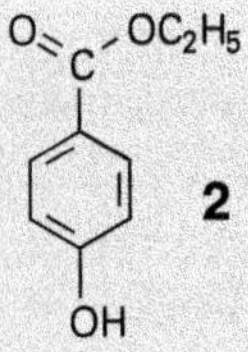

2

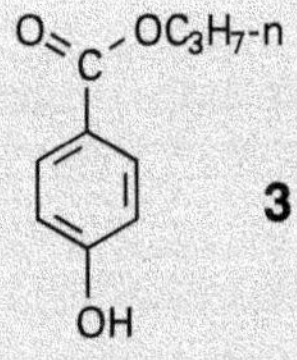

3

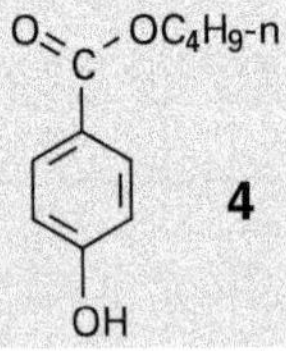

4

Die Substanzen stellen je ein farbloses kristallines Pulver dar, das sich in Wasser schwer, in Ethanol, Ether und Methanol leicht löst. Als Phenol mit einem Elektronen ziehenden Substituenten in *para*-Stellung ist **1** stärker sauer als Phenol selbst.

- $pK_S = 8{,}47$
- $pK_S = 9{,}99$ (Phenol)

Die als Konservierungsstoffe eingesetzten Ester sind bei Raumtemperatur in Wasser ausreichend stabil. Die Halbwertszeit beträgt 18 Jahre.

In der Regel sind Methylester reaktionsfähiger als höhere Alkylester. So vermag der Methylester **1** mit Nucleophilen wie Ethanolamin oder Polyalkoholen wie Glycerol, Xylitol oder Sorbitol Umesterungen in pharmazeutischen Formulierungen oder Kosmetika speziell bei erhöhten Temperaturen einzugehen. Im wässrigen Medium bei pH = 6,5 kommt es zwischen **1** (0,13%) und der Modellsubstanz Xylitol (**5**) (15%) beim Stehen über 12 Monate zur Bildung der drei Xylitylester **6–8** (7%). Per HPLC wurde für Verbindungen **6:7:8** ein Verhältnis von 4:2:1 ermittelt.

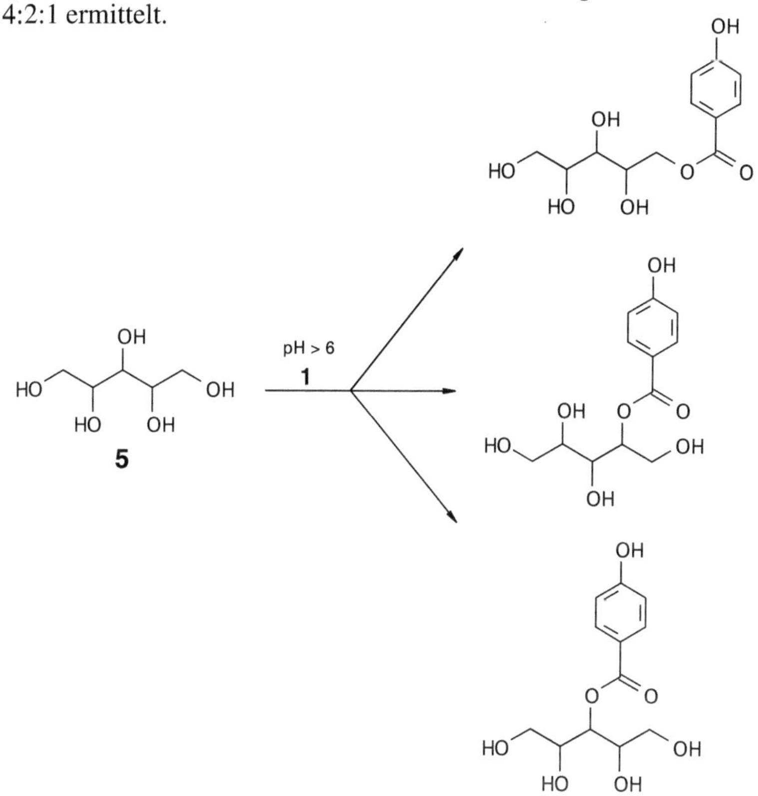

5

6

7

8

Identifizierung

- Zur Identifizierung der Ester zieht man neben dem Schmelzpunkt, **1**: 125 bis 128 °C, **2**: 115 bis 118 °C, **3**: 95 bis 98 °C, **4**: 68 bis 71 °C folgende Prüfungen heran:
- IR-Spektrum.
- DC.
- Nachweis der Phenol-Partialstruktur mittels *Emerson*-Reaktion (s. S. 40). Wie ein Blindversuch zeigt, reagiert nur die durch Hydrolyse von **1** erhaltene 4-Hydroxybenzoesäure positiv. Bei der oxidativen Kupplung findet Decarboxylierung statt.

Gehaltsbestimmung

● Der Gehalt wird durch Erhitzen mit überschüssiger Natronlauge (1 $mol \cdot l^{-1}$) und Rücktitration mit Schwefelsäure (0,5 $mol \cdot l^{-1}$) ermittelt.

Bei dieser Hydrolyse entsteht 4-Hydroxybenzoesäure, die als Di-anion vorliegt. Bei der Rücktitration wird die überschüssige Natronlauge erfasst und zugleich das Phenolat protoniert, da es die stärkere Anionen-Base darstellt.

1
2
3

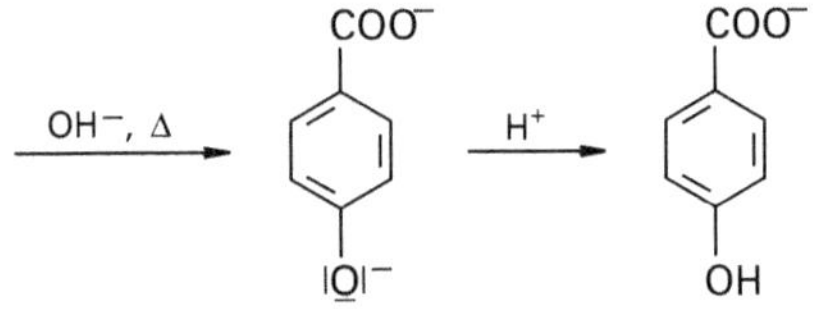

○ Die früher übliche Gehaltsbestimmung erfolgte bromometrisch und ist der von Salicylsäure analog (s. S. 209); zuvor wurde jedoch der Ester zur Carbonsäure alkalisch hydrolysiert. Ein Zusatz von Essigsäure zum Reaktionsansatz soll ein Ausfallen des Bromierungsproduktes verhindern.

Methylsalicylat

Methyl 2-hydroxybenzoat
[119-36-8]

Analgetikum

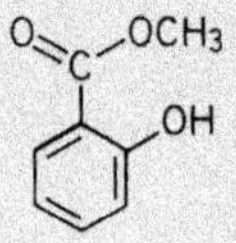

1

p-Hydroxybenzoesäure-methylester und Methylsalicylat sind strukturisomere Verbindungen.

Methylsalicylat ist eine Flüssigkeit von charakteristischem intensivem Geruch, die sich mit Ethanol, Ether, fetten und ätherischen Ölen mischt.

Die Eigenschaft, bei Raumtemperatur flüssig zu sein, ist auf die Ausbildung einer intramolekularen Wasserstoff-Brücke zurückzuführen. Hingegen bildet *p*-Hydroxybenzoesäure-methylester intermolekulare Wasserstoff-Brücken aus, die zur Assoziatbildung und zu einem Schmelzpunkt bei etwa 100 °C führen.

Beim Stehen an der Luft und in Gegenwart von Feuchtigkeit tritt eine Gelbfärbung auf, die auf der Bildung von 1,4-Benzochinon-2-carbonsäuremethylester (**2**) beruhen soll.

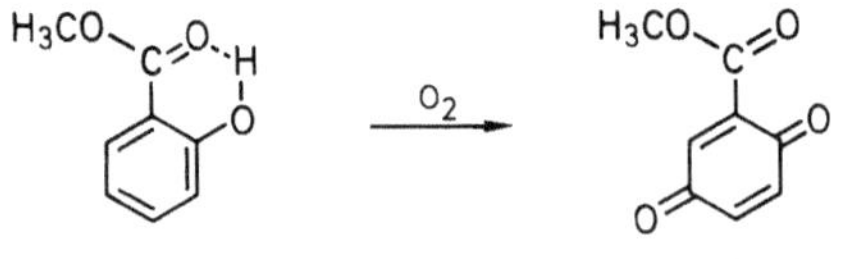

1 **2**

Identifizierung und Reinheitsprüfung

Es werden Konstanten, wie relative Dichte und Brechungsindex, bestimmt.

Die Phenol- und Ester-Eigenschaft benützt man zur qualitativen und quantitativen Bestimmung, indem man mit Eisen(III)chlorid eine positive Farbreaktion erhält und eine alkalische Hydrolyse durchführt.

Die nach Hydrolyse und Ansäuern erhaltene Salicylsäure wird durch den Schmelzpunkt identifiziert. Zur **Gehaltsbestimmung** wird der Ester mit überschüssiger Natronlauge (0,1 $mol \cdot l^{-1}$) erhitzt und der Überschuss an Lauge mit Salzsäure (0,1 $mol \cdot l^{-1}$) zurücktitriert.

Hydroxyethylsalicylat

2-Hydroxyethyl-2-hydroxybenzoat
[87-28-5]

Analgetikum

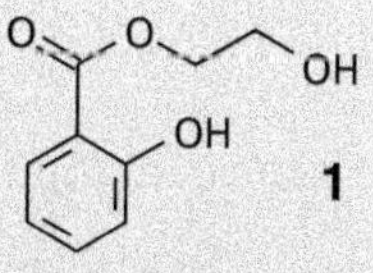

1

Farblose bis nahezu farblose, ölige Flüssigkeit. Sie ist wenig löslich in Wasser, sehr leicht in Aceton, Dichlormethan, Ether und Ethanol.

Identifizierung

- Aufnahme eines IR-Spektrums als Film und Anfertigung eines Dünnschichtchromatogramms, welches gleichzeitig bei der Reinheitsprüfung (Verwandte Substanzen) Anwendung findet.
- Violettrote Färbung mit Eisen(III)chlorid-Lösung, welche auf Zugabe von verd. Essigsäure verschwindet.
- Vermischung der Substanz mit Mangan(II)sulfat in einem Reagenzglas, in welches ein imprägnierter Filterpapierstreifen hineingehängt ist (Imprägnierung: Diethanolamin und Natriumpentacyanonitrosylferrat-Lösung mit Salzsäure auf pH 10 eingestellt). Zweiminütiges Erhitzen über offener Flamme führt zu Blaufärbung des Filterpapiers (beide Bedingungen sind einzuhalten).

Die Reaktion wurde aus der Ph.Eur. 2. Ausgabe (Nachweis v. Hydroxylalkylcellulosen) entnommen, jedoch dahingehend abgewandelt, dass anstelle des vorgeschriebenen Silikonbades der Bunsenbrennerflamme der Vorzug gegeben wurde, womit bessere Resultate zu erzielen waren. Durch die längere Reaktionszeit (10 min) im Silikonbad kam es häufiger zum Austrocknen des Filterpapiers, wodurch die Prüfung negativ ausfiel.

Beim Erhitzen mit Mangan(II)sulfat spalten sowohl Hydroxyalkylcellulosen als auch **1** flüchtige Aldehyde z.B. Acetaldehyd ab. Letzterer reagiert im Sinne der *Legalschen* Probe bzw. *Simon-Awe*-Reaktion (s. S. 30); anstelle von Piperidin kommt hier Diethanolamin zur Anwendung.

- ○ Weitere Nachweismöglichkeiten sind beispielsweise die *Emerson*-Reaktion auf Phenole mit unbesetzter *p*-Position (s. S. 40) sowie die nach alkalischer Hydrolyse im Sauren isolierbare Salicylsäure (Smp-Bestimmung).

Reinheitsprüfung

Der Brechungsindex (1,548–1,551) stellt ein empfindliches Reinheitskriterium dar. Abweichungen vom angegebenen Wert weisen auf Verunreinigungen, wie Ethylenglykol, hin, welches außerdem dünnschichtchromatographisch erfassbar ist.

Neben Ethylenglykol, welches aus der Synthese stammen kann, kommen als weitere Verunreinigungen Salicylsäure und „Disalicylat" infrage.

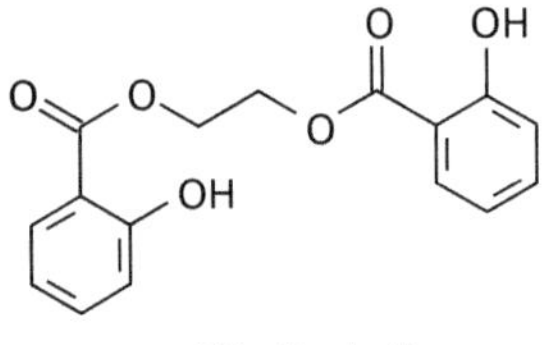

„Disalicylat"

Gehaltsbestimmung

Bromatometrisches, für Phenole spezifisches Bestimmungsverfahren. Die sog. *Koppeschaar*-Titration (s. S. 41) ist spezifischer und kürzer als die Bestimmung nach alkalischer Hydrolyse des Esters.

Benzocain

Ethyl-4-aminobenzoat
[94-09-7]

Lokalanästhetikum

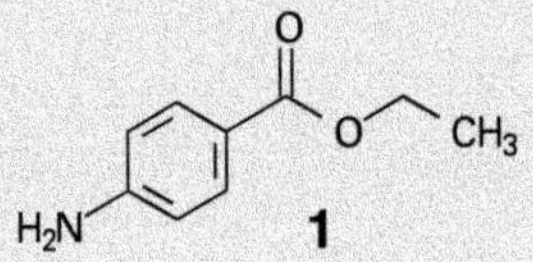

1

Benzocain ist ein anästhesierendes, kristallines Pulver, das leicht löslich in Ethanol, Ether und Chloroform ist.

Die Basizität des Benzocains (pK_S = 2,78) ist aufgrund der Elektronen anziehenden Ester-Gruppe gegenüber Anilin (pK_S = 4,6) geringer.

Als Ester ist die Substanz hydrolyseempfindlich. Das Stabilitätsoptimum des Methylesters liegt bei 25 °C und pH 7. Im stark Sauren erfolgt Hydrolyse zur 4-Aminobenzoesäure und weiter Decarboxylierung zu Anilin.

Eine wässrige Lösung von **1** reagiert neutral.

Identifizierung

- Smp: 89–92 °C.
- IR-Spektrum.
- Durch Ester-Hydrolyse erhält man u.a. Ethanol, der durch zugesetztes Chrom(-VI)oxid zum Acetaldehyd oxidiert und in einer modifizierten Reaktion nach *Simon* nachgewiesen wird (s. S. 30).
- Nachweis des aromatischen Amins durch Diazotierung mit $NaNO_2/H^+$ und Kupplung mit 2-Naphthol zu einem orangeroten Azo-Farbstoff **2.**

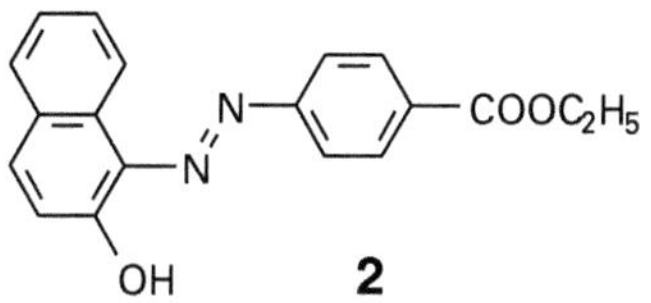

2

Gehaltsbestimmung

- Als primäres aromatisches Amin wird **1** nitritometrisch bestimmt.
- Gute Ergebnisse liefert auch die bromatometrische Bestimmung (s. Sulfonamide).

Procain

2-(Diethylamino)ethyl 4-aminobenzoat
[51-05-8]

Lokalanästhetikum

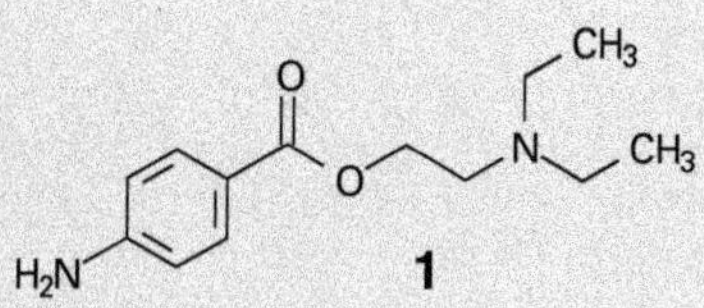

1

Handelsüblich ist das **Hydrochlorid**, das ein farbloses kristallines Pulver darstellt und auf der Zunge anästhesierend wirkt. Für die Diethyl-ammonium-Gruppe wird ein pK_S-Wert von 9,0 angegeben.

Das Stabilitätsoptimum liegt zwischen pH 3,3 und 3,6. Bei pH 7,4 beträgt die Halbwertszeit 32,2 Stunden.

Identifizierung

- Smp: 154–158 °C.
- IR-Spektrum.
- Unter den Bedingungen der *Vitali-Morin*-Reaktion entsteht nur eine bräunlich rote Färbung. Die Reaktion dient zur Unterscheidung von Tetracain bzw. Lidocain, die eine rotviolette bzw. grünliche Färbung ergeben.
- Aus Procain entsteht mit Kaliumpermanganat-Lösung im Sauren durch oxidative Kupplung der gelborange Azo-Farbstoff **2.**

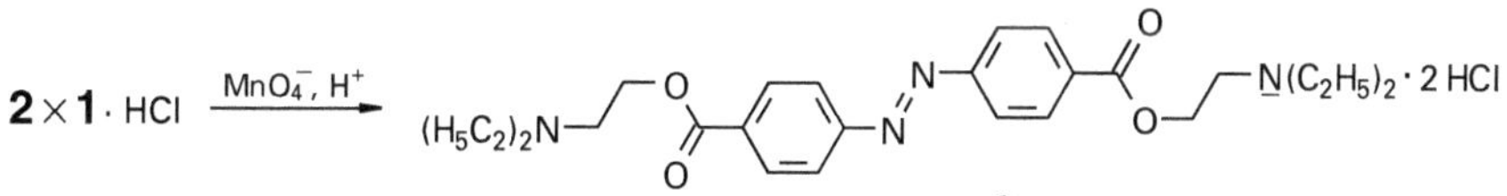

2

- Nachweis der primären aromatischen Amino-Funktion durch Diazotierung und Kupplung mit 2-Naphthol zu einem Azo-Farbstoff.

Reinheitsprüfung

Prüfung auf Verwandte Substanzen. Durch saure Hydrolyse von **1** können 4-Aminobenzoesäure (**3**) und Diethylaminoethanol (**4**) entstehen. Neben der Prüfung durch DC eignet sich auch eine kolorimetrische Methode, bei der **3** diazotiert und mit Thymol zum Azo-Farbstoff **5** umgesetzt wird.

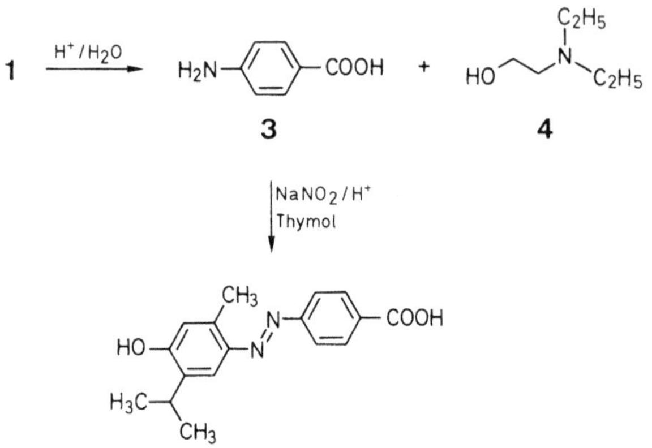

5

Die **Gehaltsbestimmung** erfolgt nitritometrisch mit Natriumnitrit-Lösung (0,1 $mol \cdot l^{-1}$) im Sauren.

Tetracain
2-(Dimethylamino)ethyl-
4-(butylamino)benzoat
[136-47-0]

Lokalanästhetikum

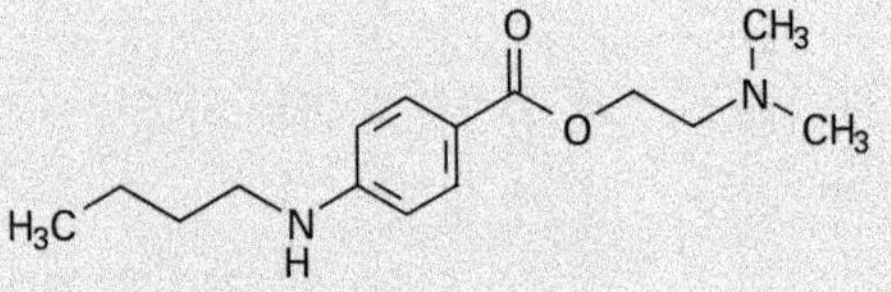

1

Offizinell ist das **Hydrochlorid**, ein kristallines, anästhesierendes Pulver. Es kommt in drei enantiotropen Formen vor. Die Handelsform, die der Modifikation II entspricht, schmilzt bei 139 °C. Das Hydrochlorid besitzt als Kationsäure einen pK_S von 8,2. Im stark sauren Milieu kann Tetracain u.a. zu *N*-Butylanilin und Anilin abgebaut werden.

Identifizierung

- IR-Spektrum.
- Zum spezifischen Nachweis des Tetracains nützt man die Eigenschaft der Base, mit Anionen wie Br^-, I^-, NO_3^- und SCN^- schwer lösliche Salze zu bilden. Das Tetracainrhodanid besitzt einen charakteristischen Schmelzpunkt von 131 °C, der zur Identifizierung dient.

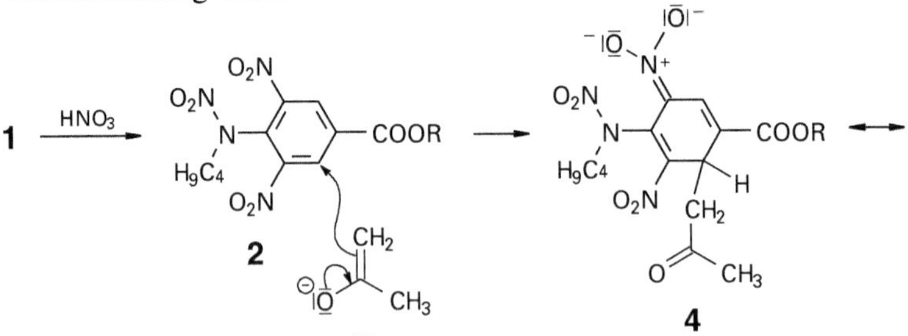

3b 4

R = —(CH₂)₂—NMe₂

- Nachweis der Anilin-Partialstruktur durch positive *Vitali-Morin*-Reaktion (s. S. 138). Nach Behandeln mit Salpetersäure entsteht das Dinitro-nitramin **2,** das mit dem Aceton-Enolat (**3 b**) ein violettes *Meisenheimer*-Salz **4** bildet (s. S. 228).

Gehaltsbestimmung

Die Gehaltsbestimmung des Tetracainhydrochlorids als schwache Kationsäure erfolgt mit Natronlauge (0,1 mol · l^{-1}) mit potentiometrischer Indikation.

4.8 Amide aromatischer Carbonsäuren

Procainamid
4-Amino-*N*-[2-(diethylamino)-ethyl]benzamid
[614-39-1]

Antiarrhythmikum

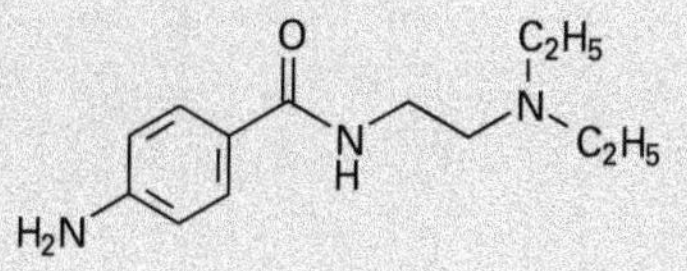

1

Das handelsübliche **Hydrochlorid** ist ein weißes bis schwach gelbliches, kristallines Pulver, das sehr leicht löslich in Wasser und unlöslich in Diethylether ist. Der pK_S-Wert beträgt 9,24. Eine 10%ige Lösung von **1**-HCl weist einen pH-Wert von 5,5 auf.

Identifizierung

- Der Schmelzpunkt liegt bei 166 bis 170 °C.
- Anfertigung eines IR-Spektrums sowie Vermessen des UV-Spektrums in Natronlauge (0,1 mol · l^{-1}). Das Absorptionsmaximum soll bei 273 nm liegen.
- Nachweis der primären aromatischen Amino-Gruppe durch Diazotierung und Kupplung mit 2-Naphthol zu einem Azo-Farbstoff.

Zur **Gehaltsbestimmung** nutzt man die Diazotierbarkeit von **1** aus. Man titriert in salzsaurer Lösung mit Natriumnitrit-Lösung (0,1 mol · l^{-1}).

4.9 Vinyloge Carbonsäuren

Vinyloge Carbonsäuren unterscheiden sich von einfachen Carbonsäuren dadurch, dass zwischen Kohlenstoff-Atom und Hydroxy-Gruppe der Carboxy-Funktion eine C–C-Doppelbindung eingeschoben ist, wodurch der Einfluss der Carbonyl-Gruppe auf die Hydroxy-Gruppe in ähnlicher Weise übertragen wird, wie es der Fall ist, wenn die Hydroxy-Gruppe direkt am Carbonyl-C-Atom haftet.

Vinyloge Carbonsäure-Derivate von pharmazeutischem Interesse sind die Ascorbinsäure und das Phenprocoumon.

In beiden Verbindungen ist die vinyloge Carbonsäure-Gruppierung als Partialstruktur in einen ungesättigten Lacton-Ring eingegliedert.

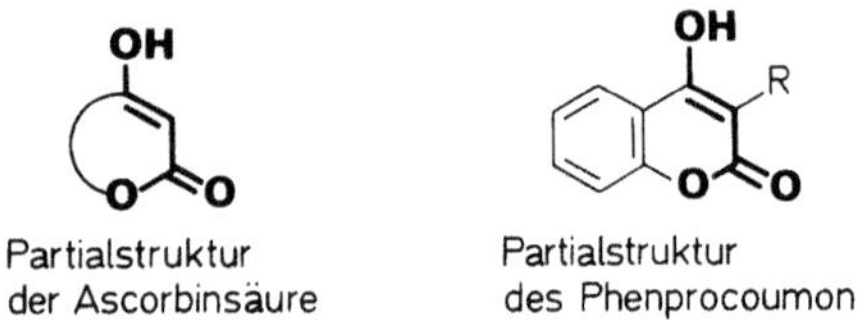

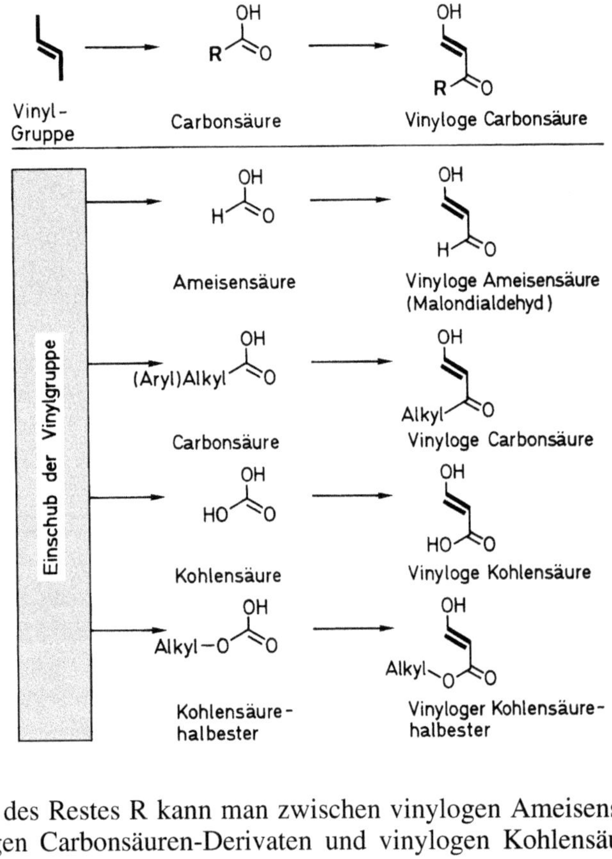

Je nach Art des Restes R kann man zwischen vinylogen Ameisensäure-Derivaten, vinylogen Carbonsäuren-Derivaten und vinylogen Kohlensäure-Derivaten unterscheiden.

R = H bzw. Alkyl bzw. OH.

Bei der Ascorbinsäure kommt als Besonderheit hinzu, dass hier ein vinyloger Kohlensäure-Halbester vorliegt, der darüber hinaus Lacton-Charakter besitzt.

Ähnliche Verhältnisse liegen in 4-Hydroxycumarinen vor, zu denen das Phenprocoumon gehört.

Ascorbinsäure
(5*R*)-5-[(1*S*)-1,2-Dihydroxyethyl]-3,4-dihydroxyfuran-2(5*H*)-on
[50-81-7]

Vitamin C

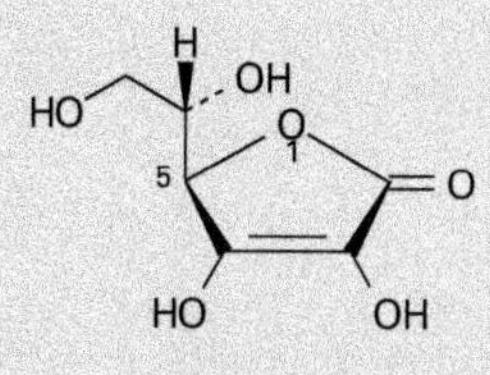

1

1 bildet farblose Kristalle, verfärbt sich an der Luft und bei Feuchtigkeit, ist leicht löslich in Wasser, löslich in Ethanol, schwer löslich in Aceton, praktisch unlöslich in unpolaren organischen Lösungsmitteln. Sie schmilzt unter Zersetzung bei etwa 190 °C, schmeckt sauer und dreht die Ebene des polarisierten Lichts nach rechts.

Die bisher übliche chemische Bezeichnung von **1** als 3-Oxo-L-gulonsäure-γ-lacton (Enol-Form) wurde im Arzneibuch aufgegeben. Dadurch hat sich auch die Bezifferung verändert, da als Stamm der Heterocyclus Furan zugrunde liegt und deshalb der Sauerstoff mitzuzählen ist.

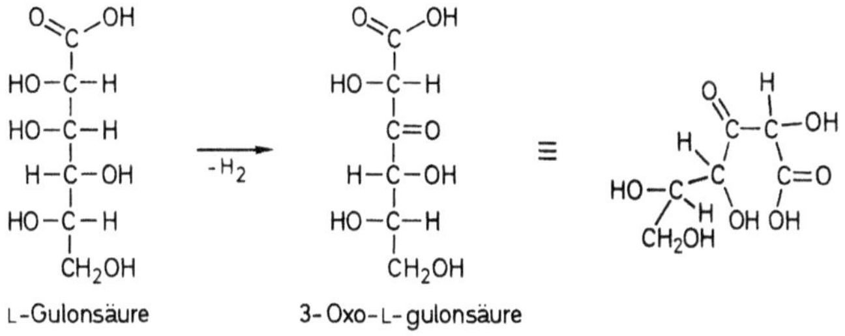

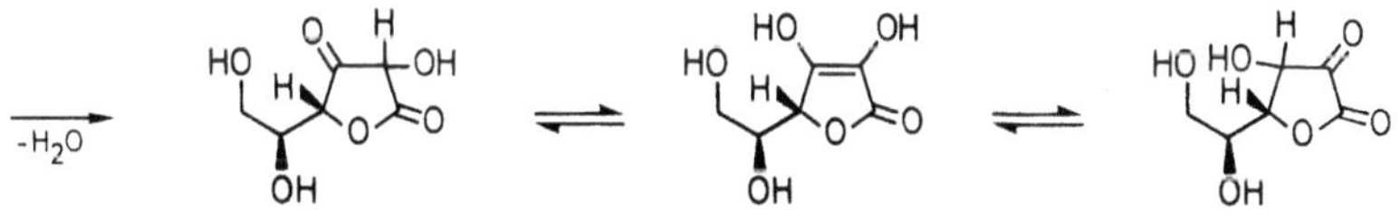

1a 1 1b

Die konfigurative Verwandtschaft zu den Monosacchariden ist dadurch gegeben, dass die Ascorbinsäure ein Dehydratisierungsprodukt der 3-Oxo-L-gulonsäure darstellt, die ihrerseits als Dehydrierungsprodukt der L-Gulonsäure anzusehen ist.

Das Molekül besitzt 2 Asymmetriezentren an den C-Atomen 5 und 1′, d.h. es existieren vier optische Isomere, von denen aber nur eines die biologische Vitamin-C-Aktivität aufweist.

Durch Röntgenstrukturanalyse wurde bewiesen, dass **1** in fester Form Enol-Struktur besitzt. Auch in Lösung liegt die Substanz in der Endiol-Form **1** vor. Aufgrund von ^{13}C-NMR-Messungen ist die Keto-Form **1a** auszuschließen.

Gegenüber den zwei möglichen Ketol-Formen **1a** und **1b** weist **1** durch die Konjugation zur Carbonyl-Gruppe und durch die Möglichkeit zur Ausbildung von zwei intramolekularen Wasserstoff-Brücken die größere Stabilität auf.

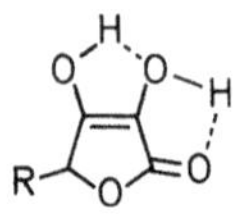

Dagegen können **1a** und **1b** nur eine stabile intramolekulare Fünfring-Wasserstoff-Brücke ausbilden.

Die beiden enolischen Hydroxy-Gruppen an den C-Atomen 3 und 4 sind saure Funktionen mit pK_S-Werten von 11,57 und 4,17.

Während der pK_S-Wert der Hydroxy-Gruppe am C-Atom 3 in der Größenordnung der Acidität anderer Enole liegt, ist die Hydroxy-Gruppe am C-Atom 4 extrem sauer, erklärbar durch die vinyloge Säurestruktur. Es ist hier ebenso wie bei einer Carboxylat-Gruppe die Bildung eines mesomeriestabilisierten Anions möglich:

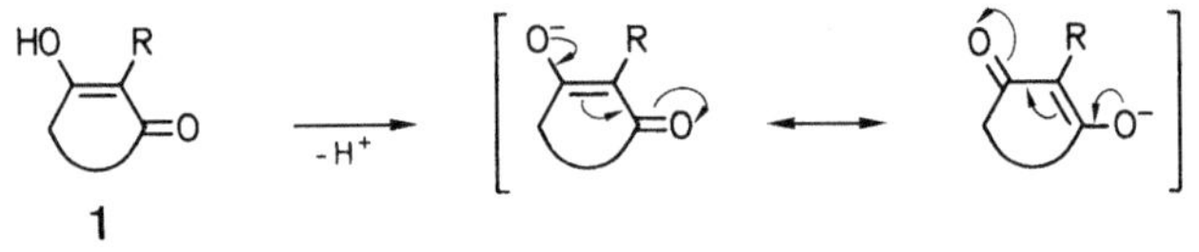

Dadurch ist auch verständlich, dass die Acidität vergleichbar mit der aliphatischen Carbonsäure ist.

Ascorbinsäure gewinnt in neuerer Zeit als billiger chiraler Synthesebaustein immer größere Bedeutung. Eine Literaturübersicht findet sich bei *Haake.*

Eine Übersicht über die Biosynthese und den Metabolismus der Ascorbinsäure in Pflanzen und Pilzen findet sich bei *Loewus* (1999).

Über eine völlig neuartige Reaktion der Ascorbinsäure berichteten *Fodor* u. Mitarb. Sie fanden, dass das Ascorbat-Anion als Enolat in einer *Michael*-Additionsreaktion im wässrigen Medium mit Acrolein stereoselektiv zu einem Furopyran-Derivat II reagiert.

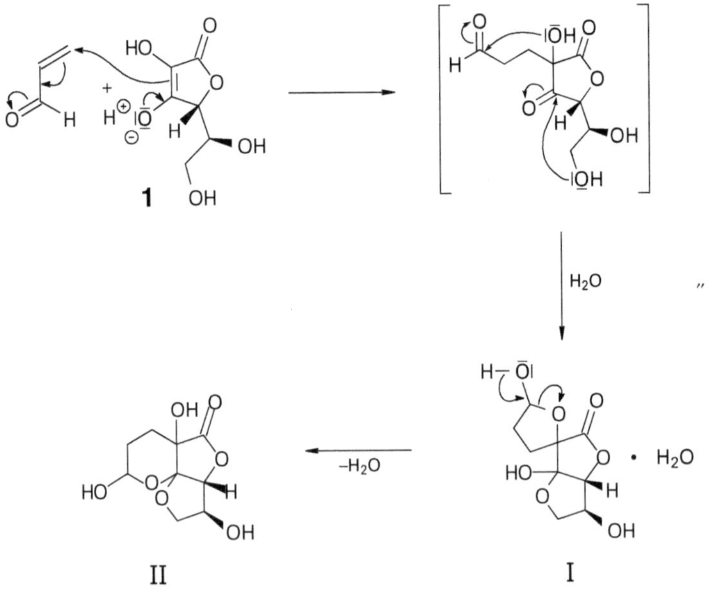

K. Eger, R.J. Schmidt u. Mitarb. präzisierten den Reaktionsablauf, indem sie zeigen konnten, dass als primäres Reaktionsprodukt ein heterocyclisches Spiran I entsteht, welches im wasserfreien Medium in das von *Fodor* angegebene Furopyran-Derivat II umlagert (s. S. 232).

Arendse und Mitarbeiter konnten anhand von Röntgenkristallstrukturanalysen zeigen, dass Na-ascorbat mit Ethylendiamin Platin (II)·$2H_2O$ einen Komplex über C-3 und den C-1′ Sauerstoff von **1** bildet.

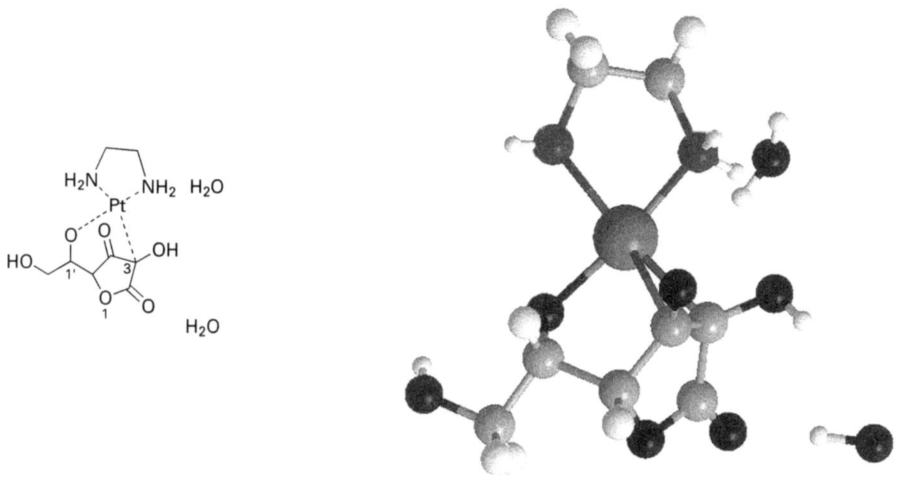

Neben den sauren Eigenschaften und der Fähigkeit, als Donor bei *Michael*-Additionen aufzutreten, ist besonders das starke Reduktionsvermögen der Ascorbinsäure zu nennen. Sie ist z.B. in der Lage, *Fehling*sche-Lösung schon in der Kälte zu reduzieren, während Zucker diese Reaktion erst beim Erhitzen zeigen. Verantwortlich für diese ausgeprägte Reduktionseigenschaft ist die Endiol-Gruppierung.

Deswegen nennt man Endiole auch Reduktone. Unter dem eigentlichen Redukton verstand man ursprünglich nur das Triose-Redukton, dessen Derivate als aci-Reduktone bezeichnet werden.

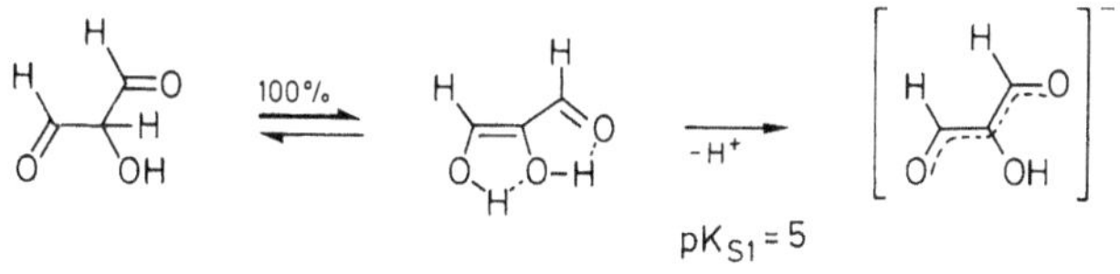

Trioseredukton

Die Oxidation der Ascorbinsäure (**1**) zur Dehydroascorbinsäure (**2**) ist eine paarweise Dehydrierung, die in zwei Stufen über das Radikal **1c** abläuft.

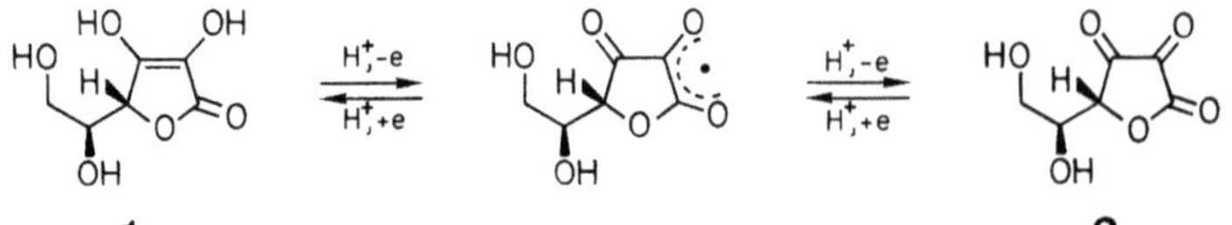

1 1c 2

Es handelt sich dabei um einen Redoxvorgang von großer physiologischer Bedeutung.

Die Ascorbinsäure ist das wichtigste Reduktionsmittel im wässrigen System aller lebenden Organismen. Vitamin E übernimmt diese Rolle in den lipophilen Bereichen. Obwohl beide Vitamine in verschiedenen Phasen wirksam sind, gilt es heute als sicher, dass Vitamin C das Vitamin-E-Radikal (Tocopheryl-Radikal) wieder zu Vitamin E reduziert. Damit ist immer ein ausreichender Vitamin-E-Spiegel gewährleistet. *Berger* beschreibt in einer ^{13}C-NMR-Studie die Verfolgung des Redoxvorgangs *in vitro.*

Cyclische α-Oxo-endiole bezeichnet man auch als Reduktinsäuren. Ihre Eigenschaften hängen von der Ringgröße ab. So ist die Quadratsäure eine sehr starke Säure; $pK_{S1} \sim 1$, $pK_{S2} \sim 2{,}2$. Sie besitzt jedoch nur ein geringes Reduktionsvermögen.

Reduktinsäuren mit Fünf- und Sechsring liegen in kristallinem Zustand und in polaren Lösungsmitteln vollständig als Endiole vor und sind starke Reduktionsmittel. Mit wachsender Ringgröße bilden sich in Lösung Gleichgewichte zwischen Endiol und der 2-Hydroxy-1,3-oxo-Form aus. So liegt die Reduktinsäure mit n = 4 gelöst zu ca. 50% als Endiol vor.

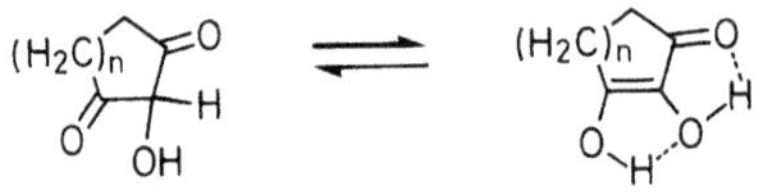

eine Reduktinsäure

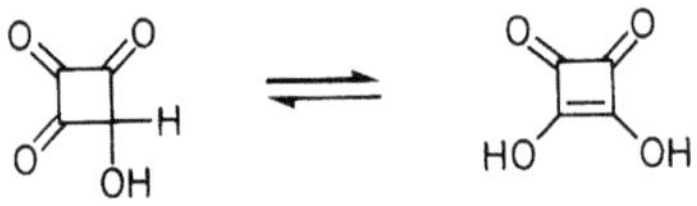

Quadratsäure

Bei längerem Stehen der Ascorbinsäure in wässriger, neutraler, alkalischer oder stark saurer Lösung kommt es nach Oxidation zu **2** zur Hydrolyse des Lacton-Ringes, unter dem Einfluss der Base Wasser. Dabei entsteht 2,3-Diketo-L-gulonsäure (**3**), die als β-Ketosäure (α, β-Diketosäure) in Oxalsäure (**4**) und L-Threonsäure (**5**) zerfällt.

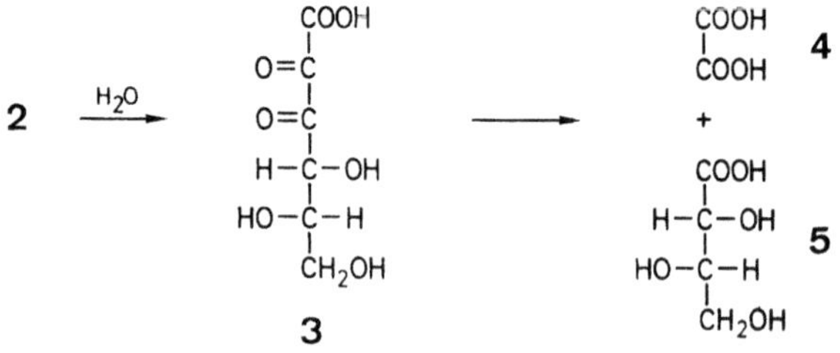

4 bildet sich auch beim photochemischen Abbau von **1,** ebenso wie bei der *In-vitro-* und *In-vivo-*Einwirkung von Singulett-Sauerstoff (*Foote*).

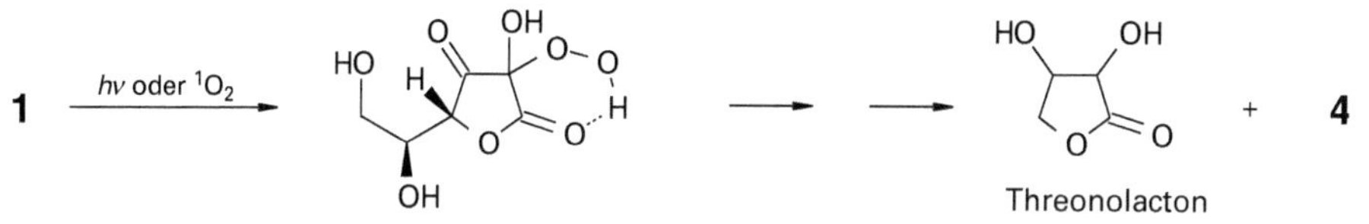

Langzeituntersuchungen haben ergeben, dass diese Abbauprodukte nach längerer Lagerung von Ascorbinsäure-Tabletten auftreten können. Jedoch bilden sie sich nur in untergeordnetem Maße, sodass keine Gesundheitsgefährdung zu erwarten ist.

Messerschmidt konnte nachweisen, dass Infusionslösungen wasserlöslicher Vitamine bereits während der mehrstündigen Infusionsverabreichung bei ständigem Sauerstoffzutritt und ungehinderter Lichteinwirkung in unvertretbar hohem Maß an Gehalt verlieren.

Hingewiesen sei auf die leichtere Hydrolysierbarkeit von **2** im Vergleich zu **1**.

Die Mesomeriemöglichkeit, über welche **1** verfügt, ist in **2** nicht mehr gegeben. Die Lacton-Carbonyl-Gruppe in **2** ist damit elektrophiler, d.h. leichter nucleophil angreifbar.

Wegen der beschriebenen Oxidationsempfindlichkeit findet Ascorbinsäure auch als Antioxidans Verwendung und ist geeignet, die Bildung von Nitrosaminen aus sekundären und tertiären Aminen zu verringern.

Auch unter anaeroben Bedingungen ist die Ascorbinsäure, besonders in gelöster Form, nicht stabil.

Über mehrere Stufen bildet sich Furfural (**6**):

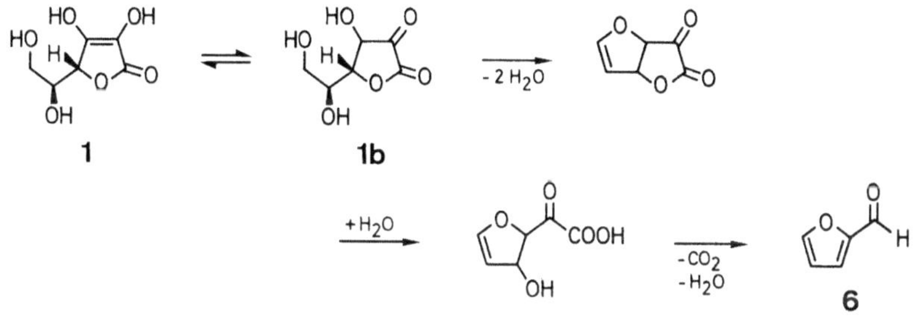

Optimale Stabilität besteht bei pH-Werten zwischen 5 und 7. In diesem Bereich liegt das Molekül hauptsächlich als Mono-anion vor. Die Delokalisierung der Elektronen macht das Molekül gegenüber Redox- und Hydrolyseeinflüssen relativ stabil. Über seine Stabilität gegenüber ionisierenden Strahlen berichtet *Basly*.

Bei pH 14 liegt das Di-anion vor. Wegen der Abspaltung des Protons der C-3-ständigen Hydroxy-Gruppe wird die Mesomerie stark eingeschränkt. Bei pH 1 kommt es durch Bildung eines Oxonium-Kations ebenfalls zur Einschränkung der Mesomerie.

Die Zersetzung der Ascorbinsäure wird außerdem durch Schwermetall-Ionen katalysiert. Bekannt ist die relativ hohe Zersetzungsaktivität von Kupfer-Ionen, die sowohl *in vivo* als auch *in vitro* wirksam werden und unter anderem auch in dem für den Abbau der Ascorbinsäure verantwortlichen Ferment Ascorbinsäure-Oxidase in Form eines Kupferproteins enthalten sind.

Ascorbinsäure-Lösungen lassen sich durch Komplexierung der eventuell enthaltenen Schwermetall-Ionen, etwa mit Polyolen, stabilisieren.

Die Dehydroascorbinsäure (**2**) besitzt in den drei benachbarten Carbonyl-Gruppen einen Chromophor, der dem Molekül eine Gelbfärbung verleihen sollte. Da die Substanz jedoch farblos ist, nimmt man an, dass sie in fester Form unter intra- und intermolekularer Halbacetal-Bildung als Dimer **7** vorliegt. In wässriger Lösung kommt es zur Ausbildung des monomeren Dihydrates **8.**

Neuere Untersuchungen zeigen, dass beispielsweise Alkohol an die Stelle des Wassers treten und ein zu **8** analoges Produkt ergeben kann.

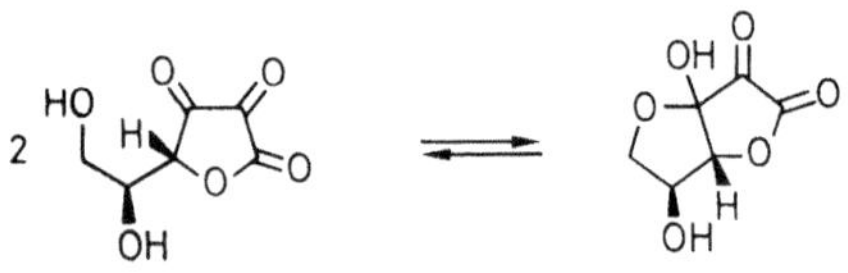

2 **2a**

2a

2a

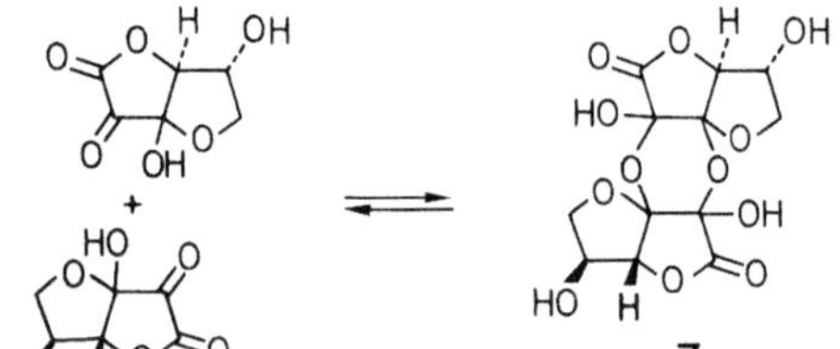

7

2

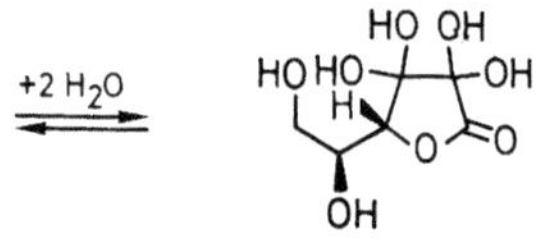

8

Über die Chemie der L-Ascorbinsäure in Lebensmitteln berichtet *Deifel.*

Identifizierung

Ascorbinsäure kann aufgrund molekularer Eigenschaften wie Absorption oder optische Aktivität nachgewiesen werden oder aufgrund ihres Säurecharakters, ihres Reduktionsvermögens oder wegen der Tendenz Komplexe zu bilden.

- Es wird die UV-Absorption beim Maximum von 243 nm gemessen und ein IR-Spektrum aufgenommen.
- Bei Zugabe von Silbernitrat-Lösung zur salpetersauren Lösung der Substanz entsteht ein grauer Niederschlag.

  Aufgrund der Reduktionseigenschaften der Ascorbinsäure werden Silber-Ionen zu metallischem Silber reduziert.
- Der pH-Wert der Prüflösung liegt zwischen 2,1 und 2,6.
- Nur noch indirekt findet die **Reaktion nach Tillmans** im Arzneibuch Anwendung, nämlich bei der Gehaltsbestimmung von Hagebuttenschalen. Sie ist aber

in der Lebensmittelchemie immer noch eine der wichtigsten Nachweis- und Gehaltsbestimmungsmethoden.

Die quantitativ ablaufende Reaktion beruht auf der Reduktion des farbigen Chinonimin-Systems **9** durch Ascorbinsäure zum farblosen Phenolamin-System **10,** während Ascorbinsäure (**1**) gleichzeitig zur Dehydroascorbinsäure (**2**) oxidiert wird.

Dichlorphenol-indophenol-Na (**9**) ist in neutraler bis alkalischer Lösung tiefblau und in protonierter Form rot gefärbt.

Die Reaktion ist nicht für Ascorbinsäure spezifisch; sie wird vielmehr von allen Reduktonen gegeben.

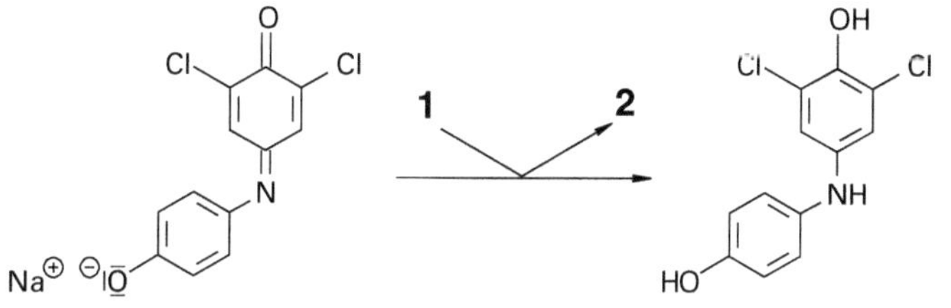

9 **10**

○ Wird die alkalische, mit Natriumpentacyanonitrosylferrat(II) versetzte Lösung angesäuert, so tritt ein Farbumschlag von Gelb nach Blau ein.

Es handelt sich um eine Komplexbildungsreaktion, mit der man enolisierbare Ketone und Aldehyde nachweisen kann.

Eine analoge Reaktion ist auch mit Eisen(II)-Ionen in neutraler Lösung möglich.

Reinheitsprüfung

Die spezifische Drehung, in wässriger Lösung gemessen, muss zwischen +20,5 und +21,5° liegen.

Da Spuren von Kupfer- und/oder Eisen-Ionen die Oxidation der Ascorbinsäure katalysieren, kommt ihrer Bestimmung besondere Bedeutung zu. Sie erfolgt mittels Atomabsorptionsspektroskopie.

Mit der Prüfung auf Oxalsäure mit Calciumchlorid-Lösung erfasst das Arzneibuch wohl ein mögliches Endprodukt des oxidativen Abbaus. In der Festsubstanz scheint Oxalsäure nicht zu entstehen, während bei Injektionslösungen die Prüfung angebracht ist.

Am Beispiel des Calciumascorbats, welches in der Ph.Eur. als Monographie aufgenommen ist, konnten *Surborg* und *Junkersdorf* (2001) zeigen, dass bei Substanzen, die mit Iod reagieren, eine Bestimmung des Wassergehalts mit der *Karl-Fischer*-Methode nicht ohne weiteres möglich ist. Die Bestimmung des Trocknungsverlusts durch Trocknen im Trockenschrank erfasst nur die adsorbierte Feuchtigkeit, das Kristallwasser jedoch nicht.

Die Substanz ist im Arzneibuch mit 2 Mol Kristallwasser aufgeführt. Eine Erklärung für die feste Haftung des Kristallwassers lässt sich aus der Röntgenkristallstrukturanalyse entnehmen (s. Abb.). Die beiden an das Calcium-Ion koordinativ gebundenen Wasser-Moleküle sind im Kristall durch drei Ascorbat-Ionen zu stark abgeschirmt. Mit einem neuen *Karl-Fischer*-Ofensystem lassen sich derartige Spezialfälle dennoch bestimmen.

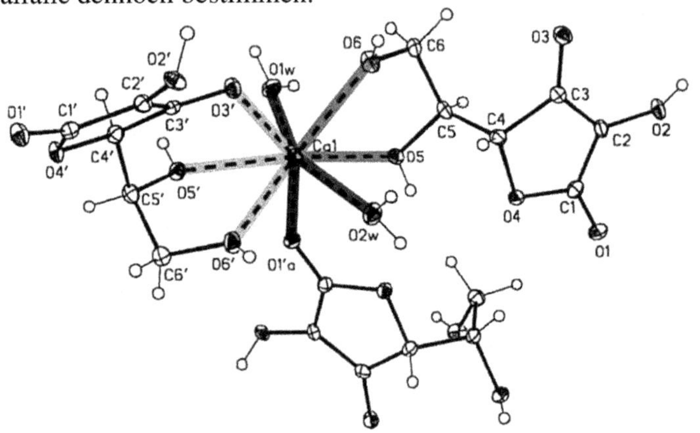

Gehaltsbestimmung

Aufgrund der reduzierenden und sauren Eigenschaften der Ascorbinsäure bieten sich zwei Methoden an, die oxidimetrische und die acidimetrische.

Die verschiedenen oxidimetrischen Methoden sind untereinander als gleichwertig zu betrachten. Bei der Gehaltsbestimmung in Multivitamin-Präparaten werden die Vor- und Nachteile durch die enthaltenen Komponenten diktiert.

- Titration in schwefelsaurer Lösung mit Iod-Lösung (0,05 $mol \cdot l^{-1}$) unter Verwendung von Stärke als Indikator.

  Die Titration muss in stark saurer, kohlendioxidfreier Lösung erfolgen, da die Reaktion in einem pH-Bereich zwischen 5 und 8 reversibel ist.

  Die Verwendung von Variaminblau anstelle von Stärkelösung als Indikator soll vorteilhafter sein.

- Titration mit *N*-Bromsuccinimid.

  Als Reaktanden entstehen Dehydroascorbinsäure, Succinimid und Bromwasserstoff.

- Titration in Essigsäure/Acetonitril mit Cer(IV)salz-Lösungen.

  Prinzipiell können alle Redox-Titrationen der Ascorbinsäure auch in nicht wässrigem Milieu durchgeführt werden. Bei der Titration mit Cer(IV)salzen geht die Oxidation über die Dehydroascorbinsäure hinaus bis zur Threon- und Oxalsäure.

  Die Methode erfordert genaues Einhalten der Arbeitsvorschrift.

- Titration in schwefelsaurer Lösung in Gegenwart 100%iger Phosphorsäure mit Cer(IV)sulfat-Lösung gegen Ferroin als Indikator. Dabei wird die Ascorbinsäure nur zu Dehydroascorbinsäure oxidiert. Die Cer-(IV)-Ionen werden durch die Phosphorsäure komplexiert und dadurch in ihrer oxidativen Potenz geschwächt.

- Titration mit Natronlauge.

  Nach DAB 7 wurden eine oxidimetrische (iodometrische) und die acidimetrische Methode kombiniert, wodurch sich auch die Reinheit der Substanz beurteilen ließ.

Ascorbinsäure und Dehydroascorbinsäure lassen sich papier- und dünnschichtchromatographisch wegen ihrer ähnlichen Rf-Werte schlecht trennen. Eine gute Trennung ist dagegen auf Polyamid-Platten dünnschichtchromatographisch möglich, da **1** wegen der Enol-Struktur Wasserstoff-Brücken an Polyamiden ausbilden kann und dadurch relativ fest haftet.

Palmitoylascorbinsäure

(2*S*)-2-[(5*R*)-3,4-Dihydroxy-5-oxo-2,5-dihydrofuran-2-yl]-2-hydroxyethyl-hexadecanoat
[137-66-6]

Antioxidans

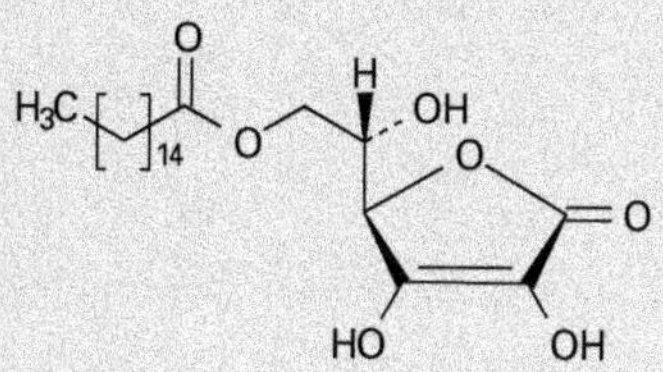

1

Bei **1** handelt es sich um ein weißes, sich fettig anfühlendes Pulver, welches in Wasser und Dichlormethan praktisch unlöslich ist; löslich in Aceton, Ethanol und Ether.

Kaap u. Mitarbeiter zeigten kürzlich, dass die Substanz neben ihrer Verwendung als lipophiles Antioxidans auch ein spezifischer Hemmstoff der Proteinphosphatase 2C ist. Dem Enzym werden eine Reihe wichtiger pathophysiologischer Funktionen zugeschrieben.

Identifizierung

- Von den physikalischen Daten schreibt das Arzneibuch ein IR-Spektrum vor.
- Entfärbung einer Dichlorphenol-Indophenol-Lösung (s. Ascorbinsäure S. 237).
- Nach alkalischer Verseifung und Ansäuern lässt sich die Palmitinsäure mit Dichlormethan ausschütteln und nach erneutem Alkalisieren und Versetzen mit Triethanolamin und Kupfernitrat-Lösung durch Blaufärbung der organischen Phase nachweisen.

Die Erfassung des blauen Kupfersalzes der Palmitinsäure in der organischen Phase geht auf *Iwayama* zurück.

Reinheitsprüfung

Zu erwähnen sind die spezifische Drehung (+21 bis +24 °C) (auch Identität) sowie die Grenzprüfung auf Schwermetalle.

Als **Gehaltsbestimmung** kommt die Bestimmung mit Iod-Lösung (0,05 mol·l^{-1}) zur Anwendung.

Berger u. Mitarb. konnten in einer ^{13}C-NMR-Studie zeigen, dass es dabei nur zur Bildung des monomeren Dehydroascorbinsäuredihydrat-Derivats kommt.

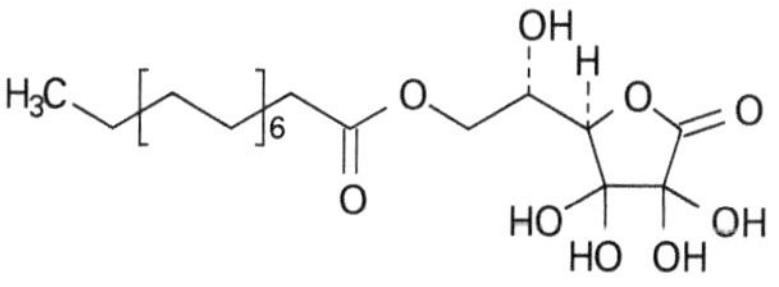

4.10 Vinyloge Carbonsäureester

Vinyloge Carbonsäureester unterscheiden sich von Carbonsäureestern wie vinyloge Carbonsäuren von einfachen Carbonsäuren. Von pharmazeutisch-therapeutischem Interesse sind hier das Antibiotikum Griseofulvin und das „Alkaloid“ Colchicin.

Griseofulvin ist ein ringgeschlossener, vinyloger, Colchicin ein ringgeschlossener, dreifach-vinyloger Carbonsäure-methylester:

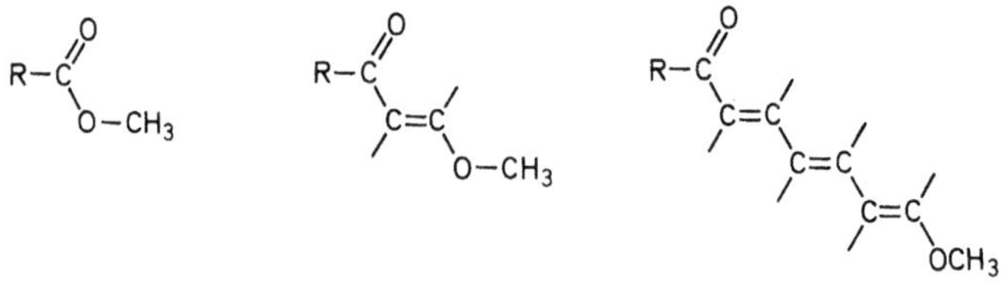

Methylester einer Carbonsäure — Methylester einer vinylogen Carbonsäure — Methylester einer dreifach-vinylogen Carbonsäure

Griseofulvin

(1′*S*,6′*R*)-7-Chlor-2′,4,6-trimethoxy-6′-methyl-spiro-[benzofuran-2(3*H*), 1′-[2]-cyclohexen]-3,4′-dion
[126-07-8]

Antimykotikum

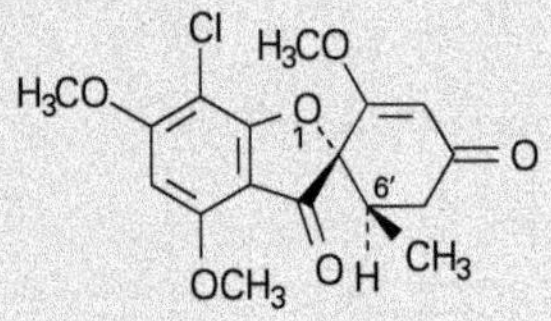

1

Griseofulvin enthält das tricyclische Ringgerüst Grisan (Spiro[benzofuran-2,1′-cyclohexan]).

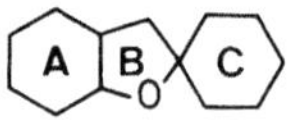

Die Ringe A und B bilden ein Benzo[*b*]furan (Cumaron). Die Ringe B und C sind spiranartig miteinander verknüpft. Das Molekül besitzt zwei asymmetrische C-Atome in den Positionen 1′(*S*) und 6′(*R*). Außerdem ist der aromatische Ring A Chlor-substituiert.

In methanolischer Lösung weist das UV-Spektrum der Substanz drei Absorptionsmaxima auf: 236, 291 und 324 nm. Der Schmelzpunkt liegt bei 220 °C.

Zur **Gehaltsbestimmung** lässt sich das Arzneibuch die Extinktion bei 291 nm ermitteln.

Auffallend ist der hohe Wert der spezifischen Drehung, was auf die am chiralen C-Atom 2 bzw. 1′ angrenzenden, senkrecht aufeinander stehenden Molekül-Ebenen zurückzuführen ist: $[\alpha]_D^{20} = +354$ bis $+364°$ (DMF).

Das weiße bis schwach gelbliche Pulver ist praktisch unlöslich in Wasser, leicht löslich in Dimethylformamid und Tetrachlorethan, löslich in Chloroform und schwer löslich in Ethanol und Methanol.

Nach der Röntgenstrukturanalyse zu schließen, weist der Cyclohexen-Ring Halbsesselkonformation auf.

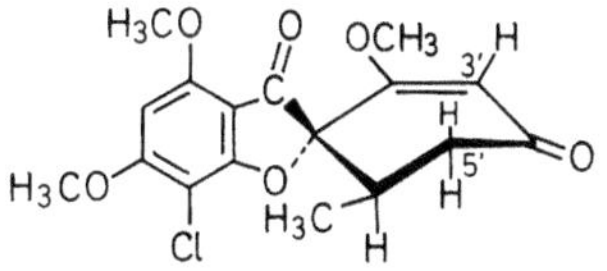

1

Bei der Hydrolyse mit methanolischer Salzsäure entsteht neben Griseofulvinsäure (**2**) Isogriseofulvin (**3**).

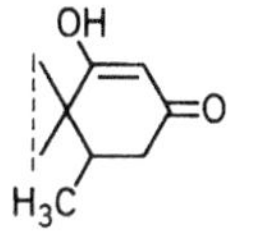

2

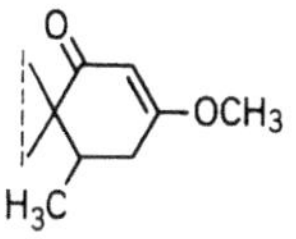

3

Bemerkenswert ist die schlechte Wasserlöslichkeit, die man bei der Herstellung bestimmter Arzneiformen durch Mikronisierung des Griseofulvins kompensiert.

Obwohl Griseofulvinsäure in Lösung schnell photolytisch abgebaut wird, ist kein entsprechender Hinweis im Arzneibuch zu finden. Photosensibilisierung ist auch bei topischer oder peroraler Anwendung zu erwarten. *Thoma* u. Mitarb. fanden als Hauptzersetzungsprodukt Deschlorgriseofulvin. Von dem Photoprodukt ist keine zusätzliche Toxizität zu erwarten. Toxikologisch bedenklich könnten die bei der Photoreaktion auftretenden Chlor-Radikale sein.

Identifizierung

- Neben der Aufnahme eines IR-Spektrums schreibt das Arzneibuch eine Farbreaktion vor:
- Die Substanz wird in Schwefelsäure gelöst und mit Kaliumdichromat versetzt, wobei eine weinrote Färbung entsteht.

Die Lösung in Schwefelsäure ist zunächst intensiv gelb gefärbt, was auf der Bildung von Griseofulvinsäure (**2**) beruht, die im stark sauren Milieu ein gefärbtes Oxonium-Ion **4** bilden kann:

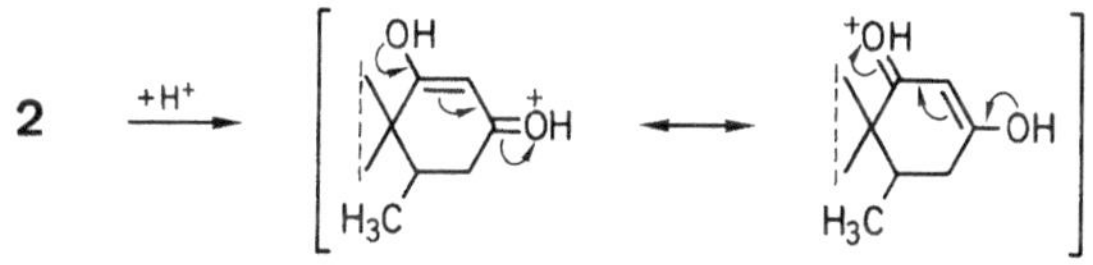

4a **4b**

Eine weinrote Färbung, die auf Zusatz des Oxidationsmittels entsteht, soll auf der Bildung des labilen, nicht isolierbaren o-Chinons **6** beruhen. Die wenig gefärbte Vorstufe **5** konnte isoliert und strukturell aufgeklärt werden:

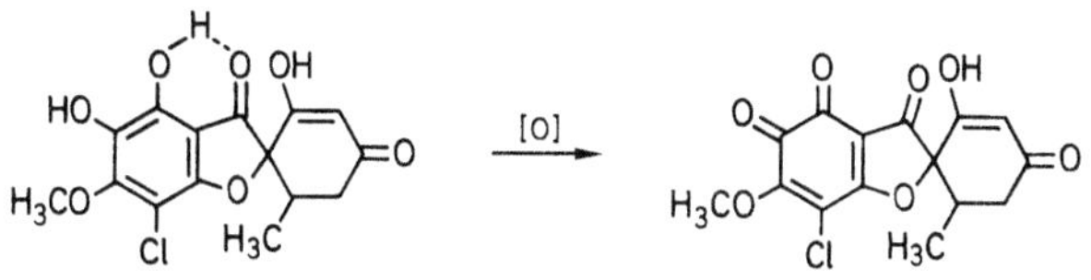

5 **6**

Reinheitsprüfung

Auf Verwandte Substanzen prüft man gaschromatographisch. Es kommen u.a. die bei der Fermentierung ebenfalls gebildeten Verbindungen Deschlorgriseofulvin (**7**), Dehydrogriseofulvin (**8**), Griseofulvinsäure (**2**) und Epigriseofulvin (**9**) infrage.

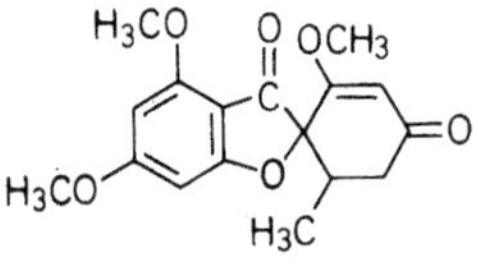

7

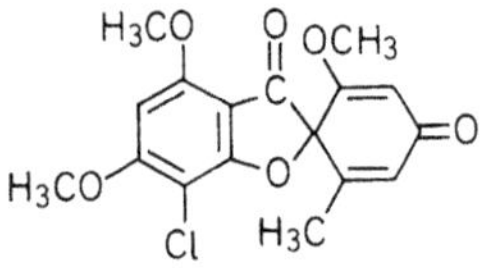

8

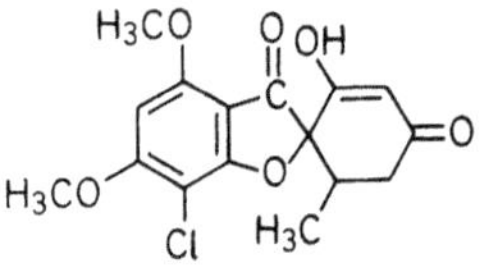

2

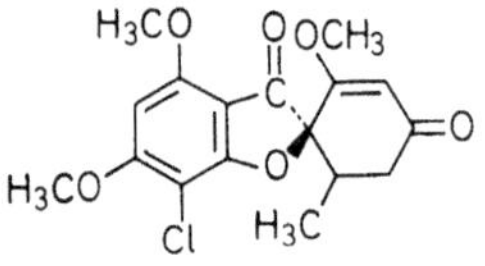

9

5 Kohlensäure-Derivate

5.1 Carbaminsäureester

Die Carbaminsäure, das Monoamid der Kohlensäure, ist in freiem Zustand nicht beständig; sie zerfällt spontan in Kohlendioxid und Ammoniak.

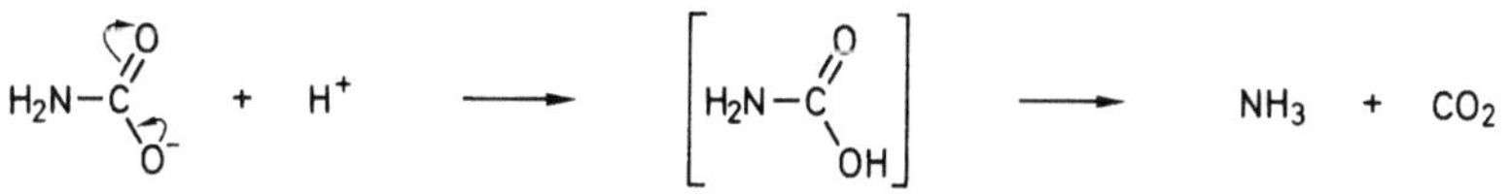

Beständig sind hingegen die resonanzstabilisierten Salze, Carbamate genannt, und Ester, die als Urethane bezeichnet werden.

Urethane besitzen eine Assoziate bildende Carbamoyl-Gruppe und stellen daher gut kristallisierende Verbindungen dar.

Als ein am Stickstoff unsubstituierter Vertreter dieser Verbindungsklasse ist hier das Meprobamat zu nennen.

Meprobamat
2-Methyl-2-propyl-
propan-1,3-diyldicarbamat
[57-53-4]

Tranquilizer

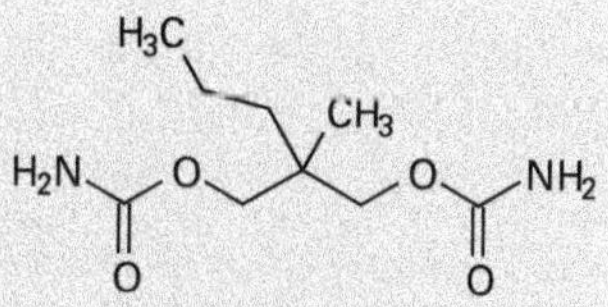

1

Die Substanz ist ein farbloser, kristalliner Neutralstoff, der sich aus saurer und aus alkalischer Lösung mit organischen Lösungsmitteln ausschütteln lässt.

Meprobamat ist relativ stabil in verdünnten Säuren. In konzentrierten Säuren und im Alkalischen erfolgt jedoch Hydrolyse zu **2,** Ammoniak und Kohlendioxid.

Identifizierung

- Smp: 104–108 °C.
- IR-Spektrum.
- Beim Erhitzen mit ethanolischer Kalilauge entsteht Cyanat.

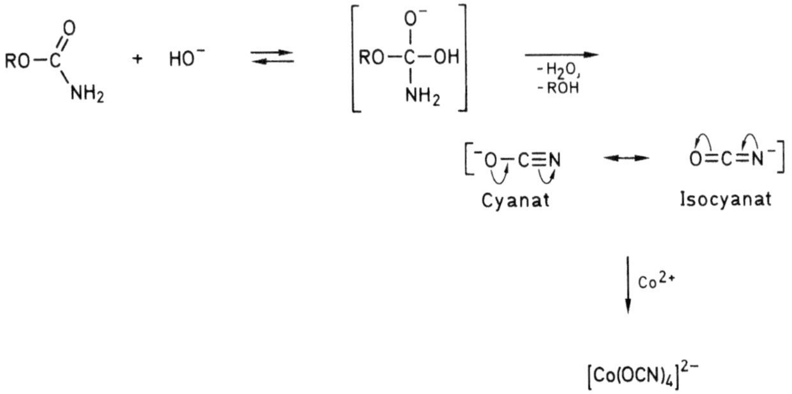

Der Nachweis der Cyanat-Ionen mit Kobalt(II)salzen zum blauen Tetracyanatokobaltat-Komplex kann zur Identifizierung (Ph.Eur.) und zur quantitativen Bestimmung durch Photometrie bei 610 nm herangezogen werden.

- Mit Acetanhydrid lässt sich die primäre Carbamoyl-Gruppe derivatisieren. Offizinell wird das *N,N'*-Bisacetyl-Derivat hergestellt und über den Schmelzpunkt identifiziert (124–128 °C).
- ○ Der Nachweis des bei saurer Hydrolyse entstehenden Diols **2** wird durch eine Farbreaktion geführt. Analog der Reaktion von Isopropanol mit 4-Dimethylaminobenzaldehyd im Sauren sollen auch hier Cyclopentenylcarbenium-Ionen entstehen, die mit dem Aldehyd zu einem farbigen Fulven-Derivat kondensieren (s. S. 19).

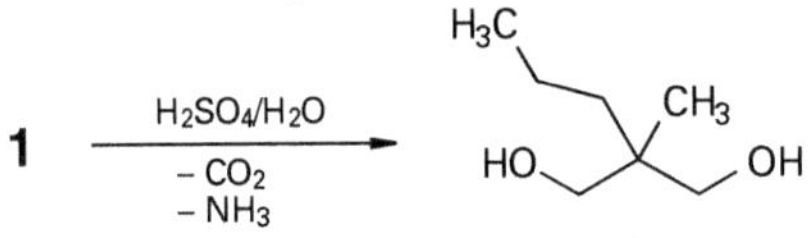

2

Gehaltsbestimmung

- Bestimmung des durch Hydrolyse entstandenen Ammoniaks in Analogie zur *Kjeldahl*-Bestimmung.

5.2 Harnstoff und Derivate

Harnstoff
Carbamid
[57-13-6]

Keratolytikum

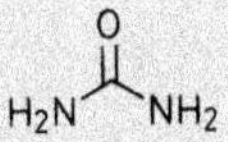

1

Farblose, hygroskopische Kristalle, die in Wasser sehr leicht, in Ethanol gut und in Ether, Dichlormethan nicht löslich sind.

Identifizierung

- Smp: 132–135 °C.
- IR-Spektrum.

- Mit konz. Salpetersäure bildet **1** ein in Wasser schwer lösliches Nitrat, das in Form von farblosen Kristallen ausfällt.
- Bei trockenem Erhitzen im Reagenzglas entwickeln sich Ammoniak-Dämpfe, welche angefeuchtetes Indikatorpapier blau färben. Der Rückstand, mit wässriger Natronlauge aufgenommen und zum Sieden erhitzt, gibt auf Zusatz von Kupfer(II)sulfat-Lösung eine violette Färbung.

Beim Erhitzen über den Schmelzpunkt hinaus entsteht Isocyansäure (**2**), die mit **1** Biuret (**3**) bildet. Biuret (**3**) ist für die Reaktion mit den Kupfer-Ionen verantwortlich (s. Aminosäuren S. 185).

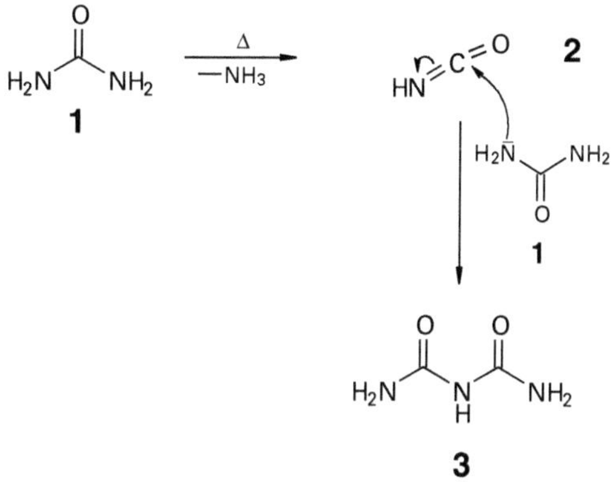

Zur **Gehaltsbestimmung** schreibt Ph.Eur. die *Kjeldahl*-Methode vor. Hierbei wird **1** durch Erwärmen mit konz. Schwefelsäure in Ammoniumsulfat überführt, das mit zugesetzter Natronlauge Ammoniak ergibt, der durch Wasserdampfdestillation in eine Vorlage mit Borsäure getrieben wird. Hier wird der Ammoniak als Base von zugesetzter Borsäure neutralisiert und es entsteht eine äquivalente Menge an Borat, das nun mit Schwefelsäure ($0{,}01\ mol \cdot l^{-1}$) gegen Methylrot titriert wird.

Tolnaftat

O-Naphthalin-2-ylmethyl-(3-methylphenyl)thiocarbamat
[2398-96-1]

Antimykotikum

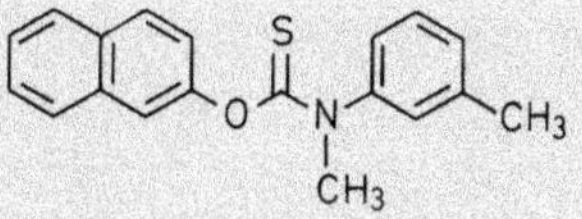

1

Das weiße, feine Pulver ist in Wasser praktisch nicht, in Ether und Ethanol wenig, in Dichlormethan und Aceton dagegen leicht löslich. **1** hat im UV-Spektrum ein Absorptionsmaximum bei 257 nm.

Identifizierung

- Schmelzpunkt (109–112 °C) und IR-Spektrum.
- Mit Formaldehyd-Schwefelsäure bildet sich eine blaugrüne Färbung.
- Positiver Ausfall der *Vitali-Morin*-Reaktion.

Gehaltsbestimmung

Nach Arzneibuch durch Messung der Extinktion (257 nm).

5.3 Guanidin- und Biguanid-Derivate

Guanethidin
1-[2-(Hexahydroazocin-1(2*H*)-yl)ethyl]guanidin
1:1 [645-43-2]

Antihypertonikum

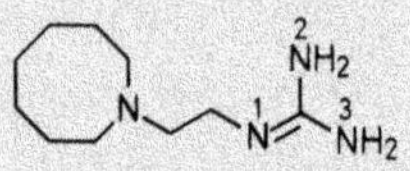

1

Im Ph.Eur. ist **1** als 1:1-Mono**sulfat** aufgeführt, in dem der Guanidin- und Amin-Teil protoniert vorliegen.

Die Guanidin-Teilstruktur ist mit dem pK_S von 13,6 zu versehen, die tert. Amin-Struktur mit dem pK_S von 8,5.

1 · H_2SO_4 schmilzt unter Zersetzung bei etwa 250 °C. Oberhalb 200 nm ist keine UV-Absorption zu beobachten.

In siedender verdünnter Natronlauge hydrolysiert **1** innerhalb von 3 Stunden vollständig in das Harnstoff-Derivat **2** und das Ethylamin-Derivat **3.**

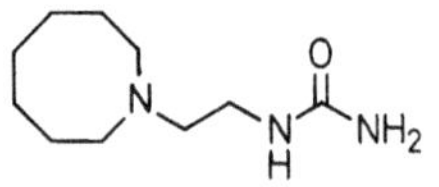

2

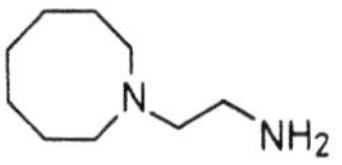

3

Identifizierung

- Pikrat-Bildung (Smp 154 °C).
- Positiver Ausfall der **Sakaguchi-Reaktion** (s. auch S. 169). Nach neueren Untersuchungen, u.a. ^{1}H- und ^{13}C-NMR-Analyse des Reaktionsproduktes **9**, ist folgender Reaktionsablauf plausibel. In Analogie zum *Hofmann*-Abbau von Säureamiden mittels Hypohalogeniten setzt sich Guanethidin (**1**) mit Natriumhypochlorit-Lösung zum *N*-Chlorguanidin-Derivat **4** um, das im alkalischen Medium zum Anion **4**$^{\ominus}$ deprotoniert wird. Es erfolgt jetzt die Abspaltung von Chlorid unter Bildung eines Amidinonitrens **5**, das sich nun unter anionotroper Wanderung der primären Amino-Gruppe in ein Aminocarbodiimid **6** umlagert. Letzteres entspricht dem Isocyanat des *Hofmann*-Abbaus.
Durch Anlagerung von Wasser an das reaktive Heterocumulen **6** entsteht ein Semicarbazid **7**, das nun mit 1-Naphthol (**8**) oxidativ zu einem Azaoxonol **9** kuppelt. Die Reaktion könnte über ein intermediär gebildetes 1,4-Naphthochinon verlaufen. Als NH-acide Verbindung liegt **9** im Alkalischen als farbiges resonanzstabilisiertes Azaoxonol-Anion **9**$^{\ominus}$ vor und ist für die Farbigkeit der *Sakaguchi*-Reaktion verantwortlich zu machen.
Die *Sakaguchi*-Reaktion verläuft nur positiv mit monoalkylsubstituierten Guanidinen. Anstelle von 1-Naphthol können auch andere Phenole wie 2-Methyl-1-naphthol oder Phenol selbst eingesetzt werden. Als Oxidations- und Halogenierungsmittel wird auch *N*-Bromcaprolactam empfohlen.

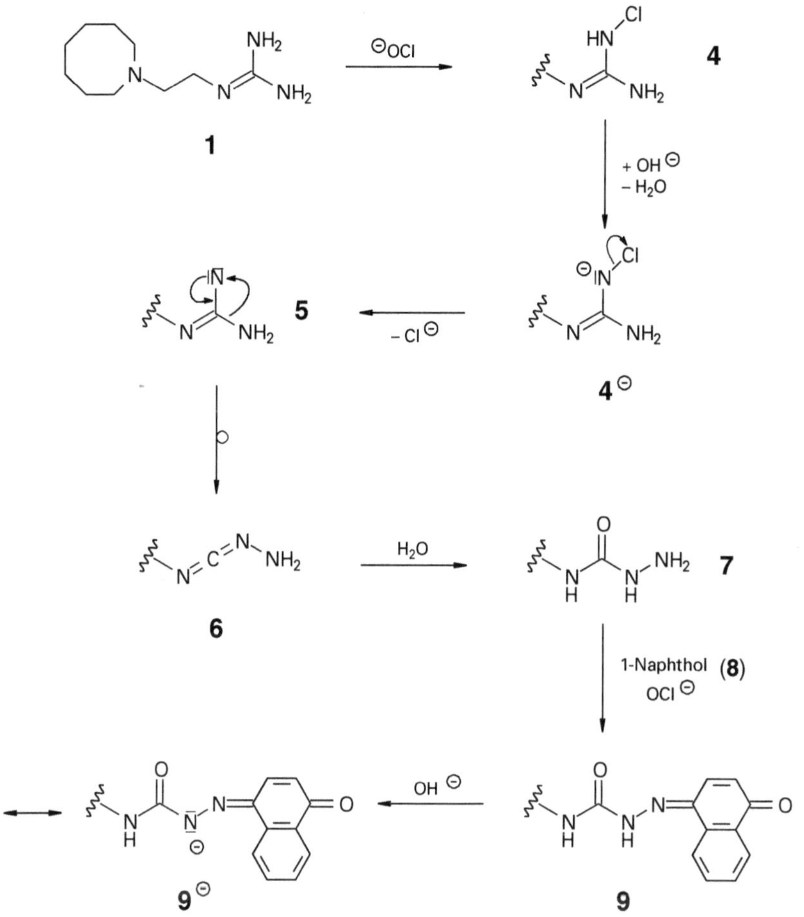

Zur **Gehaltsbestimmung** schreibt das Arzneibuch die Perchlorsäure-Titration des Anions zum Hydrogensulfat vor.

○ Bedingt durch den stark polaren Charakter von **1** muss für eine GC-Bestimmung derivatisiert werden. Eine interessante Möglichkeit besteht in der Kondensation von **1** mit 1,1,1,5,5,5-Hexafluoracetylaceton (**10**) zu einem weniger polaren Pyrimidin-Derivat **11.**

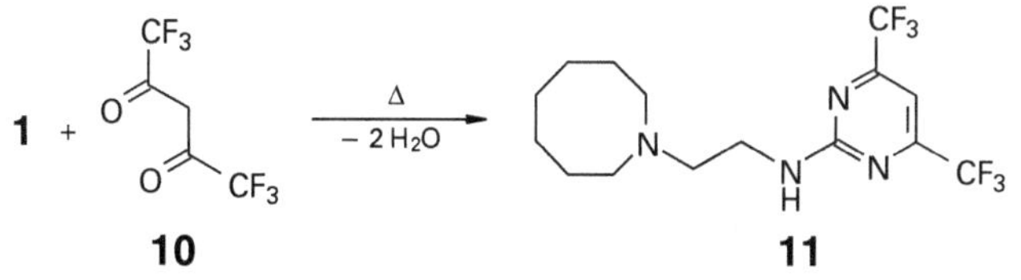

Amilorid

3,5-Diamino-*N*-carbamimidoyl-6-chlorpyrazin-2-carboxamid
Hydrochlorid [17440-834]

Diuretikum

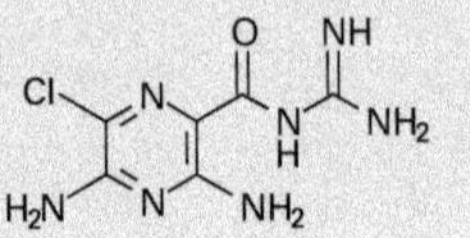

1

Therapeutische Anwendung findet das **Hydrochlorid-Dihydrat** von **1**, das ein blassgelbes bis grünlich gelbes Pulver darstellt; es ist schwer löslich in Wasser und wasserfreiem Ethanol.

Smp: 285–288 °C.

Smp: 293 °C (wasserfrei).

Amilorid (**1**) besitzt eine Acylguanidin-Partialstruktur, bei der ein Elektronen ziehender Pyrazincarbonyl-Rest mit einem stark basischen Guanidin verbunden ist. Aufgrund des elektronegativen Restes ist die Elektronendichte am zu protonierenden Stickstoff der Guanidin-Funktion vermindert und bewirkt, dass Amilorid (**1**) in Wasser nur als mittelstarke Base reagiert, was sich in einem pK_S-Wert von 8,7 ausdrückt. Das zum Vergleich herangezogene Benzoylguanidin weist einen Wert von ca. 7,0 auf. Monoalkylsubstituierte Guanidine wie Methylguanidin ($pK_S = 13{,}4$) oder die Aminosäure Arginin ($pK_S = 13{,}2$) sind durch die fehlende Acyl-Gruppe wesentlich basischer und stellen die stärksten organischen N-Basen dar.

^{1}H-NMR-Messungen (Görlitzer 2001) ist zu entnehmen, dass Amilorid (**1**) in der Amino-Form **1 a** vorliegt und die vom Arzneibuch angegebene Formel (Imino-Form) nicht korrekt ist.

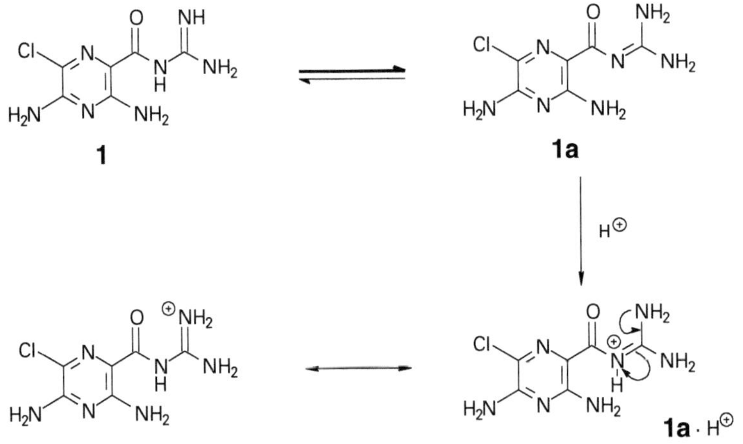

Röntgenstrukturanalysen haben gezeigt, dass mono-EWG-substituierte Guanidine in der Amino-Form vorliegen (EWG = **e**lectron **w**ithdrawing **g**roup, elektronegativer Rest wie COOR, COPh, NO_2, CN).

Das Alkylguanidin Arginin liegt, wie ^{15}N-NMR-Untersuchungen ergeben haben, bei pH = 12 in einem Amino-Imino-Gleichgewicht vor, bei dem die Imino-Form mit 64% überwiegt.

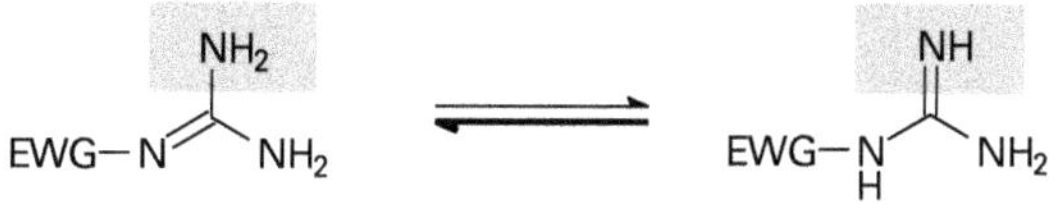

Amino-Form Imino-Form

Stabilität

1 erweist sich als eine recht stabile Verbindung. Beim Aufbewahren über einen Zeitraum von sieben Jahren unter normalen Bedingungen traten keine Zersetzungen auf.

Setzt man Amilorid (**1**) jedoch bei höheren Temperaturen unterschiedlichen pH-Werten in Wasser aus, so kommt es zur Bildung von Hydrolyseprodukten. Folgende Reaktionsabläufe erscheinen plausibel:

Im stark Sauren (pH =< 1) kommt es zur Protonierung der Guanidin-Gruppe und des Pyrazin-Rings in Position 4 unter Bildung von **2**. Hierdurch kann ein Wassermolekül an dem positivierten C-5 angreifen (**3**) und nach Abspaltung von Ammoniak ein Lactim **4** ergeben, das im Gleichgewicht mit der Lactam-Form **4a** steht.

Im mittleren pH-Bereich (pH 4–5) findet, thermisch induziert, ein entropisch begünstigter intramolekularer Angriff der nucleophilen 3-Amino-Gruppe an dem elektrophilen C-Atom der Guanidin-Funktion zu **5** statt, das unter Abspaltung von Ammoniak in das 7-Amino-6-chlorpterin (**6**), übergeht.

Die Hydrolyse von **1** mit wässriger Natronlauge (pH 13) führt zur erwarteten Spaltung der Amid-Bindung in **1** und liefert über das Carboxylat **7** durch Ansäuern die Pyrazin-2-carbonsäure **8** (Formeln s. S. 250).

Identifizierung

- IR und DC.
- Farbreaktion: Geringe Mengen von **1·HCl** werden in 10 ml Wasser gelöst und mit Cetrimid, einem quartären Ammoniumbromid, sowie verdünnter Natronlauge und Bromwasser versetzt. Es soll eine grünlich gelbe Färbung entstehen, die nach Zusatz von Salzsäure nach dunkelgelb umschlägt. Weiterhin soll im UV bei 365 nm eine blaue Fluoreszenz beobachtet werden.

Diese bisher nicht aufgeklärte Farbreaktion der Ph.Eur. wurde von *Görlitzer* et al. untersucht. Zunächst fanden sie, dass der Zusatz von Cetrimid nicht nötig ist und sich in geringer Menge ein hellbrauner Feststoff aus dem Reaktionsansatz isolieren lässt. Mittels MS- und ^{1}H- sowie ^{13}C-NMR-Daten bewiesen sie, dass eine Dehydrierung im Acylguanidin-Teil von **1** stattgefunden hat. Es ist anzunehmen, dass sich initial wie bei der *Sakaguchi*-Reaktion (Seite 246) ein *N*-Bromguanidin-Derivat **9** bzw. das tautomere **9a** bildet, das in Gegenwart von Hydroxyl-Ionen ein Proton und ein Bromid-Ion abspaltet und zu einem 1,2,4-Oxadiazol **10** ringschließt. Die eindeutig nachgewiesene Existenz von **10** zeigt, dass hier nicht eine der *Sakaguchi*-Reaktion analoge Reaktionsfolge abläuft, bei der sich über ein Aminocarbodiimid ein substituiertes Semicarbazid bildet. Wie nachfolgend noch gezeigt wird ist die 1,2,4-Oxadiazol-Bildung für Acylguanidine unter den gewählten Reaktionsbedingungen typisch.

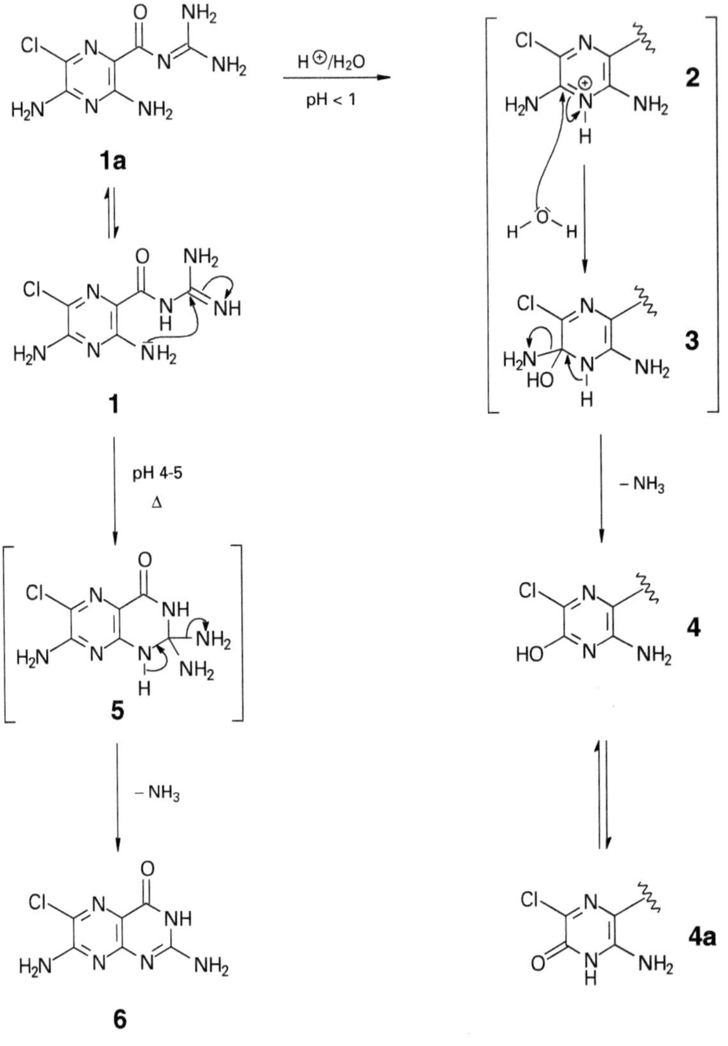
1a
H⊕/H2O
pH < 1
2
3
1
pH 4-5
Δ
– NH3
5
– NH3
6
4
4a

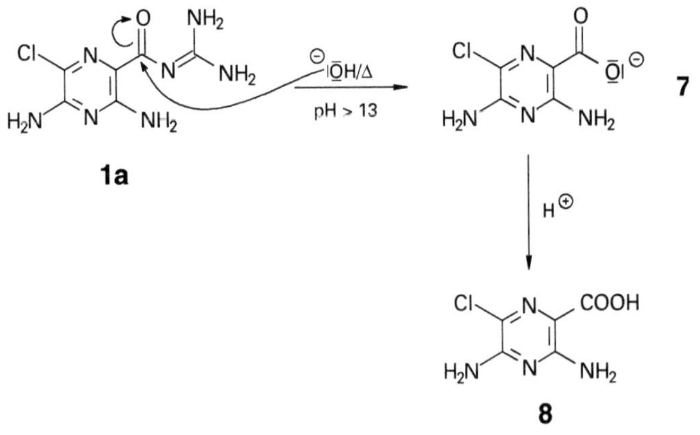
1a
⊖ |ŌH/Δ
pH > 13
7
H⊕
8
COOH

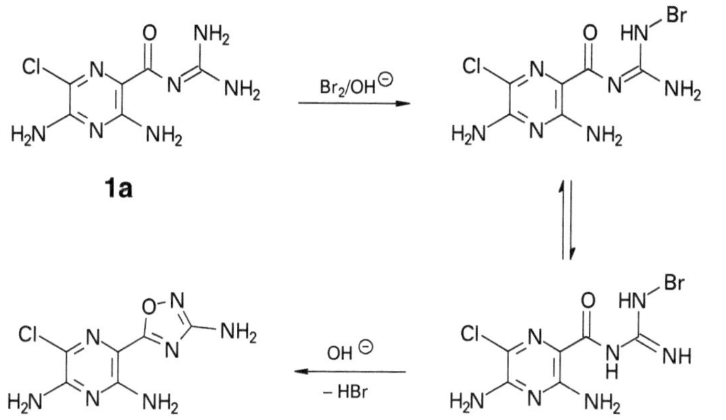

1a, 9, 9a, 10

Die hier beobachtete Dehydrierung ist literaturbekannt und kann zur gezielten Synthese von 5-Phenyl-1,2,4-oxadiazol (**12**), einer Vergleichssubstanz für die voranstehenden Untersuchungen, aus Benzoylguanidin (**11**) und Natriumhypochlorit genutzt werden.

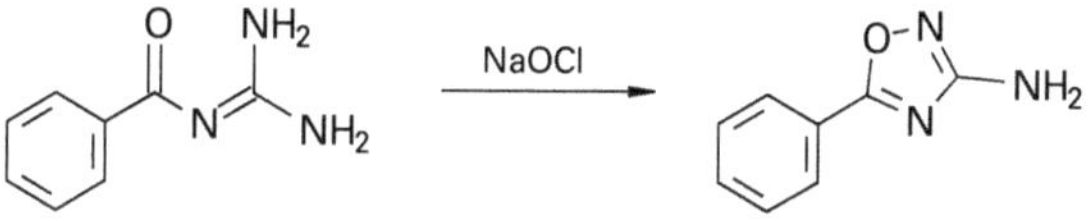

11 **12**

Das Farbprodukt **10** dieser Identifizierungsreaktion fungiert als Prodrug des Diuretikums Amilorid (**1**), da es im Organismus zur reduktiven Ringöffnung kommt.

Reinheitsprüfung

Verwandte Substanzen: höchstens 0,5% per HPLC ermittelt. Als Vergleich wird eine die Synthesevorstufe, Methyl-3,5-diamino-6-chlorpyrazin-2-carboxylat (**13**) (Substanz A) herangezogen, die aber in der Monographie nicht besonders begrenzt wird.

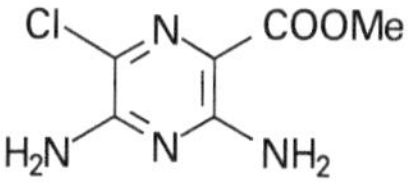

13

Gehaltsbestimmung

Durchführung einer Verdrängungstitration mit der in Ethanol gelösten Kationsäure **1 · HCl** mit Natronlauge (0,1 mol · l^{-1}). Potentiometrische Endpunktbestimmung.

Chlorhexidin

1,1'-(Hexan-1,6-diyl)bis-
[5-(4-chlorphenyl)biguanid]
Dihydrochlorid [83697-42-5]
Digluconat [18472-51-0]
Diacetat [56-95-1]

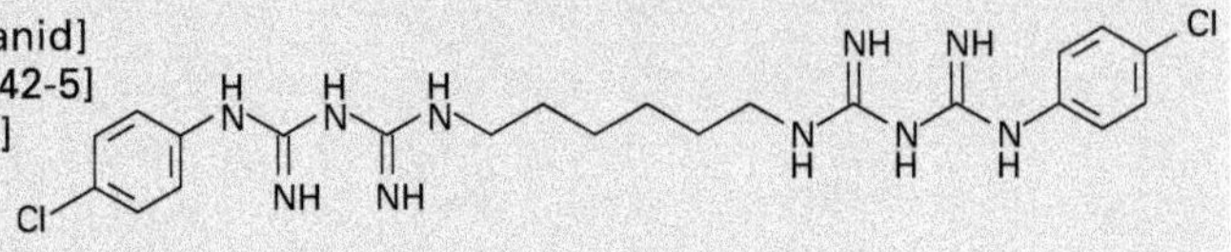

Konservierungsmittel (für Augentropfen)

1

Therapeutisch eingesetzt werden das **Dihydrochlorid**, das **Digluconat** und das **Diacetat**.

1·Di-HCl stellt ein farbloses Pulver dar, das wenig löslich in Wasser und Propylenglykol ist; die Löslichkeit in Ethanol ist sehr gering.

Chlorhexidin (**1**) erweist sich als basische Verbindung mit zwei identisch substituierten Biguanid-Einheiten. Jede Einheit sollte theoretisch zwei pK_S-Werte besitzen. In der Literatur werden jedoch nur zwei Werte angegeben: $pK_{S1} = 2{,}2$ und $pK_{S2} = 10{,}3$.

Für das N^1,N^1-Hexamethylendibiguanid (**2**) wurden die folgenden vier pK_S-Werte gefunden: $pK_{S1} = 2{,}3$, $pK_{S2} = 3{,}5$, $pK_{S3} = 10{,}7$, $pK_{S4} = 11{,}5$.

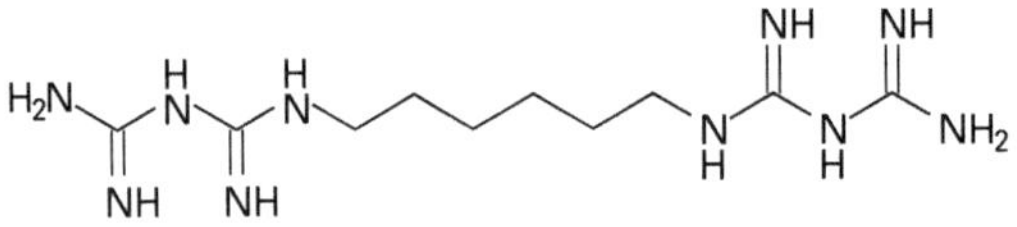

2

Stabilität

1·Di-HCl ist in wässriger Lösung, die neutral reagiert, stabiler als das Diacetat. Es kann ohne merkliche Zersetzung auf 150 °C erhitzt werden. Im Alkalischen findet jedoch Hydrolyse unter Bildung von 4-Chloranilin statt.

$Smp_{Di\text{-}HCl} = 255\,°C$

UV-Spektrum (Methanol) $\lambda_{max} = 259$ nm.

Identifizierung

- IR-Spektrum.
- Freisetzen der Base **1** mit verdünnter Natronlauge und Bestimmung des Schmelzpunktes nach Umkristallisation aus Ethanol (70%). Smp: 132–136 °C.
- Farbreaktion: Die Lösung der Substanz in dem quartären Ammoniumbromid Cetrimid ergibt mit Natronlauge und wässriger Brom-Lösung eine dunkelrote Färbung. Diese Farbreaktion wurde kürzlich von *Görlitzer* und Mitarbeitern (2004) aufgeklärt. Sie fanden, dass **1**, analog dem ersten Schritt der *Sakaguchi*-Reaktion (siehe Seite 169), von Hypobromit zu *N,N*-Dibromchloridhexidin (**3**) bromiert wird, das sodann intramolekular unter HBr-Abspaltung zu einem farblosen 1,3,4-Triazol **4** cyclisiert. Mit überschüssigem Hypobromit findet dann eine Dehydrierung zu dem roten 2,5-Diimino-1,2,4-triazol **5** statt, welches das eigentliche Farbprodukt darstellt.

1

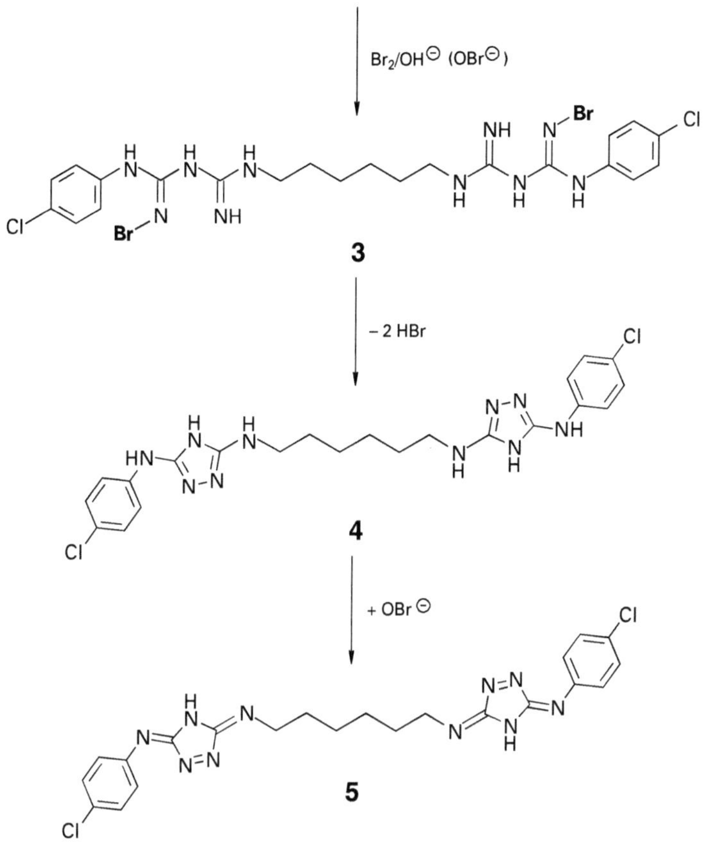

Reinheitsprüfung

4-Chloranilin kann aus der Synthese stammen oder durch Hydrolyse aus **1** hervorgegangen sein. Als Anilin-Derivat lässt es sich durch Diazotierung und Kupplung mit Bratton-Marshall-Reagenz als violetter Azo-Farbstoff nachweisen (siehe Seite 625).

Verwandte Substanzen: per HPLC.

Gehaltsbestimmung

In Acetanhydrid mit wenig Ameisensäure wird **1·Di-HCl** gelöst und mit Perchlorsäure (0,1 mol·l^{-1}) titriert. Hierbei werden die Chlorid-Ionen zu Chlorwasserstoff protoniert. Potentiometrische Endpunktbestimmung.

Proguanil

1-(4-Chlorphenyl)-5-(1-methylethyl)biguanid
[500-92-5]

Antimalariamittel

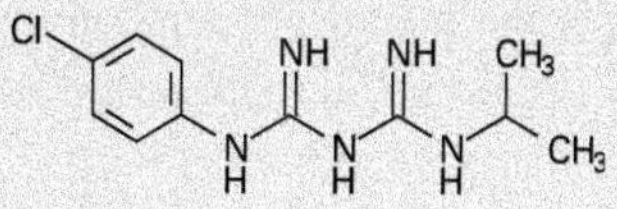

1

Therapeutisch eingesetzt wird das **Hydrochlorid**.

1·HCl ist ein farbloses, kristallines Pulver von bitterem Geschmack. Es ist schwer löslich in Wasser, wenig löslich in Ethanol.

Smp_{HCl}: 243–244 °C.

UV-Spektrum (Methanol): $\lambda_{max} = 258$ nm.

$pK_{S1} = 2{,}3$; $pK_{S2} = 10{,}4$.

Proguanil (**1**) ist ein Prodrug. Im menschlichen Organismus wird **1** durch das Enzym Cytochrom P450 (Cyp 2C19) an der Isopropyl-Gruppe hydroxyliert. Hierdurch entsteht ein Halbaminal **2**, das intramolekular unter Entropiegewinn zu einem starren Vollaminal **3** ringschließt. Die nachfolgende Tautomerie führt zum Cycloguanil (**4**) einem 2,4-Diamino-1,3,5-triazin, das die Dihydrofolat-Reduktase des Malaria-Erregers hemmt und hierdurch seine Wirkung entfaltet.

Siehe auch Pyrimethamin (Seite 508).

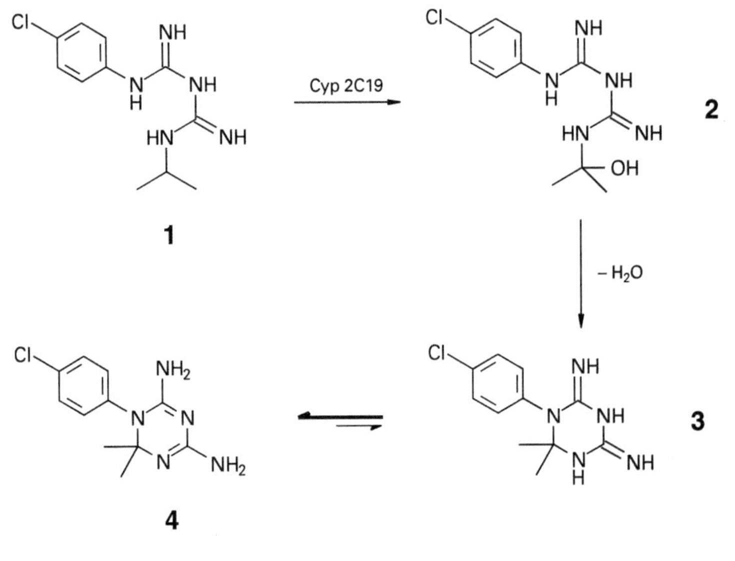

Identifizierung

- IR-Spektrum.
- Freisetzung der Base **1** aus dem Hydrochlorid mittels verdünnter Natronlauge.

  Smp_{HCl}: 130–133 °C.
- Die wässrige Lösung der Substanz wird mit Kupfer(II)sulfat-Lösung und Ammoniak versetzt. Es entsteht eine violette Farbe, die in Toluol ausschüttelbar ist. Bei dieser Farbreaktion kommt es zur Bildung eines violetten 2 : 1-Kompexes zwischen der Biguanid-Partialstruktur von **1** und einem Kupfer-Ion. Basierend auf einer neuen Röntgenkristallstruktur eines Cu-Biguanid-Komplexes kann für das vorliegende Farbprodukt die Struktur **5** als sehr wahrscheinlich angenommen werden.

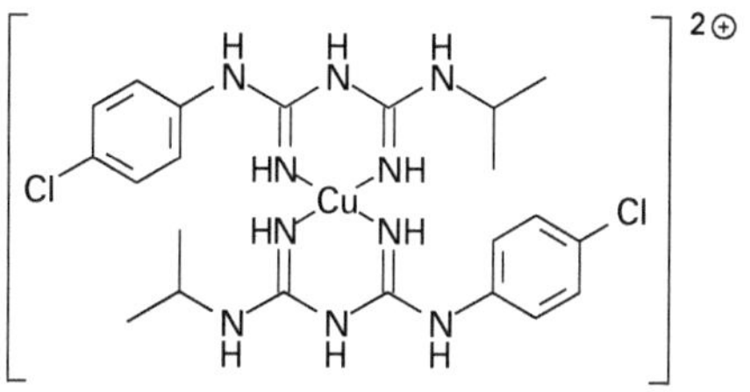

5

- Farbreaktion mit Natriumhypobromit:

Görlitzer und Mitarbeiter (2004) konnten zeigen, dass eine offizinelle Identreaktion auf Chlorhexidin, Behandeln mit Brom und Natronlauge, auch auf Proguanil (**1**) anwendbar ist, da beide eine aryl-alkyl-substituierte Biguanid-Partialstruktur besitzen. Beim Behandeln von Proguanil (**1**) mit Brom und ethanolischer Natronlauge konnte eine rote Substanz **8** isoliert und umfassend spektroskopiert werden. Nachfolgender Reaktionsweg erscheint plausibel: Zunächst bildet sich aus **1** und Hypobromit, ähnlich wie bei der *Sakaguchi*-Reaktion (siehe Seite 246), ein *N*-Brom-Proguanil **6**, das unter Bromwasserstoff-Abspaltung zu einem farblosen 1,2,4-Triazol **7** cyclisiert. Es folgt durch das Reaktionsmedium eine Dehydrierung zu einem roten 3,5-Diimino-1,2,4-triazol **8**, das auch in den tautomeren Formen **8a** und **8b** vorliegen kann. Mit dem roten Farbprodukt **8** konnte eine Röntgenkristallstrukturanalyse durchgeführt werden, die zeigt, dass im Kristall das Tautomer **8a** vorliegt. Die Autoren vermuten, dass die rot gefärbte alkalische Reaktionslösung das am N-4 deprotonierte **8** enthält. Eine NH-Acidität von **8** lässt sich plausibel durch die vorhandene Diaza-imid-Partialstruktur erklären.

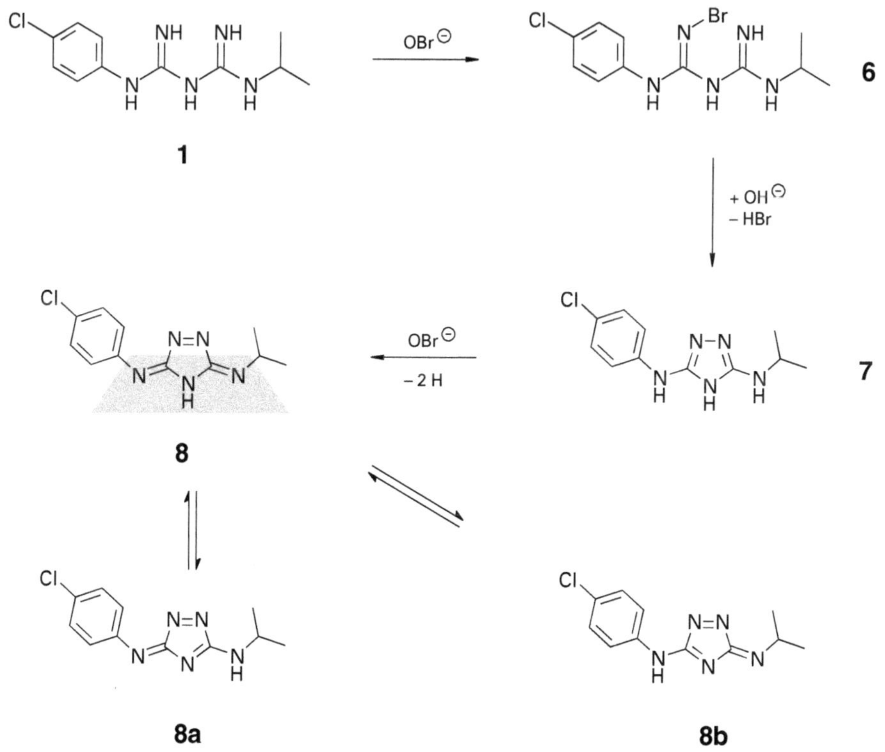

Anstelle von methanolischer Kalilauge und elementarem Brom kann die Farbreaktion auch mit einer Lösung von 1,3-Dibrom-5,5-dimethylhydantoin (**9**) (DBH) in Natronlauge (0,1 $mol \cdot l^{-1}$) durchgeführt werden.

M. Hilp (2002) konnte an vielen pharmazeutischen Beispielen zeigen, dass elementares Brom durch das stabile, kristalline und leicht zu handhabende DBH ersetzt werden kann. DBH, das auch als Bromodan oder Dibromatin bezeichnet wird, stellt in der präparativen Chemie ein regioselektives, radikalisches Bromierungsreagenz dar, das als Alternative zu *N*-Bromsuccinimid (NBS) angesehen werden kann. DBH wird nach Brom-Abgabe in das 5,5-Dimethylhydantoin (**10**) umgewandelt.

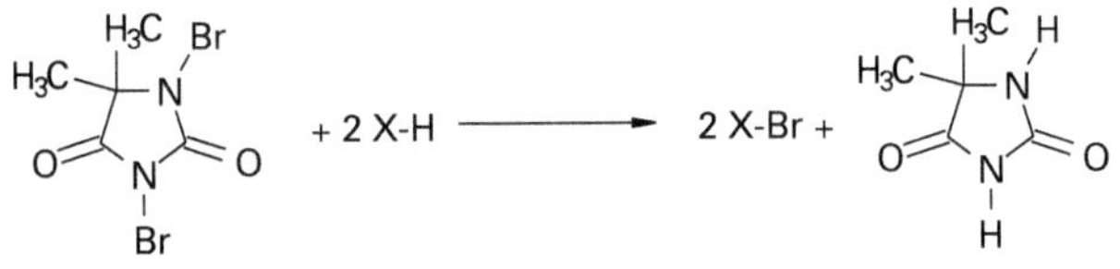

9 **10**

Unter Beachtung von Umweltschutz und ökonomischen Gesichtspunkten kann die Verwendung von DBH nur empfohlen werden.

Reinheitsprüfung

4-Chloranilin: Prüfung durch Diazotierung und Kupplung mit *Bratton-Marshall*-Reagenz (siehe Seite 384). Eine evtl. auftretende Rotfärbung darf nicht stärker gefärbt sein als 20 ml einer gleich behandelten Refernzlösung, die im Liter 1,25 mg 4-Chloranilin enthält.

Verwandte Substanzen: per HPLC.

Typische Verunreinigungen aus der Synthese sind:

1-Cyan-3-(1-methylethyl)guanidin

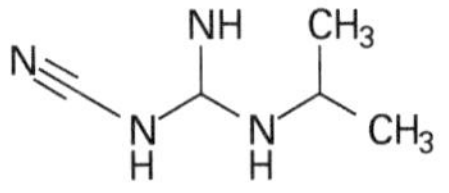

4-Chloranilin

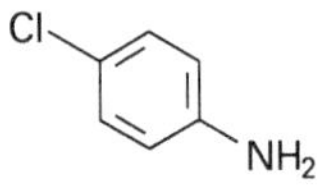

1,5-Bis(4-chlorphenyl)biguanid

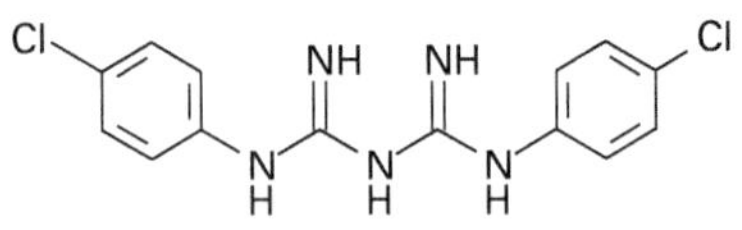

1,5-Bis(1-methylethyl)biguanid

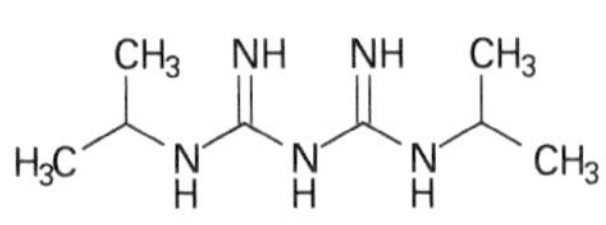

Gehaltsbestimmung

Nach Erhitzen der Einwaage von **1·HCl** in wasserfreier Essigsäure auf 50 °C und Zugabe von Acetanhydrid nach dem Erkalten wird mit Perchlorsäure-Maßlösung (0,1 mol · l^{-1}) titriert. Endpunktbestimmung potentiometrisch.

5.4 Hydantoine

Hydantoine sind Imidazolidin-2,4-dion-Derivate mit cyclischer Acylharnstoff-Struktur.

Phenytoin

Diphenylhydantoin
5,5-Diphenylimidazolidin-2,4-dion
[57-41-0]

Antiepileptikum

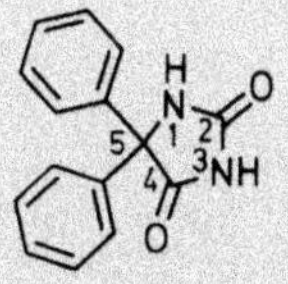

1

Phenytoin (**1**) ist eine weiße, kristalline Substanz, die in Wasser, Ether, Chloroform, Ethanol unlöslich bis schlecht löslich ist, die sich aber in verdünnten Alkalilaugen unter Salzbildung löst. Die Substanz ist demnach eine Säure. Ihr pK_S-Wert wird mit 8,33 angegeben.

Neben Phenytoin (**1**) ist auch das Natriumsalz als Monographie aufgeführt.

Interessant ist der Vergleich mit den pK_S-Werten unterschiedlich substituierter 5,5-Dialkyl- bzw. Alkylarylhydantoine (Tabelle 5.1).

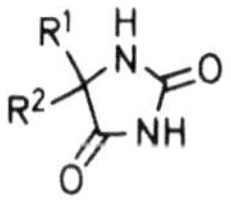

Tab. 5.1 pK_S-Werte von 5,5-Dialkyl- und Alkylarylhydantoinen

R^1	R^2	pK_S-Wert
H	H	9,12
CH_3	CH_3	9,19
C_2H_5	C_6H_5	8,5
C_6H_5	C_6H_5	8,33

Phenytoin ist, bedingt durch den –I-Effekt der beiden Phenyl-Ringe am C-Atom 5, unter den aufgeführten Verbindungen erwartungsgemäß die stärkste Säure. Wegen der weniger ausgeprägten Mesomeriemöglichkeiten des zugrunde liegenden Anions ist Phenytoin im Vergleich zu Barbitursäure-Derivaten jedoch die schwächere Säure.

Wie die Thiouracile und die Barbitursäure-Derivate besitzt Phenytoin zwei acide Wasserstoff-Atome, die in der ersten Stufe gleichwertig sind. Die Abspaltung des im Mono-anion **2** verbliebenen Protons zum Di-anion **3** ist erschwert. Der pK_S-Wert von **3**, das ja nur über eine eingeschränkte Mesomeriestabilisierung verfügt, ist nicht bekannt.

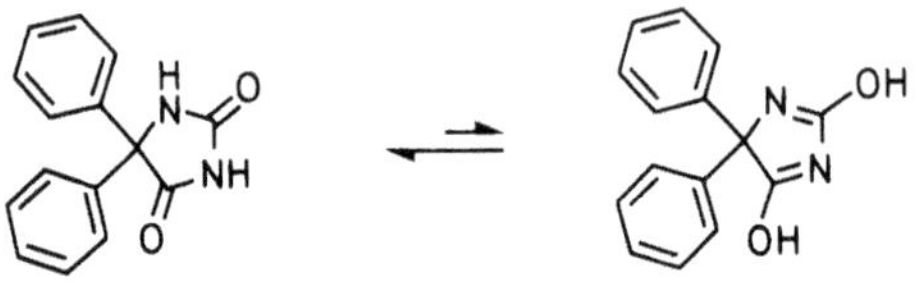

1a Lactamform **1b** Lactimform

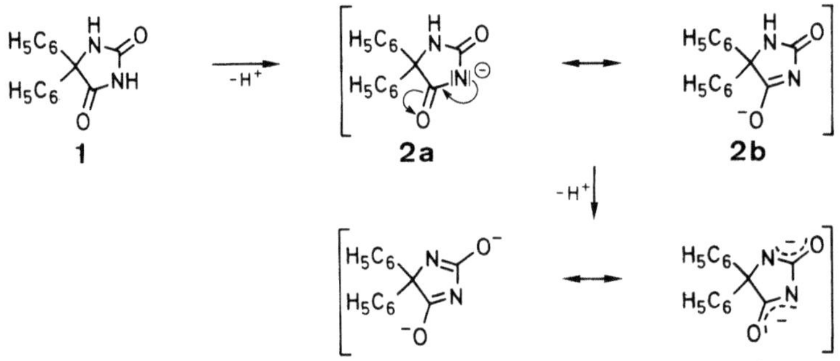

1 **2a** **2b** **3a** **3b**

Demnach ist das Phenytoin-Anion **2** eine relativ starke Base, da bereits Kohlensäure in der Lage ist, aus den pharmazeutisch ebenfalls verwendeten Alkalisalzen die Säure Diphenylhydantoin freizusetzen.

Die strukturell an Barbitursäuren erinnernde Verbindung ist ebenso wie diese empfindlich gegen Alkali-Einwirkung. Beim Erhitzen tritt Ringöffnung zum Diphenylureidoessigsäure-Anion **4** ein.

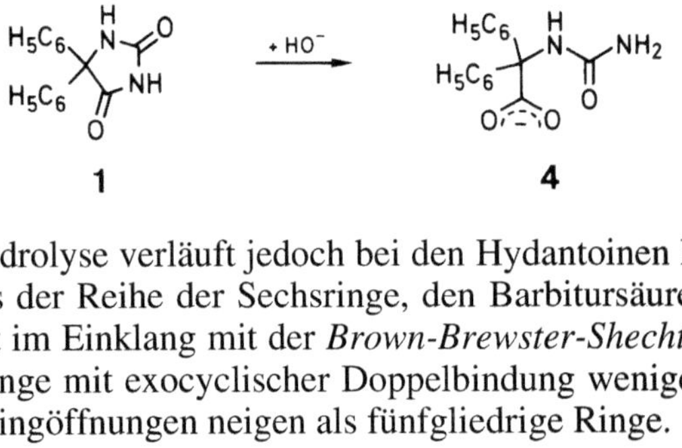

1 **4**

Die alkalische Hydrolyse verläuft jedoch bei den Hydantoinen langsamer als bei den Analogen aus der Reihe der Sechsringe, den Barbitursäure-Derivaten. Dieses Ergebnis steht im Einklang mit der *Brown-Brewster-Shechter*-Regel, die besagt, dass Sechsringe mit exocyclischer Doppelbindung weniger stabil sind und deshalb eher zu Ringöffnungen neigen als fünfgliedrige Ringe.

Die Regel gilt gleichermaßen für carbocyclische wie auch für heterocyclische Ringsysteme.

Der Schmelzpunkt von **1** liegt mit etwa 295 °C recht hoch. Vergleicht man mit dem Schmelzpunkt von 3-Methyl-5,5-diphenyl-hydantoin, das über eine etwas höhere molare Masse verfügt, so stellt man fest, dass der Schmelzpunkt dieser Substanz mit 216 bis 217 °C bedeutend tiefer liegt.

Hieraus ist zu schließen, dass Diphenylhydantoin durch Wasserstoff-Brücken stark assoziiert ist, was auch die schlechte Löslichkeit erklärt.

Das UV-Absorptionsmaximum liegt in neutraler Lösung bei 258 nm, in alkalischer bei 235 nm.

In Umkehrung der Synthese ist Phenytoin oxidativ leicht zu Benzophenon abbaubar. Auf dieser Basis entwickelten *Macheras* und *Rosen* ein elegantes Verfahren, das es erlaubt, zur Blutspiegelbestimmung des Arzneistoffs diesen direkt aus dem Plasma ohne vorherige Extraktion gaschromatographisch zu bestimmen.

Identifizierung

Aufgrund der cyclischen Ureid-Struktur verhält sich Phenytoin ähnlich wie die 5,5-disubstituierten Barbitursäuren, was auch in den gleichen analytischen Reaktionen wie

- *Zwikker*-Reaktion,
- Bildung eines schwer löslichen Silbersalzes,
- Reaktion mit Quecksilber(II)chlorid,
- Hydrolyse unter Freisetzung von Ammoniak,
- Bildung farbiger Kupfer-Komplexe,
- Alkylierung mit 4-Nitrobenzylchlorid.

zum Ausdruck kommt.

Die zuletzt genannte Reaktion zeigt interessante Abstufungen bezüglich der Alkylierung durch das Reagenz in schwach alkalischer Lösung.

Ist die Position 5 nur monosubstituiert, so sind *C*-, *O*- und *N*-Alkylierungen möglich.

Untersuchungen haben ergeben, dass die *N*-Alkylierung in Position 3 bevorzugt abläuft, danach erfolgt *C*-Alkylierung in Position 5 und erst zum Schluss N-1-Alkylierung. In keinem Falle wird *O*-Alkylierung beobachtet.

Ist die Position 5 disubstituiert, so findet nur *N*-Alkylierung statt, wiederum bevorzugt am N-3.

○ Die N-3-Monoalkylierung wurde im DAB 9 vorgeschrieben (Smp 188–190 °C), ebenso wie die Silbersalz-Bildung und die Kupfer-Komplexbildung (rosaroter, kristalliner Niederschlag).

● Aufnahme eines IR-Spektrums. Beim Phenytoin-Natrium muss zuvor Phenytoin durch Ausschütteln in saurer Lösung freigesetzt und isoliert werden.

Reinheitsprüfung

Da neben Phenytoin auch Phenytoin-Natrium als Arzneistoff Verwendung findet, läßt sich mithilfe der Sulfatasche ermitteln, ob Verwechslungen bzw. Verunreinigungen mit dem Natriumsalz vorliegen.

Gehaltsbestimmung

Die quantitativen Bestimmungen des Phenytoins nutzen die N-H-Acidität von **1** aus.

● Als Lösungsmittel eignet sich Dimethylformamid, als Titrans Natriummethanolat ($0{,}1\ mol \cdot l^{-1}$) zur Deprotonierung am N-3. Die geringe Acidität der Substanz erfordert es, im wasserfreien Medium zu arbeiten. Aufwendiger gestaltet sich die Titrationsmethode mit Natronlauge ($0{,}1\ mol \cdot l^{-1}$) und Silbernitrat/Pyridin im wässrigen Medium, welche bei Phenytoin-Natrium vorgeschrieben ist.

Die Titration erfolgt in zwei Stufen:

1. Der erste Indikatorumschlag erfolgt bereits vor Erreichen des Äquivalenzpunktes. Durch Zusatz von Silber-Ionen wird die Gesamtmenge des Phenytoins in das schwer lösliche Silbersalz überführt. Der Pyridin-Zusatz ist aus zwei Gründen erforderlich. Einmal wird durch Komplexbildung verhindert, dass Ag_2O aus der schwach alkalischen Lösung ausfällt. Zum anderen ist Pyridin an der Bildung des Silber-Komplexes **5** beteiligt, der sehr schwer löslich ist und eine gute visuelle Endpunktserkennung erlaubt.
2. In der Resttitration werden die freigesetzten Protonen, die zu Pyridinium-Ionen reagiert haben, gegen Phenolphthalein neutralisiert.

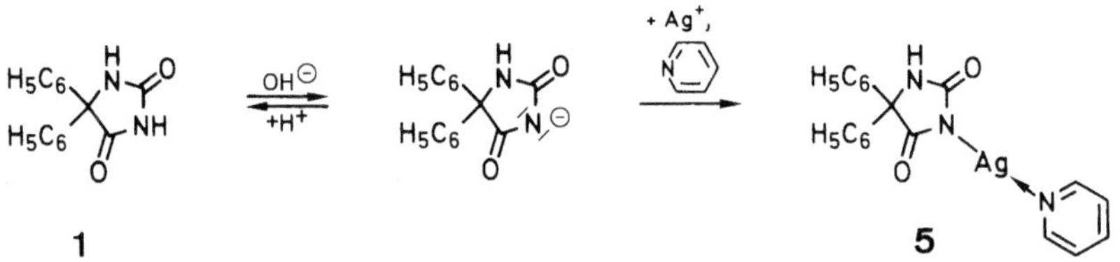

1 5

5.5 Barbitursäuren

5.5.1 Barbitursäure-Derivate

Grundkörper dieser Verbindungsklasse ist das 2,4,6-Trihydroxypyrimidin mit dem Trivialnamen „Barbitursäure".

Es scheint bis heute noch nicht völlig geklärt zu sein, welche der tautomeren Formen **1a, 1b** und **1c** im kristallinen Zustand oder in Lösungen bevorzugt sind.

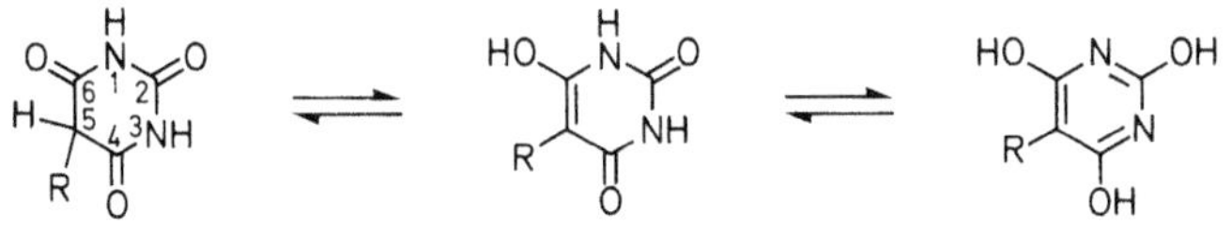

1a 1b 1c

Sowohl IR- als auch NMR-Befunde werden unterschiedlich interpretiert. Moderne Lehrbücher geben Struktur **1b** den Vorzug. Für die nichtdissoziierte, unsubstituierte Säure sowie deren 5-Monoalkyl- und 5,5-Dialkyl-Derivate kann die Trioxo-Struktur **1a** als gesichert gelten. Eine Ausnahme scheint die 5-Phenylbarbitursäure zu sein. *Bahl* und Mitarbeiter publizierten 1986 eine Röntgenstrukturanalyse, aus der zu schließen ist, dass die Substanz als vinyloge Säure vorliegt. ^{13}C-NMR-Spektren (Lösungsmittel d_6-DMSO) deuten auf das Vorliegen von **1a** und **1b** in Lösung hin. Das Mono-anion **3a** liegt laut Röntgenstrukturanalyse in den Salzen von **1** und den 5-monoalkylierten Barbitursäuren vor. Für 5,5-disubstituierte Barbitursäuren kommt das nicht infrage. **2** (allgemeine Formel für monosubstituierte und nichtsubstituierte Barbitursäuren in der Enol-Form) und **3a** erklären auch zwanglos die überraschend große Acidität der unsubstituierten und monoalkylierten Barbitursäuren.

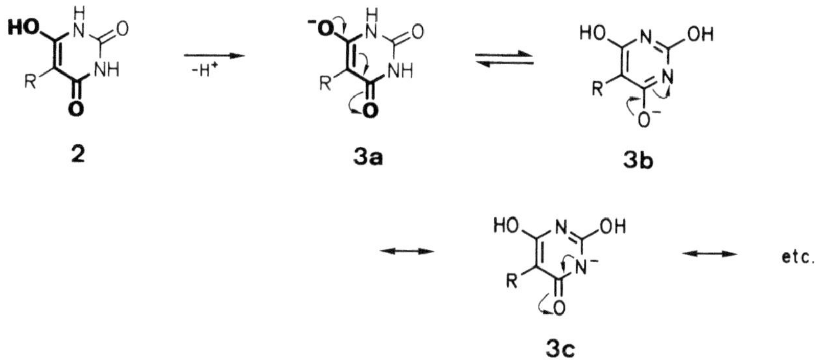

Die Barbitursäure zeigt einen pK_S-Wert von etwa 4,0.

Erstaunlich sind die pK_S-Werte der 5-monosubstituierten Derivate:

Barbitursäure	$pK_S = 4{,}01$
5-Methylbarbitursäure	$pK_S = 3{,}36–3{,}58$
5-Ethylbarbitursäure	$pK_S = 3{,}67–3{,}80$
5-*i*-Propylbarbitursäure	$pK_S = 4{,}91–4{,}94$
5-*t*-Butylbarbitursäure	$pK_S = 8{,}31$
5-Phenylbarbitursäure	$pK_S = 2{,}20–2{,}30$
5-Benzylbarbitursäure	$pK_S = 3{,}33$

Offensichtlich nimmt die Acidität ab, wenn die Deprotonierung an C-5 durch voluminöse Reste wie t-Butyl erschwert ist. Die Zunahme der Acidität durch Substituenten mit +I-Effekt (Methyl, Ethyl) ist dagegen nicht erklärbar. Bei der 5-Phenylbarbitursäure erscheint infolge des −I-Effektes des Aromaten die Zunahme der Acidität verständlich.

Barbitursäure ist demnach saurer als die Essigsäure. **3a** stellt ein mesomeriestabilisiertes, vinyloges Carboxylat-Anion dar. 5,5-Dialkylbarbitursäuren sind wesentlich schwächere Säuren, da sie die vinyloge Carbonsäure-Struktur nicht mehr ausbilden können. Sie zeigen pK_S-Werte von etwa 7,9. Man nimmt bei 5,5-Dialkylbarbitursäure-Derivaten die direkte Deprotonierung des Imid-Stickstoffs ohne Ausbildung von tautomeren Formen an.

Neben elektronischen Einflüssen auf die pK_S-Werte, die sich vor allem bei Substitution durch Phenyl-Reste in Position 5 bemerkbar machen, spielen auch sterische Effekte eine nicht unerhebliche Rolle, wie das folgende Beispiel zeigt:

5,5-Dimethylbarbitursäure	$pK_S = 8{,}52$
5-Methyl-5-ethylbarbitursäure	$pK_S = 8{,}28$
5,5-Diethylbarbitursäure	$pK_S = 7{,}99$

Wegen der geringeren Raumerfüllung der Methyl-Gruppen können in polarer Lösung die beiden Carbonyl-Gruppen des Heterocyclus leichter durch das Lösungsmittel solvatisiert werden; dadurch wird der Dipolcharakter der Carbonyl-Gruppe herabgesetzt und damit ihr Einfluss auf die benachbarte NH-Gruppe verringert, sodass deren Neigung zur Abspaltung des Protons ebenfalls reduziert wird. Siehe dazu auch *Prankert* und *McKeown*.

Zunehmende Raumerfüllung durch eine oder zwei Ethyl-Gruppen behindert die Solvatisierung, der Dipolcharakter der Carbonyl-Gruppe bleibt erhalten, die Tendenz zur Protonen-Abspaltung erhöht sich.

Andererseits nimmt aber die Lipophilie der disubstituierten Barbitursäuren zu und damit ihre therapeutische Verwendbarkeit. Geringe oder keine pharmakologische Aktivität ist allerdings zu beobachten, wenn beide 5-Alkyl-Substituenten kleiner als Ethyl-Gruppen sind. (Interessante Zusammenhänge zwischen Röntgenstruktur und Wirkung beobachteten *Jones* und *Andrews*.)

Eine weitere Erhöhung der Lipophilie am Barbital durch O(2)-Isopropylierung führt zur Erweiterung des bisher bekannten Wirkungsspektrums der Barbitursäure-Derivate hin zu den Antidepressiva (*Bourin*).

Während das Mono-anion der unsubstituierten Barbitursäure bei pH 10 ein Absorptionsmaximum um 250 nm zeigt, absorbieren viele 5,5-disubstituierte Derivate bei 233 bis 240 nm. Die Lage der Maxima ist pH-abhängig. Bei Einhaltung vorgegebener Versuchsbedingungen ist wegen der unterschiedlichen Absorptionsmaxima eine Unterscheidung zwischen den 5,5-dialkylierten, den *N*-Methyl-5,5-dialkyl- und den Thiobarbitursäure-Derivaten möglich. Besonders die letzteren heben sich deutlich ab. Ihr Absorptionsmaximum liegt in alkalischer Lösung normalerweise bei 305 nm.

Im Zusammenhang mit der Frage nach der Struktur der Barbitursäure und ihrer Derivate ist die Betrachtung der Schmelzpunkte interessant:

Barbitursäure	Smp	ab 256 °C (unter Zersetzung)
N,N'-Dimethylbarbitursäure	Smp	126 °C
N,N'-Diphenylbarbitursäure	Smp	238 °C

Der hohe Schmelzpunkt der am Stickstoff unsubstituierten Verbindung spricht für das Vorliegen von Assoziaten mit anderen Molekülen infolge intermolekularer Wasserstoff-Brücken, die bei den *N*-substituierten Derivaten nicht möglich sind, wodurch nur Monomere vorliegen können.

Aus den Schmelzpunkten und den NMR-spektroskopischen Daten lässt sich entnehmen, dass 5,5-dialkylierte Barbitursäuren monomer vorliegen.

Der Schmelzpunkt der 5-Phenyl-5-ethylbarbitursäure liegt z.B. bei 174 bis 178 °C.

Allen Barbitursäure-Derivaten gemeinsam ist ihre Instabilität gegenüber hydrolytischen Angriffen. In wässrig-alkalischem Milieu kommt es in der Regel zur Aufspaltung des Pyrimidin-Ringes, die *in vitro* und *in vivo* gleichartig abläuft.

N-methylierte und Thiobarbitursäure-Derivate sind leichter hydrolysierbar als die nichtmethylierten bzw. schwefelfreien Verbindungen. In beiden Fällen dürfte die Einschränkung der Mesomeriemöglichkeiten des Anions der Grund dafür sein.

Die Hydrolyse in neutraler oder alkalischer Lösung verläuft bei Barbitursäure-Derivaten der allgemeinen Struktur **4** gleichartig. Bevorzugt kommt es zur Ringspaltung zwischen den Positionen 1 und 6. Nur wenn der Stickstoff in Position 1 methyliert ist und wenn sich sperrige Reste in Position 5 befinden, ist aus sterischen Gründen die Ringspaltung zwischen Position 1 und 2 bevorzugt.

In vitro verhalten sich Derivate mit ungesättigten Seitenketten in Position 5 bemerkenswert stabil.

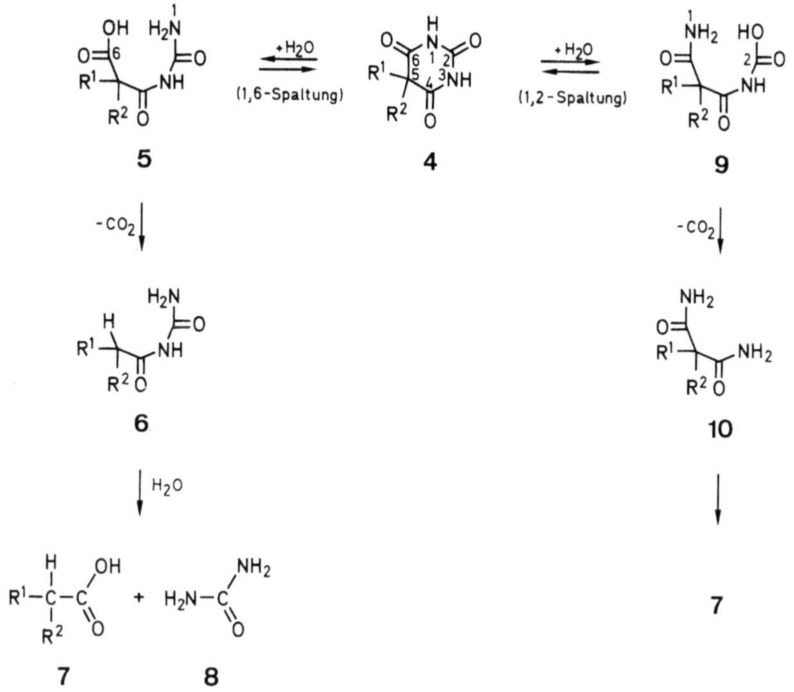

Erste Produkte der 1,6-Spaltung sind Malonursäure-Derivate **5**, die unter CO_2-Abspaltung, vor allem in stark alkalischer Lösung, in Acylharnstoff-Derivate **6** übergehen. Malonursäure-Derivate können sowohl *in vitro* als auch *in vivo* zu Barbitursäure-Derivaten recyclisieren. Die weitere Hydrolyse liefert dann substituierte Essigsäuren **7** und Harnstoff (**8**).

1,2-Spaltung führt über die instabilen Zwischenprodukte **9,** die sowohl die Struktur eines acylierten Carbaminsäure- als auch eines Malondiamids aufweisen, unter Decarboxylierung zu den Malonamiden **10,** die schließlich auch noch zu **7** weiter abgebaut werden. Die bevorzugte Spaltung zwischen den Positionen 1 und 6 wird verständlich, wenn man berücksichtigt, dass sich das Mono-anion hauptsächlich innerhalb der Positionen 2 bis 4 herausbildet.

In Position 6 ist demnach die relativ größte Carbonyl-Aktivität zu finden. Noch deutlicher wird dies bei den in N-1 methylierten Derivaten. Eine Mesomeriestabilisierung kommt jetzt nur noch für die sekundäre Amid-Gruppe in Frage. Die Ringöffnung muss an der tertiären Amid-Gruppe stattfinden.

Am Beispiel von Pentobarbital konnte in jüngster Zeit gezeigt werden, dass Barbitursäure-Derivate nicht nur hydrolytisch angreifbar sind, sondern auch photolytisch. Photoreaktionen finden danach bevorzugt in schwach saurer bzw. schwach alkalischer Lösung statt. Bemerkenswert stabil verhalten sie sich in stark alkalischer Lösung, wenn sie größtenteils als Di-anion vorliegen. Beschrieben werden die Ringöffnungen zu Harnstoff- und Biuret-Derivaten, die Ringverengung zu Hydantoinen, wie *Bojarski* u. Mitarb. am Beispiel des Methylbarbitals und Methylphenobarbitals zeigen konnten, sowie die Ausbildung eines Bicyclus (*Aoyama* und *Hatori*).

Auf eine Besonderheit bei den *N*-methylierten Derivaten sei noch aufmerksam gemacht. In 5,5-dialkylierten Barbitursäuren mit zwei verschiedenen Resten ist die Position 5 nicht asymmetrisch substituiert, wird aber chiral, wenn in Position 1 Methylierung erfolgt. Das Kohlenstoff-Atom in 5-Stellung wird zum Chiralitätszentrum. Bisher werden diese Substanzen als Racemate zur Therapie eingesetzt. *Knabe* hat auf die Problematik aufmerksam gemacht und konnte durch seine Arbeiten über chirale Barbitursäuren zeigen, dass in Abhängigkeit von der Struktur tatsächlich die einzelnen Enantiomeren unterschiedliche Wirkungsprofile aufweisen.

Aus der Vielzahl der therapeutisch verwendeten Barbitursäure-Derivate werden im Folgenden die offizinellen Vertreter berücksichtigt.

Zur Unterscheidung von *N*-methylierten Barbitursäuren und solchen, die am Stickstoff nicht substituiert sind, dient die folgende Methode, die im ÖAB 9 als Identitätsreaktion auf Methylphenobarbital beschrieben ist.

Versucht man, die Lösung eines *N*-methylierten Barbitursäure-Derivates und die Lösung einer am Stickstoff nicht alkylierten Barbitursäure mit wässriger Natronlauge zu titrieren, so stellt sich in beiden Fällen ein Gleichgewicht zwischen dissoziierter und nichtdissoziierter Säure ein. Versetzt man nun mit Silbernitrat-Lösung, so entstehen jeweils die undissoziierten Silbersalze, womit beide Säuren quantitativ deprotoniert sind.

Unter festgelegten Bedingungen wird in beiden Fällen Phenolphthalein entfärbt, während die Protonierung von Methylrot nur durch die nicht *N*-substituierten Barbitursäuren erreicht wird, die stöchiometrisch betrachtet die doppelte Menge Protonen liefern.

Barbital

5,5-Diethylpyrimidin-2,4,6(1*H*,3*H*,5*H*)-trion
[57-44-3]
Na-Salz [144-02-5]

Hypnotikum

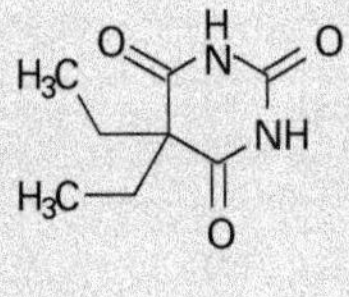

1

Die weiße, kristalline Substanz ist in organischen Lösungsmitteln wie Aceton oder Ethanol leicht, in Chloroform dagegen schwer löslich, ebenso in Wasser. Sie löst sich in verdünnten Alkalilaugen und Alkalicarbonat-Lösungen unter Salzbildung.

Barbital besitzt einen pK_S-Wert von 7,9, der zweite liegt bei 12,3.

Als Schmelzpunkt geben die Arzneibücher ein Intervall von 188 bis 192 °C an.

- Das Arzneibuch lässt auch den Mischschmelzpunkt mit CR-Substanz bestimmen; die Differenz zwischen beiden Schmelzpunkten bei etwa 190 °C darf höchstens 2 °C betragen.

Insgesamt sind von Barbital sechs verschiedene Modifikationen mit sechs verschiedenen Schmelzpunkten bekannt. Davon sind aber nur vier, bedingt durch

Darstellungs- und Reinigungsmethoden, von praktischer Bedeutung. Sie sind instabil und gehen beim Erhitzen in die stabile Modifikation der Arzneibücher über.

Substanzen, die, aus verschiedenen Lösungsmitteln umkristallisiert, verschiedene Modifikationen ausbilden, nennt man polymorph. Bilden sie mit bestimmten Lösungsmitteln kristalline Addukte, so werden sie als pseudopolymorph bezeichnet.

Beide Phänomene, nämlich Polymorphie und Pseudopolymorphie, führen dazu, dass ein und dieselbe Substanz nicht nur verschiedene Schmelzpunkte besitzt, sondern auch im IR-Spektrum unterschiedliche Bandenlagen aufweist, was Anlass zu Fehlinterpretationen geben kann. Deshalb schreibt das Arzneibuch den Vergleich mit CR-Substanz vor, die auch zur DC herangezogen wird.

Das UV-Spektrum von Barbital kann wegen der gleichen Bandenlage anderer 5,5-disubstituierter Derivate nicht zur Unterscheidung von diesen herangezogen werden. Das Maximum liegt bei 240 nm.

Identifizierung

- Eine der bekanntesten Nachweisreaktionen auf Barbiturate ist die **Zwikker-Reaktion**, die im Laufe der Jahre mehrfach untersucht und modifiziert wurde (*Bodendorf, Bult, Büchi/Perlia, Schmidt, Schwenker* u.a.) (Identitätsreaktion auf nicht am Stickstoff substituierte Barbiturate).

Sie besteht in der Umsetzung von Barbitursäure-Derivaten mit Kobalt(II)salzen im alkalischen Milieu, wobei sich farbige Komplexe der Zusammensetzung $(Barb)_2Co$ bilden, die entweder als Solvat- oder Diamino-Komplexe stabilisiert sind.

Wegen ihrer geringen Empfindlichkeit und des relativ großen Substanzverbrauches ist die Methode der Ph.Eur. 1 kritisiert und dahingehend verbessert worden, dass anstelle von Borax nunmehr Calciumchlorid/Natronlauge als Basenkomponente Verwendung findet. Damit kommt man mit weniger Substanz aus, und das Erwärmen auf dem Wasserbad entfällt. Jedoch ist auch diese Variation noch nicht optimal, zumal bessere existieren. Vorgeschlagen wird Cyclohexylamin bzw. Isobutylamin. Man erreicht damit eine größere Spezifität, die bei Verwendung von Piperidin am geringsten ist. Voraussetzung für die Reaktion ist ein wasserfreies Milieu.

Die Reaktion ist am empfindlichsten, wenn sich ein tetrahedraler Co(II)-Komplex ausbilden kann.

$Co\,(Barb)_2 \cdot X_2$
Barb = Anion der Barbitursäure-Derivate
X = Neutralligand, z.B. Cyclohexylamin

Gleichzeitig dient das im Überschuss zugefügte Amin zur Deprotonierung der Säure. Der nach Ph.Eur. verwendete Borax kann zwar zur Deprotonierung dienen, fungiert jedoch nicht als neutraler Ligand. Diese Funktion wird vom Lösungsmittel Methanol übernommen, welches zur Bildung von octahedralen Komplexen führt. Dies scheint der Grund für die geringe Farbintensität und den größeren Substanzbedarf zu sein.

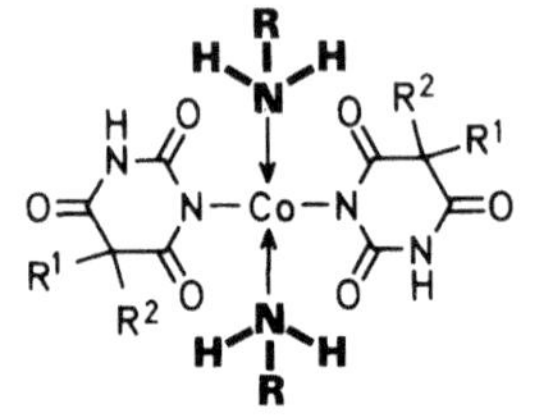

Der tetrahedrale Komplex ist wegen seines größeren molaren Extinktionskoeffizienten ($\varepsilon = 100$ bis 1000) intensiver gefärbt. Octahedrale Kobalt-Komplexe, die sich ebenfalls bilden können (ε kleiner 10), sind gewöhnlich pinkfarben und von geringer Farbintensität.

Voraussetzung der Farbgebung ist die Lactam-Struktur. Deshalb fällt die *Zwikker*-Reaktion auch bei ähnlichen Verbindungen wie Hydantoinen, bestimmten Xanthin-Derivaten, Pyridin- und Piperdin-Derivaten sowie einigen Sulfonamiden positiv aus. Bisweilen ist die Sulfonamid- oder die offenkettige Carbonsäureamid-Struktur für eine Komplexierung ausreichend.

○ Keine farbige, sondern eine weiße Fällung erhält man bei der Umsetzung mit Quecksilberoxid in Salpetersäure. Die entstandene Fällung ist in Ammoniak löslich. Bei der Umsetzung bildet sich eine metallorganische Verbindung folgender Struktur:

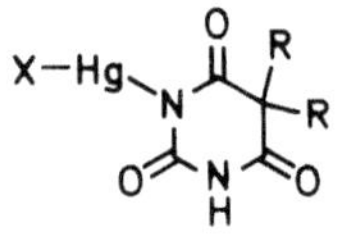

X = NO_3, OH, Cl

Beim Versetzen mit Lauge oder Ammoniak geht der Komplex unter Salzbildung in Lösung, gleichzeitig wird das Nitrat-Anion durch OH^- ersetzt. Diese Reaktion soll zur Unterscheidung von nicht *N*-methylierten und *N*-methylierten Derivaten dienen. Logischerweise gab das DAB 7 deshalb dieselbe Methode auch bei den *N*-methylierten Verbindungen an, jedoch mit dem Hinweis: „Die Lösung darf nicht sofort verändert werden.“ Daraus geht hervor, dass auch die *N*-methylierten Arzneistoffe eine, wenn auch zeitverzögerte, Fällung geben. Um eine Entscheidung treffen zu können, muss man deshalb die Vorschrift sehr genau einhalten.

Nachfolgend die Struktur des in organischen Lösungsmitteln löslichen Hg-Barb-Komplexes der *N*-methylierten Derivate nach *Bult*:

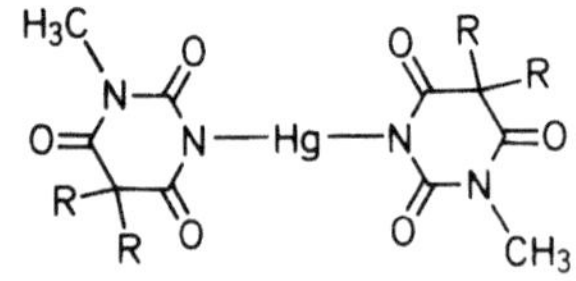

○ Als weitere Farbreaktion ist die *Zwikker*-ähnliche Umsetzung mit Pyridin und Kupfersulfat-Lösung zu nennen. Es entsteht ein hellvioletter, kristalliner Niederschlag. Die Reaktion eignet sich zur Abscheidung von Barbitursäure-Derivaten aus Lösungen und zum qualitativen Nachweis.

Der Niederschlag hat folgende Struktur:

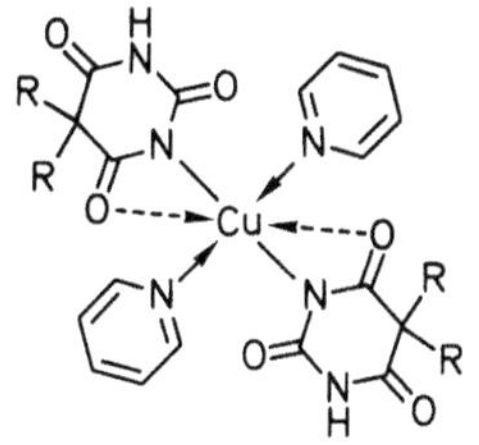

Nach *Büchi* und *Perlia* empfiehlt es sich, die Reaktion durch Zusatz von Chloroform in eine Farbreaktion umzuwandeln; denn nur der Barbitursäure-Komplex ist chloroformlöslich, nicht jedoch der tiefblaue Kupfer-Pyridin-Komplex, der sich aus überschüssigem Reagenz bildet. Man kann auf diese Weise auch geringe Mengen an Barbitursäure-Derivaten durch die Blaufärbung der organischen Phase erkennen. Ferner ist eine Unterscheidung zu den Thiobarbitursäure-Derivaten möglich. Sie färben die Chloroform-Schicht grün.

○ Ein weiterer Nachweis wird durch Derivatisieren geführt. In carbonatalkalischer Lösung setzt man mit 4-Nitrobenzylchlorid um und erhält gut kristallisierende Niederschläge. Infolge der größeren Nucleophilie der Stickstoff-Atome gegenüber Sauerstoff werden diese bevorzugt alkyliert (s. Thiouracile). Die bisher auf theoretischen Überlegungen basierende Strukturzuordnung ließ sich durch Röntgenstrukturanalyse des Derivates bestätigen (*Ogura*).

Anstelle des o.g. Reagenzes kann auch Xanthydrol eingesetzt werden, das ebenfalls gut kristallisierende Derivate bildet. Auch *N*-methylierte und Thiobarbitursäure-Derivate reagieren mit 4-Nitrobenzylchlorid, jedoch fallen diese Derivate zunächst als Öle an. Nach Lösen in Chloroform und Stehenlassen beginnt nach ca. 48 Stunden die Kristallisation.

Gehaltsbestimmung

● Man nutzt die Acidität der Barbitursäure-Derivate aus. Im wasserfreien Milieu lässt sich z.B. Barbital mit ethanolischer Natronlauge ($0{,}1\ mol \cdot l^{-1}$) als zweiwertige Säure titrieren. Man arbeitet in Pyridin in Gegenwart von Silber-Ionen. Die Silber-Ionen bilden ein schwer lösliches Silbersalz und die entstehenden Protonen werden vom Pyridin gebunden. Die Pyridinium-Ionen, die als starke Kationsäure fungieren, werden anschließend mit Natronlauge erfasst. Indikator ist Thymolphthalein.

$$\text{Barb } H_2 + 2Ag^+ + 4Py \rightarrow \text{Barb } Ag_2Py_2 + 2Py\ H^+$$

○ Ferner soll auch die *Budde*-Titration erwähnt werden, die jedoch an Bedeutung verloren hat. Sie beruht auf der Umsetzung der Barbiturat-Mono-anionen mit Silber-Ionen unter Bildung eines löslichen Silber-Komplexes, der am Endpunkt der Titration mit überschüssigen Silber-Ionen in einen polymeren und deshalb unlöslichen Komplex übergeht. Durch die beginnende Trübung wird der Äquivalenzpunkt angezeigt.

Pentobarbital
5-Ethyl-5-[(1*RS*)]-1-methylbutyl]-pyrimidin-2,4,6(1*H*,3*H*,5*H*)-trion
[76-74-4]
Na-Salz [57-33-0]

Hypnotikum

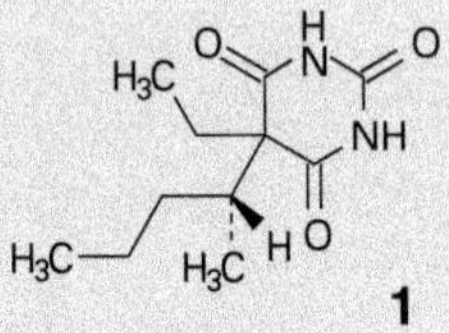

1

und Enantiomer

Die farblosen Kristalle von **1** sind in Wasser sehr schwer, dagegen in Chloroform und in verd. Laugen leicht löslich. Der pK_{S1}-Wert liegt bei 8,0, der pK_{S2}-Wert bei 12,0.

1 besitzt sein Asymmetriezentrum in der C-5-Seitenkette, im Arzneibuch ist jedoch trotz unterschiedlicher pharmakologischer Wirksamkeit der Enantiomeren das Racemat aufgeführt.

Wie bei anderen Barbitursäure-Derivaten treten auch hier polymorphe Formen auf; in handelsüblichen Arzneistoffen lassen sich hauptsächlich zwei nachweisen. Deren Schmelzpunkte sind unterschiedlich (I: ca. 113 °C, II: ca. 133 °C), ebenso wie die ihrer Nitrobenzyl-Derivate. Unterschiedlich sind auch die IR-Spektren.

Aus diesem Grund ist die Schmelzpunktbestimmung zur Identifizierung problematisch. Das Arzneibuch lässt deshalb, neben dem Schmelzpunkt der zu untersuchenden Substanz, auch den Mischschmelzpunkt mit der CR-Substanz durchführen.

Zur **Identifizierung** werden die üblichen Nachweismethoden herangezogen. Mit Vanillin/Schwefelsäure entsteht eine rötlich braune Färbung, die nach Versetzen mit Ethanol in Violett, später nach Blau umschlägt.

Bei der **Reinheitsprüfung** ist die Prüfung auf Isomere beachtenswert. Erfasst werden soll 5-Ethyl-5-(1-ethylpropyl)barbitursäure (**2**):

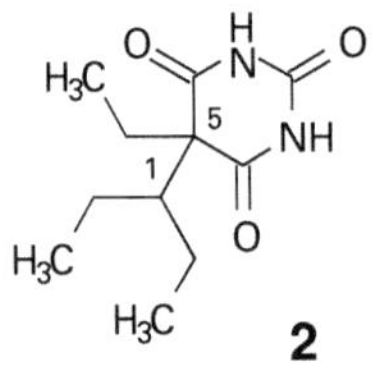

2

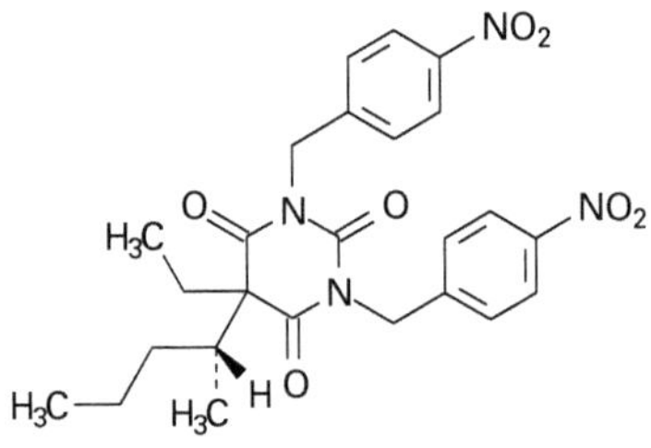

3

Das Isomer entsteht als Nebenprodukt bei der Synthese; seine Bildung wird unterschiedlich diskutiert:

Die plausibelste Erklärung ist die, dass 2-Brompentan mit 3-Brompentan verunreinigt ist. Nach einer älteren Vorstellung soll die Isomerisierung des Pentan-Derivates während der Alkylierung des Malonesters erfolgen. Ungeachtet der Ursache lässt das Arzneibuch auf das Isomer prüfen, indem mit 4-Nitrobenzylchlorid umgesetzt und der Schmelzpunkt des Derivates **3** nach Umkristallisation bestimmt wird. Er muss zwischen 136° und 148 °C liegen, was einem (erlaubten)

Isomerengehalt von 6–10% entspricht. Als geeignetere Methode ist allerdings die HPLC anzusehen (*Hoogmartens*).

Zur Prüfung auf Verwandte Substanzen findet die DC Anwendung. Sprühreagenz ist ein Diphenylcarbazon/Quecksilber(II)chlorid-Reagenz. Diphenylcarbazon färbt den Barb-Hg-Komplex rosa.

Von mehreren Barbitursäurederivaten u.a. auch von Pentobarbital sind neben den bereits beschriebenen In-vivo-Abbauprodukten auch *N*-Glucoside bekannt geworden, welche mit dem Urin ausgeschieden werden. *Soine* u. Mitarb. fanden die folgenden Diastereomere:

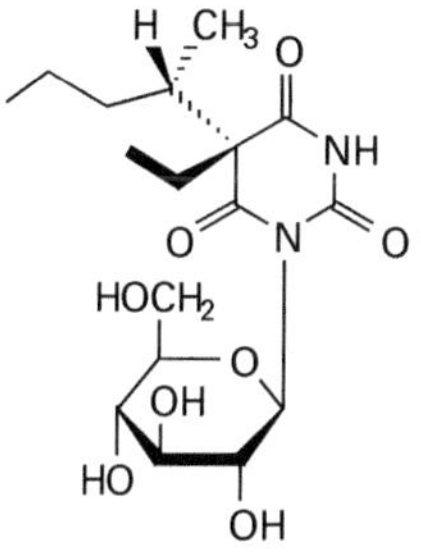

(1'S, 5R)-PTBG

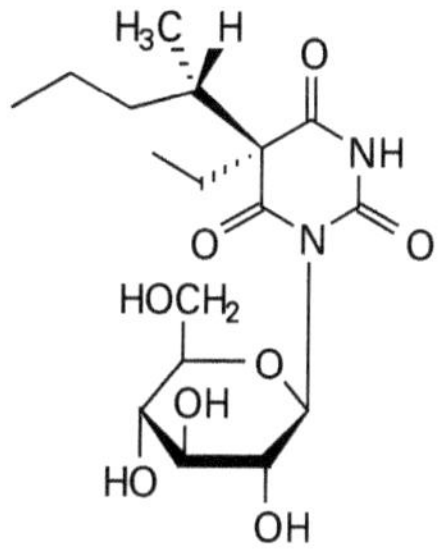

(1'S, 5 S)-PTBG

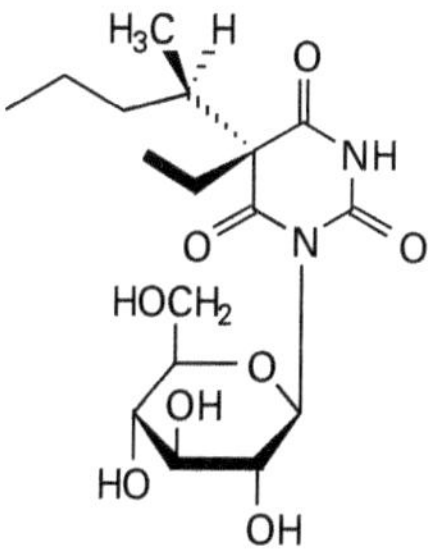

(1'R, 5R)-PTBG

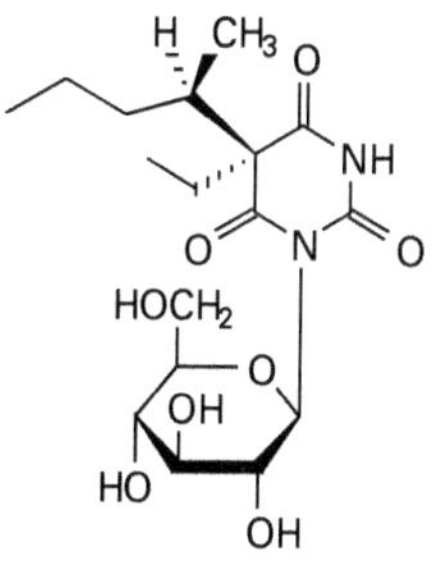

(1'R, 5 S)-PTBG

Phenobarbital

5-Ethyl-5-phenylpyrimidin-2,4,6(1*H*,3*H*,5*H*)-trion
[50-06-6]
Na-Salz [57-30-7]

Antiepileptikum

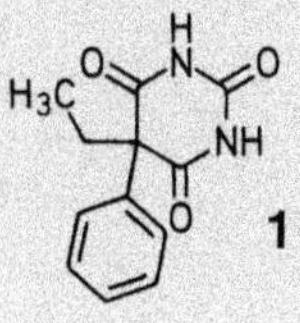

1

Ebenfalls beschrieben ist das **Natrium-Salz**.

Die Angaben über den pK_S-Wert schwanken zwischen 7,3 und 7,5; er ist jedoch kleiner als der pK_S-Wert von Barbital mit 7,9.

Phenobarbital zeigt ausgeprägte Polymorphie. Man kennt 13 Modifikationen. Handelsübliche Präparate liegen vorwiegend in der thermisch stabilen Modifikation II vor, die bei 174 °C schmilzt und während des Schmelzvorganges in die Modifikation I übergeht, die dann einen Schmelzpunkt von 176 °C zeigt. Die Arzneibücher geben in der Regel als Bereich 174 bis 178 °C an, womit gleichzeitig eine Identitätsreaktion genannt ist. 176 °C ± 2 °C, Vergleich des Misch-Schmp. mit CRS. Bei IR-Spektren und Dünnschichtchromatographie wird analog verfahren. Treten Abweichungen auf, empfiehlt sich Umkristallisation aus wässrigem Ethanol.

Ebenso wie Pentobarbital bildet Phenobarbital *N*-Glucoside (*Soine* u. Mitarb.). Die Substanz weist eine weitere Besonderheit auf. Schon länger ist bekannt, dass schwach basische Arzneistoffe nach Einnahme in den Haaren nachweisbar sind. Von schwachen Säuren war dies weniger bekannt. Einen Vergleich zwischen Phenobarbital und Codein (schwache Base) in pigmentierten und nicht pigmentierten Haaren mit den erforderlichen analytischen Verfahren beschreiben *Rollins* u. Mitarb.

Hexobarbital
(5*RS*)-5-(Cyclohex-1-enyl)-1,5-dimethylpyrimidin-2,4,6-(1*H*,3*H*,5*H*)-trion
[56-29-1]

Hypnotikum

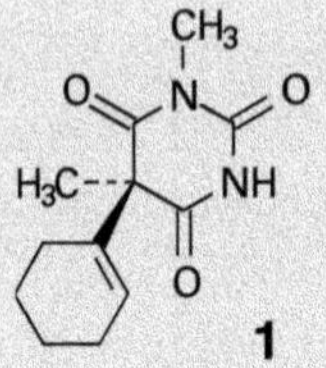

und Enantiomer

1

Das C-5-Atom besitzt aufgrund der *N*-Methylierung chiralen Charakter. Der pK_S-Wert liegt mit 8,2 über dem des Barbitals. Die Substanz ist damit weniger sauer und nur noch in Alkalilaugen löslich. Diese Beobachtung gilt für alle *N*-alkylierten Derivate.

Die Stabilität von Hexobarbital gegenüber Luftsauerstoff ist größer als die von Cyclobarbital (5-(Cyclohex-1-enyl)-5-ethylpyrimidin-2,4,6-(1*H*,3*H*,5*H*)-trion). Das Natriumsalz des Hexobarbitals ist stark hygroskopisch.

Der Schmelzpunkt wird in der Literatur mit 145 bis 148 °C angegeben. Das Arzneibuch gibt 146 ± 2 °C an und lässt den Mischschmp. mit Referenzsubstanz bestimmen. CRS wird auch bei IR und DC eingesetzt.

Als Farbreaktion versetzt man **1** mit Vanillin-Lösung und verd. Schwefelsäure. Nach 5 Minuten entsteht eine grünlich gelbe Färbung, die nach Erhitzen auf dem Wasserbad nach Dunkelrot umschlägt (Cyclobarbital reagiert analog). Der Mechanismus der Reaktion ist anscheinend nicht geklärt.

Nach Untersuchungen von *Görlitzer* findet bei der bromometrischen Gehaltsbestimmung sowohl bei Cyclobarbital als auch bei Hexobarbital keine Brom-Addition an der Doppelbindung statt. Vielmehr kommt es zur Ausbildung eines Bromhydrins mit Sitz des Brom-Atoms am quartären Kohlenstoff.

5.5.2 Thiobarbitursäure-Derivate

Thiopental-Natrium
5-Ethyl-5-[(1*RS*)-1-methylbutyl]-2-thioxo-2,3-dihydropyrimidin-4,6(1*H*,5*H*)-dion
[71-73-8]

intravenöses Kurznarkotikum

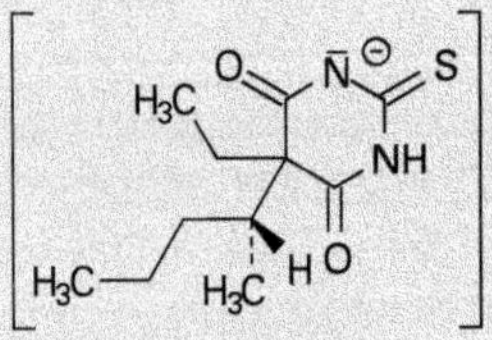

und Enantiomer

1

Das gelblich weiße Pulver ist hygroskopisch. Als Salz löst es sich in Wasser gut, in organischen Lösungsmitteln schlecht.

Thiopental-Natrium ist als Arzneibuch-Substanz ein Gemisch aus 100 Teilen Natriumthiobarbiturat und sechs Teilen Natriumcarbonat, das die Freisetzung der Säure aus dem Salz durch CO_2-Einwirkung verhindern soll.

Die Derivate der Thiobarbitursäure sind etwas saurer als die schwefelfreien Verwandten: pK_S-Wert etwa 7.3.

Wie alle 5,5-disubstituierten Barbitursäuren sind auch die Thio-Analogen vor allem in alkalischer Lösung hydrolyseempfindlich. Der Abbau erfolgt auf zwei Wegen, die beide primär über die 1,6-Spaltung laufen. Weg 1 ist identisch mit dem weiteren Verlauf der 1,6-Spaltung (s. S. 263); es bilden sich die entsprechenden schwefelhaltigen Verbindungen (Formelfolge **2–6**). Weg 2: Nach 1,6-Spaltung zerfällt **3** zu Thioharnstoff (**6**) und Dialkylmalonsäure **7** (Formelfolge **2, 3, 6, 7**).

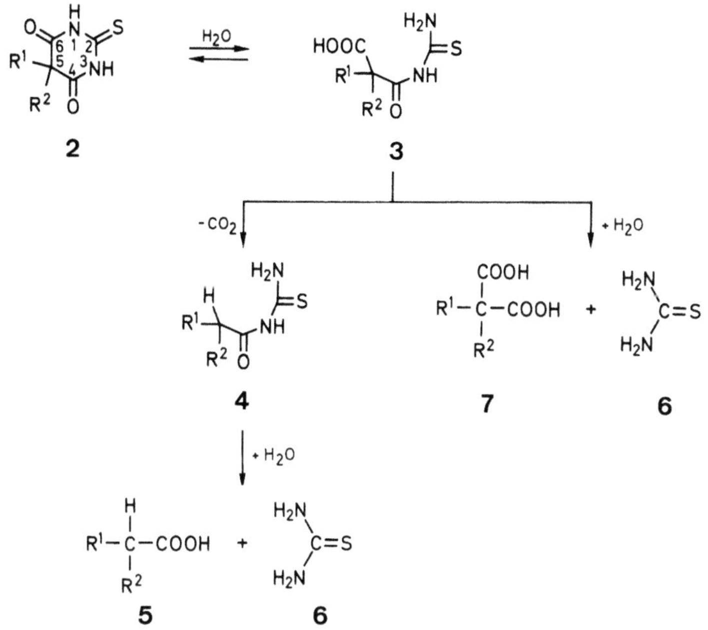

Der Abbau kann noch komplizierter verlaufen, da aus Thioharnstoff und seinen Derivaten jeweils der Schwefel hydrolytisch abgespalten wird und so die entsprechenden Sauerstoff-Analoga auftreten. Der In-vivo-Abbau der Substanz verläuft jedoch anders. Hier sind β- und γ-Oxidationen der Seitenketten bevorzugt (*Lafont* u. Mitarb.).

Hauptmetabolit ist jedoch das Pentobarbital, welches ebenfalls noch narkotische Eigenschaften besitzt. Mithilfe einer GC-MS-Methode lassen sich beide Substanzen sehr schnell aus dem Plasma bestimmen (*Martens-Lobenhoffer*, 1999).

Ein wichtiges Unterscheidungsmerkmal zwischen schwefelhaltigen und schwefelfreien Barbitursäuren ist die unterschiedliche UV-Absorption. Die Lage des Maximums schwefelhaltiger Barbitursäuren liegt bei 305 nm (gegenüber 240 nm bei den Sauerstoff-Analogen). Wegen der charakteristischen Bandenlage ist die UV-Spektroskopie auch zur quantitativen Bestimmung geeignet.

Anders als bei *N*-methylierten Barbitursäure-Derivaten befindet sich bei Thiopental-Na das Asymmetriezentrum nicht an C-5, sondern in der Methylbutyl-Seitenkette.

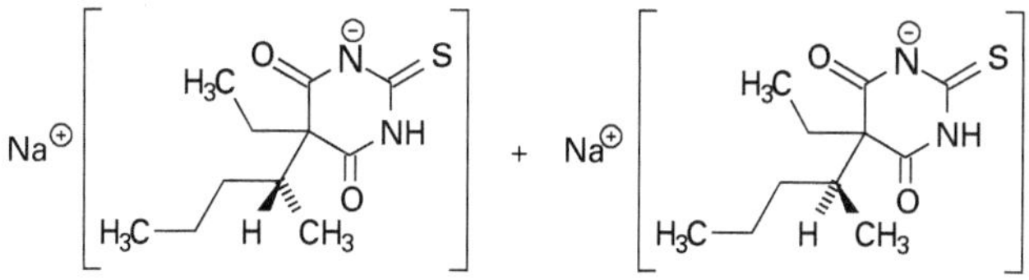

(R)**1**, $[\alpha]_D^{22} = +10{,}66°$ (S)**1**, $[\alpha]_D^{24} = -10{,}85°$

Identifizierung

- Durch Ansäuern wird die Säure freigesetzt. Man bestimmt den Schmelzpunkt, der bei etwa 160 °C liegt. Nach dem Arzneibuch 160 ± 2 °C im Vergleich mit CRS, ebenso IR und DC.
- Wegen der Möglichkeit der (Thio)-Lactam-Lactim-Tautomerie sind Thiobarbitursäure-Derivate wie Thiole befähigt, mit Pentacyanonitrosylferrat(II)-Ionen farbige Komplexe zu bilden. Denkbar ist auch die Hydrolyse u.a. zu Schwefelwasserstoff, welcher eine positive Farbreaktion gibt.
- Wie die sauerstoffhaltigen Analoga vermögen die Thiobarbitursäure-Derivate mit Kupfersulfat/Pyridin oder Quecksilber(II)chlorid charakteristische Komplexe zu bilden.

Gehaltsbestimmung

Zwei Bestimmungen schreibt das Arzneibuch vor:

- Natrium: Titration der wässrigen Lösung mit Salzsäure ($0{,}1\ mol \cdot l^{-1}$) zur Erfassung des Thiobarbiturat- und Carbonat-Ions bzw. indirekt des $Na^{\oplus}$-Gehalts.
- Thiopental: Nach Freisetzung der Säure und Extraktion mit Chloroform isoliert man die Substanz und titriert sie in Dimethylformamid gegen Thymolblau mit Lithiummethanolat-Lösung ($0{,}1\ mol \cdot l^{-1}$).

6 Nitro-Verbindungen

6.1 Aromatische Nitro-Verbindungen

Chloramphenicol

2,2-Dichlor-*N*-[(1*R*,2*R*)-2-hydroxy-1-(hydroxymethyl)-2-(4-nitrophenyl)ethyl]acetamid*
[56-75-7]

Antibiotikum

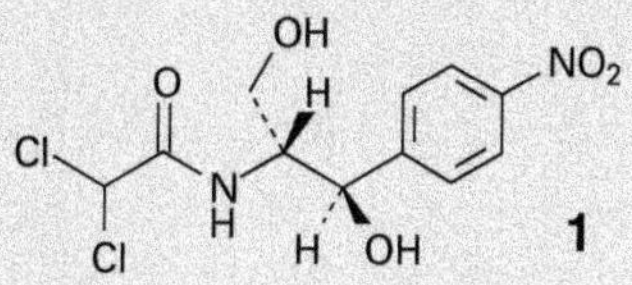

1

Chloramphenicol (**1**) ist ein gelblich weißes, kristallines Pulver von stark bitterem Geschmack, das sich in Wasser und Ether schwer, in wasserfreiem Ethanol oder Propylenglykol leicht löst.

Schmelztemperatur 149–153 °C (Identität nach Arzneibuch).

1 weist als Naturstoff die Besonderheit einer aromatischen Nitro-Gruppe und einer Dichloressigsäure-Partialstruktur auf.

Die Kohlenstoff-Atome 1 und 2 sind asymmetrisch. Von den vier möglichen Isomeren ist nur das natürlich vorkommende D-*threo*-Chloramphenicol antibiotisch aktiv.

Die spezifische Drehung ist in der Regel vom Lösungsmittel und von der Konzentration der untersuchten Lösung abhängig. Unter den gebräuchlichen Lösungsmitteln ist Ethanol das einzige, in dem die spezifische Drehung von der Konzentration nicht abhängig ist, $[\alpha]_D^{27}$ zwischen +18,5 und +20,5; in Ethylacetat ist die Lösung hingegen linksdrehend.

Wegen des bitteren Geschmacks von Chloramphenicol werden auch die geschmacksneutralen Ester eingesetzt. Verestert ist die endständige alkoholische Hydroxy-Gruppe. Der Bernsteinsäure-Halbester stellt als Salz ein wasserlösliches Derivat dar. Lipophil ist dagegen das Palmitat.

In neutraler und saurer wässriger Lösung ist Chloramphenicol relativ stabil, nicht dagegen in alkalischer Lösung. Die Ester verhalten sich unterschiedlich. Während Phthalsäure- und Bernsteinsäure-Halbester instabil sind, kann selbst nach 18-stündiger Einwirkung von 0,1 molarer Natronlauge beim Palmitin- und Stearinsäureester keine Zersetzung beobachtet werden. Dies ist jedoch auf die schlechtere Löslichkeit der Verbindungen in Wasser zurückzuführen. Bei Verwendung alkoholischer Lauge zeigen die beiden Ester die gleiche Instabilität. (*In vivo* erfolgt die Hydrolyse schnell durch Lipasen im Gastrointestinaltrakt.)

Wird die alkalische Hydrolyse bei erhöhter Temperatur durchgeführt, so zersetzt sich die Substanz relativ schnell, wobei eine deutliche Gelbfärbung auftritt.

* Chloramphenicol hat heute als Arzneistoff in Industrieländern wegen seiner Nebenwirkungen stark an Bedeutung verloren. Die Substanz ist jedoch wegen ihrer Verwendung in der Veterinärmedizin und in Tiermastfutter weiterhin aktuell und verdient toxikologisches Interesse. Deshalb und aufgrund ihrer Polyfunktionalität ist die Analytik dieser Substanz von besonderer Bedeutung.

Die Gelbfärbung kann als Identitätsreaktion ausgenutzt werden.

In wässriger Lösung laufen bei Raumtemperatur zwei pH-abhängige Hydrolyse-Reaktionen ab.

In saurer und alkalischer Lösung findet gleichermaßen Hydrolyse des Säureamids statt. Das gebildete 1-(4-Nitrophenyl)-2-amino-1,3-propandiol (**2**) (s. S. 276) findet sich auch als Metabolit *in vivo.*

Bei pH-Werten unter 7 spielt die Halogenabspaltung *in vitro* keine Rolle. Ihr Anteil nimmt jedoch drastisch zu, wenn die pH-Werte über 7 hinausgehen.

Knabe und *Kräuter* konnten ein Gemisch von neun Azo-Verbindungen als Produkte der alkalischen Hydrolyse isolieren. Überwiegend fanden sie die 4,4′-Azobenzoesäure (**3**).

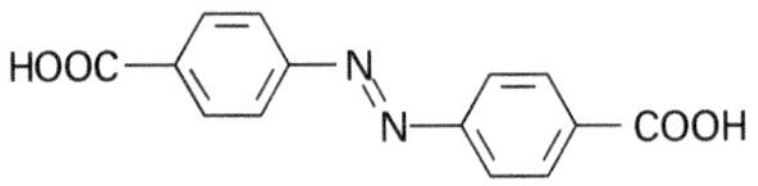

3

Daneben isolierten sie Azophenole, Azoaldehyde und Azoalkohole.

Neben der beschriebenen Hydrolyse-Empfindlichkeit ist Chloramphenicol auch gegenüber Lichteinwirkung instabil.

Shih isolierte aus neutralen wässrigen Lösungen, die dem Sonnenlicht ausgesetzt waren, die Reaktionsprodukte **3** bis **6** neben Salzsäure. Dagegen tritt bei der Bestrahlung der alkoholischen oder benzolischen Lösungen keine Photoreaktion ein.

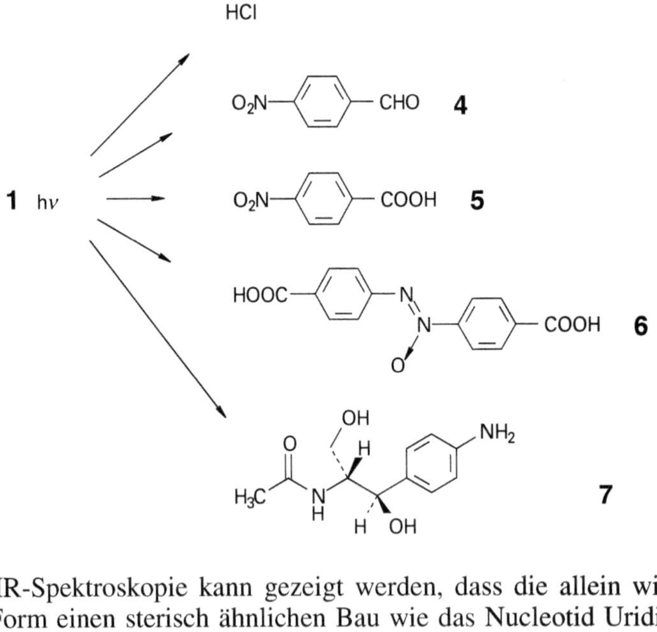

Durch NMR-Spektroskopie kann gezeigt werden, dass die allein wirksame D-(–)-*threo*-Form einen sterisch ähnlichen Bau wie das Nucleotid Uridin-5′-phosphat aufweist. Daraus lassen sich Rückschlüsse auf die Wirkungsweise des Chloramphenicols als Hemmstoff der Proteinsynthese ziehen.

Identifizierung

- Das Arzneibuch lässt neben der Schmelzpunktbestimmung ein IR-Spektrum aufnehmen und eine DC anfertigen. Außerdem zwei nasschemische Reaktionen, auf welche im Folgenden noch eingegangen wird. Aus der Röntgenkristallstrukturanalyse und der FT-IR-Untersuchung einer hochverdünnten Lösung geht hervor, dass sich die Substanz durch intramolekulare Wasserstoff-Brücken zwischen den OH-Gruppen selbst zwei bevorzugte Konformationen gibt (*Fitzhugh*).

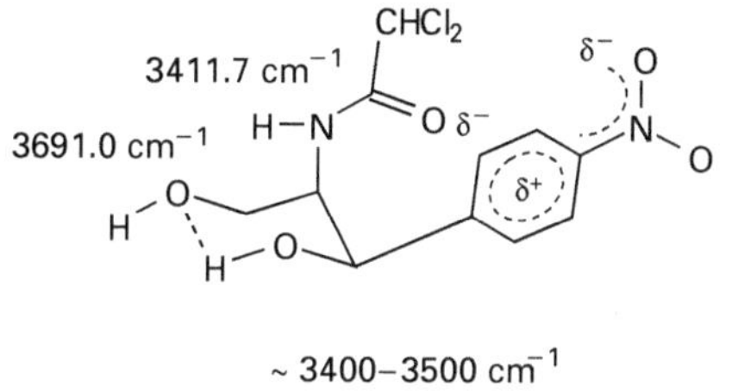

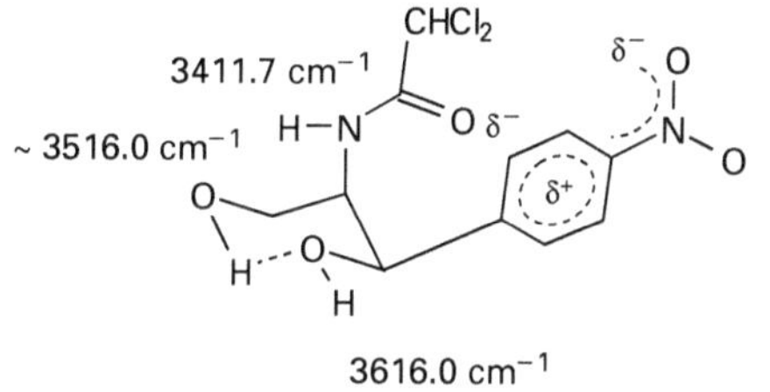

Wegen der Vielzahl funktioneller Gruppen ist eine Reihe von Identitätsreaktionen möglich.

Besonders interessant sind die Identitätsreaktionen von *Crooks* und *Rebstock*, mit denen diese Autoren die Struktur des Chloramphenicols bewiesen. Zu dieser Zeit stand außer der UV-Spektroskopie keine andere spektroskopische Methode zur Verfügung.

- Reaktionen auf Chlor: Da durch Stehenlassen oder Erwärmen mit ethanolischer Silbernitrat-Lösung keine Fällung eintrat, wurde auf kovalent gebundenes Chlor geschlossen.

  DAB 7 und AB-DDR führten zum selben Zweck eine Zinkstaub-Reduktion in neutraler Lösung durch. Chlor wird dabei als Chlorid abgespalten. Zurück bleibt die Acetamid-Gruppe, die sich z.B. durch die Iodoform-Reaktion nachweisen lässt. *Crooks* und *Rebstock* reduzierten katalytisch mit Platinoxid nach *Adams*.

- Das Arzneibuch lässt zum selben Zweck eine Carbonat-Schmelze mit der Substanz durchführen und das als Chlorid abgespaltene Chlor mit Silbernitrat nachweisen.

- Wegen der Säureamid-Gruppierung fiel die *Chen-Kao*-Reaktion nicht eindeutig positiv aus.

  Ebenso gelang die oxidative Spaltung nach *Malaprade* mit Natriummetaperiodat aus diesem Grunde nicht.

  Beide Reaktionen gelangen jedoch nach alkalischer bzw. saurer Hydrolyse. Damit waren die Ethanolamin-Struktur und die 1,3-Propandiol-Struktur bewiesen, da bei der *Malaprade*-Spaltung neben 4-Nitrobenzaldehyd (**4**) Ameisensäure, Formaldehyd und Ammoniak als Reaktionsprodukte anfielen.

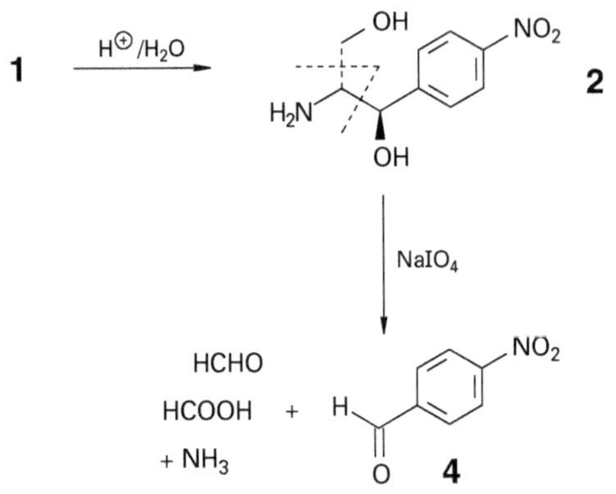

Der Nachweis, dass im Chloramphenicol zwei freie Hydroxy-Gruppen vorliegen, ließ sich mit der Methode nach *Kunz* erbringen. Dazu wird die Substanz mit Acetylierungsgemisch umgesetzt und das Acetylierungsprodukt isoliert. Man versetzt mit überschüssiger Lauge und lässt bei 0 °C zwei Stunden stehen, dann wird mit Salzsäure der Laugenüberschuss zurücktitriert. Unter diesen Bedingungen werden nur *O*-Acetyl-Derivate verseift. Aus dem Verbrauch an Lauge lässt sich errechnen, dass zwei Acetyl-Gruppen verseift wurden.

Am Beispiel des Chloramphenicols können auch die selektive Acetylierung einer Amino-Gruppe neben Hydroxy-Gruppen in der gleichen Molekel demonstriert werden. Wird Chloramphenicol zunächst hydrolysiert, sodass der freie Amino-Alkohol vorliegt, und dann kurze Zeit in Acetanhydrid bei 70 °C erwärmt, so wird aufgrund der größeren Nucleophilie des Stickstoffs nur die Amino-Gruppe acetyliert.

Zur Bildung eines Triacetyl-Derivates arbeitet man entweder nur mit Acetanhydrid bei 145 °C oder unter schonenden Bedingungen mit einem Acetylierungsgemisch. Wegen der geringen Nucleophilie des Sauerstoffs muss entweder bei höheren Temperatur oder mit reaktionsfähigeren Reagenzien gearbeitet werden.

Die Kenntnis der Acetylierungsprodukte ist interessant, da die Acetylierung wie auch die Adenylierung und die Phosphorylierung Resistenzmechanismen pathogener Bakterien gegen Chloramphenicol sind. Manche Bakterien bilden vorzugsweise das 3′-*O*-Acetylchloramphenicol, welches nichtenzymatisch in das 1′-*O*-Acetylchloramphenicol umlagert. Dieses wiederum wird enzymatisch zum 1′, 3′-*O*-Diacetyl-Derivat umgesetzt. Alle Acetylierungsprodukte sind antibiotisch unwirksam (*Groß* u. Mitarb. 2002).

Nach Gleichung **A** oxidiert die Nitro-Gruppe Eisen(II)hydroxid zu Eisen(III)-hydroxid (in alkalischer Lösung), das an der rotbraunen Farbe des sich bildenden Niederschlages erkannt werden kann.

$$\textbf{A}\quad \underset{\textbf{1}}{R{-}NO_2} + 6\,Fe(OH)_2 + 4\,H_2O \longrightarrow \underset{\textbf{8}}{R{-}NH_2} + 6\,Fe(OH)_3$$

Daneben führten *Crooks* und *Rebstock* auch folgende, von den meisten Arzneibüchern übernommene Reaktion **B** durch.

- Zinkstaub-Reduktion in neutralem Milieu in Gegenwart von Calciumchlorid liefert aus der Nitro-Verbindung ein aromatisch substituiertes Hydroxylamin **9**. Gleichzeitig werden unter diesen Bedingungen auch die Chlor-Atome partiell hydrogenolytisch abgespalten. Die dadurch entstandene Acetyl-Partialstruktur gibt eine positive Iodoform-Reaktion. Neben **9** können jedoch auch Hydrazine oder Aminophenole gebildet werden.

B $$\underset{\mathbf{1}}{R{-}NO_2} + 4\,H \xrightarrow{CaCl_2} \underset{\mathbf{9}}{R{-}NH{-}OH} + H_2O$$

Nach Zugabe von Benzoylchlorid und Eisen(III)-Ionen entsteht in saurer Lösung eine rotviolette bis purpurne Färbung.

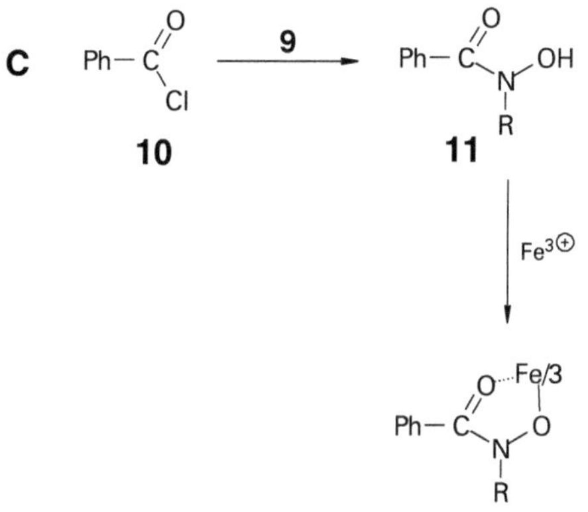

Man kann vermuten, dass das substituierte Hydroxylamin **9** mit Benzoylchlorid (**10**) die Hydroxamsäure **11** liefert, die mit Eisen(III)-Salzen den bekannten Komplex ergibt. Da die Prüfung ohne Zinkstaub negativ ausfällt, ist sicher, dass Dichloracetamid als aliphatische Säureamid-Gruppe unter diesen Bedingungen mit Hydroxylamin nicht zur Hydroxamsäure reagiert.

In umfangreichen Arbeiten konnten *Möhrle* und *Mieger* den angenommenen Reaktionsablauf zwischenzeitlich bestätigen. Die Autoren geben gleichzeitig eine verbesserte Vorschrift an, nach der sich die Ausbeute an Hydroxamsäure steigern und die Bildung von Nebenprodukten zurückdrängen lässt; z.B. empfehlen sie, die Reaktionszeit von 10 auf 5 Min. zu verkürzen, um gleichzeitige Enthalogenierung zu vermeiden und auf Natriumacetat-Zusatz vor der Benzoylierung zu verzichten. Letzterem hat das Arzneibuch bereits Rechnung getragen.

Gehaltsbestimmung

- Am gebräuchlichsten ist die Bestimmung der Extinktion, wie sie im Arzneibuch angegeben ist. Sie hat den Nachteil, dass durch Hydrolyse entstandenes, chemotherapeutisch unwirksames 2-Amino-1-(4′-nitrophenyl)propan-1,3-diol (**2**) miterfasst wird, da die Absorption bei 278 nm den 4-Nitrophenyl-Chromophor betrifft. Empfehlenswert ist eine vorangehende dünnschichtchromatographische Trennung.

Chloramphenicolpalmitat

(2*R*,3*R*)-2-[(Dichloracetyl)amino]3-hydroxy-3-(4-nitrophenyl)propylhexadecanoat
[530-43-8]

Antibiotikum

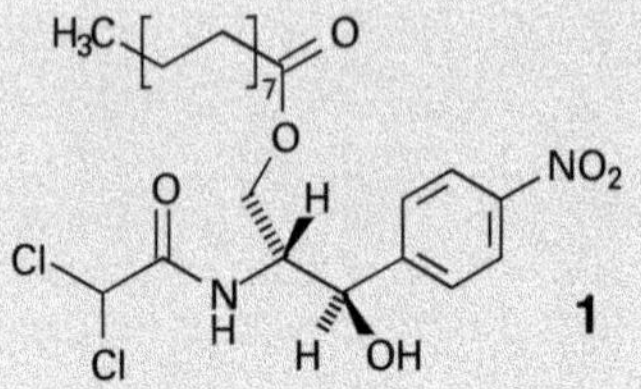

1

Das weiße fettige Pulver ist praktisch unlöslich in Wasser, sehr schwer löslich in Hexan, wenig löslich in Ethanol, leicht löslich in Aceton und Chloroform. Die Substanz schmilzt bei 87–95 °C; sie zeigt Polymorphismus. Die stabilste Modifikation (A) schmilzt bei 95 °C. Sie führt jedoch zu niedrigerem Serumspiegel als die thermodynamisch instabilere (B), die bei 89 °C schmilzt. B geht beim Lagern, schneller noch beim Verreiben oder in ungepufferten Suspensionen, in A über. Sie ist in Lösung stabil bei pH 5,5–7,9.

Identifizierung

- Dünnschichtchromatographie auf silanisierten Kieselgel-Platten; in der Untersuchungslösung wird zuvor mit Natronlauge partiell hydrolysiert. Als Referenzlösung dienen Chloramphenicol und Palmitinsäure. Letztere besitzt keine UV-Absorption. Deshalb wird nach dem Entwickeln mit Dichlorfluorescein und Rhodamin B zur Sichtbarmachung angesprüht.
- Lösen der Substanz in Pyridin und Erhitzen mit Kaliumhydroxid-Lösung führt zur Rotfärbung (s. Chloramphenicol). Man kann annehmen, dass es zu der von *Knabe* und *Kräuter* beschriebenen Bildung von Azo-Verbindungen kommt, welche in Pyridin rot gefärbt sind.
- Reduziert man **1** nicht in neutraler, sondern in saurer Lösung, so geht die Reduktion bis zum primären aromatischen Amin, welches diazotiert und mit 2-Naphthol zu einem roten Azo-Farbstoff gekuppelt wird.

Reinheitsprüfung

Zur Prüfung auf freies Chloramphenicol löst man **1** in Xylol und schüttelt mit Wasser aus. In die Wasserphase übergegangenes Chloramphenicol lässt sich UV-spektrometrisch erfassen.

Bei der DC-Prüfung auf Verwandte Substanzen wird auf Chloramphenicoldipalmitat (**2**) und isomeres Chloramphenicolpalmitat (**3**) mithilfe von CR-Substanzen geprüft, d.h. es sind beide Hydroxy-Gruppen verestert bzw. die 1-OH-Funktion.

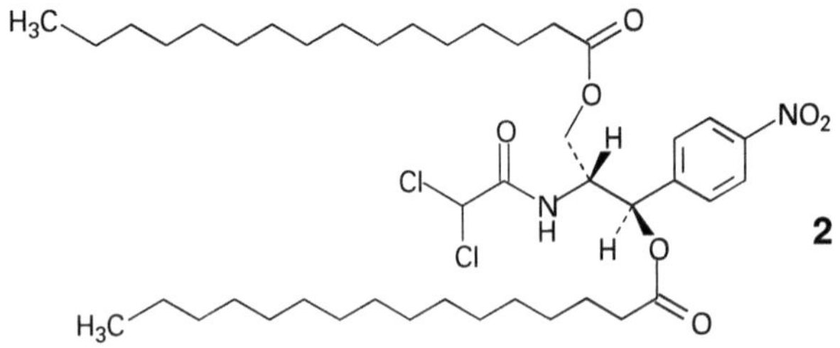

2

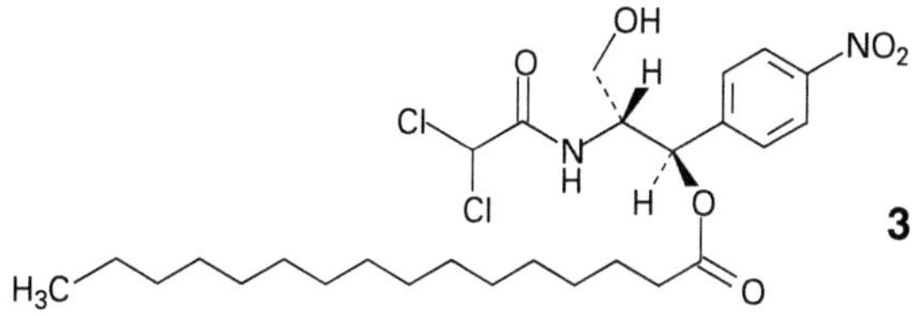

3

Die **Gehaltsbestimmung** erfolgt ebenfalls spektralphotometrisch; das Maximum hat sich allerdings nach 271 nm verschoben.

Auf freies Chloramphenicol bzw. den Di-ester prüft man mit Hilfe der Flüssigkeitschromatographie mit einem sauren Fließmittel. Bei der Gehaltsbestimmung ist zu beachten, dass das UV-Maximum von 271 nach 276 nm verschoben ist.

Thiamphenicol

2,2-Dichlor-*N*-[(1*R*,2*R*)-2-hydroxy-1-(hydroxymethyl)-2-[4-(methylsulfonyl)phenyl]ethyl]-acetamid
[15318-45-3]

Antibiotikum

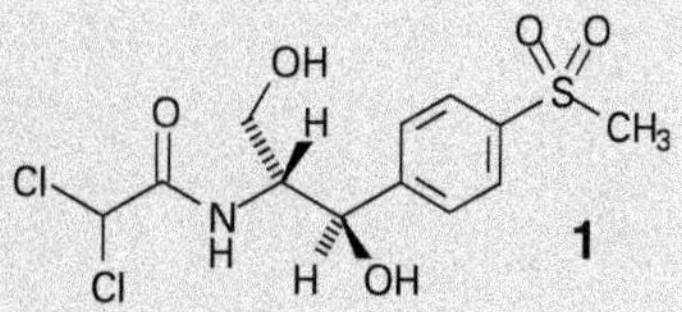

1

Das feine, weiße bis gelblich weiße kristalline Pulver ist in Wasser, Ether und Ethylacetat schwer, in Acetonitril und Dimethylformamid leicht löslich, sehr leicht in *N*,*N*-Dimethylacetamid.

Identifizierung

- Dünnschichtchromatographie und IR-Spektrum, CRS-Vergleich.
- Carbonat-Schmelze mit anschließendem Chlorid-Nachweis.

Reinheitsprüfung

Spezifische Drehung in Dimethylformamid: −21 bis 24 °C, während man in Ethanol Rechtsdrehung beobachtet. $[\alpha]_D^{25} = +12{,}9°$.

Schmelztemperatur: 163–167 °C.

Die Substanz bildet insgesamt drei polymorphe Formen und Hydrate aus. Im UV-Licht liegen die Maxima bei 224, 266 und 273 nm.

Gehaltsbestimmung

Hydrolyse mit siedender ethanolischer Kalilauge und Titration der Chlorid-Ionen mit Silbernitrat-Lösung ($0{,}1\ mol \cdot l^{-1}$). Endpunktbestimmung potentiometrisch.

Niclosamid

5-Chlor-*N*-(2-chlor-4-nitrophenyl)-
2-hydroxybenzamid
[50-65-7]

Anthelminthikum

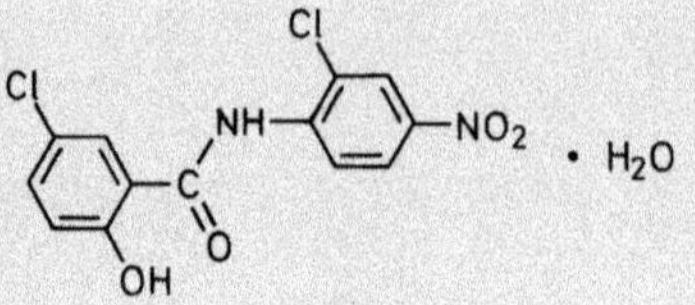

1

Im Gegensatz zur Stammverbindung Salicylamid, die noch relativ gut wasserlöslich ist, ist Niclosamid (**1**) fast unlöslich in Wasser. Das hellgelbe, schwach grünlich gelbe oder bräunlich gelbe, kristalline oder mikrokristalline Pulver, das praktisch geruchs- und geschmacksneutral ist, zeigt in Lösung ein Absorptionsmaximum bei 332 nm. Das Arzneibuch beschreibt sowohl die wasserfreie als auch die Hydrat-Form.

Identifizierung

- Schmelztemperatur 227–232 °C; von den zwei polymorphen Modifikationen liegt normalerweise die α-Form vor. Die β-Form schmilzt dagegen bereits zwischen 86 und 92 °C, sie lässt sich durch Erhitzen in die α-Form umwandeln.

Beide Modifikationen sollen sich durch unterschiedliche Ausbildung intramolekularer Wasserstoff-Brücken unterscheiden, wie aus IR-Spektren hervorgeht.

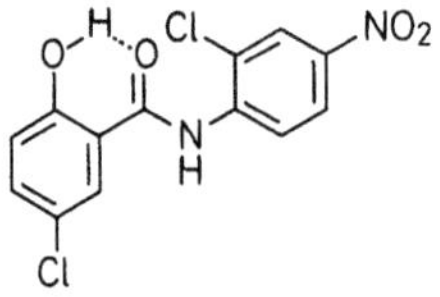

1, α-Form

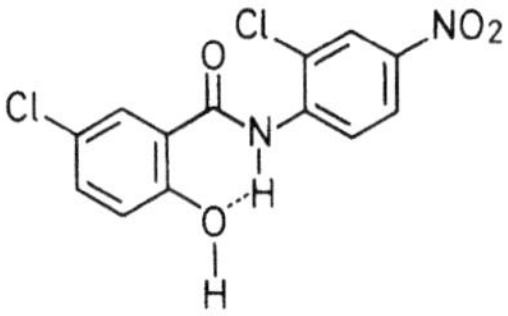

1, β-Form

- IR-Spektrum.
- Nach Zinkstaub-Reduktion, Diazoniumsalz-Bildung und Azo-Kupplung mit *Bratton-Marshall*-Reagenz, außerdem Durchführung der *Beilstein*-Probe. Eine grüne Flamme zeigt die Anwesenheit von Chlor in **1** an.

Reinheitsprüfung

5-Chlorsalicylsäure und 2-Chlor-4-nitroanilin können von der Synthese her als Verunreinigung vorhanden sein. Erstere lässt sich über die Reaktion mit Eisen(III)chlorid nachweisen, die Anilin-Gruppierung durch Diazotierung und Reaktion mit *Bratton-Marshall*-Reagenz (s. S. 384).

Auf weitere Verwandte Substanzen prüft man mit der HPLC.

Zur **Gehaltsbestimmung** wird in Aceton/Methanol gelöst und wasserfrei mit Tetrabutylammoniumhydroxid-Lösung (0,1 mol · l^{-1}) titriert.

Wegen ihrer NH-Acidität – die Substanz ist als phenyloges, acyliertes Nitramin anzusehen – ist die Deprotonierung zum mesomeriestabilisierten Salz möglich. S. auch Nitrazepam (S. 644).

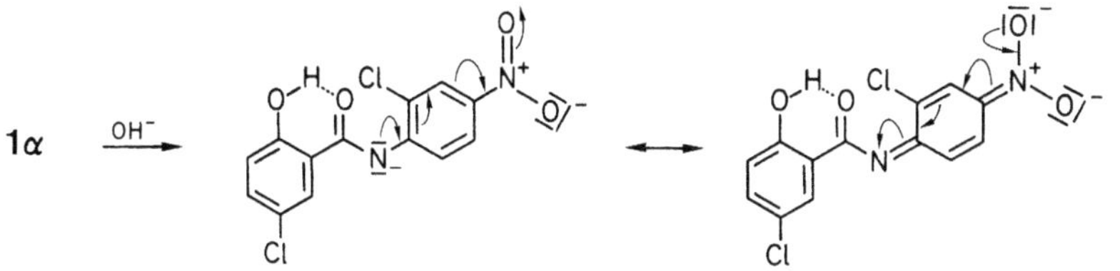

6.2 Heteroaromatische Nitro-Verbindungen

Nitrofural

2-[5-Nitrofuran-2-yl)methylen]-diazancarboxamid

[59-87-0]

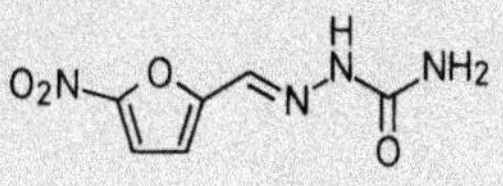

1

Chemotherapeutikum

Zitronengelbes oder braungelbes kristallines Pulver, das zunächst geschmacksneutral erscheint, später einen schwach bitteren Geschmack entwickelt. Der pK_S-Wert beträgt 10.

Lösungen der Substanz färben sich am Licht langsam rot.

Normalerweise liegt **1** als *anti*-Isomer vor. *Quilliam* u. Mitarb. konnten jedoch zeigen, dass bereits beim analytischen Arbeiten mit der Substanz oder auch bei der Synthese Photoprodukte entstehen. Eines der Produkte ist das *syn*-Isomer (**1**-*syn*).

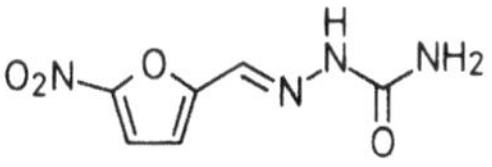

1-*anti*

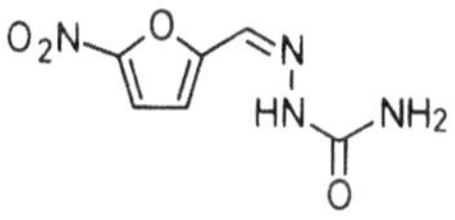

1-*syn*

Ein zweites Produkt ist das Azin **2,** für dessen Bildung die Autoren keine Erklärung angeben konnten.

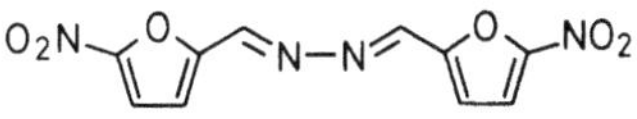

2

In Abhängigkeit von der Synthese erhält man Nitrofural in zwei verschiedenen Modifikationen mit unterschiedlichen Schmelzpunkten:

– α-Form: Smp = 238 bis 240 °C,
– β-Form: Smp = 230 bis 232 °C.

Wegen der schlechten Löslichkeit in Wasser und in den meisten organischen Lösungsmitteln werden die Identitätsreaktionen in Dimethylformamid durchgeführt.

1 weist im UV-Spektrum zwei Maxima bei 260 und 375 nm, gemessen in wässriger Lösung, auf. Dieser Bereich ist für alle Nitrofurfural-Derivate charakteristisch.

Die Bande bei 260 nm entspricht der des Furfurals als einer Verbindung mit drei konjugierten Doppelbindungen.

5-Nitrofurfurale absorbieren bei 375 nm, verursacht durch die bathochrome Verschiebung, welche die Nitro-Gruppe mit sich bringt. Bei Substitution in 2-Stellung wird das Absorptionsmaximum noch weiter in den langwelligen Bereich hineinverschoben (Identitätsreaktion).

Folgende Reaktionen laufen bei Zersetzung ab:

- Abspaltung der Nitro-Gruppe,
- Reduktion der Nitro-Gruppe,
- Hydrolyse der Azomethin-Gruppe.

In Abhängigkeit von den Reaktionsbedingungen sollen als Zwischenprodukte der Zersetzung Nitrit und Nitrat entstehen.

Identifizierung

- Die Farb- und Fällungsreaktionen mit Ammoniak, ethanolischer oder wässriger Alkalilauge mit und ohne Zusatz von zweiwertigen Metall-Ionen werden von den meisten Arzneibüchern für 5-Nitrofurfural-Abkömmlinge sowohl zur Identitätsreaktion als auch zur quantitativen Bestimmung herangezogen. Von Nachteil für diesen Zweck ist die Unbeständigkeit der Rotfärbung. Es muss innerhalb von wenigen Minuten vermessen werden. Bei Zusatz von Phenol bleibt die Extinktion über mehrere Stunden konstant.

Die Rotfärbung in alkalischer Lösung beruht auf der Verschiebung der Absorptionsmaxima aus dem nahen UV- in den sichtbaren Bereich. Sie soll durch den Elektronen anziehenden Charakter der Nitro-Gruppe hervorgerufen werden, wodurch möglicherweise auch die NH-Acidität verstärkt ist. Aus **1** entsteht das mesomeriestabilisierte Anion **1⁻**.

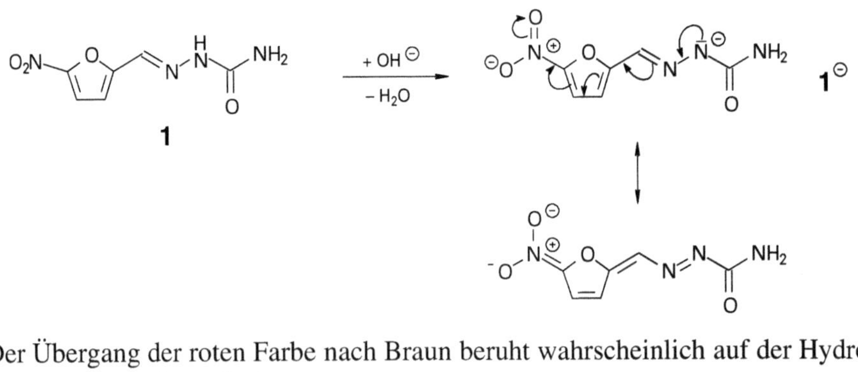

Der Übergang der roten Farbe nach Braun beruht wahrscheinlich auf der Hydrolyse der Azomethin-Bindung.

Es ist auch an die Bildung von 5-Nitrofurfural zu denken, das ähnliche Reaktionen geben kann wie 4-Nitrobenzaldehyd.

- Neben dem IR- und UV-Spektrum wird außerdem eine DC vorgeschrieben, mit Phenylhydrazin-HCl als Sprühreagenz.

- Bei der Umsetzung mit Kupfersulfat/Pyridin und in Anwesenheit von Chloroform entsteht eine Gelbfärbung, die nicht in die Chloroform-Schicht ausschüttelbar ist. Es handelt sich um eine Modifikation der *Zwikker*-Reaktion. Nitrofurantoin gibt unter gleichen Bedingungen eine Grünfärbung und Furazolidon eine gelbgrüne Färbung. Der grüne Kupfer-Komplex des Nitrofurantoins ist im Gegensatz zu den gelben bzw. grünen Komplexen aus Nitrofural bzw. Furazolidon mit Chloroform ausschüttelbar.

Bei der Prüfung auf Verwandte Substanzen mittels der HPLC prüft man auf Nitrofurantoin, das Azin **2** und das Diacetat **3.**

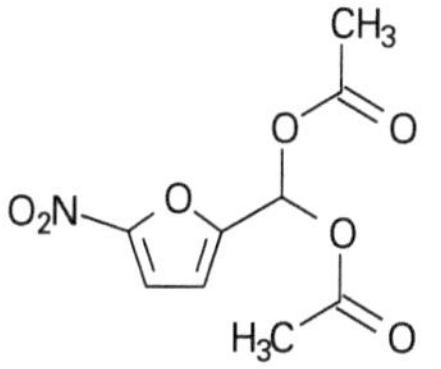

3

Gehaltsbestimmung

Zur Gehaltsbestimmung des Nitrofurals steht eine Vielzahl von Methoden zur Verfügung, z.B.:

- Extinktionsmessung bei 375 nm (Arzneibuch),
- polarographische Bestimmung,
- gravimetrische Bestimmung als 2,4-Dinitrophenylhydrazon,
- kolorimetrische Bestimmung mit 4-Dimethylaminobenzaldehyd,
- iodometrische Bestimmung in alkalischer Lösung,
- Bromometrie.

Eine acidimetrische Bestimmung mit wässriger Lauge ist bei Verwendung von Dimethylformamid als Lösungsmittel möglich.

Nitrofurantoin

1-[[(5-Nitrofuran-2-yl)methylen]-amino]imidazolidin-2,4-dion
[67-20-9]
Monohydrat [17140-81-7]

Chemotherapeutikum

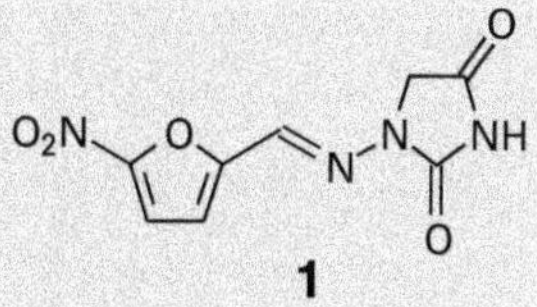

1

Das gelbe kristalline Pulver ist sehr schwer löslich in Wasser und Ethanol, löslich in DMF. Die Substanz ist ebenso wie Nitrofural lichtempfindlich. Sie zeigt UV-Maxima bei 266 und 367 nm. Mit ethanolischer Kalilauge entsteht eine braune Färbung (Identitätsreaktion).

Wegen ihrer schlechten Wasserlöslichkeit besitzt sie eine relativ geringe Bioverfügbarkeit. Deshalb sollte beachtet werden, dass die wasserfreie Substanz mit 39,3 mg/100 ml Wasser etwas besser löslich ist als das ebenfalls handelsübliche Monohydrat (27,4 mg/100 ml Wasser, *Otsuka*).

Metronidazol

2-(2-Methyl-5-nitro-1*H*-imidazol-1-yl)ethanol
[443-48-1]
Benzoesäureester [13182-89-3]

Chemotherapeutikum

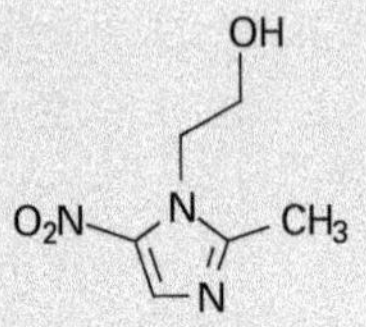

1

Als weitere Monographie führt das Arzneibuch noch den Benzoesäureester auf. Die weiße bis gelbliche Substanz schmilzt bei 159–163 °C. Sie ist sowohl in Wasser als auch in Dichlormethan schwer löslich. Bei Belichtung zersetzt sie sich allmählich. Das Maximum im UV liegt bei 274 nm.

Die nach Protonierung resultierende Kationsäure hat einen pK_S-Wert von 7,5. Das UV-Absorptionsmaximum dieser Säure liegt bei 277 nm. Das längstwellige Maximum von **1** liegt dagegen (gemessen in Methanol) bei 310 nm.

Die Substanz ist wie alle Nitrofurane photolabil. *Moore* u. Mitarb. konnten die Struktur einiger Photoprodukte in sauerstofffreier, wässriger Lösung aufklären. Überraschenderweise kommt es dabei zur Bildung des Oxadiazol-Derivates **3,** welches möglicherweise auch ein Zwischenprodukt beim metabolischen Abbau darstellt, der als Endprodukte Aminoethanol, Glycin, Acetamid und *N*-(2-Hydroxyethyl)oxamidsäure (HO-CH_2-CH_2-NH-CO-COOH) liefert. Vor allem die Bildung des Aminoethanols lässt sich leichter aus **3** erklären als aus einem Imidazol-Derivat.

Metronidazol findet in letzter Zeit wieder verstärkt Anwendung, sowohl als Antibiotikum, als auch als Zytostatikum, da es in allen anaerob wachsenden Zellen, wie oben beschrieben, reduziert wird. Außerdem hat es Radikalfänger-Eigenschaften.

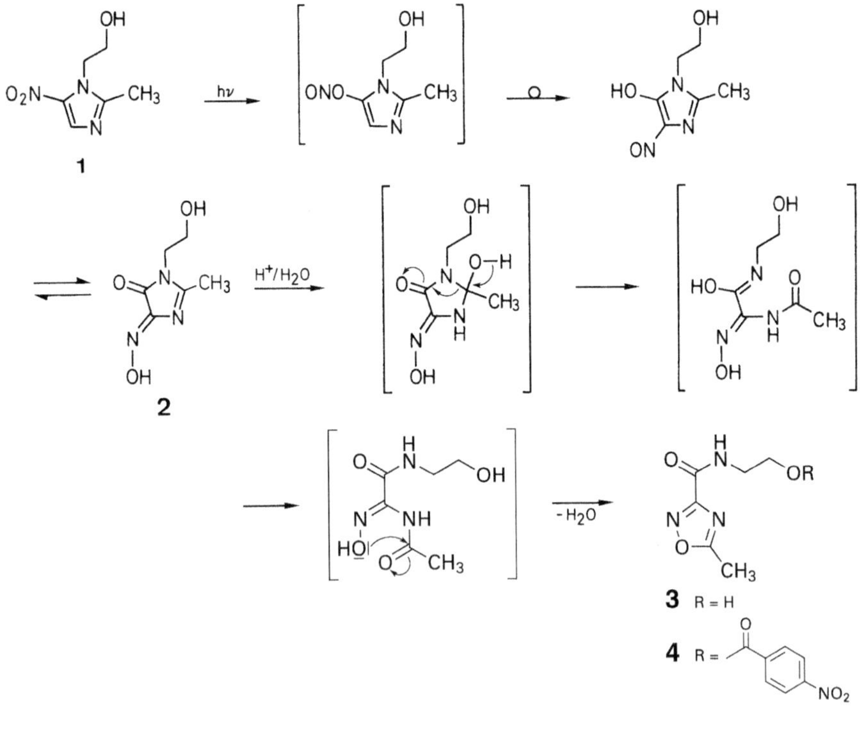

Die ungewöhnliche Struktur von **3** ist nicht nur spektroskopisch abgesichert, sondern als **4** auch über Röntgenstrukturanalyse.

Über die Bildung des Imidazolons **5** berichtet *Godfrey*.

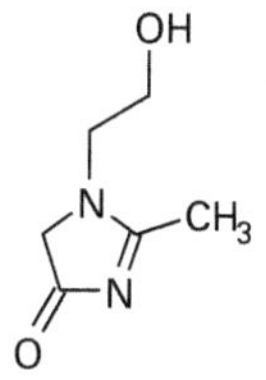

5

Identifizierung

- Smp: 159–163 °C.
- IR-Spektrum.
- UV-Spektrum: $\lambda_{max} = 277$ nm in Salzsäure (0,1 mol · l^{-1}).
- Nach Reduktion der Nitro-Gruppe mit Zink in salzsaurer Lösung wird durch Zugabe von Natriumnitrit diazotiert und mit 2-Naphthol zu einem Azofarbstoff gekuppelt.
- ○ Die alkalische Hydrolyse der heteroaromatisch gebundenen Nitro-Gruppe führt nach folgender Gleichung zu einem 5-Hydroxy-imidazol-Derivat und Nitrit.

$$R\text{-}NO_2 + KOH \longrightarrow R\text{-}OH + KNO_2$$

Die Methode, die hier allerdings genaue Einhaltung fast drastischer Reaktionsbedingungen erfordert, ist allgemein anwendbar zum Nachweis organischer Nitro-Verbindungen. Handelt es sich dabei um nitrierte Aromaten, so tritt die nucleophile Substitution nur dann ein, wenn der Aromat zusätzlich aktiviert ist.

Das entstandene Nitrit wird auf bekannte Weise durch Diazotierung von Sulfanilsäure in saurer Lösung und Kuppeln mit 2-Naphthol zum Azofarbstoff nachgewiesen.

- ○ Die Substanz gibt beim Erwärmen mit Natronlauge eine intensiv rotviolette Färbung, die beim Ansäuern nach gelb umschlägt, beim Alkalisieren wieder erscheint.

Die Reaktion ist mit dem Verhalten des Chloramphenicols vergleichbar.

Reinheitsprüfung

Von der Synthese her ist **1** mit 2-Methyl-5-nitroimidazol (**6**) und dem 4-Nitro-Derivat **7** verunreinigt. Das Arzneibuch lässt darauf dünnschichtchromatographisch prüfen.

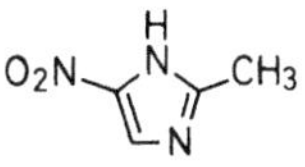

6

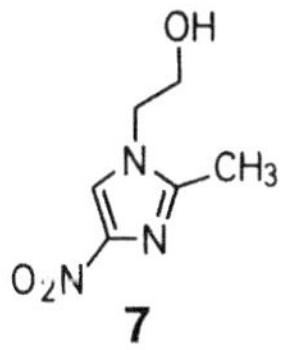

7

6

Nitro-Verbindungen

Nicht als Prüfung im Arzneibuch aufgeführt ist der Nachweis von Nitrit. Bei unsachgemäßer Lagerung von **1** (Zutritt von Feuchtigkeit und/oder Licht) spaltet die Substanz Nitrit ab. Auch in Infusionslösungen sind immer Nitrit-Ionen enthalten, die entweder aus der Synthese stammen oder durch Zersetzungsreaktionen bedingt sind, weshalb in der Standardinformation für Krankenhausapotheken vom Hersteller deren Gehalt auf 20 ppm begrenzt ist. Die Nitrit-Bestimmung lässt sich photometrisch mit *Bratton-Marshall*-Reagenz durchführen (*Theuer*). Bei der gemeinsamen parenteralen Verabreichung von Metronidazol mit einem Antibiotikum, wie Aztreonam, reichen die freigesetzten Nitrit-Ionen schon zu einer Verfärbung der Infusionslösung aus. Sie reagieren unter Diazoniumsalz-Bildung mit der heteroaromatischen Amino-Gruppe des Aztreonams. Das Salz kuppelt mit einem zweiten Molekül in Position 5 des Thiazol-Ringes zum heteroanalogen Azo-Farbstoff **8.**

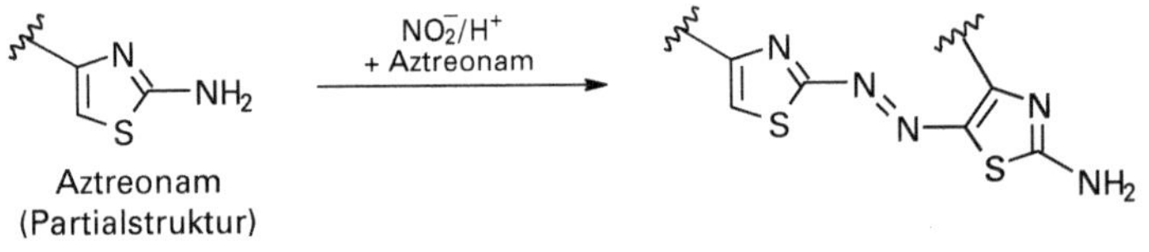

8

Gehaltsbestimmung

Wasserfrei in Essigsäure, Perchlorsäure (0,1 mol·l^{-1}) als Maßlösung und potentiometrische Endpunktbestimmung.

7 Amine

Da schätzungsweise 75% der aktuellen Arzneistoffe stickstoffhaltig sind und davon der überwiegende Anteil zu den Aminen zu zählen ist, werden an dieser Stelle die theoretischen Hintergründe der Reaktivität und Basizität der Amine etwas näher geschildert.

Amine als Derivate des Ammoniaks besitzen eine pyramidale Struktur. In Analogie zu den sp^3-Hybridorbitalen des Kohlenstoffs im Methan sollten die fünf Valenzelektronen des Stickstoffs in sp^3-Orbitalen angeordnet sein. Ein Orbital ist doppelt besetzt, was zu einem nicht bindenden Elektronenpaar führt.

Dieses einsame Elektronenpaar verleiht Ammoniak und den Aminen folgende Eigenschaften:

1. Basizität, die den Charakter von *Lewis*-Basen bedingt und die Protonierung primärer, sekundärer und tertiärer Amine **1** zum Ammonium-Ion **2** ermöglicht.

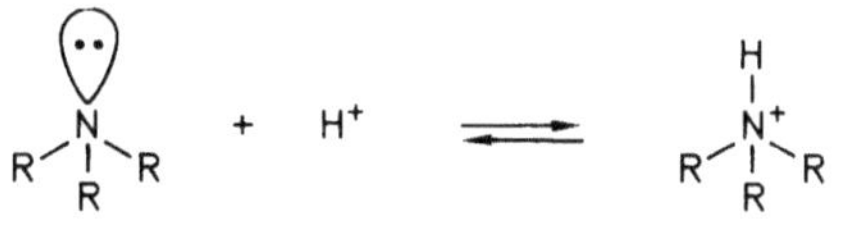

1 **2**

2. Nucleophilie, die Reaktionen mit Elektrophilen ermöglicht.
3. Dipolmoment, das für die Ausbildung von Wasserstoff-Brückenbindungen verantwortlich ist.

Amine, die über ein stickstoffständiges Wasserstoff-Atom verfügen, d.h. primäre und sekundäre Amine, können nach **3** Wasserstoff-Brücken ausbilden.

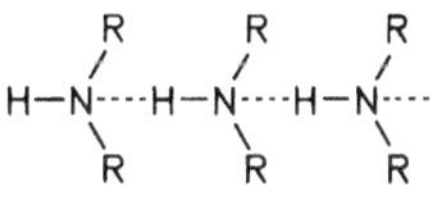

3

Die gute Löslichkeit der Amine in Wasser ist ebenfalls durch die Bildung von Wasserstoff-Brücken nach **4** bedingt.

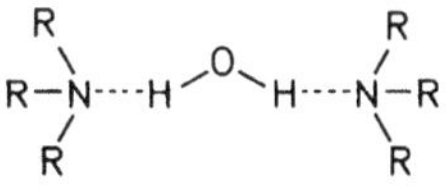

4

Die Siedepunkte von Aminen liegen tiefer als die von vergleichbaren Alkoholen oder Carbonsäuren, da die Wasserstoff-Brückenbindungen schwächer sind: Die Elektronegativität des Stickstoffs (χ = 3,0) ist geringer als die des Sauerstoffs (χ = 3,4).

Vergleichendes Beispiel:

- Mcthylamin Sdp = 7,5 °C,
- Methanol Sdp = 64,5 °C.

7

Amine

Amine mit einer nicht zu hohen rel. Molekülmasse sind Flüssigkeiten mit fischartigem Geruch.

Alkylamine sind stärker basisch als Ammoniak, weil der +I-Effekt der Alkyl-Gruppen die Elektronendichte am Stickstoff erhöht.

Tertiäre Alkylamine sind in Wasser schwächer basisch als primäre und sekundäre, da die drei Alkyl-Gruppen die Solvatation und die Protonierung sterisch behindern.

In anderen Lösungsmitteln als Wasser, in denen keine Wasserstoff-Brückenbindungen möglich sind, etwa in Chlorbenzol, korreliert die Nucleophilie mit dem Alkylierungsgrad.

Aromatische Amine vom Typ des Anilins sind aufgrund des −M-Effektes der Phenyl-Gruppe schwächer basisch als aliphatische Amine.

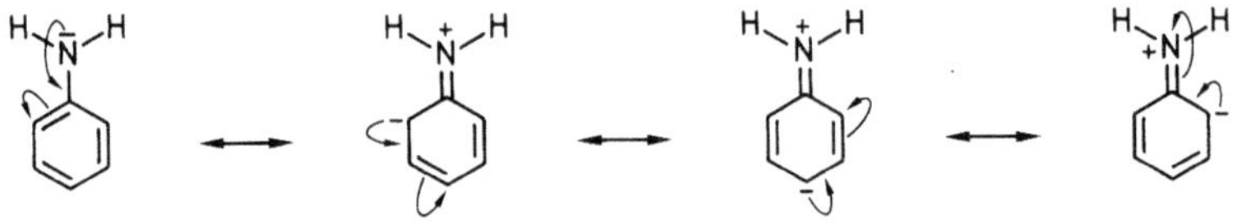

5a **5b** **5c** **5d**

Das freie Elektronenpaar des Stickstoffs nimmt, wie es in der Folge **5a, 5b, 5c, 5d** gezeigt wird, an der Resonanz des Ringes teil und steht somit einer Protonierung nur in geringerem Maße zur Verfügung, als es bei aliphatischen Aminen der Fall ist.

Substituenten mit Elektronendonator-Eigenschaften in *o*- oder *p*-Stellung erhöhen die Basizität.

X in **6** ist beispielsweise OH, OCH_3, $N(R)_2$, CH_3.

Substituenten mit Elektronenakzeptor-Eigenschaften schwächen die Basizität ab, da sie über mesomere und induktive Effekte die Elektronendichte im Kern und am Stickstoff vermindern.

Y in **7** ist beispielsweise NO_2, COOH, CN, CHO, COR, F, Cl, Br, I.

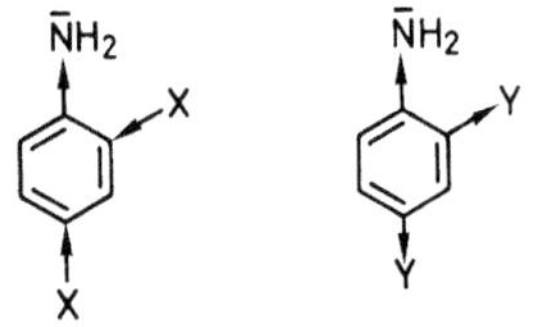

6 **7**

Allgemeine Nachweisreaktionen

Die üblichen Nachweisreaktionen für Amine beruhen auf deren markanten Eigenschaften: Basizität bzw. Nucleophilie.

Nachweis der Basizität

1. Die Basizität von Amine kann, sofern sie wasserlöslich sind, mithilfe von Indikatoren oder potentiometrisch bestimmt werden.
2. Sie ist weiter nachweisbar durch Salzbildung mit Mineralsäuren.

Eine Reihe organischer Säuren, die meist schwer lösliche oder gut kristallisierende Salze mit Aminen bilden, sind die Folgenden:

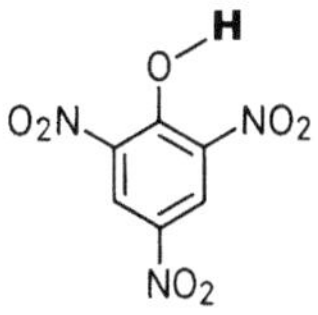

Pikrinsäure

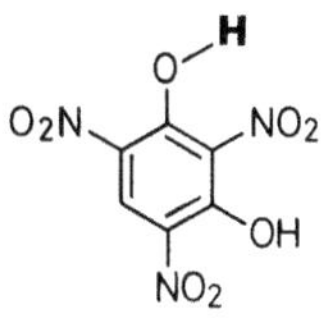

Styphninsäure

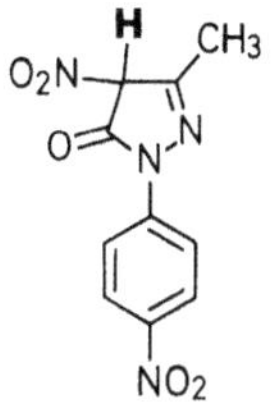

Pikrolonsäure

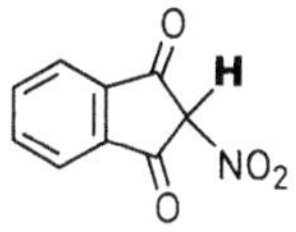

2-Nitroindan-1,3-dion

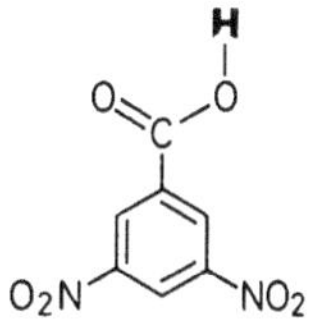

3,5-Dinitrobenzoesäure

Nachweis der Nucleophilie

Nachweisreaktion mit elektrophilen Reagenzien: Zum Nachweis primärer und sekundärer Amine eignen sich Acylierungs-, Arylierungs-, Alkylierungs- und Kondensationsreaktionen.

Acylierung

Häufig gebrauchte und günstige Acylierungsreagenzien sind:

- Acetanhydrid bzw. Acetylchlorid,
- Benzoylchlorid, 3,5-Dinitrobenzoylchlorid und 3,5-Dinitrobenzoesäureanhydrid,
- 3-Nitrophthalsäureanhydrid,
- Sulfonsäure-Halogenide (z.B. Dansylchlorid).

Arylierung

Analytisch gebräuchliche Arylierungsreaktionen werden durchgeführt mit:

- 1-Chlor-2,4-dinitrobenzol bzw. 1-Fluor-2,4-dinitrobenzol (*Sangers*-Reagenz),
- 1-Chlor-2,4,6-trinitrobenzol (Pikrylchlorid),
- 4-Chlor-7-nitrobenzofurazan.

Alkylierung

Hierzu eignen sich beispielsweise

- Benzylchlorid,
- 4-Nitrobenzylchlorid.

Kondensationen

Sie werden im Allgemeinen mit Aldehyden und Ketonen oder heteroanalogen Carbonyl-Verbindungen durchgeführt, z.B.:

- 4-Dimethylaminobenzaldehyd,
- Ninhydrin,
- 2,5-Dimethoxytetrahydrofuran

- Fluorescamin,
- Salpetrige Säure,
- 1,2-Naphthochinon-4-sulfonat,
- Dichlorcarben,
- Kohlenstoffdisulfid.

Nachweis primärer aliphatischer Amine

Hierfür kommen folgende Reaktionen in Betracht:

- Ninhydrin-Reaktion,
- Umsetzung mit Fluorescamin,
- Umsetzung mit Phthalaldehyd/β-Mercaptoethanol,
- Isonitril-Reaktion,
- Reaktion mit 1,2-Naphthochinon-4-sulfonat,
- Addition an Kohlenstoffdisulfid,
- Reaktion mit salpetriger Säure, die auch in Form der *van-Slyke*-Reaktion gasvolumetrisch ausgenutzt werden kann.

Nachweis primärer aromatischer Amine

Man bedient sich meistens der folgenden Reaktionen:

- Diazotierung und Kupplung zu farbigen Azo-Verbindungen,
- Kondensation mit aromatischen Aldehyden, z.B. mit 4-Dimethylaminobenzaldehyd in saurer Lösung,
- Isonitril-Reaktion.

Nachweis sekundärer aliphatischer Amine

Es kommen in Frage:

- Acylierung,
- Umsetzung mit salpetriger Säure, die zu Nitrosaminen führt,
- Umsetzung mit 1,2-Naphthochinon-4-sulfonat,
- Reaktion nach *Angeli-Rimini* bzw. *Simon.*

Nachweis sekundärer aromatischer Amine

Folgende Reaktionen kommen in Betracht:

- Nitrosamin-Bildung,
- Acylierung.

Nachweis tertiärer aliphatischer Amine

Hier kommen in Frage:

- Farbreaktion mit Zitronensäure und Acetanhydrid, die zu roten bis blauen Farbstoffen führt,
- Salzbildung.

Nachweis tertiärer aromatischer Amine

- Tertiäre aromatische Amine, die in Position 4 nicht substituiert sind, ergeben bei der Einwirkung von salpetriger Säure 4-Nitroso-Derivate.

7.1 Aliphatische Amine

Amantadin
1-Adamantylamin
[665-66-7]

Virustatikum

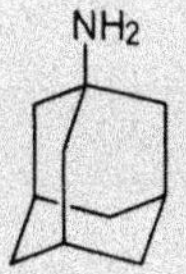

1

In der Ph.Eur. ist das **Hydrochlorid** aufgeführt. Weißes bis schwach gelbliches Pulver, leicht löslich in Wasser und Ethanol, praktisch unlöslich in Ether. pK_S = 10,7. Der pK_S ist vergleichbar mit dem von nichtcyclischen, primären aliphatischen Aminen, wie z.B. 2-Amino-2-methylpentan, pK_S = 10,68.

Identifizierung

- IR-Spektrum.
- Bildung des *N*-Acetyl-Derivates und Bestimmung des Schmelzpunktes (Smp: 147–151 °C).
- Als primäres aliphatisches Amin reagiert Amantadin (**1**) mit HNO_2 zu einem instabilen Diazoniumsalz, das unter Stickstoff-Eliminierung in das in Wasser schwer lösliche Adamantol (**2**) übergeht, das als farbloser Niederschlag anfällt.

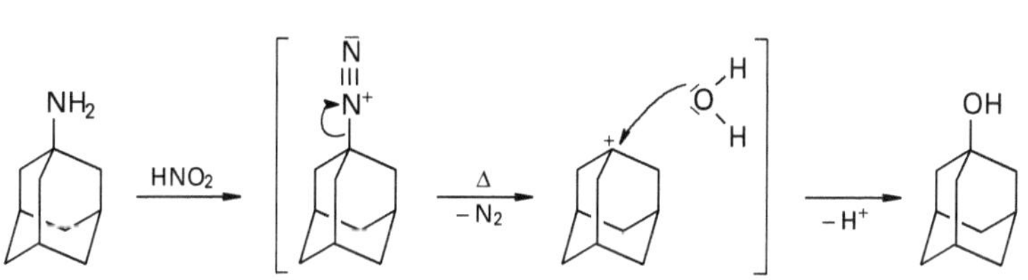

1 **2**

- **1** zeigt die typischen Reaktionen eines primären aliphatischen Amins:
  - Mit 4-Dimethylaminobenzaldehyd im Sauren (Trichloressigsäure) bildet sich eine gelbe *Schiffsche* Base.
  - Mit Ninhydrin (**3**) entsteht nur das Iminoindandion **4.**

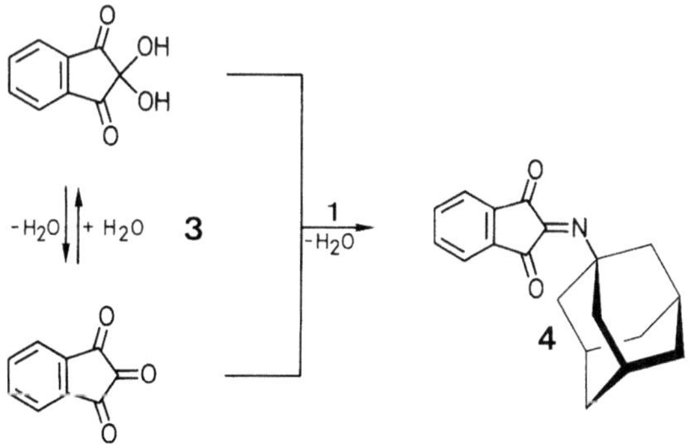

Gehaltsbestimmung

- Als Kationsäure lässt sich **1**-HCl in Ethanol mit Natronlauge (0,1 mol·l^{-1}) bei potentiometrischer Endpunktbestimmung erfassen.

Amitriptylin

3-(10,11-Dihydro-5*H*-dibenzo[*a*,*d*][7]-annulen-5-yliden)-*N*,*N*-dimethylpropan-1-amin
[549-18-8]

Antidepressivum

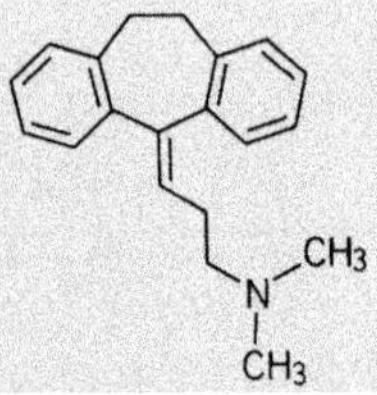

1

Das im Arzneibuch aufgeführte **1-Hydrochlorid** bildet weiße oder farblose Kristalle, leicht löslich in Wasser, Ethanol und Chloroform.

Die Amitriptylin-Base ist ölig; $Sdp_{0,013 mbar}$: 145 °C, $pK_S = 9{,}4$.

1 ist bei Raumtemperatur und bei 45 °C über mehrere Monate stabil.

Im Autoklaven zersetzt sich eine wässrige Lösung von **1** bei pH = 6,8, wobei primär Dimethylamin unter Bildung von **2** abgespalten wird. Durch Oxidation kann aus **2** Dibenzosuberon (**3**) und der *α*-,*β*-ungesättigte Aldehyd **4** sowie Cyclobenzaprin (**5**) entstehen.

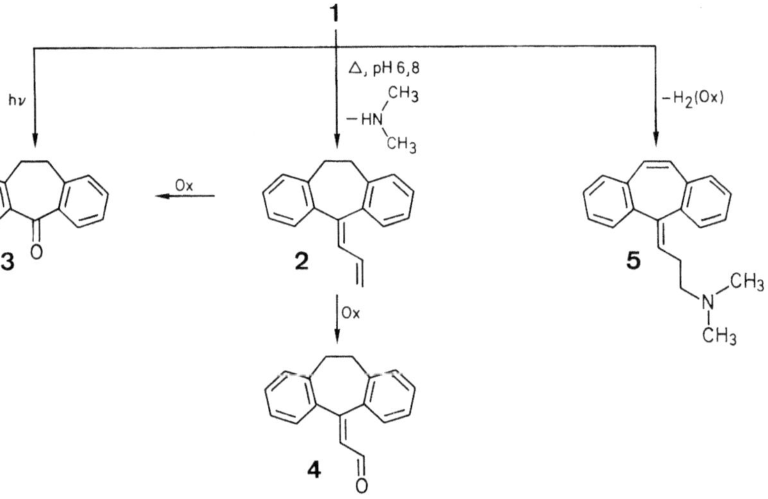

Bei der Einwirkung von Licht auf wässrige Lösungen von **1** entsteht u.a. Dibenzosuberon (**3**).

Identifizierung

- Smp: 195–199 °C.
- IR-Spektrum.
- UV-Spektrum (Methanol): $\lambda_{max} = 239$ nm.

- Durch eine Farbreaktion, deren Mechanismus bisher nicht bekannt ist: Beim Behandeln von **1** in 10%iger Schwefelsäure mit Kaliumpermanganat verschwindet die Permanganat-Farbe; ein entstandener brauner Niederschlag wird dann in Wasser gelöst. Nach Zusatz von Ammoniak und Chloroform färbt sich die Chloroform-Phase violett.
- ○ Als tertiäres Amin setzt sich **1** nicht mit Chinhydron-Lösung zu einem farbigen Aminochinon um; Nortriptylin (Nor-Amitriptylin), ein sekundäres Amin, hingegen ergibt eine rote Färbung (s. Imipramin, Desipramin S. 664).
- ○ *Helch*-Reaktion positiv. Bildung eines Toluol-löslichen blauvioletten Farbkomplexes nach Versetzen mit Schwefelsäure, Wasserstoffperoxid- und Kaliumdichromat-Lösung.
- ○ Entfärbung von alkalischer Kaliumpermanganat-Lösung, hervorgerufen durch *cis*-Hydroxylierung der Doppelbindung an C-5.

Reinheitsprüfung

Verwandte Substanzen: Es wird per DC auf die Synthesevorstufe Dibenzosuberon (**3**) und das aus **1** durch Oxidation entstehende Cyclobenzaprin (**5**) geprüft.

Gehaltsbestimmung

1-HCl kann als einwertige Kationsäure mit Natronlauge (0,1 mol·l^{-1}) in Ethanol unter potentiometrischer Indizierung des Äquivalenzpunktes titriert werden.

Chlorphenamin

(3*RS*)-3-(4-Chlorphenyl)-*N*,*N*-dimethyl-3-(pyridin 2 yl)propan-1-amin
[7054-11-7]

Antihistaminikum

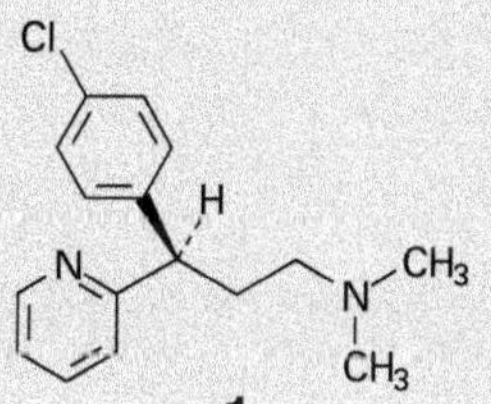

1

und Enantiomer

Das Arzneibuch führt **1-Hydrogenmaleat** auf: weißes kristallines Pulver, leicht löslich in Wasser, löslich in Chloroform und Ethanol.

Base: ölige Flüssigkeit, $Sdp_{1,0\,mbar}$ = 142 °C.

Das Eutomer ist die rechtsdrehende Form, die auch als Dexchlorphenamin im Handel ist.

1-Hydrogenmaleat weist zwei pK_S-Werte auf:

pK_{S1} = 4,0 (–COOH),
pK_{S2} = 9,2 $(HNMe_2R)^+$.

Der pH-Wert einer 2%igen wässrigen Lösung beträgt 5,0.

Identifizierung

- Smp: 132–135 °C.
- UV-Spektrum (0,1 N-Salzsäure): λ_{max} = 265 nm.

- IR-Spektrum.
- Mit Pikrinsäure-Lösung wird das Pikrat hergestellt, das durch den Schmelzpunkt (Smp = 196–200 °C) identifiziert wird.
- Nachweis des Maleats mit Resorcin/H_2SO_4 s. Maleinsäure S. 116 und 120.
- Mit Bromcyan/Anilin lässt sich der Pyridin-Ring als orangegelber Polymethinfarbstoff (Cyanin) identifizieren (s. Pyridin S. 481). Diese Reaktion kann auch zur kolorimetrischen Bestimmung herangezogen werden.

Gehaltsbestimmung

Titration mit Perchlorsäure (0,1 $mol \cdot l^{-1}$) in Eisessig. Hierbei werden das Maleat-Anion und der Pyridin-Stickstoff protoniert.

Cinnarizin

(*E*)-1-(Diphenylmethyl)-4-(3-phenylprop-2-enyl)piperazin
[298-57-7]

Antivertiginosum

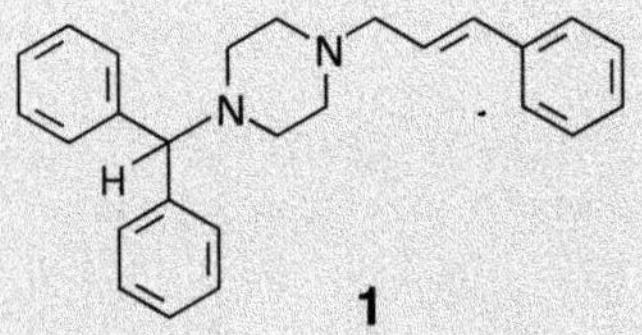

1

Weißes Pulver; praktisch unlöslich in Wasser; sehr schwer löslich in verdünnten Säuren; leicht löslich in Dichlormethan. Das **Monohydrochlorid** ist auch in Wasser kaum löslich. Ein Teil **1**-HCl löst sich in 50 000 Teilen Wasser.

pK_S = 7,47.

UV-Spektrum: Man findet Absorptionsmaxima bei 229 nm (Phenyl-) und bei 254 nm (Cinnamyl-Chromophor).

Identifizierung

- Smp: 118–122 °C, **1**-HCl = 192 °C (Z.).
- IR-Spektrum.
- DC.
- Nachweis der Doppelbindung des Cinnamyl-Restes durch Entfärbung von Brom-Lösung.
- Mit Zitronensäure u. Acetanhydrid entsteht beim Erwärmen auf 80° eine purpurrote Färbung.
- Der Piperazin-Ring bzw. die in ihm enthaltene Ethylendiamin-Partialstruktur lässt sich durch Umwandlung in Pyrrol identifizieren. Beim trockenen Erhitzen von **1** mit Zinkstaub im Reagenzglas über der Bunsenbrennerflamme entsteht Pyrrol (**2**), das mit *Ehrlichs* Reagenz über das Carbinol **5** das violette Cyanin **6** bildet (s. auch Amphetamin S. 349).

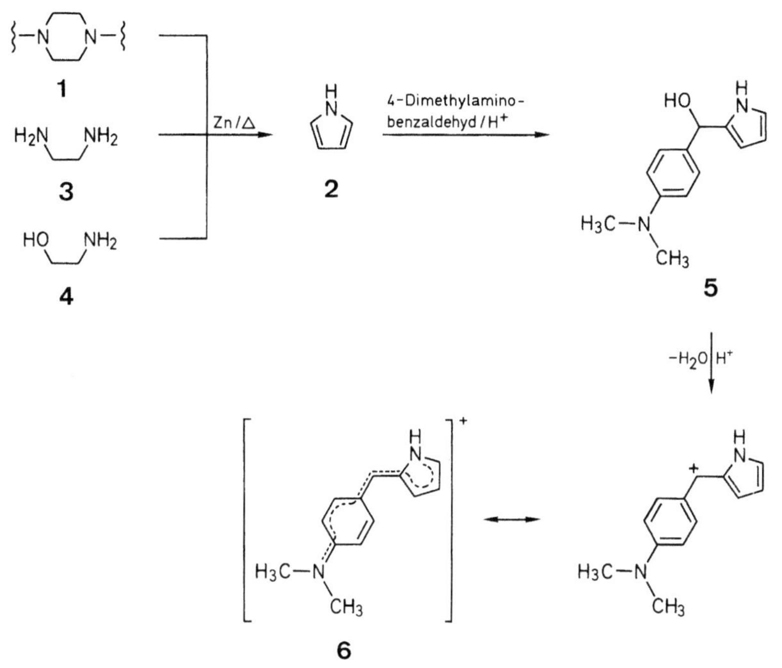

Die Bildung von Pyrrol ist nicht für Piperazin und Derivate spezifisch, sondern wird auch von Ethylendiamin (**3**) und Ethanolamin (**4**) und Derivaten gegeben.

Gehaltsbestimmung. Bestimmung als zweiwertige Base in Eisessig/Ethylmethylketon 1:7 mit Perchlorsäure (0,1 mol·l^{-1}).

Dextromoramid

1-[(3*S*)-3-Methyl-4-(morpholin-4-yl)-2,2-diphenylbutanoyl]pyrrolidin
[357-56-2]

starkes Analgetikum

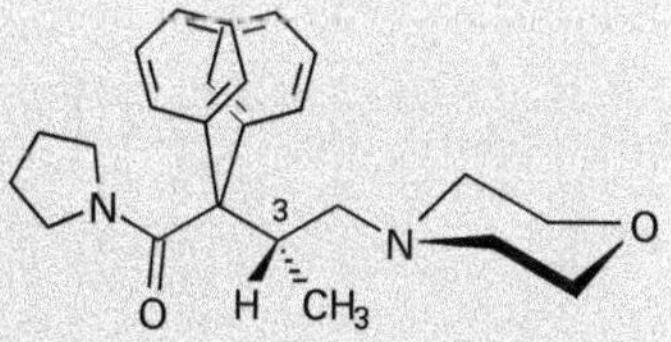

1

Im Arzneibuch ist das **(2*R*,3*R*)-Hydrogentartrat** beschrieben: weißes amorphes oder kristallines Pulver, löslich in Wasser, wenig in Ethanol, schwer löslich in Ether.

Smp: 189–192 °C (Z.).
Smp_{Base}: 180–184 °C.

pK_S = 7,05 (in 50%igem wässr. Methanol).

Identifizierung

- UV-Spektrum (HCl (1 mol·l^{-1})): λ_{max} = 254, 259, 264 nm (Phenyl-Ring).
- Tartrat-Nachweis s. S. 120.
- Farbreaktion mit *Fröhdes* Reagenz: grün.

Gehaltsbestimmung

- Erfassung des Anions durch Protonierung mit Perchlorsäure (0,05 $mol \cdot l^{-1}$) in Eisessig.
- Aus Körperflüssigkeiten lässt sich **1** als Base extrahieren und mit alkalischer Kaliumpermanganat-Lösung zu Benzophenon oxidieren, das bei 247 nm vermessen wird.

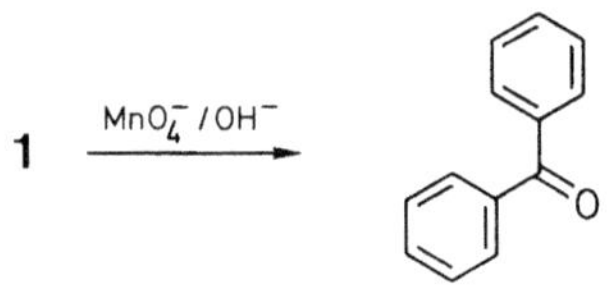

Diphenhydramin

2-(Diphenylmethoxy-*N,N*-dimethylethanamin
[147-24-0]

Antihistaminikum

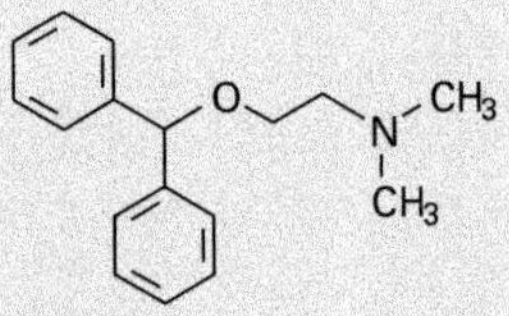

1

Das Arzneibuch führt **1-Hydrochlorid** auf: weißes kristallines Pulver, sehr leicht löslich in Wasser, leicht löslich in Ethanol und Chloroform.

$pK_S = 9{,}06$.

Im sauren Milieu hydrolysiert **1** leicht zu Benzhydrol (**5**) und 2-Dimethylaminoethanol · HCl (**4**):

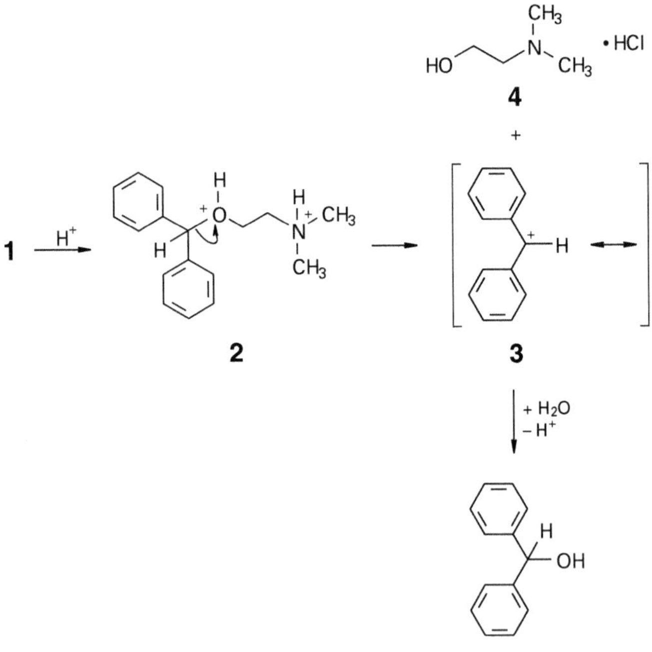

Durch Protonierung am Sauerstoff entsteht das Kation **2,** das in **4** und das resonanzstabilisierte Benzhydryl-Kation **3** zerfällt. Die Reaktion des elektrophilen Kations **3** mit Wasser liefert Benzhydrol (**5**).

Durch den – I-Effekt der Phenyl-Ringe ist die Bindung von der Methin-Gruppe zum Sauerstoff schwächer als die von der Methylen-Gruppe zum Sauerstoff, sodass ein Bindungsbruch zu **3** und **4** plausibel erscheint.

Identifizierung

- Smp: 168–172 °C.
- UV-Spektrum (Ethanol): λ_{max} = 253, 258 und 264 nm.
- IR-Spektrum.
- Beim Versetzen von **1** mit konzentrierter Schwefelsäure entsteht eine Gelbfärbung, die nach Zugabe von Salpetersäure (65%) in Rot übergeht. Nach Zugabe von Wasser und Chloroform färbt sich die organische Phase violett.

  Es findet Hydrolyse zu Benzhydrol (**5**) statt, das in Gegenwart von Oxidationsmitteln vermutlich ein farbiges Benzhydryl-Kation (**3**) bildet; Benzhydrol (**5**) zeigt die gleichen Färbungen mit den genannten Reagenzien.

Gehaltsbestimmung

- Titration als Kationsäure mit Natronlauge (0,1 mol · l^{-1}).
- Neben der direkten UV-Photometrie von **1** bietet sich die Oxidation von **1** zu Benzophenon an, dessen Gehalt spektralphotometrisch ermittelt wird (λ_{max} = 247 nm).

Ethambutol

2,2'-(Ethylendiimino)bis[(2*S*)-butan-1-ol
[1070-11-7]

Tuberkulostatikum

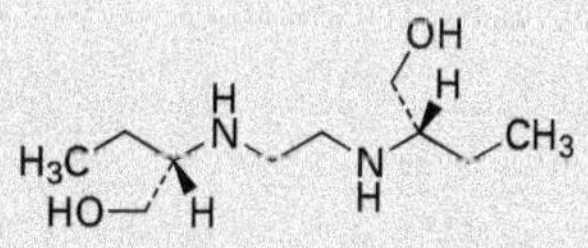

1

Das offizinelle **Dihydrochlorid** des Ethambutols (**1**-HCl) ist ein weißes, kristallines Pulver, das sich leicht in Wasser und schwer in Ether löst.

Der Schmelzpunkt von **1**-HCl liegt bei 202 °C; die Base schmilzt bei 87,5 bis 88,5 °C.

pK_{S1} = 6,6; pK_{S2} = 9,5.

Die spezifische Drehung von **1** in Wasser beträgt + 7,6°.

Identifizierung

- IR-Spektrum.
- DC.
- Beim Versetzen der wässrigen Lösung von **1**-HCl mit Kupfer(II)sulfat-Lösung entsteht nach Zugabe von Natronlauge eine Blaufärbung, die auf die Bildung eines Kupfer-Komplexes zurückzuführen ist.

Diese Reaktion ist typisch für Arzneistoffe mit einer 1,2-Aminoalkohol- bzw. 1,2-Diamin-Partialstruktur (s. Ephedrin: *Chen-Kao*-Reaktion, S. 332). Der Ethambutol-Kupfer-Komplex **2** besitzt Absorptionsmaxima bei 265 nm und 610 nm, wodurch eine kolorimetrische Bestimmung ermöglicht wird.

1

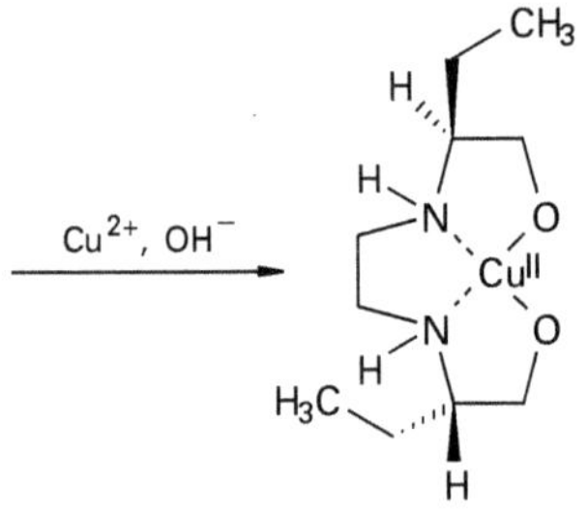

2

Reinheitsprüfung

Auf eine Verunreinigung mit der Synthesezwischenstufe (+)2-Aminobutanol wird mithilfe der DC geprüft.

Gehaltsbestimmung

Man ermittelt den Gehalt an Ethambutol · 2 HCl (**1a**) mithilfe der Drehungswinkel und Konzentrationen der Untersuchungslösung und der Referenzlösung, die aus Ethambutol CRS hergestellt wird. Zur Erhöhung der Spezifität und des Drehwinkels wird die Messung in einer alkalischen Kupfer(II)sulfat-Lösung vorgenommen.

Ethylendiamin

Ethan-1,2-diamin
[107-15-3]

Salzbildner

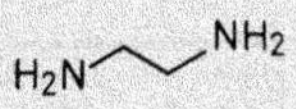

1

Farblose bis schwach gelbliche Flüssigkeit. Wasserfreies Ethylendiamin schmilzt bei 8,8 °C und siedet bei 116,5 °C.

1 ist hygroskopisch und entwickelt an der Luft weiße Nebel. Gute Löslichkeit in Wasser und Ethanol.

$pK_{S1} = 7{,}23$, $pK_{S2} = 10{,}07$.

Identifizierung

- Relative Dichte.
- Siedetemperatur: 116–118 °C.
- Mit Acetanhydrid entsteht das *N,N'*-Diacetylethylendiamin, das über den Schmelzpunkt identifiziert wird. Smp: 173–177 °C.
- Mit wässriger Kupfersulfat-Lösung bildet sich ein violetter Kupfer-Komplex (s. Biuret-Reaktion).

Gehaltsbestimmung

Da **1** flüchtig und hygroskopisch ist und zudem leicht Kohlendioxid aus der Luft aufnimmt, wird es in ein abgemessenes Volumen 1 N-Salzsäure eingewogen und der Überschuss mit NaOH (0,1 $mol \cdot l^{-1}$) zurücktitriert. Als zweiwertige Base wird **1** zum Di-kation protoniert.

Fluoxetin
(3*RS*)-*N*-Methyl-3-phenyl-3-[4-(trifluormethyl)phenoxy]propan-1-amin
[54910-89-3] (Base)
[59333-67-4] (HCl-Salz)

Antidepressivum

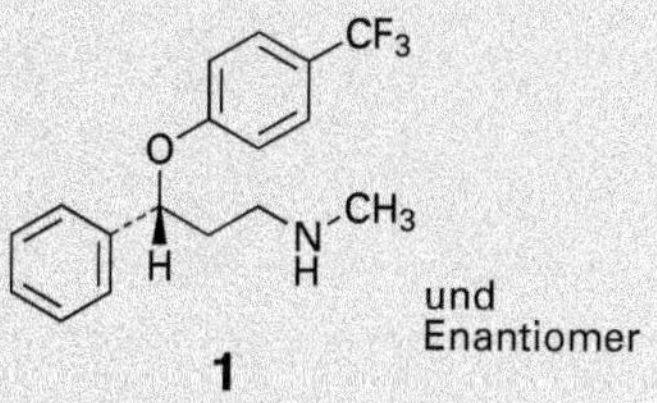

1

Das officinelle **1**-HCl ist ein farbloses, kristallines Pulver; wenig löslich in Wasser; leicht löslich in Methanol; wenig löslich in Dichlormethan.

Smp: 158 °C.

$pK_{S1} = 9{,}5$.

Stabilität bzw. Unverträglichkeit

Unter normalen Lagerbedingungen ist die Reinsubstanz **1**-HCl sehr stabil (5 Jahre bei 25 °C oder 2 Jahre bei 50 °C).

Beim Erhitzen in Salzsäure (0,1 $mol \cdot l^{-1}$) über 48 h findet Hydrolyse des Phenolesters **1** zu *N*-Methyl-3-phenyl-3-hydroxypropylamin (**2**) und *p*-Trifluormethylphenol (**3**) statt.

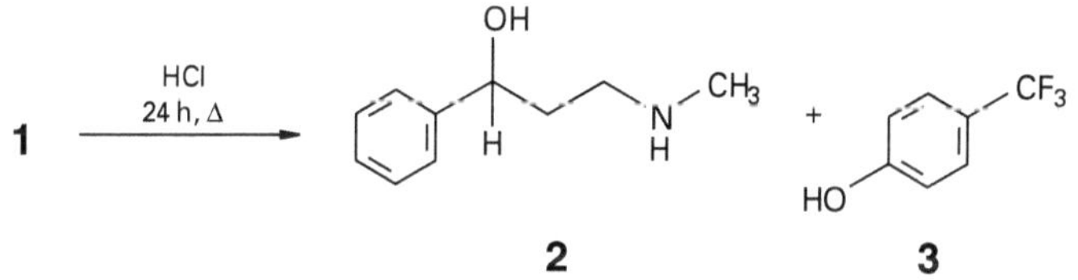

Fluoxetin-HCl (**1**-HCl) ist das weltweit am meisten verordnete Antidepressivum und wird in über 90 Ländern in Form von Kapseln oder Tabletten angeboten. Eine Reihe von Tabletten enthalten Lactose als Tablettierungshilfsmittel bzw. Verdünnungsmittel.

Von reduzierenden Zuckern wie Lactose ist bekannt, dass sie mit ε-Aminogruppen von Proteinen eine „nicht enzymatische Bräunung" eingehen, die als *Maillard*-Reaktion bezeichnet wird.

So wurde 1965 von einer Bräunung einer Mischung von Amphetaminen und Lactose berichtet; es wurden jedoch keine *Maillard*-Produkte isoliert und charakterisiert.

Eine aktuelle Studie untersuchte die Reaktion von Fluoxetin (**1**) mit Lactose in wässrigem Ethanol und im Festzustand. Mittels chromatographischer Verfahren und spektroskopischer Strukturaufklärung konnte ein sog. *Amadori*-Umlage-

7

Amine

rungsprodukt vom Typ **9** gefunden und aufgeklärt werden. Die Bildung von **9** verläuft plausibel nach folgendem Schema:

In Gegenwart von Protonen, die z.B. Fluoxetin-HCl zur Verfügung stellt, bildet sich aus Lactose (**4**) ein reaktionsfähiges Oxonium-Carbenium-Ion **5,** das Fluoxetin-Base zum Glykosylamin **6,** einem N-Glykosid, addiert. Diese kann nun eine *Amadori*-Umlagerung erleiden, wobei sich der Ring zu **7** öffnet und nach Protonenabgabe ein Enol **8** entsteht, das zum α-Aminoketon **9** tautomerisiert.

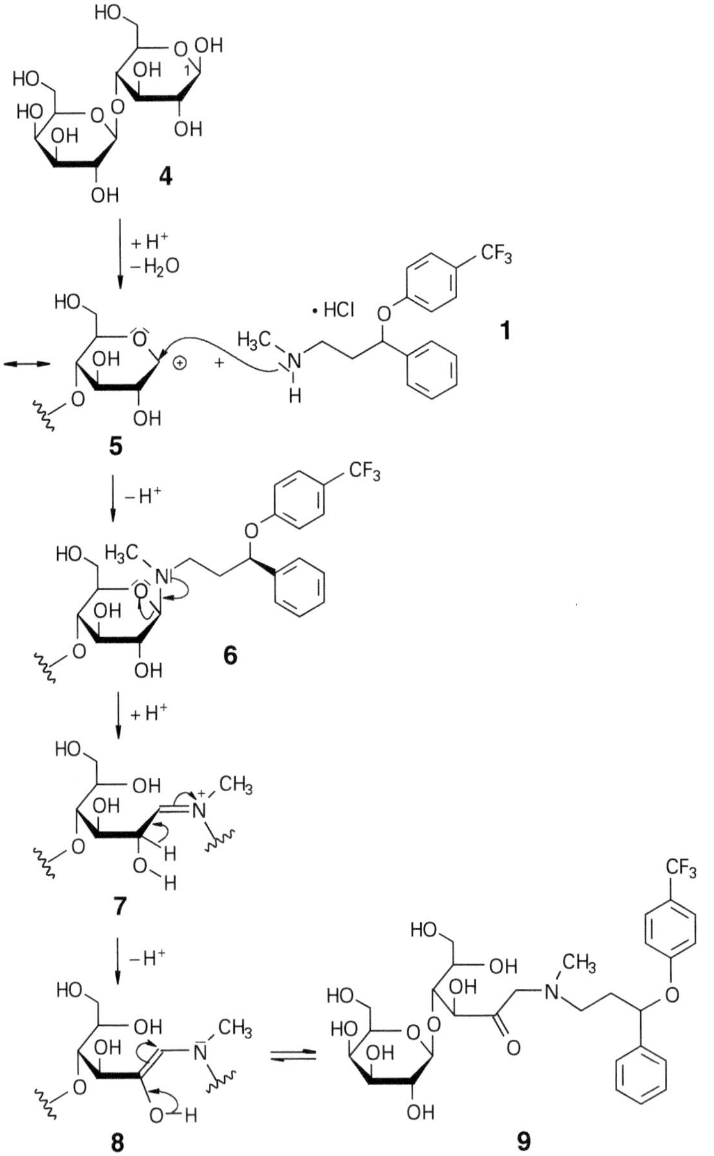

Unter thermischer Belastung zerfällt **9** in *N*-Formylfluoxetin (**10**) und 2,3-Dihydro-3,5-dihydroxy-6-methyl-4*H*-pyran-4-on (**11**).

N-Formylverbindungen wie z.B. **10** können als chemische Marker für stattgefundene *Maillard*-Reaktionen dienen.

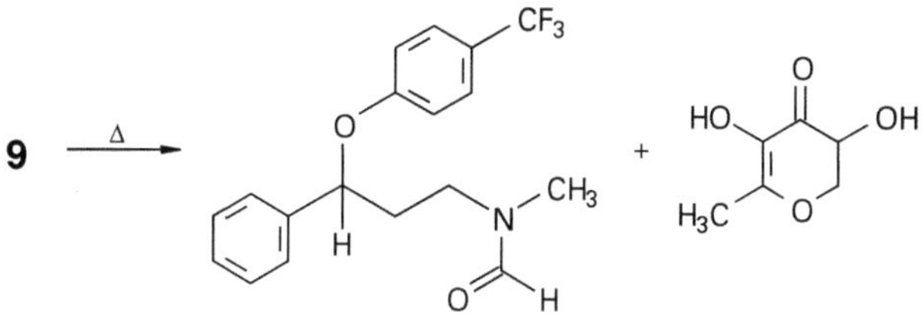

10 **11**

Identifizierung

- IR-Spektrum.
- Chlorid-Nachweis.

Reinheitsprüfungen

Verwandte Substanzen: mittels HPLC. Nachfolgende Substanzen können aus der Synthese enthalten sein und werden vom Arzneibuch angegeben.

– (1*RS*)-3-(Methylamino)-1-phenylpropan-1-ol (**12**)
– *N*-Methyl-3-phenylpropan-1-amin (**13**)
– (3*RS*)-*N*-Methyl-{3-phenyl-3-[3-(trifluormethyl)phenoxy]propan-1-amin (**14**).

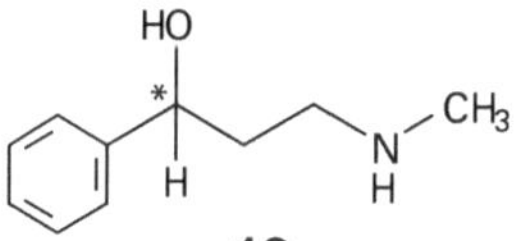

12

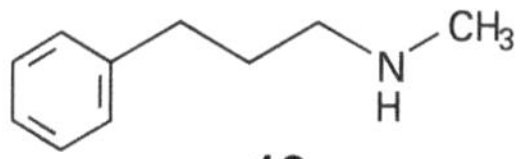

13

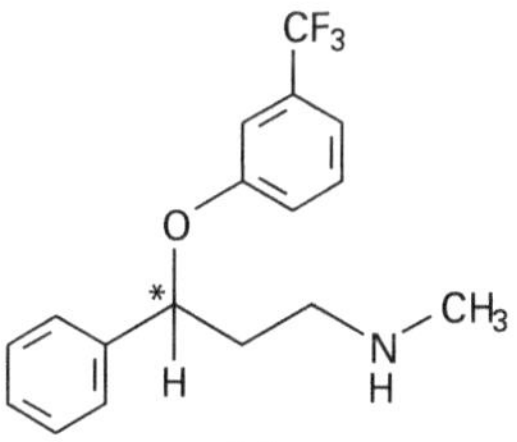

14

Gehaltsbestimmung

Die Bestimmung erfolgt mithilfe der HPLC.

Hexetidin

1,3-Bis(2-ethylhexyl)-5-methylhexahydropyrimidin-5-amin
[141-94-6]

Antiseptikum

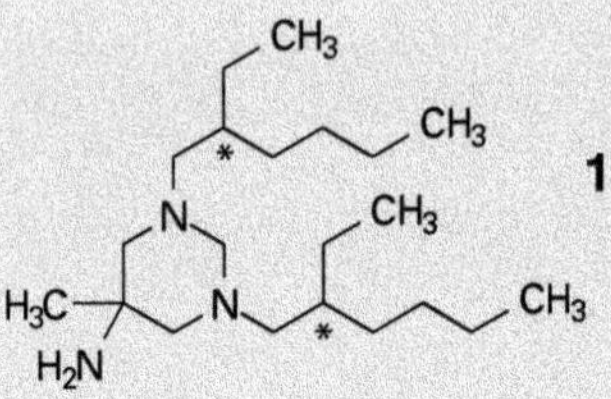

1

Hexetidin (**1**) ist eine farblose, ölige Flüssigkeit ($Sdp_{0,3}$: 160 °C), die in organischen Lösungsmitteln leicht, in Wasser praktisch unlöslich ist. Die Substanz ist schwer in reiner Form darzustellen. Handelsübliches Hexetidin enthält mindestens die aus der Synthese stammenden Verbindungen **4, 5, 6.** Bei der Synthese von Hexetidin (**1**) geht man vom Nitroamin **2** aus, das mit Formaldehyd zum Hexahydronitropyrimidin **3** cyclisiert wird. Katalytische Hydrierung von **3** ergibt sodann Hexetidin (**1**). Bei der Synthese kann als Nebenreaktion das Nitroamin **2** zum Triamin **4** hydriert werden, das auch durch Hydrolyse von **1** entsteht.

Dieses Triamin **4** kann nun durch Aminal-Bildung mit Formaldehyd zum Hexedin (**5**) cyclisieren. Unter diesen Reaktionsbedingungen disproportioniert auch Formaldehyd zu Ameisensäure, die mit dem Triamin **4** zum Imidazolin **6** cyclisiert.

Für das reine Hexetidin ist ein pK_S-Wert von 8,3 angegeben. Nach neueren Untersuchungen kann die Substanz sowohl thermisch als auch hydrolytisch gespalten werden.

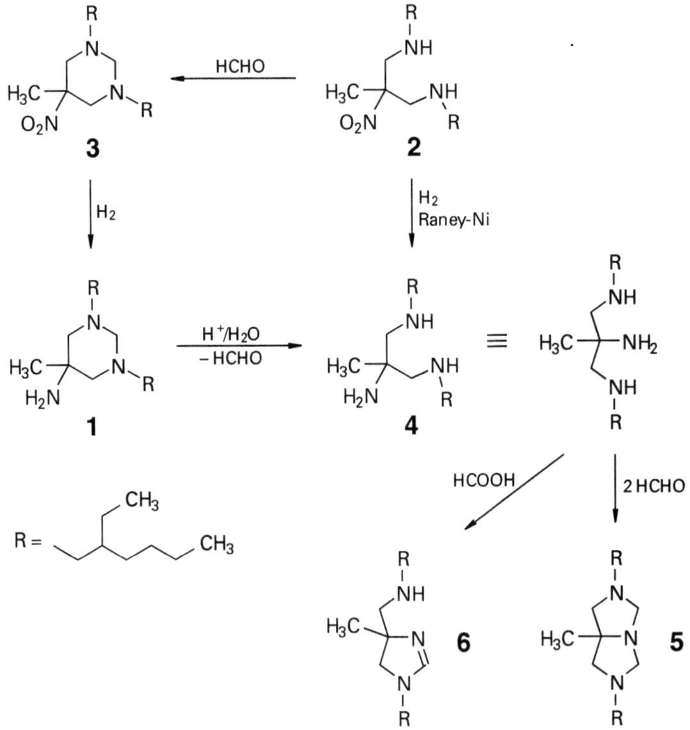

Identifizierung

- Relative Dichte.
- Brechungsindex.
- Zur Identifizierung wird die Mischung der Substanz mit Schwefelsäure und Chromotropsäure erwärmt, wobei eine tiefviolette Färbung entsteht.

  Es ist anzunehmen, dass, ähnlich wie bei Methenamin, in Umkehrung der Synthese das cyclische Aminal **1** hydrolysiert, dabei Formaldehyd liefert, der mit Chromotropsäure reagiert.
- Anwendung der *Chen-Kao*-Reaktion (siehe Ephedrin Seite 332). Man löst in Methylenchlorid, gibt Kuper(II)chlorid-Lösung und ethanolische Schwefelsäure zu und schüttelt. Die Methylenchlorid-Phase färbt sich durch einen lipophilen Kupfer-Komplex intensiv blau.

Gehaltsbestimmung

Es wird eine wasserfreie Titration mit $HClO_4$ ($0{,}1\ mol \cdot l^{-1}$) in Essigsäure gegen Kristallviolett als Indikator vorgenommen.

Hierbei kommt es, wie neuere Untersuchungen gezeigt haben, zur Protonierung der primären Amino-Gruppe und eines Stickstoff-Atoms der Aminal-Partialstruktur.

Methadon

(6*RS*)-6-(Dimethylamino)-4,4-diphenylheptan-3-on
[125-56-4]

starkes Analgetikum

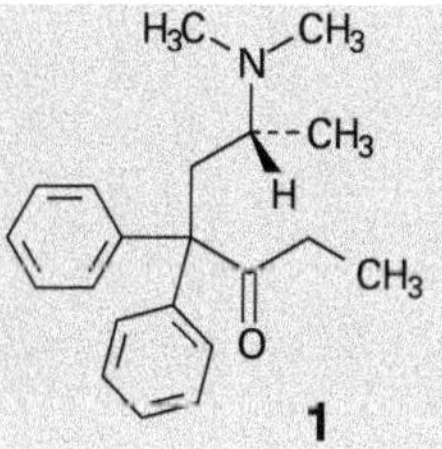

und Enantiomer

1

Das offizinelle **Hydrochlorid** ist ein weißes, kristallines Pulver, leicht löslich in Wasser, sehr leicht löslich in Ethanol.

$pK_S = 8{,}94$.

Die Carbonyl-Gruppe ist durch die beiden Phenyl-Ringe sterisch gehindert und dadurch reaktionsträge. Beispielsweise lässt sich unter normalen Bedingungen kein Semicarbazon herstellen.

Mit Aluminiumisopropylat oder Natriumamalgam ist die Carbonyl-Gruppe nicht zur Carbinol-Gruppe zu reduzieren.

Bei der Oxidation mit Bariumperoxid entsteht Benzophenon. Diese Reaktion kann zur empfindlichen UV-Bestimmung herangezogen werden, da die molare Extinktion dieses Ketons 34-mal größer ist als die von Methadon selbst (λ_{max} = 247 nm).

Beim Lagern der freien Base in organischen Lösungsmitteln unter Luftzutritt bildet sich das *N*-Oxid.

Identifizierung

- Für den Nachweis, dass **1**-HCl als Racemat vorliegt, lässt das Arzneibuch den Drehwinkel bestimmen, der praktisch Null sein muss (−0,05 bis +0,05°).

  Die spezifische Drehung des in Deutschland in der Therapie eingesetzten (*R*)-Isomeren beträgt $[\alpha]_D^{20}$ − 169° (c = 2,1 in Ethanol).
- Smp: 233–236 °C.
  Smp_{Base}: 78 °C.
- IR-Spektrum.
- Mit Ammoniumthiocyanat und **1** entsteht ein weißer, kristalliner Niederschlag von Methadonthiocyanat, das über den Schmelzpunkt (143–148 °C) identifiziert wird.
- Die aktivierte Methylen-Gruppe im Keton **1** lässt sich nach Bildung eines Anions und Umsetzung mit 1,3-Dinitrobenzol durch eine tiefviolette Färbung nachweisen, die in Dunkelbraun übergeht.

Gehaltsbestimmung

Erfassung des Chlorids nach Zugabe von Quecksilberacetat mit Perchlorsäure ($0{,}1\ mol \cdot l^{-1}$).

Methenamin

1,3,5,7-Tetra-azatricyclo[3.3.1.1$^{3.7}$]decan
[100-97-0]

Antiseptikum

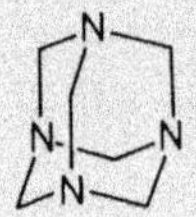

1

Methenamin ist ein farbloses, kristallines Pulver, sublimiert bei 263 °C, ist leicht löslich in Wasser und Chloroform, schwer löslich in Ether.

Die Substanz stellt eine schwache einwertige Base dar. Sie bildet ein Monohydrochlorid mit einem pK_S-Wert von 4,6.

Betrachtet man die zweifach heterosubstituierten Methylen-Gruppen, so wäre eine hohe Reaktivität bzw. große Instabilität zu erwarten. Die tatsächlich vorhandene erstaunliche Stabilität dieses cyclischen Aminals ist auf die hohe Symmetrie der kugeligen, käfigartigen Adamantan-Struktur zurückzuführen.

Bei Protonierung an einem Stickstoff verliert das Molekül seine Symmetrie. Der Versuch, weitere Stickstoff-Atome zu protonieren, führt zum Abbau des Moleküls.

Aufgrund der Aminal-Struktur ist die Substanz gegen Alkali sehr stabil. Im wässrig Sauren erfolgt Hydrolyse in die Ausgangskomponenten.

Nach Protonierung von **1** zu **2** und Abspaltung einer Amino-Gruppe entsteht das Methylenimonium-Ion **3**, das unter Wasseranlagerung über **4** in das Halbaminal **5** übergeht. Dieses zerfällt in ein Amin-Bruchstück und Formaldehyd.

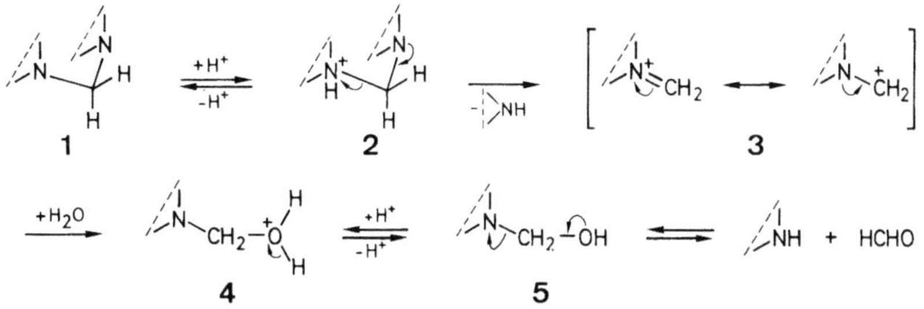

Es sei an dieser Stelle gestattet, an die Entdeckung der *Mannich*-Reaktion zu erinnern, die auf eine Arzneistoffinkompatibilität zwischen Methenamin und Phenazon zurückzuführen ist; dabei entsteht ein Aminomethyl-Derivat des Phenazons. Solche als *Mannich*-Basen bezeichneten Kondensationsprodukte entstehen aus zwei nucleophilen und einem elektrophilen Partner. Der eine nucleophile Partner ist hier das Phenazon (s. S. 452), der elektrophile Partner Formaldehyd und das Nucleophil Ammoniak.

Formaldehyd und Ammoniak sind Hydrolyseprodukte des Methenamins.

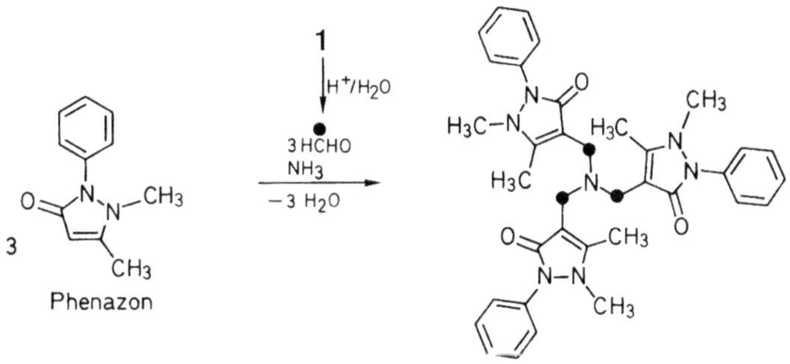

Identifizierung

- Beim Erhitzen von Methenamin **1** mit 10% Schwefelsäure findet Hydrolyse zu Formaldehyd und Ammonium-Ionen statt. Zugabe von Acetylaceton (**6**) und erneutes Erwärmen auf dem Wasserbad führt zur Ausbildung einer intensiven Gelbfärbung (*Nash*-Reaktion).

Bei dieser Reaktion handelt es sich um ein Beispiel der 1,4-Dihydropyridin-Synthese nach *Hantzsch.*

Folgender prinzipieller Reaktionsablauf konnte nachgewiesen werden: Zunächst reagiert je ein Molekül der 1,3-Dicarbonyl-Verbindung **6** mit Formaldehyd bzw. Ammoniak. Durch *Knoevenagel*-Kondensation entsteht aus **6** und Formaldehyd das reaktive Methylenketon **7.** Aus **6** und Ammoniak bildet sich das Ketimin **8**I, das zum primären Enamin **8**E tautomerisiert, da dann eine energetisch begünstigte vinyloge Säureamid-Partialstruktur vorliegt. **8**E addiert sich nun im Sinne einer *Michael*-Addition an **7** unter Ausbildung eines 1,5-Aminoketons **9,** das unter den Reaktionsbedingungen zum Halbaminal **10** ringschließt. Durch Wasserabspaltung aus **10** resultiert das 1,4-Dihydropyridin **11** mit vinyloger Säureamid-Partialstruktur, die als (kurzes) Merocyanin für die gelbe Färbung verantwortlich gemacht werden kann.

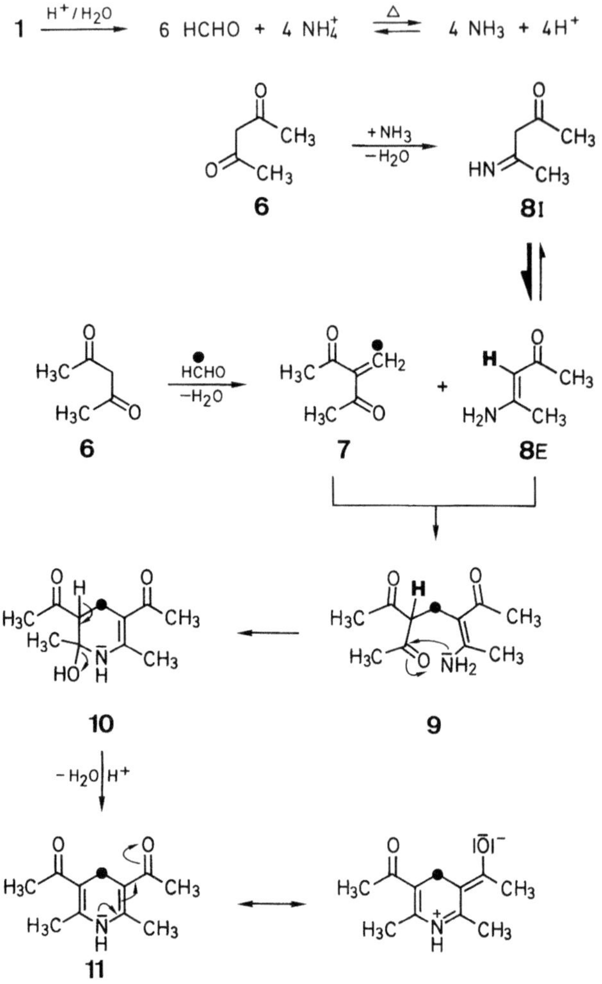

Setzt man anstelle von Ammoniak ein primäres Amin, z.B. Glycinmethylester, (**14**) mit Acetylaceton (**6**) und Formaldehyd bei RT um, so kommt es, nach Untersuchungen von *Görlitzer* und *Roth,* zur Bildung eines orangefarbenen Produktes, das sich als das Tetrahydrochinolin-Derivat **17** erweist.

Für den Farbstoff **17** lässt sich ein plausibler Bildungsmechanismus formulieren:

Acetylaceton (**6**) reagiert mit Formaldehyd über das Methylenketon **12** zum 1,5-Diketon **13**, das mit Glycinmethylester (**14**) zum gelben N-Alkyl-1,4-dihydropyridin **15** cyclisiert.

Im Ansatz noch vorhandenes Methylenketon **12** vermag nun mit der vinylog CH-aciden Methylgruppe in **15,** in einer Aldol-Kondensation, zu einem Trien **16** reagieren, das einen elektrocyclischen Ringschluss zum gelben Tetrahydrochinolin-Derivat **17** eingeht.

Erniedrigt man die Reaktionstemperatur auf 5 °C und verlängert die Reaktionszeit, so bleibt die Reaktion auf der Stufe des gelben 1,4-Dihydropyridins **15** stehen.

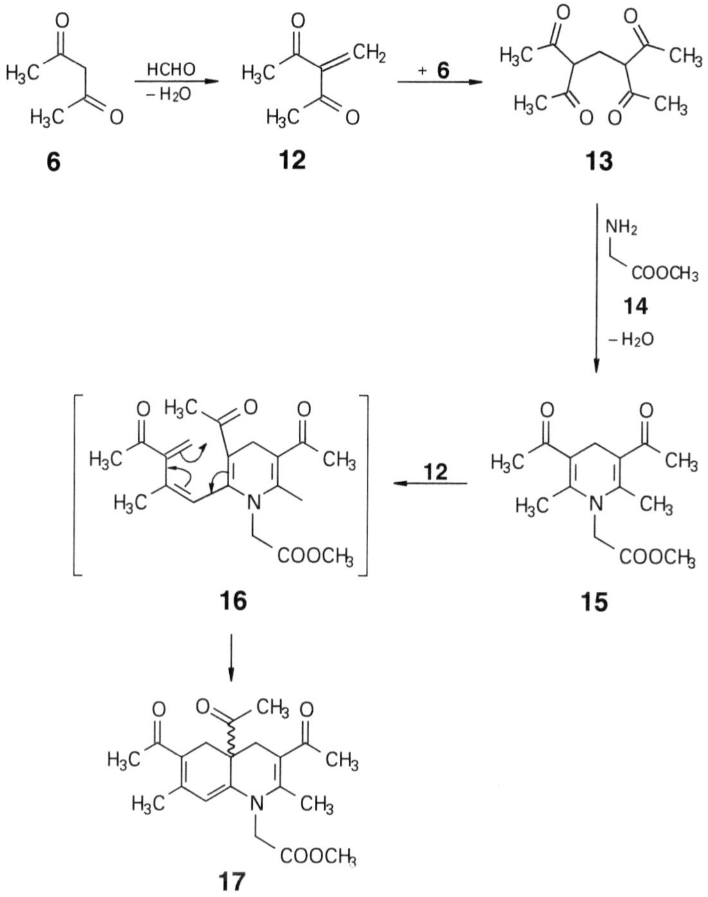

- Beim Erhitzen einer Lösung von hydrolysiertem Methenamin (s. vorangehende Reaktion) mit Natronlauge entsteht der charakteristische Geruch nach Ammoniak, der aus dem vorliegenden Ammoniumsalz freigesetzt wird.
- Mit *Dragendorffs* Reagenz bildet **1** einen orangefarbenen, schwer löslichen Komplex, der spontan ausfällt.

Gehaltsbestimmung

- Wasserfreie Titration in Methanol als einwertige Base mit Perchlorsäure ($0{,}1\ mol \cdot l^{-1}$).
- Ebenfalls auf der sauren Hydrolyse beruhen zwei quantitative Bestimmungsmöglichkeiten:

1. Man hydrolysiert mit überschüssiger Säure und titriert zurück.
2. Man erfasst den gebildeten Formaldehyd kolorimetrisch mithilfe der Chromotropsäure-Reaktion.

Pethidin
Ethyl-1-methyl-4-phenylpiperidin-4-carboxylat
[57-42-1]

starkes Analgetikum

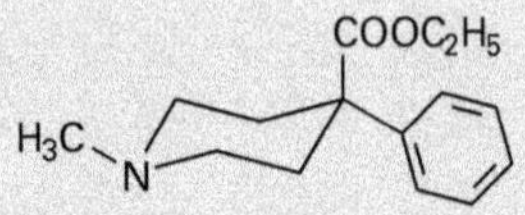

1

Das offizinelle **Hydrochlorid** ist ein kristallines Pulver, das in Wasser gut, in Ethanol und Chloroform löslich ist. Die Substanz ist hygroskopisch und zerfließt bei einer Luftfeuchtigkeit, die über 80% liegt.

Das Hydrochlorid kommt in mehreren polymorphen Modifikationen vor:

- Modifikation **A**: Smp 187–190 °C
- Modifikation **B**: Smp 163–165 °C
- Modifikation **C**: Smp 154–156 °C.

Die Substanz der Ph.Eur. Monographie entspricht der Modifikation **A.**

Pethidinhydrochlorid ist eine schwache Kationsäure mit einem pK_S-Wert von 8,7.

Aufgrund der Esterfunktion der Substanz ist Pethidinhydrochlorid prinzipiell hydrolyseempfindlich.

Die Geschwindigkeit der Hydrolyse ist im Allgemeinen pH- und temperaturabhängig, jedoch geht auch die Stereochemie mit ein.

Vergleicht man die Hydrolysegeschwindigkeit von Essigester, Phenylessigester, monosubstituiertem Phenylessigester und disubstituiertem Phenylessigester, so nimmt die Hydrolysegeschwindigkeit in der angegebenen Reihenfolge ab.

Pethidin ist als disubstituierter Phenylessigsäureester in Wasser relativ stabil.

Unter UV-Bestrahlung bildet sich Pethidin-*N*-oxid (**2**), das zur Hydroxymethyl-Verbindung **3** umlagert und nach Abspaltung von Formaldehyd in Nor-Pethidin (**4**) übergeht.

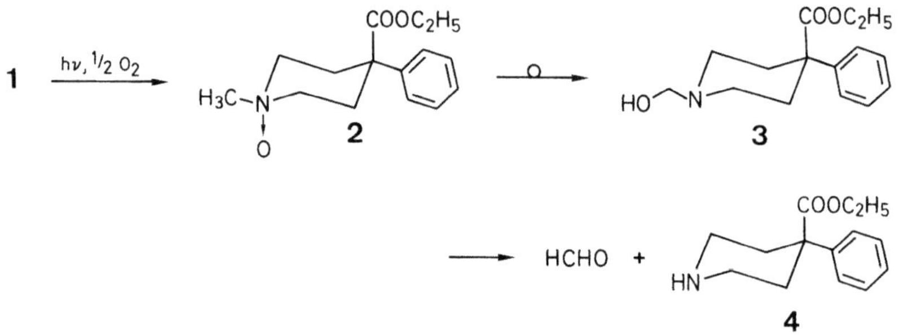

Identifizierung

- Smp: 187–190 °C.
- IR-Spektrum.
- Herstellung des Pikrats (Smp: 186–193 °C) und Durchführung einer Mischschmelzpunktbestimmung mit **1**-HCl. Der Mischschmelzpunkt muss mindestens 20 °C niedriger liegen.

- Beim Erhitzen mit Essigsäure und Schwefelsäure tritt der charakteristische Geruch von Essigsäureethylester auf.
- Farbreaktion mit Formaldehyd/Schwefelsäure; Ausbildung einer orangeroten Färbung.

Reinheitsprüfung

Die WHO berichtete 1997 über starke Nebenwirkungen (Konvulsionen mit teilweise tödlichem Ausgang) bei der parenteralen Applikation von **1**-HCl. Die Nebenwirkungen sollen durch eine toxische Verunreinigung von **1**-HCl mit *N*-Methyl-4-phenyl-1,2,3,6-tetrahydropyridin (MPTP) (**5**) verursacht werden. Daneben werden auch Parkinson-ähnliche Symptome beobachtet.

Eine Verunreinigung von **1** mit MPTP (**5**) war bisher nur in illegal hergestelltem Pethidin-HCl (**1**-HCl) beobachtet worden. Jedoch häufen sich die Anzeichen, dass **5** auch in legal hergestelltem **1**-HCl vorhanden ist. Im Arzneibuch ist die Verunreinigung **5** nun auf 0,1 ppm begrenzt (HPLC). Die Substanz soll bei oraler Gabe von Pethidin nicht neurotoxisch sein, da sie schnell metabolisiert. Bei i.v.-Verabreichung ist die Toxizität jedoch sehr hoch.

Die Bildung von **5** ist aus dem Synthesezwischenprodukt **1a** zu erklären, welches unter HCN-Eliminierung in **5** übergeht.

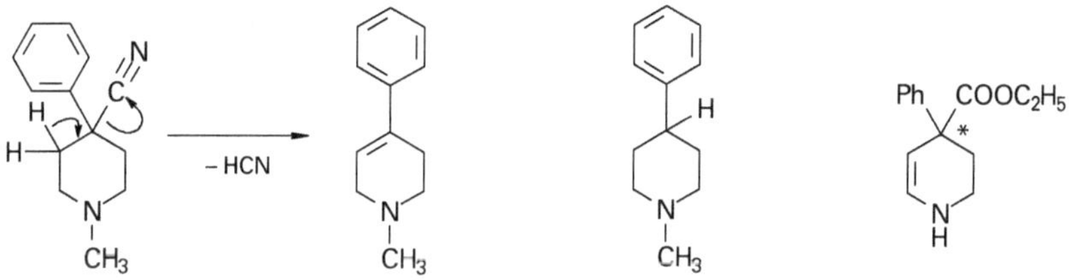

1a **5** **6** **7**

- Verwandte Verunreinigungen aus der Synthese wie **6–11** werden per HPLC bestimmt und auf 0,5% begrenzt.

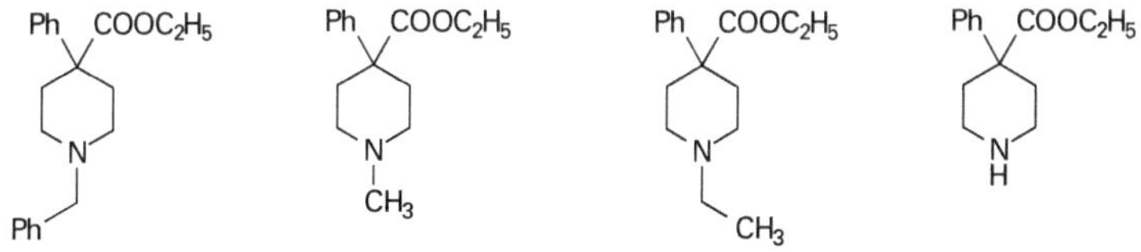

8 **9** **10** **11**

Gehaltsbestimmung

Erfassung der Chlorid-Ionen nach $Hg(OAc)_2$-Zusatz durch Titration im wasserfreien Medium mit Perchlorsäure ($0{,}1\ ml \cdot l^{-1}$).

Piperazin

Hexahydropyrazin
[110-85-0]

Anthelmintikum

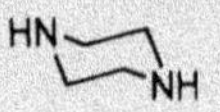

1

Die wasserfreie Base mit einem Schmelzpunkt von 106 °C ist sehr hygroskopisch, weshalb das weniger empfindliche Hexahydrat mit einem Schmelzpunkt von 43 °C in die Arzneibücher aufgenommen wurde.

Während der Heteroaromat Pyrazin eine schwache zweiwertige Base darstellt ($pK_{S1} = 0,65$, $pK_{S2} = -5,78$), ist das Hexahydro-Derivat Piperazin (**1**) eine starke Base mit einem pK_{S1}-Wert von 5,5 und einem pK_{S2}-Wert von 9,81, die an der Luft Kohlendioxid absorbiert. Die Base und ihre Salze sind wasserlöslich. In Ethanol löst sich nur die Base.

Wegen der Instabilität des Piperazins und seiner stark alkalischen Reaktion in wässriger Lösung – eine 10%ige wässrige Lösung zeigt einen pH-Wert von etwa 11 – eignet sich die Base selbst nicht zur Therapie.

Man verwendet deshalb einige Salze. Offizinell bzw. handelsüblich sind folgende Piperazin-Derivate:

- **Piperazin-Hexahydrat**
- **Piperazin-adipat**
- **Piperazin-citrat.**

Identifizierung

- IR-Spektrum.
- DC: Detektion mit Ninhydrin.
- Durch Umsetzung mit Benzoylchlorid in alkalischer Lösung entsteht das *N,N'*-Dibenzoyl-piperazin (**2**), das durch den Schmelzpunkt (Smp: 191–196 °C) identifiziert wird.

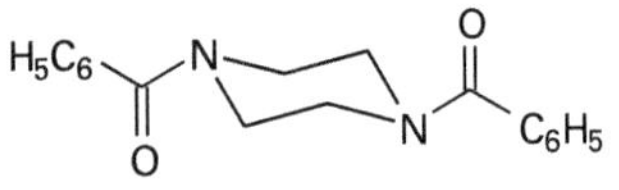

2

- Zum unspezifischen Nachweis des Piperazins kann auch eine Gruppenreaktion auf sekundäre aliphatische und alicyclische Amine herangezogen werden. Sie ergeben alle in Gegenwart von Aldehyden und Dinatriumpentacyanoferrat(II) eine blaue Färbung. Die gebräuchliche Carbonyl-Verbindung ist Acetaldehyd (*Simon-Awe*-Reaktion; s. S. 330).

Reinheitsprüfung

- Durch DC werden die aus der Synthese stammenden Verunreinigungen wie Ethylendiamin (**3**), Ethanolamin (**4**) oder Diethylentriamin (**5**) erfasst und durch Reaktion mit Ninhydrin und Erhitzen auf 105 °C, detektiert.

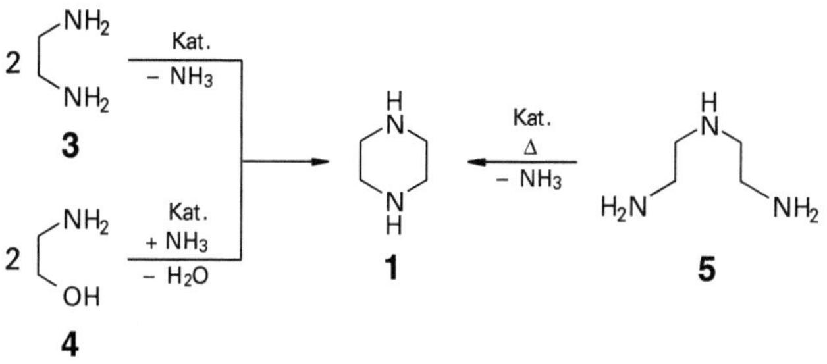

Gehaltsbestimmung

- Mit Perchlorsäure ($0{,}1\ mol \cdot l^{-1}$) in Eisessig lassen sich beide sekundären Amino-Gruppen erfassen. Bei der Bestimmung des Piperazincitrats bzw. -adipats werden die Anionen als schwache Basen zur Zitronensäure bzw. zur Adipinsäure protoniert.

Propranolol

(2*RS*)-1-([1-Methylethyl)amino]-3-(naphthalin-1-yloxy)propan-2-ol
[3506-09-0]

β-Rezeptorenblocker

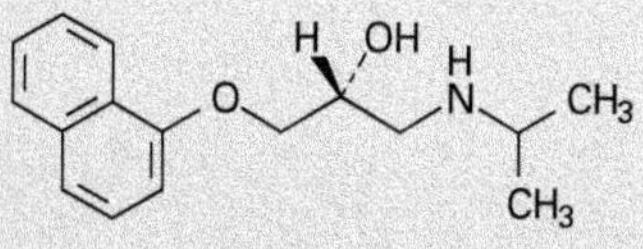

1

und Enantiomer

Das offizinelle **Hydrochlorid** ist ein weißes, kristallines Pulver mit schwach bitterem, anästhesierendem Geschmack; es ist löslich in Wasser und Ethanol, schwer löslich in Chloroform. Der pK_S-Wert wird mit 9,42 angegeben. UV: Maxima bei 290, 306 und 319 nm, gemessen in Methanol.

Propranolol-Hydrochlorid **1**-HCl erweist sich als sehr stabil gegenüber der Einwirkung von UV-Licht oder Erhitzen in wässrigen Zubereitungen.

Identifizierung

- Smp: 163–166 °C (**1**-HCl); **1**: 94 °C (Cyclohexan).
- IR-Spektrum.
- DC. Detektion mit Anisaldehyd/Schwefelsäure. DC-Platte auf 105° kurz erhitzen.

Reinheitsprüfung

Auf Verwandte Substanzen wie **2, 3** und **4** wird mit der HPLC geprüft. Von der Herstellung her kann **1** mit dem Diol **2** und/oder mit dem tertiären Amin **3** sowie dem Bis-ether **4** verunreinigt sein. Eine Identifizierung der Verunreinigungen erfolgt über die ermittelten Retentionszeiten. Zur Detektion wird die Absorption der eluierten Substanzen bei 292 nm herangezogen.

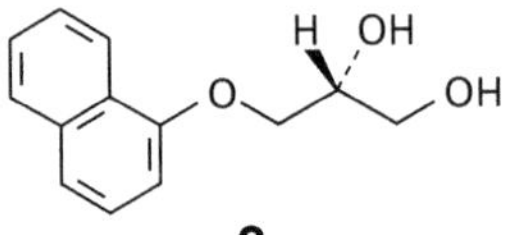

2

und
Enantiomer

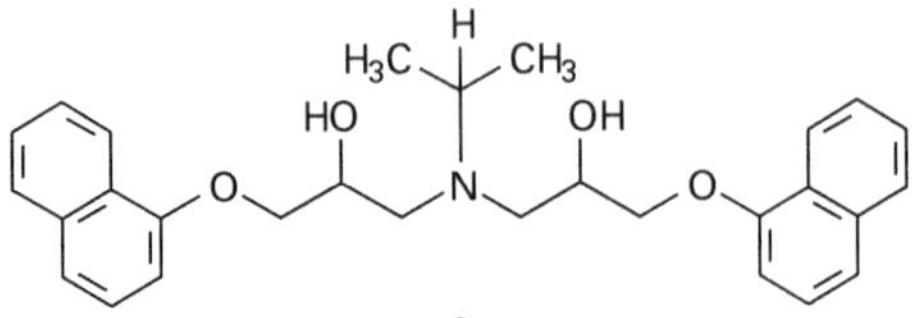

3

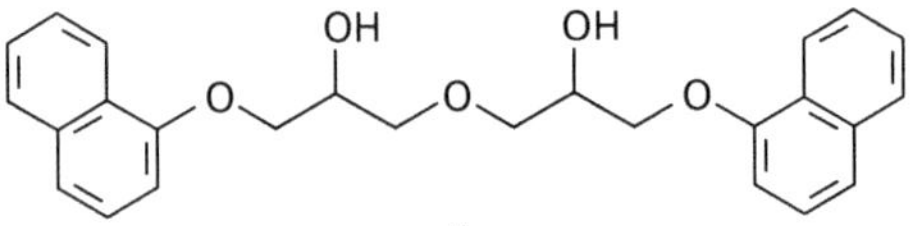

4

Gehaltsbestimmung

- Nach Ph.Eur. als Kationsäure durch „Verdrängungstitration“ in Ethanol mit Natronlauge (0,1 mol·l^{-1}).

Timolol

(2*S*)-1-[(1,1-Dimethylethyl)amino]-3-[[4-(morpholin-4-yl)-1,2,5-thiadiazol-3-yl]oxy]propan-2-ol
[26921-17-5]

β-Rezeptorenblocker

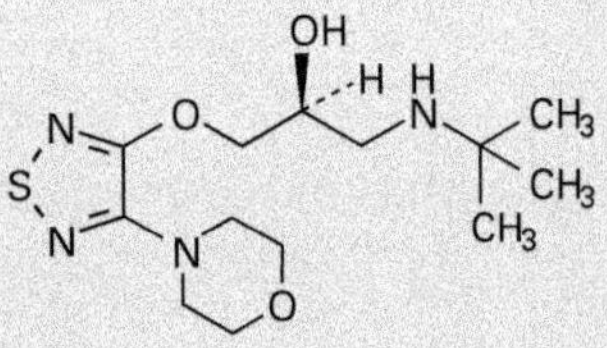

1

Das offizinelle **Timolol-hydrogenmaleat** (**1a**) stellt ein weißes, kristallines Pulver dar, das in Wasser, Methanol und Ethanol löslich, in Chloroform wenig und in Ether unlöslich ist. Timolol kommt als *S*-Enantiomer in den Handel.

Der Schmelzpunkt liegt bei 199 bis 201 °C (Zersetzung).

Die (±) Base schmilzt bei 71,5 bis 72,5 °C.

Als Amin weist **1** einen pK_S-Wert von 9,2 auf.

Der pH-Wert einer gesättigten Lösung von **1a** beträgt ca. 4.

UV-Spektrum (Salzsäure (0,1 mol·l^{-1})): λ_{max} = 294 nm (Thiadiazol-Ring).

1a erweist sich in festem und gelöstem Zustand bei Raumtemperatur ohne Lichtexposition als äusserst stabil.

Beim Erhitzen von **1a** auf 95 °C für längere Zeit (3 Wochen) kommt es zur Bildung der Timolol-ester **2** und **3.**

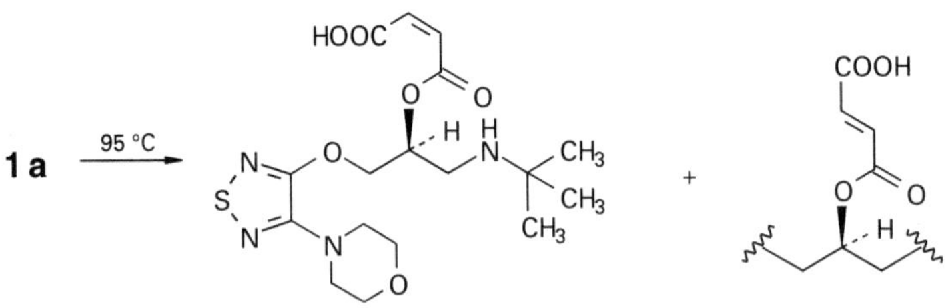

2 3

Eine wässrige Lösung von **1**-HCl verliert im Autoklaven bei 120 °C an Wirksamkeit:

- Durch Umlagerung entsteht Iso-Timolol (**4**)
- Etherspaltung führt zu **5**
- Durch Oxidation des Schwefels in **5** kommt es zur Bildung des *S*-Oxids **6**

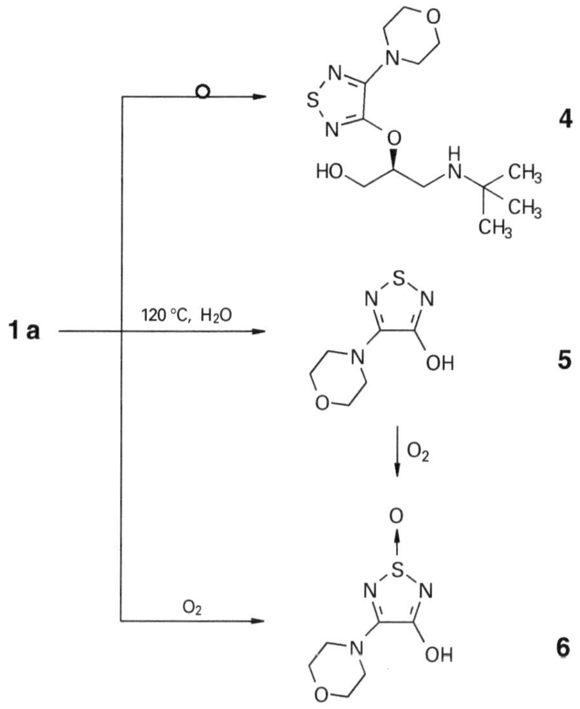

Identifizierung

- **1a** soll als *S*-konfiguriertes Enantiomer eine spezifische Drehung von $[\alpha]_D^{20}$ = −5,7° bis −6,2° aufweisen.
- IR-Spektrum und DC (Detektion mit Iod-Dämpfen).
- Nachweis der freigesetzten Maleinsäure über Glyoxylsäure (s. Nachweis Maleinsäure S. 116 und Nachweis Weinsäure S. 120).

Gehaltsbestimmung

Titration mit Perchlorsäure (0,1 mol·l^{-1}) in Eisessig: Erfassung des Hydrogenmaleat-Anions durch Protonierung zur Maleinsäure.

Verapamil
(2*RS*)-2-(3,4-Dimethoxyphenyl)-5-[[2-(3,4-dimethoxyphenyl)ethyl]-(methyl)amino]-2-(1-methylethyl)-pentannitril
[23313-68-0]

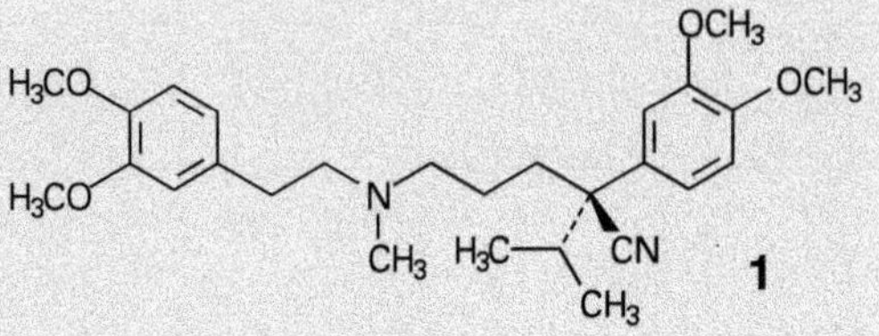

1

und Enantiomer

Calcium-Antagonist

Das handelsübliche und offizinelle **Hydrochlorid** ist ein weißes, kristallines Pulver, löslich in Wasser, wenig löslich in Ethanol und unlöslich in Ether. Smp: 140 bis 144 °C.

Verapamil-Base ist ein gelbes, viskoses Öl, $Sdp_{0,01}$ = 243 bis 246 °C.

1-HCl besitzt einen pK_S-Wert von 8,6 und zeigt nach Erhitzen in Schwefelsäure bei Anregung durch UV-Licht eine grüne Fluoreszenz (λ_{max} = 475 nm).

Identifizierung

- UV-Spektrum (Salzsäure (0,01 $mol \cdot l^{-1}$)): λ_{max} 229 und 278 nm.
- IR-Spektrum und DC gegen Verapamil-hydrochlorid CRS.

Gehaltsbestimmung

Erfassung der Kationsäure ($pk_S = 8,6$) mit Natronlauge (0,1 $mol \cdot l^{-1}$),

7.2 Aminoglykoside

Struktur

Alle hierher gehörenden Aminoglykosid-Antibiotika sind aufgebaut aus Zucker und Amino-Alkoholen, die glykosidisch miteinander verknüpft sind.

Die als Aglyka fungierenden Amino-Alkohole leiten sich vom *scyllo*-Inosit, einem *all-trans*-Hexahydroxycyclohexan, ab. Ersetzt man im *scyllo*-Inosit die Hydroxy-Gruppen in den Positionen 1 und 3 durch Amino-Funktionen, so gelangt man zum Streptamin; durch Entfernung der Hydroxy-Gruppe in Position 2 gelangt man zum 2-Desoxystreptamin, dem Aglykon der Kanamycin-/Gentamicin-Gruppe.

Die formale Substitution des Wasserstoffs der Amino-Gruppen im Streptamin durch zwei Amidin-Funktionen führt zum Streptidin mit zwei Guanidin-Gruppen.

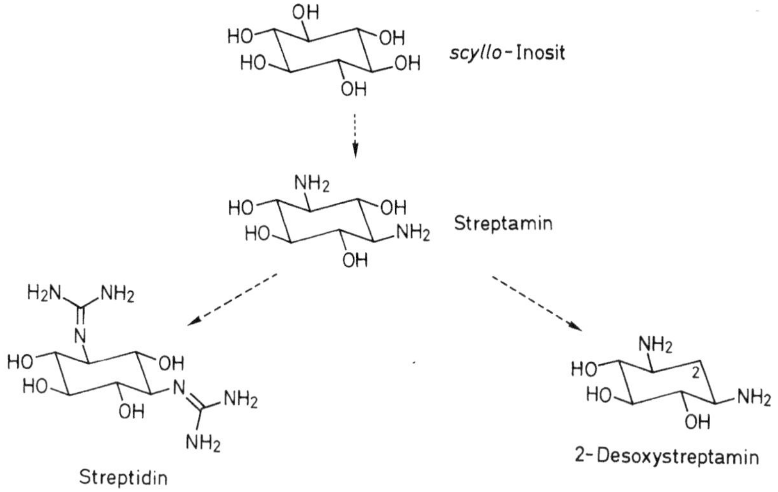

Gliedert man die bisher gefundenen und partialsynthetisch abgewandelten Aminoglykosid-Antibiotika (ausgenommen Spectinomycin) nach Art der Aglyka und den Positionen der Zuckerverknüpfung, so ergeben sich drei Gruppen von Verbindungen (Z = Zucker):

1. Streptomycin-Gruppe

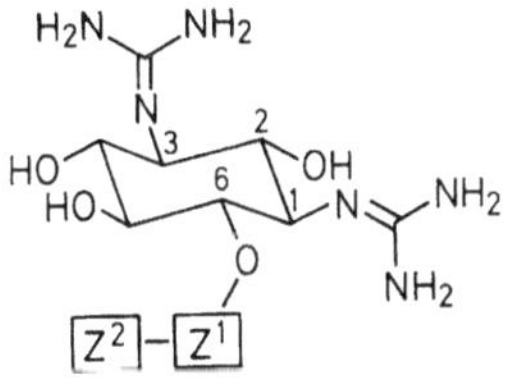

Streptomycin:

Z^1 = L-Streptose
Z^2 = *N*-Methylglucosamin

2. Kanamycin-/Gentamicin-Gruppe

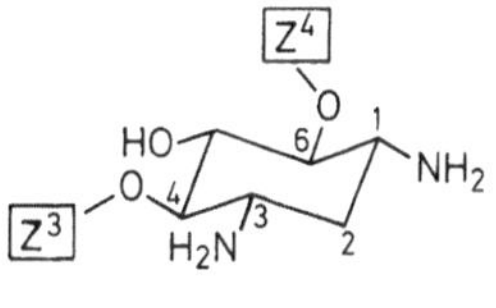

Kanamycin (A):

Z^3 = 6-D-Glucosamin
Z^4 = Kanosamin

Gentamicin:

Z^3 = Purpurosamin
Z^4 = Garosamin

3. Neomycin-Gruppe

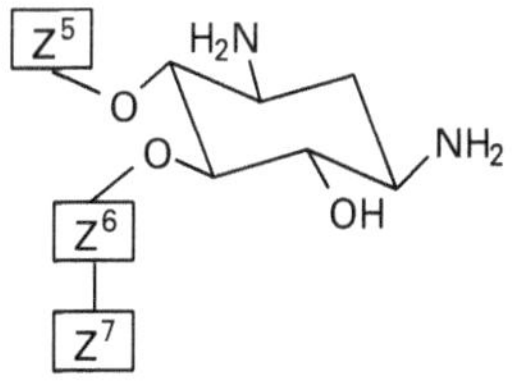

z.B. Framycetin (= Neomycin B):

Z^5 = Neosamin C
Z^6 = D-Ribose
Z^7 = Neosamin B

Bemerkung: Die Aglyka sind unterschiedlich dargestellt, damit die stereochemische Abbildung der Zucker räumlich günstig erscheint.

Bemerkung zur Bezeichnung: Stoffwechselprodukte von Streptomyces-Arten: Endung **-mycin**; Stoffwechselprodukte von anderen Mikroorganismen, z.B. Micromonospora-Arten und halbsynthetische Verbindungen: Endung **-micin**.

Streptomycin

Bis[*N,N'*-bis(amino-iminomethyl)-4-*O*-[5-desoxy-2-*O*-[2-desoxy-2-(methyl-amino)-α-L-glucopyranosyl]-3-*C*-formyl-α-L-lyxofuranosyl]-D-streptamin
[3810-74-0]

Antibiotikum

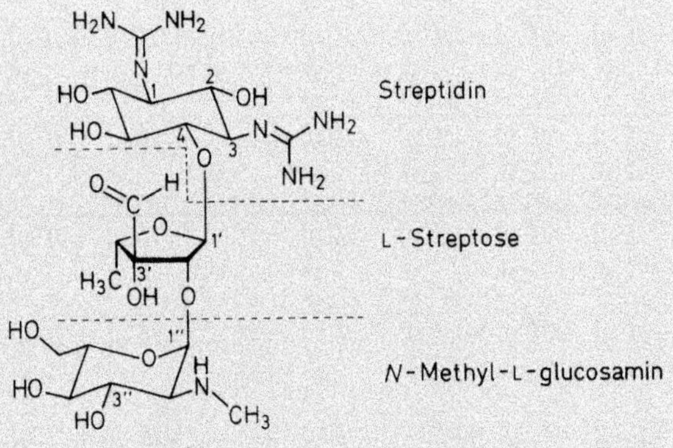

1

Durch ^{15}N- und ^{13}C-NMR-Untersuchungen wurde bewiesen, dass die Aldehyd-Gruppe im Streptose-Teil in wässriger Lösung zu 90% in der Hydrat-Form **2** vorliegt. Die Hydroxy-Gruppe am C-3 vermag durch ihren –I-Effekt die Hydrat-Form zu stabilisieren. Ähnlich wie bei Chloralhydrat und Ninhydrin beruht die Stabilisierung auf der Ausbildung einer intramolekularen Wasserstoff-Brücke.

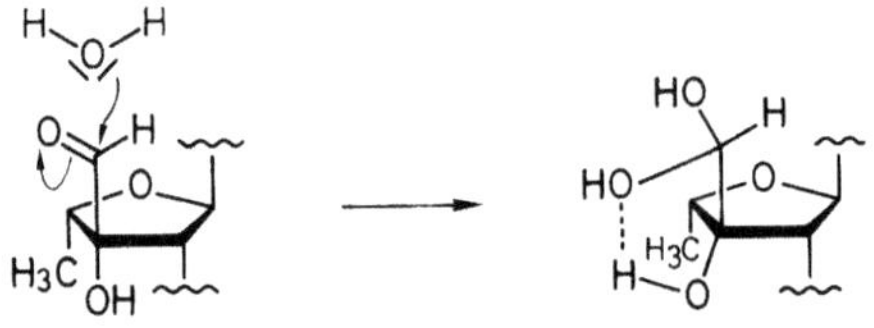

1 **2**

Therapeutisch wird **Streptomycin** als **Sulfat** eingesetzt. Es ist ein weißes Pulver, hygroskopisch, praktisch geruchlos, von schwach bitterem Geschmack, leicht löslich in Wasser, praktisch unlöslich in wasserfreiem Ethanol und Ether.

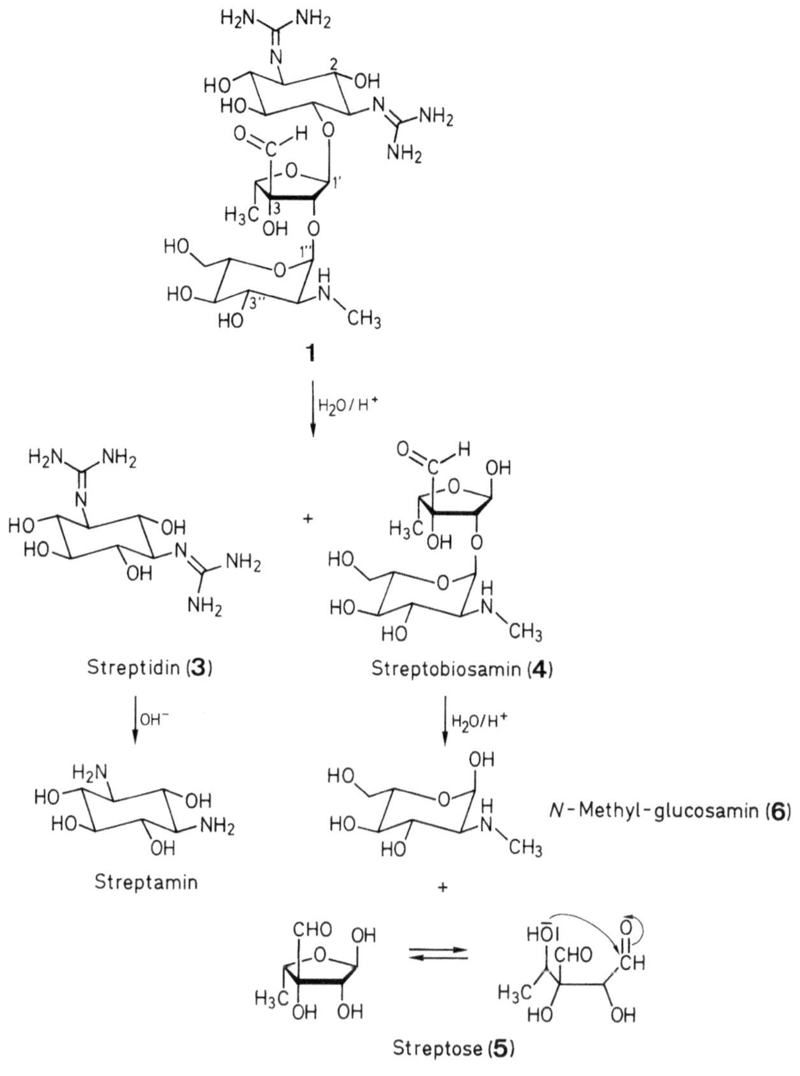

Die Base ist wenig beständig, reagiert stark basisch, ist in Wasser gut löslich und wenig löslich in organischen Lösungsmitteln.

Aufgrund der beiden enthaltenen Guanidin-Gruppen und einer Methylamino-Gruppe ist Streptomycin eine dreiwertige Base. Die Lösungen der Salze drehen die Ebene des polarisierten Lichtes nach links. Für das Hydrochlorid wird eine spezifische Drehung: $[\alpha]_D^{20} = -87\,°C$, gemessen in Wasser, angegeben.

Das Stabilitätsoptimum des Streptomycins in wässriger Lösung liegt zwischen pH 3 und 7.

Durch schonende Hydrolyse im Sauren wird zuerst die Glykosid-Bindung zwischen Streptidin und Streptose gespalten. Es entstehen Streptidin (**3**) und das *N*-haltige Disaccarid Streptobiosamin (**4**). Bei schärferer Hydrolyse wird auch

Streptobiosamin gespalten, und zwar zu *N*-Methylglucosamin (**6**) und Streptose (**5**). Streptose ist als Dialdehyd unter sauren Bedingungen nicht beständig und zersetzt sich.

Identifizierung

- DC gegen Referenzsubstanzen: **1**-sulfat CRS, Kanamycin-sulfat CRS und Neomycin-sulfat CRS. Detektion mit 1,3-Dihydroxynaphthalin + H_2SO_4, gelbbrauner Fleck.
- Der Streptose-Anteil lässt sich durch die **Maltol-Reaktion** nachweisen, indem man im siedenden Wasserbad mit Natronlauge hydrolysiert und anschließend mit salzsaurer Eisen(III)chlorid-Lösung versetzt.

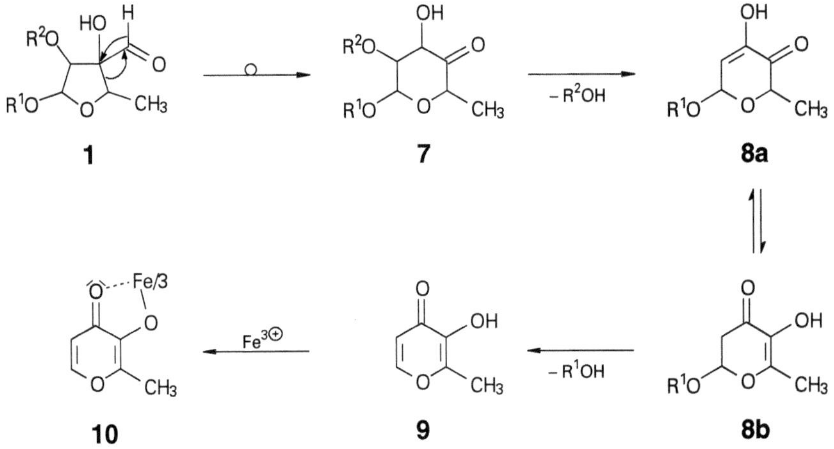

Es handelt sich dabei um die Umlagerung des Streptose-Derivats **1** in eine Pyranose-Form **7,** die unter Abspaltung des Streptidin-Restes (R^2OH) und des *N*-Methylglucosamins (R^1OH) in Maltol (**9**) übergeht. In Alkali lagert sich die tertiäre α-Hydroxy-Aldehyd-Struktur in eine α-Hydroxy-Keton-Struktur um. Der Reaktionsablauf ist im Sinne einer Hydrid-Verschiebung von der Formyl-Gruppe zum quartären Kohlenstoff (C-3) unter Ringerweiterung zu verstehen.

Das Pyran-3-on-Derivat **7,** spaltet leicht *N*-Methylglucosamin (R^2OH) zu **8a** bzw. **8b** und weiterhin Streptidin (R^1OH), wobei Maltol (**9**) entsteht. **9** ist ein zweizähniger Chelatbildner, der mit Eisen(III)salzen zum violetten **10** (λ_{max} = 525 nm) komplexiert.

- Beim Umsetzen von **1**-sulfat mit 1-Naphthol und konz. Natriumhypochlorit-Lösung entwickelt sich eine rote Färbung. Der als *Sakaguchi*-Reaktion bekannte Nachweis ist spezifisch für die Guanidin-Struktur (s. S. 169).
- Aufgrund der enthaltenen Aldehyd-Gruppe kann man mit Hydrazin-Derivaten, beispielsweise 2,4-Dinitrophenylhydrazin, entsprechende Hydrazone herstellen.

Weitere geeignete Hydrazine sind hierfür Isoniazid und 9-Hydrazinoacridin.

Reinheitsprüfung

Kolorimetrisch gegen Referenzsubstanz mithilfe der Maltol-Reaktion. Die Absorption der Untersuchungslösung muss mindestens 90% der Absorption der Referenzlösung betragen.

Gehaltsbestimmung

- Mikrobiologische Wertbestimmung.
- Kolorimetrisch über die Maltol-Reaktion.
- Fluorimetrisch lässt sich **1** bestimmen durch Umsetzung der Aldehyd-Funktion mit dem Fluoreszenz-Reagenz 9-Hydrazinoacridin-HCl (**11**). Es entsteht ein fluoreszierendes Hydrazon **12,** das fluorimetrisch vermessen wird. Diese Methode eignet sich zur Bestimmung von **1** in Urin und Körperflüssigkeiten.

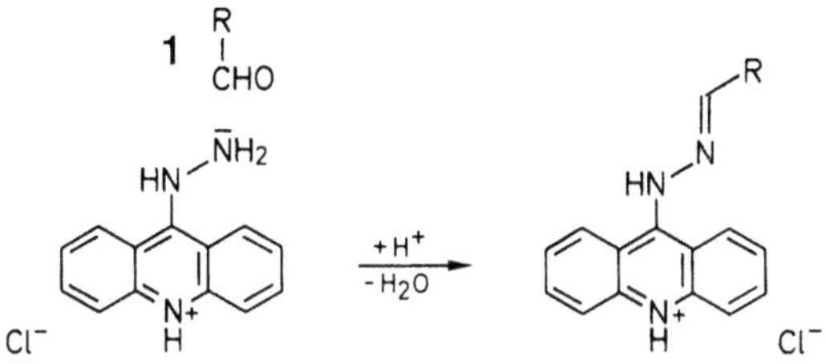

11 **12**

Dihydrostreptomycin

Bis[*N*,*N*'-bis(aminoiminomethyl)-4-*O*-[5-desoxy-2-*O*-(2-desoxy-2-(methylamino-α-L-glucopyranosyl]-3-*C*-(hydroxymethyl)-α-L-lyxofuranosyl]-D-streptamin}
[5490-27-7]

Antibiotikum

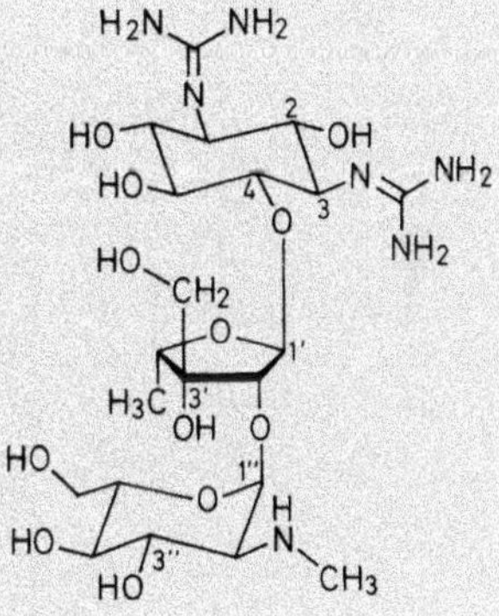

1

Dihydrostreptomycin **1** kommt als **Sulfat** (2:3) in den Handel. Es stellt ein farbloses Pulver dar, das in Wasser leicht löslich, in Aceton, Methanol und Ethanol praktisch unlöslich ist.

Smp: 255–265 °C (Z.).

Im Gegensatz zur Streptomycin-Base lässt sich **1** als Base isolieren und ist alkalistabil. Aufgrund der fehlenden freien Aldehyd-Funktion kann eine Maltol-Reaktion nicht ablaufen.

Identifizierung

- DC, s. Streptomycinsulfat.
- *Sakaguchi*-Reaktion.
- Zur Unterscheidung von Streptomycin kann eine bisher nicht aufgeklärte Farbreaktion herangezogen werden. Erhitzt man **1**-Sulfat mit Salzsäure und versetzt anschließend mit einer alkalischen Lösung von 1-Naphthol, so ergibt Dihydrostreptomycin eine violettrosa, Streptomycin hingegen eine gelbe Färbung.

Reinheitsprüfung. Auf Streptomycin mittels der Maltol-Reaktion.

Wertbestimmung. Mikrobiologisch.

Kanamycin A

6-*O*-(3-Amino-3-desoxy-α-D-glucopyranosyl)-4-*O*-(6-amino-6-desoxy-α-D-glucopyranosyl)-2-desoxy-D-streptamin

[25389-94-0]

Antibiotikum

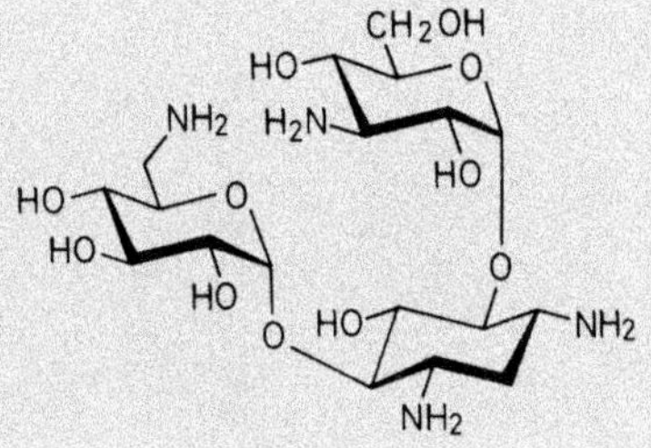

1

Das Arzneibuch beschreibt das **Monosulfat-Monohydrat**. Es ist ein weißes kristallines Pulver, löslich in Wasser, nicht löslich in Aceton, Chloroform.

Smp: 250–276 °C (Z.).

Kanamycin A weist vier Amino-Gruppen auf und besitzt folgende pK_S-Werte:

$pK_{S1} = 6{,}4$; $pK_{S2} = 7{,}55$;
$pK_{S3} = 8{,}4$; $pK_{S4} = 9{,}4$.

Wässrige Lösungen von **1**-sulfat sind im pH-Bereich 6–8 sehr stabil. Gegen Säuren und Basen erweist sich **1**-sulfat erstaunlicherweise als relativ inert; so wird es z.B. beim Kochen mit methanolischer Salzsäure ($1\ mol \cdot l^{-1}$) nicht hydrolysiert. Auch beim Erhitzen in Natronlauge ($1\ mol \cdot l^{-1}$) über 48 Stunden verändert es sich nicht.

Identifizierung

- DC, mit **1**-sulfat, Neomycinsulfat und Streptomycinsulfat als Referenzsubstanzen.
- Herstellung eines Pikrates, das bei 235 °C schmilzt.
- Beim Erhitzen mit Ninhydrin tritt die violette Farbe von *Ruhemanns*-Purpur auf: Nachweis der primären Amin-Partialstrukturen im Zucker- und Streptamin-Teil.
- Beim Erhitzen in 40%iger Schwefelsäure bildet sich Furfural (Furan-2-aldehyd), ebenso mit Neomycin.

Reinheitsprüfung auf Kanamycin B

Im Kanamycin B ist im 6-D-Glucosamin-Teil die Hydroxy-Gruppe in Position 2 durch eine Amino-Gruppe ersetzt, d.h. es ist ein 2,6-Glucosodiamin als Zucker vorhanden.

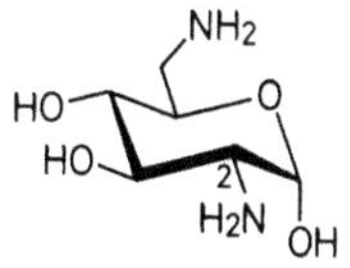

Die Prüfung erfolgt per DC mit Kanamycin-B-sulfat CRS als Vergleich.

Kanamycin B darf wegen seiner höheren Toxizität nur zu 4% in Kanamycin A enthalten sein.

Detektion mit Ninhydrin/15 min 110 °C.

Gentamicin

[1405-41-0]

Antibiotikum

Gentamicin-Base ist ein Gemisch von 16 verwandten antimikrobiell wirksamen Substanzen, die von *Micromonospora purpurea* produziert werden.

Pharmazeutisch eingesetzt werden Gemische aus den Gentamicinen C_1, C_{1a}, C_2.

Die Gentamicine der C-Gruppe unterscheiden sich durch ihre Substitutionsmuster am Aminozucker-Purpurosamin.

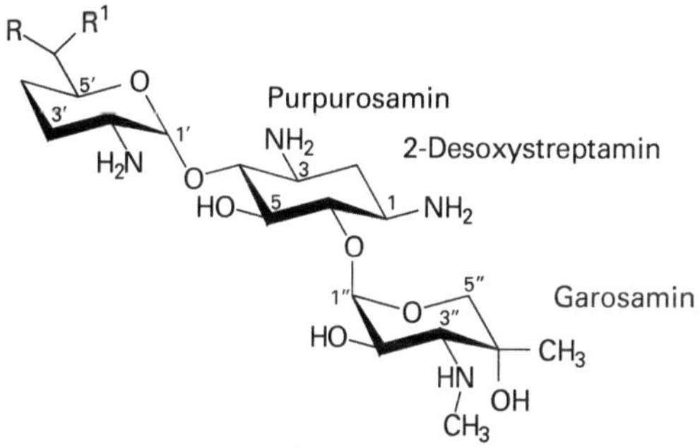

1

Gentamicin C_1	$R = CH_3$	$R^1 = NH{-}CH_3$
Gentamicin C_{1a}	$R = H$	$R^1 = NH_2$
Gentamicin C_2	$R = CH_3$	$R^1 = NH_2$
Gentamicin C_{2a}	$R = NH_2$	$R^1 = CH_3$
Gentamicin C_{2b}	$R = H$	$R^1 = NH{-}CH_3$

Im Gentamicin C sind fünf Amino-Funktionen enthalten (drei NH_2-, zwei NHR-Gruppen), die offensichtlich gleiche Basizität besitzen; daher wurde nur ein pK_S-Wert von 8,2 gefunden.

Identifizierung

- Beim Erhitzen von **1** mit 40%iger Schwefelsäure auf dem Wasserbad darf sich kein Furfural bilden, das im UV bei 240 nm absorbieren würde.

  Kanamycin A und Neomycin geben eine positive Furfural-Reaktion.

- DC mit Gentamicinsulfat als Referenzsubstanz; Detektion mit Ninhydrin bei 100 °C.

  Anstelle von Ninhydrin kann auch Fluorescamin (Fluram®) als Reagenz auf primäre Amine eingesetzt werden (s. S. 164). Nach DC-Trennung der Gentamicin-Komponenten erfolgt eine Detektion mit Fluram® und anschließende Densitometrie der Fluoreszenz-Flecke. Die Methode lässt sich auch auf Neomycin B, Bacitracin und Polymyxin anwenden.

  Durch eine spezielle massenspektrometrische Methode (FAB) wurde gefunden, dass sich Fluram® mit Gentamicin C_1 zu einem Gemisch von Fluram®-Derivaten umsetzt. Aufgrund der drei primären Amino-Gruppen entstehen drei Fluram®-Derivate; durch 1:1-, 2:1- und 3:1-Umsetzung.

  Da Gentamicin-sulfat ein Gemisch von einzelnen Gentamicinen darstellt, erfolgt die Prüfung auf „Zusammensetzung" mithilfe der HPLC. Um eine empfindliche UV-Detektion zu ermöglichen, wird daher eine Probe mit Phthalaldehyd (**2**) und Thioglycolsäure (**3**) bei pH 10,4 im Wasserbad bei 60 °C zur Reaktion gebracht. Bei dieser Umsetzung entstehen UV-aktive bzw. fluoreszierende Isoindol-Derivate vom Typ **4**. Es handelt sich hierbei um eine sehr empfindliche Nachweisreaktion der primären aliphatischen Amino-Gruppen in den Gentamicinen. Siehe Aminosäuren S. 165.

  Im HPLC-Chromatogramm müssen vier Hauptpeaks erscheinen, die mit den Peaks aus dem Chromatogramm der Reinsubstanz (Gentamicinsulfat CRS) identisch sind, d.h. gleiche Retentionszeiten aufweisen.

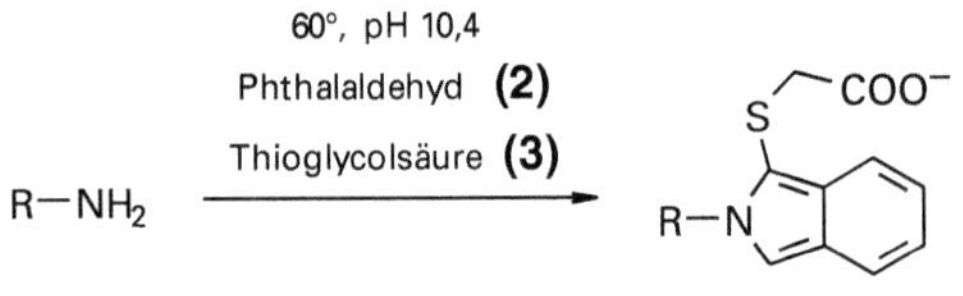

4

Neomycin

[1405-10-3]

Antibiotikum

Neomycin ist ein Gemisch aus drei antibiotisch wirksamen Substanzen, die von *Streptomyces fradiae* produziert werden:

1. Neomycin A = Neamin, ein hydrolytisches Abbauprodukt von Neomycin B und C;
2. Neomycin B = Framycetin, Hauptkomponente;
3. Neomycin C, ein Isomer von Neomycin B.

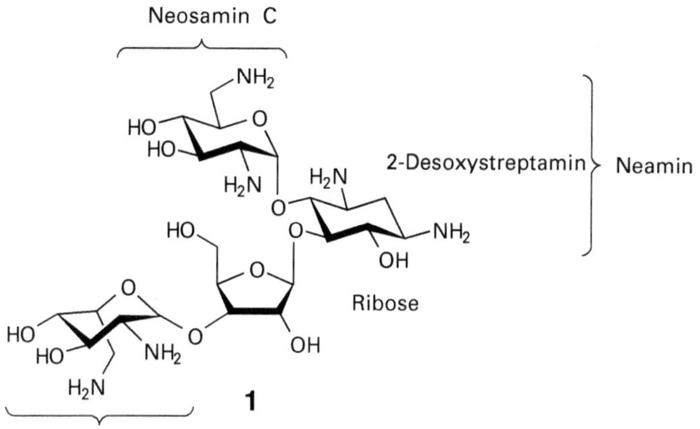

1

Neomycin B = Framycetin

Durch Hydrolyse der glykosidischen Bindung zwischen 2-Desoxystreptamin und D-Ribose entsteht u.a. Neomycin A = Neamin.

Identifizierung

- DC.
- Ninhydrin-Reaktion.
- **Nachweis der Ribose:** Nach USP 1980 wird Neomycin (**1**) mit Schwefelsäure ($15\ mol \cdot l^{-1}$) 100 min auf 100 °C erhitzt und der Ansatz nach dem Erkalten mit Xylol extrahiert. Bei dieser Reaktion wird die in Neomycin B **1** glykosidisch gebundene Ribose (**2**) zu Furfural (**3**) (Furan-2-carbaldehyd) abgebaut. (Siehe auch Bildung von **3** aus Glucose S. 99.)

Auf Zusatz von 4-Bromanilin (**4**) zur Xylol-Lösung entsteht eine rote Färbung (λ_{max} = 552 nm).

Untersuchungen von *Lewis* und *Mulquiney* und auch von *Pindur* u. Mitarb. lassen den nachfolgenden Reaktionsweg zu einem farbigen Cyanin **10** plausibel erscheinen: Der per Abbau aus Neomycin (**1**) entstandene Furan-2-carbaldehyd (**3**) reagiert mit 4-Bromanilin (**4**) in Gegenwart von Protonen zu einem Halbaminal **5,** das ein zweites Molekül 4-Bromanilin (**4**) in Position 5 des Furan-Ringes im Sinne einer *Michael*-Addition addiert und sodann durch Wasserabspaltung in ein Enamin **6** übergeht. Dieses lagert sich unter Ringöffnung zwischen C-5 und dem Sauerstoff in ein Zwitterion **7** um, das nun zum isolierbaren, orangefarbenen 4,5-Dianilino-2-cyclopenten-1-on **8** ringschließt. Die Struktur von **8** konnten *Pindur* u. Mitarb. spektroskopisch und durch eine Röntgenstrukturanalyse zweifelsfrei beweisen. Durch nachfolgende Protonierung von **8** am Sauerstoff kommt es über das Kation **9** zu einer Ringöffnung zwischen C-4 und C-5 und Bildung des resonanzstabilisierten roten Cyanins **10.** (Siehe auch Reaktionsprodukt der *König*-Reaktion S. 481.)

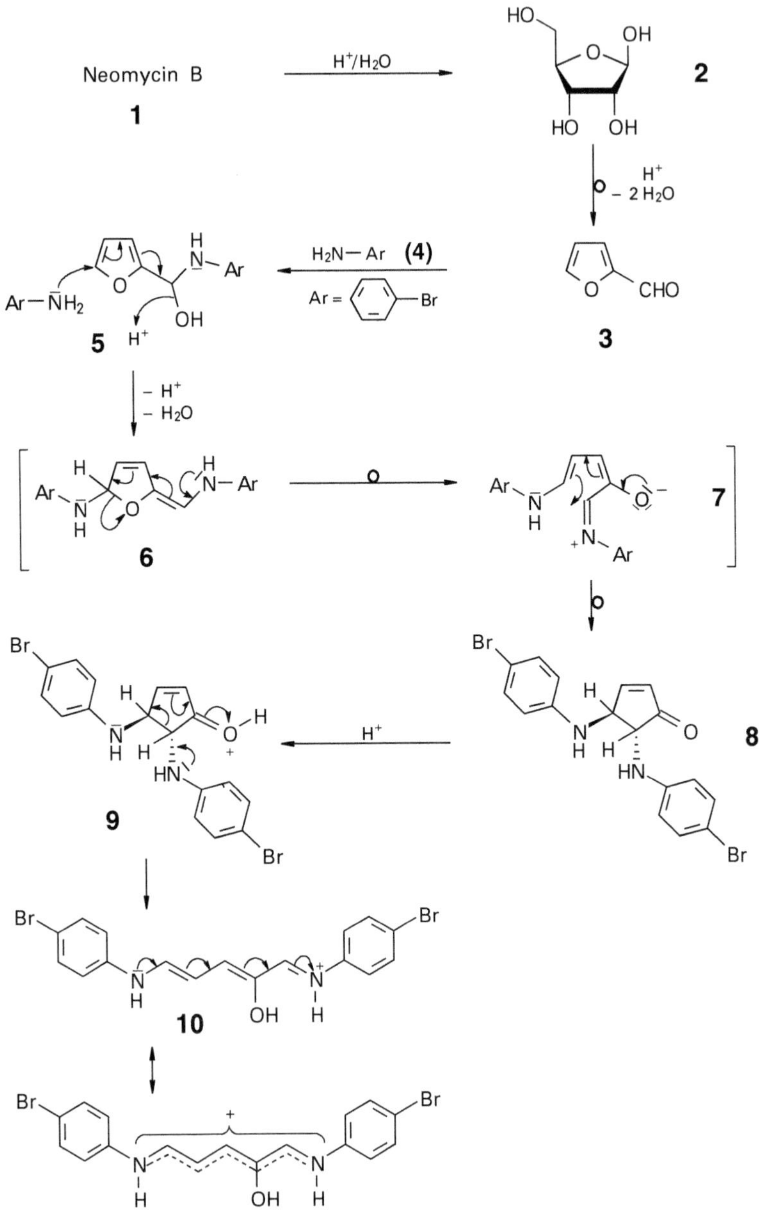

- Durch eine **Farbreaktion nach Elson und Morgan**.

 Mit dieser Reaktion werden die Aminozucker Neosamin B und Neosamin C vom Typ **11** nachgewiesen, die aus **1** durch saure Hydrolyse entstehen.

 Die beiden stereoisomeren Aminohexosen **11** besitzen in ihrer ringoffenen Form **12** eine α-Aminoaldehyd-Partialstruktur. Dieser Aminoaldehyd reagiert nun im Sinne einer Pyrrol-Synthese nach *Knorr* mit der CH-aciden Komponente Acetylaceton (**13**) zum Enamin **14**, das zum Pyrrol-Derivat **15** cyclisiert.

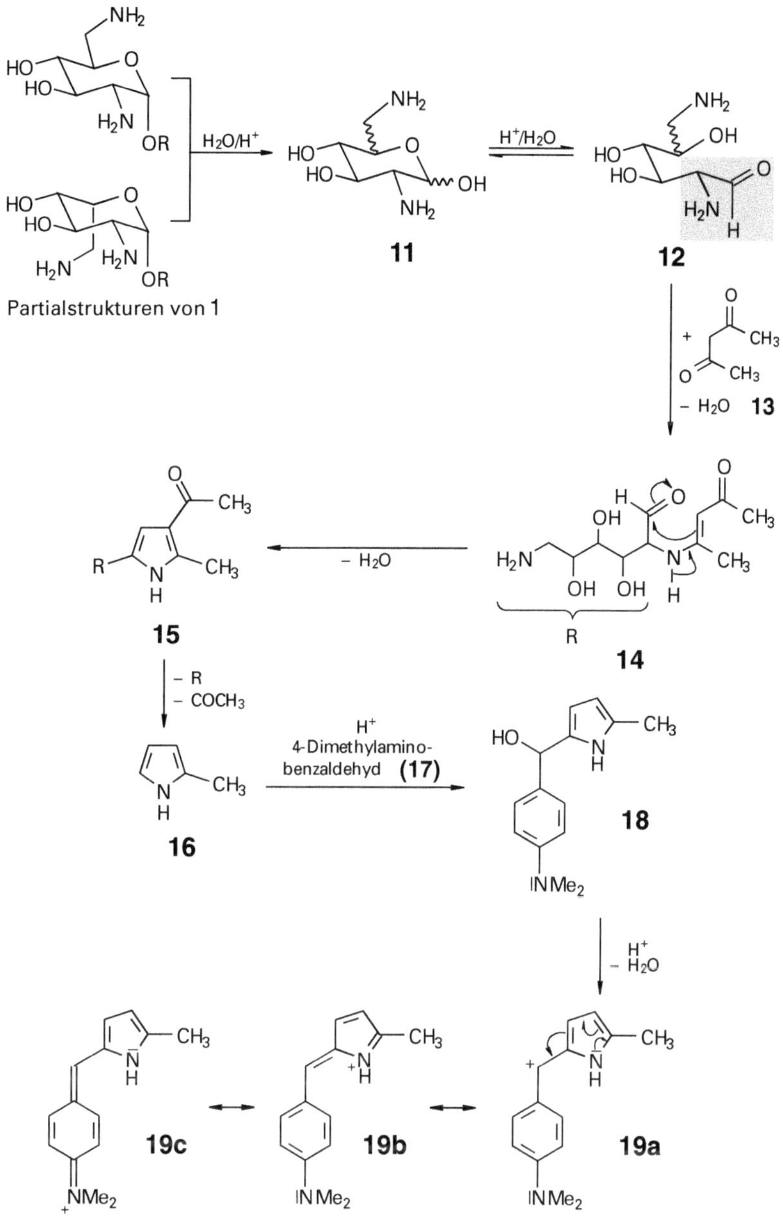

Unter den Reaktionsbedingungen, pH 9,5, 90 °C, entsteht aus **15** 2-Methylpyrrol (**16**) als Hauptprodukt. **16** lässt sich in 70% Ausbeute aus dem Reaktionsgemisch durch Destillation entfernen.

Nach Zusatz von 4-Dimethylaminobenzaldehyd (**17**) und Salzsäure entwickelt sich eine rote Färbung, die auf die Bildung eines Polymethin-Farbstoffs bzw. Gemisches zurückzuführen ist. Hauptkomponente dieses Gemisches ist das Cyanin **19.** Analog der *van Urk*-Reaktion setzt sich der Aldehyd **17** mit dem nucleophilen Pyrrol-Derivat **16** zu einem farblosen Carbinol **18** um, das zum Cyanin **19a/19b/19c** dehydratisiert wird.

Der im Streptomycin enthaltene Aminozucker *N*-Methylglucosamin kann ebenfalls mittels der *Elson-Morgan*-Reaktion identifiziert bzw. bestimmt werden.

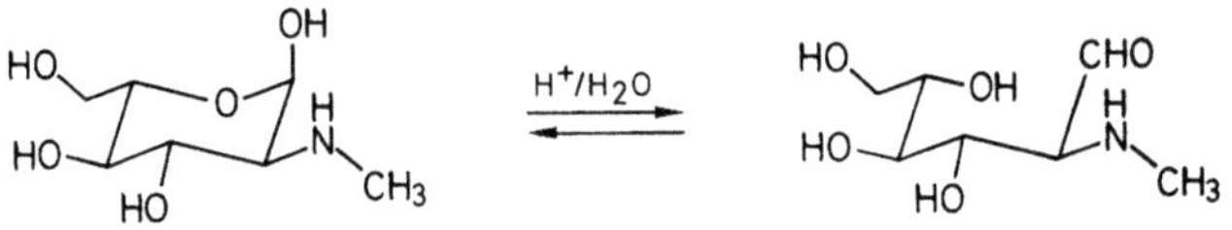

N-Methylglucosamin

Neomycin und Framycetin, als Sulfate im Handel, unterscheiden sich durch ihren Neomycin-C-Gehalt:

Neomycinsulfat: 3–15% Neomycin C,
Framycetinsulfat: max. 3% Neomycin.

7.3 Phenyl-alkylamine

Die pharmazeutisch interessierenden Phenyl-alkylamine gehören vor allem in die Gruppe der Sympathomimetika und Psychoanaleptika. Es handelt sich dabei um Phenyl-ethyl- oder Phenyl-propyl-Derivate, die in Position 1 der Seitenkette meist hydroxyliert sind und **alle** in Position 2 der Seitenkette eine Amino-Gruppe tragen. Zweckmäßig erscheint daher die folgende Einteilung: s. Tabelle 7.1.

Tab.7.1 Einteilungsprinzip der offizinellen Phenyl-alkylamine

Ephedrin-Derivate = Phenyl-propanolamine	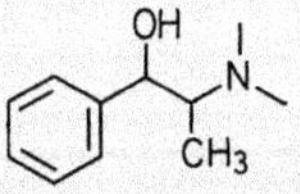
Hydroxyphenyl-ethanolamine	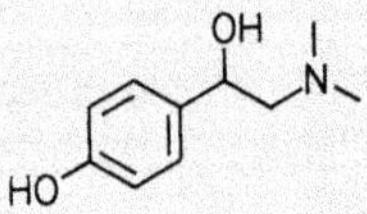 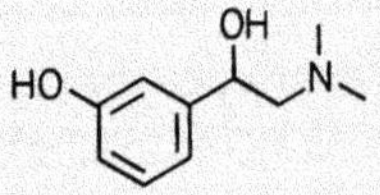
Je nachdem, ob die Verbindungen die phenolische Hydroxy-Gruppe in *p*- oder in *m*-Stellung tragen, entsprechen sie zwei verschiedenen Typen.	
Adrenalin-Derivate = Dihydroxyphenyl-ethanolamine	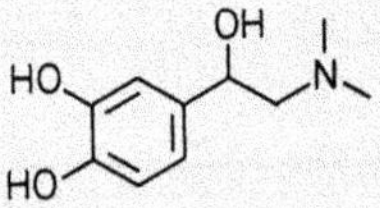
Amphetamin-Derivate = Phenyl-propanamine	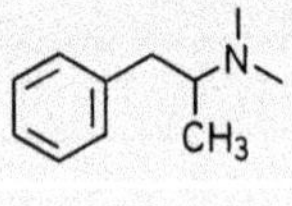
Hydroxyphenyl-propylamine	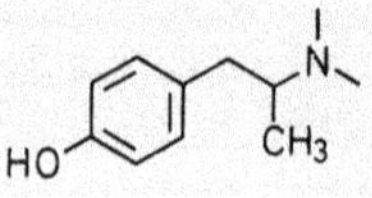

Adrenalin (**14**) ist in Wasser trotz der vier hydrophilen Gruppen an einer kleinen Molekel (M_r = 182) sehr schlecht löslich und zeigt gegenüber der sauerstofffreien Analogverbindung **8** einen um fast zwei Einheiten niedrigeren pK_S-Wert.

Um dieses Verhalten zu veranschaulichen, sei hier auf einen Vergleich der pK_S-Werte *N*-primärer und *N*-sekundärer Phenyl-ethylamine eingegangen (Tabelle 7.2 und Tabelle 7.3).

Die Phenyl-ethylamine zeigen je nach Substitutionsmuster gegenüber der Stammverbindung **1** in Bezug auf ihre Basizität ein differenziertes und interessantes Verhalten.

Durch die Einführung einer Hydroxy-Gruppe in *p*-Stellung des Benzol-Kerns wird der pK_S-Wert von 9,78 auf 9,22 erniedrigt, d.h. Basizität des Amins wird herabgesetzt.

Erklärt werden kann dieses Phänomen durch die Ausbildung einer zwitterionischen Form **2a** im Gleichgewicht mit der elektroneutralen Verbindung **2.** Demnach steht das freie Elektronenpaar des Stickstoffs nicht mehr in vollem Umfang zur Verfügung.

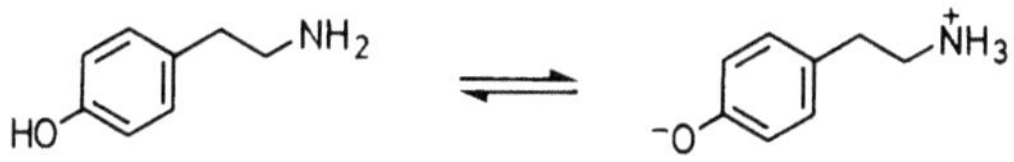

2 **2a**

Tab.7.2 pK_S-Werte *N*-primärer Phenyl-ethylamine

Formel Nr.	Strukturformel	pK_S
1	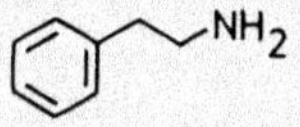	9,78
2	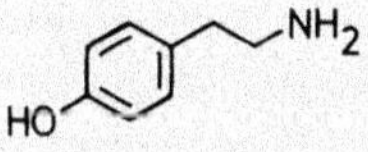	9,22
3	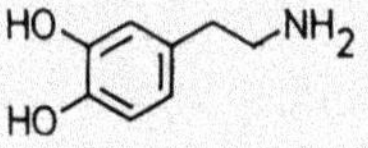	8,93
4	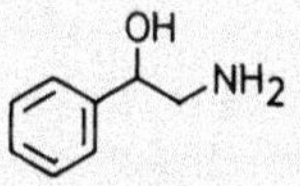	8,90
5	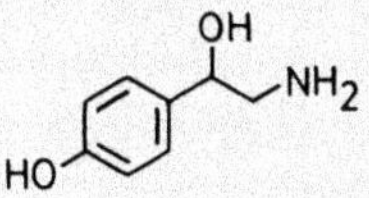	8,81
6	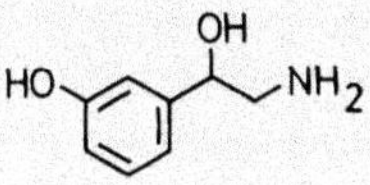	8,67
7	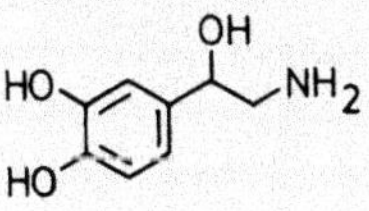	8,58

Tab.7.3 pK_S-Werte *N*-sekundärer Phenyl-ethylamine

Formel Nr.	Strukturformel	pK_S
8	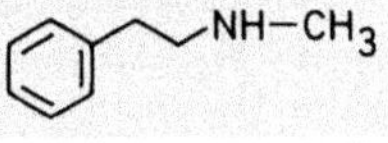	10,31
9	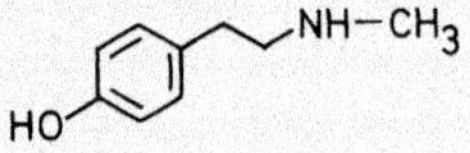	9,36
10	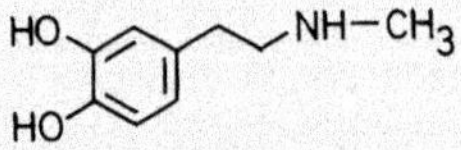	8,78
11	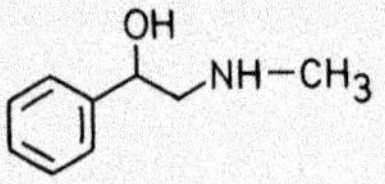	9,63
12	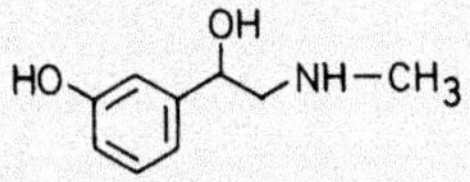	8,89
13	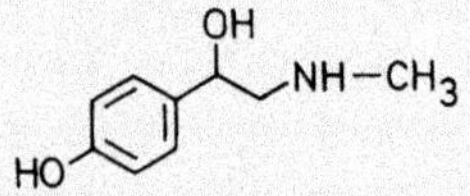	8,62
14	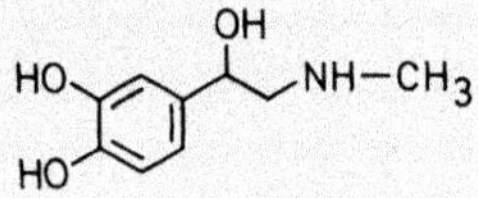	8,55

Das weitere Absinken des pK_S-Wertes auf 8,93 und damit die Abschwächung der Basizität bei **3** durch Einführung einer weiteren Hydroxy-Gruppe in *m*-Stellung ist aus der Struktur **3a** zu erklären, in der das Zwitterion durch eine zusätzliche intramolekulare Wasserstoff-Brücke stabilisiert wird.

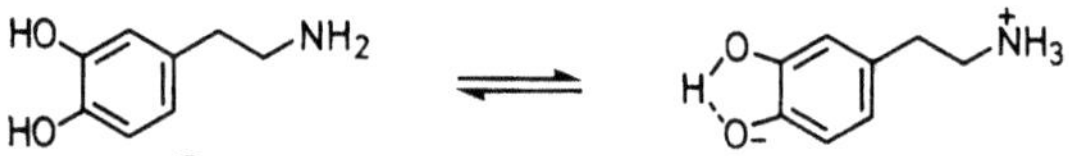

3 **3a**

Gegenüber **1, 2** und **3** kommt es ebenfalls zur Abschwächung der Basizität, wenn eine alkoholische Gruppe in Nachbarstellung zur Amino-Gruppe eingeführt wird, wie es bei **4** der Fall ist. Als mögliche Erklärung kann hier die Ausbildung einer intramolekularen Wasserstoff-Brücke mit dem Stickstoff als Elektronendonator herangezogen werden **4a.** Dafür spricht auch die Beobachtung, die man beim unsubstituierten Ethanolamin bereits gemacht hat. Bemerkenswert ist dabei, dass die intramolekulare Wasserstoff-Brückenbildung die Basizität stärker erniedrigt als die Bildung von Zwitterionen.

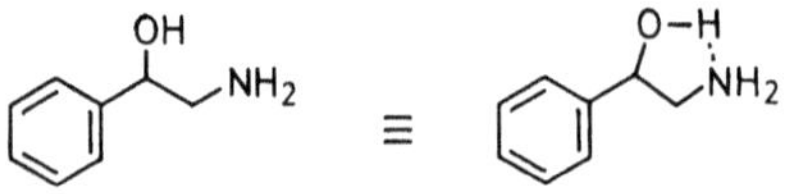

4 **4a**

Sind sowohl eine *p*-ständige als auch eine benzylische Hydroxy-Gruppe im Molekül, so ergibt sich ein pK_S-Wert von 8,81, wie es bei **5** der Fall ist. Infolge des −I-Effektes des Aromaten bzw. der aromatischen Hydroxy-Gruppe verarmt das C-Atom der alkoholischen Gruppe an Elektronen, was zu einer Verstärkung der Wasserstoff-Brücke führt und somit die Basizität weiter erniedrigt: **5a.**

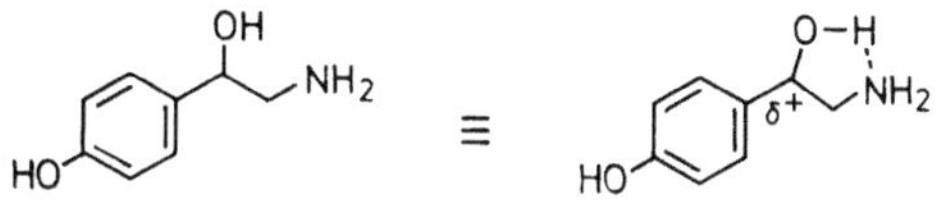

5 **5a**

Wegen der geringeren Entfernung der *m*-ständigen Hydroxy-Gruppe in **6** vergrößert sich der erwähnte induktive Effekt und setzt deshalb die Basizität infolge stärkerer Wasserstoff-Brückenbindung weiter herab.

Im Noradrenalin (**7**) verstärken sich beide Effekte **7a** und führen somit zur weiteren Erniedrigung der Basizität.

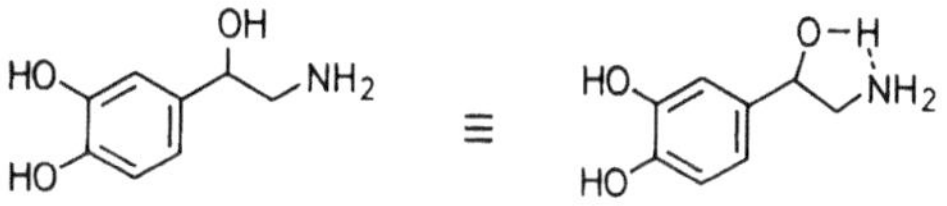

7 **7a**

Erwartungsgemäß ist der pK_S-Wert *N*-alkylsubstituierter Phenylethylamine wegen des +I-Effektes der Alkyl-Gruppe größer (s. den pK_S-Wert von **8** mit 10,31 in Tabelle 7.3).

Die Basizität ist durch Einführung einer *p*-ständigen Hydroxy-Gruppe erniedrigt. Der Effekt ist jedoch bei den sekundären Aminen wesentlich größer. Bei vergleichbaren strukturellen Unterschieden zwischen den primären Aminen **1** und **2** beträgt die Differenz in den pK_S-Werten 0,56. Bei den sekundären Aminen **8** und **9** ist die Differenz 0,95.

Dementsprechend ist der Anteil an zwitterionischer Struktur deutlich größer, bedingt durch die größere Basizität der sekundären Amino-Gruppe.

In **10** verstärken sich wieder die Einflüsse der *p*- und *m*-ständigen Hydroxy-Substituenten. Bei primären und sekundären Phenyl-ethylaminen wirkt sich die Einführung der alkoholischen Gruppe in etwa gleichem Maße aus. Vergleicht man die Abnahme der Basizität in der Reihe der primären Amine von **4** nach **5** mit derjenigen der sekundären Amine nach **11** und **13** – in beiden Fällen ist eine *p*-ständige Hydroxy-Gruppe eingeführt – so fällt der größere Sprung von **11** nach **13** auf. Man nimmt deshalb eine Betain-Struktur an, welche durch intramolekulare Wasserstoff-Brücke begünstigt wird **13a.**

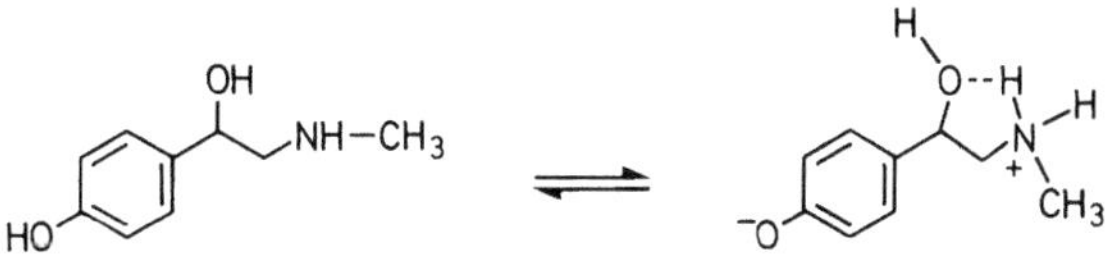

13 **13a**

Im Adrenalin **14** schließlich kommt die intramolekulare Wasserstoff-Brücke zwischen den beiden aromatischen Hydroxy-Gruppen hinzu, was eine weitere Erniedrigung der Basizität bedingt **14 a.**

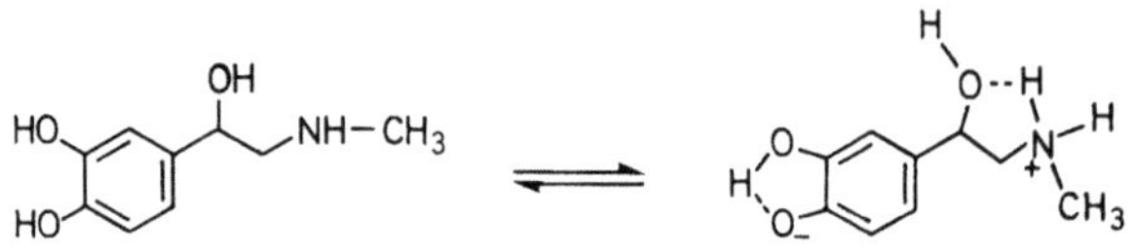

14 **14a**

Das führt zu dem überraschenden Ergebnis, dass die pK_S-Werte von Adrenalin und Noradrenalin praktisch identisch sind.

Der pK_{S2}-Wert von 9,90 ist dem Verlust des 4-OH-Protons zuzuschreiben, der pK_{S3} von etwa 12,0 beruht auf der Deprotonierung des 3-OH-Protons.

Unterschiedliche biologische Wirkungen beider Verbindungen können also nicht auf unterschiedlicher Basizität beruhen. Wohl aber erklärt sich aus diesem Verhalten die sehr schlechte Löslichkeit beider Verbindungen in Wasser, die bedingt ist durch die Betain-Struktur, die eine intramolekulare Wasserstoff-Brückenbildung begünstigt, wodurch eine Solvatisierung mit Wassermolekülen verhindert wird.

Reaktionen, die auf der bifunktionellen 1,2-Aminoalkohol-Struktur beruhen

- Glykol-Spaltung
- *Chen-Kao*-Reaktion
- Chelat-Bildung mit anderen Metall-Kationen
- Bildung von Bor-Chelaten
- Ringschluss-Reaktion mit C_1- bzw. C_2-Bausteinen
- Hydramin-Spaltung, sofern die Carbinol-Gruppe mit einem Aromaten substituiert ist.

7.3.1 Ephedrin-Derivate

Ephedrin und verwandte Substanzen besitzen in der Seitenkette zwei benachbarte Asymmetriezentren. Es existieren demnach vier Stereoisomere, die paarweise ein Racemat darstellen. Die klassische Zurodnung zur D- oder L-Reihe bezieht sich auf das C-Atom 2, das mit dem des Glycerinaldehyds verglichen wird.

Das Racemat aus D- und L-Ephedrin schmilzt bei 76 °C, das Racemat aus D-Pseudo- und L-Pseudoephedrin bei 114 °C.

Da eine Beziehung der Phenyl-ethanolamine zu den Zuckern willkürlich ist, gibt man heute der Bezeichnung nach der *Cahn-Ingold-Prelog*-Regel den Vorzug. Danach ist das natürliche, in den Arzneibüchern beschriebene Ephedrin 1*R*, 2*S*(−)-Ephedrin.

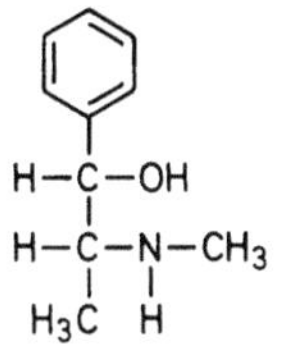

D-Ephedrin **1**
[321-98-2]

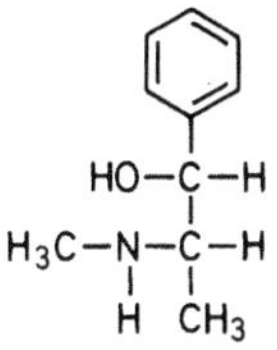

L-Ephedrin **2**
[299-42-3]

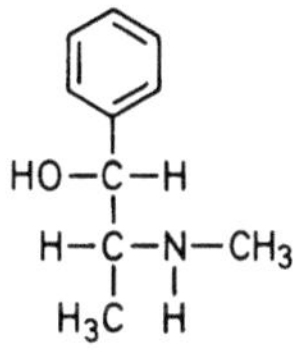

D-Pseudoephedrin **3**
[90-82-4]

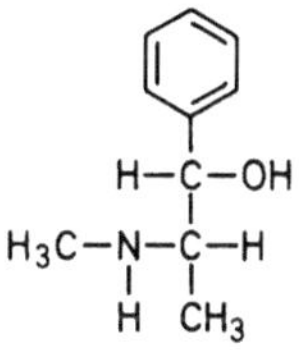

L-Pseudoephedrin **4**
[321-97-1]

Bekanntlich sagen die *Fischer*-Projektionen **1** bis **4** nicht alles über die tatsächliche räumliche Anordnung der funktionellen Gruppen (Konformation) aus. Betrachtet man die Formeln in Richtung der C–C-Achse, wie es in **5** und **6** für Ephedrin und Pseudoephedrin dargestellt ist, so ergibt sich eine räumliche Nachbarschaft der Hydroxy-Gruppe und Methylamino-Gruppe im Pseudoephedrin, während diese beiden Funktionen im Ephedrin räumlich voneinander entfernt angeordnet sind.

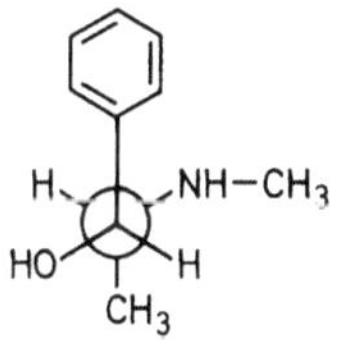

L-(-)-Ephedrin **5**

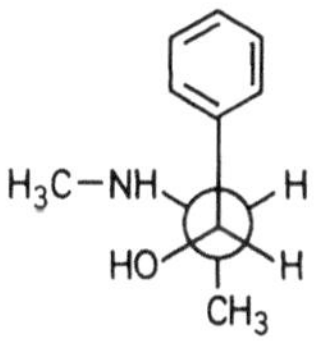

L-(-)-Pseudoephedrin **6**

Als chemischen Beweis für diese Stellung kann man die Acyl-Wanderung bei *N*-Acetyl-norpseudoephedrin von der Amino-Gruppe auf die Hydroxy-Gruppe heranziehen (s. Tropa-Alkaloide, S. 135).

In Lösung ändert sich allerdings das Bild. Sowohl die Basen als auch die Ammonium-Salze beider Verbindungen bevorzugen Konformere, in denen es zur Ausbildung intramolekularer Wasserstoff-Brücken kommen kann (*Testa, Portoghese*).

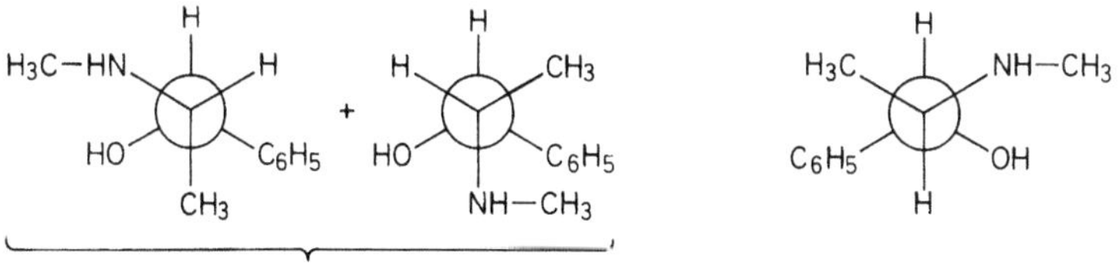

Ephedrin : 90 % in D_2O Pseudoephedrin : 85 % in D_2O

Ephedrin

(1*R*,2*S*)-2-Methylamino-1-phenylpropan-1-ol
[299-42-3]

Sympathomimetikum

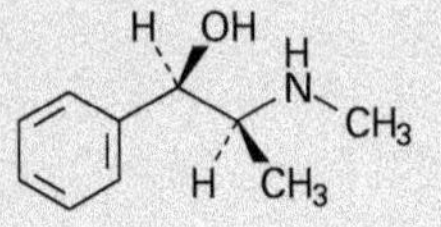

1

Im Arzneibuch sind vier Monographien über Ephedrin enthalten:

– **Ephedrin, wasserfrei**	Smp bei etwa 36 °C,
– **Ephedrin x 1/2 H_2O**	Smp bei etwa 42 °C,
– **Ephedrinhydrochlorid**	Smp bei etwa 219 °C [50-98-6],
– **Racemisches Ephedrinhydrochlorid**	Smp bei etwa 188 °C.

Die Ephedrin-Base ist in Wasser leicht löslich, ebenso in Ethanol und Ether, eine Eigenschaft, die beispielsweise die Adrenalin-Base nicht aufweist.

Dagegen ist Pseudoephedrin als Base in Wasser nur wenig löslich.

Der pK_S-Wert des Ephedrins liegt bei 9,63. Wegen des Fehlens der phenolischen Hydroxy-Gruppe sind Ephedrin-Derivate wesentlich stabiler als Adrenalin-Derivate.

Ephedrinhydrochlorid, das sich in Wasser und Ethanol leicht, in Ether sehr schwer löst, ist im Allgemeinen gut haltbar.

Ephedrin weist in saurer Lösung UV-Maxima bei 251, 257 und bei 263 nm auf.

Identifizierung

- Wird die Substanz mit Kupfersulfat-Lösung und Natronlauge versetzt, so tritt eine Violettfärbung auf. Beim Schütteln mit Ether wird die organische Schicht purpurfarben, die wässrige Schicht blau.

Die als **Chen-Kao-Reaktion** bezeichnete Umsetzung führt zu farbigen Kupfer-Chelaten. Sie ist bei Einhaltung entsprechender Versuchsbedingungen spezifisch für Phenyl-alkylamine mit benachbarter Amino- und Hydroxy-Gruppe. Die Löslichkeit des farbigen Chelats in der organischen Phase hängt von der weiteren Substitution der Moleküle ab.

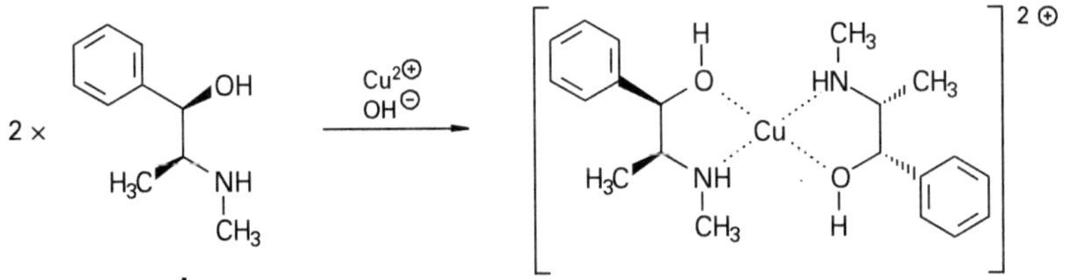

1 2

Bei Norpseudoephedrin erfordert die Durchführung der *Chen-Kao*-Reaktion im Gegensatz zu Ephedrin eine höhere Laugenmenge, die zur Komplexbildung erforderlich ist. Das entstandene Kupfer-Chelat lässt sich auch nicht in Ether schütteln, wohl aber in *n*-Butanol.

- Da die spezifische Drehung ein wichtiges Unterscheidungsmerkmal zum racemischen Ephedrin darstellt, ist die Prüfung hier auch ein Identitätsmerkmal.
  Eine einfache Methode zur Bestimmung der Enantiomeren in Ephedrin-Mischungen mithilfe eines Kupfertartrat-Komplexes beschreiben *Purdie* u. Mitarb. (s. dazu auch die Publikationen von *Beyrich* u. Mitarb. sowie *Grant* u. Mitarb.). Über diese Bestimmung und Unterscheidung eines Enantiomerengemisches und dessen Reaktion zum Racemat berichten *Duddu* u. Mitarb.

- Wegen des niedrigen Schmelzpunktes von **1** ist mit der Substanz nur schwer eine KBr-Verreibung herzustellen; deshalb und weil das Arzneibuch **1** · HCl als CR-Substanz vorschreibt, sind beide in Wasser zu lösen, mit Natronlauge zu versetzen und mit Chloroform auszuschütteln. Nach dem Trocknen der organischen Phase bringt man sie auf einen KBr-Pressling. Nach Verdunsten des Lösungsmittels ist ein IR-Spektrum aufzunehmen. Die Anfertigung eines Dünnschichtchromatogramms und die anschließende Detektion mit Ninhydrin-Lösung (Violettfärbung) sind weitere Identitätsreaktionen des Arzneibuchs.

Die im Folgenden beschriebenen Reaktionen sind nicht mehr im Arzneibuch aufgeführt, sind aber für die Suchtstoffanalytik von Bedeutung (s. dazu *Nenninger*).

- Längeres Stehenlassen von Lösungen der Ephedrin-Base in Chloroform, wobei das Chloroform allmählich verdunstet, führt ebenfalls zur Bildung von Ephedrinhydrochlorid. Die Reaktion kann allenfalls als Gruppenreaktion auf Amine gewertet werden.

Als **Gehaltsbestimmungen** schreibt das Arzneibuch bei der Base die Titration mit Salzsäure (0,1 mol · l^{-1}), beim Hydrochlorid eine potentiometrische Bestimmung mit Natronlauge (0,1 mol · l^{-1}) vor.

7.3.2 Hydroxyphenyl-ethanolamine

Etilefrin

(1*RS*)-2-Ethylamino-1-(3-hydroxyphenyl)ethanol [709-55-7]

Antihypotonikum

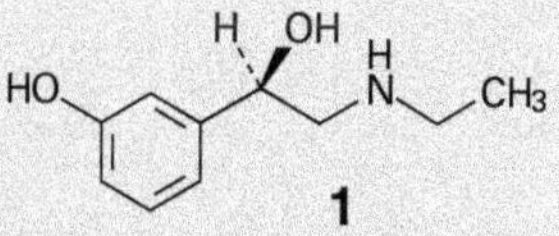

1

und Enantiomer

Das offizinelle **Hydrochlorid** von **1** ist ein weißes, kristallines Pulver, das in Wasser und Ethanol leicht, in Dichlormethan praktisch unlöslich ist.

Die Schmelztemperatur ist mit 118 bis 124 °C angegeben.

pK_S: 9,0 und 10,2.

Die Absorptionsmaxima liegen mit 273 nm (salzsaure Lösung) und mit 291 nm (alkalische Lösung) im erwarteten Bereich.

Die Angaben über die Stabilität beziehen sich auf Phenylefrin, das *N*-Methyl-Analogon von **1**. Danach ist die Substanz sowohl in fester Form als auch in wässriger Lösung unterhalb pH 7 ausreichend stabil. Oberhalb dieses pH-Bereiches wird sie zunehmend zersetzt. Der Abbau ist nicht mit dem Verlust der sekundären Amino-Gruppe verknüpft. Als Zersetzungsprodukte bzw. Syntheseverunreinigungen sind das Keton Etilefron (**2**), sowie das ent-alkylierte Norfenephrin (**3**) bekannt.

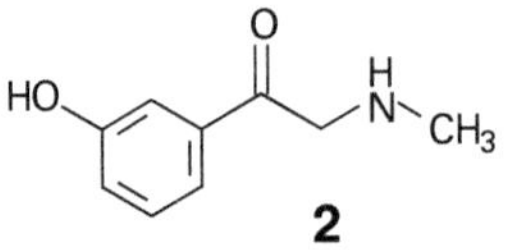

2

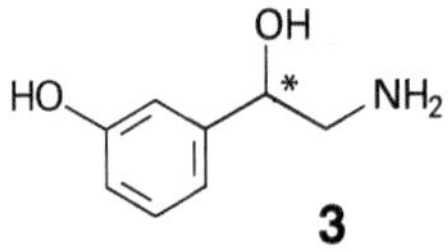

3

Ein Zusatz von EDTA zu basischen Lösungen erhöht die Stabilität. Bemerkenswert ist, dass im Gegensatz zum Adrenalin die beiden Enantiomeren des Etilefrins in saurer Lösung nicht racemisieren.

Identifizierung

Aufgrund der Phenol- und Aminoalkohol-Struktur ist die Substanz durch Vermessen der Absorptionsmaxima in saurer und alkalischer Lösung, die *Chen-Kao*-Reaktion und durch Nachweis der phenolischen Hydroxy-Gruppe mit *Millons*-Reagenz charakterisierbar.

- Das Arzneibuch lässt den Schmelzpunkt bestimmen, ein IR-Spektrum und ein DC aufnehmen.

Gehaltsbestimmung

- Das Arzneibuch schreibt die wasserfreie Titration des Chlorids in Acetanhydrid mit Perchlorsäure ($0{,}1\ mol \cdot l^{-1}$) vor.
- Die Gehaltsbestimmung kann auch bromometrisch vorgenommen werden.

Nach Untersuchungen von *Awe* und *Stohlmann* verbrauchen *m*-Hydroxyphenylalkylamine im Gegensatz zu *p*-Hydroxy-Derivaten sechs Äquivalente Brom anstelle von vier. Es entstehen die Tribrom-Derivate **4**.

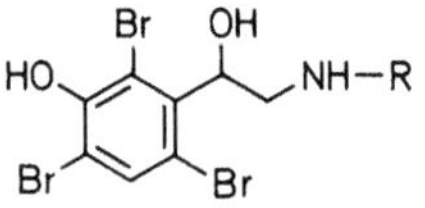

4 a R = Me
b R = Et

7.3.3 Adrenalin-Derivate

Adrenalin
Epinephrin
(1*R*)-1-(3,4-Dihydroxyphenyl)-2-(methylamino)ethanol
[51-43-4]

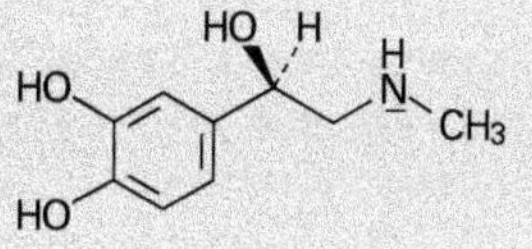

1

α- und β-Sympathomimetikum

Verwendung findet das **Hydrogentartrat** [51-42-3].

Adrenalin (**1**) ist ein Brenzkatechin-Derivat und weist zudem die Teilstruktur eines Ethanolamins auf. Es besitzt ein chirales Zentrum in der Carbinol-Gruppe. Natürlich vorkommendes Adrenalin dreht die Ebene des polarisierten Lichtes nach links. Nach der *Fischer*-Konvention besitzt es, bezogen auf Glycerinaldehyd, L-Konfiguration.

Nach der *Cahn-Ingold-Prelog*-Nomenklatur stellt es die *R*-Form dar.

Die Schmelzpunkte der *S*- und *R*-Form weichen voneinander ab:

- *S*-Form: 211–221 °C (Zersetzung),
- *R*-Form: 211–212 °C.

Trotz der vier hydrophilen Gruppen am Molekül ist Adrenalin in Wasser nahezu unlöslich. Adrenalin ist ein weißes bis schwach bräunlich weißes Pulver, welches u.a. auch in Ethanol, Aceton, Ether und Chloroform praktisch unlöslich ist. Unter Salzbildung ist **1** sowohl in verdünnten Säuren als auch in verdünnten Laugen löslich. Es ist nicht löslich in wässrigen Ammoniak- oder Alkalicarbonat-Lösungen.

In den gültigen Arzneibüchern ist Adrenalin als **Hydrogentartrat** beschrieben. Die Substanz ist ein weißes oder schwach grauweißes, geruchloses kristallines Pulver, das sich in drei Teilen Wasser löst, schwer löslich in Ethanol und praktisch unlöslich in Ether ist.

Der Schmelzpunkt des Hydrogentartrats liegt zwischen 147 und 154 °C (Zersetzung).

Die spezifische Drehung beträgt −50 bis −54°, gemessen in salzsaurer Lösung. Nach Arzneibuch wird [α] zur Identitätsbestimmung an der zuvor isolierten Base ermittelt.

Wegen der Brenzkatechin-Struktur sind Adrenalin und Noradrenalin oxidationsempfindliche Substanzen und müssen vor Licht und Luft geschützt aufbewahrt werden. Dasselbe gilt auch für die wässrigen Lösungen, die sich nach einiger Zeit rot färben. Bei der Zersetzung der beiden Substanzen können mehrere Abbauprodukte entstehen. Sie wurden von *Baran* und *Schwedt* mittels HPLC und Multidetektion identifiziert.

Hauptoxidationsprodukte sind Adrenochrom (**4**) und Noradrenochrom. Die Bildung von Adrenochrom (**4**) erfordert einen Oxidationsschrittt von **3** nach **4** unter

Wasserstoff-Abspaltung. Diese Reaktion kann ionisch oder radikalisch formuliert werden.

Der Schritt von **2** nach **3** ist als intramolekularer nucleophiler Angriff der Amino-Gruppe an der Enon-Partialstruktur anzusehen.

Die **Adrenochrom-Reaktion** ist nicht nur von analytischer Bedeutung; da sie auch enzymatisch katalysiert abläuft, ist sie ebenso von biochemischem Interesse. In beiden Fällen sind **7** und **9** nicht die Reaktionsendprodukte, sondern führen zu Polymerisationsprodukten, die als „Adrenalin-Schwarz" bezeichnet werden, strukturell aber weitgehend unbekannt sind. Es ist auch noch nicht eindeutig geklärt, ob diese Polymere Bestandteil der „Eumelanine" darstellen, den natürlichen Pigmenten, wie sie in der Haut, den Haaren, den Melanomen, den Augen und der Substantia nigra vorkommen. Arbeiten zu dieser Thematik finden sich bei *Prota.*

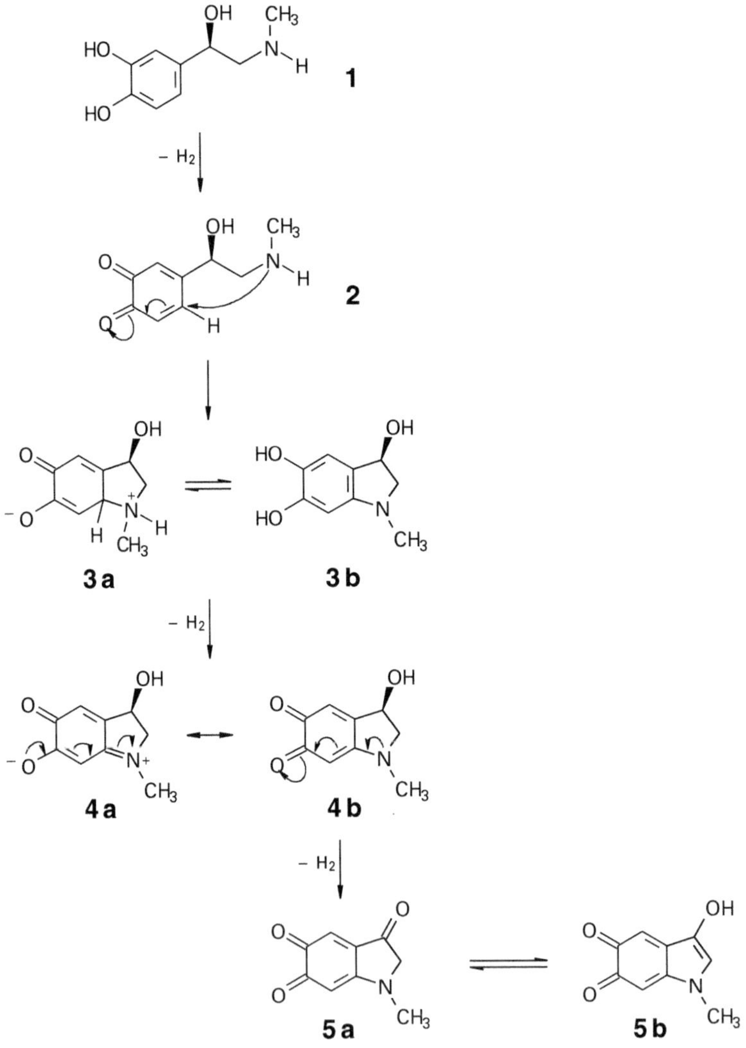

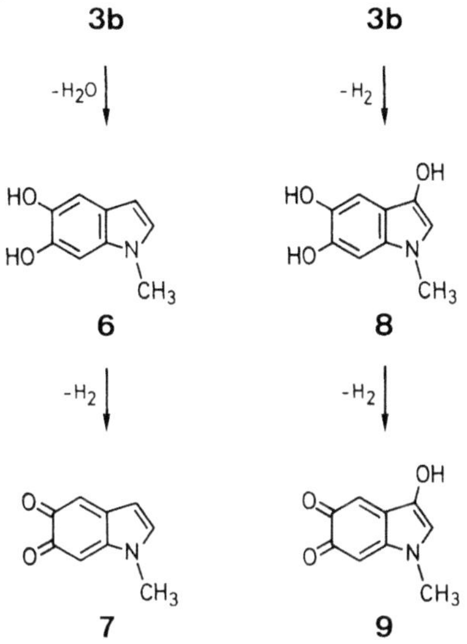

Bemerkenswert ist, dass die Adrenochrom-Bildung und damit die Entstehung weiterer Oxidationsprodukte wie **5** (= Oxoadrenochrom), **7**, **8** (= Adrenolutin) und **9** bei Adrenalin wesentlich schneller verläuft als bei Noradrenalin. Eine Interpretation dieses Phänomens ergibt sich aus der Betrachtung der Zwitterionenstruktur **10** für Adrenalin und **11** für Noradrenalin. Demnach müsste **10** wegen des Vorliegens eines Mono-anions und der damit verbundenen größeren Elektronendichte leichter oxidierbar sein als das elektroneutrale Noradrenalin. Dafür spricht auch, dass die Oxidation bei beiden Verbindungen durch Einwirkung von Alkali begünstigt wird.

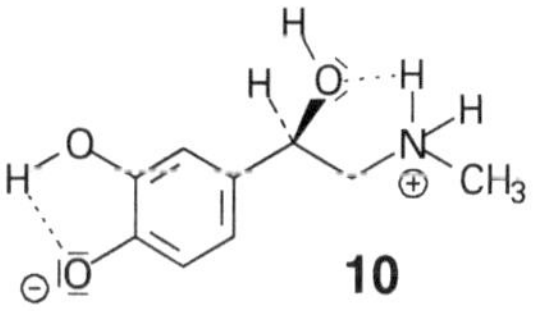

10

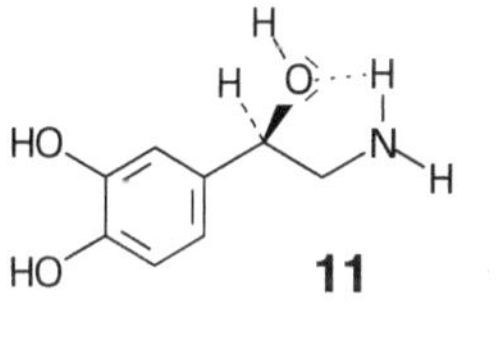

11

Der Vollständigkeit halber ist zu erwähnen, dass die oxidative Deaminierung durch eine Monoaminooxidase bei Adrenalin und Noradrenalin zu 3,4-Dihydroxyphenylglycolaldehyd (Dopegal) führt, der einer *Cannizzaro*-Reaktion unterliegt. Der Aldehyd könnte als Neurotoxin *in vivo* wirken (*Li* u. Mitarb.).

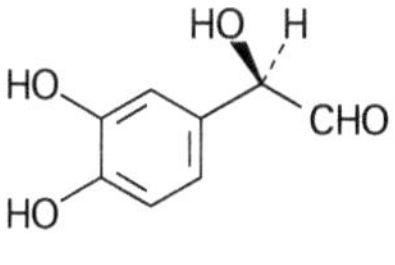

Dopegal

Bei der Analytik und der technologischen Formulierung des Adrenalins und verwandter Verbindungen ist die große Labilität wässriger Lösungen zu beachten, da es zur Bildung von Oxidationsprodukten und zur Racemisierung kommen kann.

Beide Reaktionen sind pH-abhängig. Die Oxidation wird durch Alkali begünstigt, die Racemisierung durch starke Säuren.

Dabei tritt Protonierung der alkoholischen Hydroxy-Gruppe zu **12** ein, Abspaltung von Wasser und Bildung eines chinoiden Systems **13** und **14**, das wieder Wasser anlagert und Racemate bildet (*Venter*).

Das Minimum der Reaktionsgeschwindigkeit für beide Prozesse liegt in einem pH-Bereich zwischen 3,0 und 3,8, d.h. es herrscht hier optimale Stabilität.

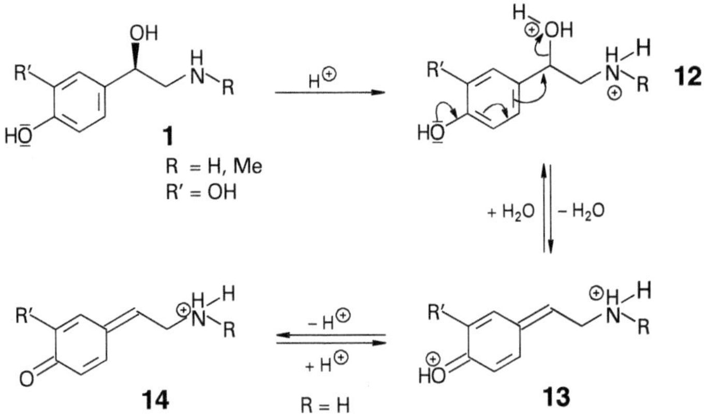

Zur Vermeidung der Oxidation und der Racemisierung empfiehlt es sich, wässrige Lösungen

1. unter Inertgas, möglichst in Ampullen, abzufüllen und dabei in einem pH-Bereich von 2 bis 4 zu arbeiten;
2. mit Natriumhydrogensulfit oder Ascorbinsäure zu stabilisieren.

Natriumhydrogensulfit verhindert zwar die Verfärbung der Adrenalin-Lösungen. Es kommt jedoch allmählich zur Bildung von (3,4-Dihydroxyphenyl)-2-methylamino-ethansulfonsäure (**15a**), die im Gleichgewicht mit der zwitterionischen Form **15b** vorliegt.

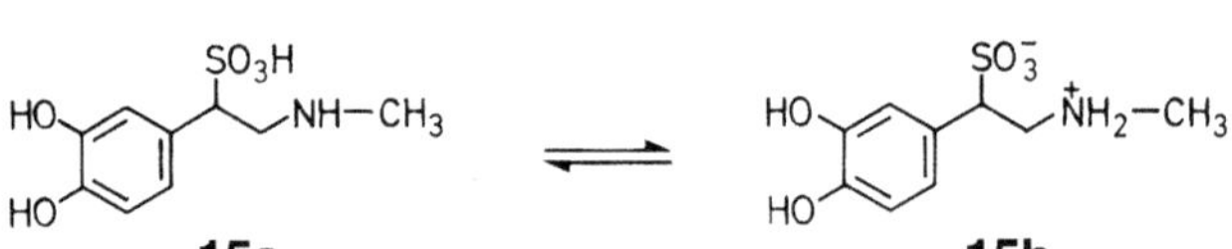

15a und **15b** sind physiologisch unwirksam.

Praktisch alle Hersteller von Adrenalin- und Noradrenalin-haltigen Arzneizubereitungen benutzen das Sulfit-Verfahren zur Stabilisierung. Untersuchungen haben gezeigt, dass damit ein wirksamer Schutz erreicht wird. Im Laufe der Lagerung, vor allem bei Noradrenalin, entstehen jedoch beträchtliche Wirkstoffverluste durch Bildung der α-Sulfonsäure **15a.**

Die Bildung von **15** ist überraschend. Sie kann sich wegen der geringen Protonenkonzentration nicht nach einem S_{N1}-Mechanismus vollziehen, d.h. über ein Carbenium-Ion verlaufen. Es bietet sich zur Erklärung der S_{N2}-Mechanismus an. Bedingt durch die teilweise Protonierung der Amino-Gruppe ist das Kohlenstoff-Atom der Carbinol-Gruppe in **16** partiell positiv geladen und damit von einem stark nucleophilen Reagenz angreifbar.

Nichtphenolische Sympathomimetika wie Ephedrin zeigen keine analoge Reaktion.

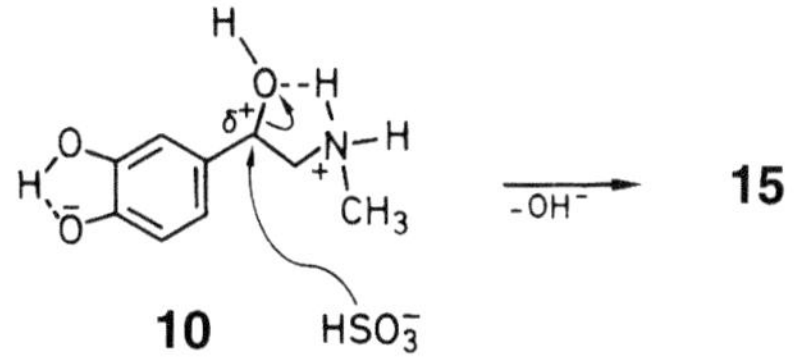

Die Einwirkung von Sulfit auf Adrenalin ist pH-abhängig. Im pH-Bereich über 5 läuft die Reaktion nach S_{N2} ab, im Bereich unter 5 sowohl nach S_{N1} als auch S_{N2}. Damit ist auch die Bildung racemischer Umsetzungsprodukte erklärt.

Durch Zusatz von Borsäure kann die Umsetzung des Adrenalins mit Sulfit-Ionen verhindert werden.

Dass auch die Stabilisierung mit Ascorbinsäure problematisch sein kann, wurde durch eine japanische Arbeitsgruppe gezeigt. Bedingt durch den oxidativen Abbau der Ascorbinsäure kommt es u.a. zur Bildung von Formaldehyd (**16**), welcher mit Adrenalin zu Tetrahydroisochinolin-Derivaten cyclisiert.

Die Reaktion läuft im Neutralen bei Raumtemperatur innerhalb kurzer Zeit quantitativ zu **17** und **18** ab. Sie wird in der Literatur fälschlicherweise als *Pictet-Spengler*-Reaktion angesehen; diese ist jedoch sauer katalysiert.

Unter den angegebenen Reaktionsbedingungen (neutrales Medium) ist sie spezifisch für 3-Hydroxyphenylethylamine, weshalb sie von *Kametani* als „phenolic cyclization“ benannt wurde.

Die Tetrahydroisochinolin-Derivate **17** und **18** sind ebenfalls noch oxidationsempfindlich und gehen leicht in Zwitterionen **19** über (*Chafetz*).

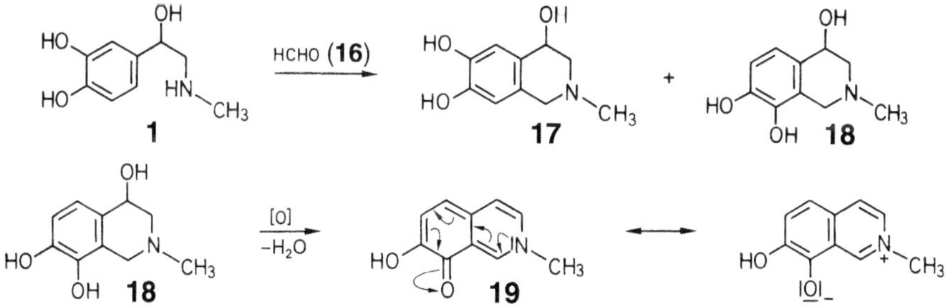

Umfangreiche Untersuchungen zur Stabilitätsverbesserung führten *Thoma* u. Mitarb. aus.

Rather u. Mitarb. empfehlen eine Dreierkombination aus *N*-Acetylcystein, Natriumpyrosulfit und EDTA als wirksamen Schutz.

Balint u. Mitarb. beobachten jedoch in einem Modellsystem mit Superoxiddismutase als Oxidans, dass Natriumpyrosulfit und EDTA synergistisch die Zersetzung begünstigen. Die Lösung des Problems scheint demnach noch offen zu sein.

Standardmäßig werden in Apotheken auf ärztliche Verordnung Adrenalin-haltige Nasensalben hergestellt, deren Qualität häufig nicht der Deklaration entspricht. Literaturempfehlungen sollten deshalb beachtet werden (*Almeling* 2002).

Identifizierung

- Als physikalische Methoden schreibt das Arzneibuch neben der Bestimmung der optischen Drehung die Aufnahme eines IR-Spektrums vor. Dazu muss vorher die Base mittels Ammoniak freigesetzt und isoliert werden.
- Wird die Substanz mit Iod-Lösung versetzt und danach durch Zugabe von Natriumthiosulfat-Lösung von überschüssigem Iod befreit, so tritt eine intensive Rotfärbung ein.

Iod oxidiert Adrenalin ebenfalls zu Adrenochrom. In Anwesenheit überschüssigen Iods bildet sich 7-Iodadrenochrom (**20 a, b**).

20a **20b**

Bei Noradrenalin bleibt eine analoge Reaktion unter Arzneibuchbedingungen, d.h. im pH-Bereich zwischen 3 und 4, aus, sodass sie hier für Adrenalin charakteristisch ist. Bei einem pH von etwa 6 reagiert jedoch auch Noradrenalin.

Das Arbeiten im neutralen Bereich hat allerdings den Vorteil, dass die α-Sulfonsäure **15** nicht miterfasst wird. Sie gibt zwar ebenfalls eine Färbung, diese verschwindet jedoch nach 10 Minuten völlig, während die des Adrenalins nur geringfügig abnimmt.

- Die unter Amfetamin (s. S. 349) besprochene Reaktion mit 2,5-Diethoxytetrahydrofuran dient zur Unterscheidung primärer aliphatischer Amine von sekundären und tertiären. Hier wird sie zur Unterscheidung von Adrenalin und Noradrenalin angewandt. Sie fällt bei Adrenalin demnach negativ aus.
- Beim Versetzen der sauren Lösung mit Natriumnitrit-Lösung tritt eine tiefrote Färbung auf. Diese Identitätsreaktion geht auf **Rosenthaler** zurück. Die Empfindlichkeit liegt im ppm-Bereich. Färbungen geben alle Verbindungen der Phenyl-ethanol- bzw. Phenyl-propanolamin-Reihe, wenn sie mindestens eine phenolische Hydroxy-Gruppe tragen. Eine Rotfärbung tritt dagegen nur auf, wenn die Brenzkatechin-Struktur und eine sekundäre Amino-Gruppe in der Molekel enthalten sind. Demnach ist die Reaktion auch zur Unterscheidung von Adrenalin und Noradrenalin bzw. zur Reinheitsprüfung auf Adrenalin in Noradrenalin geeignet.

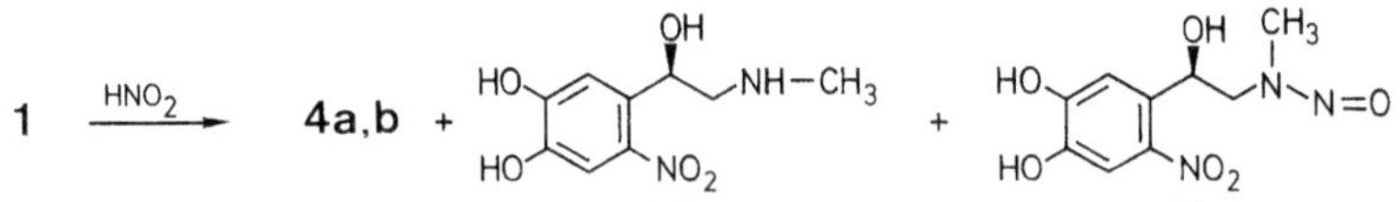

21 **22**

Als farbgebende Komponenten konnten *Roth* und *Volkmann* neben Adrenochrom (**4**) 6-Nitro-adrenalin (**21**) und 6-Nitro-*N*-nitroso-adrenalin (**22**) isolieren. Die Bildung von **21** und **22** ist als nitrosierende Nitrierung zu verstehen. **21** und **22** sind in alkalischer Lösung als mesomeriestabilisierte Oxonole **23a** und **23b** tiefrot gefärbt.

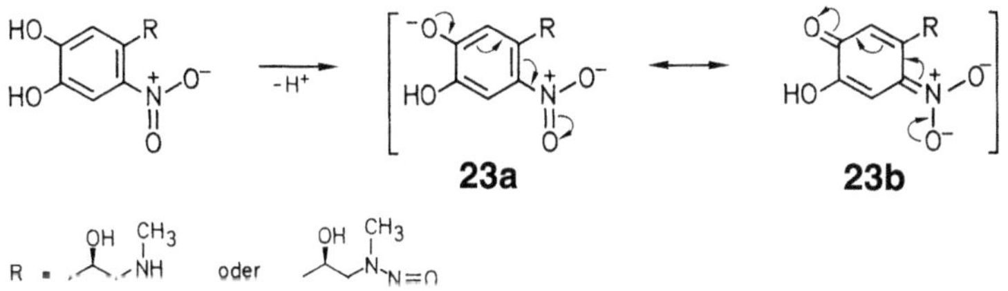

Noradrenalin gibt unter gleichen Reaktionsbedingungen nur eine Gelbfärbung. Die Untersuchung gelingt jedoch nur im pH-Bereich von 4 bis 6.

D'Ischia und *Costatini* konnten zeigen, dass Dopamin und Noradrenalin unter physiologischen Bedingungen mit NO zu den entsprechenden Nitro-Derivaten reagieren. Das könnte bedeuten, dass die bei überschießender NO-Freisetzung zu beobachtende Neurotoxizität durch solche Verbindungen verursacht wird.

Als primäres Amin wird Noradrenalin diazotiert. Das Diazonium-Salz ist instabil und zerfällt, wobei sich intermediär ein Glykol bildet, das nicht mehr zu Noradrenochrom ringschließen kann. Unter veränderten Reaktionsbedingungen kann es jedoch in analoger Weise zur Bildung von 6-Nitro-noradrenalin oder Derivaten kommen, die wie **22** bzw. **23** in alkalischer Lösung ein farbiges, mesomeriestabilisiertes Anion ausbilden.

○ Versetzt man die Substanz mit Eisen(III)chlorid-Lösung, so tritt eine grüne Färbung auf, die auf Zusatz von Ammoniak in Rot umschlägt.

Mit der Grünfärbung wird die Brenzcatechin-Struktur nachgewiesen. In schwach alkalischer Lösung werden die Eisen(III)-Ionen als Oxidationsmittel wirksam, wodurch es zur Bildung von Adrenochrom kommt. In diesem Falle reagiert auch Noradrenalin zu Noradrenochrom.

Mit Eisen(II)-Ionen findet lediglich eine Komplexierung der phenolischen Hydroxy-Gruppen statt. Die resultierende Rotviolettfärbung bei pH 8 bis 8,5 kann kolorimetrisch ausgenutzt werden und ist in einigen Pharmakopöen vorgeschrieben. Man verwendet Eisen(II)citrat; die Werte sind gut reproduzierbar; die Methode ist ausreichend empfindlich (10 µg/ml). Wegen der intakten phenolischen Gruppen wird auch die α-Sulfonsäure **15** miterfasst. Die Methode eignet sich deshalb nicht zur Stabilitätsprüfung.

Reinheitsprüfung

Die Prüfung auf Adrenalon (**24**) als Synthesevorstufe kann durch Messung der Extinktion bei 310 nm in salzsaurer Lösung vorgenommen werden.

Dic bathochrome Verschiebung gegenüber Adrenalin wird durch die zusätzliche, konjugierte Carbonyl-Gruppe hervorgerufen.

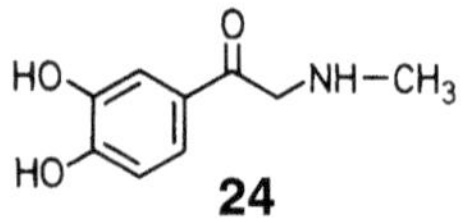

24

- Auf Noradrenalin wird durch Umsetzung mit 1,2-Naphthochinonnatriumsulfonat geprüft. Das Reagenz dient zur Unterscheidung primärer und sekundärer aliphatischer Amine.
- Wegen ihrer geringeren Empfindlichkeit ist diese Grenzprüfung des DAB 8 nicht mehr im Arzneibuch aufgeführt, sondern durch eine DC-Prüfung ersetzt worden. Das Verfahren scheint jedoch nicht ganz durchschaubar zu sein: Nach Auftragen der Substanz auf der Platte wird zunächst mit Acetanhydrid besprüht und die Platte längere Zeit erwärmt. Die dabei erfolgte Acetylierung soll zu einem besseren Trennverhalten der Substanzen führen. Offensichtlich ist die Acetylierung jedoch unvollständig, sowohl in Bezug auf den Acetylierungsgrad (unvollständige Triacetylierung) als auch auf die vollständige Umsetzung der Substanzen, da das anschließende Chromatogramm eine größere Anzahl an Flecken liefert. Das fertige Chromatogramm wird nun erneut besprüht, und zwar mit Hexacyanoferrat(III)/Ethylendiamin-Lösung. Dabei erfolgt zunächst Oxidation zu Adrenochrom bzw. Noradrenochrom, die mit Ethylendiamin (**25**) als *ortho*-Benzochinone zu den stark fluoreszierenden Tricyclen **26** kondensieren. Die Auswertung erfolgt mithilfe von Noradrenalin als Referenzsubstanz.

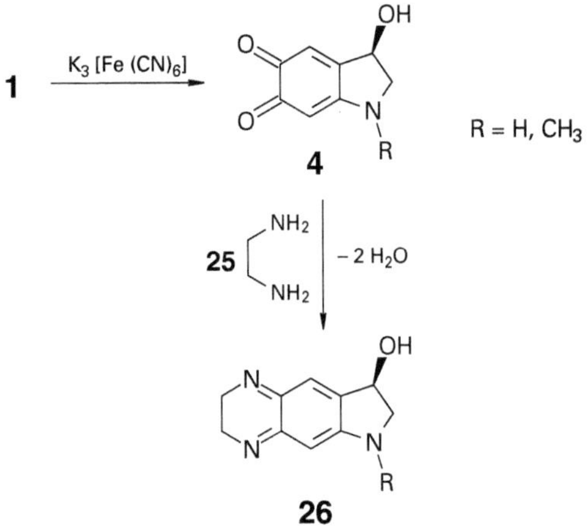

Dagegen ist das DC-Verfahren der USP wesentlich einfacher. Nach Auftragen der zu prüfenden Substanzen wird das Chromatogramm direkt entwickelt und anschließend mit *Folins* Reagenz, das im Arzneibuch zur Pepsin-Wirkwertbestimmung Anwendung findet, besprüht.

Gehaltsbestimmung

Üblich sind:

- wasserfreie Titration (des Hydrogentartrat-Ions; Arzneibuch),
- Extinktionsmessung bei 279 nm,
- biologische Wertbestimmung,

- Kolorimetrie, auf Adrenochrom-Bildung oder Farbreaktion mit Eisen(III)-chlorid beruhend,
- Fluorimetrie.

Zur HPLC-Analytik von Noradrenalin und Adrenalin s. *Kringe* u. Mitarb.

Noradrenalin

Norepinephrin
(1*R*)-2-Amino-1-(3,4-dihydroxyphenyl)ethanol
Tartrat: [69815-49-2]

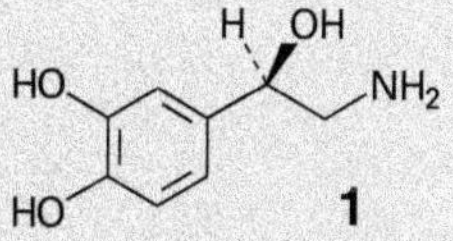

1

α-Sympathomimetikum

Noradrenalin ist wie Adrenalin in Wasser kaum löslich und verhält sich gegenüber organischen Lösungsmitteln ebenfalls wie dieses. Löslichkeit ist unter Salzbildung in verdünnten Säuren und Laugen gegeben.

Die *R,S*-Form schmilzt bei 191 °C unter Zersetzung. Die *R*-Form schmilzt bei 216 bis 218 °C unter Zersetzung.

Die spezifische Drehung der Base beträgt −37,3°.

Biologisch aktiv ist die *R*-Form, die auch in den Arzneibuchmonographien beschrieben wird.

Handelsüblich und therapeutisch gebräuchlich sind das **Hydrochlorid** und das **Hydrogentartrat,** die eine bessere Löslichkeit und größere Stabilität als die Base aufweisen.

Die Verwendung der Weinsäure zur Salzbildung bei besonders oxidationsempfindlichen Arzneistoffen, zu denen die kernhydroxylierten Phenyl-alkylamine zu zählen sind, hat den Vorteil, dass dadurch zwei- und mehrwertige Metall-Ionen, die Oxidationsprozesse katalysieren, komplexiert werden.

Das **Hydrochlorid** ist ein weißes bis bräunlich weißes, kristallines Pulver, das sich unter Licht- und Lufteinwirkung langsam verfärbt. Die Substanz ist leicht löslich in Wasser und löslich in Ethanol.

Der Kapillarschmelzpunkt liegt bei 145 bis 146 °C, der Sofortschmelzpunkt nach Arzneibuch (Identität) bei 177–179 °C.

Die spezifische Drehung beträgt −37 bis −47° berechnet auf wasserfreie Substanz.

Hydrogentartrat-Monohydrat

Smp 98 bis 104 °C.
$[\alpha]_D^{20} = -10$ bis $-12°$;

in salzsaurer Lösung (Arzneibuch)
$[\alpha]_D^{25} = -44$ bis $-48°$.

7

Amine

Noradrenalin ist ebenfalls oxidationsempfindlich. Es kommt zur Bildung des entsprechenden Noradrenochroms **2a, 2b.**

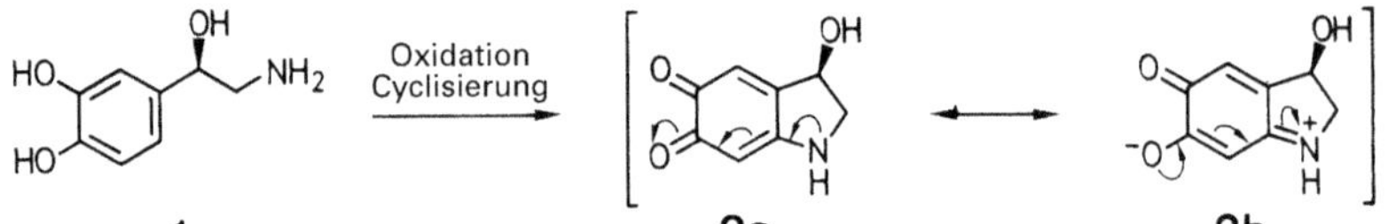

1 2a 2b

Die Racemisierungsgeschwindigkeit ist bei pH 4,3 am geringsten. Außerhalb dieses Bereiches genügt dreiminütiges Erhitzen auf 120 °C, um vollständige Racemisierung herbeizuführen. Mit konzentrierter Salzsäure läuft die Racemisierung bei 80 °C in etwa zwei Stunden quantitativ ab.

Identifizierung

- Wie bei Adrenalin schreibt das Arzneibuch auch hier die Bestimmung der optischen Drehung (in salzsaurer Lösung), die Aufnahme eines UV- und IR-Spektrums jeweils an der zuvor isolierten Base vor.
- Im Unterschied zu Adrenalin fällt hier die Prüfung auf primäre Amine durch Umsetzung mit 2,5-Diethoxytetrahydrofuran/4-Dimethylaminobenzaldehyd positiv aus (intensive Rosafärbung).
- Zur Identifizierung wird mit Iod in gepufferter Lösung umgesetzt. In einem pH-Bereich von 3,6 ist nach Entfärben der Lösung durch Natriumthiosulfat-Zugabe nur eine schwache Rotfärbung zu beobachten, während die bei pH 6,6 durchgeführte Reaktion zu einer starken rötlich violetten Färbung führt.

Es handelt sich um die Bildung von 7-Iod-noradrenochrom, die pH-abhängig ist; auf diese Weise ist auch eine Unterscheidung zwischen Noradrenalin und Adrenalin möglich, da Noradrenalin langsamer oxidiert wird.

Weitere Charakterisierungen sind die Vermessung der Extinktion in salzsaurer Lösung bei 279 nm, die Messung der spezifischen Drehung und die Reaktion mit Eisen(III)chlorid. Hierbei fällt auf, dass zunächst eine Grünfärbung auftritt, die auf Zusatz von Ammoniak nach Rot umschlägt.

Es handelt sich zunächst um den Nachweis der Brenzkatechin-Struktur (Phenol-Reaktion) und dann um die Oxidation zum Noradrenochrom.

Reinheitsprüfung

Zur Prüfung auf Noradrenolon verfährt man wie unter Adrenalin, bei der Prüfung auf Adrenalon, beschrieben.

Gehaltsbestimmung

Das Hydrogentartrat-Anion wird wasserfrei mit Perchlorsäure (0,1 $mol \cdot l^{-1}$) bestimmt.

Isoprenalin

(1*RS*)-1-(3,4-Dihydroxyphenyl)-
2-[(1-methylethyl)amino]ethanol
[7683-59-2]
Sulfat: [299-95-6]
Hydrochlorid: [51-30-9]

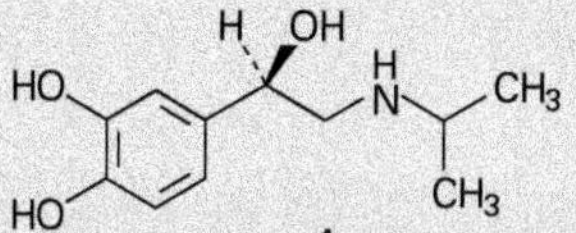

1

und Enantiomer

β-Sympathomimetikum

Das arzneiübliche **Sulfat** (2:1) ist ein weißes oder fast weißes, kristallines, geruchloses oder fast geruchloses Pulver, leicht löslich in Wasser, wenig löslich in Ethanol.

Die Substanz schmilzt bei etwa 128 °C unter Zersetzung.

Isoprenalinsulfat enthält 2 Mol Kristallwasser, das im Vakuum entfernt werden kann, ohne dass sich die Substanz dabei zersetzt.

Als Brenzkatechin-Derivat ist die Molekel empfindlich gegen Licht- und Lufteinwirkung. In der Literatur werden für die Base drei pK_S-Werte angegeben: 8,6, 10,1 und 11,4: phenolisches OH an C-4, Ammonium-Ion, phenolisches OH an C-3.

Identifizierung

- Aufnahme eines IR-Spektrums nach Umkristallisieren aus Isopropanol.
- Zur Identifizierung versetzt man die wässrige Lösung mit Silbernitrat; es entsteht ein feiner, glänzender, grauer Niederschlag. Hiermit wird die Brenzkatechin-Struktur nachgewiesen. Die Verbindung oxidiert zum *o*-Chinon, während die Silber-Ionen zu elementarem Silber reduziert werden. Die Lösung färbt sich rosa.
- Versetzt man die wässrige Lösung mit Eisen(III)chlorid, so tritt eine Grünfärbung auf, die auf Zusatz von Natriumhydrogencarbonat-Lösung in Blau und dann in Rot umschlägt.

Es handelt sich dabei zunächst um die allgemeine Reaktion von Brenzkatechin-Derivaten mit Eisen(III)-Ionen. In alkalischer Lösung findet wahrscheinlich Oxidation zur Adrenochrom-analogen Verbindung **2** statt.

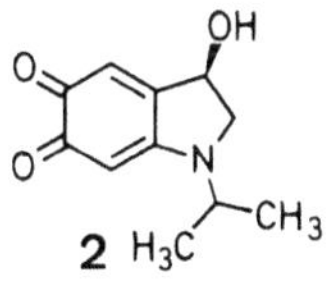

2

Auf Isoprenalon wird mithilfe eines UV-Spektrums geprüft (Absorption bei 310 nm).

Gehaltsbestimmung

Titration mit Perchlorsäure ($0{,}1\ mol \cdot l^{-1}$) unter Erfassung des Sulfat-Ions, das zum Hydrogensulfat-Ion protoniert wird.

Salbutamol

(1*RS*)-2-[(1,1-Dimethylethyl)amino]-1-[4-hydroxy-3-(hydroxymethyl)phenyl]ethanol
[18559-94-9]
$\frac{1}{2}\ H_2SO_4$[36519-31-0]

Broncholytikum

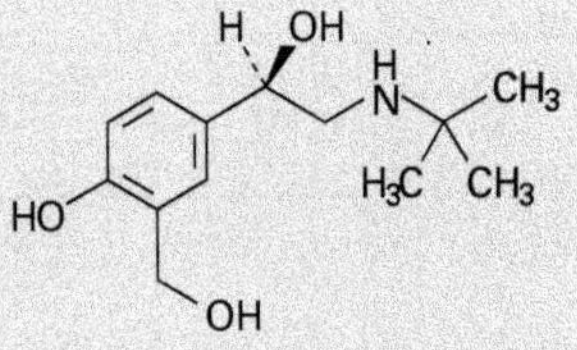

1 und Enantiomer

Das weiße bis fast weiße kristalline Pulver ist in Wasser wenig, in Ethanol löslich. Der Schmelzpunkt liegt bei 155 °C (Zersetzung). Die pK_S-Werte sind mit 9,07 für die protonierte Amin-Funktion und 10,37 für die phenolische OH-Gruppe angegeben. Neben der Base ist auch das **Sulfat** offizinell.

Identifizierung

- Im UV-Spektrum sind in salzsaurer Lösung Absorptionsmaxima bei 225 und 276 nm verzeichnet; Letzteres wird jedoch nur vom Arzneibuch angegeben, da zwischen 230 und 350 nm gemessen wird. In ethanolischer Lösung ist es zwischen 276 und 278 nm lokalisiert, bei pH 12 (wässrig, alkalische Lösung) bei 296 nm.
- IR-Spektrum und DC werden von **1** direkt angefertigt.
- Als Farbreaktion kommt die *Emerson*-Reaktion (s. S. 40) zur Anwendung. Der positive Ausfall ist insofern überraschend, als die *p*-Stellung in **1** besetzt ist. Der Reaktionsverlauf wurde von *Kallmeyer* und *Engels* (2004) aufgeklärt. Demnach kommt es zunächst durch Hexacyanoferrat(III) zur Bildung des Nitrenium-Kations **3** aus dem Reagenz 4-Aminoantipyrin (**2**). Salbutamol (**1**) wird von **3** elektrophil angegriffen. Es bildet sich das Cyclohexadienon **4**, welches unter Eliminierung der Seitenkette zum farblosen p-Phenolamin **5** reagiert. Die weitere Oxidation von **5** führt zum farbigen Chinonimin **6**, das auch als phenyloges Merocyanin bezeichnet werden kann (Formeln s. S. 347).

Bei den **Reinheitsprüfungen** überrascht eine Prüfung auf Bor. Es kann aus der Synthese aus einem Reduktionsschritt stammen. Nach Veraschen der Substanz erhaltene Borate lassen sich mit Curcumin komplexieren. Im sauren Medium bildet sich Rosocyanin (Karmesinrot). Schon seit langem ist bekannt, dass bei der Synthese bzw. Lagerung der Substanz eine Verunreinigung **7** in Mengen bis 0,1% entsteht. In einer achtstufigen Synthese konnte **7** synthetisiert und mit isoliertem Material verglichen werden. Der synthetische Zugang erlaubt nun toxikologische Untersuchungen (*Haddad*, 2002).

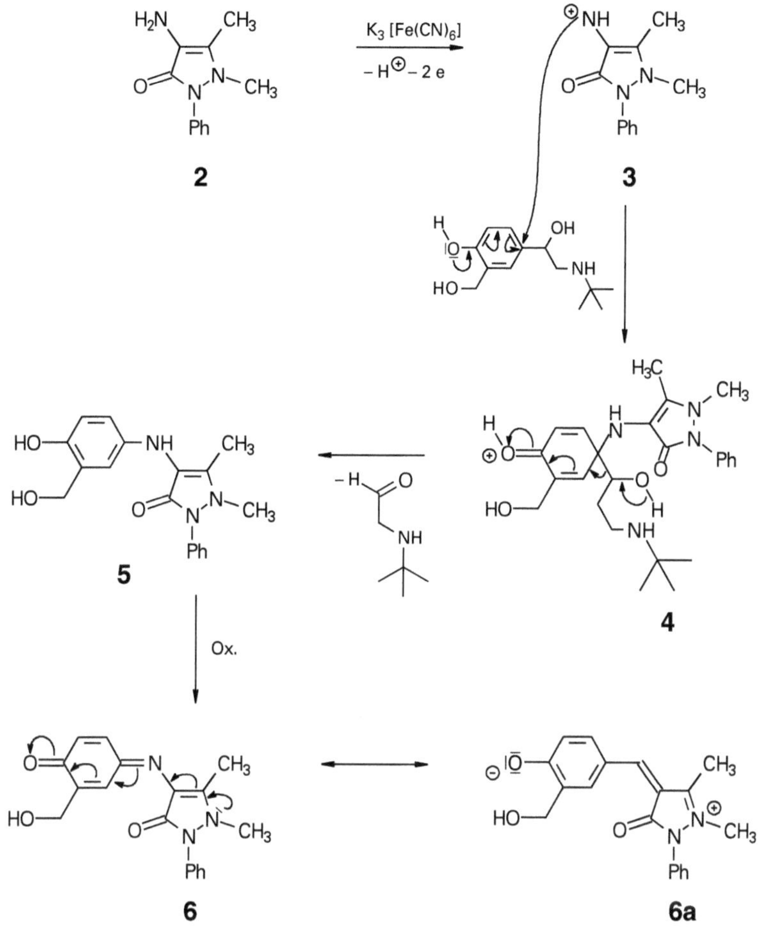

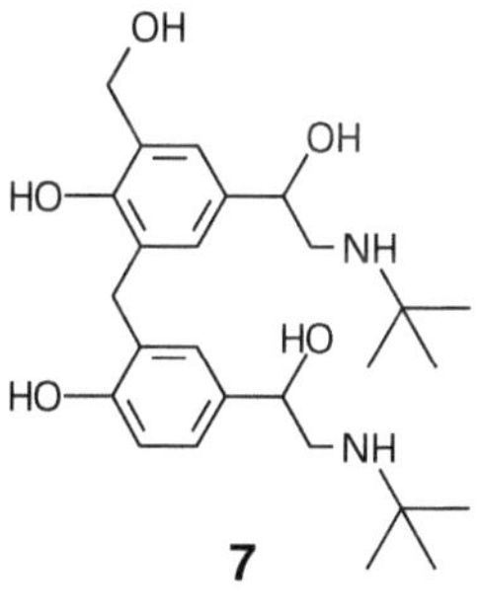

7

Gehaltsbestimmung

Sie erfolgt im wasserfreien Medium mit Perchlorsäure (0,1 mol·l^{-1}) (Titration des Amins, bzw. des Sulfations). Endpunkterkennung potentiometrisch, mit Kristallviolett (B.P.). Die quantitative Auswertung der *Emerson*-Reaktion ist ebenso möglich wie die HPLC-Bestimmung.

7.3.4 Amfetamin-Derivate

Amfetamin
(2*RS*)-1-Phenylpropan-2-amin
[300-62-9]
Sulfat (+) [51-63-8]
Sulfat (±) [60-13-9]

Sympathomimetikum

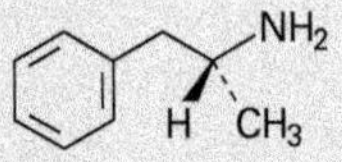

1

und Enantiomer

Handelsüblich sind Base, **Sulfat** und **Phosphat.**

Therapeutisch verwendet werden, wie bei Ephedrin, das Racemat und das rechtsdrehende Enantiomer, das biologisch aktiver ist als das Racemat.

Die D-Form wird unter der Bezeichnung Dextroamfetamin gehandelt und besitzt die *S*-Konfiguration.

Die **Base** stellt eine leicht bewegliche Flüssigkeit dar, die bei 200 bis 203 °C siedet. Sie ist wasserdampfflüchtig, wenig löslich in Wasser, löst sich dagegen leicht in Ethanol und Mineralsäuren, Letzteres unter Salzbildung.

Der pK_S-Wert wird mit 9,90 angegeben.

Die UV-Maxima entsprechen denen des Ephedrins:

- normal: 258 und 264 nm,
- sauer: 252, 257 und 263 nm,
- alkalisch: 253 und 258 nm.

Amfetamin ist weitgehend stabil, absorbiert jedoch Kohlendioxid aus der Luft.

Das **Sulfat** ist ein weißes Pulver, geruchlos, von schwach bitterem Geschmack, gefolgt von einem tauben Gefühl auf der Zunge. Die Substanz ist leicht löslich in Wasser, schwer löslich in Ethanol, praktisch unlöslich in Ether. Sie schmilzt unter Zersetzung über 300 °C.

Identifizierung

Es bestehen folgende Möglichkeiten:

- Herstellung des *N*-Benzoyl-Derivates; Smp: 131 bis 135 °C; das Dexamfetamin-Derivat schmilzt bei 158 °C.

Neben der Derivatisierung mit Benzoylchlorid lässt das Arzneibuch mit Formaldehyd-Schwefelsäure umsetzen (Orangefärbung, die nach Dunkelbraun umschlägt, Reaktionsablauf unbekannt), ein IR-Spektrum anfertigen sowie den Drehwert bestimmen ($[\alpha]_D^{20} = \pm 0{,}04°$), um so eindeutig von Dexamfetamin unterscheiden zu können ($[\alpha]_D^{20} = +21{,}8°$).

Gehaltsbestimmung

Titration des Sulfat-Ions im wasserfreien Medium mit Perchlorsäure ($0{,}1\ mol \cdot l^{-1}$) in Eisessig.

○ Zur kolorimetrischen Bestimmung eignet sich die Umsetzung mit 2,5-Diethoxytetrahydrofuran (**3**) und 4-Dimethylaminobenzaldehyd (**6**), ein Verfahren, das gut reproduzierbare Ergebnisse liefern soll. Die Methode ist jedoch nicht spezifisch für Amfetamin, sondern ist auf alle primären aliphatischen Amine anwendbar.

2,5-Diethoxytetrahydrofuran (**3**) ist ein doppeltes Acetal, das sich in wässrig-saurer Lösung leicht zum Succindialdehyd (**4**) öffnen lässt.

Primäre aliphatische Amine kondensieren hiermit im Sinne einer *Knorrschen* Pyrrol-Synthese zu Derivaten vom Typ **5,** die mit 4-Dimethylaminobenzaldehyd (**6**) im Sauren über **7** zu farbigen Cyaninen **8** reagieren.

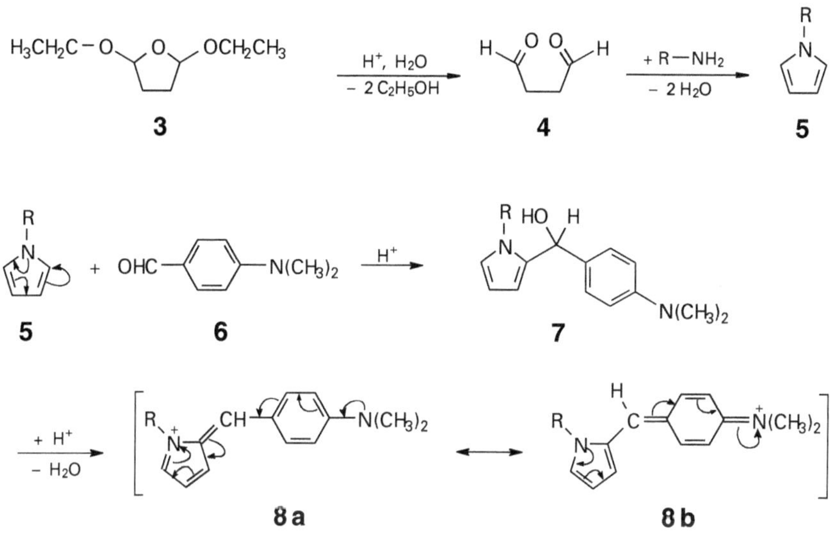

7.4 Aromatische Amine und Derivate

Geht man vom Anilin als dem Prototyp der aromatischen Amine aus, so lassen sich die als Arzneistoffe gebrauchten Derivate in mindestens drei Gruppen unterteilen (Tabelle 7.4).

Zur **Gruppe I** zählen Salze der aromatischen Amine, bei denen die Amino-Gruppe unsubstituiert geblieben ist, jedoch der aromatische Ring, meist in *p*-Stellung oder zusätzlich in *m*-Stellung, Substituenten trägt.

Gruppe II beinhaltet solche Verbindungen, die sowohl am Stickstoff durch einen meist aliphatischen Substituenten variiert sind als auch am aromatischen Ring, meist in *p*-Stellung, einen Substituenten tragen.

Zur **Gruppe III** gehören die Anilide, die ebenfalls am Stickstoff und am aromatischen Ring substituiert sind.

Tab. 7.4 Anilin-Derivate

Gruppe	Verbindungstyp		Wirkstoff-Beispiele
I	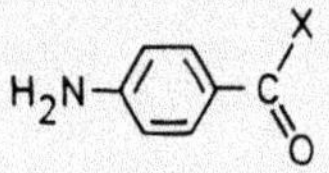	1	Benzocain Procain etc.
	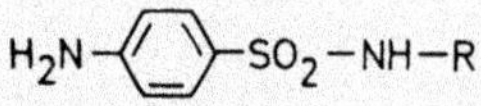	2	Sulfonamide
	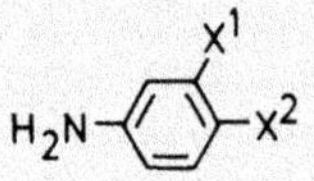	3	PAS
II	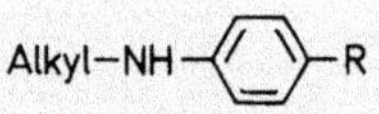	4	Tetracain etc. Mefenaminsäure
III	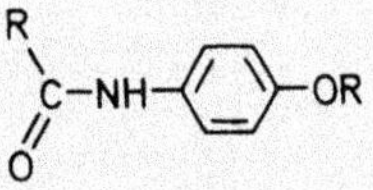	5	Paracetamol
	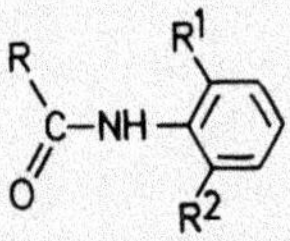	6	Lidocain, Bupivacain etc.

Aromatische Amine sind starke Chromophore, deren Absorptionsmaximum um 290 nm liegt und deren molarer Extinktionskoeffizient etwa 20000 beträgt. Das gilt für solche Verbindungen, die am Stickstoff unsubstituiert oder mit Alkyl-Gruppen versehen sind.

Die Intensität des Absorptionsmaximums bei 290 nm ist stark pH-abhängig und wird in saurer Lösung, infolge zunehmender Salzbildung, auf ein Minimum reduziert. Dafür tritt bei 230 nm eine neue Bande auf.

Anilide vom Typ **5** weisen eine starke Absorptionsbande im Bereich von 240 bis 250 nm bei einem molaren Extinktionskoeffizienten von etwa 1500 auf.

Anilide vom Typ **6** zeigen nur noch eine schwache Bande bei 265 nm, wobei der molare Extinktionskoeffizient um 350 liegt.

Bupivacain

(2*RS*)-1-Butyl-*N*-(2,6-dimethylphenyl)-piperidin-2-carboxamid
[18018-40-7]

Lokalanästhetikum

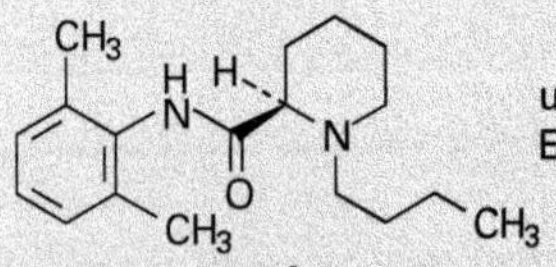

1

und Enantiomer

1-Hydrochlorid ist ein weißes, kristallines Pulver, das leicht in Ethanol und schwer in Diethylether löslich ist. Es schmilzt bei 254 °C unter Zersetzung. Die Base **1** weist einen Schmelzpunkt von 106 bis 108 °C auf. Der pK_S-Wert der Kationsäure wird mit 8,1 angegeben.

Die offizinelle **Identifizierung** erfolgt durch Anfertigung eines IR-Spektrums und Dünnschichtchromatogramms sowie durch Bestimmung des Schmelzpunktes der freigesetzten Base. Smp: 105 bis 108 °C.

Zur **Reinheitsprüfung** auf Verwandte Substanzen wie das aus der Herstellung stammende 2,6-Dimethylanilin wird eine Farbreaktion vorgeschrieben. Man setzt mit 4-Dimethylaminobenzaldehyd/Eisessig um und vergleicht die eventuell schwach gelbe Färbung mit einer Vergleichsprobe, die 2 ml einer 0,5%igen Lösung von 2,6-Dimethylanilin enthält. S. auch Reinheitsprüfung Lidocain S. 352.

Die Kationsäure **1** wird durch Verdrängungstitration mit ethanolischer Natronlauge (0,1 mol · l^{-1}) bestimmt.

Lidocain

2-(Diethylamino)-*N*-(2,6-dimethylphenyl)acetamid
[137-58-6]

Lokalanästhetikum

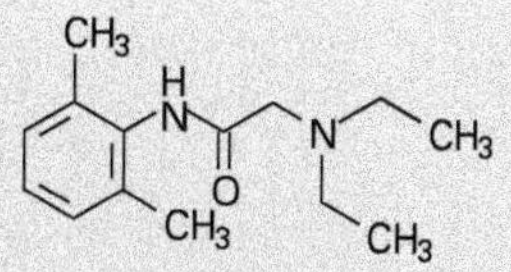

1

Die Substanz ist ein gelbliches Pulver, das zwischen 68 und 69 °C schmilzt. Der pK_S-Wert beträgt 7,9.

Lidocain ist eine schwächere Base als Procain und für ein Anilid aussergewöhnlich hydrolysestabil; z.B. führt achtstündiges Kochen mit 30%iger Salzsäure zu keiner messbaren Hydrolyse. Erhitzt man die Substanz mit 50%iger Schwefelsäure fünf Stunden lang unter Rückfluss, so tritt nur zu etwa 3% Hydrolyse ein. Die Hydrolyse wird jedoch beschleunigt in Gegenwart von Metall-Kationen wie Fe^{2+} oder Cu^{2+}.

Die Erklärung für diese Resistenz ist in der sterischen Abschirmung der Amid-Gruppe durch die *o*-ständigen Methyl-Gruppen zu suchen.

Offizinell sind das **Hydrochlorid** und die Base **1**.

Farblose Kristalle, die bei hoher Luftfeuchtigkeit Wasser aufnehmen, gut löslich in Wasser und Ethanol, unlöslich in Ether. Die Substanz ist praktisch geruchlos und wirkt anästhesierend auf der Zunge.

Identifizierung von 1-HCl

- Smp: 74–79 °C.
- IR-Spektrum.
- Herstellung eines Pikrats und Identifizierung über den Smp: 230 °C.
- Reaktion mit Cobalt(II)nitrat.

  Nach Untersuchungen von *Vinkler* u. Mitarb. besteht der grüne Niederschlag aus basischem Cobalt(II)chlorid Co(OH)Cl.

- ○ Setzt man hingegen **1** mit Cu^{2+}-Ionen in alkalischer Lösung um, so erhält man einen blau gefärbten Komplex, $\lambda_{max} = 600$ nm.
- ○ Bei der forcierten Hydrolyse mit etwa 80%iger Schwefelsäure, wobei man so lange kocht, bis SO_3 Dämpfe entstehen, wird Lidocain hydrolytisch gespalten. Als Hydrolyseprodukt entsteht 2,6-Dimethylanilin (*m*-Xylidin) (**2**).

7

Amine

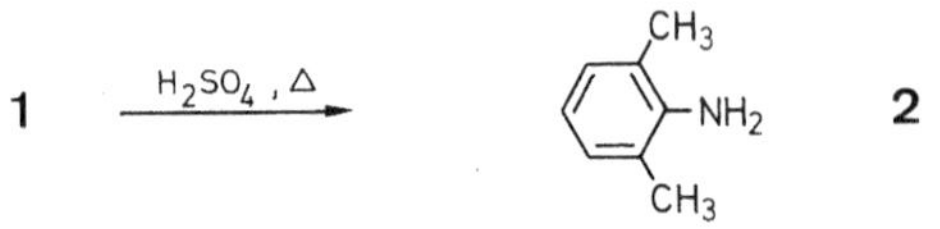

2 wird als aromatisches Amin durch Diazo-Reaktion nachgewiesen.

- Nachweis durch Bildung eines *Meisenheimer*-Salzes.

  Diese Reaktion dient gleichzeitig zur Unterscheidung des Lidocains von Tetracain anhand unterschiedlicher Färbungen.

  Durch Eindampfen von **1** mit rauchender Salpetersäure auf dem Wasserbad bzw. Erhitzen über offener Flamme entstehen verschiedene Reaktionsprodukte, wobei das Dinitro-Derivat **3** dominiert, das mit dem Aceton-Enolat **4b** ein tiefgrünes *Meisenheimer*-Salz **5** bildet.

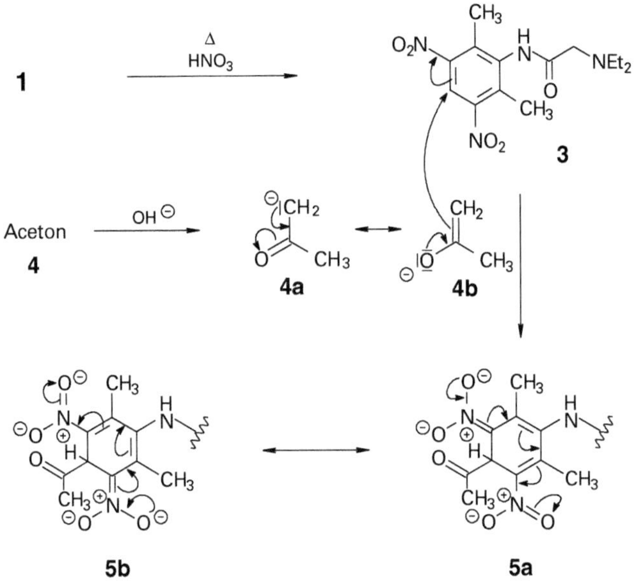

Bei der **Reinheitsprüfung** auf 2,6-Dimethylanilin (**2**) setzt man mit 4-Dimethylaminobenzaldehyd (**6**) in Essigsäure um, wobei sich in Anwesenheit von **2** das gelbe Azomethin **7** bildet.

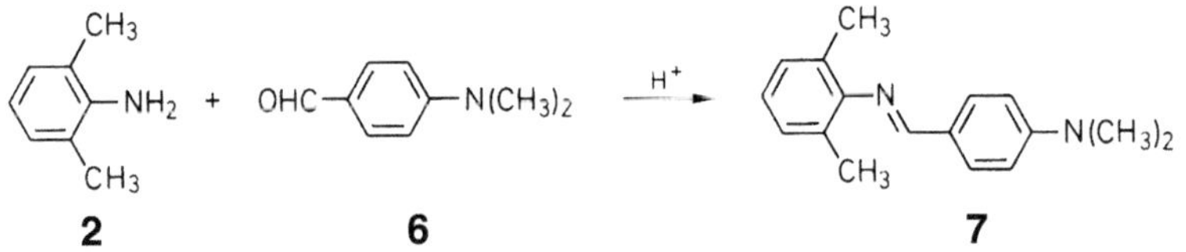

Gehaltsbestimmung

- Die Gehaltsbestimmung von **1** erfolgt wasserfrei mit $HClO_4$ (0,1 $mol \cdot l^{-1}$).
- Zur quantitativen Bestimmung von **1**-HCl wird in ethanolischer Lösung eine Verdrängungstitration durchgeführt.

○ Ferner ist hierzu auch eine polarographische Methode geeignet.

Lidocain lässt sich mit Wasserstoffperoxid zum *N*-Oxid **8** oxidieren. Das überschüssige Wasserstoffperoxid entfernt man durch Zugabe von Katalase in einem Phosphatpuffer. An der Quecksilber-Elektrode wird **8** zu **1** reduziert.

1 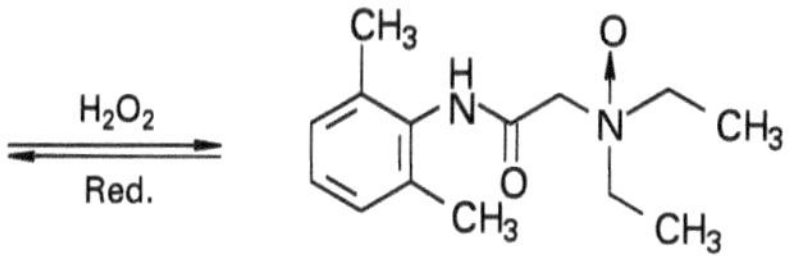 **8**

Paracetamol

N-(4-Hydroxyphenyl)acetamid
[103-90-2]

Analgetikum

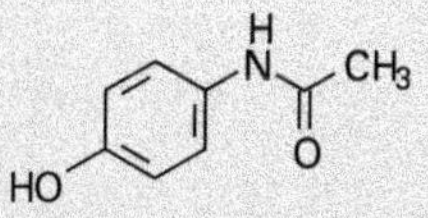

1

Paracatamol ist ein farbloses, kristallines Pulver, das sich in Wasser wenig, in Ethanol gut und in heißem Wasser sehr leicht löst.

Für den Wirkstoff, der über eine phenolische Hydroxy-Gruppe verfügt, sind in der Literatur pK_S-Werte von 9,0 bis 9,5 angegeben.

Die Substanz ist als *N*-Arylamid hydrolyseempfindlich; bei der sauren Hydrolyse entstehen *p*-Aminophenol (**2**) und Essigsäure (**3**).

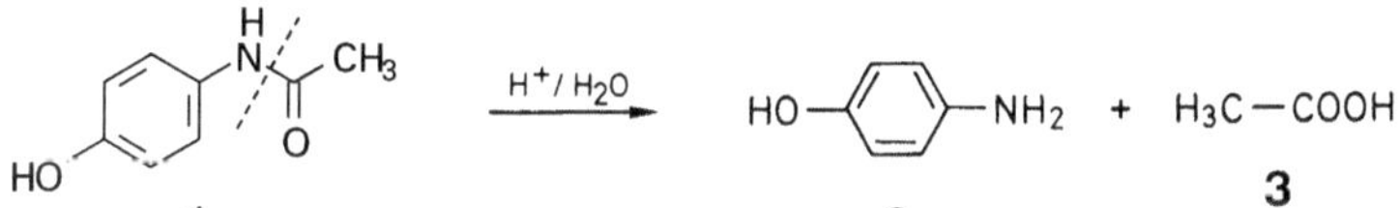

1 **2** **3**

Für pharmazeutische Zubereitungen erweist sich ein pH-Bereich von 5 bis 6 als optimal.

Bekannt sind folgende Halbwertszeiten:

- bei pH 5 bis 6 = 19 bis 21 Jahre,
- bei pH 2 = 7 Monate,
- bei pH 9 = 3,2 Jahre.

Identifizierung

- Smp: 168–172 °C.
- UV-Spektrum (Methanol): λ_{max} = 249 nm.
- IR-Spektrum.
- Nachweis der hydrolytisch gebildeten Essigsäure bzw. des Acetats (**3**⁻), das mittels Lanthannitrat/I_2 über eine Blaufärbung identifiziert wird.
- Nach saurer Hydrolyse wird das entstandene 4-Aminophenol (**2**) mit Kaliumdichromat oxidiert, wobei eine Violettfärbung entsteht, die auf der Bildung des Indanilins (**5**) beruht, das aus 1,4-Benzochinonmonimin (**4**) und **2** resultiert.

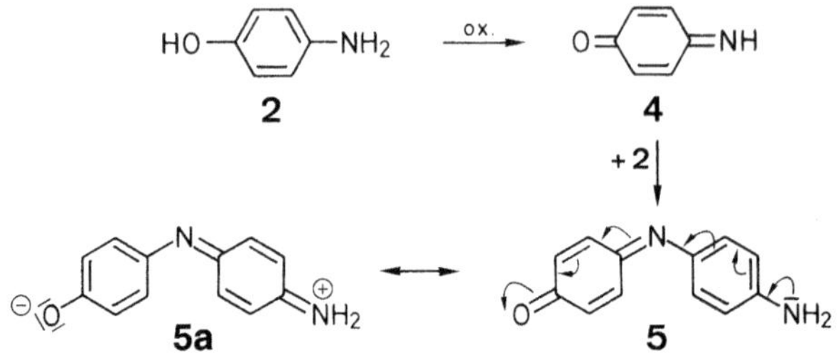

Reinheitsprüfung

Auf Verwandte Substanzen, wie 4-Chloracetanilid (**6**), wird mit der HPLC geprüft.

4-Chloracetanilid tritt auf, wenn **1** aus 4-Chlornitrobenzol gewonnen wird und der Austausch des Chlors gegen die Hydroxy-Funktion nicht vollständig erfolgte.

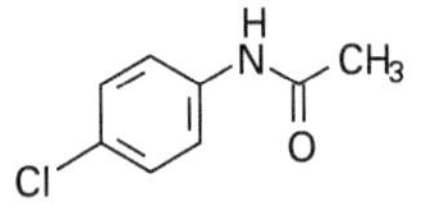

6

Gehaltsbestimmung

Da in Paracetamol die Partialstruktur eines azalogen Hydrochinons vorliegt, kann die Bestimmung cerimetrisch durchgeführt werden.

Nach Hydrolyse von **1** in schwefelsaurer Lösung wird das gebildete 4-Aminophenol (**2**) durch Cer(IV)-Ionen zu 1,4-Benzochinonmonimin (**4**) oxidiert.

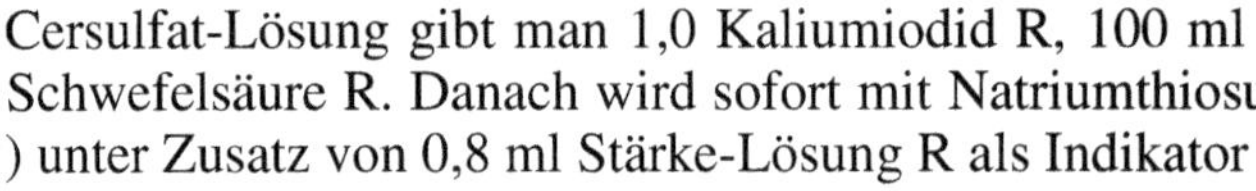

2 **4**

Um die Ausfällung schwer löslicher Cer(IV)-Salze bei der Herstellung der 0,1 M Cer-Sulfat-Maßlösung zu vermeiden, ist bei der Faktoreinstellung der Maßlösung folgende Vorschrift zu beachten.

Zu 20,0 ml Cersulfat-Lösung gibt man 1,0 Kaliumiodid R, 100 ml Wasser und 40 ml verd. Schwefelsäure R. Danach wird sofort mit Natriumthiosulfat-Lösung (0,1 $mol \cdot l^{-1}$) unter Zusatz von 0,8 ml Stärke-Lösung R als Indikator titriert.

7.5 Quartäre Ammonium-Verbindungen

Die in der Regel sehr gut bis gut wasserlöslichen quartären Ammonium-Verbindungen zeichnen sich analytisch dadurch aus, dass sie beim Alkalisieren der wässrigen Lösungen ihre quartäre Struktur behalten und keine lipophilen, mit organischen Lösungsmitteln extrahierbaren Amine liefern. Das Chlorid **1a** geht beispielsweise beim Alkalisieren in das quartäre Hydroxid **1b** über, ohne dass sich das enthaltene Kation verändert. Beim Erhitzen dagegen erleiden quartäre Ammoniumhydroxide vom Typ **1b** eine thermische Spaltung, die unter der Bezeichnung *Hofmann*-Abbau bekannt ist und als Reaktionsprodukte ein Olefin, ein tertiäres Amin und Wasser liefern.

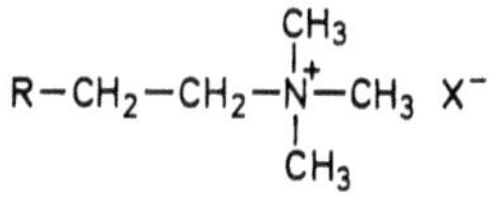

1a X = Cl
1b X = OH

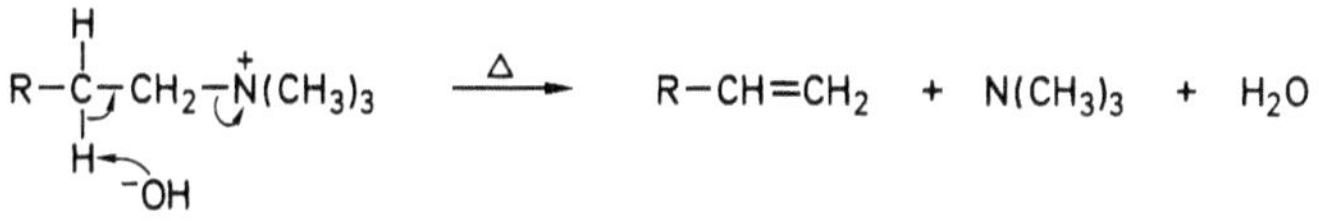

1b

Im Unterschied zum Ammoniumhydroxid sind die Hydroxide der quartären Ammonium-Verbindungen starke Basen.

Ammoniumhydroxid stellt deswegen eine schwache Base dar, weil die Hydroxy-Gruppe durch eine starke Wasserstoff-Brücke mit dem Kation verbunden ist.

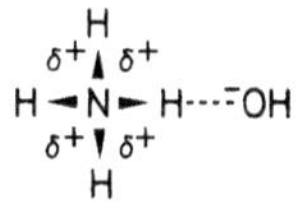

Hieraus geht auch hervor, dass der Sitz der positiven Ladung nicht am Stickstoff-Atom lokalisiert, sondern gleichmäßig auf die Wasserstoff-Atome verteilt ist. Eine Erklärung für die starke Basizität der Tetraalkylammoniumhydroxide kann im Fehlen der stickstoffgebundenen Wasserstoff-Atome und somit der basizitätsmindernden Wasserstoff-Brücke gesehen werden.

In wässriger Lösung stellt sich zwischen Ammoniumhydroxid, Ammoniak und Wasser ein Gleichgewicht ein, wodurch die Konzentration an Hydroxid-Ionen begrenzt ist.

Bei Tetraalkylammoniumhydroxiden ist ein solches Gleichgewicht nicht möglich, wodurch die Hydroxid-Ionen-Aktivität nicht vermindert werden kann.

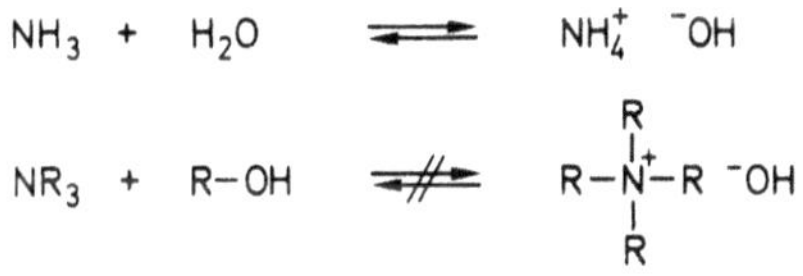

Cetrimid
[8044-71-1]

Desinfiziens

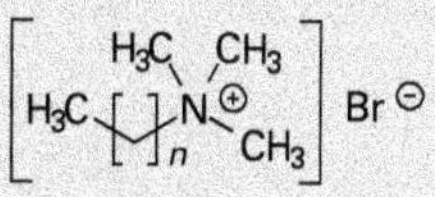

(n = 11, 13, 15)

Cetrimid ist keine einheitliche Verbindung. Nach dem Arzneibuch soll sie vorwiegend aus Trimethyl-tetradecyl-ammoniumbromid bestehen. Geringe Mengen an Dodecyl- und Hexadecyl-Homologen sind erlaubt.

Cetrimid ist ein typischer Vertreter der Invertseifen, worunter man oberflächenaktive Verbindungen versteht, bei denen im Gegensatz zu den echten Seifen das Kation Träger der lipophilen und hydrophilen Eigenschaften ist.

Von den vier *N*-ständigen, organischen Resten muss mindestens einer langkettig sein (C_8 bis C_{18}), während die anderen normalerweise kurzkettige Alkyl-Reste darstellen.

Im Unterschied zu quartären Ammonium-Verbindungen mit kurzen Alkyl-Ketten sind Invertseifen aus salzsaurer Lösung infolge der Bildung von Ionenpaaren mit Chloroform ausschüttelbar.

Cetrimid ist ein weißes Pulver, das in Wasser und Ethanol leicht löslich und praktisch unlöslich in Ether ist.

Identifizierung

Dazu werden die Merkmale der Invertseifen ausgenutzt:

- Schaumbildung beim Schütteln der wässrigen Lösung.
- Schwer lösliche, farbige Ionenpaare mit Kaliumhexacyanoferrat(III), Kobalt(II)-hexacyanoferrat(II) oder Diammonium-tetrathiocyanato-cobaltat(II).
- ○ Bildung eines lipophilen, farbigen Ionenpaares.

  Hierzu schüttelt man die Mischung von Cetrimid, verdünnter Schwefelsäure und Methylorange-Lösung mit Chloroform aus, ebenso eine Blindprobe. In Abwesenheit von Cetrimid bleibt die Chloroform-Schicht farblos, bei Anwesenheit von Cetrimid färbt sie sich gelb.

  Das quartäre Kation bildet mit dem Sulfonat-Anion des Indikators ein Ionenpaar, das eine ausreichende Lipophilie besitzt, um sich in der organischen Phase zu lösen und sie dadurch zu färben.
- Neben der Schaumbildung lässt das Arzneibuch zur Identifizierung ein UV-Spektrum aufnehmen. Da das Molekül nur gesättigte, aliphatische Ketten enthält, ist auch keine Absorption im Aufnahmebereich zu erwarten. Mit der Prüfung ist jedoch eindeutig von anderen Tensiden zu unterscheiden, wie z.B. Benzalkoniumchlorid und Cetylpyridiniumchlorid.
- ○ Einbringen der Substanz in Pufferlösung zusammen mit Methylgrün-Papierstreifen. Im Vergleich zu einer Referenzlösung ist die Lösung nach fünf Minuten stärker blaugrün gefärbt.

  Der Triphenylmethan-Farbstoff Methylgrün ist als schwer lösliches Tetraiodomercurat auf das Papier aufgebracht. Das Cetylpyridinium-Kation verdrängt nun das Methylgrün-Kation und wird als Tetraiodomercurat selbst schwer löslich, während das Methylgrün die Lösung färbt.
- Außerdem eine DC gegen CRS und Detektion mit Iod, sowie ein Bromid-Nachweis.

Gehaltsbestimmung

Nach Arzneibuch wird eine iodatometrische Bestimmung durchgeführt, die einer längeren Erläuterung bedarf. Es erscheint zweckmäßig, zunächst den Text des Arzneibuches wiederzugeben:

2,00 g Substanz werden in Wasser *R* zu 100,0 ml gelöst. 25,0 ml Lösung werden in einem Scheidetrichter mit 25 ml Chloroform *R,* 10 ml Natriumhydroxid-Lösung (0,1 mol · l^{-1}) und 10,0 ml frisch hergestellter Lösung von Kaliumiodid *R* (50 g · l^{-1}) versetzt und geschüttelt. Nach Trennung der Schichten wird die Chloroform-Schicht verworfen. Die wässrige Schicht wird 3-mal mit je 10 ml Chloroform *R* geschüttelt. Die Chloroform-Schichten werden verworfen. Die wässrige Schicht wird mit 40 ml Salzsäure *R* versetzt und nach dem Erkaltenlassen mit Kaliumiodat-Lösung (0,05 mol · l^{-1}) titriert, bis die dunkelbraune Färbung fast verschwunden ist. Nach Zusatz von 2 ml Chloroform *R* wird die Titration unter kräftigem Schütteln fortgesetzt, bis sich die Farbe der Chloroform-Schicht nicht mehr verändert. Mit einer Mischung von 10,0 ml einer frisch hergestellten Lösung von Kaliumiodid *R* (50 g · l^{-1}), 20 ml Wasser *R* und 40 ml Salzsäure *R* wird ein Blindversuch durchgeführt.

1 ml Kaliumiodat-Lösung (0,05 mol · l^{-1}) entspricht 33,64 mg $C_{17}H_{38}BrN$.

Bei der Durchführung der voranstehenden Vorschrift laufen verschiedene Prozesse ab. Durch Zusatz des Kaliumiodids entsteht das Ionenpaar Tetradecyl-trimethylammoniumiodid, das durch wiederholte Chloroform-Extraktion quantitativ aus der wässrigen Lösung ausgeschüttelt wird. Sind neben der quartären Ammonium-Verbindung Salze nichtquartärer Amine vorhanden, so werden sie durch Zusatz der Natronlauge in die freien Amine übergeführt, die ebenfalls mit Chloroform extrahiert werden.

Der Überschuss an Kaliumiodid wird nach dem Iodmonochlorid-Verfahren titrimetrisch erfasst. Beim Zutropfen der Kaliumiodat-Lösung wird das Iodid zunächst zum Iod und dann in stark saurer Lösung zum Iodmonochlorid, d.h. zu einer Verbindung mit +1-wertigem Iod oxidiert. Die Reaktion verläuft nach der Gesamtgleichung:

$$2\,I^- + IO_3^- + 6\,H^+ + 3\,Cl^- \longrightarrow 3\,ICl + 3\,H_2O$$

Durch Zusatz von Chloroform gegen Ende der Titration kann man erkennen, ob noch freies Iod vorhanden ist, das durch weitere Titration entfärbt wird. Die Gelbfärbung der überstehenden wässrigen Phase ist auf das in stark saurer Lösung dissoziierte Iodmonochlorid zurückzuführen, das aus diesem Grunde auch nicht in die Chloroform-Phase übergeht.

Benzalkoniumchlorid

Gemisch aus Alkylbenzyldimethyl-ammoniumchloriden
[8001-54-5]

Desinfiziens

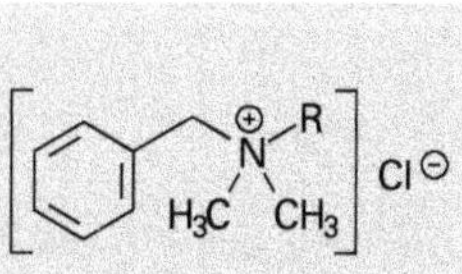

R = C_8H_{17} bis $C_{18}H_{37}$

Weißes bis gelblich weißes Pulver oder gelatineartige Stücke, hygroskopisch, seifiger Griff; sehr leicht löslich in Wasser, Ethanol, Aceton und nicht in Ether. Eine wässrige Lösung gibt beim Schütteln einen starken Schaum. Offizinell ist auch eine ca. 50%ige wässrige Lösung; als Konservierungsmittel ist der Zusatz von Ethanol erlaubt.

1 gehört zu den wichtigsten kationischen Tensiden (Invertseifen), worunter man allgemein quartäre Stickstoff-Verbindungen versteht, welche den hydrophilen Charakter des Tensids verursachen.

Ein typisches Benzalkoniumchlorid besteht zu etwa 60% aus Benzyldimethyldodecyl- und zu 25 bis 40% aus Benzyldimethyltetradecylammoniumchlorid. Für solche Mischungen trifft die in die stöchiometrischen Berechnungen eingehende molare Masse von 354 annähernd zu. Die prozentuale Verteilung der verschiedenen Homologen ist mit den physikalisch-chemischen und antimikrobiellen Eigenschaften von Benzalkoniumchlorid eng verknüpft.

Die besondere Molekülstruktur, lange Alkylkette mit polarem Zentrum an einem Ende des Moleküls, verleiht der Substanz die typischen Eigenschaften eines Assoziationskolloids. Hierzu zählen u.a. Adsorption an Grenzflächen, Erniedrigung der Oberflächenspannung und die Zusammenlagerung zu Selbstassoziaten.

Die Löslichkeit und die kritische Mizellbildungskonzentration nehmen mit steigender Kettenlänge ab. Die Oberflächenaktivität nimmt in gleichem Maße zu, sie erreicht bei den C_{16}- bis C_{18}-Homologen die höchsten Werte.

Identifizierung

- Als einzige physikalische Prüfung schreibt das Arzneibuch die Aufnahme eines UV-Spektrums mit Maxima bei 257, 263, 269 sowie einer Schulter bei 250 nm vor. Es lässt sich zur Unterscheidung von Cetylpyridiniumchlorid und Cetrimid heranziehen.
- Austausch des Chlorids gegen das Tetraphenylborat und dessen Charakterisierung durch das Schmelzverhalten (127 bis 133 °C).
- Bildung eines farbigen Ionenpaares in alkalischer Lösung mit Bromphenolblau, welches sich in Chloroform schütteln lässt und die organische Phase blau färbt.
- Nach Versetzen der Prüflösung mit Salpetersäure entsteht ein weißer Niederschlag, der sich auf Zusatz von Ethanol relativ leicht löst. Obwohl sich Tenside recht eindeutig über die IR-Spektren identifizieren lassen, ist bei dieser Substanz keines vorgesehen.

Die **Gehaltsbestimmung** entspricht der bei Cetrimid besprochenen Methode (s. S. 357).

Suxamethoniumchlorid

2,2'-[Butandioylbis(oxy)]bis-(*N,N,N*-trimethylethanaminium)-dichlorid
Dihydrat: [6101-15-1]

Muskelrelaxans

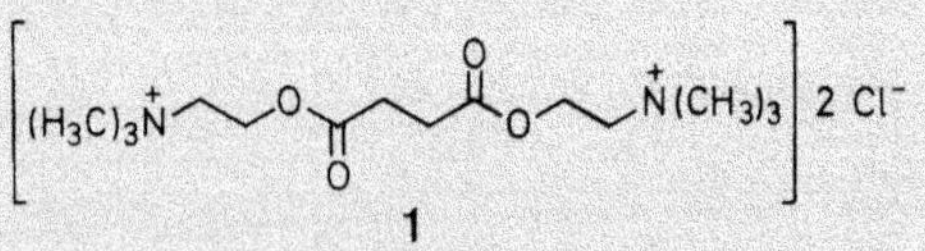

1

1 kann als dimeres Acetylcholin aufgefasst werden. Es verhält sich daher in bezug auf seine Haltbarkeit in wässriger Lösung und in analytischer Hinsicht sehr ähnlich wie dieses.

Die weiße, kristalline Substanz löst sich leicht in Wasser, schwer in Ethanol und ist praktisch unlöslich in Ether. Sie schmilzt bei etwa 160 °C.

Die wässrige Lösung reagiert sauer. Wie bei Acetylcholin tritt leicht Hydrolyse ein; bei **1** in zwei Stufen, zunächst zum Monocholinester und dann weiter zu Bernsteinsäure und Cholin (*Pohloudek-Fabini*).

Identifizierung

- Aufnahme eines IR-Spektrums, womit eine leichte Zuordnung möglich ist.
- Fällung als schwer lösliches Reineckat ($[Cr(NH_3)_2(NCS)_4]^{\ominus}$; Smp 180 bis 185 °C, sowie Bildung eines schwer löslichen grünen Suxamethonium-cobalt(II)hexacyanoferrat(II)-Komplexes. Cholin bildet einen löslichen grünen Komplex.

Die **Reinheitsprüfung** auf Cholinchlorid erfolgt mit DC (Detektion mit *Dragendorffs*-Reagenz)

Gallamintriethiodid

2,2',2''-[Benzol-1,2,3-triyltri-(oxy)]-tris-(*N,N,N*-triethyl-ethanamininium)triiodid
[65-29-2]

Muskelrelaxans

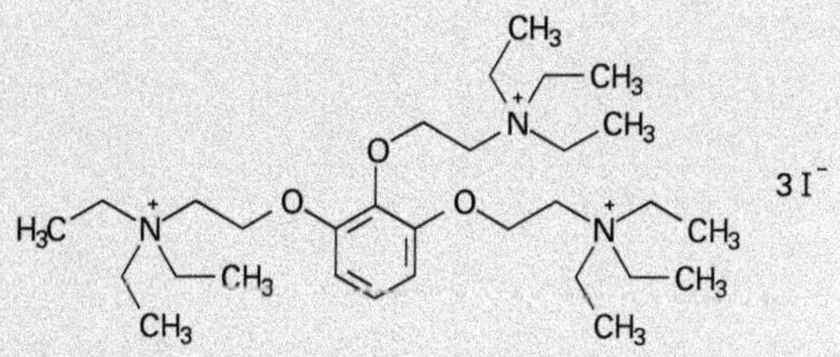

1

Unter den bisher besprochenen quartären Ammonium-Verbindungen stellt Gallamintriethiodid als dreifacher Phenolether eine strukturelle Besonderheit dar.

- Die Phenolether-Struktur zeigt sich durch die UV-Absorption bei 225 und 266 nm. Das Arzneibuch lässt die spezifische Absorption bei 225 nm bestimmen.

Die Schmelzpunkte differieren erheblich:

145 bis 150 °C; 152 bis 153 °C; 235 bis 245 °C.

- Es folgen die für Tenside üblichen Nachweise: IR-Spektrum und Fällung mit *Mayers*-Reagenz.

Zur Reinheitsprüfung auf Verwandte Substanzen lässt das Arzneibuch eine HPLC durchführen.

Die **Gehaltsbestimmung** erfolgt in Ameisensäure/Acetanhydrid wasserfrei mit Perchlorsäure ($0{,}1\ mol \cdot l^{-1}$).

Hierbei werden die Iodid-Ionen zu HI protoniert.

Neostigminbromid

3-[(Dimethylcarbamoyl)oxy]-
N,N,N-trimethylanilinium-bromid
[114-80-7]

Cholinesterasehemmer

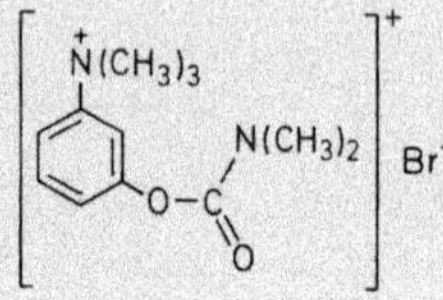

1

1 ist eine weiße, kristalline Substanz, sehr leicht löslich in Wasser, leicht löslich in Ethanol, praktisch unlöslich in Ether.

Die wässrige Lösung reagiert neutral. Beim Alkalisieren entsteht das quartäre Ammoniumhydroxid, das in Chloroform unlöslich ist. Die Chloroform-Löslichkeit des Salzes im Gegensatz zum Hydroxid dürfte auf der Bildung eines Ionenpaares beruhen.

Das Absorptionsmaximum liegt bei 260 und 266 nm bei Bromid.

Bei Werten zwischen pH 4 und 6 ist **1** ausreichend stabil und als wässrige Lösung sterilisierbar.

Beim Erhitzen der stark basischen Lösung wird **1** abgebaut. Dabei laufen zwei Reaktionen nebeneinander ab. Die Hydroxid-Ionen greifen die Urethan-Gruppierung an, wobei über das Zwischenprodukt **2** das 3-Hydroxytrimethylanilinium-Kation (**3**) sowie Dimethylcarbaminat (**4**) entstehen.

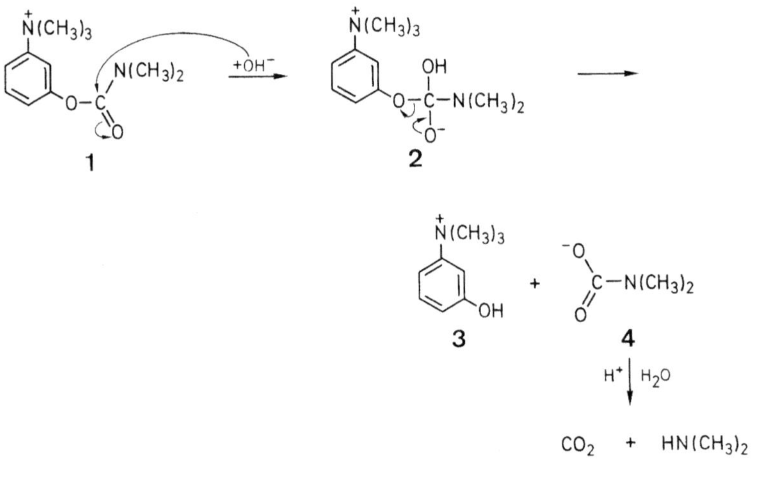

Daneben wird aber auch ein C-Atom der Aryl-trimethylammonium-Gruppe von Hydroxid-Ionen nucleophil attackiert; infolge der positiven Ladung am Stickstoff werden nämlich Elektronen von den benachbarten C-Atomen abgezogen, sodass diese an Elektronen verarmen und dadurch die eigentlichen Träger der positiven Ladung sind. Es ist deshalb verständlich, wenn die Hydroxid-Ionen an einem der positivierten C-Atome angreifen, was dann zur Bildung von 3-Hydroxy-*N,N*-dimethylanilin (**5**) und Methanol führt. Daneben wird natürlich auch, wie vorher geschildert, die Urethan-Gruppe hydrolytisch abgebaut.

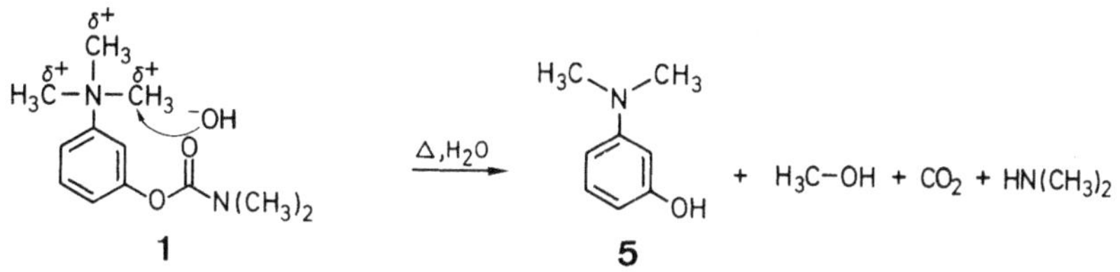

Von *Porst* und *Kny* wurden weitere Abbauprodukte isoliert und identifiziert sowie die Kinetik in wässriger Lösung bestimmt.

Die Bildung von **6** ist verständlich, während die der Folgeprodukte **7** und **8** nicht ohne weiteres zu verstehen ist.

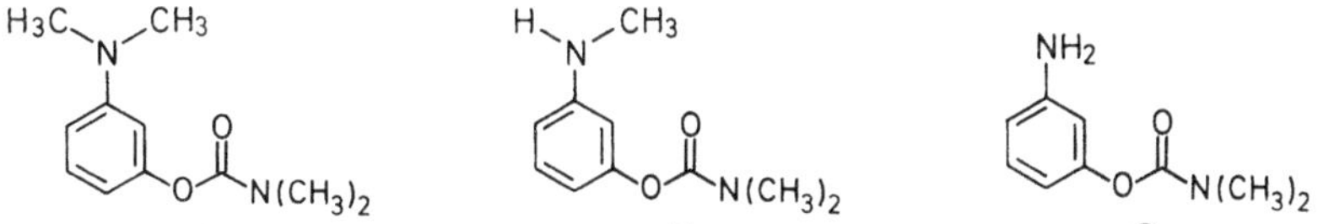

6 7 8

Der Verlauf der Hydrolyse hängt von der Substitution am Amid-Stickstoff ab. Für dialkylierte Derivate wie **1** dürfte die Reaktionsfolge **1, 2, 3, 4** die Verhältnisse richtig wiedergeben. Am Stickstoff monosubstituierte und nicht substituierte Carbaminsäureester **9** werden nach einem anderen Mechanismus verseift, der in der Reaktionsfolge **9** bis **14** wiedergegeben ist.

Es bilden sich zuerst Isocyanate, die zu Carbaminsäure-Derivaten hydrolysiert werden und dann weiter zerfallen.

Bei der Frage, ob zuerst die Säureamid- oder zuerst die Ester-Gruppierung des Urethans verseift, ist zu berücksichtigen, dass im Allgemeinen Ester leichter hydrolysierbar sind als Amide; ferner kommt es natürlich auch auf die Art der Ester-Komponente an. Aliphatische Ester sind schwerer hydrolisierbar als beispielsweise aktivierte aromatische, wie es im Neostigminbromid der Fall ist.

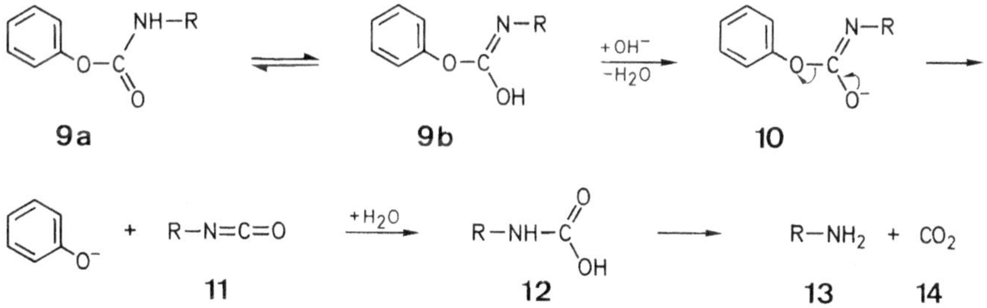

Beim Erhitzen in stark saurer Lösung tritt ebenfalls Hydrolyse der Urethan-Gruppierung ein. Als Reaktionsprodukt entsteht das entsprechende Salz von **3.**

Ferdons und *Waigl* beschreiben die Hydrolysekinetik der Substanz in Wasser mithilfe der ^{1}H-NMR-Spektroskopie unter Anwendung der WATR-Technik. Damit ist es möglich, durch Unterdrückung des Wassersignals Peaks im Bereich von δ (ppm) 4–5 zu beobachten.

Neben dem Bromid findet auch das **Neostigminmetilsulfat** therapeutische Verwendung.

Beim Vergleich der physikalisch-chemischen Eigenschaften von Neostigminbromid und Neostigminmetilsulfat sind zwei Bemerkungen angebracht:

1. Das Bromid ist etwas weniger hygroskopisch als das Methylsulfat und eignet sich deshalb besser zur Tablettenherstellung.
2. Das Methylsulfat hat den Vorteil, etwas besser wasserlöslich und ethanollöslich zu sein, und verfügt ausserdem über einen genügend scharfen Schmelzpunkt, um dadurch charakterisiert zu werden.

Identifizierung

- Aufnahme eines UV-Spektrums mit den Maxima bei 260 und 266 nm sowie eines IR-Spektrums.
- Wird die Substanz mit verdünnter Natronlauge erhitzt, so entwickelt sich Dimethylamin.

  Die Erklärung hierfür wurde oben gegeben. Das dort formulierte Dimethylcarbaminat zerfällt hydrolytisch weiter in Kohlensäure und Dimethylamin.
- Längeres Erhitzen mit ethanolischer Kalilauge führt zur Bildung von 3-Dimethylaminophenol (**5**), das mit diazotierter Sulfanilsäure zum orangeroten Azo-Farbstoff kuppelt.

  Phenole kuppeln bekanntlich bevorzugt in *p*-Stellung, und, falls diese besetzt ist, in *o*-Stellung. Wegen der Raumerfüllung der Dimethylamino-Gruppe ist im Falle von **5** eine Kupplung in der Position 6 denkbar.

Reinheitsprüfung

Als Verunreinigungen kommen hauptsächlich 3-Hydroxyphenyltrimethylammoniumbromid (**3**) und 3-Dimethylaminophenol (**5**) in Frage. Das Arzneibuch verlangt jedoch nur die Prüfung auf **3.** Dazu löst man die Substanz in Natriumcarbonat-Lösung und misst die UV-Absorption bei 294 nm. Lösen und Messen haben sofort zu erfolgen, um die Bildung von **3** aus **1** durch Hydrolyse zu vermeiden. **3** gibt sich durch Ausbildung des Phenolat-Ions und die dadurch verursachte bathochrome Verschiebung zu erkennen.

Gehaltsbestimmung

Die quantitative Bestimmung des Neostigminbromids erfolgt durch Titration des Bromids in wasserfreiem Milieu in Ameisensäure/Acetanhydrid mit Perchlorsäure ($0{,}1\ mol \cdot l^{-1}$).

Pyridostigminbromid
3-(Dimethylcarbamoyloxy)-
1-methylpyridiniumbromid
[101-26-8]

Cholinesterasehemmer

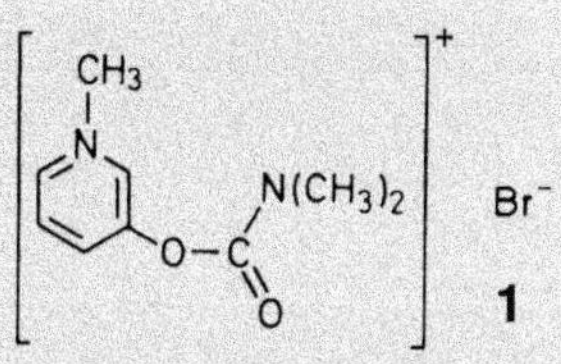

1

Vergleicht man Neostigmin mit Pyridostigmin, so ist bei letzterem die quarternisierte Amino-Gruppe in das aromatische System mit einbezogen.

Die weiße, kristalline, stark hygroskopische Substanz löst sich sehr leicht in Wasser und Ethanol, ist auch gut löslich in Chloroform, dagegen nicht in Ether. Das Absorptionsmaximum der Substanz liegt bei 269 nm.

Identifizierung

- Smp: 152–156 °C.
- IR-Spektrum.
- Es wird mit Natronlauge erhitzt, wobei die entweichenden Dämpfe angefeuchtetes Lackmus-Papier blau färben und die Lösung eine gelborange Farbe annimmt. Dabei wird die Urethan-Gruppierung hydrolysiert und Dimethylamin frei.

Die **Gehaltsbestimmung** erfolgt im wasserfreien Medium durch Erfassung des Anions mit Perchlorsäure (0,1 mol · l^{-1}).

7

Amine

Cetylpyridiniumchlorid
1-Hexadecylpyridiniumchlorid
[6004-24-6]

Antiseptikum

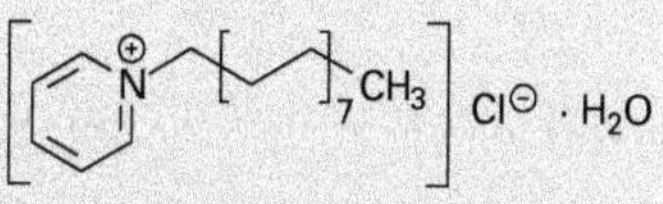

1

Das weiße Pulver ist seifig anzufühlen, ist löslich in Wasser und Ethanol. Die wässrige Lösung schäumt beim Schütteln stark. Die Schmelzpunktangaben variieren: 77 bis 83 °C und 80 bis 84 °C.

Identifizierung

- Aufnahme eines UV-Spektrums mit einem Maximum bei 259 nm und zwei Schultern bei 254 und 265 nm. Es dient zur Unterscheidung von Benzalkoniumchlorid und Cetylpyridiniumchlorid.
- Aufnahme eines IR-Spektrums.

IR-Spektren erlauben eine sichere Unterscheidung der quartären Ammonium-Verbindungen untereinander.

- Ionenpaarbildung mit Bromphenolblau.

Die **Gehaltsbestimmung** ist unter Cetrimid besprochen.

Ein gaschromatographisches Verfahren beschreiben *Binder* u. Mitarb.

Dequaliniumchlorid

1,1'-Decan-1,10-diyl)bis(4-amino-2-methylchinolinium)-dichlorid)
[522-51-0]

Antiseptikum

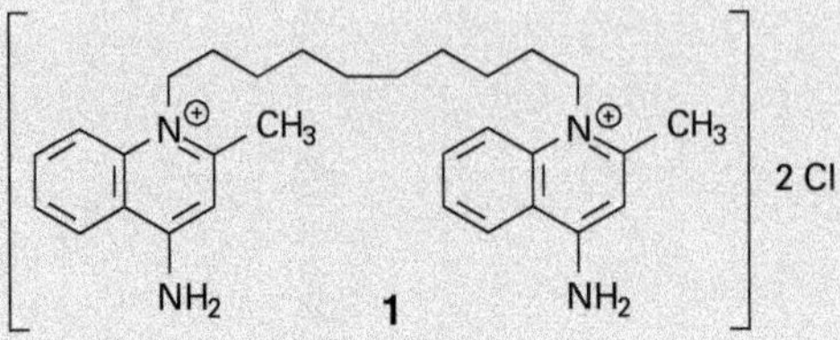

1

Das weiße geruchlose Pulver ist schwer löslich in Wasser, löslich in Methanol, schwer in Ethanol. Es schmilzt unter Zersetzung ab 308 °C. Auch aus nicht gesättigten Lösungen kristallisiert die Substanz nach einiger Zeit aus.

Neben ihren antiseptischen Eigenschaften gewinnt die Substanz an Bedeutung als selektiver K^+-Kanal-Blocker (*Ganellin* u. Mitarb.).

Identifizierung

- Aufnahme eines UV-Spektrums mit Maxima bei 240, 236 nm. Damit unterscheidet es sich charakteristisch von allen anderen Tensiden. Die langwellige Absorption ist bedingt durch das Aminochinolin-System.
- Zwei Fällungsreaktionen mit Hexacyanoferrat(II) und Salpetersäure liefern, wie auch bei anderen Tensiden, schwer lösliche Salze.

Reinheitsprüfung

Ein umständlich durchzuführendes Ausschüttelverfahren soll bei den Reinheitsprüfungen Hinweise auf unvollständig alkylierte Ammonium-Verbindungen geben. Einfacher und schneller wäre eine DC-Prüfung, die zeigt, dass auch Substanzen guter Qualität erhebliche Anteile davon enthalten, präziser ist eine HPLC-Methode. Obwohl zwischenzeitlich nahezu nebenproduktfreie Qualitäten auf dem Markt sind, werden derzeit noch die schlechteren toleriert, da sie in der Vergangenheit nicht zu erkennbaren Nebenwirkungen geführt haben. Als Verunreinigungen sind bekannt: die beiden Ausgangssubstanzen sowie das „unsymmetrische" Dequaliniumchlorid **2** und das „Trimer" **3.**

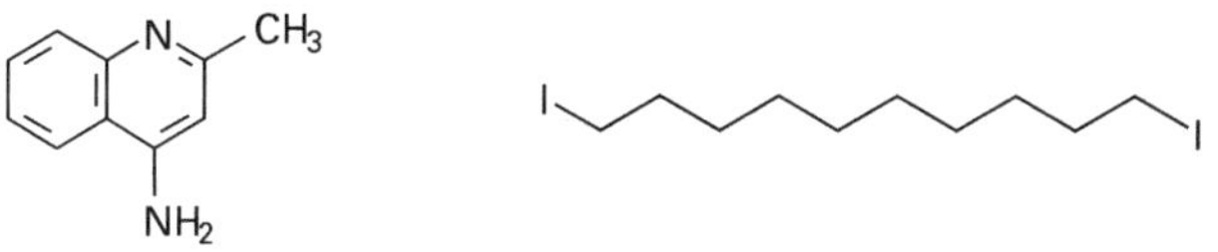

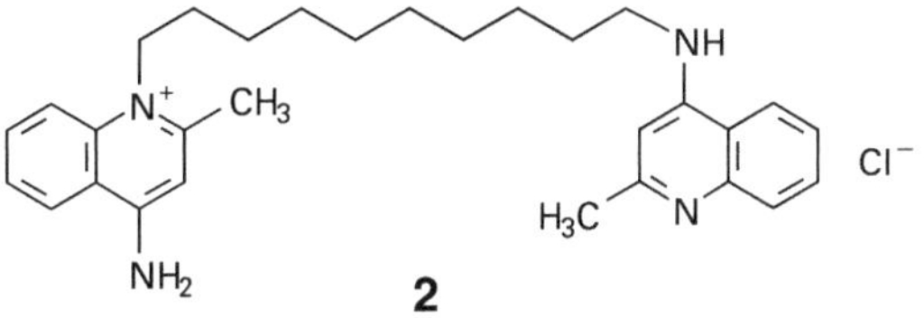

2

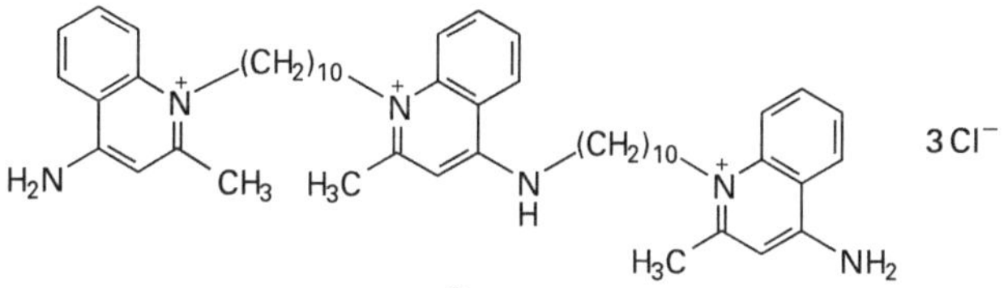

3

Die **Gehaltsbestimmung** erfolgt in Ameisensäure/Acetanhydrid mit Perchlorsäure ($0{,}1\ mol \cdot l^{-1}$) durch Erfassung des Chlorid-Ions.

8 Schwefelhaltige Verbindungen

8.1 Thiole und Disulfane (Mercaptane und Disulfide)

Unter Thiolen oder Mercaptanen versteht man schwefelanaloge Alkohole.

Methylmercaptan ist ein Gas. Die nächsthöheren Homologen sind Flüssigkeiten von widerlichem Geruch mit niedrigen Siedepunkten, was besonders deutlich wird, wenn man diese mit den entsprechenden Alkoholen vergleicht. Das Phänomen ist durch die äusserst schwache Wasserstoff-Brückenbildung bei den Thiolen zu erklären. Schwefel kann aufgrund seiner geringen Elektronegativität zwar als Wasserstoff-Brückenakzeptor, jedoch nicht als Donator dienen. Lediglich in konzentrierten Lösungen können Thiole als Dimere vorliegen, in verdünnten Lösungen bereits als Monomere.

Thiole sind schwache Säuren, jedoch stärker als die entsprechenden Alkohole. Die Differenz beträgt etwa fünf bis sechs pK_S-Einheiten. Mit zunehmender Länge der Alkyl-Kette und zunehmendem Verzweigungsgrad sinkt infolge des +I-Effektes die Acidität.

Als schwache Säuren bilden Thiole mit Schwermetall-Ionen wie Pb^{2+}, Hg^{2+}, Ag^{+} etc. gemäß Gleichung **A** Salze. Als Reagenzien werden häufig verwandt: Blei(II)acetat und Quecksilber(II)cyanid (s. Gleichung **B**). Mit Quecksilber(II)-Halogeniden bilden sich komplexe Mischungen von Verbindungen des Typs **2, 3** und **4.** Mit Alkylquecksilber-Verbindungen verläuft die Umsetzung nach Gleichung **C** einheitlicher.

A $$\underset{\mathbf{1}}{R{-}S{-}H} + M^{+} \underset{+H^{+}}{\overset{-H^{+}}{\rightleftharpoons}} R{-}SM \rightleftharpoons R{-}S^{-}\ M^{+}$$

B $$2\ RS^{-} + Hg(CN)_2 \longrightarrow Hg(SR)_2 + 2\ CN^{-}$$

$$\underset{\mathbf{2}}{(RS)_2Hg},\quad \underset{\mathbf{3}}{(RS)_2Hg_2},\quad \underset{\mathbf{4}}{(RS)_2Hg_3}$$

C $$R{-}SH + R^{1}HgX \longrightarrow RSHgR^{1} + H^{+} + X^{-}$$

Identifizierung

○ Bedeutung für die Thiol-Analytik hat die 4-Chlormercuri-benzoesäure (**5**). Sie wird mit der zu charakterisierenden Thiol-Komponente unter Beobachtung der UV-Absorption bei 250 nm bzw. 233 nm so lange titriert, bis keine Änderung in der Absorption mehr auftritt. Das dabei entstehende Mercaptid **6** besitzt eine höhere Absorption als **5.** Diese spektrophotometrische Methode ist nach *Boyer* benannt.

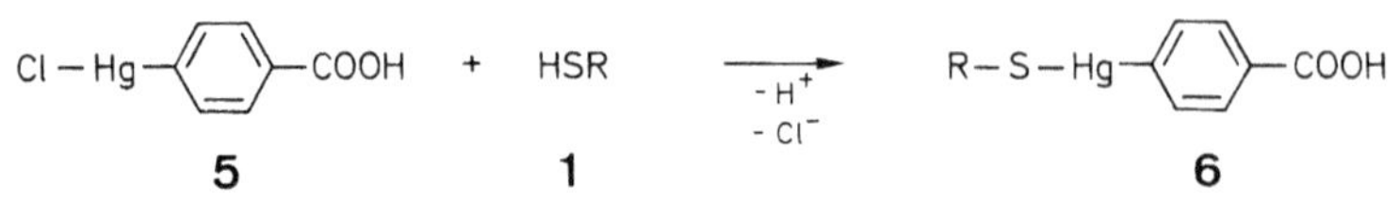

- Zur kolorimetrischen Bestimmung und zur papier- bzw. dünnschichtchromatographischen Detektion von Thiolen hat sich *Ellmanns*-Reagenz (**7**) bewährt.

  5,5′-Dithio-bis-(2-nitrobenzoesäure) (DTNB) (**7**) weist ein höheres Redoxpotenzial auf als aliphatische Disulfide und reagiert mit aliphatischen Thiolen in einer Austauschreaktion zu dem gemischten Disulfid **8** sowie dem Anion der 2-Nitro-5-thiobenzoesäure (**9a, 9b**). Pro SH-Gruppe wird ein Mol **9** gebildet, das bei pH 8 bereits als gelb gefärbtes Anion mit einer maximalen Absorption bei 412 nm vorliegt.

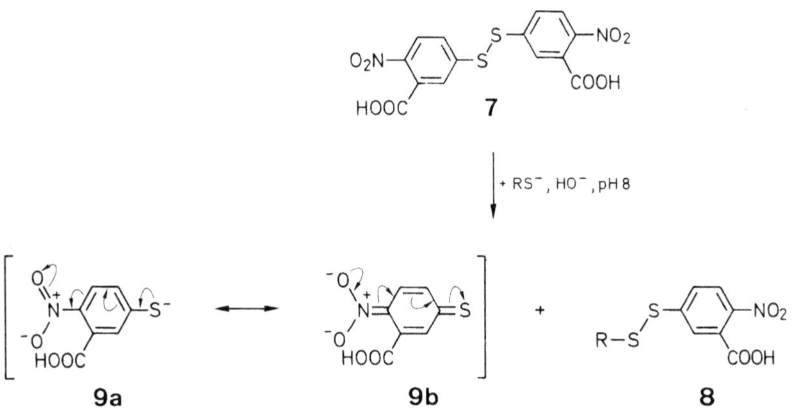

- Thiole besitzen reduzierende Eigenschaften, die auch analytisch verwertbar sind. So wird 2,6-Dichlorphenolindophenol (**10**) zum farblosen Phenolamin **11** reduziert, während das Thiol zum Disulfid **12** oxidiert (s. Ascorbinsäure S. 223▮).

  Störungen verursachen Ascorbinsäure und andere stark reduzierende oder oxidierende Stoffe.

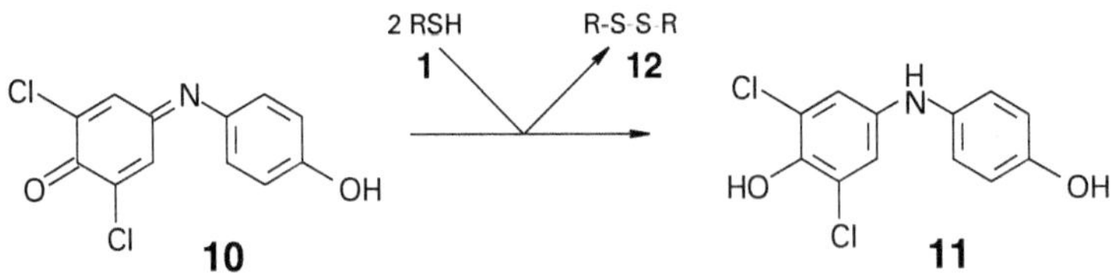

- Thiole sind auch in der Lage, Tetrazolium-Salze **13** in alkalischem Milieu zu den farbigen Formazanen **14** zu reduzieren.

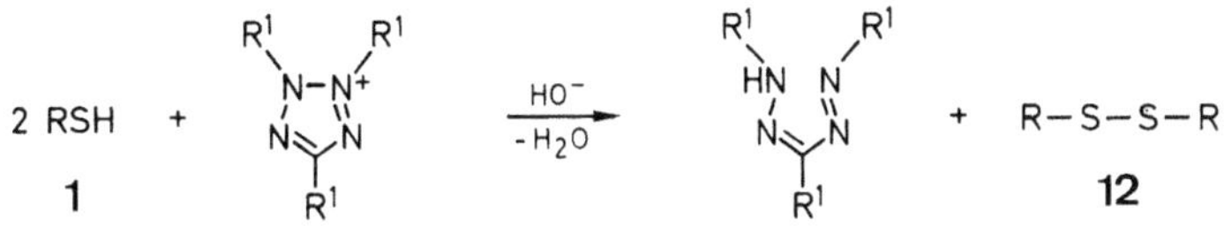

1 13 14 12

- Eine bekannte Farbreaktion zum Nachweis von Thiolen und Sulfiden ist die Umsetzung mit Dinatriumpentacyanonitrosylferrat(II) im Alkalischen.

Gehaltsbestimmung

- Nach Gleichung **D** sind Thiole prinzipiell quantitativ bestimmbar. Als Oxidationsmittel werden eingesetzt: Iod, Kaliumhexacyanoferrat(III), Perbenzoesäure, Wasserstoffperoxid, Kaliumpermanganat und andere.

  Bei allen diesen Reaktionen ist zu beachten, dass die Oxidation leicht über die Disulfid-Stufe hinausläuft und sich dann nicht mehr stöchiometrisch auswerten lässt.

  Als mildes Oxidationsmittel kann auch nach Gleichung **E** Natriumtetrathionat eingesetzt werden, wobei Natriumthiosulfat entsteht, das iodometrisch erfassbar ist.

$$\textbf{D}\quad \underset{\mathbf{1}}{2\,RSH} \longrightarrow \underset{\mathbf{12}}{R{-}S{-}S{-}R} + 2\,H^+ + 2\,e^-$$

$$\textbf{E}\quad \underset{\mathbf{1}}{2\,RSH} + S_4O_6^{2-} \longrightarrow \underset{\mathbf{12}}{R{-}S{-}S{-}R} + 2\,S_2O_3^{2-} + 2\,H^+$$

- Eine gravimetrische Bestimmung ist ermöglicht durch eine Derivatisierungsreaktion, die zu gut kristallisierenden Thioethern führt. Sie besteht in der Umsetzung mit 1-Chlor-2,4-dinitrobenzol (**15**) und den Alkalisalzen der Thiole. Es kommt zu einer nucleophilen Substitution am aktivierten Aromaten, die zu Verbindungen des Typs **16** führt.

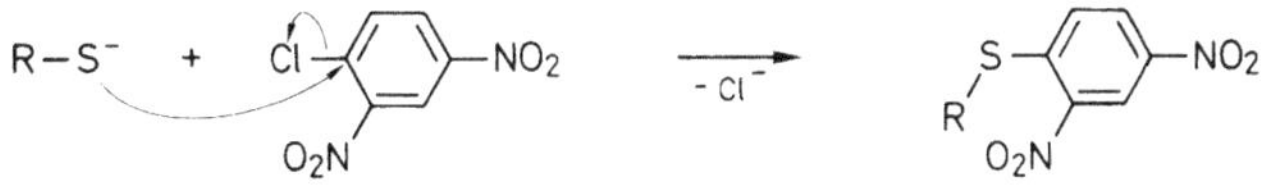

15 16

Das gleiche Reagenz **15** wird nach der Methode von *Mannich* zur gravimetrischen Bestimmung des Morphins im Opium und seinen Zubereitungen angewandt sowie zur *Zincke-König*-Spaltung (s. S. 480).

Disulfane

Die Analytik der Disulfane (Disulfide) unterscheidet sich praktisch nicht von der Analytik der Thiole (Mercaptane), wobei allerdings die reduktive Umwandlung in Thiole vorausgeht. Das kann man erreichen, indem man Zink und Salzsäure, Natriumborhydrid, Lithiumalanat oder andere Reduktionsmittel einwirken lässt.

Dimercaprol

(2*RS*)-2,3-Disulfanylpropan-1-ol.
BAL (**B**ritish **A**nti **L**ewisit) [59-52-9]

Antidot

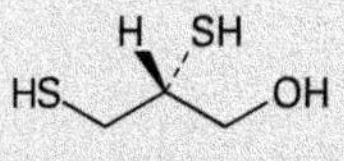

und Enantiomer

1

Dimercaprol ist eine farblose, schwach gelbliche, viskose Flüssigkeit von knoblauchähnlichem Geruch. Der Siedepunkt bei 15 Torr beträgt 120 °C. Die Substanz ist löslich in fetten Ölen, jedoch wenig löslich in Wasser. Sie ist als 10%ige Lösung in Erdnussöl im Handel. Diese Lösung enthält als Stabilisator 20% Benzylbenzoat.

Identifizierung

- Dimercaprol bildet leicht beständige Chelate mit Metall-Ionen. Mit Kupfer(II)-Ionen entsteht ein blauschwarzer Niederschlag.

  Dimercaprol bildet mit verschiedenen Metall-Ionen undissozierte Chelate und findet als Antidot Verwendung. Der ursprüngliche Einsatz bei Vergiftung mit dem arsenhaltigen Kampfstoff Lewisit führte zur Namensgebung **BAL,** s.o.

- Bei Einwirkung von Iod-Lösung wird Dimercaprol zu weißen polymeren Disulfiden oxidiert, während sich die Iod-Lösung entfärbt. Dabei werden pro Mol Substanz 2 Mol Iod verbraucht. Im pH-Bereich 2 bis 6 verläuft diese Reaktion stöchiometrisch und kann daher auch zur Gehaltsbestimmung eingesetzt werden.
- Mit Natriumbismutat bildet **1** im Sauren einen Bi-Komplex, der beim Erhitzen im Wasserbad Formaldehyd abspaltet. Der entstandene Formaldehyd wird über die Chromotropsäure-Reaktion nachgewiesen.
- ○ Mit Bleiacetat entsteht ein gelber Niederschlag des entsprechenden Mercaptids. Die Mercaptide von Silber und Quecksilber sind farblos.

Gehaltsbestimmung

- Iodometrisch: Dimercaprol (**1**) wird in Methanol gelöst und nach Zusatz von Salzsäure mit überschüssiger Iod-Lösung ($0{,}05\ mol \cdot l^{-1}$) 10 min stehen gelassen. Anschließend wird das nicht verbrauchte Iod mit Natriumthiosulfat-Lösung ($0{,}1\ mol \cdot l^{-1}$) titriert. Ein Blindversuch ist vorgeschrieben.
- ○ Dimercaprol bildet mit Zink-Ionen einen Komplex. Überschüssige Zink-Ionen lassen sich komplexometrisch zurücktitrieren.

Disulfiram
Tetraethyldisulfandicarbothioamid)
[97-77-8]

Alkoholentwöhnungsmittel

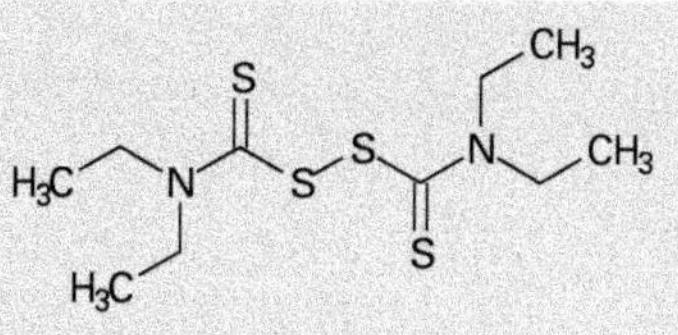
1

Die Substanz ist ein farbloses, kristallines Pulver, in Wasser fast unlöslich, löslich in Ethanol, sehr gut löslich in Dichlormethan.

Identifizierung

- Smp: 70–73 °C.
- IR-Spektrum.
- DC.
- Beim Versetzen einer methanolischen Lösung von **1** mit Kupfer(II)chlorid entsteht eine gelbe Färbung, die auf einen Kupfer-Komplex zurückzuführen ist und in Gelbgrün umschlägt.
- ○ Wird **1** mit einer Mischung von Natriumcarbonat und Kaliumnitrat geschmolzen, so entweicht Diethylamin, das durch seinen fischartigen Geruch und durch die basische Reaktion an feuchtem pH-Papier erkennbar ist.
- ○ Der in Disulfiram enthaltene Schwefel wird durch Oxidationsschmelze zu Sulfat oxidiert und ist nach dem Ansäuern mit Barium-Ionen nachweisbar.

Gehaltsbestimmung

- Eine Lösung von **1** in Aceton wird mit Kaliumnitrat versetzt und mit Silbernitrat-Lösung (0,1 mol · l^{-1}) titriert. Es bildet sich ein 2 : 1-Komplex aus Silber-Ionen und **1.** Endpunktbestimmung potentiometrisch.
- ○ Alternativ über den Schwefelgehalt nach *Schöniger.*
- ○ Möglich ist auch eine direkte bromometrische oder iodometrische Titration.

$$\mathbf{1} + 13\,Br_2 + 20\,H_2O \longrightarrow 26\,HBr + 4\,H_2SO_4 + 2\,HCOOH + 2\,HN(Et)_2$$

8.2 Sulfone

Dapson
4,4'-Sulfonyldianilin

Chemotherapeutikum

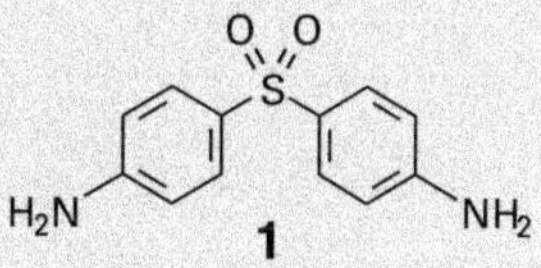
1

Das weiße, kristalline Pulver ist in Wasser sehr schwer, in Ethanol wenig, jedoch leicht löslich in Aceton und verd. Mineralsäuren. Von der Substanz existieren zwei Kristallformen (Form I: 175–176 °C und II: 180,5 °C), die leicht unterschiedliche IR-Spektren liefern. pK_b-Wert 13,0. In Gegenwart von Feuchtigkeit zersetzt sich Dapson allmählich, über dic Natur der Abbauprodukte ist anscheinend nichts bekannt.

Identifizierung

- Schmelztemperatur 175–181 °C. Die Literaturangaben reichen von 172–180 °C; die Differenzen sind zum einen bedingt durch die bereits erwähnten unterschiedlichen Kristallformen, zum andern durch die Möglichkeit der Substanz, ein kristallines Hydrat auszubilden.
- Aufnahme eines UV-Spektrums (Methanol); Maxima liegen bei 260 und 295 nm. In wässrig alkalischer und neutraler Lösung kommt es zu geringfügigen, in saurer Lösung (Salzsäure (2 $mol \cdot l^{-1}$)) zu deutlichen Verschiebungen (Maxima bei 273, 264 und 235 nm).
- DC-Prüfung und 4-Dimethylaminozimtaldehyd/Salzsäure als Sprühreagenz.
- ○ Identitätsreaktion auf prim. aromat. Amine (Diazotierung und Kupplung mit β-Naphthol oder *Bratton-Marshall*-Reagenz).

Gehaltsbestimmung durch Diazo-Titration.

8.3 Sulfonsäure-Derivate

Aliphatische Sulfonsäuren sind unter den therapeutisch verwendeten Verbindungen kaum anzutreffen.

Eines der wenigen Beispiele ist der Methansulfonsäureester Busulfan.

8.3.1 Sulfonsäureester

Busulfan
Butan-1,4-diyl-di(methansulfonat)
[55-98-1]

Zytostatikum

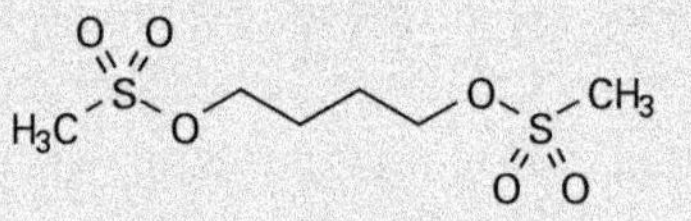

1

Das weiße, kristalline Pulver ist in Wasser, Ethanol und Ether schwer, in Aceton und Acetonitril leicht löslich. Es schmilzt bei etwa 116 °C. Busulfan zeigt zwischen 200 und 400 nm keine Absorption im UV-Spektrum. Unter sauren und alkalischen Bedingungen ist die Substanz hydrolysierbar. Im Sauren entsteht durch 1:1-Hydrolyse zunächst der Monoester **3**. Durch intramolekularen Angriff des Sauerstoffs am elektrophilen C-1 von **3** bildet sich sodann Tetrahydrofuran (**4**) und Methansulfonsäure (**2**).

1 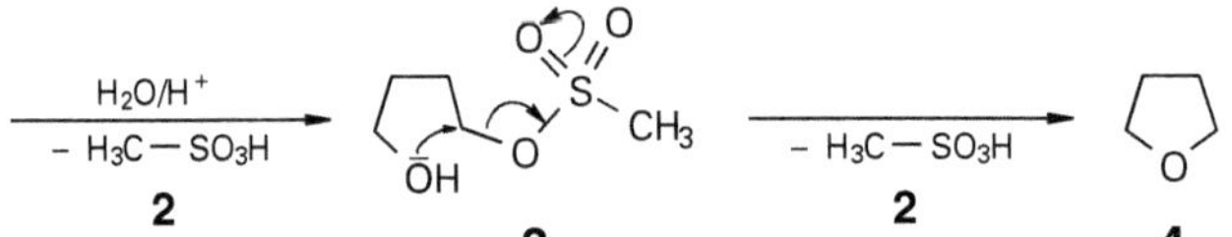

2 3 2 4

Identifizierung

- Aufnahme eines IR-Spektrums und Anfertigung eines Dünnschichtchromatogramms.
- Erhitzen einer Suspension aus **1** und Natronlauge bis zur Bildung einer klaren Lösung, die man nach dem Abkühlen mit Kaliumpermanganat-Lösung versetzt.

Dabei schlägt die Farbe von Purpur über Violett und Blau nach Grün um (Farbe von Mangan(VI)). Anschließendes Filtrieren und Versetzen des Filtrates mit ammoniakalischer Silbernitrat-Lösung führt zur Bildung eines Niederschlages von Ag-Methansulfonat. Im Sinne der o.a. Reaktion entsteht Tetrahydrofuran (**4**), welches von Permanganat oxidiert wird.

- In einer alkalischen Oxidationsschmelze überführt man die Substanz u.a. in Sulfat, welches über die Fällung mit Barium-Ionen nachweisbar ist.

Gehaltsbestimmung

Bei der Hydrolyse von **1**, die mit Wasser unter Rückflusskochen erfolgt, kommt es zur Bildung von Methansulfonsäure (**2**) und Tetrahydrofuran (**4**). Die Erfassung von **2** erfolgt durch Titration mit Natronlauge (0,1 $mol \cdot l^{-1}$).

8.3.2 Sulfonsäureamide

Die aromatischen Sulfonsäure-Derivate des heutigen Arzneischatzes leiten sich fast ausschließlich vom Benzolsulfonsäureamid (**I**) ab. Zahlenmäßig dominieren die als Chemotherapeutika verwendeten Sulfonamid-Derivate vom Typ **II,** die gelegentlich auch am N-4 acyliert sein können (**III**). Sulfonsäureamid-Derivate des Typs **IV,** die in *p*-Stellung zur Sulfonyl-Gruppe einen aliphatischen Rest aufweisen, findet man in erster Linie unter den oralen Antidiabetika, Verbindungen vom Typ **V** und **VI** sind als Diuretika bzw. Saluretika im Handel. Eine strukturelle Sonderstellung nimmt Acetazolamid (**24** in Tabelle 8.2) ein.

Tabelle 8.1 informiert über die Strukturtypen.

Tab. 8.1 Strukturtypen therapeutisch angewandter Benzolsulfonamid-Derivate

Typen		Beispiele: s. Tab. 8.2 unter
I	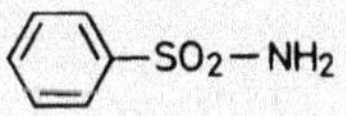	a b c d
II	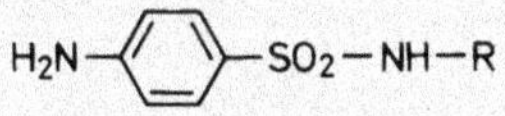	a b c
III	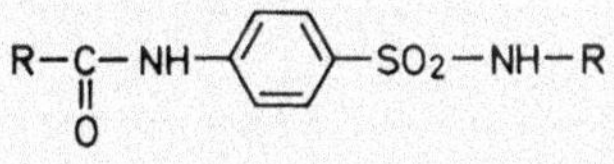	b
IV	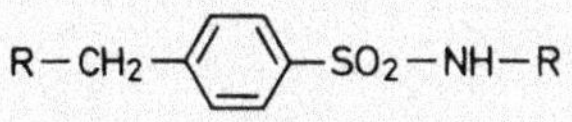	d
V	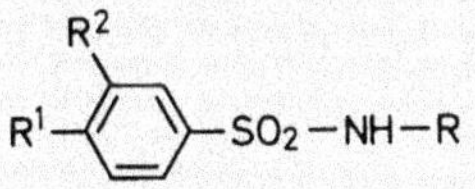	e
VI	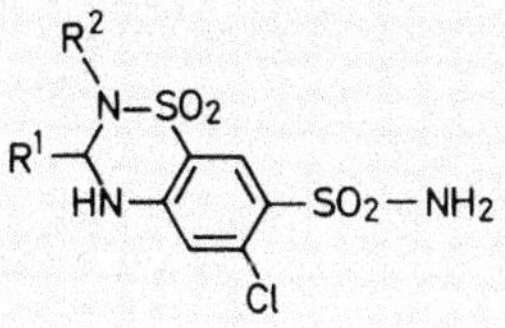	f

In Tabelle 8.2 sind in den Gruppen **a–f** die Arzneibuchsubstanzen aufgeführt. Jedoch sind in der Roten Liste 2004 (RL 2004) nur noch wenige chemotherapeutisch wirkende Sulfonamide aufgeführt, d. h. handelsüblich.

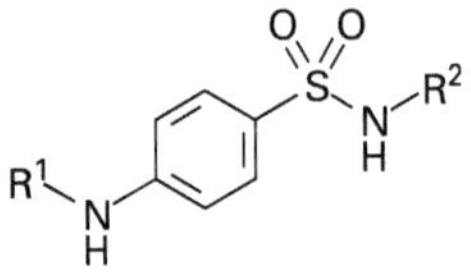

Tab. 8.2 Strukturtypen

Formel-Nr.	R¹	R²	INN- oder Arzneibuchbezeichnung
	a		
1	H—	—H	Sulfanilamid [63-74-1]
2	H—	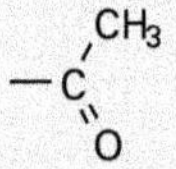	Sulfacetamid [144-80-9] (RL 2004)
3	H—	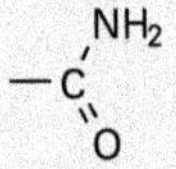	Sulfacarbamid [547-44-4]
4	H—	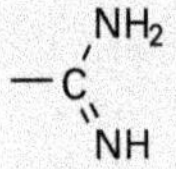	Sulfaguanidin [57-67-0]
	b		
5	H—	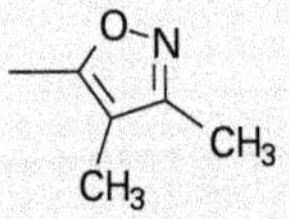	Sulfafurazol [127-69-5]
6	H—	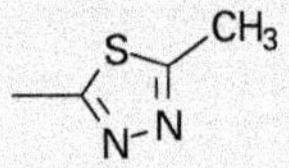	Sulfamethizol [144-82-1]
7	H—	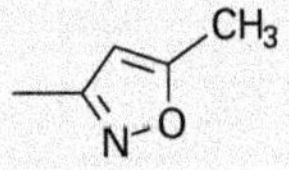	Sulfamethoxazol [723-46-6] (RL 2004)
8	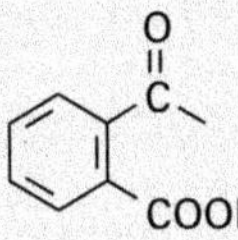	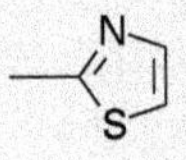	Phthalylsulfathiazol [85-73-4]
9	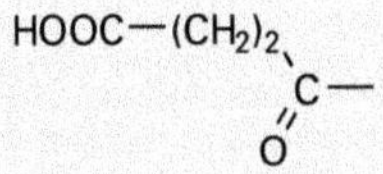	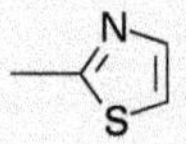	Succinylsulfathiazol [116-43-8]

Tab. 8.2 Fortsetzung

Formel-Nr.	R^1	R^2	INN- oder Arzneibuchbezeichnung
	c		
10	H—	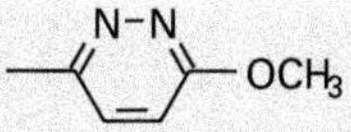	Sulfamethoxypyridazin [80-35-3]
11	H—	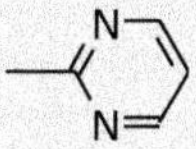	Sulfadiazin [68-35-9] (RL 2004) Sulfadiazin-Silber (RL 2004)
12	H—	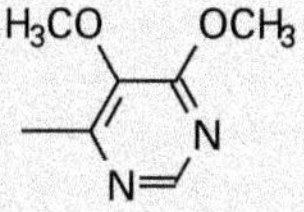	Sulfadoxin [2447-57-6]
13	H—	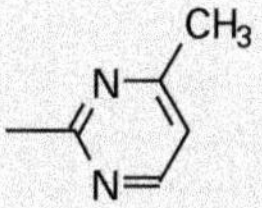	Sulfamerazin [127-79-7] (RL 2004)
14	H—	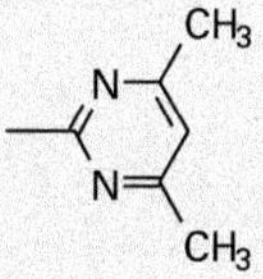	Sulfadimidin [57-68-1]
15	H—	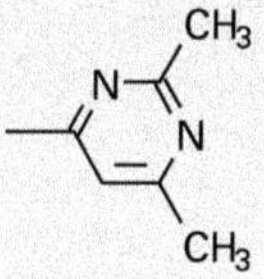	Sulfisomidin [515-64-0]
16	H—	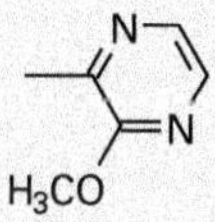	Sulfalen [152-47-6]
17	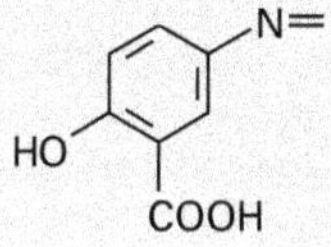	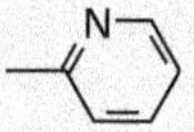	Sulfasalazin [599-79-1] (RL 2004)

Tab. 8.2 Fortsetzung

Formel-Nr.		INN- oder Arzneibuchbezeichnung
	d	
18	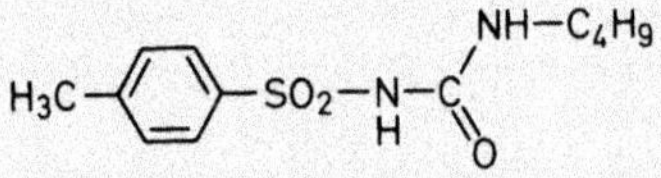	Tolbutamid [64-77-7]
19	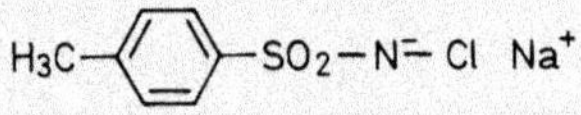	Tosylchloramid-Natrium [127-65-1]
20	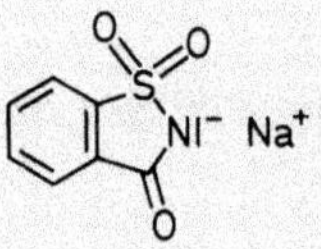	Saccharin-Natrium [82385-42-0]
	e	
21	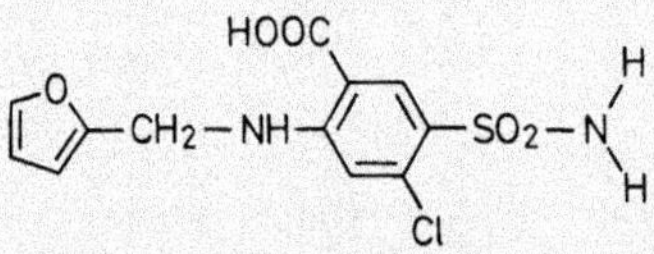	Furosemid [54-31-9]
22	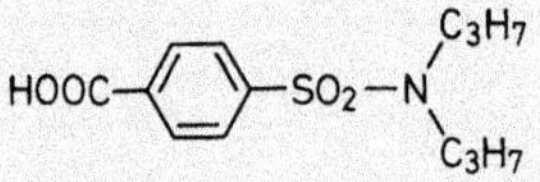	Probenecid [57-66-9]
	f	
23	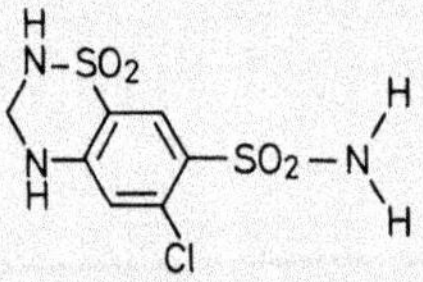	Hydrochlorothiazid* [58-93-5]
24	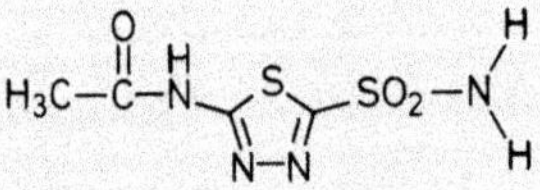	Acetazolamid [59-66-5]

* Die Verbindung ist in Kapitel 12.2.1 als stickstoff- und schwefelhaltiger Bicyclus abgehandelt!

Tab. 8.3 pK$_S$-Werte verschiedener Sulfonamide (NH-Acidität)

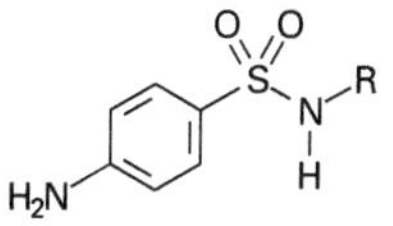

Formel-Nr.	R	pK$_S$-Wert
1	–H	10,43
29	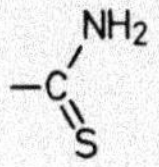	4,8
3	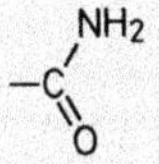	5,38
2	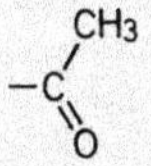	5,38
7	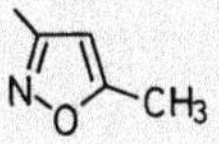	5,6
11	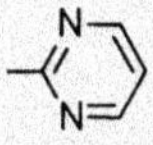	6,48
10	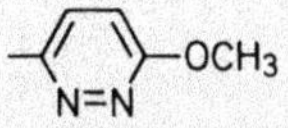	6,7
13	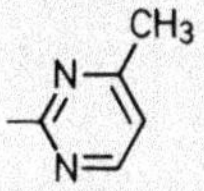	7,0
14	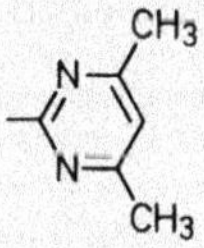	7,4
15	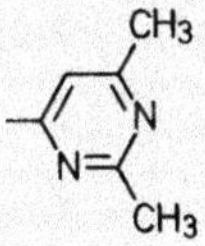	7,4
4	$-N=C(NH_2)_2$	11,25

Die chemotherapeutisch wirksamen Sulfonamide leiten sich vom 4-Aminobenzolsulfonsäureamid **1** ab.

Das chemische Verhalten von **1** wird einerseits durch die Sulfonamid-Gruppierung, andererseits durch die Amino-Gruppe am Benzol-Kern bestimmt. Sulfonamide sind amphotere Verbindungen. Sie zeigen infolge der Anilin-Struktur schwach basische Eigenschaften und bilden mit starken Säuren Salze.

Wegen des induktiven Effektes der SO_2-Gruppe verfügen sie über eine NH-Acidität und lösen sich in Alkalihydroxid-Lösungen. Die Protonierung führt zu Kationen des Typs **25,** die Deprotonierung zu Anionen vom Typ **26.**

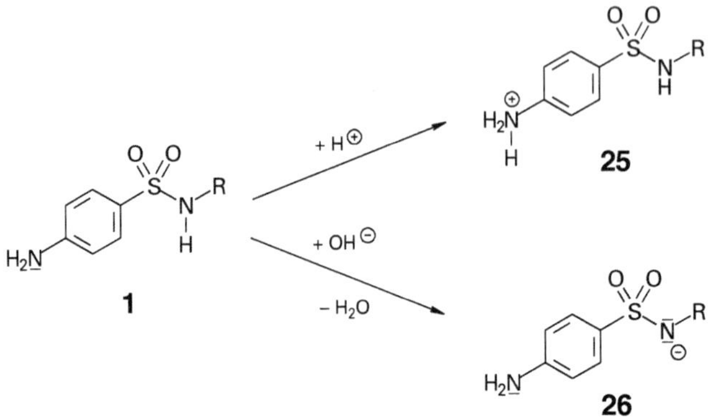

Sulfonamide sind im Allgemeinen in Wasser kaum, dagegen gut löslich in polaren organischen Lösungsmitteln wie Aceton, wenig bis schlecht in lipophilen Lösungsmitteln wie Ether. Sulfonamide zeigen außerdem eine ausgeprägte Polymorphie und Pseudopolymorphie (*Bingham,* 1001, *Caira* 2003).

Die Löslichkeit in Alkalilaugen hängt vom Substitutionsgrad an der Sulfonamid-Gruppierung ab. Das unsubstituierte Sulfanilamid (**1**) und solche Sulfonamide, bei denen der Amid-Stickstoff einen weiteren Substituenten trägt, sind in Alkalilaugen löslich. Ist der Amid-Stickstoff unter Einbeziehung der Sulfon-Gruppe tertiär, d.h. völlig substituiert, so ist keine Löslichkeit in Alkalilauge gegeben.

Bemerkenswert erscheint die breite Streuung der pK_S-Werte bei den verschiedenen Sulfonamid-Derivaten.

Wie aus Tabelle 8.3 hervorgeht, weist die Stammverbindung **1** die geringste Acidität auf.

Sulfaguanidin (**4**) bildet mit Alkalihydroxiden in wässriger Lösung keine Salze, sondern reagiert selbst infolge der Guanidin-Gruppe basisch.

Die geringe Neigung zur Salzbildung lässt sich aus seiner Struktur nicht ohne weiteres erklären, da das Anion mesomeriestabilisiert sein müsste **27 a, 27 b.**

Ebenso wäre mit einer höheren Basizität zu rechnen, da auch das Kation sich entsprechend stabilisieren könnte **28 a, 28 b.**

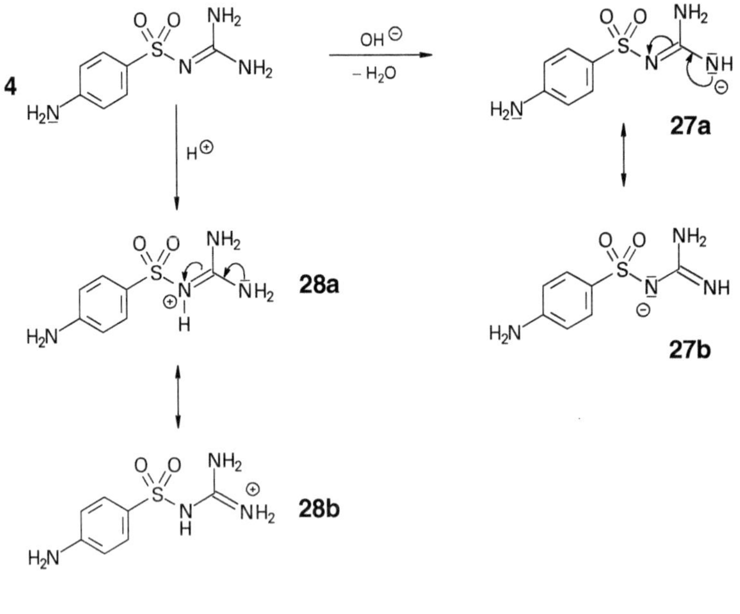

Man erklärt die wenig ausgeprägten sauren und basischen Eigenschaften durch die Resonanzstruktur **4 a.** Auf diese Weise ist weder bei der Protonierung noch bei der Deprotonierung am Neutralmolekül eine Stabilisierung der Ladung möglich.

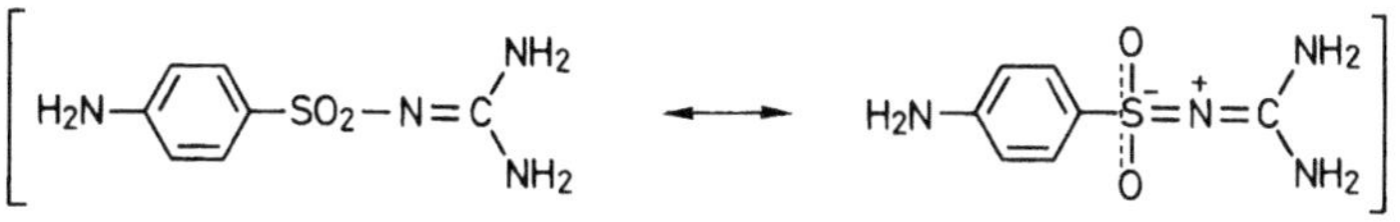

4 **4a**

Am stärksten sauer sind die Derivate, die am Stickstoff der Sulfonamid-Gruppe acyliert sind **2, 3, 29.** Sulfathiourea ist in seiner Säurestärke vergleichbar mit Essigsäure und übertrifft die Acidität von Sulfacarbamid und Sulfacetamid. Der Grund für dieses Verhalten dürfte in der geringeren Neigung des Schwefels zu suchen sein, Doppelbindungen auszubilden. Für Thioharnstoff (**30 a**) nimmt man die Grenzstruktur **30 b** an.

30a **30b**

Auf das Sulfonamid übertragen, würde dadurch die starke Acidität von **29** durch **31 a, 31 b** erklärbar sein.

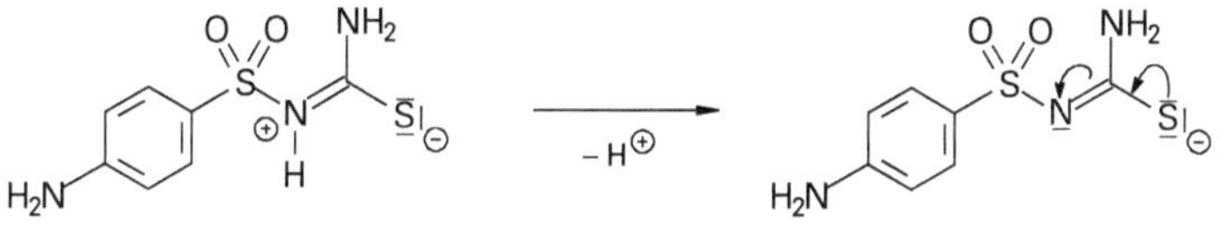

29a **31a**

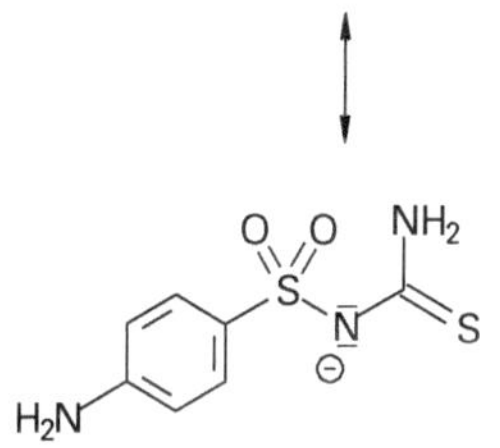

31b

Befunde von *Ried* u. Mitarb. sprechen für die Ausbildung einer intramolekularen Wasserstoff-Brücke, wodurch sich ein pseudoaromatischer Heterocyclus mit zwitterionischer Struktur ausbilden könnte **29 b–29 e.** Durch diese Mesomerie sind beide Protonen gleichberechtigt, sodass die positive Ladung nicht an einem bestimmten Stickstoff fixiert ist. Die Abspaltung eines Protons aus **29** am jeweiligen Imonium-Zentrum bedingt die Ausbildung eines mesomeriestabilisierten Anions **32 c, 32 d.**

Wegen des induktiven Effektes der SO_2-Gruppe ist die aromatische Amino-Gruppe nur noch schwach basisch. Für Sulfanilamid wird ein pK_S-Wert von 2,3 angegeben. Die Werte für die anderen Derivate weichen nur geringfügig von diesem ab. (Höchster Wert: Sulfaguanidin 2,75, tiefster Wert: Sulfadiazin 2,0.)

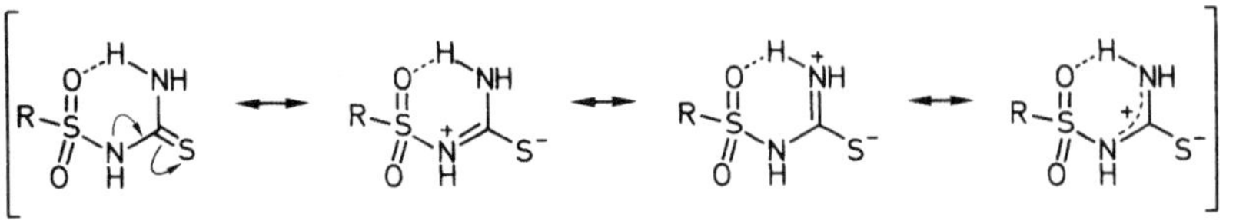

29b **29c** **29d** **29e**

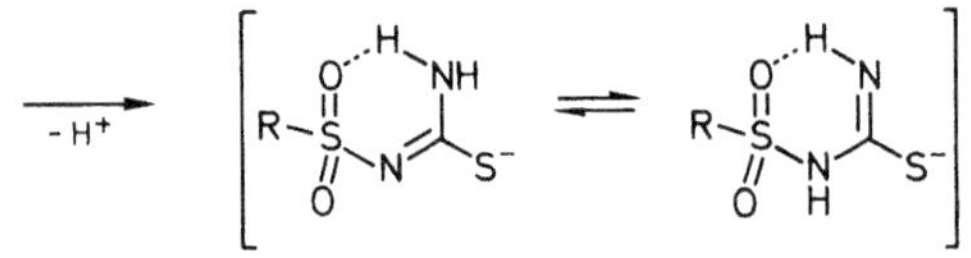

32c **32d**

Die Absorption im Ultravioletten ist bei den Sulfonamiden vorwiegend durch die Anilin-Struktur bestimmt. Sulfanilamide weisen bei etwa 270 nm eine Hauptbande auf, die deutlich kurzwelliger als bei vergleichbaren 4-Aminobenzoesäureestern liegt. Die Lage dieser Bande wird durch die Substituenten sowohl am N-1 als auch am N-4 beeinflusst.

Am Beispiel des Sulfamethoxazols (**7**) sind exemplarisch die vorkommenden Syntheseverunreinigungen aufgeführt, welche über HPLC erfassbar sind.

Zu erwarten sind Sulfanilsäure (**33**) sowie Sulfanilamid (**1**) und Isoxamin (**34**), als potenzielle Ausgangsstoffe. Acetylsulfamethoxazol (**35**) und das Disulfonamid **36** sind Synthesezwischenprodukte. **37** stammt aus der Syntheseverunreinigung von **34** mit seinem Isomer 5-Methyl-isoxazol-3-amin.

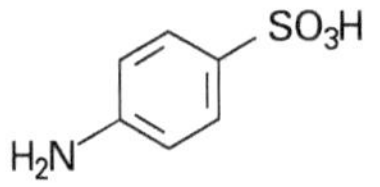

33

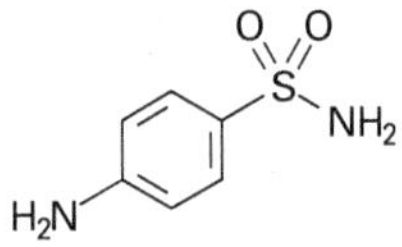

1

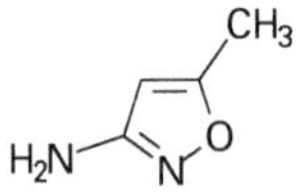

34

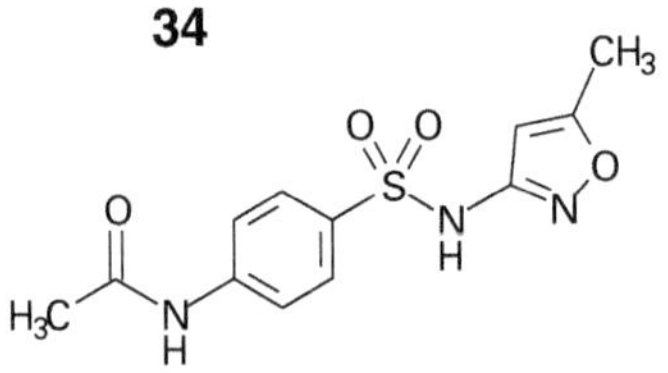

35

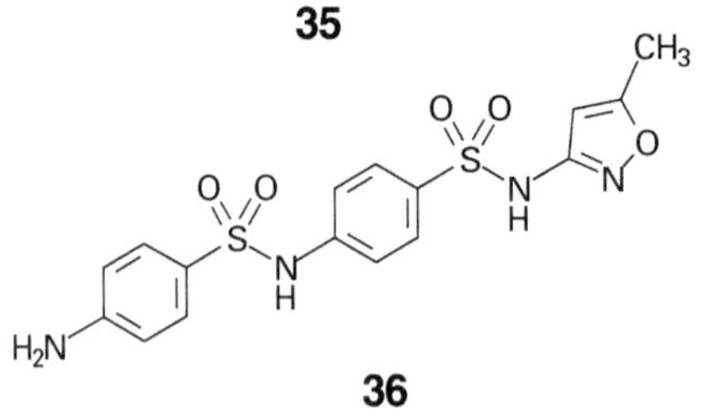

36

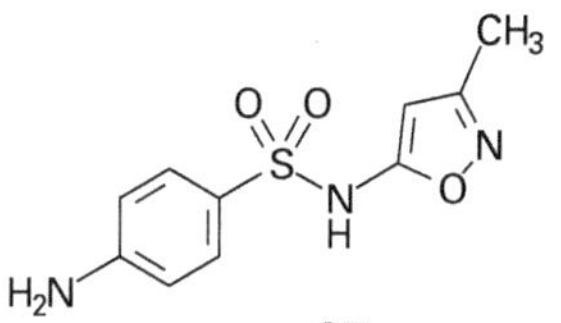

37

Sulfonamide sind normalerweise recht stabile Verbindungen. Unter dem Einfluss von Säuren kann eine Spaltung der S–N-Bindung, seltener die Spaltung der C–N-Bindung erfolgen.

Eine Ausnahme bildet das Sulfacetamid (**3**). Hier wird sowohl in saurer als auch in alkalischer Lösung vorzugsweise die C–N-Bindung aufgespalten. Hauptzersetzungsprodukte sind dann Sulfanilamid **1** und Essigsäure bzw. Acetat. Bei allen anderen Sulfonamiden resultiert in erster Linie 4-Aminobenzolsulfonsäure (**33**) und das entsprechende Ammoniak-Derivat als Spaltprodukt.

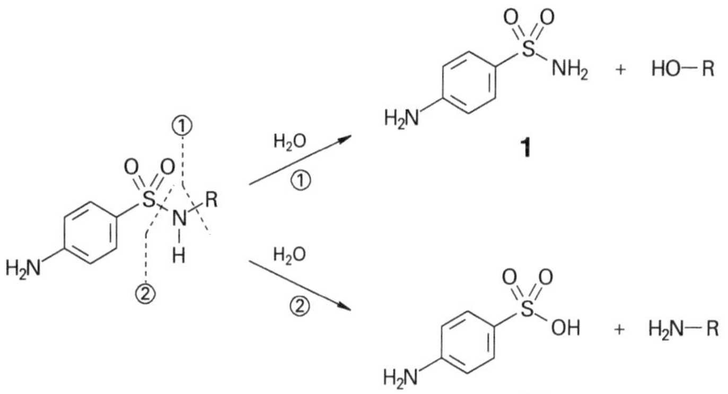

Die Photochemie der Sulfonamide und Sulfonylharnstoffe ist bis jetzt nicht sehr intensiv studiert worden, obwohl dies im Hinblick auf Stabilitätsuntersuchungen und bekannt gewordene Nebenwirkungen dieser Verbindungen notwendig wäre. Ähnlich wie bei den Phenothiazinen können sie Lichtdermatosen oder Photosensibilisierung des menschlichen Organismus hervorrufen.

Modellversuche mit den Sulfonamiden Tolbutamid und Carbutamid zeigen, dass die *p*-Amino-Gruppe die photochemische Stabilität dieser Verbindungsklasse drastisch erhöht.

Carbutamid ergab erst nach 100 Stunden Bestrahlung Anilin und Butylharnstoff sowie drei weitere Produkte ungeklärter Struktur. Tolbutamid war dagegen schon nach zwei Stunden hauptsächlich zu Butylharnstoff abgebaut.

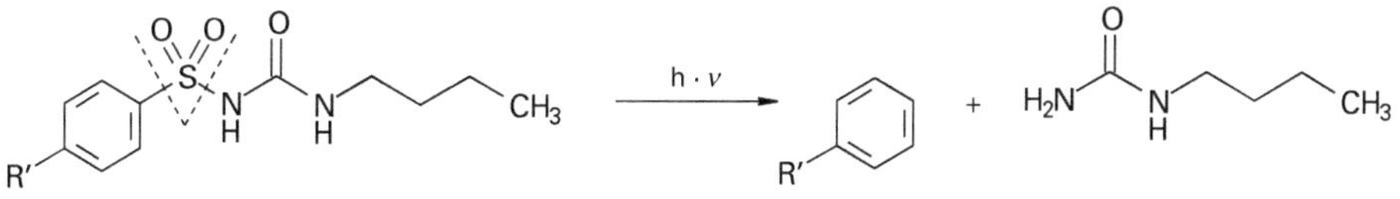

Carbutamid: R′ = NH_2
Tolbutamid: R′ = CH_3

Die Bestrahlung der Sulfonamide in Gegenwart von Sauerstoff führte bei Sulfanilamid und Sulfathiazol zur Oxidation der *p*-Amino- zur Hydroxyamino-Gruppe:

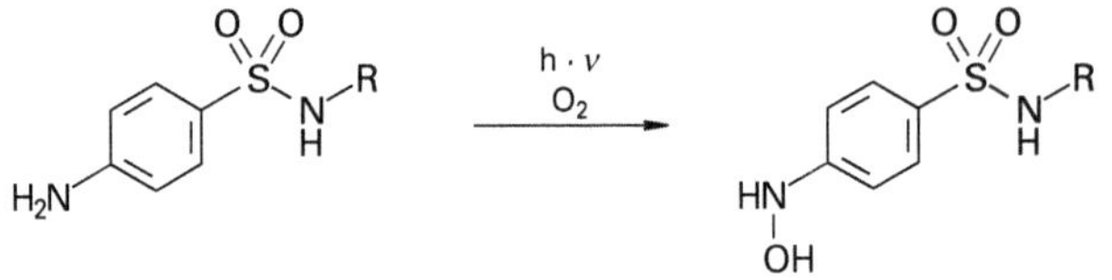

Allgemein anwendbare und gebräuchliche chemische Identitätsreaktionen auf Sulfonamide sind:

- Thermische Zersetzung, wobei Ammoniak und Anilin gebildet werden.
- Diazotierung und Kupplung zu einem Azo-Farbstoff.
- Kondensation mit 4-Dimethylaminobenzaldehyd/$H^{\oplus}$.
- Acetylierung der primären Amino-Gruppe.
  Sie führt zu gut kristallisierenden Derivaten, die sich auch nach Applikation von Sulfonamiden *in vivo* als Metaboliten bilden, was bei ungenügender Flüssigkeitszuführung während der Therapie zu Nierenschädigungen führen kann.
- Umsetzung mit Xanthydrol.
- Nachweis des enthaltenen Schwefels nach oxidativem Abbau als Sulfat.
- Nachweis des enthaltenen Schwefels nach reduktivem Abbau als Sulfid.
- Bildung von Kupfer-Komplexen.

Diese Reaktionen sind anschließend, soweit zutreffend, im Abschnitt Sulfanilamid beschrieben.

Sulfanilamid

4-Aminobenzolsulfonamid
[63-74-1]

Sulfonamid-Chemotherapeutikum

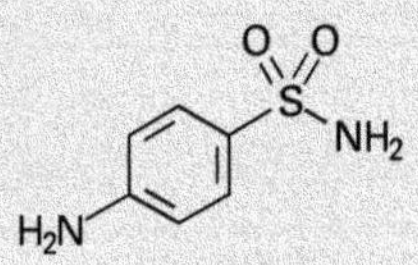

1

Identifizierung

- Smt: 164,5–166 °C.
- IR-Spektrum.
- DC.
- Bei der Einwirkung von Natriumnitrit auf die salzsaure Lösung von Sulfanilamid (**1**) und Zugabe von 2-Naphthol-Lösung (**2**) entsteht eine orangefarbene Fällung. Dabei wird **1** zum Diazoniumchlorid **2** diazotiert und mit **3** zum Azo-Farbstoff **4** gekuppelt.

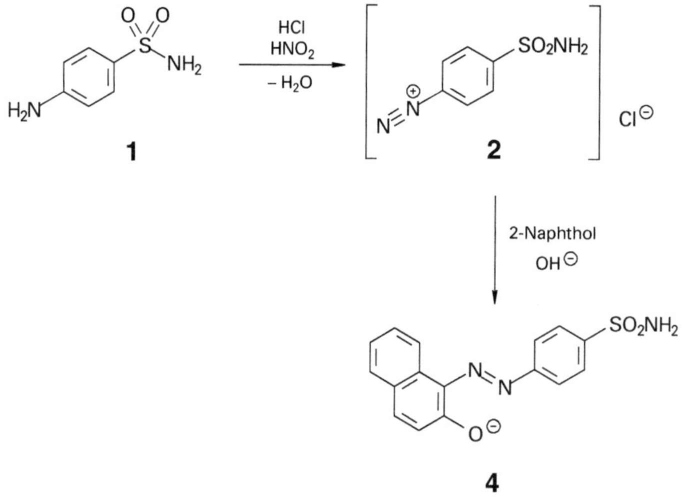

Während die Bildung des Diazonium-Salzes im Sauren abläuft, benötigt die Kupplungsreaktion mit **3** einen optimalen pH-Bereich. Die Kupplung mit primären Aminen verläuft am leichtesten im schwach sauren Bereich. In stark saurer Lösung tritt Salzbildung des Amins ein, welche die Kupplungsreaktion verhindert. Im Alkalischen ist zwar genügend freies Amin vorhanden, jedoch wird das Diazonium-Salz in diesem Milieu inaktiviert (Reaktionsfolge **5** → **6** → **7**).

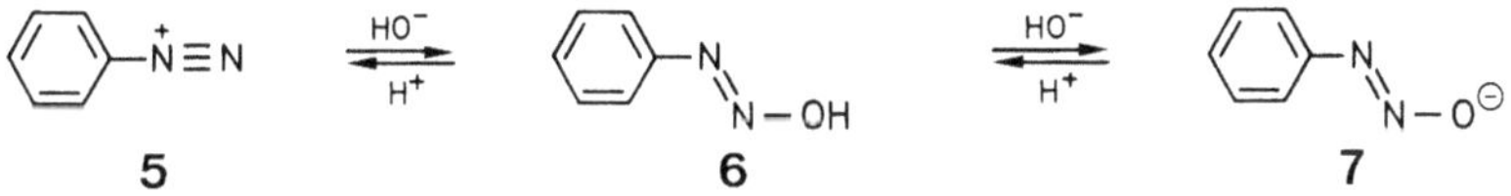

Phenole sind dagegen im alkalischen Bereich infolge Phenolat-Bildung aktiviert gegenüber dem Angriff elektrophiler Reagenzien. Die Kupplung mit Phenolen wird deshalb im Allgemeinen im schwach alkalischen Bereich durchgeführt.

2-Naphthol kuppelt mit Diazonium-Salzen nur in Position 1 und nicht in der ebenfalls *o*-ständigen Position 3.

Mit 1-Alkyl-2-naphtholen findet überhaupt keine Kupplung statt. Das Naphthalin stellt im Gegensatz zum Benzol keine völlig symmetrische Verbindung dar. Während im Benzol alle Atomabstände gleich sind, ist dies bei Naphthalin nicht der Fall. Die 1,2- bzw. 3,4-Bindung ist mit 0,1358 nm viel kürzer als die Nachbarbindungen mit 0,1425 nm bzw. 0,1404 nm. Sie besitzt damit einen höheren Doppelbindungscharakter als die anderen Bindungen. Die Möglichkeit der Kupplung mit einem elektrophilen Reagenz ist deshalb in Position 1 größer.

Eine weitere Erklärung für die Substitution an C-1 ist in dem höheren Energiegehalt des σ-Komplexes an C-3 zu suchen, da in ihm der Nachbarring nicht mehr benzoid sondern chinoid ist. Bei Kupplung an C-1 bleibt dagegen der Nachbarring aromatisch:

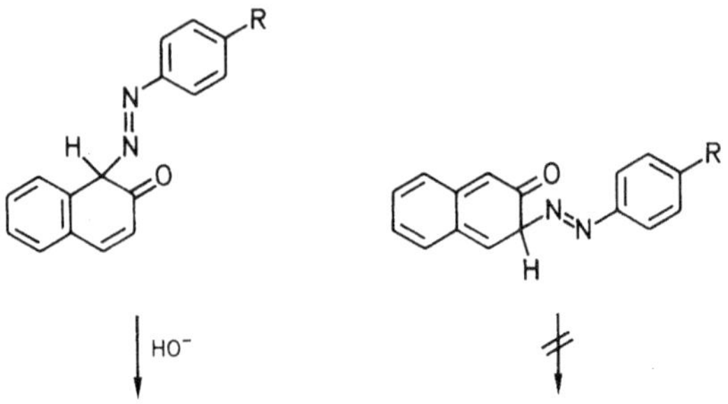

4

Als optimales Kupplungsreagenz eignet sich zum Nachweis der Sulfonamide das *N*-(1-Naphthyl)ethylendiamin-dihydrochlorid (**8**). Dieses, als *Bratton-Marshall*-Reagenz bezeichnete Diamin, besitzt einige Vorteile:

- **8** kann leicht und in hoher Reinheit hergestellt werden.
- Es kuppelt sehr schnell innerhalb des pH-Bereiches 1 bis 2.
- pH-Wechsel beeinflusst die Farbe des gebildeten Azo-Farbstoffes **9** und ähnlicher Verbindungen nicht.
- Der Farbstoff ist in diesem pH-Bereich besser löslich als vergleichbare Verbindungen.
- Das Reagenz ist für quantitative Bestimmungen geeignet.

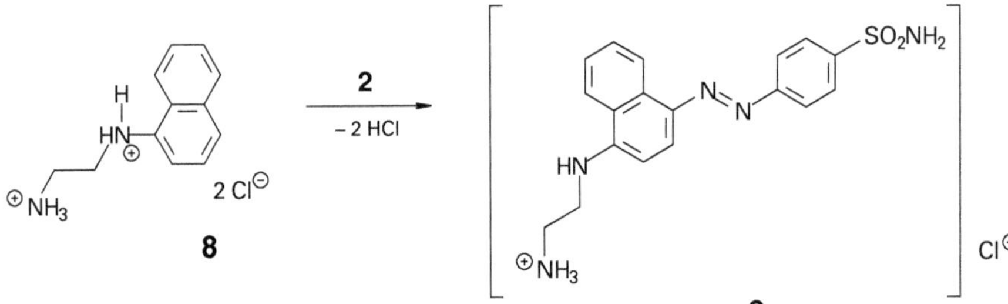

8 **9**

- Die Kondensation mit 4-Dimethylaminobenzaldehyd (**10**) im Sauren führt zu einer farbigen *Schiffschen* Base **11**. Diese Reaktion ist sowohl quantitativ (photometrisch) auswertbar als auch zur Detektion getrennter Sulfanilamid-Derivate auf der Dünnschichtplatte (als Sprühreagenz) geeignet.

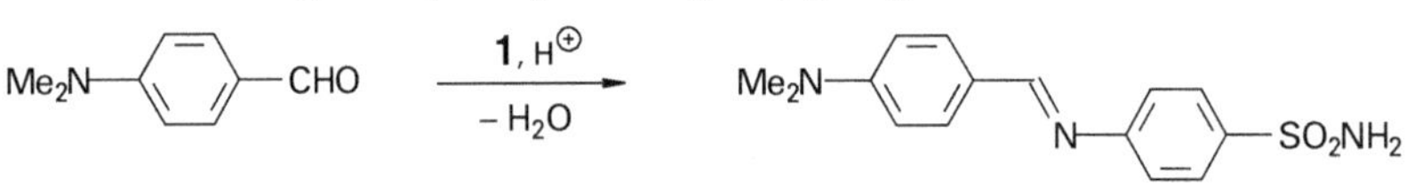

10 **11**

- Die Acetylierung der primären Amino-Gruppe führt zu einem gut kristallisierenden Derivat mit scharfem Schmelzpunkt, hierbei handelt es sich auch um eine In-vivo-Reaktion. Ablagerungen in der Niere sind sehr schmerzhaft; um sie zu verhindern ist reichliche Flüssigkeitsaufnahme während der Therapie zu empfehlen.
- Die Umsetzung von **1** mit Xanthydrol (**12**) in Eisessig liefert das Bisxanthenyl-Derivat **13,** das durch seinen Schmelzpunkt charakterisiert werden kann.

  Im Allgemeinen bilden sich Mono-xanthenyl-Derivate.

Ist die Amino-Gruppe der Sulfonamid-Partialstruktur nicht weiter substituiert, so tritt hier ebenfalls Kondensation mit Xanthydrol ein.

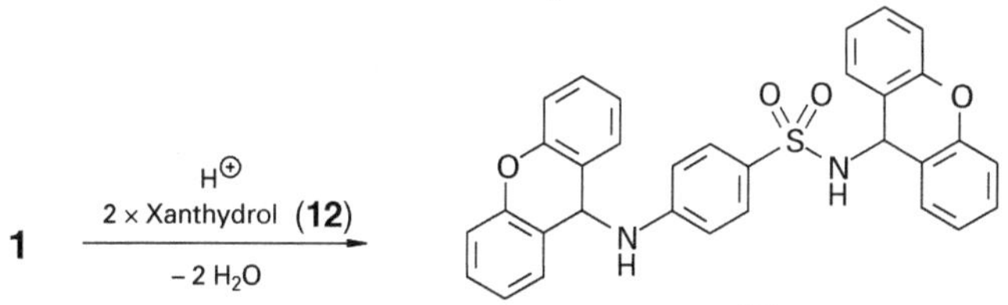

13

- Wird **1** mit Wasserstoffperoxid-Lösung in Gegenwart von Eisen(III)chlorid erhitzt, so bildet sich Sulfat, das sich als schwer lösliches Bariumsulfat nachweisen lässt.

Der oxidative Abbau kann auch durch Erhitzen mit Salpetersäure (*Wojahn*) oder durch eine Kaliumnitrat-Schmelze (*Hoffmann* und *Wilkens*) erfolgen.

- Nach *Lassaigne*-Aufschluss wird das gebildete Sulfid mit Bleiacetat nachgewiesen.
- Bei der Umsetzung mit Phenol und Kaliumbromat in saurer Lösung entsteht eine rotviolette Färbung.

Der Farbreaktion liegt der Nachweis der primären aromatischen Amino-Gruppe zugrunde, die mit dem Phenol (**14**) oxidativ zu einem farbigen Chinonimin **16** kuppelt.

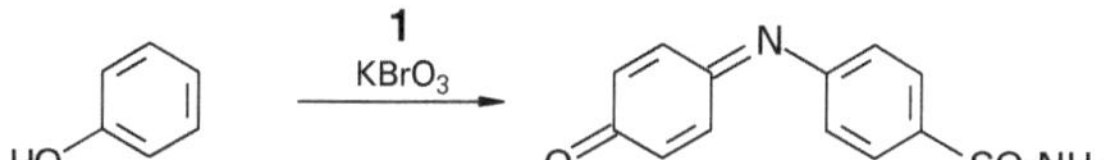

14 **15**

Gehaltsbestimmung

Da die Sulfonamide über mehrere funktionelle Gruppen verfügen, sind verschiedene Prinzipien zur quantitativen Bestimmung anwendbar.

- Diazo-Titration nach Arzneibuch.

Nach der Methode des Arzneibuches zur Bestimmung des Stickstoffs in primären aromatischen Aminen wird die Substanz in Salzsäure gelöst, mit Kaliumbromid versetzt und notfalls unter Kühlung mit Natriumnitrit-Lösung ($0{,}1\ mol \cdot l^{-1}$) titriert, wobei der Endpunkt elektrometrisch oder mithilfe eines geeigneten, in der Monographie angegebenen Indikators bestimmt wird.

Unter Verbrauch von Nitrit-Ionen wird die primäre aromatische Amino-Gruppe diazotiert. Da vom Redoxpaar Bromid/Brom nur Bromid vorhanden ist, fließt kein Strom. Im Äquivalenzpunkt wird Bromid durch überschüssiges Nitrit zu Brom oxidiert, dessen kathodische Reduktion durch plötzlichen Stromanstieg angezeigt wird. Dieser Stromanstieg kann auch durch kathodische Reduktion der salpetrigen Säure erklärt werden. Die Endpunktbestimmung mithilfe von Indikatoren kann nach zwei unterschiedlichen Verfahren erfolgen:

– Mit einem äußeren Indikator.
Hierzu wird feuchtes Kaliumiodid/Stärkepapier zur Tüpfelung verwendet. Mit dem ersten Tropfen überschüssiger Nitrit-Lösung wird Iodid zu Iod oxidiert, das

die Stärke blau färbt. Die Methode ist Zeitraubend, jedoch – wie es sich in der Praxis gezeigt hat – gut zur Endpunktbestimmung geeignet.

– Mithilfe eines inneren Indikators.
  Hierzu eignet sich Metanilgelb (**16**) (fast identisch mit Tropäolin 00). In einem pH-Bereich von 1,2 bis 2,3 wird die gelbe Azo-Verbindung **17** zum rotvioletten Kation **17** protoniert, das mit überschüssigem Nitrit zur farblosen bis gelben Nitroso-Verbindung **18** umgesetzt wird.

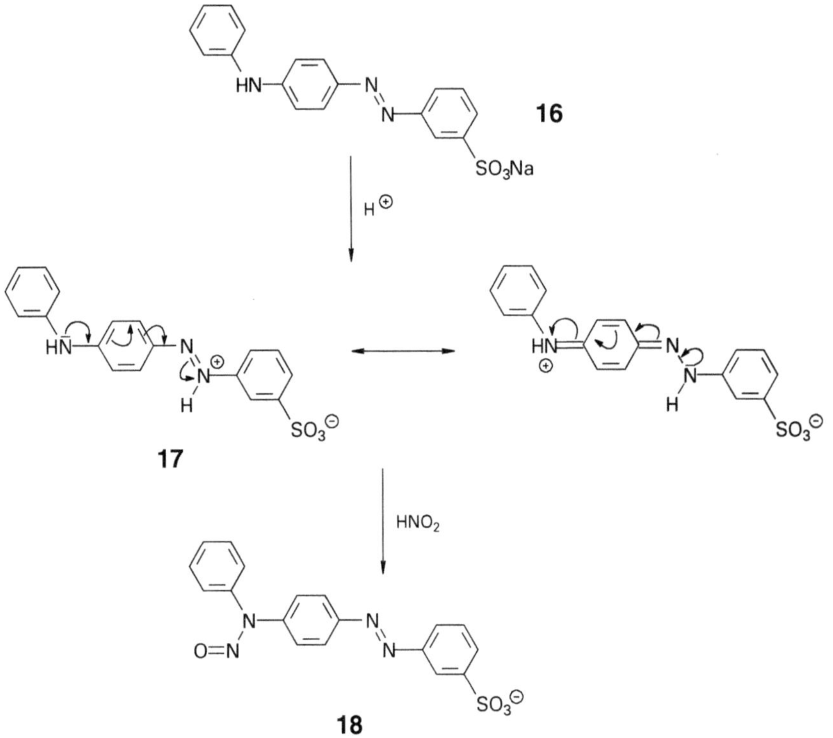

16, **17**, **18**

- Der aromatische Ring lässt sich bromieren, wodurch eine bromometrische Bestimmung möglich ist.
- Bei entsprechender Substitution der Sulfonamid-Gruppe weist die NH-Funktion eine ausreichende Acidität auf, um eine Titration mit Tetrabutylammoniumhydroxid in Dimethylformamid zu gestatten.
- Die gleichen Sulfonamide können auch in Gegenwart von Silber-Ionen in wässrigem Milieu acidimetrisch erfasst werden.
- Aufgrund der enthaltenen SO_2-Gruppe ist nach Oxidation zum Sulfat eine gravimetrische Bestimmung als Bariumsulfat durchführbar.
- Farbreaktionen, die unter den Identitätsreaktionen genannt worden sind, z.B. Diazotierung und Kupplung oder Bildung *Schiffscher* Basen, können ebenfalls zur quantitativen Bestimmung der Sulfonamide eingesetzt werden.
- Bromometrische Bestimmung.

  Bei der Bromierung von Sulfonamiden entstehen meist 3,5-Dibrom-Derivate, wobei vier Äquivalentmengen Brom verbraucht werden.

Sulfacetamid

N-[(4-Aminophenyl)sulfonyl]acetamid
Natrium-Salz [6209-17-2]

Chemotherapeutikum

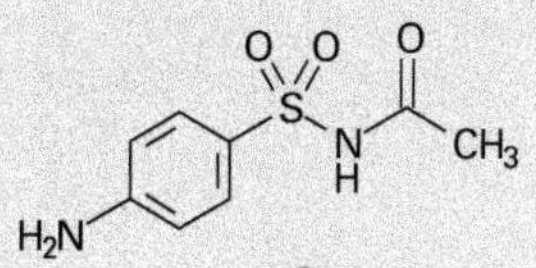

2

Offizinell ist das **Natrium-Salz** von **2**, welches sich wegen seiner NH-Acidität leicht bildet und wasserlöslich ist.

Identifizierung

- UV-Spektrum mit Maximum bei 255 nm in Phosphatpuffer pH 7. In Methanol ist die für Sulfonamide übliche Absorption bei 270 nm zu beobachten.
- IR-Spektrum gegen CR-Substanz.
- Freisetzung des Sulfacetamids, das in Wasser schlecht löslich ist und dessen Identifizierung über den Schmelzpunkt (181–185 °C) erfolgt.
- Beim Erhitzen in Ethanol unter Schwefelsäure-Katalyse kommt es zur hydrolytischen Freisetzung von Essigsäure, welche mit Ethanol verestert den charakteristischen Geruch nach Ethylacetat gibt.
- Identitätsreaktion auf prim. aromatische Amine, die allgemein bei den entsprechenden Sulfonamiden Anwendung findet.

Die **Reinheitsprüfung** auf Verwandte Substanzen erfolgt dünnschichtchromatographisch, die Detektion mit 4-Dimethylaminobenzaldehyd/HCl.

Bei der **Gehaltsbestimmung** von Sulfacetamid-Natrium, die nach der allgemeinen Vorschrift zur Bestimmung primärer aromatischer Amine durchgeführt wird, ist zu beachten, dass wegen der Alkalität des Natriumsalzes in wässriger Lösung die angegebene Menge an Salzsäure nicht ausreichend ist. Erforderlich sind wenigstens 50 ml.

Sulfaguanidin

(4-Aminophenylsulfonyl)guanidin
[57-67-0]

Chemotherapeutikum

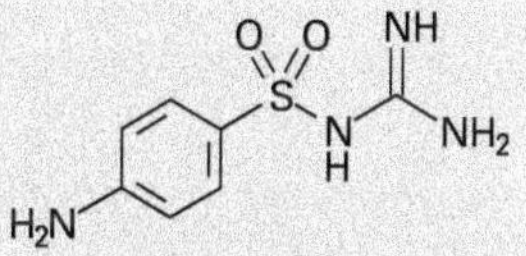

4

Aufgrund seiner Basizität löst sich Sulfaguanidin im Sauren. Macht man diese Lösung alkalisch, so fällt die Base **4** wieder aus, die beim Erhitzen in wässrigem Milieu zum Sulfonylharnstoff **3** hydrolysiert, der dann als NH-acide Verbindung im Alkalischen wieder in Lösung geht.

Die Anilin-Struktur bedingt die Löslichkeit in Säuren, dagegen ist keine Löslichkeit in Laugen möglich, sofern **4** nicht hydrolytisch abgebaut wird.

IR- und ^{1}H-NMR-Untersuchungen haben gezeigt, dass Sulfaguanidin als Tautomer **4a** und nicht als Tautomer **4**, wie in der Arzneibuchformel angegeben, vorliegt (*Schwenker*).

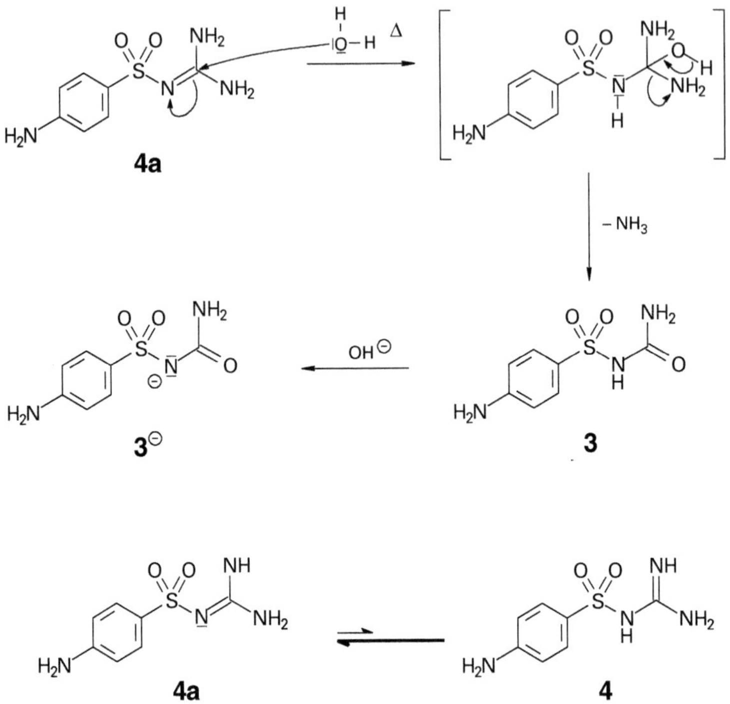

- Smp: 188–192 °C.
- DC.
- IR-Spektrum.
- Oxidation mit Wasserstoffperoxid und $FeCl_3$, geeignet zum Sulfat-Nachweis.
- Der Nachweis der Guanidin-Struktur kann mithilfe der *Sakaguchi*-Reaktion geführt werden. Dazu wird die Substanz mit 1-Naphthol und Natriumhypochlorit-Lösung behandelt. Siehe S. 247.
- Reaktion auf primäre aromatische Amine.

Sulfamethoxazol

4-Amino-*N*-(5-methyl-3-isoxazolyl)benzolsulfonamid
[723-46-6]

Chemotherapeutikum

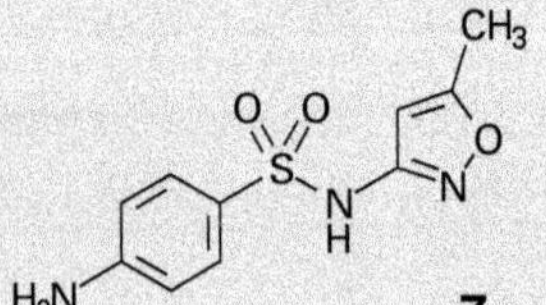

7

- Schmelzpunkt 169–172 °C.
- Das UV-Spektrum von **7** ist bei pH 7 und in Natronlauge (0,1 $mol \cdot l^{-1}$) identisch, $\lambda_{max} = 256$ nm.

7 findet in Kombination mit Trimethoprim (z.B. als Bactrim®) ausgedehnte Anwendung. In wässriger Lösung aggregieren beide zu einem schwer löslichen 1:1-Komplex, dessen Struktur über Röntgenstrukturanalyse bekannt ist (*Nakai*).

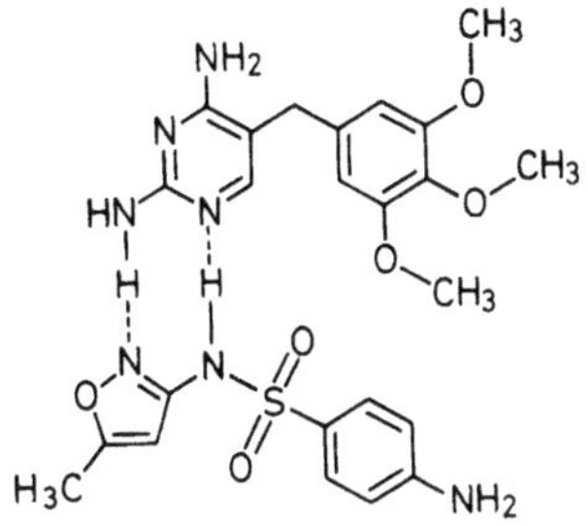

Die **Gehaltsbestimmung** erfolgt mithilfe der Diazo-Titration.

Phthalylsulfathiazol
2-[[4-(Thiazol-2-ylsulfamoyl)-phenyl]carbamoyl]benzoesäure
[85-73-4]

Chemotherapeutikum

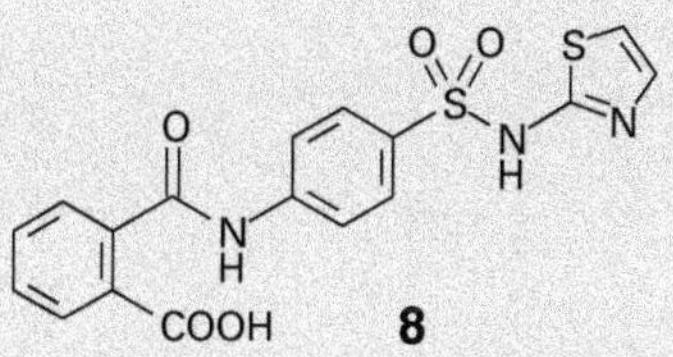

8

8 ist in Wasser praktisch unlöslich, schwer in Ethanol, leicht in Dimethylformamid und verd. Laugen. Es schmilzt oberhalb 260 °C.

Durch die Acylierung von Sulfathiazol mit Phthalsäureanhydrid hat **8** nur saure Eigenschaften; es sind zwei pK_S-Werte bekannt: $pK_{S1} = 3{,}3$ (COOH), $pK_{S2} = 7{,}00$ (SO_2NHR). Die Absorptionsmaxima liegen bei 257 und 283 nm (wässr. Lösg.); 294 nm (Ethanol); 280 nm (HCl ($0{,}1\ mol \cdot l^{-1}$)), 263 nm (NaOH ($0{,}1\ mol \cdot l^{-1}$)).

Identifizierung

- IR-Spektrum.
- Alkalische Hydrolyse, Isolierung des freigesetzten Sulfathiazols und dessen Charakterisierung durch den Schmelzpunkt (200–203 °C). Sulfathiazol wird dann weiter durch die Reaktion auf prim. aromatische Amine identifiziert.
- Reduktiver Abbau mit Zn/Schwefelsäure führt u.a. zur Schwefelwasserstoff-Entwicklung und dessen Nachweis mit Bleitetraacetat-Papier.
- Erhitzen der Substanz mit Resorcin/Schwefelsäure und Alkalisieren lässt die Lösung intensiv grün fluoreszieren. Die Fluoreszenz verschwindet beim Ansäuern. Es kommt zur Bildung von Fluorescein aus Resorcin und Phthalsäureanhydrid (s. Dihydralazin S. 605).

Reinheitsprüfung

Wichtig ist hier die Prüfung auf Sulfathiazol. Sie erfolgt kolorimetrisch nach Diazotierung und Kupplung mit *Bratton-Marshall*-Reagenz. Zugelassen sind max. 2%.

Gehaltsbestimmung

- Nach dem Arzneibuch erfolgt die Titration in Dimethylformamid mit Natriumhydroxid-Lösung (0,1 $mol \cdot l^{-1}$) und Thymolphthalein als Indikator. Es werden zwei Äquivalente Lauge verbraucht.
- Für Sulfathiazol gebräuchlich war früher die bromometrische Gehaltsbestimmung mit einem Verbrauch von sechs Äquivalentmengen Brom.

Über die übliche Bromierung des Benzen-Ringes zu **1′** hinaus wird auch der Heteroaromat bromiert. Da sowohl Sulfathiazol als auch **1′**; überwiegend in der Imino-Form vorliegen, lässt sich das Thiazol-Derivat **1′a** mit einer isolierten Doppelbindung formulieren.

Bei Bromierungen in wässriger Lösung, auch unter den vom Arzneibuch angegebenen Bedingungen, entsteht unter Disproportionierung Hypobromit, das aufgrund der geringeren Elektronegativität des Schwefels in der unter **2′** formulierten Weise addiert wird. **2′** ist isolierbar und spaltet unter Erhitzen auf 100 °C in Essigsäure ein Mol Wasser ab, wobei **3′** resultiert.

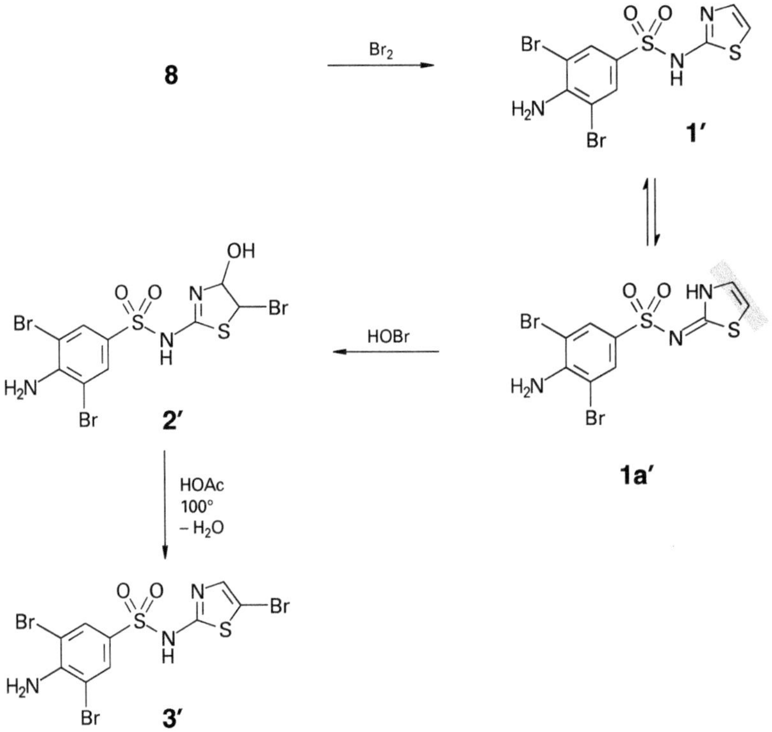

Umfangreiche IR-spektroskopische Untersuchungen von *Bult*, die er durch ^{13}C-NMR Daten untermauern konnte, erlauben bezüglich der Amino-Imino-Tautomerie folgende Aussage: In Lösung neigen Sulfanilamide mit π-Elektronen-Überschuss-Substituenten zur Ausbildung der Imino-Form, bei Substituenten mit π-Elektronen-Mangel dagegen zur Amino-Form. In der Kristallform sind die Verhältnisse komplizierter und lassen sich nicht in einen einfachen Struktur-Tautomer-Zusammenhang bringen.

Infolge der Acylierung der Amino-Gruppe in **8** entfällt die Aktivierung des Aromaten; es kommt nur noch zur Bromierung des Heterocyclus. *Verma* beschreibt ein Verfahren, dem diese Methode zugrunde liegt und welches die Bestimmung von **8** sowie anderer Sulfonamide in Arzneizubereitungen gestattet. Er legt Kaliumbromid in saurer Lösung vor und titriert mit Chloramin-T-Lösung, wobei es intermediär zur Freisetzung von Brom als reagierendem Agenz kommt.

Succinylsulfathiazol

4-Oxo-4-[[4-(thiazol-2-ylsulfamoyl)-phenyl]amino]butansäure
[116-43-8]

Chemotherapeutikum

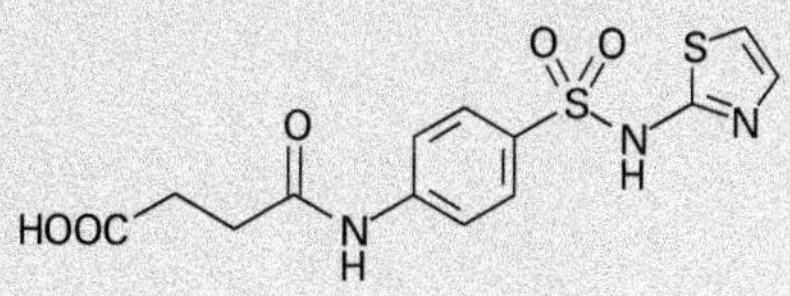

9

Das Löslichkeitsverhalten entspricht dem von **8.** Der pK_{S1}-Wert weicht dagegen mit 4,5 ab. Unterschiede sind auch bei den UV-Spektren zu verzeichnen:

λ_{max} = 258 und 282 nm (Wasser),
λ_{max} = 259 und 288 nm (Ethanol),
λ_{max} = 258 und 280 nm (HCl (0,1 mol·l^{-1}))
λ_{max} = 258 nm (NaOH dito).

Der Smp liegt bei 190 °C.

Identifizierung

- Wegen des Auftretens polymorpher Formen (s. *Burger* und *Grießer*) können Abweichungen im IR-Spektrum gegenüber der CR-Substanz auftreten. Es ist dann erforderlich, beide Substanzen aus heißem Wasser umzukristallisieren.
- Erhitzen der Substanz im Borosilikatglas mit Hydrochinon/Schwefelsäure auf 135 °C. Nach Versetzen mit Wasser und Zugabe von Toluol kommt es nach der Phasentrennung zur Rosafärbung der organischen Phase. Der Mechanismus ist anscheinend unbekannt, ebenso die Struktur der farbgebenden Substanz.

Das Arzneibuch schreibt für **9** eine andere **Gehaltsbestimmung** als für **8** vor. Nach saurer Hydrolyse lässt es freigesetztes Sulfathiazol durch Diazo-Titration bestimmen.

Sulfadiazin

4-Amino-*N*-pyrimidin-2-ylbenzolsulfonamid
[68-35-9]
Natrium-Salz [547-32-0]

Chemotherapeutikum

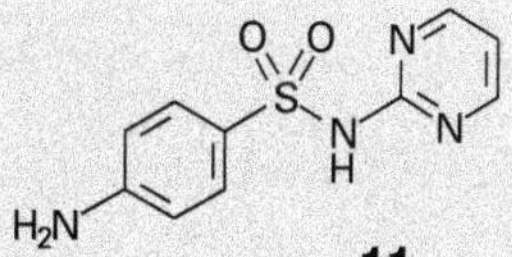

11

Das weiße, kristalline Pulver schmilzt bei etwa 255 °C (Zers.). Neben dem pK_S-Wert für die NH-Acidität (s. S. 377) sind zwei weitere bekannt: pK_S = 2,0–2,2 für das Anilinium-Kation und pK_{S3} < 0 für das Pyrimidinium-Ion des Di-kations.

Wie bei Sulfacetamid sind auch hier neben dem Maximum bei 270 nm (Methanol) pH-abhängige Maxima zu beobachten: 215 und 242 nm (HCl (0,1 mol·l^{-1})) bzw. 242 und 254 nm (NaOH (0,1 mol·l^{-1})).

Die Substanz gewinnt in neuerer Zeit an Interesse, da sie sich selektiv in bestimmten Sarkomzellen anreichert (*Huang* u. Mitarb. 2001 u. dort zit. Lit.). Es gibt deshalb Bemühungen, chemotherapeutisch wirksame Sulfonamide als Carriermoleküle für Tumortherapeutika einzusetzen.

Identifizierung

- DC.
- IR-Spektrum.
- Trockenes Erhitzen von **11** liefert als Sublimat 2-Aminopyrimidin, welches nach Isolierung und Umkristallisation einen Schmelzpunkt von 123–127 °C aufweist.

  Bei Sulfadimidin (**14**) und Sulfamerazin (**13**) wird analog verfahren; die Schmelzpunkte beider Pyrimidin-Derivate liegen allerdings eng zusammen, sodass eine Unterscheidung schwierig ist. **14** $\xrightarrow{\Delta}$ 2-Amino-4,6-dimethylpyrimidin (Smp 150–154 °C), welches mit einem Mol Kristallwasser bei 199 °C schmilzt.

  13 $\xrightarrow{\Delta}$ 2-Amino-4-methylpyrimidin (Smp 157–161 °C).

- Wird die Substanz bis zur Bildung eines Sublimats erhitzt und dieses mit Resorcin und Schwefelsäure vermischt, so entsteht eine tiefrote Färbung.

  Mithilfe dieser Farbreaktion ist Sulfadiazin von ähnlichen Sulfonamiden, besonders von seinen Mono- und Dimethylhomologen, zu unterscheiden. Folgender Reaktionsverlauf ist wahrscheinlich: Bei thermischer Zersetzung entsteht 2-Aminopyrimidin (**2**), das dann hydrolytisch weiter abgebaut wird zu Guanidin (**4**) und Malondialdehyd (**3**). Von diesem Dialdehyd ist bekannt, dass er sowohl mit Resorcin als auch mit Thiobarbitursäure (s. S. 124) zu einem roten Farbstoff vom Oxonol-Typ kondensiert.

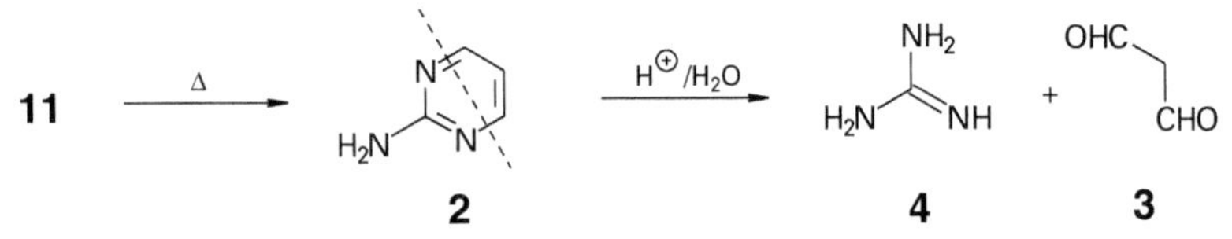

Aus sterischen Gründen oder wegen der geringeren Reaktivität gehen die durch Hydrolyse aus 4- bzw. 4,6-dimethylsubstituierten 2-Aminopyrimidinen gebildeten Ketone keine analoge Reaktion ein.

Gehaltsbestimmung

- Vorgeschrieben ist jetzt die Diazo-Titration.
- Zur argentometrischen Bestimmung wird die Probe mit überschüssiger Sibernitrat-Lösung versetzt und der Silber-Überschuss nach *Volhard* zurücktitriert. Wie röntgenstrukturanalytisch festgestellt werden konnte, gehen Silber-Ionen mit Sulfadiazin eine kovalente Bindung ein.

  Das Silbersulfonamid hydrolysiert nur sehr langsam. Auf diese Weise ist es möglich, Silber-Ionen beispielsweise in eine Bakterienzelle zu transportieren. Dadurch erreicht man einen doppelten Effekt, da Silber-Ionen durch ihren oligodynamischen Effekt keimtötend wirken (Flammazine®).

Sulfasalazin

2-Hydroxy-5-[2-[4-(pyridin-2-ylsulfamoyl)-phenyl]diazenyl]-benzoesäure
[599-79-1]

Chemotherapeutikum

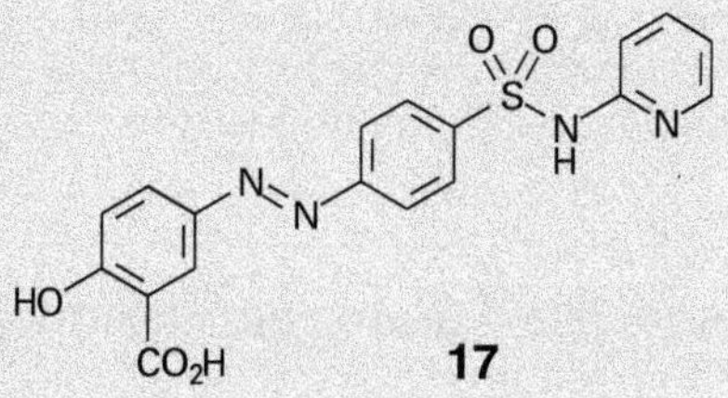

17

Das gelbe oder braungelbe Pulver ist praktisch unlöslich in Wasser und Methylenchlorid, löslich in verdünnter Alkalilauge.

Bei der Substanz handelt es sich um ein sog. Hybridmolekül: zwei Wirkstoffe sind in ihm vereinigt, die 5-Aminosalicylsäure und Sulfapyridin. Sie wird eingesetzt bei chronischen Entzündungen im Dickdarmbereich; dort erfolgt durch Darmbakterien die reduktive Spaltung der Azo-Gruppierung in die beiden Wirkstoffe. Es wird jedoch auch eine Eigenwirkung der Substanz diskutiert.

Identifizierung

- ○ Messung der UV-Absorption bei 238 und 359 nm, welche auch quantitativ ausgewertet wird.
- ○ DC.
- ● IR-Spektrum.
- ○ Reduktive Spaltung der Azo-Gruppe und Nachweis der aromatischen Amino-Gruppe nach Diazotierung und Kupplung mit *β*-Naphthol.

Reinheitsprüfung

Auf Verwandte Substanzen wird mit einer HPLC-Methode geprüft.

Gehaltsbestimmung

Über die Absorption am UV-Maximum bei 359 nm.

Sulfisomidin

4-Amino-*N*-(2,6-dimethylpyrimidin-4-yl)benzolsulfonamid
[515-64-0]

Chemotherapeutikum

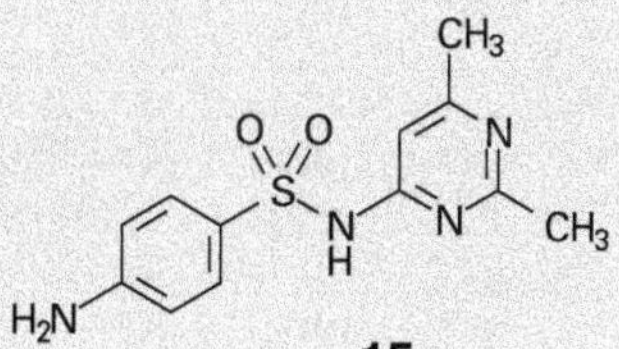

15

Die Substanz schmilzt bei ca. 240 °C.

Identifizierung

- ● IR u. DC.
- ● Bildung eines olivgrünen Kupfer-Komplexes, der in einen gelbgrünen Niederschlag übergeht.

Eine Reihe von Arzneibüchern identifizieren verschiedene Sulfonamide über Fällungsreaktionen mit Kupfer(II)-Ionen in alkalischer Lösung. Meist geben Sulfonamide mit heterocyclischem Rest in der Amid-Seitenkette eine Fällung. Keine Fällungen werden erhalten mit Sulfanilamid, Sulfacetamid und Sulfaguanidin.

Die Reaktion ist auch quantitativ auswertbar. Um eine Mitfällung von Kupfer(II)-hydroxid zu verhindern, wird dabei der Zusatz von Pyridin empfohlen. Man erhält „gut filtrierbare" Niederschläge, die normalerweise die Zusammensetzung $(Sulfonamid)_2CuPy_3$ aufweisen. Nach Absaugen des Komplexes wird dieser zersetzt und das freigesetzte Kupfer(II)-Ion komplexometrisch titriert.

Ähnliche Kupfer-Komplexe bilden: Sulfathiazol, Sulfadiazin, Sulfamerazin, Sulfisomidin, Sulfadimidin.

Nach Untersuchungen von *Bult,* der pyridinfreie Kupfer-Sulfonamid-Komplexe hergestellt hat, bilden u.a. Sulfadiazin, Sulfamerazin und Sulfathiazol dimere Komplexe der Zusammensetzung Cu_2 $(Sulfonamid)_4$. Sie sind rot, rotbraun oder purpurfarben. Sulfadimidin, Sulfisomidin u.a. bilden polymere Komplexe der Zusammensetzung $[(Cu(Sulfonamid)_2]_n$. Sie sind gelb, grün oder ocker. Polymere bilden sich bevorzugt dann, wenn ein Substituent (CH_3 oder OCH_3) dem als Elektronendonor fungierenden Heteroatom in Position 2′ benachbart ist.

- ○ Hellgelbe Fällung mit *Mayers* Reagenz, welche für Sulfonamide mit heterocyclischer Seitenkette charakteristisch ist.

Als **Gehaltsbestimmung** ist die Diazo-Titration vorgeschrieben.

Tolbutamid

1-Butyl-3-[(4-methylphenyl)sulfonyl]harnstoff
[64-77-7]

Antidiabetikum

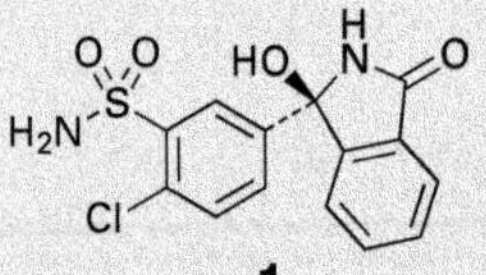

1

und Enantiomer

Das weiße, kristalline Pulver ist in Wasser und ebenso in saurer Lösung wegen des Fehlens einer basischen Amino-Gruppe unlöslich. Als NH-acide Verbindung ist **18** erwartungsgemäß in verdünnter Alkalilauge löslich.

Die Substanz schmilzt zwischen 126 und 130 °C. Sie ist löslich in Aceton und Ethanol. Sie zeigt Polymorphie. Vier polymorphe Formen sind charakterisiert worden (*Kimra* u. Mitarb. 1999).

Tolbutamid wird leichter in saurer als in alkalischer Lösung hydrolytisch abgebaut. Im Alkalischen erschwert die Anionen-Bildung den Angriff der Hydroxid-Ionen.

Die Acidität des Tolbutamids ($pK_S = 5{,}3$) ist mit der des Sulfacarbamids $pK_S =$ 5,4) vergleichbar.

Die Absorptionsmaxima liegen bei 228, 258, 263 und 275 nm. Die beiden letzten Banden unterscheiden sich kaum von denen der 4-Aminobenzolsulfonamid-Derivate.

Identifizierung

- Zur Charakterisierung des intakten Moleküls werden Schmelzpunkt, IR-Spektrum und UV-Absorption herangezogen.

Zum Nachweis der nach saurer Hydrolyse gebildeten Abbauprodukte **2′** und **3′** bedient man sich sowohl der Schmelzpunktbestimmung als auch einer Farbreaktion.

Tosylamid (**2′**) zeigt einen Schmelzpunkt von 135–140 °C. Das in der sauren Lösung verbliebene *n*-Butylamin (**3′**) unterwirft man nach Alkalisieren einer Wasserdampfdestillation und setzt es mit diazotiertem *p*-Nitranilin um. Umfangreiche Untersuchungen von *Oelschläger* und *Blume* haben ergeben, dass bei der Reaktion eine Vielzahl von farbgebenden Produkten entsteht.

Für die auftretende Rotfärbung dürfte in erster Linie das Triazen-Anion **4′** verantwortlich sein.

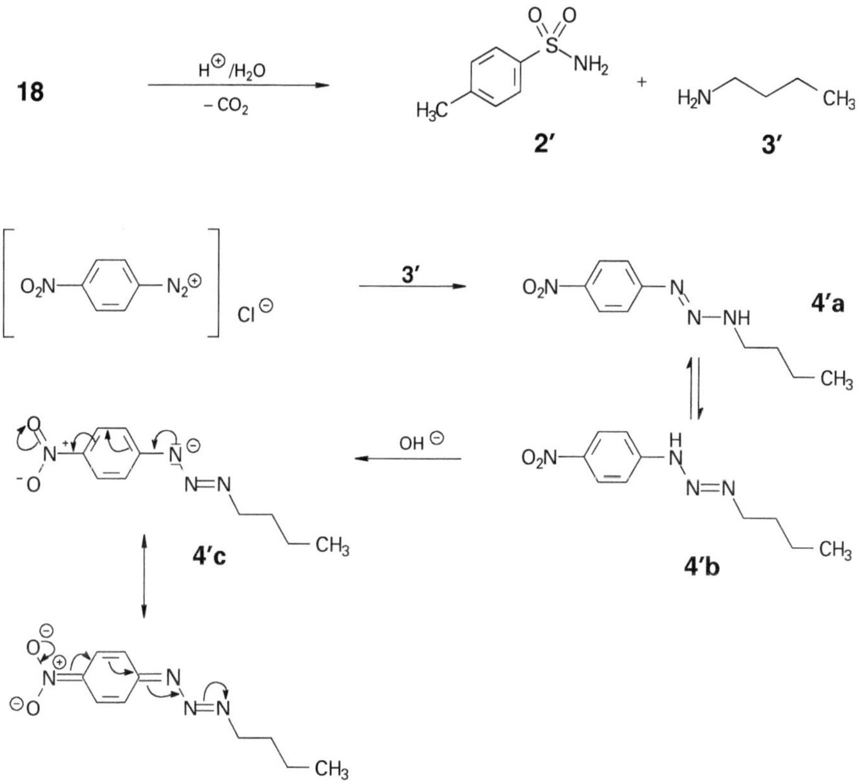

Reinheitsprüfung

Die Prüfung auf Verwandte Substanzen erfolgt über DC; nach Entwicklung der Platte lässt man Chlorgas (aus Kaliumpermanganat/Salzsäure) auf das Chromatogramm einwirken und besprüht anschließend mit Kaliumiodid-Stärke-Lösung. Die Flecken färben sich blau, infolge der Oxidation von Iodid zu Iod durch gebildetes *N*-Chlor-sulfonamid (s. Tosylchloramid-Natrium).

Gehaltsbestimmung

Wegen der Schwerlöslichkeit und geringen NH-Acidität des Tolbutamids führt man die Gehaltsbestimmung in einem Ethanol/Wasser-Gemisch oder in Dimethylformamid durch und titriert mit wässriger Natronlauge (0,1 mol·l^{-1}) bzw. wasserfrei mit Natriummethylat-Lösung.

Tosylchloramid-Natrium

Chloramin T
Natrium-*N*-chlor-4-methylbenzolsulfonimidat-Trihydrat
[127-65-1]

Desinfektionsmittel

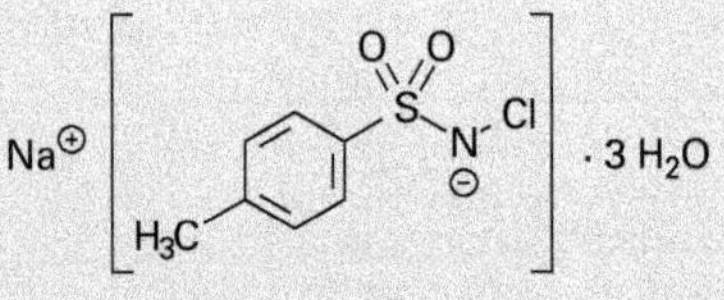

19

Die Bezeichnung „Chloramin“ ist nicht exakt, weil man darunter NH_2Cl versteht.

Die Bezeichnung „Chloramin T“ rührt daher, dass die Substanz ein Toluol-Derivat darstellt.

Tosylchloramid-Natrium ist ein weißes bis schwach gelbliches, kristallines Pulver, das schwach nach Chlor riecht und bitter schmeckt. Es ist leicht löslich in Wasser, löslich in Ethanol, praktisch unlöslich in Ether. Es zerfällt bei etwa 175 °C explosionsartig und ist besonders in Lösung lichtempfindlich. Bei unsachgemäßer Lagerung entwickelt sich Chlor, wobei sich die Substanz oder die Lösungen gelb färben. Als Zersetzungsprodukte entstehen 4-Toluolsulfonamid (**2′**) und 4-Sulfamoylbenzoesäure (**3′**). Dennoch hat **19** gegenüber den früher gebräuchlichen Hypochloriten den Vorteil größerer Haltbarkeit. Die wässrige Lösung reagiert nur schwach basisch. Der pK_S-Wert wird mit 9,5 angegeben.

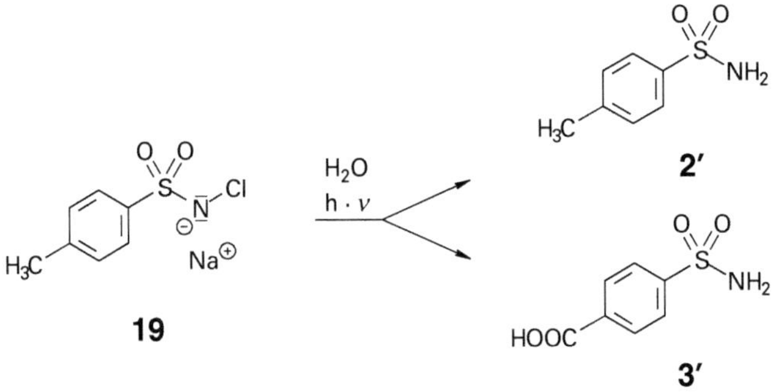

Das Molekül enthält 12,6% Chlor der Oxidationsstufe +1. In salzsaurer Lösung werden durch Synproportionierung zwei Äquivalentmengen Chlor gebildet, sodass 25% „aktives Chlor“ zur Verfügung steht.

In wässriger Lösung tritt Hydrolyse nach Gleichung **A** ein (s. auch Aminosäuren S. 161).

Nach röntgenkristallographischen Untersuchungen von *Olmstead* und *Power* ist die bisher übliche Struktur **19** zugunsten der von **19 a** zu korrigieren.

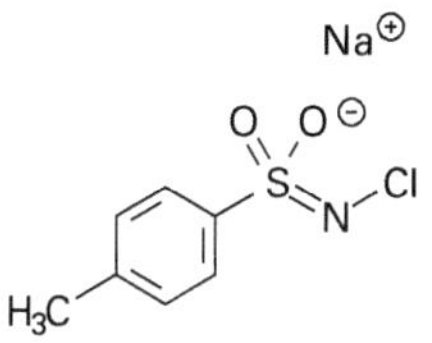

19a

19 findet ausgedehnte Anwendung als Desinfektionsmittel in Krankenhäusern, Großküchen, Brauereien usw. Dabei kommt es häufig zu asthmatischen Symptomen bei Menschen, die berufsmäßig mit der Substanz umgehen müssen. Serologische Untersuchungen gaben Hinweise darauf, dass Chloramin T mit bestimmten Proteinen kovalente Bindungen eingeht. Untersuchungen zur chemischen Reaktivität der Substanz machen folgenden Mechanismus der Chlorierung von Aminen zu *N*-Chloraminen **4′** wahrscheinlich (*Hussain* u. Mitarb.):

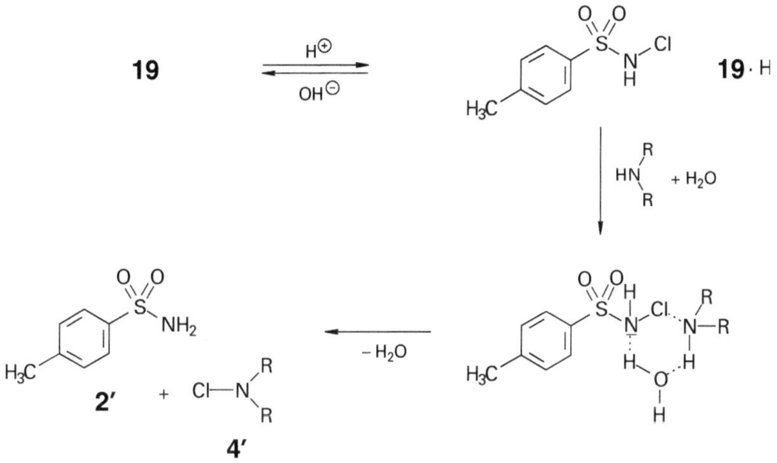

Vermutlich können nach Hautkontakt mit der Substanz auch Photoallergien auftreten.

Identifizierung

Die wesentlichen Nachweisreaktionen beruhen auf der oxidierenden Wirkung der Substanz.

- Die wässrige Lösung färbt rotes Lackmus-Papier blau und bleicht es aus. **19** reagiert alkalisch und oxidiert den Lackmus-Farbstoff.
- Die wässrige Lösung der Substanz gibt auf Zusatz von Wasserstoffperoxid einen weißen Niederschlag, der bei 137–140 °C schmilzt.

Durch Wasserstoffperoxid wird hydrolytisch gebildetes Hypochlorit zu Chlorid reduziert, Wasserstoffperoxid zu Sauerstoff oxidiert. Das dabei ausfallende 4-Toluolsulfonamid (**2′**) schmilzt bei der angegebenen Temperatur (Gleichung **A** und **B**).

A $\mathbf{19} + H_2O \rightleftharpoons \mathbf{2'} + NaOCl$

B $ClO^- + H_2O_2 \longrightarrow O_2 + Cl^- + H_2O$

Zur **Gehaltsbestimmung** erfasst man das hydrolytisch freigesetzte Hypochlorit iodometrisch. Es oxidiert Iodid zu Iod, das mit Natriumthiosulfat-Lösung (0,1 mol · l^{-1}) titriert wird.

Saccharin-Natrium

1,2-Benzisothiazol-3(2*H*)-on-1,1-dioxid, Natriumsalz
[82385-42-0]

Süßstoff

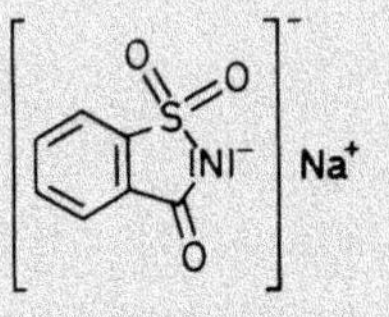

20

Das weiße, kristalline Pulver besitzt einen intensiv süßen Geschmack. Aufgrund seines Salzcharakters ist es in Wasser leicht löslich, löslich in Ethanol und unlöslich in lipophilen Lösungsmitteln. Der pK_S-Wert von **20**-H beträgt 1,6. Die Substanz ist damit eine relativ starke NH-Säure.

Identifizierung

- IR-Spektrum.
- Freisetzung von schwer wasserlöslichem Saccharin (**20**-H) mit Salzsäure und dessen Charakterisierung durch den Schmelzpunkt (226–230 °C).
- Alkali-Schmelze, die Salicylsäure (**2′**) liefert und deren Identifizierung mit Eisen(III)chlorid.
- Kondensation der Substanz mit Resorcin (**3′**) in Gegenwart von Schwefelsäure zu Sulfofluorescein (**4′**). Nach dem Alkalisieren entsteht eine intensiv grüne Fluoreszenz.

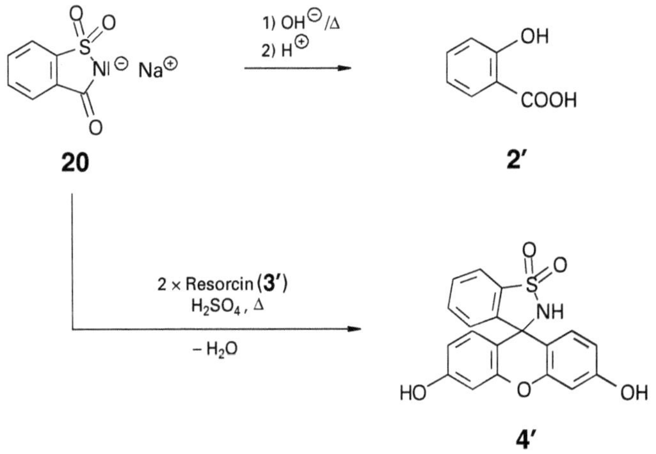

Bei der **Reinheitsprüfung** ist die GC-Prüfung auf 2- bzw. 4-Toluolsulfonamid besonders wichtig.

Die **Gehaltsbestimmung** erfolgt wasserfrei mit Perchlorsäure (0,1 mol · l^{-1}) für das Natriumsalz und eine alkalimetrische Titration mit Natronlauge (0,1 mol · l^{-1}) ist für die Säure vorgeschrieben.

Furosemid
4-Chlor-2-[(furan-2-ylmethyl)amino]-
5-sulfamoyl-benzoesäure
[54-31-9]

Diuretikum

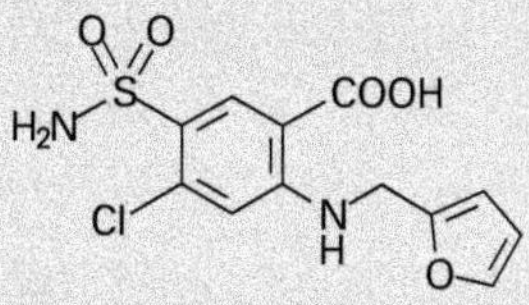

21

Das weiße, kristalline Pulver ist in Wasser und Dichlormethan praktisch unlöslich, in Ethanol wenig löslich, dagegen löslich in verdünnten Alkalilaugen.

Der Schmelzpunkt liegt bei etwa 210 °C. Der pK_S-Wert beträgt 3,9.

Die Substanz ist sowohl in fester Form als auch in wässriger Lösung photochemisch instabil. Die am Licht stehenden farblosen Lösungen werden zunächst gelb, dann gelbbraun und schließlich rotbraun verfärbt.

Der erste Schritt der photochemischen Hydrolyse ist die Spaltung in die disubstituierte Anthranilsäure **2′** und 2-Hydroxymethylfuran (**3′**), das dann photochemisch zu Lävulinsäure (**4′**) weiterreagiert. An **21** und **2′** sind außerdem photoreduktive Enthalogenierungen zu beobachten.

Eine Erhöhung der Stabilität erreicht man durch Zusatz von Antioxidanzien wie Natriumsulfit, Methionin oder Cystein.

Identifizierung

- Aufnahme eines IR- und UV-Spektrums; letzteres weist Absorptionsmaxima in Methanol und HCl (0,1 mol · l^{-1}) bei 233(235), 273(274) und 337(340) nm auf; in NaOH (0,1 mol · l^{-1}) sind drei Maxima verzeichnet, bei 228, 270 und 335 nm.
- Durch Erhitzen der salzsauren Lösung unter Rückfluss tritt Hydrolyse zu **2′** und **3′** ein. Das Anilin-Derivat **2′** wird anschließend diazotiert und mit Naphthylethylendiamin zum rotvioletten Azo-Farbstoff gekuppelt.

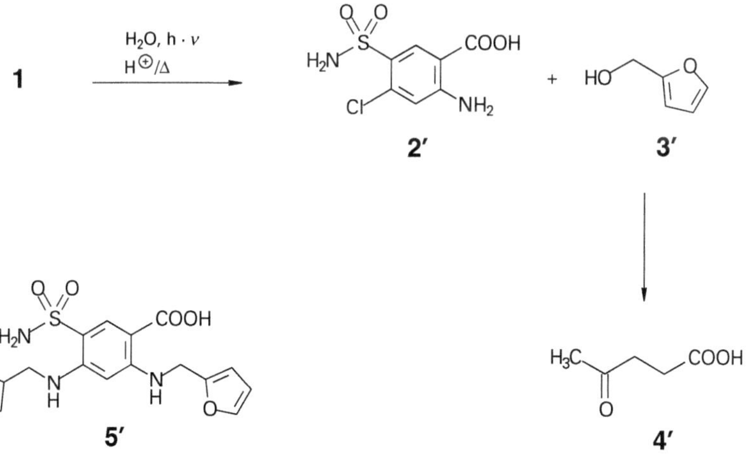

Auf mögliche Verunreinigungen prüft man mit einer HPLC-Methode, infrage kommen u. a. 2,4-Dichlor-5-sulfamoylbenzoesäure und die 2,4-Bis[furan-2-yl-methyl)amino]-5-sulfamoylbenzoesäure (**5′**).

Zur **Gehaltsbestimmung** löst man in Dimethylformamid und titriert die Carbonsäure gegen Bromthymolblau mit Natronlauge (0,1 mol·l^{-1}).

Probenecid
4-(Dipropylsulfamoyl)-benzoesäure
[57-66-9]

Urikosurikum

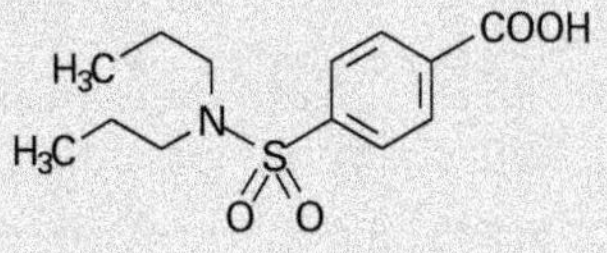

22

Das weiße, kristalline Pulver ist in Wasser praktisch unlöslich, wenig löslich in Ethanol. Der pK_S-Wert der Substanz ist nicht bekannt.

Identifizierung

- Aufnahme eines IR- und UV-Spektrums; letzteres erfolgt in salzsaurer ethanolischer Lösung mit Absorptionsmaxima bei 223 und 243 nm, die auch in neutraler und alkoholischer Lösung erhalten bleiben. In NaOH (0,1 mol·l^{-1}) beobachtet man eine Verschiebung nach 238 und 290 nm.
- Schmelztemperatur: 197–202 °C.
- Zusatz von Silbernitrat-Lösung zur ammoniakalischen Lösung von **22** gibt einen weißen Niederschlag, der sich im Ammoniak-Überschuss wieder löst. Es kommt zur Bildung eines Silbersalzes.

Die **Gehaltsbestimmung** erfolgt alkalimetrisch mit Natronlauge (0,1 mol·l^{-1}) in Ethanol.

Acetazolamid
N-(5-Sulfamoyl-1,3,4-thiadiazol-2-yl)acetamid
[59-66-5]

Diuretikum, Carboanhydrasehemmer

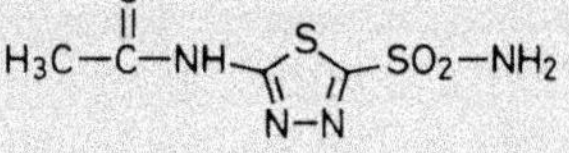

24

Das weiße kristalline Pulver löst sich sehr schwer in Wasser und Chloroform, schwer in Ethanol; es ist löslich in verd. Alkalilaugen. Das Schmelzverhalten ist nicht charakteristisch, da **24** in zwei Modifikationen vorkommt: Form I: 248–250 °C; Form II: 258–260 °C. Der pK_S-Wert ist mit 7,2 angegeben und entspricht damit dem der Sulfonamide.

Identifizierung

- IR-Spektrum gegen CR-Substanz; bei unterschiedlichen Spektren sind beide Substanzen aus Ethanol umzukristallisieren s. dazu *Burger* u. Mitarb. Beide polymorphen Formen sind hinsichtlich der Bioverfügbarkeit als gleichwertig zu betrachten.

- UV-Spektrum: λ_{max} = 292 nm (alk. Lsg).
- Reduktiver Abbau des Moleküls durch Erhitzen mit Zn/HCl und Nachweis des gebildeten H_2S durch Blei-(II)-Ionen.
- Fällung als grünlich blauer Kupfer-Komplex.

Die **Gehaltsbestimmung** erfolgt alkalimetrisch in Dimethylformamid mit ethanolischer Natronlauge (0,1 mol · l^{-1}).

Chlortalidon

2-Chlor-5-[(1*RS*)-1-hydroxy-3-oxo-2,3-dihydro-1*H*-isoindol-1-yl]benzolsulfonamid
[77-36-1]

Saluretikum

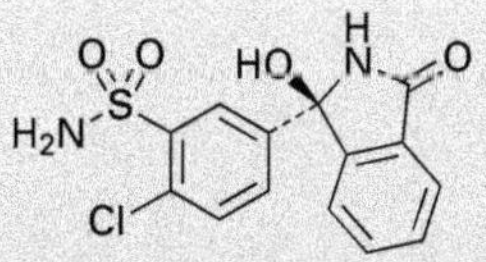

und Enantiomer

1

Das weiße Pulver ist in Wasser und Ether praktisch unlöslich, löslich in Aceton und Methanol, schwer löslich in Ethanol. In Alkalilaugen ist Lösung unter Salzbildung zu beobachten.

Der pK_S-Wert von **1** entspricht mit 9,36 in etwa dem des Benzolsulfonamides (10,0). Chlortalidon schmilzt bei 220 °C unter Zersetzung. In *Florey,* Bd. 14, ist ein Schmelzbereich von 215 bis 222 °C angegeben, oberhalb dessen erst Zersetzung eintritt. Bei sehr langsamem Erhitzen beobachtet man ein Intervall von 218 bis 264 °C. Polymorphe Formen sind jedoch nicht bekannt. In fester Form ist die Substanz stabil.

Identifizierung

- Aufnahme eines IR- und UV-Spektrums; letzteres zeigt, in Ethanol aufgenommen, Absorptionsmaxima bei 275 und 284 nm, in verdünnter methanolischer Salzsäure bei 266, 275 und 288 nm.
- DC.
- Beim Lösen der Substanz mit konzentrierter Schwefelsäure entsteht eine intensive Gelbfärbung.

Die DC-Reinheitsprüfung auf Verwandte Substanzen dient zur Erfassung der 2-(4-Chlor-3-sulfamoylbenzoyl)benzoesäure (**2**), die als Hydrolyseprodukt, weniger als Syntheseverunreinigung in **1** vorkommen kann.

Die Hydroxyl-Gruppe der Halbaminal-Teilstruktur in **1** besitzt eine beträchtliche Reaktivität, sie ist reversibel durch Chlor-, Alkoxy- und Amino-Reste ersetzbar. Im Sauren bildet sich leicht das resonanzstabilisierte Kation **3 a/b**, das als Elektrophil mit Ethanol z. B. das Ethoxy-Derivat **4** ergibt.

Auch die Gelbfärbung mit konzentrierter Schwefelsäure ist damit leicht verständlich.

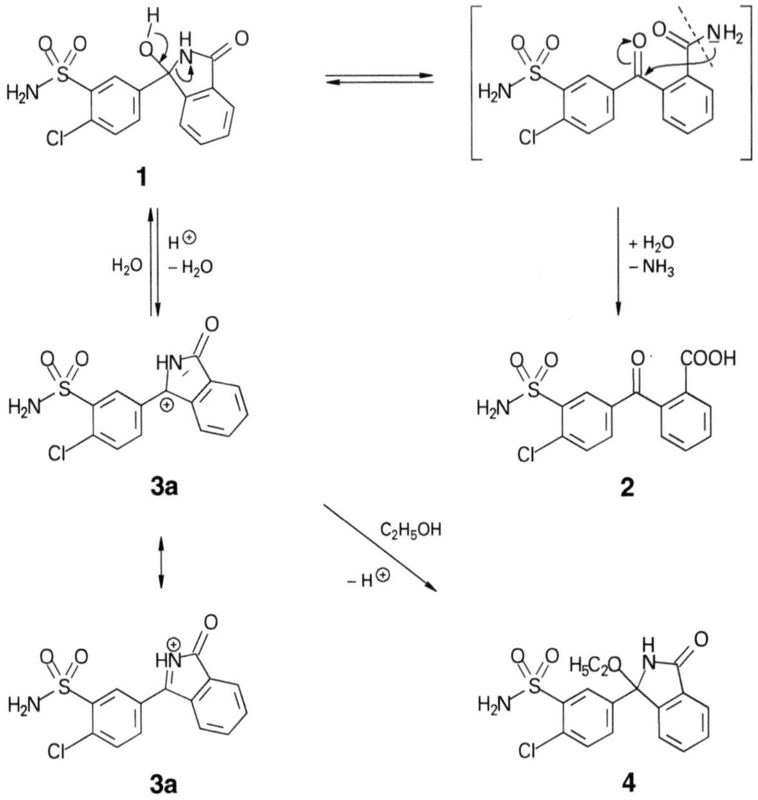

Die **Gehaltsbestimmung** der schwachen NH-aciden Säure erfolgt wasserfrei in Aceton unter Stickstoff-Atmosphäre mit Tetrabutylammoniumhydroxid-Lösung ($0{,}1\ mol \cdot l^{-1}$). Potentiometrische Endpunktbestimmung.

9 Polycarbocyclen

9.1 Tetracycline

Die Tetracycline weisen ein isocyclisches Grundgerüst auf, das 1,4,4a,5,5a,6,11,12a-Octahydronaphthacen, das aus vier sechsgliedrigen linear anellierten Ringen besteht. Die Tetracycline verfügen über auffallend viele funktionelle Gruppen und besitzen je nach Substitution fünf bis sechs Asymmetriezentren.

Tabelle 9.1 zeigt das Substitutionsmuster der therapeutisch eingesetzten Tetracycline, von denen **1–6** im Ph.Eur. aufgeführt sind.

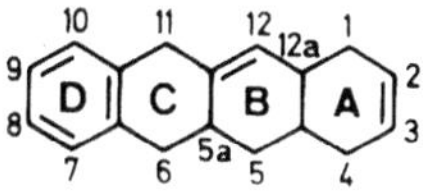

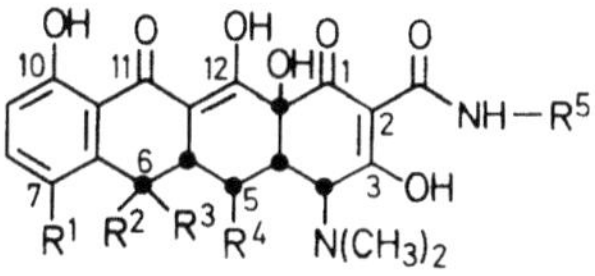

• = chirale C-Atome

Tab. 9.1: Heute arzneilich verwendete Tetracycline

		R^1	R^2	R^3	R^4	R^5	CAS
Tetracyclin	**1**	H	CH_3	OH	H	H	[60-54-8]
Oxytetracyclin	**2**	H	CH_3	OH	OH	H	[6153-64-6]
Chlortetracyclin	**3**	Cl	CH_3	OH	H	H	[64-72-2]
Demeclocyclin	**4**	Cl	H	OH	H	H	[64-73-3]
Doxycyclin	**5**	H	CH_3	H	OH	H	[10592-13-9]
Minocyclin	**6**	$N(CH_3)_2$	H	H	H	H	[13614-98-7]
Rolitetracyclin	**7**	H	CH_3	OH	H	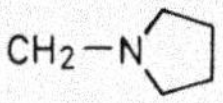	[751-97-3]

Stellvertretend für alle Tetracycline seien die Eigenschaften des **Tetracyclinhydrochlorids** und des **Doxycyclins** in knapper Form beschrieben.

Tetracyclinhydrochlorid

(4*S*,4a*R*,5a*R*,6*S*,12a*S*)-4-Dimethylamino-3,6,10,12,12a-pentahydroxy-6-methyl-1,11-dioxo-1,4,4a,5,5a,6,11,12a-octahydrotetracen-2-carboxamid-hydrochlorid [64-75-5]

Antibiotikum

1-HCl ist ein gelbes, kristallines Pulver, das in trockenem und lichtgeschütztem Zustand haltbar, in feuchter Atmosphäre bei direkter Sonneneinstrahlung jedoch unter Braunfärbung zersetzlich ist. Die Substanz löst sich in etwa 10 Teilen Wasser.

Tetracyclinhydrochlorid ist eine dreiwertige Säure. Die wässrigen Lösungen sind wenig haltbar und epimerisieren leicht.

Mit zwei- und dreiwertigen Metall-Ionen bildet Tetracyclin antibiotisch fast unwirksame Chelate. Diese Komplexierung kann durch Zusatz anderer Chelatbildner wie Zitronensäure, Glucosamin oder Polyphosphate verhindert werden.

Erklär- und belegbar werden all diese Eigenschaften und Verhaltensweisen, wenn man die Struktur der Tetracycline etwas genauer unter die Lupe nimmt.

Auf den ersten Blick sind die folgenden funktionellen Gruppen zu erkennen:

– Säureamid-Gruppe	an C-Atom 2
– phenolische OH-Gruppe	an C-Atom 10
– enolische OH-Gruppen	an C-Atom 3 und 12
– tertiäre OH-Gruppen	an C-Atom 6 und 12 a
– α,β-ungesättigte Keto-Gruppe	Atomfolge 1, 2, 3 und 11, 11a, 12
– tertiäre Amino-Gruppe	an C-Atom 4.

Bei etwas intensiverer Suche findet man weitere Funktionen, die aus der räumlichen Nachbarschaft bestimmter Atom-Gruppen resultieren:

- ein aus einem Phenol mit angeschlossenem β-Di-keton bestehendes Chromophor (C-10, -11, -11 a, -12),
- eine vinyloge Säure-Gruppe (C-1, -2, -3), vergleichbar mit der Ascorbinsäure,
- eine vinyloge Carbaminsäure-Struktur (C-2, C-3)
- ein vinyloges α-Amino-Keton (C-1, -2, -3, -4) mit leicht abspaltbarer Dimethylamino-Gruppe
- eine α-Ketol-Gruppe, allerdings mit einer die Enolisierung verhindernden tertiären Carbinol-Funktion (C-1, -12 a),
- eine α-Glykol-Funktion (C-12, -12 a),
- eine α-Aminoalkohol-Funktion (C-3, -4).

Tetracycline stellen sehr komplizierte, vielseitig reaktive Individuen dar, deren Polyfunktionalität aus der Biosynthese erklärbar ist.

Die gelbe Farbe der Tetracycline beruht auf dem BCD-Chromophor. Daneben ist im Ring A ein zweiter Chromophor enthalten, der bei etwa 260 nm absorbiert. Die Lichtempfindlichkeit ist durch beide begründet.

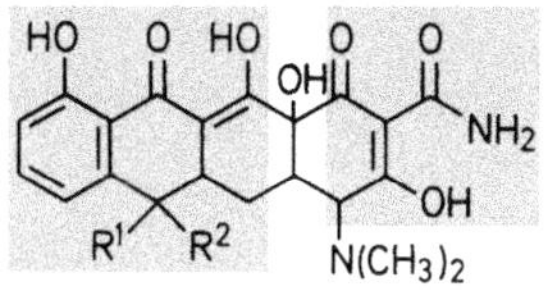

Die leichte Zersetzlichkeit und gute Wasserlöslichkeit sind durch die zahlreichen funktionellen Gruppen bedingt.

Die saure Reaktion wässriger Tetracyclinhydrochlorid-Lösungen beruht auf der Dissoziationsbereitschaft einer dreiwertigen Säure.

$pK_{S1} = 3,1$: enolisiertes Tricarbonyl-System in Ring A.

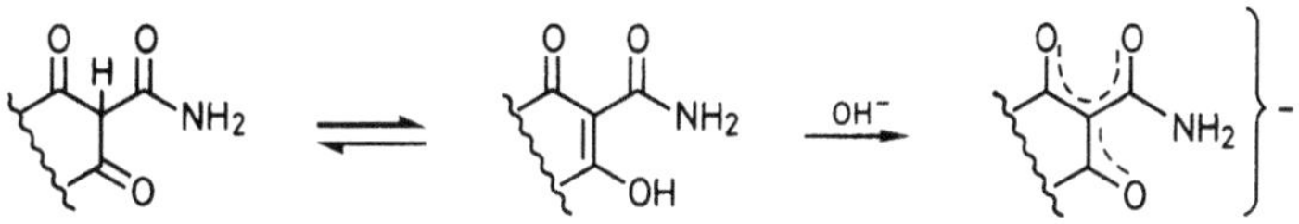

$pK_{S2} = 7,68$: enolisiertes β-Dicarbonyl-System im Ring B und C.

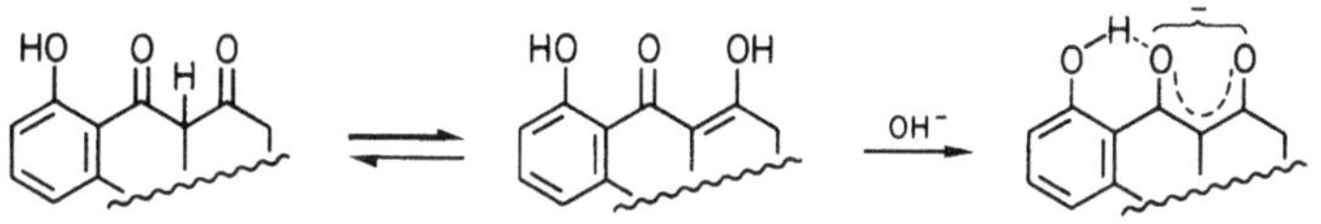

$pK_{S3} = 9,7$: Die Dimethylammonium-Gruppe an C-4 fungiert als Kationsäure.

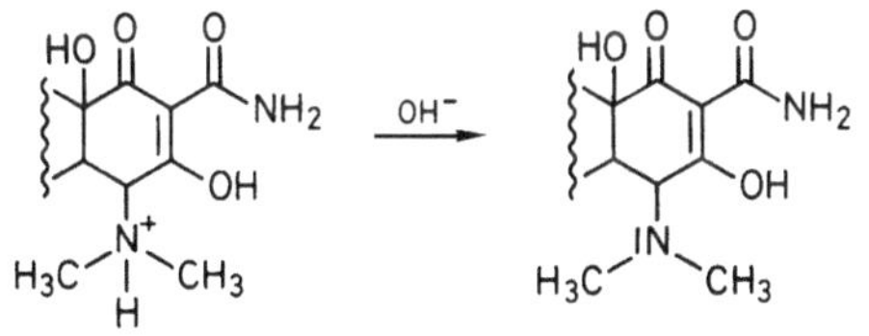

Zu erwähnen ist hier auch die Labilität gegenüber Säuren und Basen. Tetracycline mit einer Hydroxy-Gruppe an C-6 spalten im Sauren leicht Wasser ab, besonders beim Erwärmen. Nachfolgend wird die Dehydratisierung am Beispiel von Chlortetracyclin (**3**) formuliert. Nach Protonierung der OH-Funktion an C-6 entsteht ein Carbenium-Ion **8,** das über **9** zu **10** tautomerisiert = aromatisiert. Die Wasserabspaltung ist durch die *trans*-Stellung des Wasserstoffs am C-5a, bezogen auf die Hydroxy-Position am C-6, begünstigt.

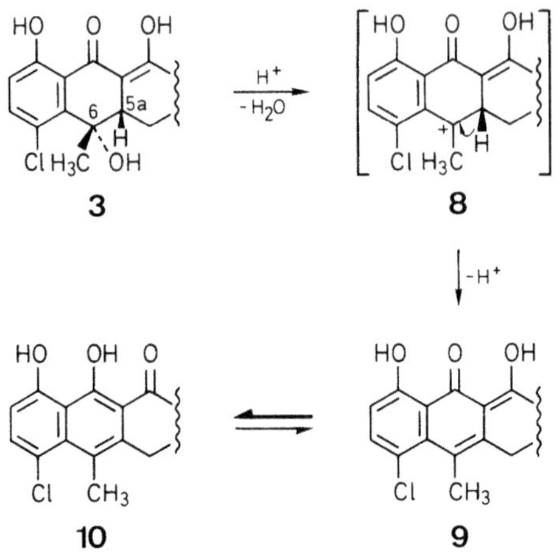

Aus Oxytetracyclin (**2**) entsteht im Sauren ebenfalls Anhydrotetracyclin (**11**), das jedoch instabil ist und sich in die epimeren α- und β-Apooxytetracycline (**12**) und (**13**) umwandelt.

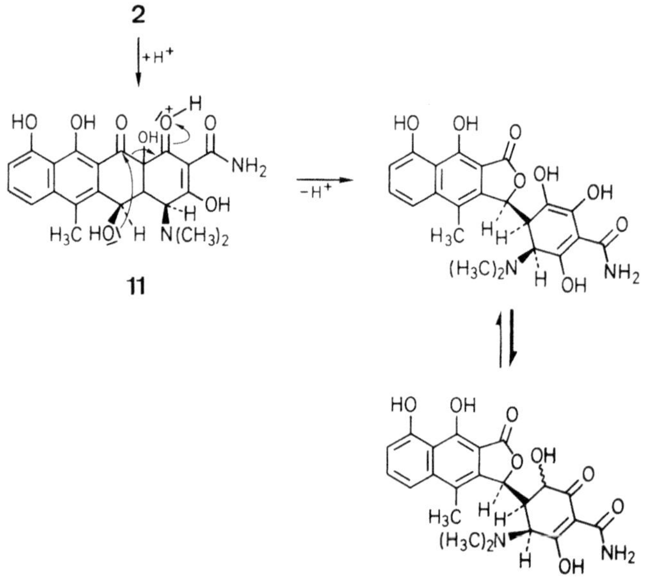

12

13

Die Basenempfindlichkeit, die beim Chlortetracyclin (**3**) am stärksten, beim Demeclocyclin (**4**) am wenigsten ausgeprägt ist, führt zu den unwirksamen Isotetracyclinen.

Der einleitende Schritt der Isomerisierung besteht in der Deprotonierung der Hydroxy-Gruppe am C-6. Unter Lactonisierung und Öffnung des Ringes C entsteht Isochlortetracyclin (**17**).

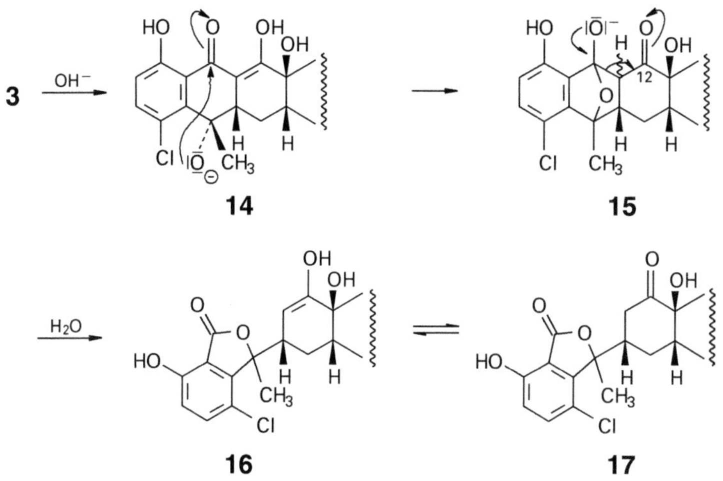

Die leichte Epimerisierung am C-4, die auch bei den anderen Tetracyclinen, mit Ausnahme von Oxytetracyclin, zu beobachten ist und die einen erheblichen Wirkungsverlust mit sich bringt – die Wirksamkeit des Epitetracyclins (**20**) beträgt nur 1,5% der Tetracyclin-Aktivität – dürfte wahrscheinlich über ein Zwitterion verlaufen, das über eine C–C-Doppelbindung von C-3 nach C-4 verfügt.

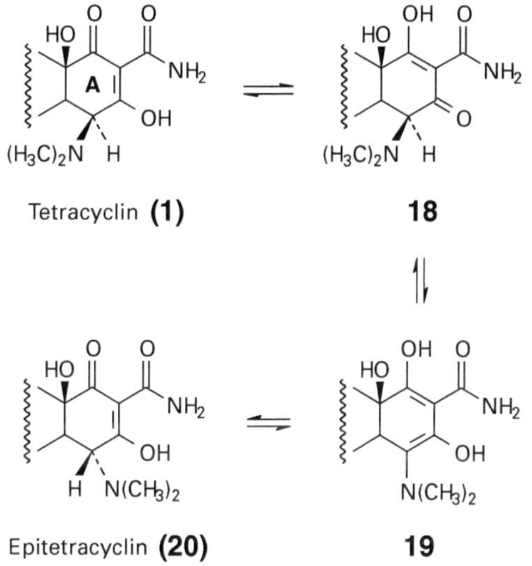

Die Epimerisierung tritt bei pH-Werten zwischen 2 und 6 ein, wird durch Puffer begünstigt und führt allmählich zu einem Gleichgewicht von etwa zwei Drittel Tetracyclin (**1**) und einem Drittel Epitetracyclin (**20**). Konsequenzen sind bei der Technologie, z.B. bei der Bereitung von Infusionslösungen, zu bedenken.

Chirale C-Atome befinden sich ausserdem in den Positionen 4a, 5a, 6 und 12a, wobei mit keiner vergleichbar leichten Epimerisierung zu rechnen ist.

Die ausgeprägten komplexierenden Eigenschaften der Tetracycline führen mit zwei- und dreiwertigen Metall-Ionen, wie Eisen, Aluminium, Kupfer, Nickel, Magnesium, Mangan oder Calcium zur Bildung weitgehend unwirksamer und aus dem Gastrointestinum nicht resorbierbarer Chelate **21, 22.**

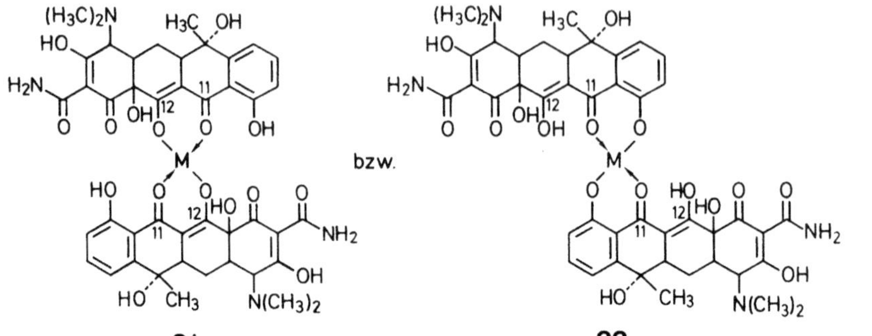

Die Komplexierung hängt von der Art und Ladung der Kationen ab. Zwischen pH 3 und 7,5 werden mehrwertige Kationen an das phenolische β-Dicarbonyl-System gebunden. Bei höheren pH-Werten kann die deprotonierte Dimethylamino-Gruppe mit der Hydroxy-Gruppe in Position 12a ein weiteres Metall-Kation binden.

Die meisten Metall-Chelate der Tetracycline fluoreszieren intensiver als die Tetracycline selbst und lassen sich daher zu analytischen Zwecken heranziehen.

Chlortetracyclin (**3**) bildet z.B. mit Zirkonium-Ionen ein gelbes Chelat **23,** das bei 420 nm vermessen wird. Es entsteht ein 1:2-Chelat, das in stark saurer Lösung in den Anhydro-1:1-Komplex **24** übergeht.

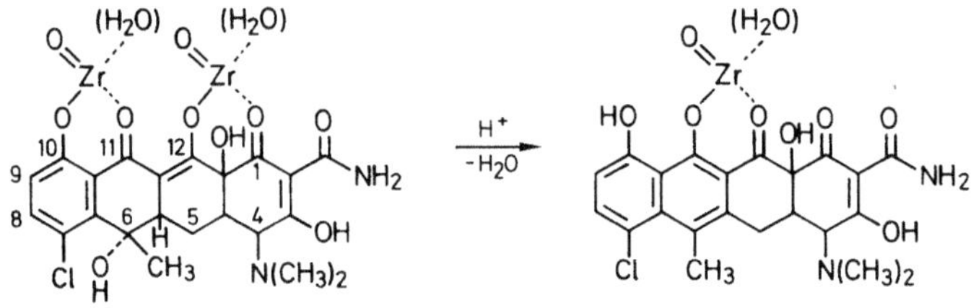

Mit Tetracyclinen bilden Citrat-, Phosphat-, Salicylat- oder Saccharin-Anionen schwache Komplexe, die die Löslichkeit erhöhen. Ebenso werden auch Neutralstoffe wie Coffein, Harnstoff, Thioharnstoff oder Polyvinylpyrrolidon gebunden.

Die Carbamoyl-Gruppe an C-2 ist schwach NH-acide und lässt sich in glatter Reaktion nach *Mannich* aminomethylieren. Man erhält auf diese Weise Aminomethyl-Derivate, wie das Rolitetracyclin (**7**) (Pyrrolidinomethyltetracyclin), die als Hydrochloride gut wasserlöslich sind und sich ohne Komplikationen injizieren lassen.

Identifizierung

Zu arzneibuchmäßigen Identifizierung der Tetracycline werden die folgenden Verfahren eingesetzt:

- DC mit Kieselgelplatten, die mit octadecylsilyliertem Kieselgel beschichtet sind.
- Farbreaktion mit konzentrierter Schwefelsäure. Es entsteht überwiegend eine rotviolette Färbung, die beim Eingießen in Wasser in Gelb umschlägt.

Farbreaktionen von Tetracyclinen (Ph.Eur.):

Tetracycline	in 96%iger H_2SO_4	Eingießen in H_2O	in 0,1 N-HCl Tageslicht	in 0,1 N-HCl UV-Licht	in 0,1 N-NaOH Tageslicht	in 0,1 N-NaOH UV-Licht
Tetracyclin (**1**)	rotviolett	gelb				
Oxytetracyclin (**2**)	tiefrot	gelb	gelb	grüngelb		
Chlortetracyclin (**3**)	tiefblau-grün	bräunlich			gelb	blau
Demeclocyclin (**4**)	violett	gelb				
Rolitetracyclin (**7**)	rotviolett	gelb			rotviolett	

- Unterschiedliche Fluoreszenz der Lösungen.
- Vermessung der UV-Absorption.

Absorptionsmaxima wichtiger Tetracycline:

	λ_{max}(nm)	Lösungsmittel
Tetracyclin-HCl (**1**-HCl)	380	wässrige NaOH
Oxytetracyclin-HCl (**2**-HCl)	353	Puffer pH = 2
Chlortetracyclin-HCl (**3**-HCl)	367	0,1 M HCl
Demeclocyclin-HCl (**4**-HCl)	385	wässrige NaOH
Doxycyclin-HCl (**5**-HCl)	349	0,01 M-HCl

Reinheitsprüfung

- Ermittlung der spezifischen Drehung.
- Zur HPLC auf Verwandte Substanzen verwendet man als Vergleichssubstanzen neben den therapeutisch gebrauchten Tetracyclinen auch die Hydrochloride von Anhydro-, Epi- und Epianhydrotetracyclin.

Gehaltsbestimmung

Per HPLC unter Verwendung von Styrol-Divinylbenzol-Copolymer als Säulenfüllung.

Doxycyclin

Monohydrat von (4*S*,4a*R*,5*S*,5a*R*,6*R*,12a*S*)-4-Dimethylamino)-3,5',10,12,12a-pentahydroxy-6-methyl-1,11-dioxo-1,4,4a,5,5a,6,11,12a-octahydrotetracen-2-carboxamid

Antibiotikum

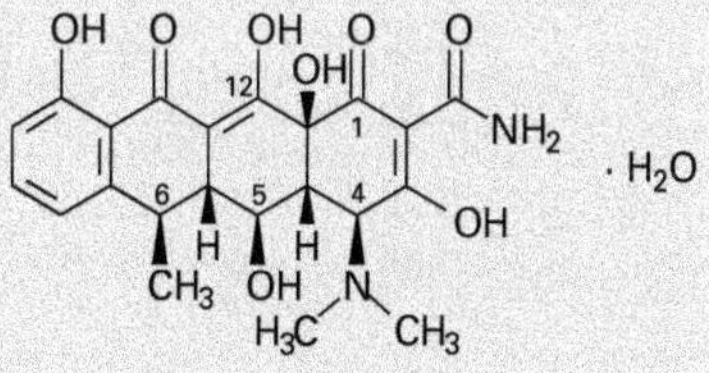

5

Die Substanz ist sowohl als Base als auch als **Hyclat** (Hydrochlorid mit 0,5 · Ethanol und 0,5 · H_2O offizinell. In fester Form liegt **5** in der gezeigten 12-Enol-

Form vor, in Lösung stellt sich ein Gleichgewicht zur Keto-Form von 80 : 20 ein. Von allen Tetracyclinen hat **5** noch die größte Bedeutung, da es wegen des Fehlens der 6-OH-Gruppe nicht in die Anhydro-Verbindung, wie Tetracyclin, übergehen kann. Außerdem stabilisiert die 5-OH-Gruppe über eine intramolekulare Wasserstoff-Brücke, die Dimethylamino-Gruppe, die für die antibiotische Wirkung erforderliche 4S-Konfiguration. Vorteilhaft ist außerdem seine relativ gute Bioverfügbarkeit aus dem Gastrointestinaltrakt. Sie ist bedingt durch seine höhere Lipophilie. Die Lipophilie führt anderseits zu einer höheren Gewebsaffinität und zu dadurch längerer Verweildauer im menschlichen und tierischen Gewebe.

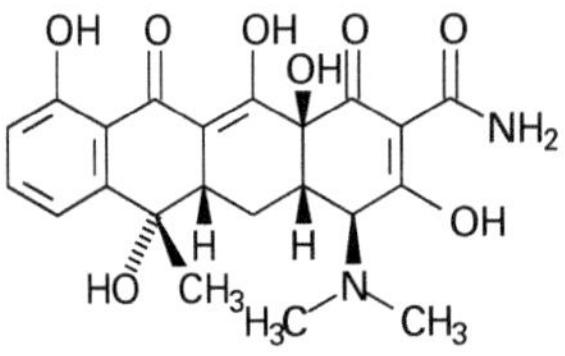

Tetracyclin (**1**)

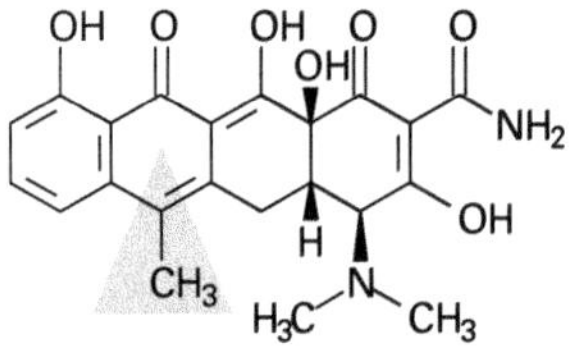

Anhydrotetracyclin (**11**)

5 ist ein halbsynthetisches Tetracyclinderivat, da es aus Oxytetracyclin (**2**) gewonnen wird. Als Zwischenprodukt bildet sich dabei Metacyclin (**8**), welches regelmäßig als Verunreinigung in **5** neben 6-Epidoxycyclin (**9**) gefunden wird.

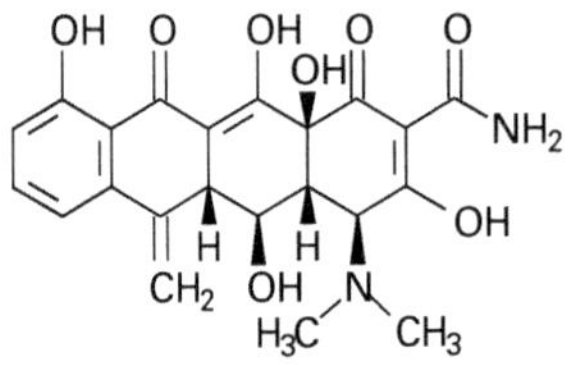

Metacyclin (**8**)

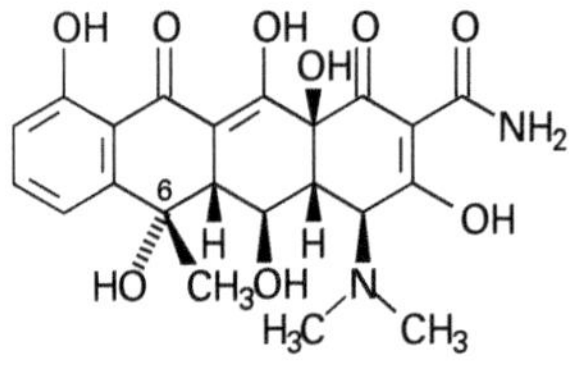

6-Epidoxycyclin (**9**)

Wie die anderen Tetracycline unterliegt auch Doxycyclin (**5**) keinem Metabolismus. Verwandte Substanzen sind daher Synthesezwischenprodukte oder lagerungsbedingte Verunreinigungen. Zu letzteren gehören 4-Epidoxycyclin (**10**) und in geringerem Maß 4,6-Epidoxycyclin (**11**).

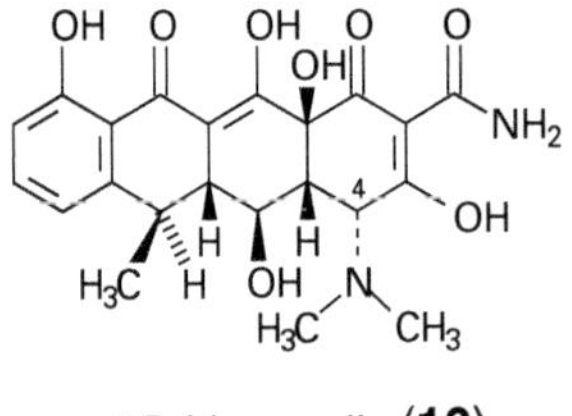

4-Epidoxycyclin (**10**)
(EDOX)

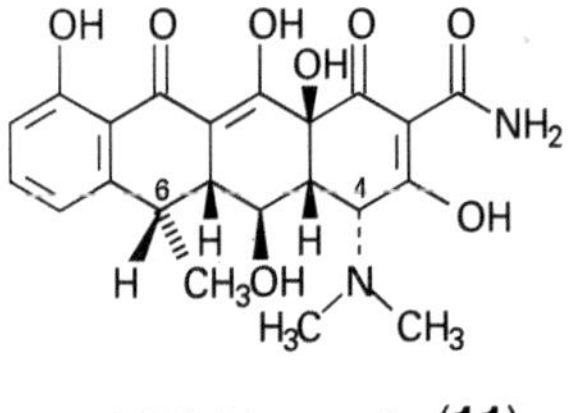

4,6-Epidoxycyclin (**11**)

EDOX (**10**) kommt praktisch in allen Chargen als Verunreinigung vor. Es bildet sich spontan im sauren Medium (pH 2–6). *Kertscher* und *Eger* (1998) konnten **10** erstmals in größeren Mengen herstellen und die Substanz charakterisieren. Bis vor kurzem galten die nicht antibiotisch wirksamen Nebenprodukte als uninteressant. In neuerer Zeit haben die Tetracycline wieder Interesse geweckt, da sie eine Reihe weiterer pharmakologischer Wirkungen aufweisen (Anti-Tumorwirkung, Wirkung gegen Malaria und gegen Demenzerkrankungen). Im Hinblick darauf sind die nicht antibiotischen Substanzen von großem Interesse.

9.2 Steroide

Das Grundgerüst der Steroide, die unter den natürlichen und synthetischen Wirkstoffen vielfach anzutreffen sind, ist das **Gonan** (**1**). Es besteht aus vier kondensierten alicyclischen Ringen, die mit den Buchstaben A bis D bezeichnet werden.

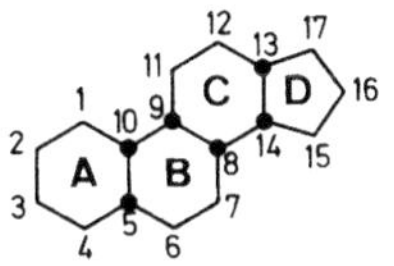

1

● = chirale C-Atome

Theoretisch sind acht Isomere des Gonans möglich. Da jedoch bei den meisten der natürlich vorkommenden Steroide die Ringe B/C und C/D *trans*-verknüpft sind, ist die Zahl der Isomere reduziert. Die Ausnahme bilden die Cardenolide und Bufadienolide, bei denen die Ringe A/B und C/D *cis*-verknüpft sind.

Da es sich bei den Steroiden um nicht planare Verbindungen handelt, muss man die räumliche Position der Substituenten in der Formelschreibweise zum Ausdruck bringen, was bekanntlich durch gestrichelte und ausgezogene Linien geschieht, die eine α- bzw. β-Stellung symbolisieren, d.h. angeben, ob der Substituent sich unterhalb oder oberhalb der gedachten Ebene (Papierebene, Tafelebene) befindet.

Die Wirkstoffe aus der Gruppe der Steroide leiten sich von den folgenden fünf Ringsystemen ab:

- Estran (**2**)
- Androstan (**3**)
- Pregnan (**4**)
- Cardanolid (**5**)
- Bufanolid (**6**)

9.2.1 Steroide mit aromatischem Ring A

Das **Estran** (**2**) verfügt über 18 C-Atome. Die Methyl-Gruppe in Position 13 ist β-ständig. Die Verknüpfung der Ringe im 5α-Estran (**2**) ist:
A/B *trans*, B/C *trans*, C/D *trans*.

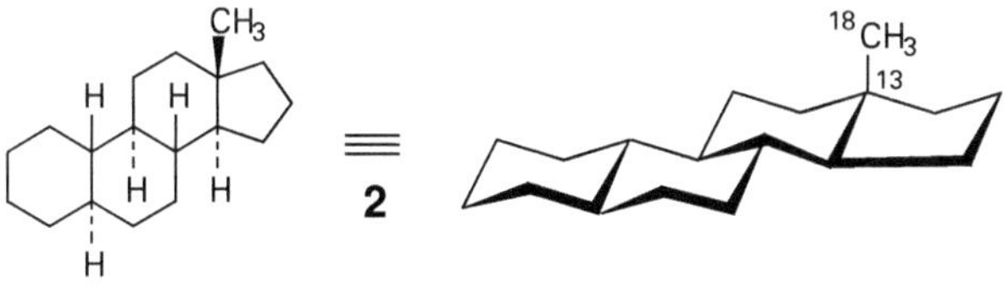

2

Vom Estran (**2**) leiten sich die folgenden, im Arzneibuch aufgeführten Arzneistoffe ab.

9

Polycarbocyclen

Estradiolbenzoat
17β-Hydroxyestra-1,3,5(10)-trien-3-yl-benzoat
[50-50-0]

Estrogen

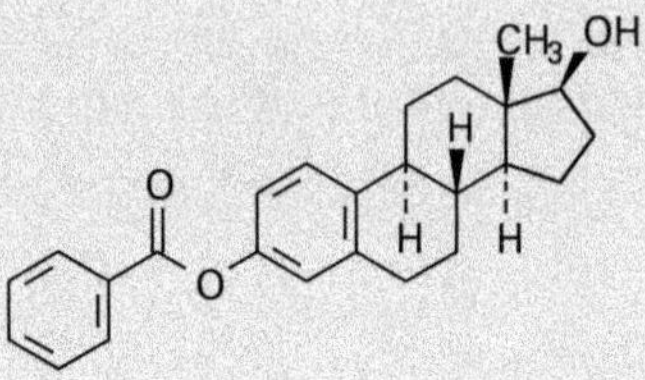

Ethinylestradiol
19-Nor-17α-pregna-1,3,5(10)-trien-20-in-3,17-diol
[57-63-6]

Estrogen

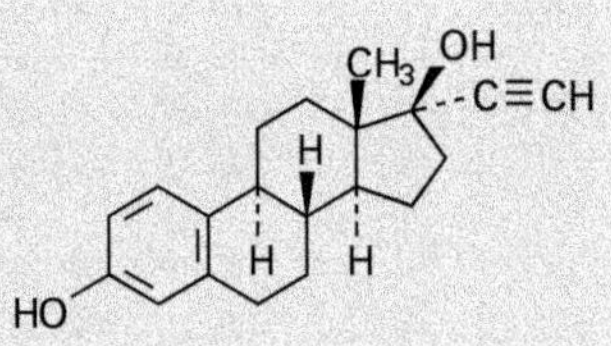

Mestranol
3-Methoxy-19-nor-17α-pregna-1,3,5(10)-trien-20-in-17-ol
[72-33-3]

Estrogen

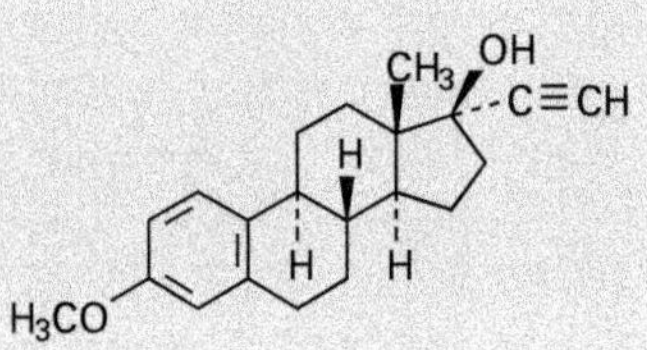

9.2.2 Steroide mit α,β-ungesättigter Carbonyl-Funktion in Ring A

Androstan (3) besitzt 19 C-Atome. Die beiden Methyl-Gruppen in den Positionen 10 und 13 sind β-ständig. Alle vier Ringe im 5α-Androstan (**3**) sind *trans*-verknüpft, sodass ein gestrecktes Molekül vorliegt.

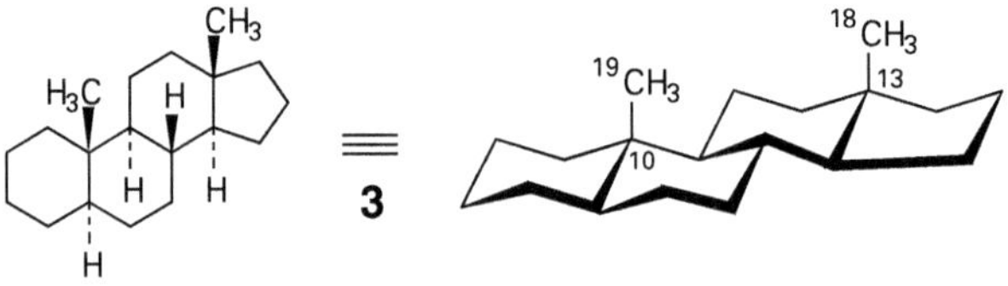

3

Vom 5α-Androstan leiten sich die im Folgenden beschriebenen Steroide mit α,β-ungesättigter Keton-Partialstruktur ab.

Levonorgestrel
13β-Ethyl-17β-hydroxy-18,19-dinor-17α-pregn-4-en-20-in-3-on
[797-63-7]

Gestagen

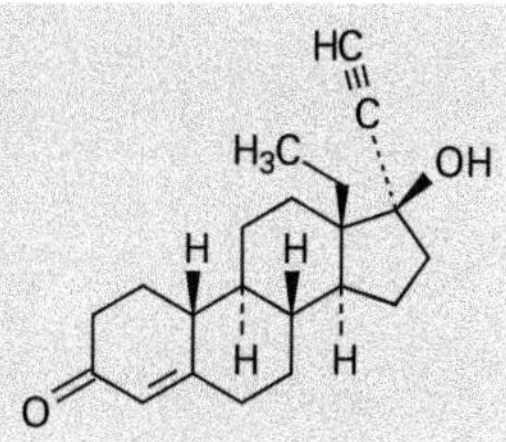

Lynestrenol
19-Nor-17α-pregn-4-en-20-in-17-ol
[52-76-6]

Gestagen

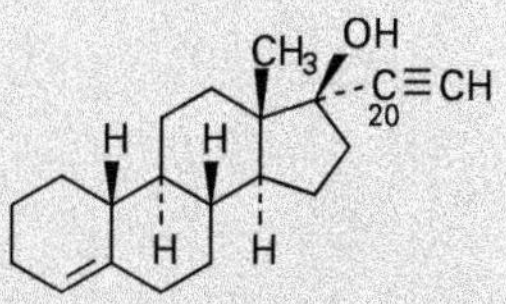

Methyltestosteron
17β-Hydroxy-17α-methylandrost–4-en-3-on
[58-18-4]

Androgen

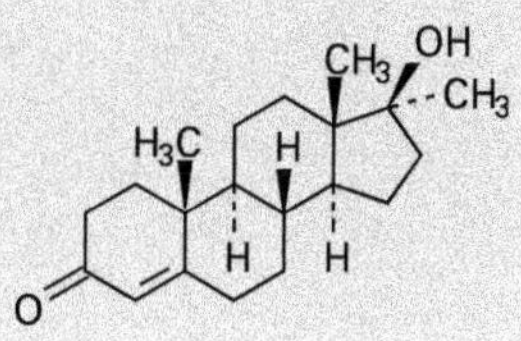

Norethisteron
17-Hydroxy-19-nor-17α-pregn-4-en-20-in-3-on
[68-22-4]

Gestagen

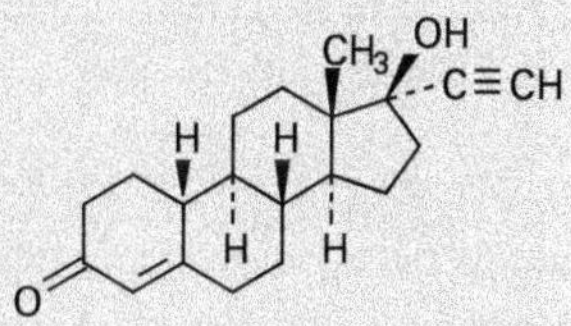

Norethisteronacetat
3-Oxo-19-nor-17α-pregn-4-en-20-in-17-ylacetat
[51-98-9]

Gestagen

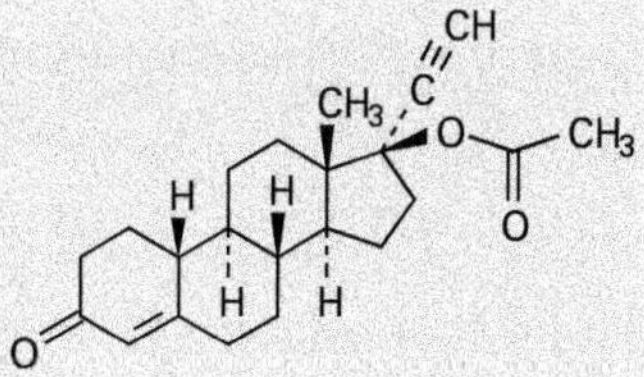

Norgestrel
rac-13β-Ethyl-17β-hydroxy-18,19-dinor-17α-pregn-4-en-20-in-3-on
[6533-00-2]

Gestagen

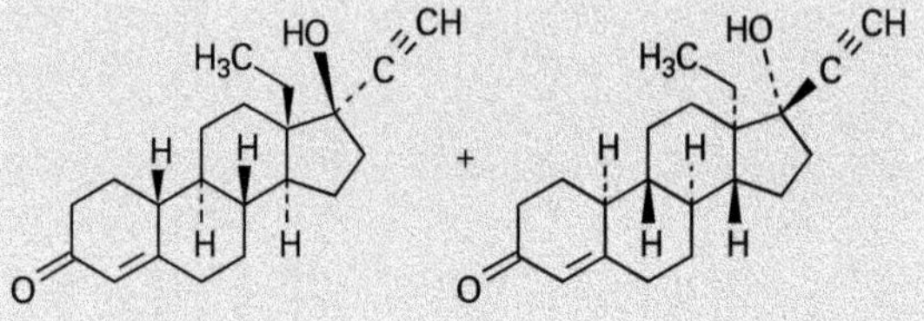

Testosteronpropionat
3-Oxo-androst-4-en-17β-yl-propionat
[57-85-2]

Androgen

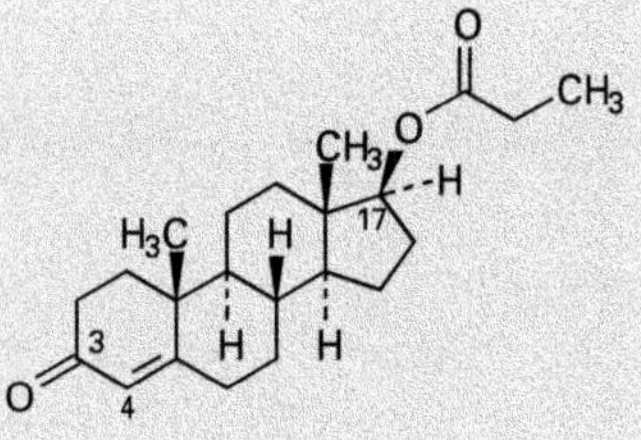

Testosteronenantat
3-Oxoandrost-4-en-17β-ylheptanoat
[315-37-7]

Androgen

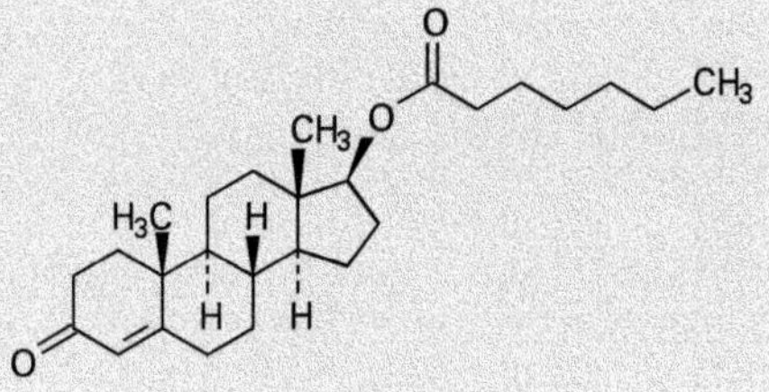

9.2.3 Steroide mit α,β-ungesättigter Carbonyl-Funktion in Ring A und α-Ketol-Gruppe oder Methylketo-Gruppe an C-17

Das **Pregnan** (**4**) enthält 21 C-Atome. Die Methyl-Gruppen in den Positionen 10 und 13 sind wiederum β-ständig. In Position 17 befindet sich eine β-ständige Ethyl-Gruppe. Die Ringverknüpfung im 5α-Pregnan (**4**) ist:

A/B *trans*, B/C *trans*, C/D *trans*.

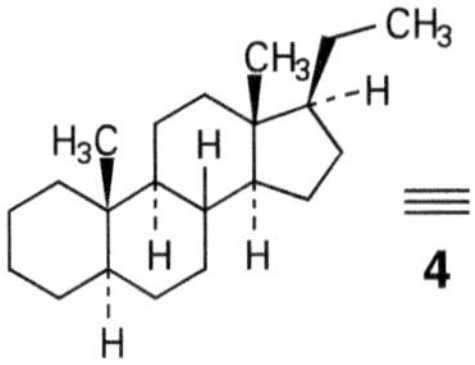

≡ **4**

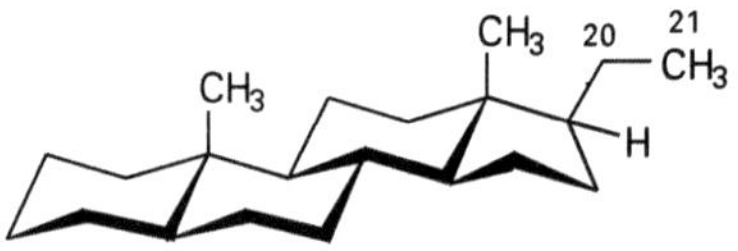

Die im Folgenden beschriebenen Arzneistoffe, nach Komplexität geordnet, leiten sich vom 5α-Pregnan (**4**) ab.

Beclometasondipropionat

9-Chlor-11β,17,21-trihydroxy-16β-methyl-pregna-1,4-dien-3,20-dion-17,21-dipropionat
[5534-09-8]

Glukokortikoid

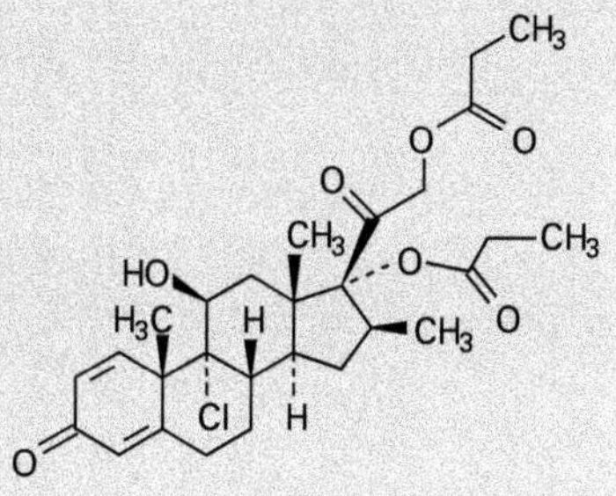

Betamethason

9-Fluor-11β,17,21-trihydroxy-16β-methyl-pregna-1,4-dien-3,20-dion
[378-44-9]

Glukokortikoid

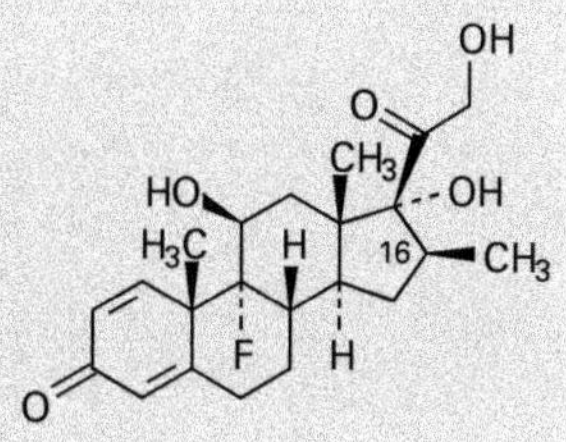

Betamethasonacetat

9-Fluor-11β,17-dihydroxy-16β-methyl-3,20-dioxopregna-1,4-dien-21-ylacetat
[987-24-6]

Glukokortikoid

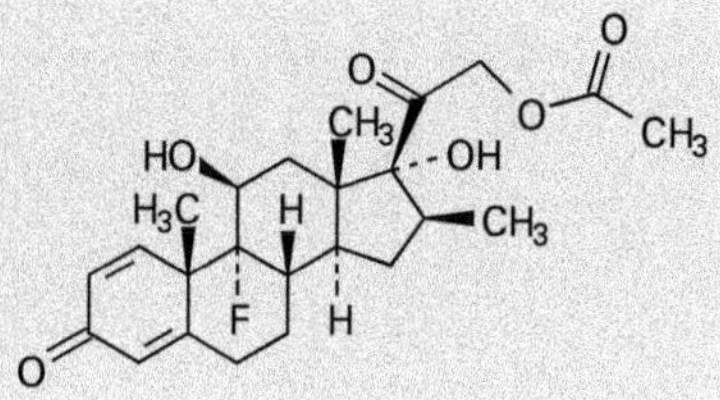

Betamethasondihydrogen-phosphat-Dinatrium

9-Fluor-11β,17-dihydroxy-16β-methyl-3,20-dioxopregna-1,4-dien-21-yl-dinatriumphosphat
[360-63-4]

Glukokortikoid

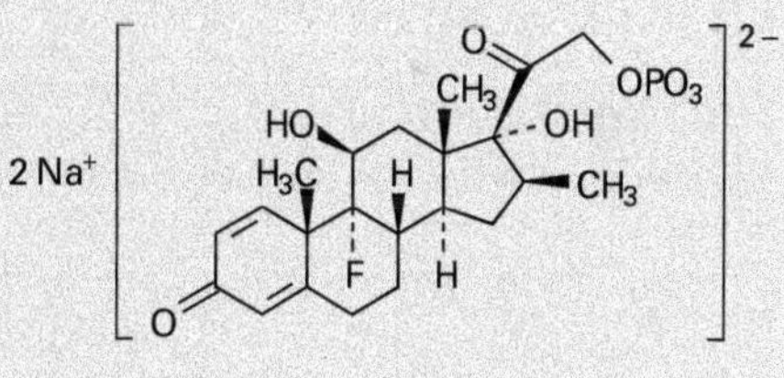

Betamethasondipropionat

9-Fluor-11β-hydroxy-16β-methyl-3,20-dioxo-pregna-1,4-dien-17,21-diyldipropionat.
[5593-20-4]

Glukokortikoid

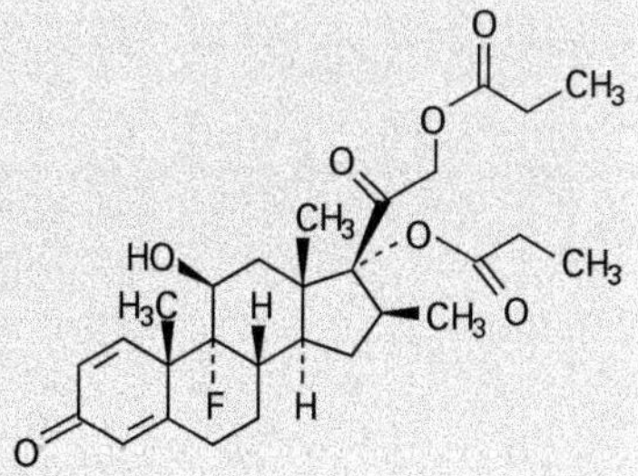

Betamethasonvalerat

9-Fluor-11β,21-dihydroxy-16β-methyl-3,20-dioxopregna-1,4-dien-17-ylpentanoat
[2152-44-5]

Glukokortikoid

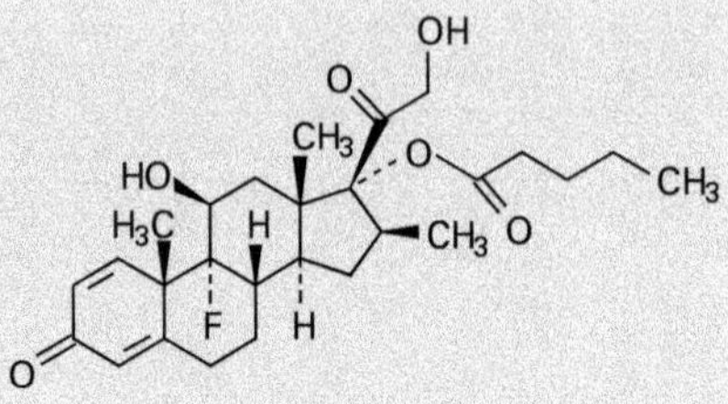

Budesonid

16α,17-[(1*RS*)-Butylidenbisoxy]-11β,21-dihydroxypregna-1,4-dien-3,20-dion
[51333-22-3]

Glukokortikoid

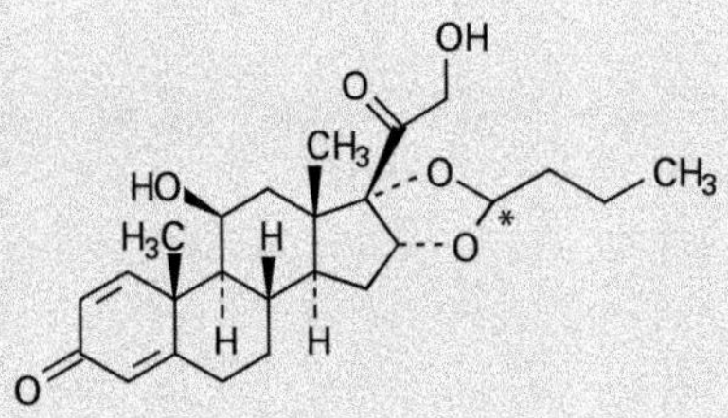

Clobetasonbutyrat

21-Chlor-9-fluor-16-β-methyl-3,11,20-trioxopregna-1,4-dien-17-ylbutanoat
[25122-57-0]

Glukokortikoid

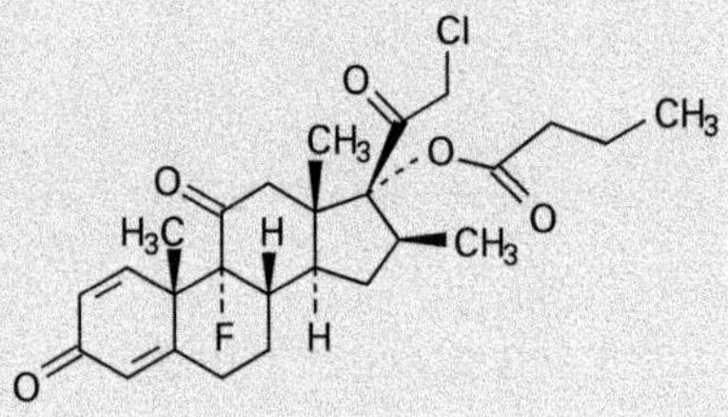

Cortisonacetat

17-Hydroxy-3,11,20-trioxo-pregn-4-en-21-ylacetat
[50-04-4]

Glukokortikoid

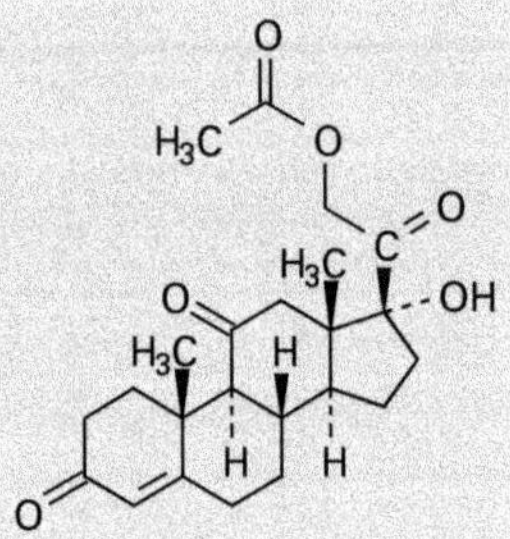

Cyproteronacetat

6-Chlor-3,20-dioxo-1β,2β-dihydro-3'*H*-cyclopropa[1,2]pregna-1,4,6-trien-17-ylacetat
[427-51-0]

Antiandrogen

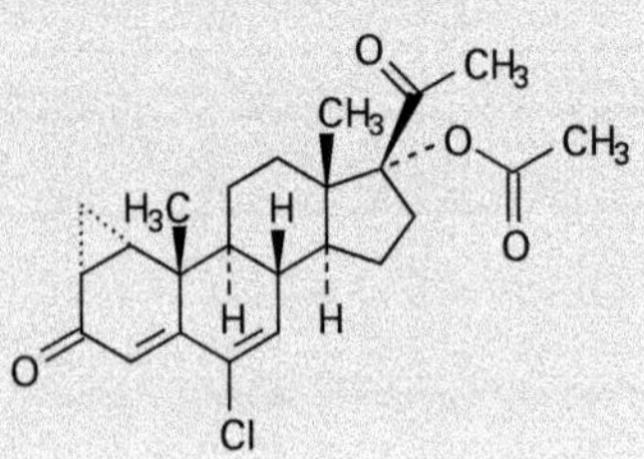

Desoxycortonacetat

3,20-Dioxopregn-4-en-21-ylacetat
[640-87-9]

Mineralkortikoid

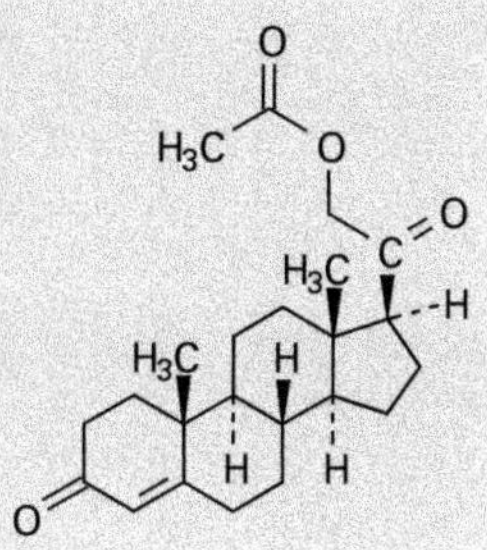

Dexamethason

9-Fluor-11β,17,21-trihydroxy-16α-methyl-pregna-1,4-dien-3,20-dion
[50-02-2]

Glukokortikoid

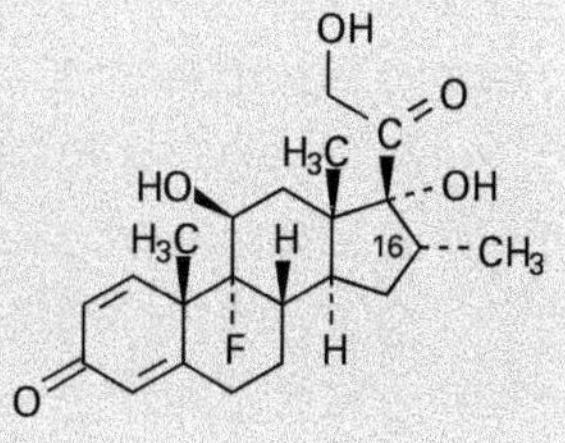

Dexamethasonacetat

9-Fluor-11β,17-dihydroxy-16α-methyl-3,20-dioxopregna-1,4-dien-21-ylacetat
[1177-87-3]

Glukokortikoid

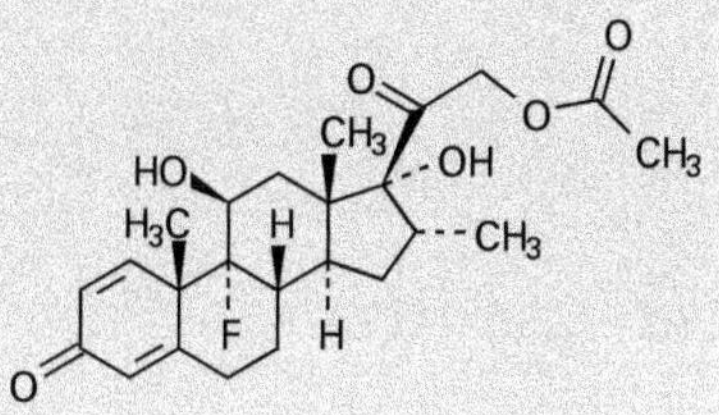

Dexamethasondihydrogen-phosphat-Dinatrium

9-Fluor-11β,17-dihydroxy-16α-methyl-3,20-dioxopregna-1,4-dien-21-yldinatriumphosphat
[312-93-6]

Glukokortikoid

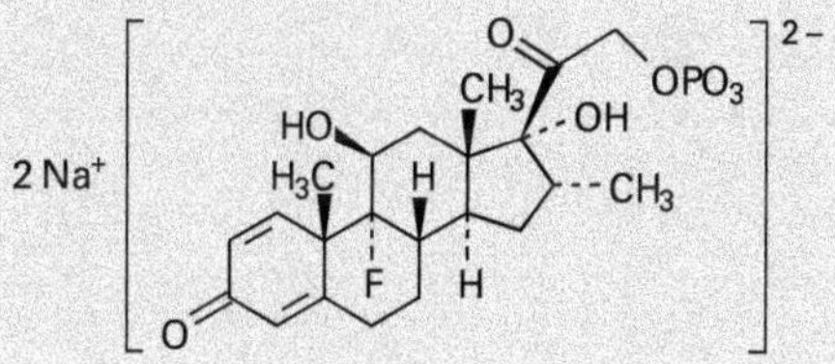

Fludrocortisonacetat

9-Fluor-11β,17-dihydroxy-3,20-dioxopregn-4-en-21-ylacetat
[514-36-3]

Mineralkortikoid

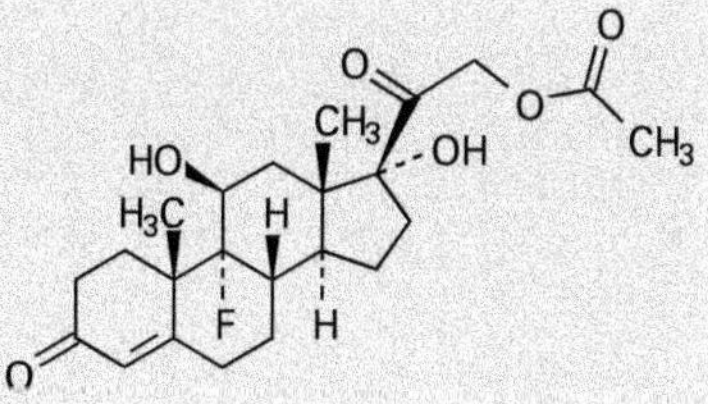

Fluocinolonacetonid

6α,9-Difluor-11β,21-dihydroxy-16α,17-(1-methylethyliden-dioxy-1,4-pregnadien-3,20-dion
[356-12-7]

Glukokortikoid

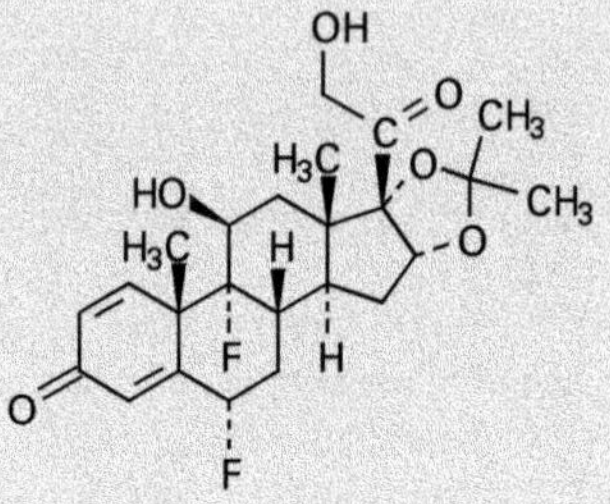

Hydrocortison

11β,17,21-Trihydroxypregn-4-en-3,20-dion
[50-23-7]

Glukokortikoid

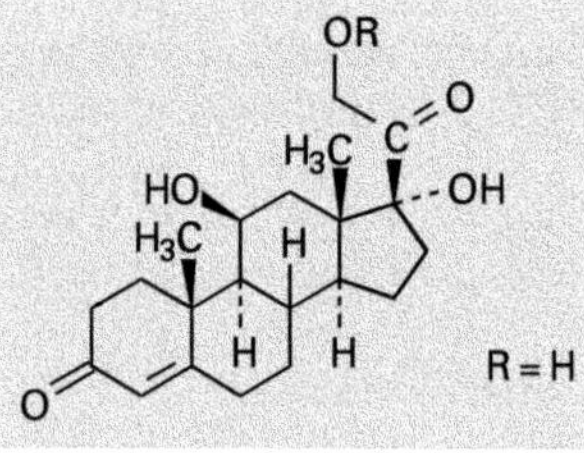

Hydrocortisonacetat

11β,17-Dihydroxy-3,20-dioxopregn-4-en-21-ylacetat
[50-03-3]

Glukokortikoid

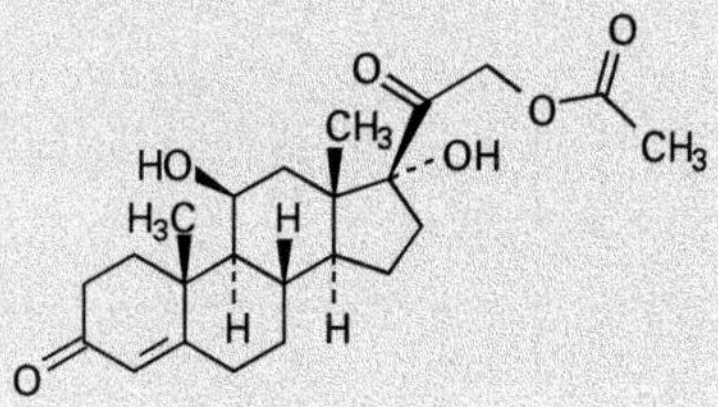

Hydrocortisonhydrogensuccinat

11β,17-Dihydroxy-3,20-dioxopregn-4-en-21-ylhydrogenbutandioat
[2203-97-6]

Glukokortikoid

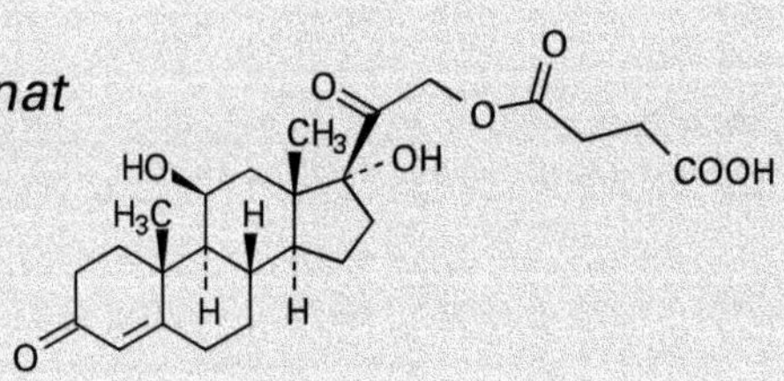

Medroxyprogesteronacetat

6α-Methyl-3,20-dioxopregn-4-en-17-ylacetat
[71-58-9]

Gestagen

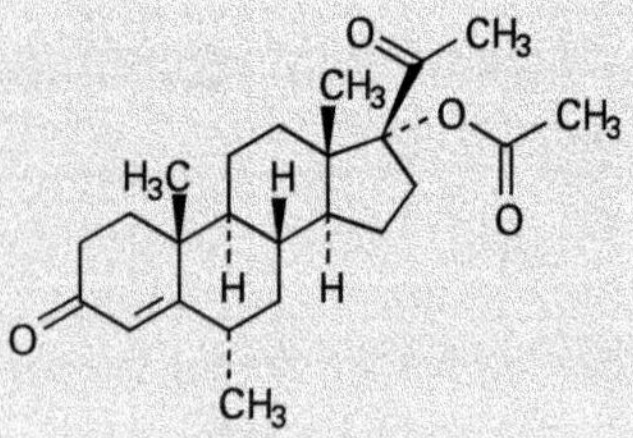

Methylprednisolon

11β,17,21-Trihydroxy-6α-methylpregna-1,4-dien-3,20-dion
[83-43-2]

Glukokortikoid

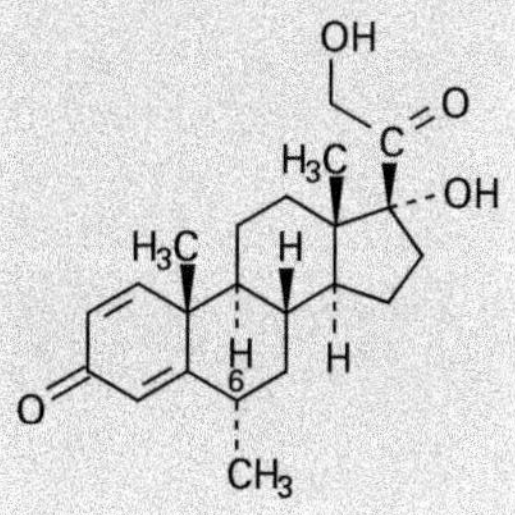

Methylprednisolonacetat

11β,17-Dihydroxy-6α-methyl-3,20-dioxopregna-1,4-dien-21-ylacetat
[53-36-1]

Glukokortikoid

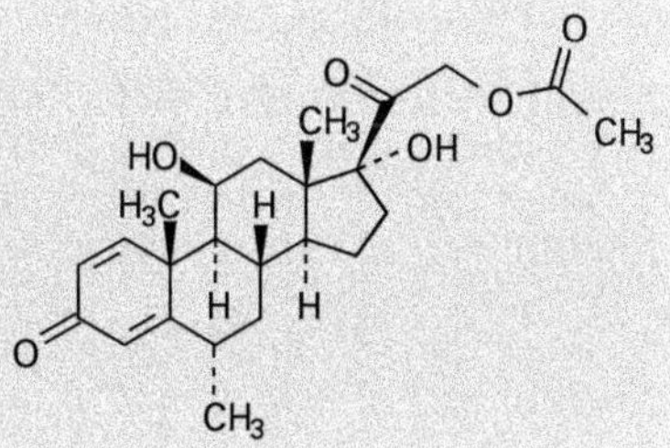

Methylprednisolon-hydrogensuccinat

4-[(11β,17-Dihydroxy-6α-methyl-3,20-dioxopregna-1,4-dien-21-yl)oxy]-4-oxobutansäure
[2921-57-5]

Glukokortikoid

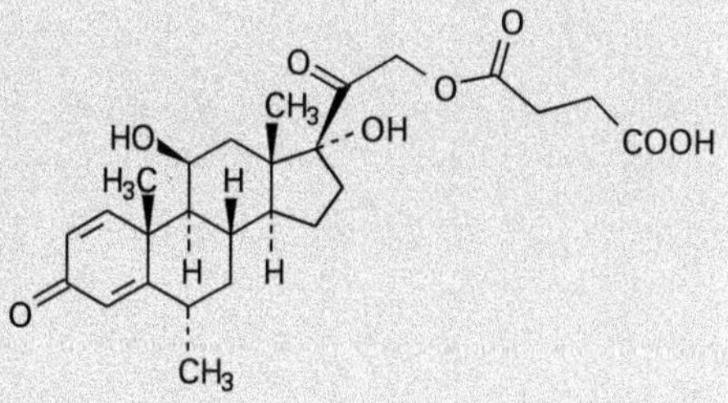

Prednisolon

11β,17,21-Trihydroxypregna-1,4-dien-3,20-dion
[50-24-8]

Glukokortikoid

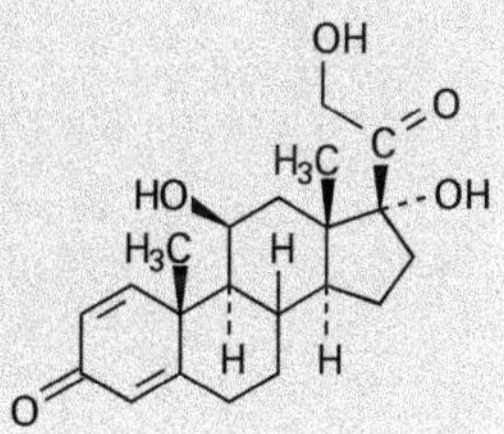

Prednison

17,21-Dihydroxypregna-1,4-dien-3,11,20-trion
[53-03-2]

Glukokortikoid

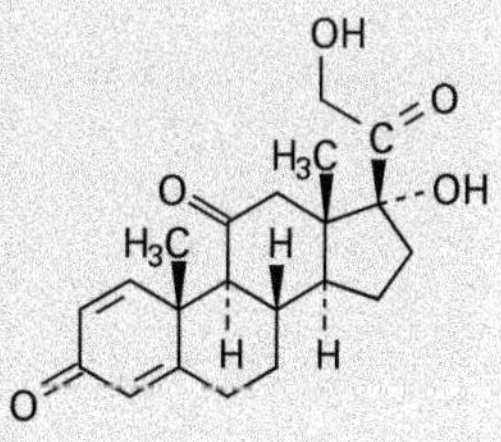

Prednisolonacetat

11β,17-Dihydroxy-3,20-dioxopregna-1,4-dien-21-ylacetat
[52-21-1]

Glukokortikoid

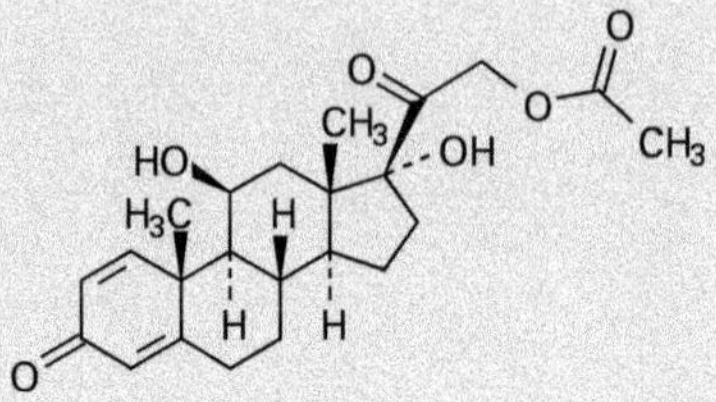

Prednisolondihydrogen-phosphat-Dinatrium

Dinatrium-11β,17-dihydroxy-3,20-dioxo-pregna-1,4-dien-21-yldihydrogen-phosphat
[302-25-0]

Glukokortikoid

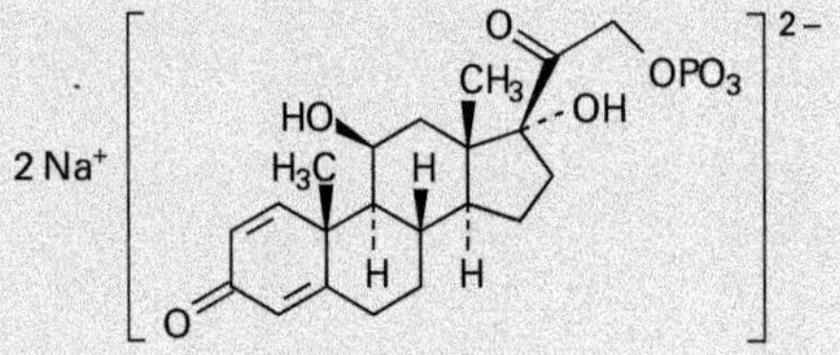

Prednisolonpivalat

11β,17-Dihydroxy-3,20-dioxopregna-1,4-dien-21-yl-2,2-dimethylpropanoat
[1107-99-9]

Glukokortikoid

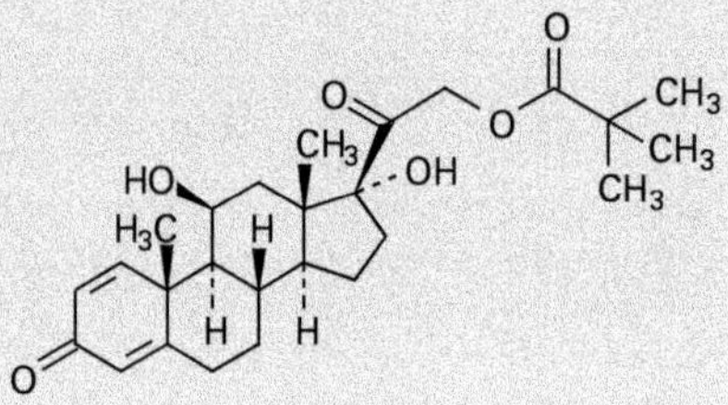

Progesteron

Pregn-4-en-3,20-dion
[57-83-0]

Gestagen

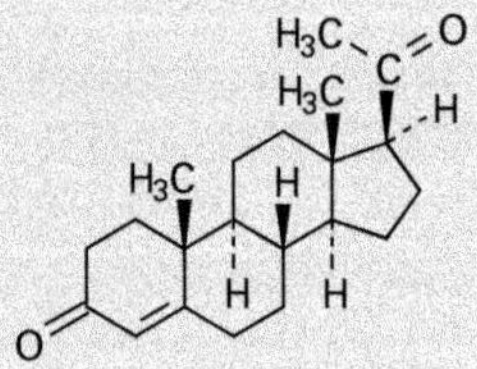

Triamcinolonacetonid

9-Fluor-11β,21-dihydroxy-16α,17-1-methyl-ethylidendioxypregna-1,4-dien-3,20-dion
[76-25-5]

Glukokortikoid

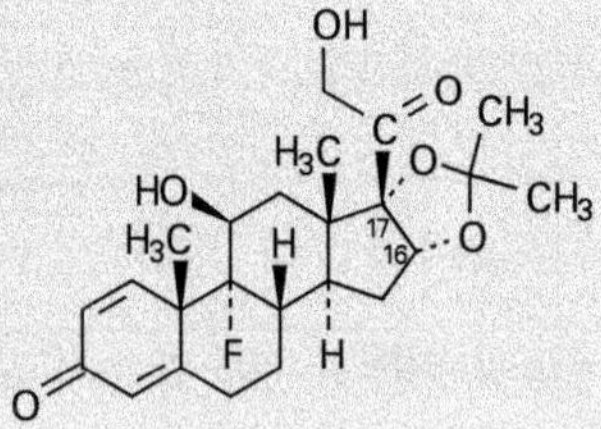

Triamcinolonhexacetonid
9-Fluor-11β-hydroxy-16α,17-(1-methyl-ethylidendioxy)-3,20-dioxopregna-1,4-dien-21-yl-3,3-dimethylbutanoat
[5611-51-8]

Glukokortikoid

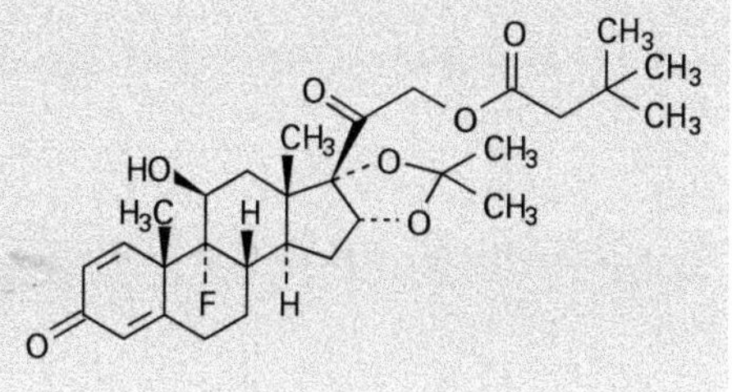

9.2.4 Cardanolide und Bufanolide

Das **Cardanolid** (**5**) weist in Position 17 einen γ-Lacton-Ring auf, der bei den Cardenoliden eine Doppelbindung von C-20 nach C-22 besitzt.

Die Ringverknüpfung im 5β,14β-Cardanolid (**5**) ist:

A/B *cis*, B/C *trans*, C/D *cis*.

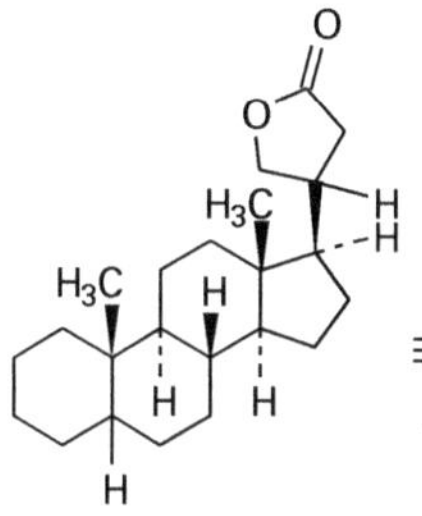

≡ **5**

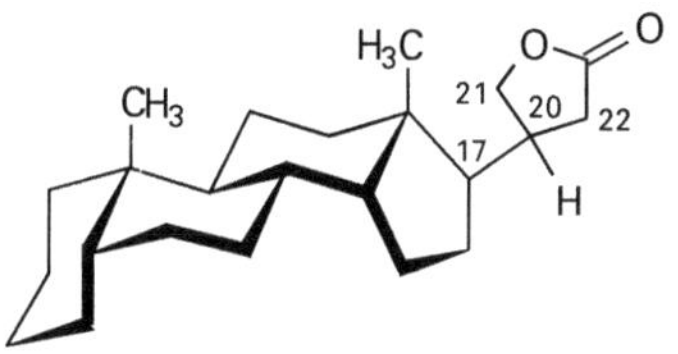

Hierher gehören u.a.:

- Digitoxin,
- Digoxin,
- Lanatosid C,
- g-Strophanthin.

Das **Bufanolid** (**6**) besitzt in Position 17 einen δ-Lacton-Ring, der in den herzwirksamen Bufadienoliden zwei Doppelbindungen aufweist.

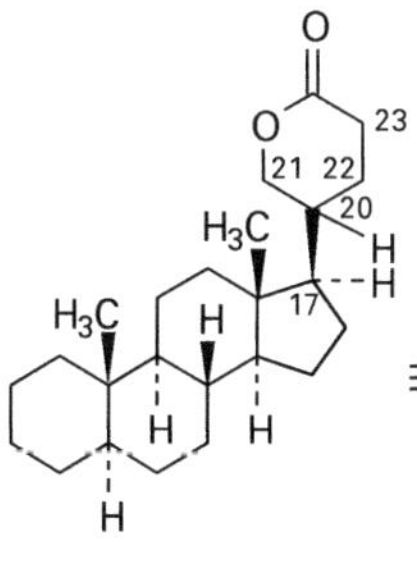

≡ **6**

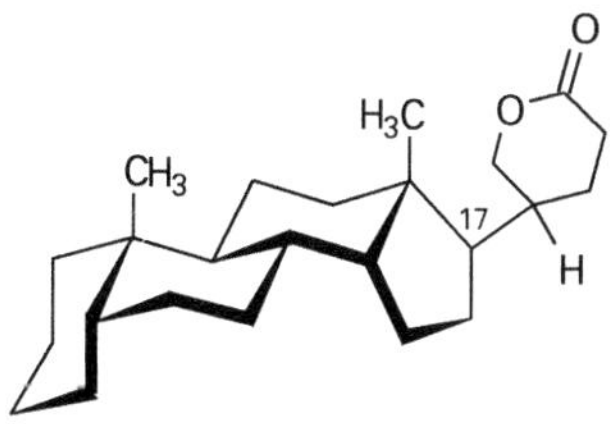

Die Ringverknüpfung im 5β,14β-Bufanolid (**6**) ist:

A/B *cis*, B/C *trans*, C/D *cis*. Näheres zu Cardanoliden und Bufanoliden s. Abschnitt 9.2.6.

9.2.5 Ring-Analytik der Steroide

Zu besseren Übersicht werden nachfolgend wichtige Verfahren der Steroid-Analytik, gegliedert nach den Ringen A bis D, vorgestellt.

Ring-A-Analytik

Die Analytik im Ring A ohne Derivatisierung bezieht sich auf das UV-spektroskopische Verhalten. Die UV-Messung kann sowohl zur Charakterisierung als auch zur quantitativen Bestimmung herangezogen werden.

Nach ihrem Verhalten im ultravioletten Spektralbereich kann man die Steroide in drei Gruppen unterteilen:

1. Estrogene vom Typ I, die sich als Phenole von anderen substituierten Phenolen wenig unterscheiden. $\lambda_{max} \sim 281$ nm.

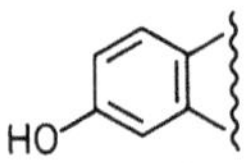

I

2. 3-Ketosteroide vom Typ II, die über eine Enon-Gruppierung verfügen, d.h. α-,β-ungesättigte Ketone darstellen. Sie absorbieren im Bereich von 239 bis 244 nm und zeigen eine schmale Bande mit Maximum bei 240 nm. Oberhalb von 275 nm ist keine Absorption mehr festzustellen.

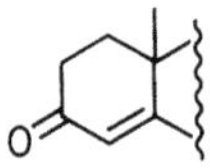

II

3. Steroide vom Typ III mit einer Dienon-Struktur zeigen ein Maximum bei 238 nm, mit einem verbreiterten Bandenfuss, der zum Langwelligen hin gerichtet ist.

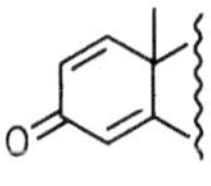

III

Estradiol (**7**) und Derivate wie z.B. der Phenolester Estradiolbenzoat (**8**) können auch über ihre Phenol-Eigenschaften als Kupplungskomponente in einer Farbreaktion identifiziert werden.

Durch alkalische Hydrolyse entstehen aus Estradiolbenzoat (**8**) nach dem Ansäuern Estradiol (**7**) und Benzoesäure (**9**). Beim Versetzen einer alkalischen Lösung von (**7**) mit diazotierter Sulfanilsäure bildet sich eine tiefrote Färbung aus. Da im Estradiol **7** die *p*-Stellung besetzt ist, kann eine Kupplung nur in 2- bzw. 4-Stellung stattfinden. Nach statistischen Gesichtspunkten sollten zwei stellungsisomere Azo-Farbstoffe gebildet werden. Die Kupplung findet überwiegend (90%) in Position 4 statt, was zur Bildung des Azo-Farbstoffes **10** führt.

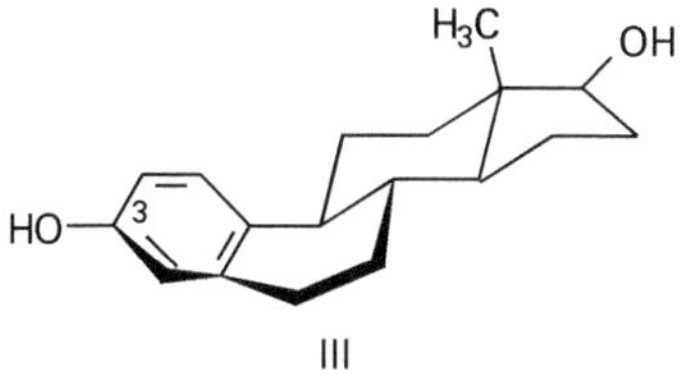

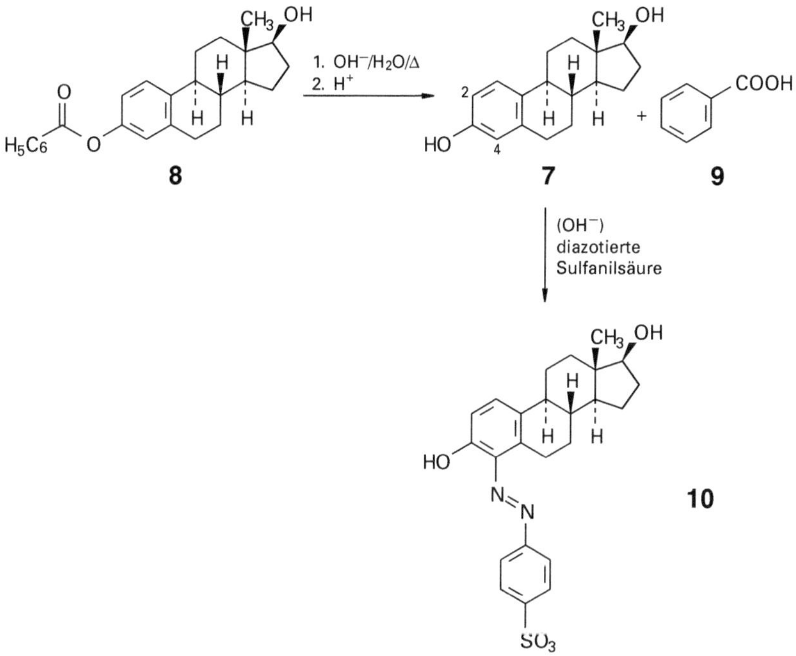

Als analytische Reaktion, die bei den Typen II und III möglich ist, sei die INH-Methode (**Umberger-Reaktion**) genannt. Sie leistet gute Dienste, wenn die direkte UV-Messung bei 240 nm, z.B. in verunreinigten oder farbigen Lösungen, nicht möglich ist. Hierzu wird mit Isonicotinsäurehydrazid (INH, **11**) umgesetzt, wodurch aus Typ II und III die fluoreszierenden Hydrazone **12** und **13** entstehen, die bei 380 bzw. 405 nm ein Absorptionsmaximum besitzen.

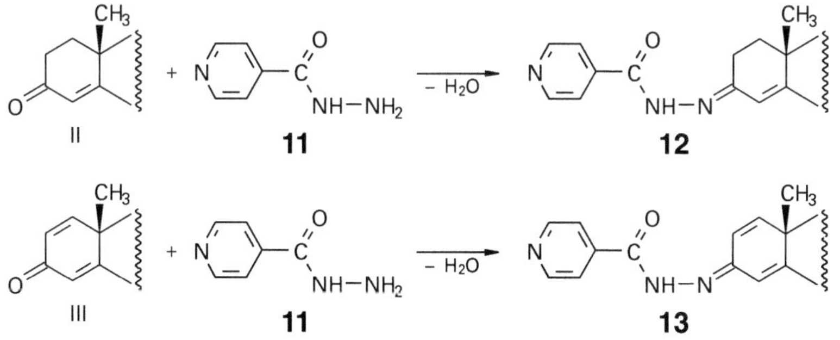

Photodimerisierungen im Feststoff sind bei Steroidhormonen verschiedentlich beschrieben worden. Die Reaktionsprodukte sind strukturabhängig. *Della Greca* u. Mitarb. (2002) beschrieben eine ungewöhnliche Dimerisierungsreaktion bei Methyltestosteron (Formel s. S. 413), da es zu einer A-A-Verknüpfung der Ringe und Ausbildung eines Dienon-Systems kommt.

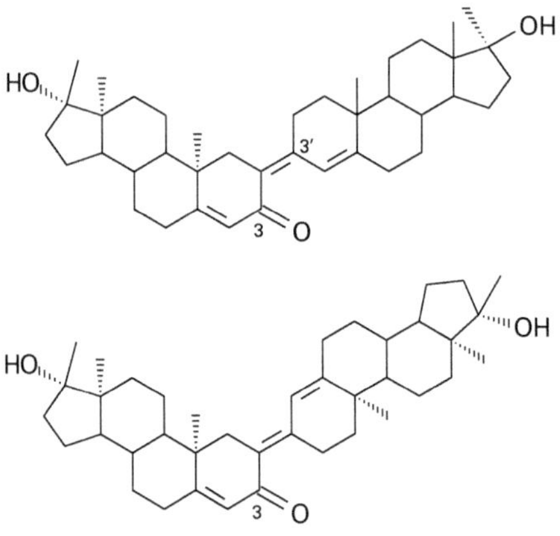

Ring-B-Analytik

Die analytischen Möglichkeiten am **Ring B** beschränken sich auf den Fluor-Substituenten, d.h. die Partialstrukturen IV und V. Es ist möglich, mit Chrom-Schwefelsäure Fluor abzuspalten und das gebildete Fluorid auf bekannte Weise zu charakterisieren.

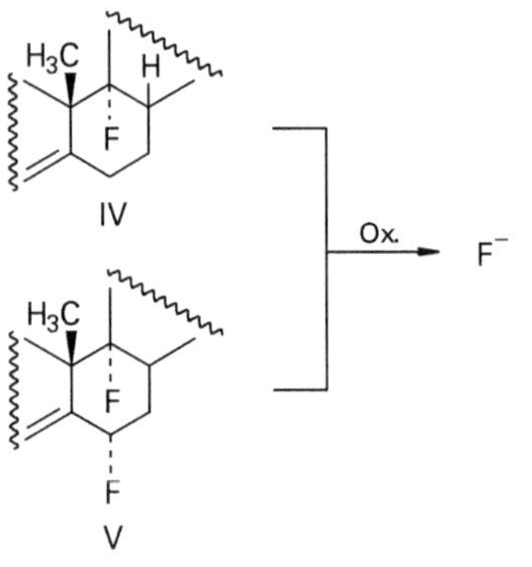

Ring-C-Analytik

Im **Ring C** kann an Position 11 entweder eine Hydroxy-Gruppe oder eine Keto-Gruppe vorhanden sein. Verbindungen, die über eine Hydroxy-Gruppe verfügen, ergeben mit konzentrierter Schwefelsäure eine relativ charakteristische Färbung. Carbonyl-Verbindungen reagieren unter diesen Bedingungen nicht. Der Mechanismus ist allerdings nicht geklärt.

Reaktivität und Stabilität von Ketol-Steroiden

17-Ketol-Steroide sind aufgrund der Substituenten am Ring **D** oxidationsempfindliche Substanzen. Sie verfügen alle am C-Atom 17 über eine β-ständige α-Ketol-Struktur (α-Hydroxyketon) VI, zum Teil unter Einbeziehung des Ring-C-Atoms 17 über eine Dihydroxyaceton-Partialstruktur VII.

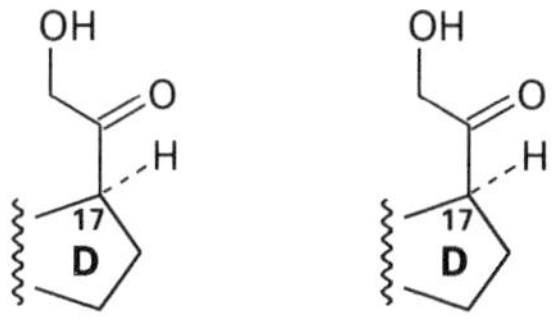

VI VII

- Die Seitenkette an C-17 kann anaerob und aerob verändert werden. Das Ketol VII lagert sich über das Endiol **14** in das Aldol **15** um, das in einer Retro-Aldol-Reaktion zum Keton **16** abgebaut wird.

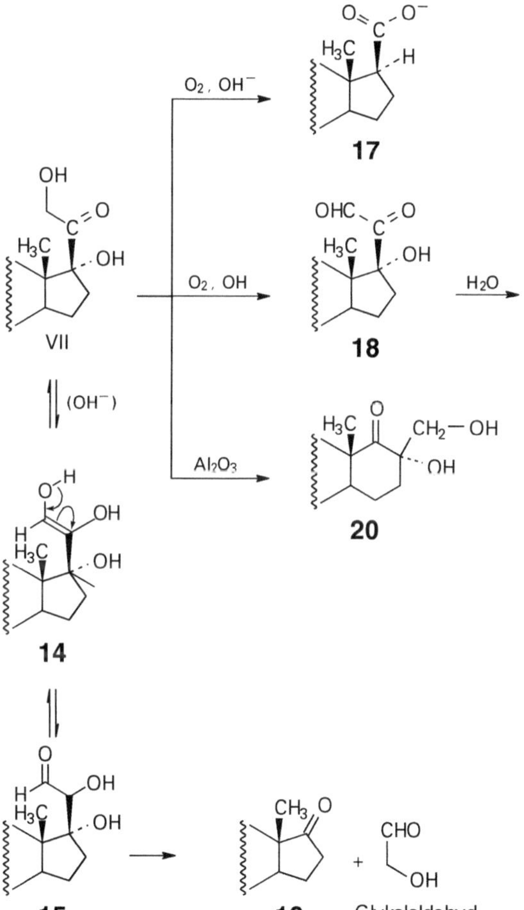

- In alkalischem Milieu wird durch Einwirkung von Sauerstoff das Dihydroxyaceton-Derivat VII oxidativ nach Art einer Glykol-Spaltung zu einem Hydroxyaldehyd abgebaut, der intramolekular zum Carbonsäure-Anion **17** umlagert.

Weiterhin kann oxidativer Angriff am C-21 erfolgen, unter Bildung des Glyoxal-Derivates **18,** das in saurem Milieu unter Wasseranlagerung zur Hydroxysäure **19** umlagert.

Bei der Chromatographie an Aluminium-Säulen werden Steroide, die in Position 17 eine Ketol-Funktion tragen, in sogenannte D-Homoketone umgewandelt. Auf diese Weise kann aus VII das ringerweiterte Keton **20** entstehen.

Bekannt sind auch photochemische Ringerweiterungen, besonders bei Verbindungen des Typs mit einer Dienon-Struktur.

Ring-D-Analytik

Verbindungen mit der Partialstruktur VI, beispielsweise Desoxycorton, lassen sich mit Natriumborhydrid zu Glykolen **21** reduzieren und bei anschließender Einwirkung von Bismutat zu den Aldehyden **22** abbauen (**Norymberski-Reaktion**).

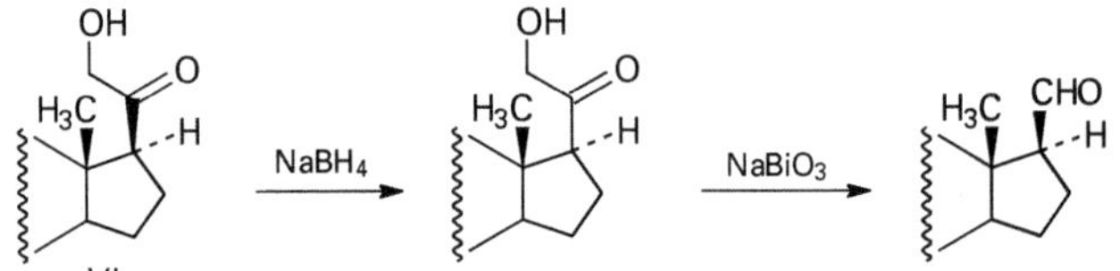

VI **21** **22**

Verbindungen des Typs **22** kann man mit Benzolsulfohydroxamsäure (**23**) und Eisen(III)-Ionen zu einem Hydroxamat-Komplex umsetzen. Dabei wird das Reagenz **23** in alkalischer Lösung zur Benzolsulfinsäure (**24**) und HNO (**25**) abgebaut, das die Carbonyl-Gruppe in **22** nucleophil angreift. Es entsteht die Hydroxy-nitroso-Verbindung **26,** die über das Hydroxyoxim **27** mit der Hydroxamsäure **28** in einem tautomeren Verhältnis steht. Die Hydroxamsäure ermöglicht dann die bekannte Komplexbildung mit Eisen(III)-Ionen. Das Maximum solcher Verbindungen liegt im UV/VIS bei 520 nm.

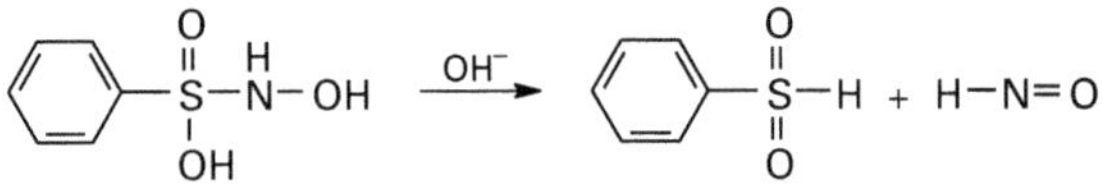

23 **24** **25**

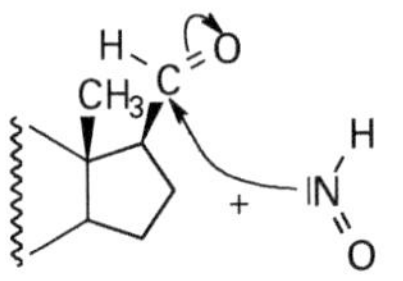

22 **25**

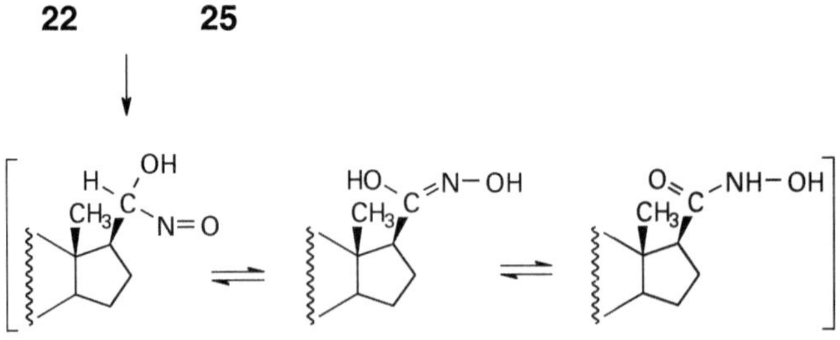

26 **27** **28**

Derivate mit der Partialstruktur VII lassen sich mit Natriumperiodat oder Bismutat oxidativ zwischen C-Atom 20 und C-Atom 21 spalten. Bei Einwirkung von Periodat entsteht über das Hydrat **29** die Hydroxycarbonsäure **30** und Formaldehyd, der z.B. mithilfe der Chromotropsäure-Reaktion photometrisch erfasst werden kann.

Die weitere Einwirkung der Oxidationsmittel liefert unter Abspaltung von Kohlendioxid und Wasser das Keton **31,** das mit *m*-Dinitrobenzol und Alkali ein farbiges *Meisenheimer*-Salz bildet und kolorimetrisch bestimmt werden kann.

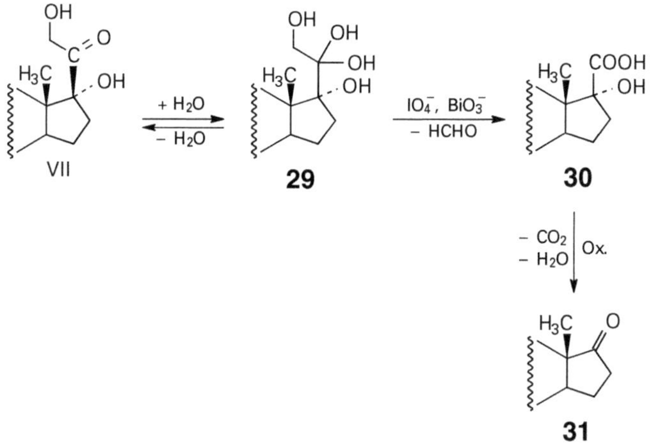

Aufgrund der α-Ketol-Struktur (Partialstruktur VI oder VII) reagieren alle Kortikosteroide mit Triphenyltetrazoliumchlorid (TTC) (**33**) oder Derivaten in alkalischer Lösung.

α-Ketole VI stehen im Gleichgewicht mit der zugehörigen Endiol-Form **32,** die durch TTC (**33**) zum 1,2-Ketoaldehyd **34** oxidiert wird. Durch intramolekulare *Cannizzaro*-Reaktion kann der Ketoaldehyd **34** teilweise in die Hydroxysäure **36** umgewandelt werden. **33** geht dabei in das rote Triphenylformazan (TF) (**35**) über, wobei reduktiv der Heterocyclus geöffnet wird. Diese Farbreaktion lässt sich zur kolorimetrischen Gehaltsbestimmung von Ketolsteroiden heranziehen und wird vom Ph.Eur. nur noch für Beclometasondipropionat vorgeschrieben. Die Absorptionen der Untersuchungslösung, z.B. bei Betamethason und Betamethason CRS, werden im Absorptionsmaximum bei 485 nm gemessen und der Gehalt an Betamethason mithilfe der Absorptionen und Konzentrationen der Lösungen errechnet.

Die TTC-Methodik ist sehr störanfällig gegenüber Einflüssen wie Licht, Sauerstoff, Temperatur und Änderungen in der Reagenzzugabe. So tritt z.B. bei Belichtung Photodisproportionierung von TTC zu TF (**35**) und dem ringgeschlossenen Photo-TTC (**37**) ein.

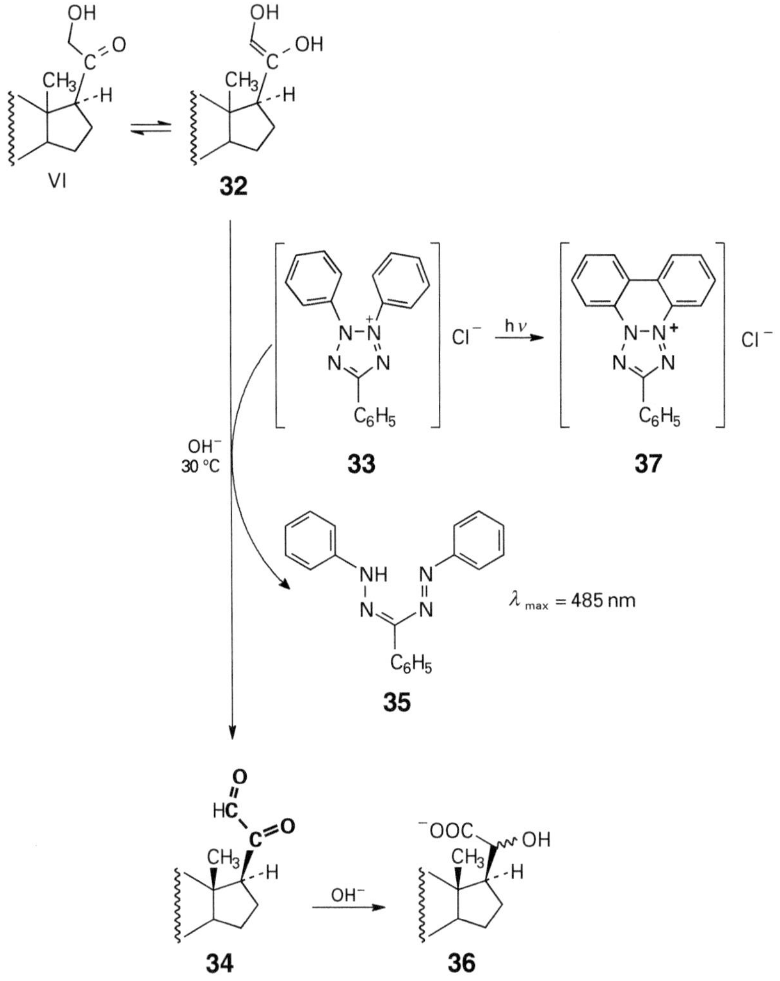

Bei Anwendung der TTC-Reaktion muss zur quantitativen Bestimmung in Anwesenheit eines Schutzgases wie sauerstofffreiem Stickstoff gearbeitet werden, da sonst keine reproduzierbaren Ergebnisse erhalten werden. Weiterhin hängt die Formazan-Bildung von der Dauer der Einwirkung der Base, z.B. Tetramethylammoniumhydroxid, ab.

Vorteile bietet die Verwendung von Tetrazolblau (**38**), das unter den angewendeten Reaktionsbedingungen weniger lichtempfindlich, d.h. stabiler ist.

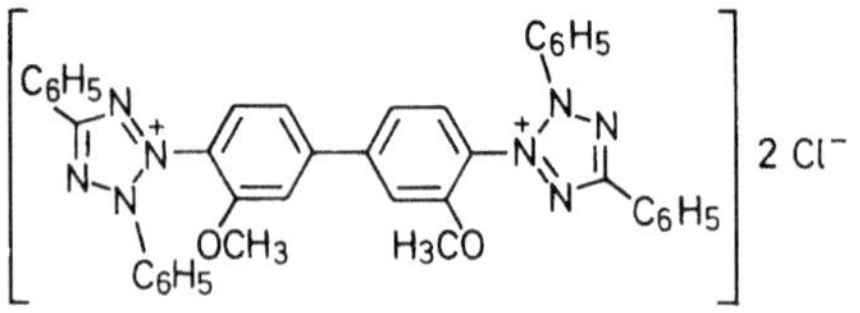

38

Das europäische Arzneibuch verwendet Tetrazolblau (**38**) zum Nachweis von reduzierenden Substanzen (Antioxidanzien) bei Ergocalciferol.

Verbindungen mit der Partialstruktur VII geben eine positive **Porter-Silver-Reaktion**, die zur Identifizierung von Betamethason und Dexamethason herangezogen wird.

Beim Versetzen einer ethanolischen Lösung von Dexamethason mit Phenylhydrazin und Schwefelsäure unter Erwärmen tritt eine gelbe Färbung mit einem Maximum bei 410–420 nm auf.

Zunächst findet im Sauren eine *Mattox*-Umlagerung statt, die mit der Protonierung von VII und Abspaltung von Wasser zu **39** beginnt und über die Zwischenstufen **40** und **41** zu **42** führt. Der Aldehyd **42** kondensiert nun mit Phenylhydrazin (**43**) zum Phenylhydrazon **44,** das im Sauren zum resonanzstabilisierten Kation **45** protoniert wird.

Nach neueren Untersuchungen entsteht mit Betamethason nicht das Hydrazon vom Typ **44,** sondern das Ketol **46.**

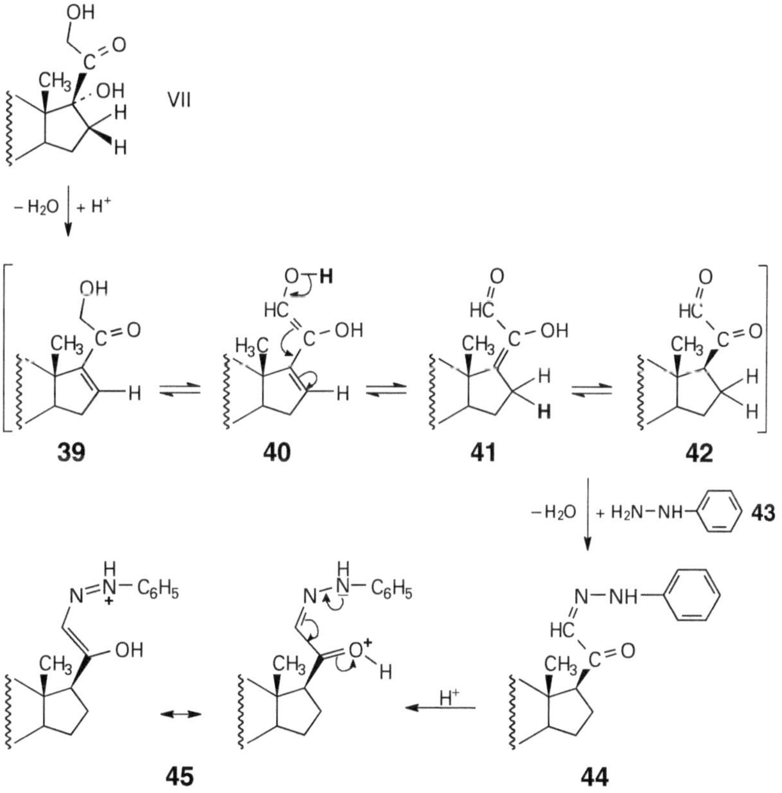

Die gefundene Lichtabsorption bei 450 nm soll auf ein Reaktionsprodukt aus Betamethason bzw. **46** mit Schwefelsäure zurückgehen.

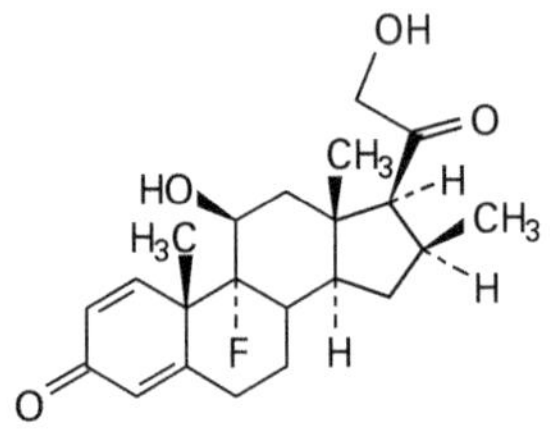

46

Im Betamethasonvalerat (Formel s. S. 416) ist die 17-Hydroxyl-Gruppe mit Valeriansäure verestert. Es findet häufig Anwendung in Zubereitungen für die Dermatologie. Dabei wird nicht beachtet, dass die Substanz ein Stabilitätsoptimum bei pH 3,5 hat. Zubereitungen mit Salicylsäure erniedrigen den pH-Wert auf 2. Dadurch kommt es zur Umesterung zum 21-Valerat. Das Isomer besitzt nur noch 15% der Wirksamkeit des 17-Valerats. Einen Kompromiss zwischen Stabilität und Wirksamkeit bietet das Arbeiten bei pH 4,2 (*Wolf, Keller,* 2004).

Steroide mit einer Ethinyl-Gruppierung an C-17 (Partialstruktur VIII) lassen sich mit Natronlauge ($0{,}1\ mol \cdot l^{-1}$) in Gegenwart von Silber-Ionen titrieren.

Man nutzt die Eigenschaften der Ethinyl-Gruppe aus, mit Metallsalzen Acetylide zu bilden. Mit zunehmendem s-Charakter der Kohlenstoff-Bindung werden die C-Atome elektronegativer. Gegenüber einem sp^3- und sp^2-hybridisierten C-Atom ist die Elektronegativität des C-Atoms in der Acetylen-Gruppierung zunehmend, wodurch auch die CH-Acidität so anwächst, dass beispielsweise Metallsalze, sogenannte Acetylide (= Carbide) gebildet werden können. pK_S von Acetylen ~ 25.

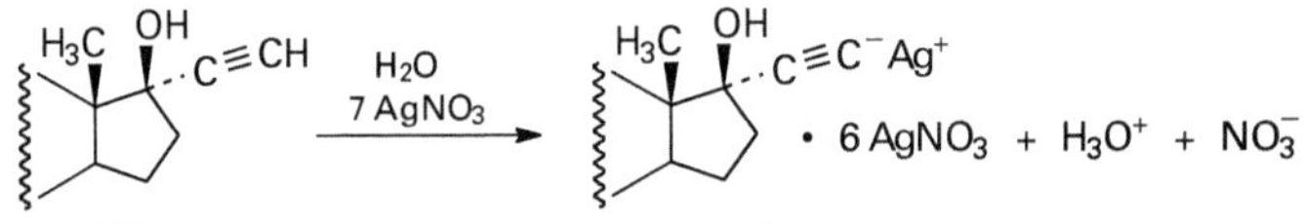

VIII **47**

Nach Ph.Eur. werden die offizinellen 17-Ethinyl-steroide in Tetrahydrofuran gelöst und nach Versetzen mit einer Silbernitrat-Lösung mit Natronlauge ($0{,}1\ mol \cdot l^{-1}$) titriert. Der Endpunkt wird potentiometrisch bestimmt. Bei der Bestimmung bilden sich ein löslicher Komplex **47** aus Silberacetylid und 6 Mol Silbernitrat sowie Protonen, die mit Lauge erfasst werden.

Zur **Identifizierung** von Steroidhormonen schreibt Ph.Eur. neben der Anfertigung eines IR-Spektrums und Farb- bzw. Fluoreszenz-Reaktionen die Dünnschichtchromatographie an Kieselgel G vor. Gleichzeitig wird auch auf Neben- und Zersetzungsprodukte geprüft.

Am Beispiel Ethinylestradiol soll das Vorgehen kurz erläutert werden:

Auf die Platte werden aufgetragen je 5 µl

- Untersuchungslösung ≙ 0,1% Ethinylestradiol
- Referenzlösung ≙ 0,1% Ethinylestradiol CRS

Nach Entwicklung in einem Laufmittelgemisch aus Ethanol: Toluol = 1:9 wird die DC-Platte 10 Minuten bei 110 °C getrocknet und mit 35%iger ethanolischer Schwefelsäure angesprüht. Dann wird nochmals 10 Minuten bei 110 °C getrocknet. Die Auswertung erfolgt in UV-Licht bei 365 nm.

Der mit der Untersuchungslösung erhaltene Hauptfleck muss in Bezug auf Lage, Farbe, Fluoreszenz und Größe dem mit der Referenzlösung erhaltenen Hauptfleck entsprechen.

Beim Nacharbeiten der Identität Prednisolon der Ph. Eur. 4 fielen folgende Ungereimtheiten auf:

Ident. C: schreibt eine zweifache DC vor. Dabei zeigte sich, dass als Zersetzungsprodukt bei der 2. Chromatographie immer auch Hydrocortison entstand.

Ident. D: Einem Offizinapotheker fiel beim Nacharbeiten der Prüfvorschrift* auf, dass alle Farbwechsel und Fluoreszenzen bis auf die gelbe Fluoreszenz bei 365 mm auftraten. War die Identitätsprüfung positiv oder nicht? Eine Nachuntersuchung führte zu folgendem Ergebnis: Bei hochreinem Prednisolon bleibt die Fluoreszenz aus, mit Hydrocortison verunreinigte Chargen gaben die Fluoreszenz.

Bei einer Revision der Monographie wird Ident. C geändert, Ident. D fällt weg (*Eger* u. Mitarb., eigene Untersuchungen 2002).

Reinheitsprüfung

Verwandte Substanzen. Per HPLC, z. B. auf 17β-Ethinylestradiol (A), 9,10-Didehydroethinylestradiol (B) und Estron (C).

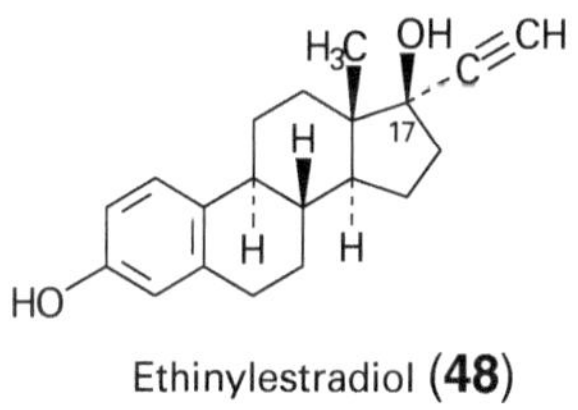

Ethinylestradiol **(48)**

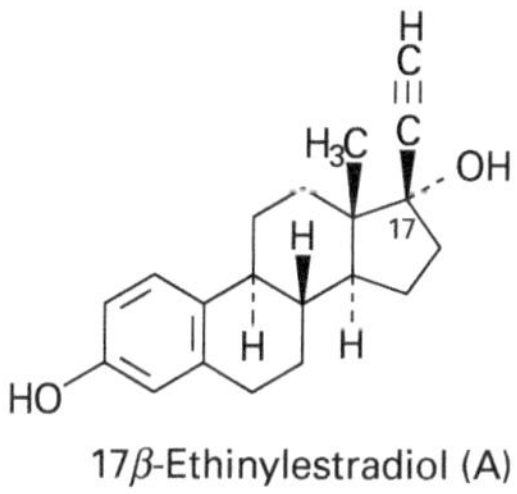

17β-Ethinylestradiol (A)

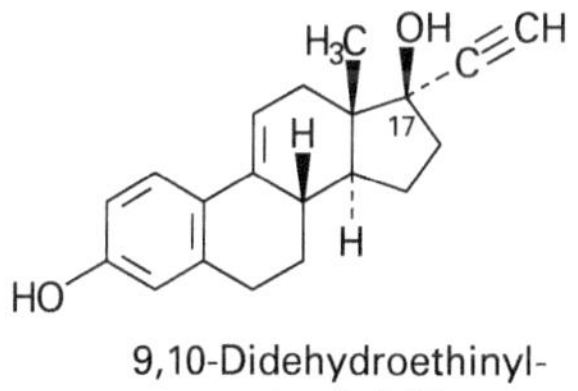

9,10-Didehydroethinylestradiol (B)

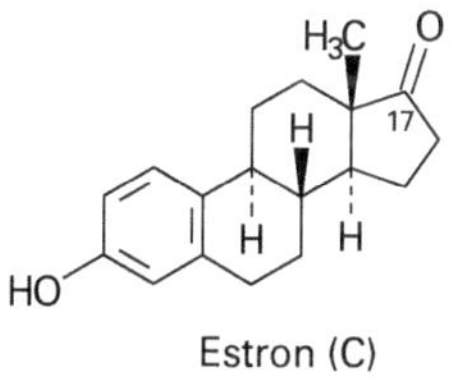

Estron (C)

* Ph. Eur. Identitätsprüfung D: Etwa 2 mg Substanz werden unter Schütteln in 2 ml Schwefelsäure R gelöst. Innerhalb von 5 min entwickelt sich eine intensive Rotfärbung. Die Lösung zeigt im ultravioletten Licht bei 365 nm ein rötlich braune Fluoreszenz. Nach 5 min wird die Lösung zu 10 ml Wasser R gegeben. Nach dem Mischen verblasst die Färbung. Die Lösung zeigt im ultravioletten Licht bei 365 nm eine gelbe Fluoreszenz; ein grauer, flockiger Niederschlag bildet sich.

Farbreaktionen von Steroiden

In Gegenwart von Säuren wie Schwefelsäure oder *p*-Toluolsulfonsäure, besonders beim Erwärmen, geben viele Steroide farbige Lösungen oder eine charakteristische Fluoreszenz.

Diese Reaktionen werden zur Detektion auf der DC-Platte oder zum Identitätsnachweis im Reagenzglas herangezogen.

So entsteht z.B. beim Lösen eines Phenolsteroids wie Ethinylestradiol (**48**) in konz. Schwefelsäure eine orangerote Färbung mit grünlicher Fluoreszenz im UV-Licht bei 365 nm. Beim Eingießen in Wasser schlägt die Farbe nach violett um.

Diese Reaktion ist relativ spezifisch für Phenolsteroide. Sie wird als **Kober-Reaktion** bezeichnet. In neueren Untersuchungen zur *Kober*-Reaktion haben *Pindur* und *Schall* Mestranol (**49**), den Methylether des Ethinylestradiols (**48**), mit konz. Schwefelsäure umgesetzt und die beiden farblosen Reaktionsprodukte **50** und **51** erhalten.

Die Bildung eines Fulvens vom Typ **52,** das bisher angenommene Reaktionsprodukt der *Kober*-Reaktion, wurde nicht beobachtet.

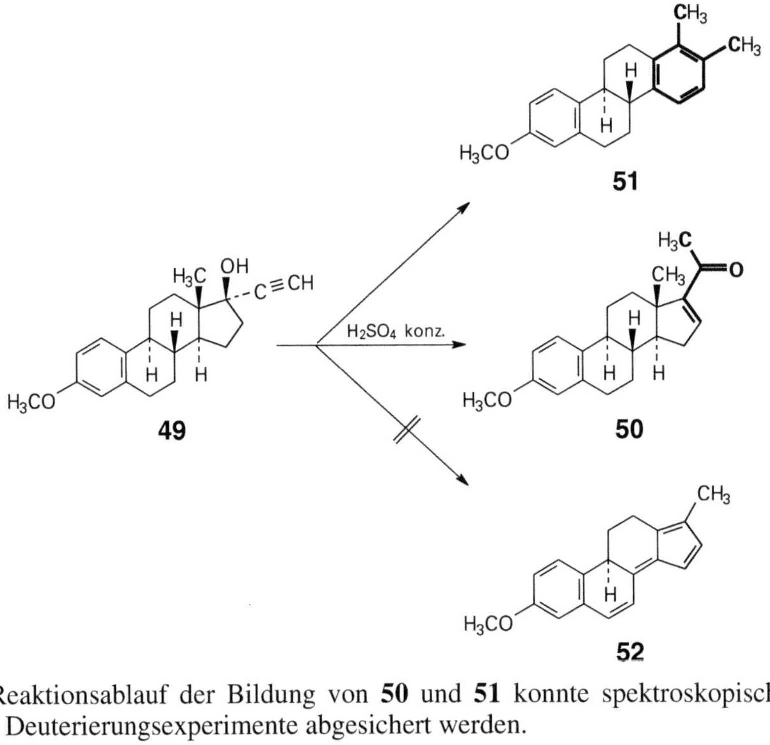

Der Reaktionsablauf der Bildung von **50** und **51** konnte spektroskopisch und durch Deuterierungsexperimente abgesichert werden.

Im Mestranol (**49**) liegt eine α-Alkinyl-carbinol-Struktur vor, die säurekatalysiert eine *Rupe*-Umlagerung eingehen kann. Folgender Reaktionsablauf erscheint plausibel: Nach Protonierung der Hydroxy-Gruppe von Mestranol (**49**) wird Wasser abgespalten und es entsteht das Carbenium-Ion **53,** das unter Protonenabgabe in das Enin **54** übergeht. Die durch eine Alken-Funktion aktivierte Dreifachbindung addiert nun Wasser bzw. D_2O und bildet das instabile Enol **55,** das zum α,β-ungesättigten Keton **56** (X=D) bzw. **57** (X=H) tautomerisiert.

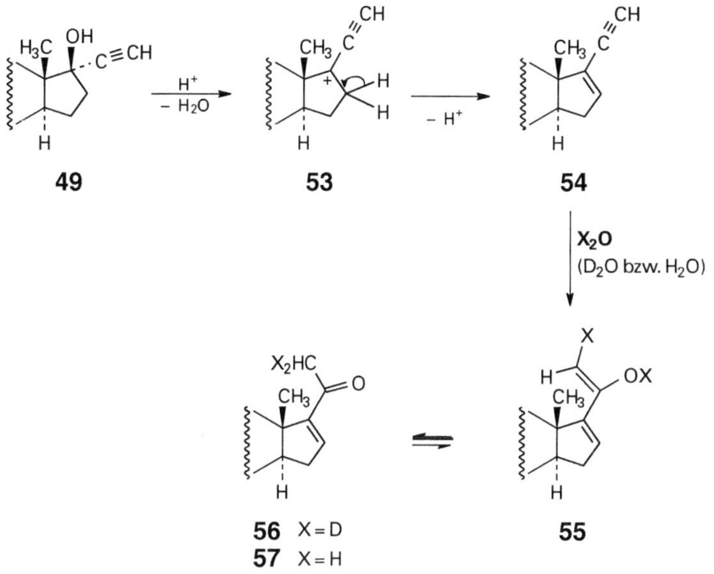

Die Bildung des farblosen D-Homosteroid-Derivates **51** verläuft aufgrund der Deuterierungsexperimente nach folgendem Weg: Nach Protonierung der Hydroxy-Gruppe von Mestranol (**49**) erfolgt Wasserabspaltung zum Carbenium-Ion **53,** das nach Abgabe eines Protons eine *Wagner-Meerwein*-Umlagerung zu **58** erleidet. Nach Addition eines Protons bzw. eines Deuterons an die Dreifachbindung zu **59** erfolgt eine intramolekulare Addition des entstandenen Carbenium-Ions an die zuvor gebildete Doppelbindung, wobei das Cyclopropan-Derivat **60** entsteht. Deprotonierung von Verbindung **60** und Ringerweiterung führen zu **61,** das in das resonanzstabilisierte aromatische System **62** (X=D) bzw. **51** (X=H) übergeht.

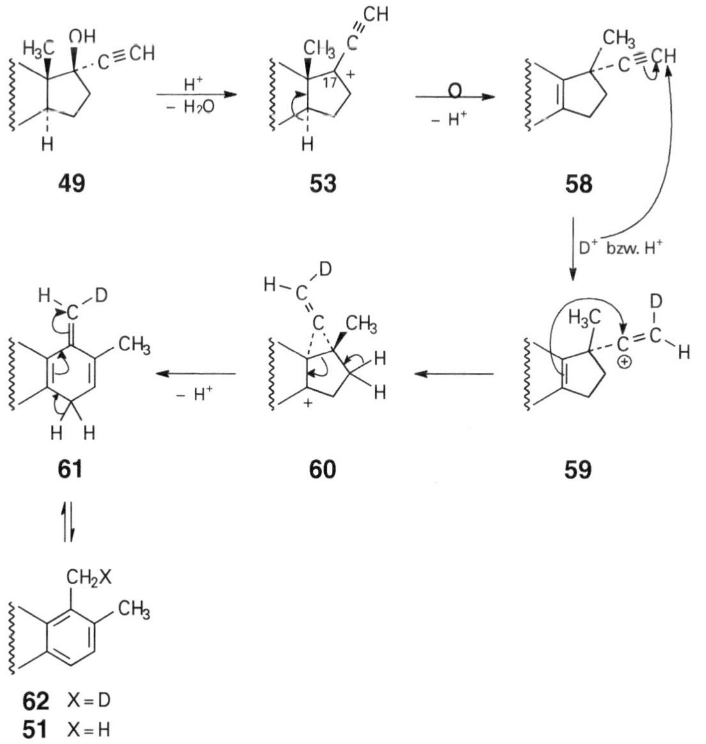

Pindur und *Schall* isolierten aus dem Original-*Kober*-Farbansatz des Ethinylestradiols (**48**) in Spuren die Verbindungen **63** und **64,** die in konzentrierter Schwefelsäure die charakteristischen *Kober*-Färbungen ergaben.

Durchgeführte ESR-Messungen in Schwefelsäure/Wasser belegen den Radikalcharakter der gebildeten Farbstoffe. Als farbgebende Verbindungen sollen die Polymethin-Radikal-Kationen **65** und **66** eine entscheidende Rolle spielen.

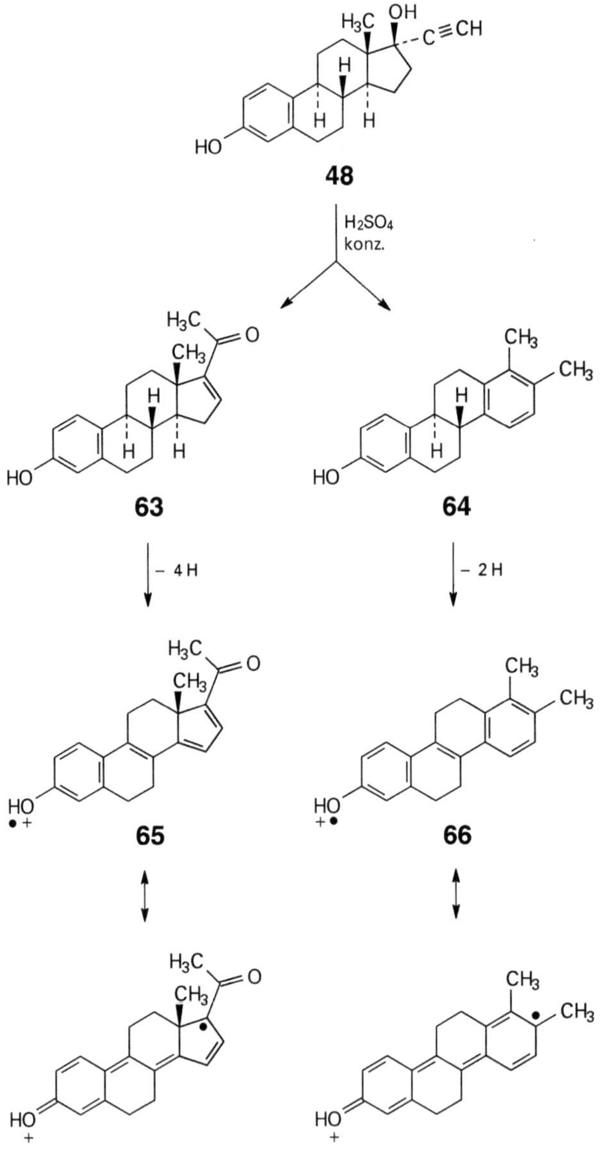

Ring-A-D-Analytik

Bei der Einwirkung von Schwefelsäure, z.B. bei der DC-Detektion, auf Testosteron (**67**) bzw. Testosteronpropionat (**67 a**) sollen die beiden fluoreszierenden Kationen **68** und **69** entstehen.

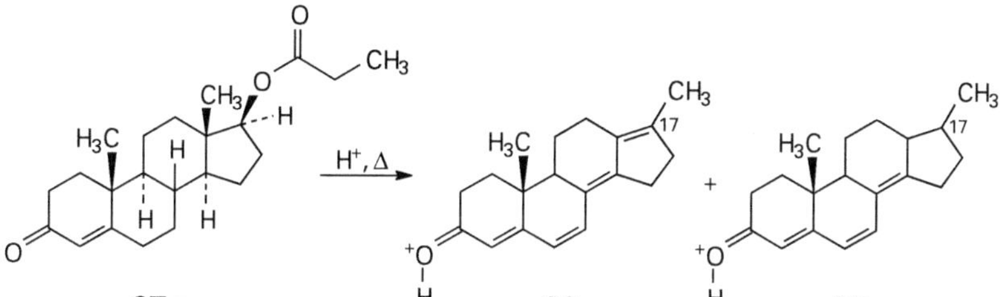

Die modernen Arzneibücher charakterisieren die offizinellen Kortikosteroide dünnschichtchromatographisch und mithilfe der IR-Spektren.

Bei der Identitätsprüfung einiger Kortikosteroide der Ph.Eur. durch DC wird wegen der Chromatographie der Untersuchungssubstanz gegen Referenzsubstanz alternativ eine DC mit chemisch modifizierter Untersuchungs- und Referenzsubstanz vorgenommen.

Cortison- und Hydrocortisonacetat: Nach alkalischer Hydrolyse des Acetates wird der Alkohol (Cortison bzw. Hydrocortison) chromatographiert.

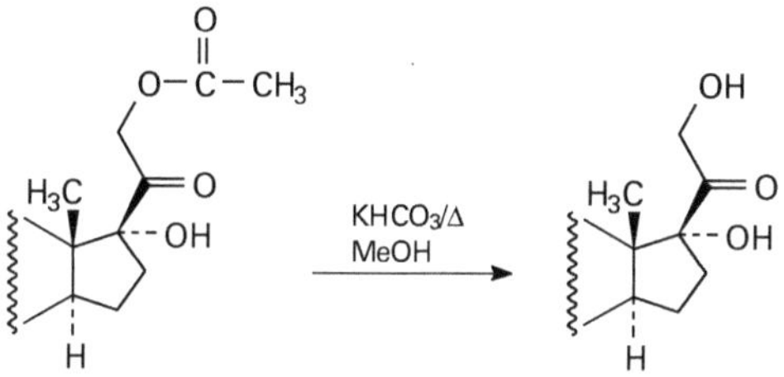

Hydrocortison, Prednison, Prednisolon und Methylprednisolon: Die Oxidation der Dihydroxyaceton-Seitenkette mit Natriumbismutat nach *Norymberski* in Eisessig liefert das C-17-Ketosteroid, das chromatographiert wird.

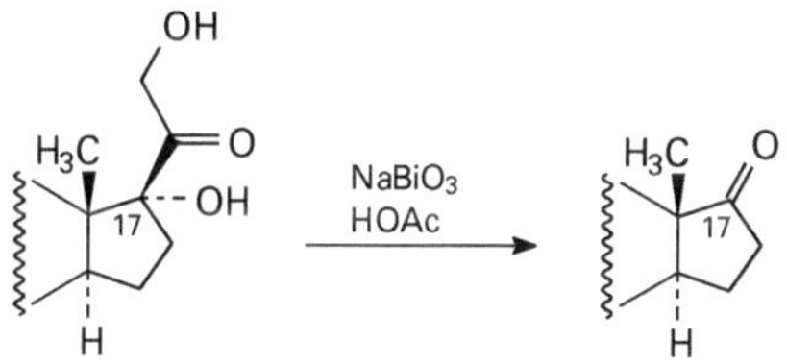

Triamcinolonacetonid: Vor der Chromatographie wird die C-11-Hydroxy-Funktion zum Keton oxidiert.

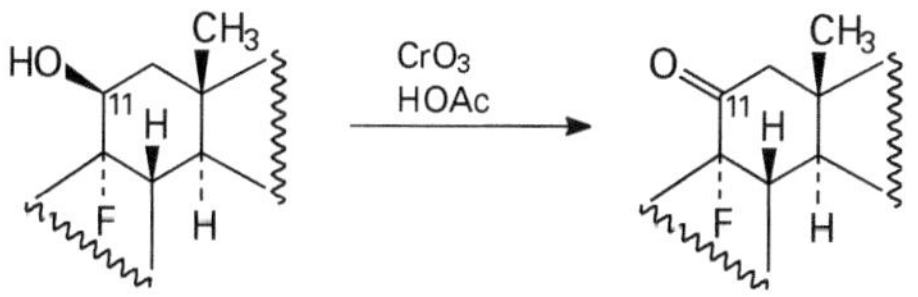

Methylprednisolon-suleptanat (**70**) ist ein wasserlösliches Prodrug von Methylprednisolon, das zur Herstellung von sterilen Zubereitungen genutzt wird. Um die Lichtstabilität zu testen und eventuelle Photoprodukte zu isolieren, wurde **70** in Wasser 28 Tage mit Licht bestrahlt. Neben bekannten und erwarteten Abbauprodukten wie Methylprednisolon (**71**) und den beiden Keto-Analoga **72** und **73** wurden die beiden neuen Produkte **75** und **76** isoliert und ihre Struktur mittels spektroskopischer Methoden aufgeklärt.

Photoprodukt **75** entsteht das Keton **74** mit nachfolgender Wanderung einer C-18-Methyl-Gruppe (Weg a).

Produkt **76** wird gebildet durch einen intramolekularen Angriff der C-11-Hydroxy-Gruppe an C-1 des Ketons **74** (Weg b).

Die Existenz von **76** stützt die postulierte Bildung eines Bicyclo[3.1.0]hex-3-en-2-on-Zwischenproduktes wie **74.** Nur durch Verbindung **74** lassen sich die Photoreaktionen von Dienon-Steroiden verstehen bzw. zwanglos interpretieren.

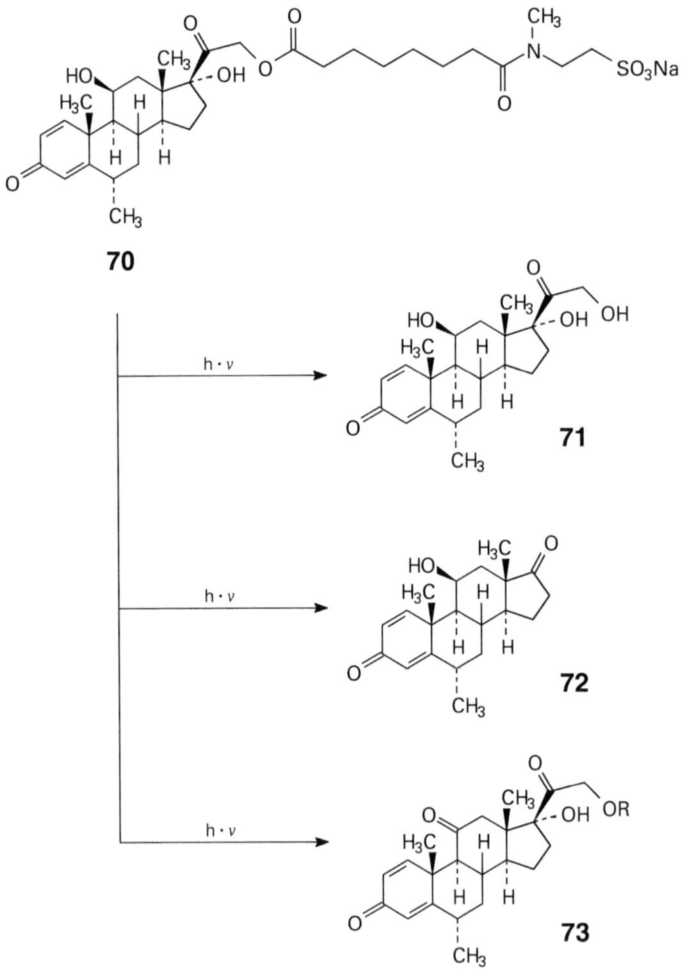

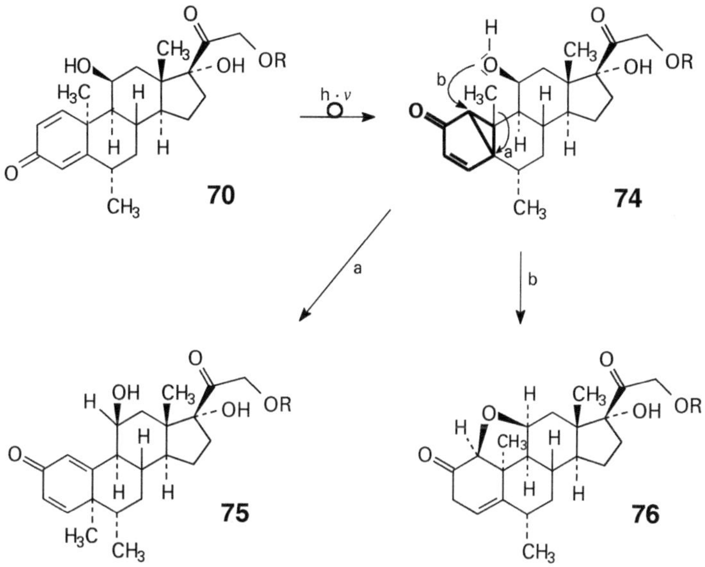

Bei der Bestrahlung eines 11-Hydroxy-1,4-dien-3-on-Steroids wie Prednisolon (**77**) mit einer Quecksilber-Hochdrucklampe in Methanol/Wasser = 1:1 kommt es zur analogen Bildung des 11,1-Ethersteroids **78.**

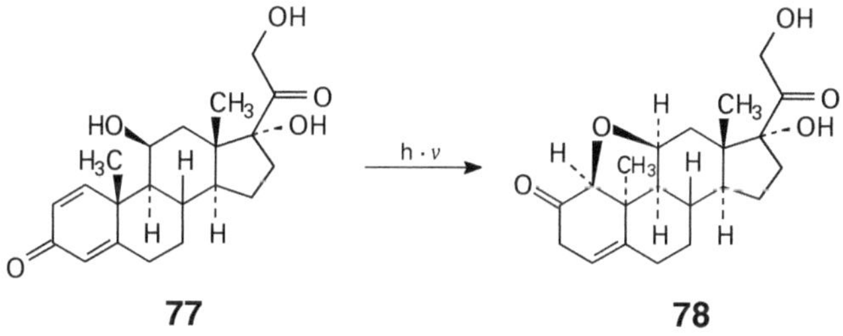

9.2.6 Analytik der Steroide mit einem Butenolid-Ring am C-17

Hierher gehören die **Digitalis-Glykoside** und verwandte Naturstoffe.

Glykoside sind gemischte Acetale aus halbacetalartigen Zuckern und einem Alkohol oder Phenol.

Bekanntlich liegen Monosaccharide wie Aldosen oder Ketosen in einer cyclischen Halbacetal-Form vor. Formal betrachtet stellen sie reduzierte Lactone dar und werden deshalb auch als Lactole bezeichnet.

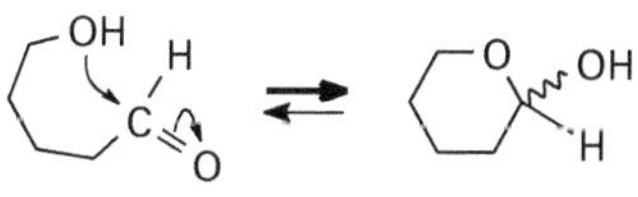

Die sehr reaktive Lactol-Gruppe reagiert mit Hydroxy-Verbindungen wie Alkoholen und Phenolen zu gemischten Vollacetalen, die als Glykoside bezeichnet werden.

Die Alkohol-Komponente wird als **Aglykon** oder **Genin** bezeichnet.

Die hohe Reaktivität des Lactols bzw. des Glykosids beruht auf dem Einfluss des ringständigen Sauerstoffs, der das bei der Solvolyse entstehende Carbenium-Ion zu stabilisieren vermag.

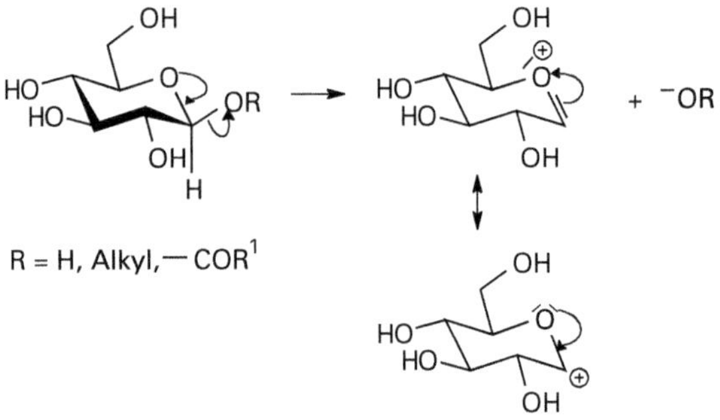

Die Genine der Herzglykoside sind Steroide. Sie tragen alle an C-3 des Sterin-Gerüstes eine Hydroxy-Gruppe und an C-17 einen Lacton-Ring. Ist dieser Lacton-Ring fünfgliedrig und einfach ungesättigt, so spricht man von Cardenoliden. Ist er dagegen sechsgliedrig und zweifach ungesättigt, so spricht man von Bufadienoliden bzw. Bufatrienoliden, wenn in Position 4 eine weitere Doppelbindung in der Molekel enthalten ist.

Die herzwirksamen Glykoside können bis zu vier Zucker glykosidisch gebunden enthalten. Neben Glucose und Rhamnose, die gelegentlich vorkommen, spielen hier hauptsächlich so genannte Desoxy-Zucker eine Rolle, die auf sechs Kohlenstoff-Atome fünf oder vier Sauerstoff-Atome enthalten. Auf diesen Zuckerresten beruhen mehr oder weniger spezifische Farbreaktionen.

Der am häufigsten anzutreffende Desoxy-Zucker ist die **Digitoxose (1)**, die eine 2,6-Didesoxy-β-D-allose darstellt.

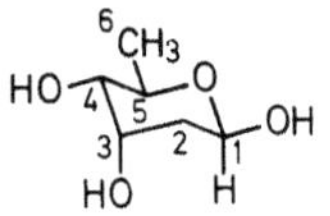

1

Wie bei vielen anderen Verbindungsklassen sind auch bei den Herzglykosiden chemisches Verhalten, Stabilität und Analytik eng miteinander verknüpft. Die neuralgischen Punkte der Herzglykoside sind einmal in den glykosidischen Verknüpfungen, d.h. also an den Acetal-Gruppierungen zu suchen, zum anderen am hydroxylierten Sterin-Gerüst und schließlich auch am ungesättigten Lacton-Ring; ausserdem sind gegenseitige Wechselwirkungen zu berücksichtigen.

Es interessiert hier in erster Linie das Verhalten gegenüber Säuren und Basen.

Hydrolyse von Glykosiden

Verhalten gegenüber Säuren. Die glykosidische Bindung wird, wie Versuche mit markiertem Wasser zeigen, zwischen dem C-Atom in Position 1 und dem glykosidischen Sauerstoff-Atom gespalten. Die Spaltung ist durch die Ausbildung eines resonanzstabilisierten Carboxonium-Ions begünstigt. Bekanntlich sind sekundäre Carbenium-Ionen stabiler als primäre. Somit wird verständlich, dass Ketoside im Vergleich mit Aldosiden hydrolyseempfindlicher sind, da sie das stabilere Carboxonium-Ion ausbilden.

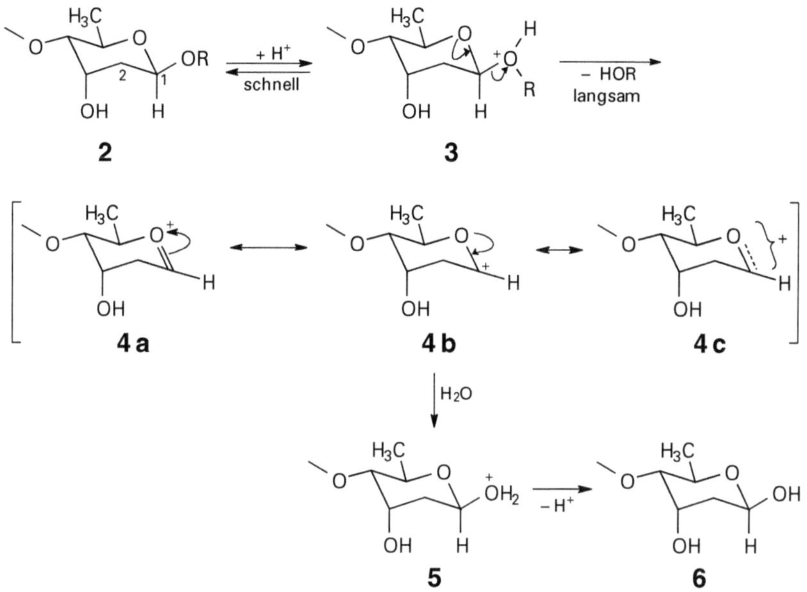

Am Beispiel eines Digitoxose-Glykosids der Partialstruktur **2** sei der Mechanismus der Glykosid-Spaltung erläutert. Zunächst wird der glykosidische Sauerstoff protoniert **3.** Diese Reaktion verläuft sehr rasch. In einer anschließenden langsamen Reaktion wird der Alkohol (Genin) unter Bildung eines Carboxonium-Ions **4** abgespalten. Durch Addition von Wasser entsteht **5,** das sich durch Abspaltung eines Protons zu **6** stabilisiert.

Eine Hydroxy-Gruppe am C-Atom 2 übt durch ihren induktiven Effekt einen hemmenden Einfluss auf die Spaltung aus. Deshalb werden 2-Desoxy-glykoside wesentlich rascher hydrolytisch gespalten als ihre sauerstofftragenden Verwandten, und zwar um den Faktor 1:2000.

Verhalten gegen Alkali. Cardenolide (**10**) werden in alkalischer Lösung zu Anionen von γ-Hydroxysäuren **12** hydrolisiert. Diese können sich zu Verbindungen mit Vinylalkohol-Partialstruktur **13** isomerisieren, die ihrerseits ein Tautomerieverhältnis mit den γ-Aldehydcarbonsäuren **14** eingehen. Aldehyd-Gruppe und Hydroxy-Gruppe am C-Atom 14 bilden nun ein cyclisches Halbacetal **15** aus, das durch Wasserabspaltung aus der äquatorialen Hydroxy-Gruppe am neu gebildeten Ring und der Carboxy-Gruppe in saurer Lösung ein Lacton **16** ergibt.

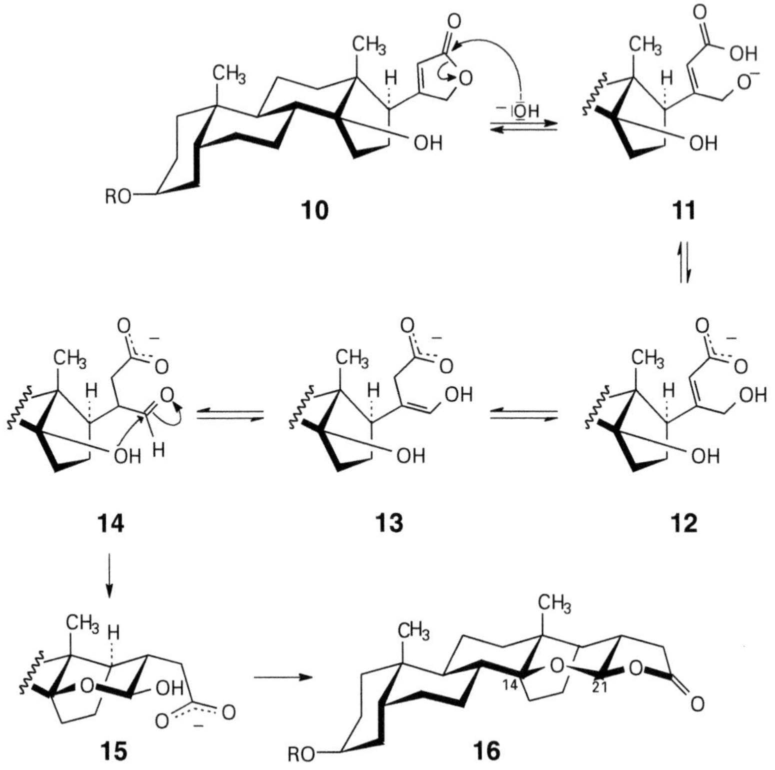

10 11 12 13 14 15 16

Auf diese Weise entsteht beispielsweise aus Digitoxin das Isodigitoxin.

Verbindungen des Typs **16** werden mit der Vorsilbe „iso“ versehen oder als 14,21-Epoxy-cardanolide benannt.

Digitoxin

3β-[(*O*-2,6-Didesoxy-β-D-*ribo*-hexopyranosyl-(1→4)-*O*-2,6-didesoxy-β-D-*ribo*-hexopyranosyl-(1→4)-2,6-didesoxy-β-D-*ribo*-hexopyranosyl)oxy]-12β,14-dihydroxy-5β-card-20(22)-enolid
[71-63-6]

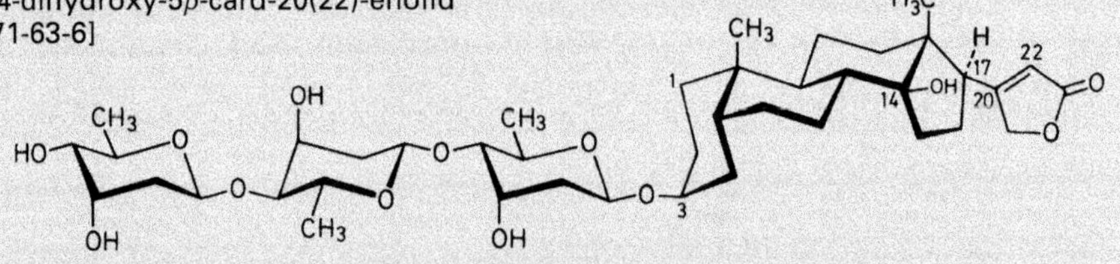

Herzglykosid **1**

Das Glykosid ist ein weißes Pulver, welches praktisch unlöslich in Wasser, schwer löslich in Ethanol und Methanol ist.

Die Substanz schmilzt unter Zersetzung bei 266 bis 286 °C.

Identifizierung

- IR-Spektrum.
- DC gegen Digitoxin- und Gitoxin-CRS; Detektion durch Erhitzen auf 130° nach Besprühen mit ethanolischer Schwefelsäure.
- Wird die ethanolische Lösung mit 3,5-Dinitrobenzoesäure-Lösung und Natriumhydroxid-Lösung versetzt, so entsteht eine Violettfärbung. Mit der geschilderten **Reaktion**, die **nach Kedde** bezeichnet ist, wird der Butenolid-Ring des Cardenolid-Systems nachgewiesen.

  Durch die Einwirkung der Lauge entsteht aus dem methylenaktiven Lacton **1** vorzugsweise das resonanzstabilisierte Anion **2 a,** das mit dem elektrophilen Nitroaromaten **3** ($R^1 = COO^{\ominus}$) einen farbigen σ-Komplex **4 a/b** liefert (*Meisenheimer*-Salz).

  Die CH-Acidität der Methylen-Gruppe ist auf den acidifizierenden Einfluss des benachbarten Sauerstoffs und auf die in Vinylstellung vorhandene Carbonyl-Gruppe zurückzuführen.

  Oxidation von **4 a/b** zu einer farbigen *Zimmermann*-Verbindung findet unter Arzneibuchbedingungen nicht statt.

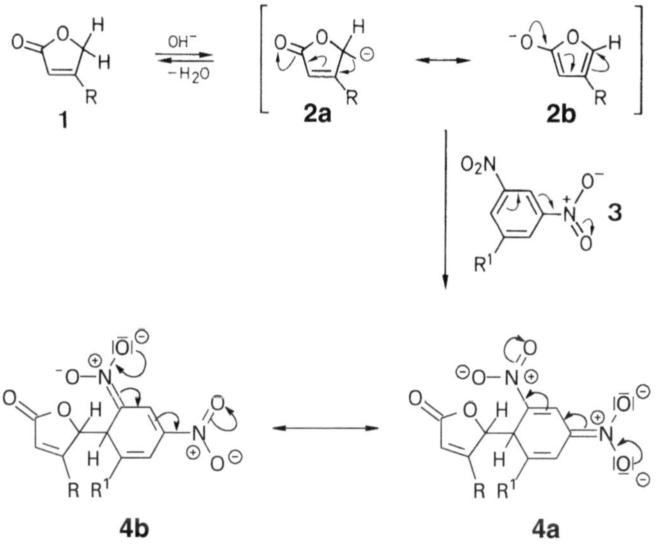

  Zwei weitere Namensreaktionen zur Charakterisierung des Butenolid-Ringes mit anderen „Polynitroaromaten" führen ebenfalls zu *Meisenheimer*-Salzen:

  – *Baljet:* Pikrinsäure,
  – *Raymond:* 1,3-Dinitrobenzol.

- Spektroskopisch lässt sich der Butenolid-Ring über seine UV-Absorption bei 217 nm und die IR-Bande der Lactoncarbonyl-Gruppe bei 1750 cm^{-1} identifizieren.
- Zum Nachweis wird Digitoxin in Eisessig gelöst und nach Versetzen mit Eisen(III)chlorid mit konzentrierter Schwefelsäure vorsichtig unterschichtet. An der Berührungsfläche der beiden Schichten entsteht ein brauner Ring. Die obere Schicht färbt sich allmählich grün, später blau.

  Es handelt sich um die *Keller-Kiliani*-Reaktion. Zunächst tritt Hydrolyse des Glykosids ein unter Bildung von Digitoxigenin und Digitoxose. Das Genin gibt mit konzentrierter Schwefelsäure eine Braunfärbung, die Digitose (*Keller-Kiliani*) allmählich eine grüne bis blaue Färbung. Bei der beschriebenen Ausführung werden also sowohl das Aglykon als auch der Zucker nachgewiesen.

Da nur freie 2-Desoxy-Zucker positiv reagieren, muss man annehmen, dass der Farbreaktion eine Hydrolyse vorangeht. Der Mechanismus dieser Reaktion ist zwar nicht bekannt, jedoch darf angenommen werden, dass durch die Schwefelsäure ein Abbau zu Furfural-Derivaten erfolgt und unter dem Einfluss der Eisen(III)ionen weiterer Abbau zu Malondialdehyd oder Acetaldehyd eintritt. Dadurch werden Kondensations- und Polymerisationsreaktionen möglich.

- Zum Nachweis der aktivierten Methylen-Gruppe des Butenolid-Ringes eignet sich auch die *Legalsche* Probe. *Wiegrebe* und *Vogt* konnten den tiefroten *Legal*-Komplex **5** herstellen und charakterisieren.

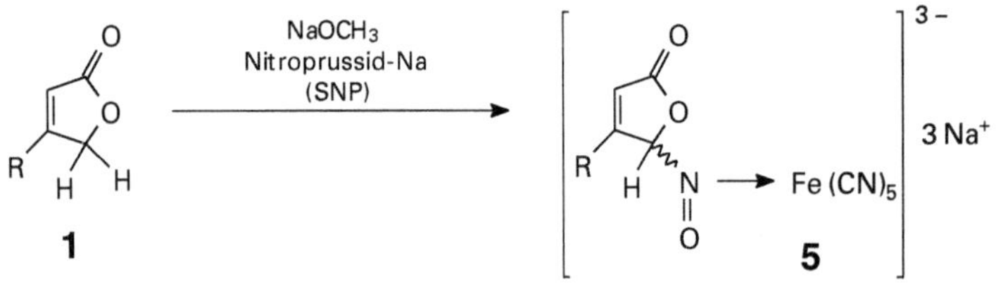

1 **5**

- Die Lacton-Struktur der Cardenolide und Bufadienolide ist ferner durch die Eisen(III)hydroxamat-Reaktion qualitativ und quantitativ erfassbar.
- Eine Farbreaktion auf Digitoxose, deren Mechanismus besser bekannt ist, besteht in der Umsetzung mit dem **Pentose-Reagenz nach Bial.** Dieses Reagenz enthält Orcin (**10**) und Eisen(III)-Ionen in saurer Lösung.

Im Sauren entsteht aus Digitoxose (**6**) durch Dehydratisierung über **7** und **8** 4-Oxo-5-hydroxy-1-hexanal (**9**). Dieser aliphatische Aldehyd setzt sich im Sinne der bekannten Drei-Komponenten-Reaktion (Aldehyd, Phenol und wasserentziehende Säure) mit drei Mol Orcin (**10**) zu dem Xanthen-Derivat **11** um.

Anschließend wird durch den Einfluss der Eisen(III)-Ionen oder durch Luftsauerstoff das Xanthen-Derivat **11** zu **12** oxidiert. **12** zeigt acido-basisches Indikatorverhalten.

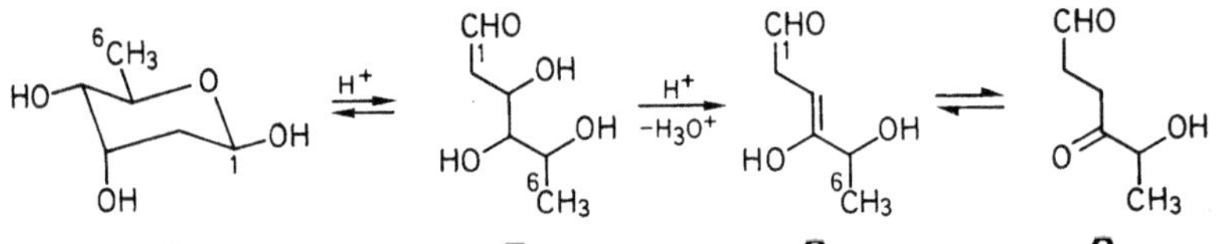

6 **7** **8** **9**

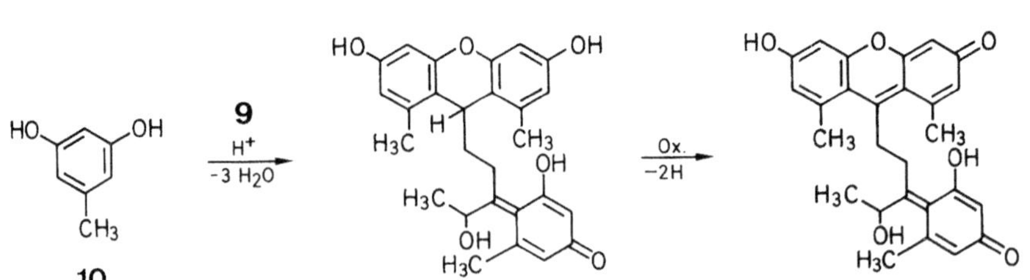

10 **11** **12**

Reinheitsprüfung

Im Digitoxin kommt Gitoxin als Verunreinigung vor. Gitoxin ist 16β-Hydroxydigitoxin, das bei oraler Anwendung unwirksam ist und deshalb aus Digitoxin entfernt wird.

Prüfung auf max. 2% Gitoxin per DC.

Gehaltsbestimmung

Kolorimetrisch durch Vermessen des *Meisenheimer*-Salzes aus **1** und Pikrinsäure in Alkali bei 495 nm. S. Identität (*Baljet*-Reaktion).

Unter identischen Bedingungen wird eine Farblösung aus Digitoxin Reinsubstanz, gleiche Menge, vermessen. Der Gehalt an Digitoxin wird mithilfe der gemessenen Absorptionen und Konzentrationen der Lösungen berechnet.

Die außer Digitoxin in den derzeitigen Pharmakopöen meist beschriebenen Cardenolide, Digoxin (**13**), Lanatosid (**14**) und Deslanosid (**15**), enthalten als Aglykon das Digoxigenin und als Zucker-Anteile drei Digitoxose-Einheiten bzw. eine Glucose-, eine Acetyldigitoxose- und zwei Digitoxose-Einheiten.

Digoxin

3β-[*O*-(2,6-Didesoxy-β-D-*ribo*-hexopyranosyl-(1→4)-*O*-2,6-didesoxy-β-D-*ribo*-hexopyranosyl-(1→4)-2,6-didesoxy-β-D-*ribo*-hexopyranosyl)oxy]-12β,14-dihydroxy-5β-card-20(22)-enolid
[20830-75-5]

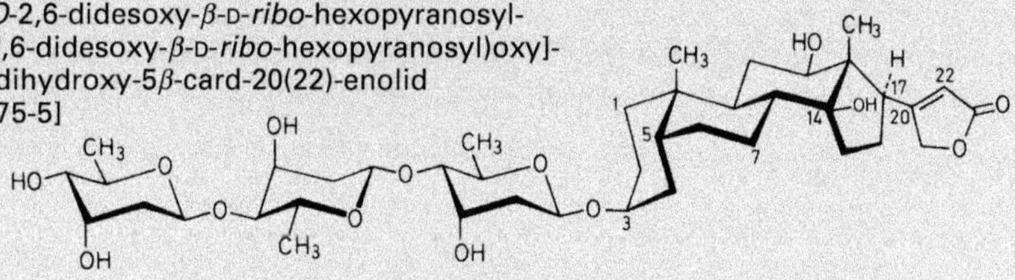

Herzglykosid **13**

Deslanosid

3β-[(*O*-β-D-Glucopyranosyl-(1→4)-*O*-2,6-didesoxy-β-D-*ribo*-hexopyranosyl-(1→4)-*O*-2,6-didesoxy-β-D-*ribo*-hexopyranosyl-(1→4)-2,6-didesoxy-β-D-*ribo*-hexopyranosyl)oxy]-12β,14-dihydroxy–5β,14β-card-20(22)-enolid
[17598-65-1]

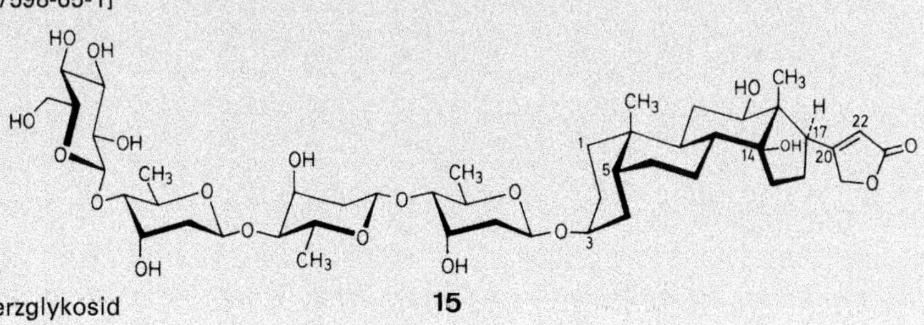

Herzglykosid **15**

Identifizierung

- IR-Spektrum.
- DC.
- *Kedde*-Reaktion.
- *Keller-Kiliani*-Reaktion.

Gehaltsbestimmung. *Baljet*-Reaktion.

Ouabain

g-Strophanthin
3β-[(6-Desoxy-α-L-mannopyranosyl)-oxy]-1β,5,11α,14,19-pentahydroxy-5β,14β-card-20(22)-enolid
[11018-89-6]

Herzglykosid

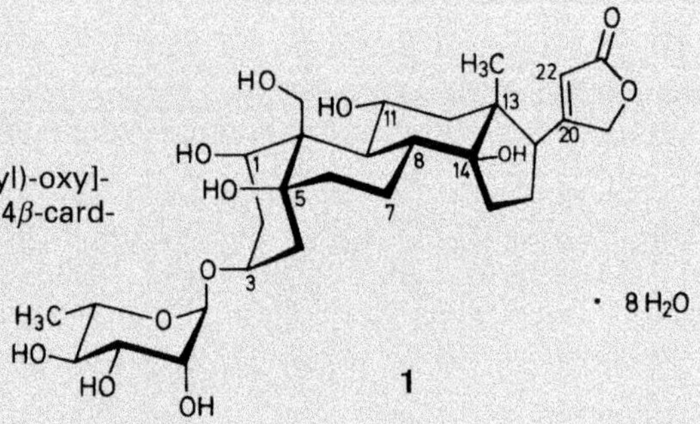

1

Ouabain kommt als Octahydrat in den Handel.

Der Schmelzpunkt der Substanz ist unscharf und von der Art der Trocknung sowie der Durchführung abhängig. Selbst wasserfreies Ouabain zeigt keinen scharfen Schmelzpunkt, sondern schmilzt lediglich in der Gegend von 190 °C.

Identifizierung

- DC gegen Referenzsubstanz.

Neben Ouabain (= g-Strophanthin) wird auch k-Strophanthin therapeutisch eingesetzt.

k-Strophanthin trägt an C-19 anstelle der Hydroxy-Gruppe eine Aldehyd-Funktion.

- Zur Unterscheidung dient die Reaktion mit konzentrierter Schwefelsäure: g-Strophanthin (Ouabain) gibt eine Rotfärbung mit grüner Fluoreszenz, k-Strophanthin eine Grünfärbung.
- Der Zucker-Anteil in Ouabain besteht aus L-Rhamnose. Ihr Aldose-Charakter wird nach saurer Hydrolyse mithilfe der *Fehling*-Probe nachgewiesen:

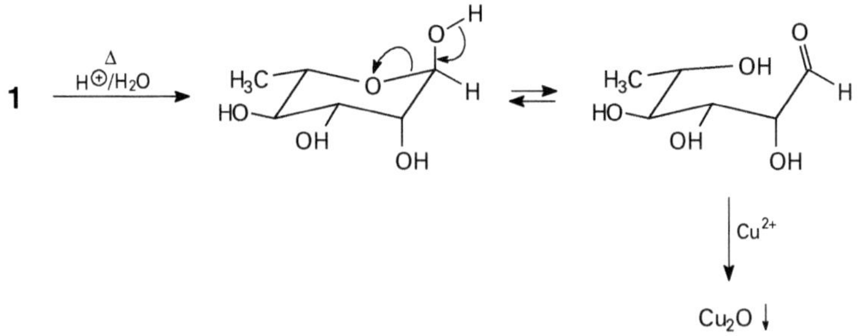

- Der Nachweis des Butenolid-Ringes erfolgt wie bei Digitoxin und verwandten Verbindungen durch die *Raymond*-Reaktion (1,3-Dinitrobenzol, NaOH).

Gehaltsbestimmung. Kolorimetrisch via *Baljet*-Reaktion.

9.2.7 Seco-Steroide

In der Ph.Eur. sind zwei Seco-Steroide, Ergocalciferol und Colecalciferol, Vitamine der D-Gruppe, enthalten.

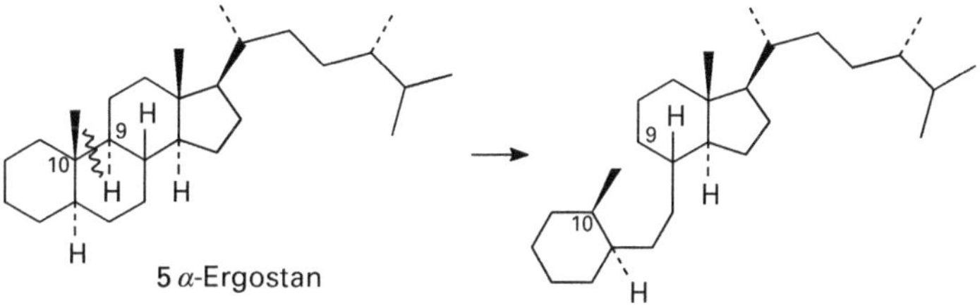

5 α-Ergostan

9,10-Seco-ergostan

Chemisch leiten sie sich vom 5α-Ergostan, einem Steroid-Kohlenwasserstoff ab; eine Öffnung des Ringes B im 5α-Ergostan zwischen C-9 und C-10 wird in der Nomenklatur durch die Silbe „seco" und die Positionsangabe der Ringöffnung bezeichnet.

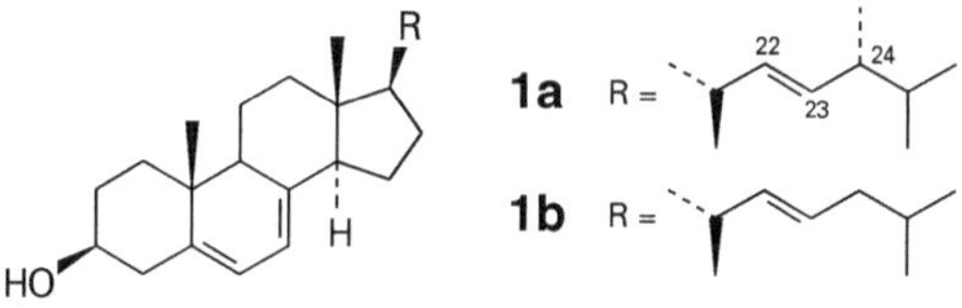

Einige Eigenschaften von Vitamin D_2 und D_3 lassen sich anhand ihrer Synthese verstehen, weshalb nachfolgend kurz darauf eingegangen wird. Bei der technischen Synthese geht man von den Provitaminen D, Ergosterol (**1a**) bzw. 7-Dehydrocholesterol (**1b**), aus:

Durch Bestrahlung von **1** mit UV-Licht der Wellenlänge 275–310 nm kommt es zur Ringöffnung des Cyclohexadien-Ringes, wobei Provitamin D (**2**) gebildet wird. **2** kann sowohl photochemisch als auch thermisch verändert werden. Bei weiterer Bestrahlung bildet sich durch konrotatorischen Ringschluss das Hexatrien-System **1** zurück oder es entsteht das 9β-, 10α- konfigurierte Lumisterol$_2$ (**3**) bzw. Tachysterin (**4**).

Eine thermisch induzierte 1,7-H-Verschiebung von C-19 nach C-9 bei **2** führt zu **5** mit s-*cis*-Konformation an der Einfachbindung C-6/C-7. **5** geht leicht in das thermodynamisch stabilere 6,7 s-*trans*-Konformere **6** (Ergocalciferol = Vitamin D_2 (**6a**) bzw. Colecalciferol = Vitamin D_3 (**6b**)) über; bei 80 °C liegen 28% **2** und 72% **5** bzw. **6** vor; die Gleichgewichtseinstellung erfolgt in 72 Minuten. **6** ist hitze-, licht- und säureempfindlich und ist daher in braunen Ampullen unter Stickstoff aufzubewahren.

Erhitzt man Ergocalciferol (**6a**) über 120 °C, so erfolgt Ringschluss unter Bildung von 9β,10β-Isopyrocalciferol (**7**) und 9α,10α-Pyrocalciferol (**8**).

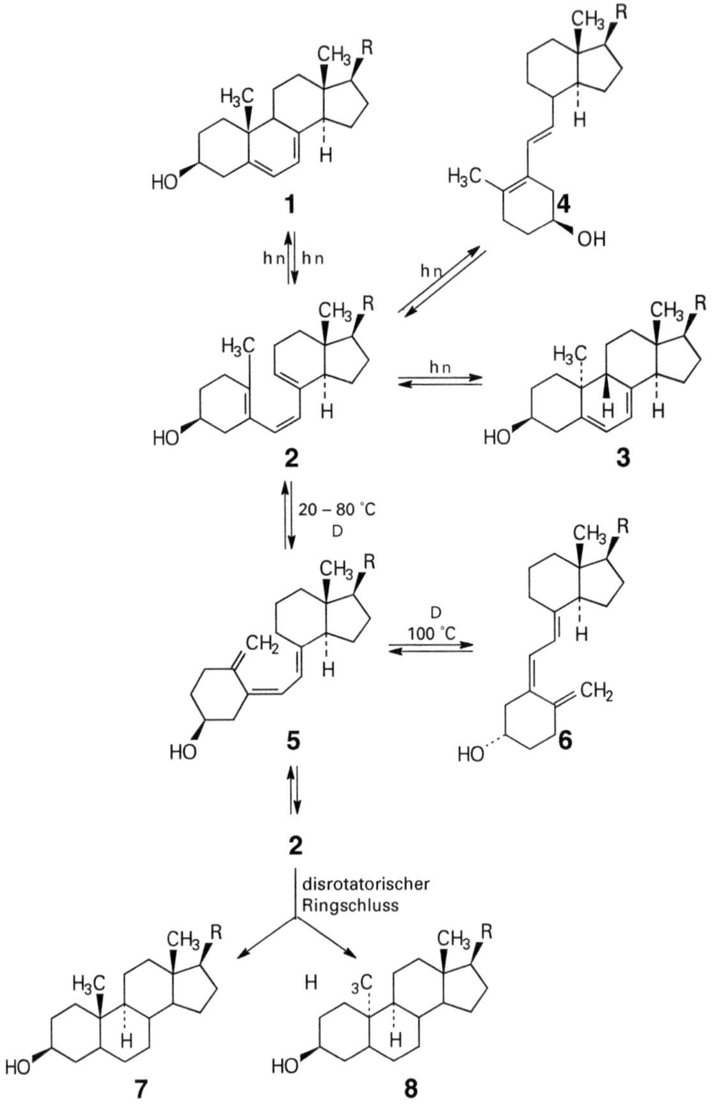

Unter Säureeinwirkung kann sich **6** zu **11** umlagern, das sich weiter in das thermodynamisch stabilere Isotachysterol **12** umwandelt.

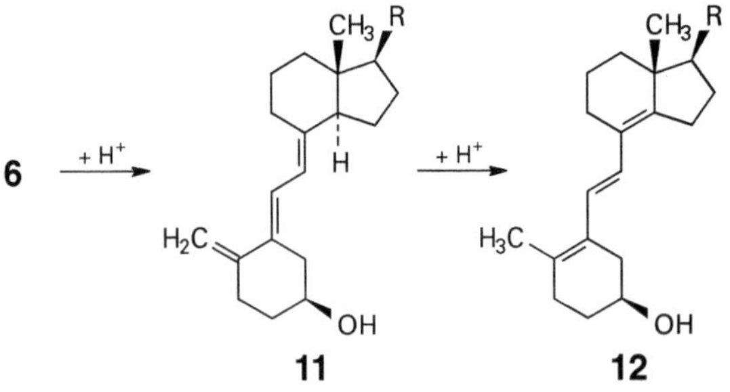

In überalterten Lösungen von **6** findet man daher **12** in höherer Konzentration.

Der Nachweis des 5,7,10 (19)-Triensystems in **6** wurde bereits 1936 durch oxidativen Abbau und durch Bildung von *Diels-Alder*-Addukten geführt.

Das in **6** enthaltene s-*cis*-fixierte Dien-System reagiert z.B. mit dem Superdienophil 4-Phenyl-1,2,4-triazolidin-3,5-dion (**13**) (PTAD) in einer [4+2]-Cycloaddition zu einem Adduktgemisch **14.**

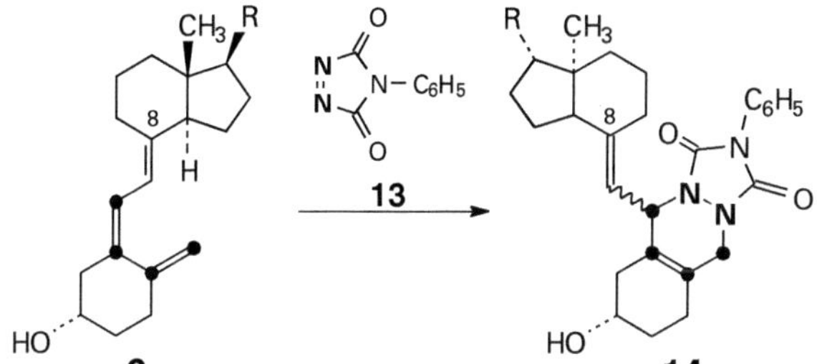

6 **14**

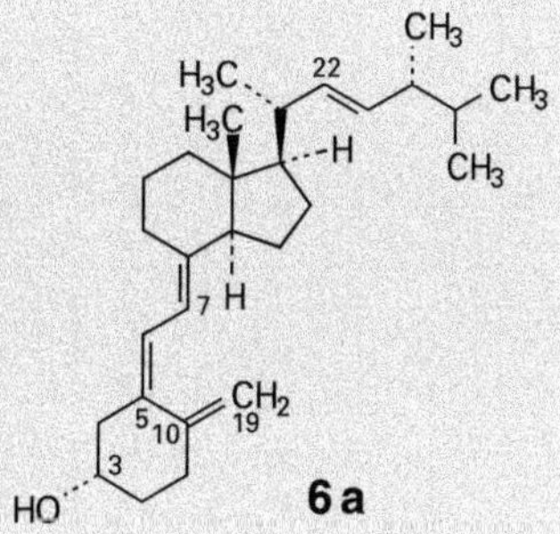

6a

Ergocalciferol (= Vitamin D₂)
(5*Z*,7*E*,22*E*)-9,10-Secoergosta-5,7,10(19),22-tetraen-3*β*-ol
[50-14-6]

Vitamin D_2

Farblose, nadel- oder prismenförmige Kristalle, die sich leicht in Aceton, Chloroform, Ethanol und Ether lösen.

Identifizierung

- IR-Spektrum
- Smp: 112–117 °C.

Da **6a** unter Oxidation und Isomerisierung schmilzt, soll die Probe 5 °C unter dem zu erwartenden Schmelzpunkt in die Apparatur eingebracht werden.

- DC.
- Reaktion nach *Brockmann* und *Chen*: Gibt man zu einer Lösung von **6a** in Dichlormethan Antimon(III)chlorid, so entsteht eine orange Färbung, die in Rosa übergeht.

Reinheitsprüfung

- Prüfung auf reduzierende Substanzen: In Handelspräparaten von **6a** können Antioxidanzien enthalten sein, deren Gehalt durch eine Farbreaktion mit Tetrazolblau (**15**) bestimmt werden kann; man misst die Absorption der Untersuchungslösung und einer Referenzlösung (nach Zugabe von Tetrazolblau) bei 525 nm; letztere enthält 20 ppm Hydrochinon. Hydrochinon (**16**) reduziert das blaue Tetrazoliumsalz **15** zum gelben Formazan **17,** wobei **16** selbst zum *p*-Benzochinon (**18**) oxidiert wird.

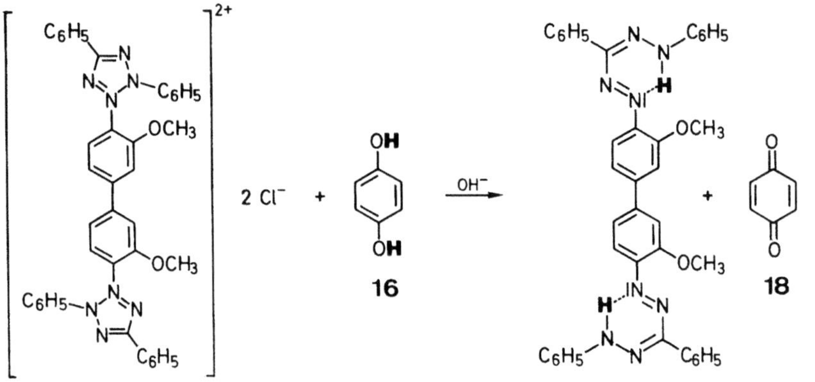

15 **16** **17** **18**

Die Absorption der Untersuchungslösung darf nicht größer sein als die der Referenzlösung.

- Prüfung auf Ergosterol: Durch DC im Dunkeln gegen Ergocalciferol (**6a**) CRS und Ergosterol (**1a**) CRS.

Zur Stabilisierung der Prüf- und Standardlösungen während der DC wird 2,6-Di-*tert*-butyl-*p*-cresol als Antioxidans zugegeben.

Gehaltsbestimmung: per HPLC.

Colecalciferol (= Vitamin D₃)

(5*Z*,7*E*)-9,10-Secocholesta-5,7,10(19)-trien-3*β*-ol
[67-97-0]

Vitamin D$_3$

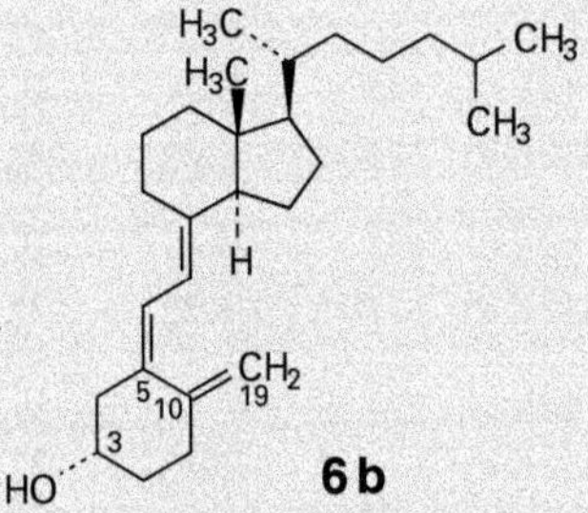

6b

Colecalciferol (**6b**) unterscheidet sich von Ergocalciferol (**6a**) lediglich durch eine fehlende Methyl-Gruppe an C-24 und eine fehlende Doppelbindung von C-22 nach C-23.

Aufgrund dieser geringen strukturellen Unterschiede zeigen beide D-Vitamine ein fast identisches chemisches Verhalten.

Sie lassen sich jedoch durch die Schmelzpunkte und durch ^{1}H- bzw. ^{13}C-NMR-Spektroskopie unterscheiden:

Smp **6b** = 82–87 °C

Smp **6a** = 112–117 °C.

Im ^{13}C-NMR-Spektrum von **6b** findet man erwartungsgemäß nur 4 Signale der Methyl-Gruppen für C18, 21, 26 und 27, während das Spektrum von **6a** fünf Signale aufweist.

Identifizierung

- IR-Spektrum.
- Smp: 82–87 °C.
- DC.
- Farbreaktion mit Antimon(III)chlorid-Lösung.

Neben der Reinsubstanz Colecalciferol (**6b**) führt das Arzneibuch auch eine ölige Lösung und ein Trockenkonzentrat von **6b.**

Gehaltsbestimmung: per HPLC.

10 *N*-haltige Heterocyclen

10.1 Monocyclische *N*-haltige Heterocyclen

10.1.1 Pyrazol-Derivate

Die im pharmazeutischen und medizinischen Sprachgebrauch als „Pyrazolone" bezeichneten Verbindungen sind entweder Derivate des 3-Pyrazolins, identisch mit 1,2-Dihydro-3*H*-pyrazol (**2**), oder des Pyrazolidins (**3**).

Da die heteroaromatische Stammverbindung, das Pyrazol (**1**), über zwei Doppelbindungen verfügt, woran die drei Kohlenstoff-Atome beteiligt sind, ist die Bezeichnung Pyrazol-**one** unsinnig.

Alle derzeit therapeutisch eingesetzten Derivate von **2** besitzen in Position 3 eine Carbonyl-Gruppe. Es sind also 1,2-Dihydro-3*H*-pyrazol-3-one (**4**), die früher, bei einer anderen Zählweise, als 3-Pyrazolin-5-one bezeichnet wurden.

Alle Derivate von **3** tragen in Position 3 und 5 eine Carbonyl-Gruppe. Es sind also Pyrazolidin-3,5-dione (**5**).

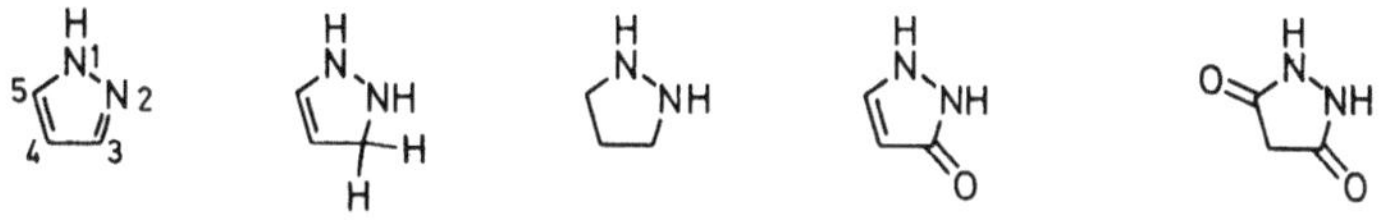

1 **2** **3** **4** **5**

10.1.1.1 1,2-Dihydro-3*H*-pyrazol-3-one (Pyrazolinone)

1,2-Dihydro-5-methyl-2-phenyl-3*H*-pyrazol-3-on (**6**), das die synthetische Vorstufe des Phenazons und vieler weiterer Pyrazolinone darstellt, kann in den drei tautomeren Formen **6a, 6b** und **6c** vorliegen.

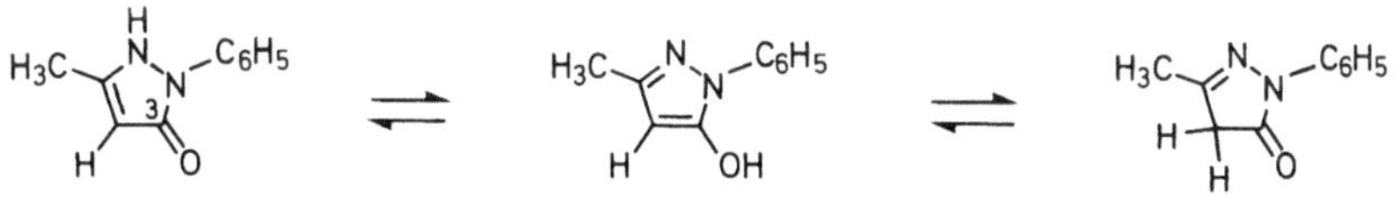

6a **6b** **6c**

In unpolaren Lösungsmitteln wie Chloroform liegt hauptsächlich **6c** vor. In wässriger Lösung besteht ein Gleichgewicht zwischen **6a** und **6b** im Verhältnis 9:1.

Die 1,2-Dihydro-3*H*-pyrazol-3-one, die heute therapeutisch gebraucht werden, zeigen ähnliche UV Spektren. Typisch sind zwei breite Maxima, die bei 243 bis 246 und 265 bis 275 nm liegen.

Phenazon
1,5-Dimethyl-2-phenyl-1,2-dihydro-3*H*-pyrazol-3-on
[60-80-0]

Analgetikum

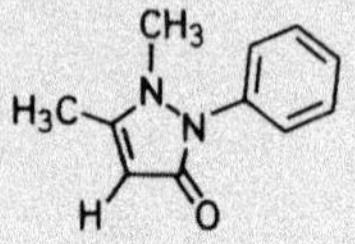

1

Phenazon ist ein weißes kristallines Pulver oder ein farbloses Kristallisat, geruchlos, von schwach bitterem Geschmack. Die Substanz ist leicht löslich in Wasser, Ethanol und Dichlormethan, praktisch unlöslich in Ether.

Die besonders gute Löslichkeit in Wasser kann durch das Vorliegen der zwitterionischen Form **1a** erklärt werden, die sich aus der vinylogen Säureamid-Struktur ergibt und von Wassermolekülen gut solvatisiert werden kann. Ein Beweis für die Betain-Struktur **1a** ist das relativ hohe Dipolmoment von $\mu = 1{,}827 \times 10^{-29}$ CmD, woraus sich ein Betain-Anteil von etwa 30% errechnet.

1 **1a**

Als weiterer Beweis für die Ausbildung von **1a** wird die Reaktion mit Eisen(III)-chlorid (Identität nach Ph.Eur.) herangezogen, die zu einer Rotfärbung führt, welche auf Zusatz von verdünnter Schwefelsäure verschwindet. Die Bildung von Eisen(III)-Komplexen mit Enolen ist pH-abhängig, was man auch von **2** annehmen muss.

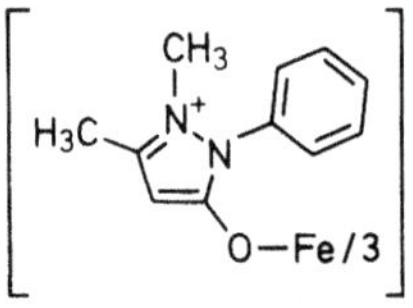

2

Phenazon ist eine schwache, einwertige Base. Der pK_S-Wert beträgt 1,4. Die wässrige Lösung reagiert neutral.

Der Stickstoff in Position 2 besitzt, bezogen auf die wässrige Lösung von **1,** keine Basizität mehr, da er von einem Phenyl-Ring und einer Carbonyl-Gruppe flankiert wird, die durch induktive und mesomere Effekte das freie Elektronenpaar beanspruchen.

Der Stickstoff in Position 1 ist Bestandteil einer cyclischen, vinylogen Säureamid-Struktur.

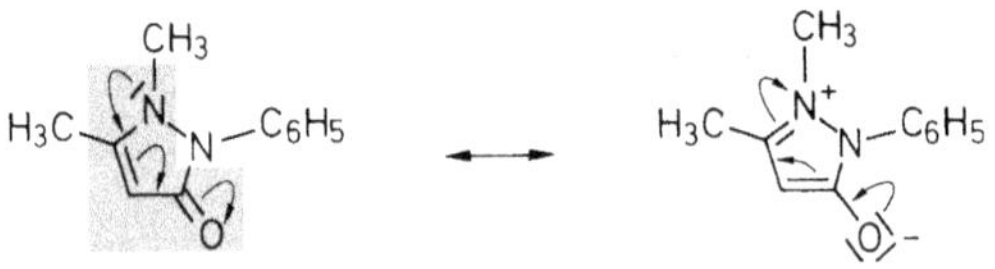

Im wasserfreien Milieu erfolgt die Protonierung am Sauerstoff, weil hierdurch eine energetisch begünstigte Resonanzstabilisierung möglich ist **8a, 8b, 8c.**

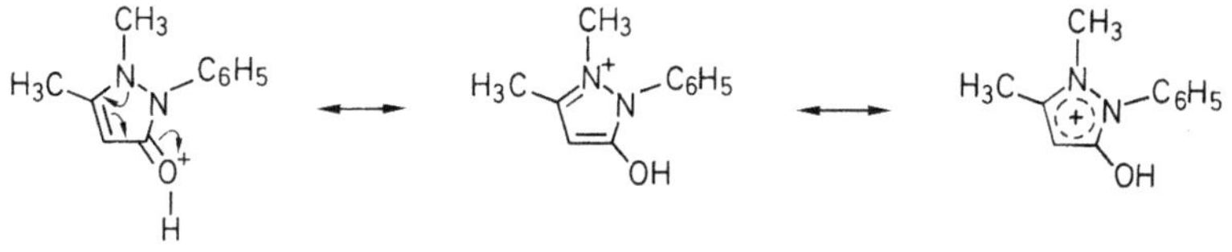

8a 8b 8c

Von *Pindur* konnte erstmals das stabile Kation **8c** spektroskopisch charakterisiert werden.

Stabilität. In wässriger Lösung bei Raumtemperatur wird **1** in Anwesenheit von Sauerstoff schnell zum 4-Hydroxy-phenazon (**3**) oxidiert. Erst nach längerer Oxidationsdauer kommt es zur Spaltung von **3** in Oxalsäure und Essigsäure-(1-methyl-2-phenylhydrazid) (**4**).

Führt man die Oxidation bei 70 °C durch, so entsteht sofort **5** und hieraus **6** und Oxalsäure.

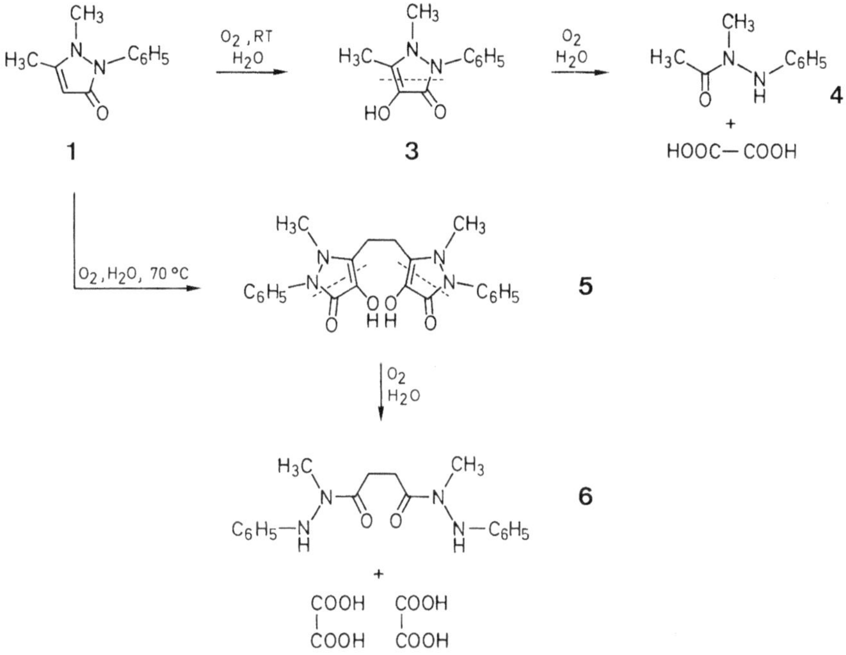

Setzt man Phenazon (**1**) mit Natriummetaperiodat in methanolischer wässriger Lösung um, so kommt es zur Spaltung der Bindung C-4/C-5, wobei das Oxalsäure-Derivat **7** entsteht. Propyphenazon verhält sich analog.

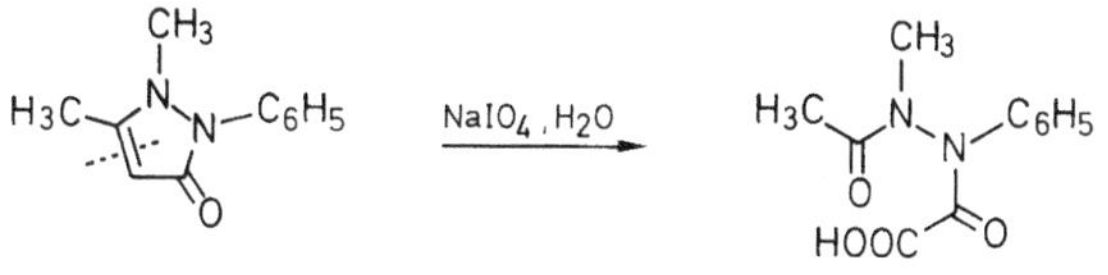

1 7

Mit elektrophilen Reagenzien wie E^+ reagieren Phenazon (**1**) und verwandte Verbindungen, die an N-1, N-2 und C-5 substituiert sind, zu den 4-substituierten Derivaten **9,** die sich unter Abspaltung eines Protons zu Verbindungen des Typs **10** stabilisieren. Die hohe Reaktivität der Doppelbindung ($\Delta 4$) kann durch die Enaminocarbonyl-Struktur erklärt werden: Alkene, die eine Elektronen liefernde und eine Elektronen ziehende Gruppe an den benachbarten C-Atomen des Doppelbindungssystems besitzen, werden als Push-pull-Alkene bezeichnet **11.** Das Reaktionsverhalten gegenüber elektrophilen Reagenzien ist durch die Erhaltung der Resonanz gekennzeichnet. Deshalb reagieren sie unter Substitution über die Zwischenstufe **12** nach **13** und nicht unter Addition. Zwar findet zunächst eine Addition des Elektrophils in β-Stellung statt, jedoch regeneriert sich das Push-pull-System unter Abspaltung eines Protons.

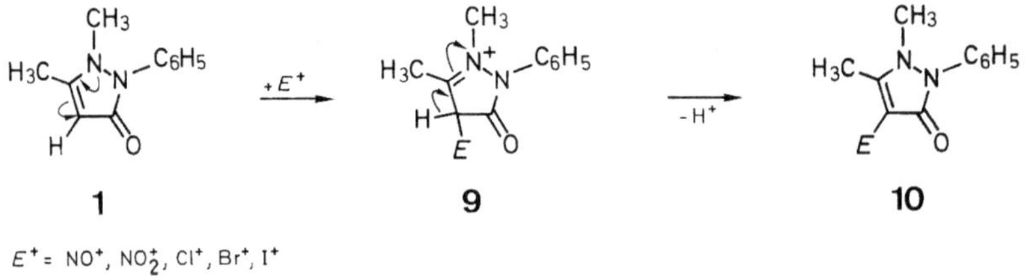

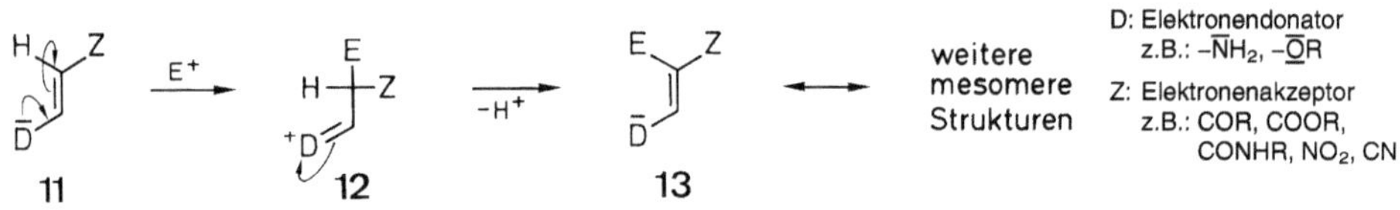

Identifizierung

- Smp: 109–113 °C.
- IR-Spektrum.
- Bei Einwirkung von salzsaurer Natriumnitrit-Lösung entsteht in der unmittelbar voranstehend geschilderten Weise das grüne 4-Nitrosophenazon (E = NO).

  Da bereits einfache Nitrosoalkene farbig sind (Nitrosobutan λ_{max} = 660 nm), erübrigen sich tiefer gehende, evtl. spekulative Molekülbetrachtungen zur Farbigkeit.
- Wird die wässrige Prüflösung mit Eisen(III)chlorid-Lösung versetzt, so entsteht eine Rotfärbung, die auf Zusatz von verdünnter Schwefelsäure verschwindet. Es bildet sich der Eisen(III)-Komplex **2,** dessen Stabilität pH-abhängig ist.
- Das bei der Hydrolyse aus **1** mit verdünnter Mineralsäure entstehende *N*-Methyl-*N'*-phenylhydrazin (**14**) wird in Anwesenheit von Selendioxid unter Abspaltung der Methyl-Gruppe zum Diazoniumsalz **15** dehydriert. In Gegenwart von 1-Naphthylamin (**16**) erfolgt Kupplung zum Azo-Farbstoff **17,** der im UV-Spektrum ein Maximum bei 520 nm aufweist.

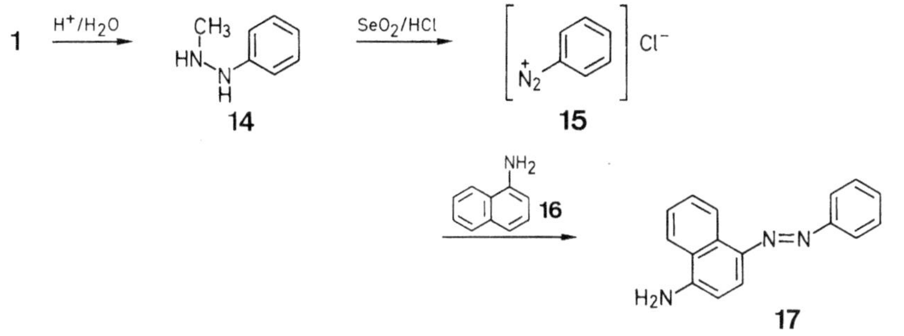

○ Aufgrund der reaktionsfähigen Enamin-Gruppe vermag **1** auch mit Aldehyden wie 4-Dimethylaminobenzaldehyd (**18**) zu reagieren. Es erfolgt zunächst Addition zum Alkohol **19,** der unter Wasserabspaltung in das rote mesomeriestabilisierte Cyanin **20** übergeht.

20 ist in die Gruppe der Polymethin-Farbstoffe einzureihen bzw. als Cyanin, d.h. vinyloges Amidin, zu bezeichnen.

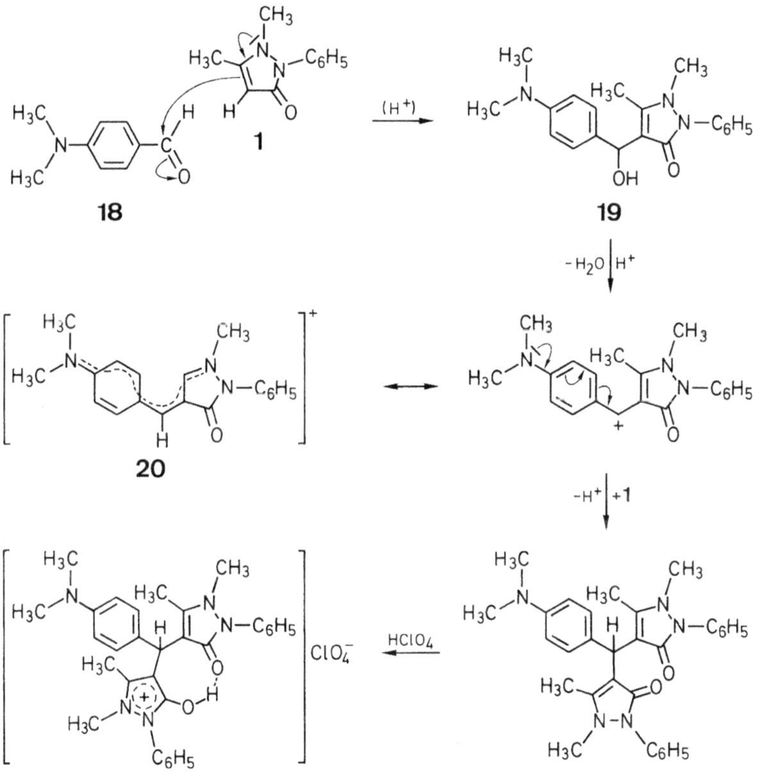

Nimmt man die Umsetzung von Phenazon (**1**) mit **18** im Verhältnis 2:1 vor und benutzt Perchlorsäure als Medium, so kommt es über **20** zur Bildung des farblosen Dipyrazolyl-methan-Derivates **21,** das keinen Beitrag zur Farbigkeit der Reaktion liefert.

Durch Protonierung von **21** an einem Sauerstoff-Atom – es wird im wasserfreien Medium gearbeitet – entsteht das Kation **22** mit intramolekularer Wasserstoff-Brücke, d.h. unter Ausbildung eines 8-gliedrigen Chelat-Ringes.

Durch Oxidation von **21,** z.B. beim Kontakt mit Luft, kommt es zur Bildung des farbigen Cyanins **23.**

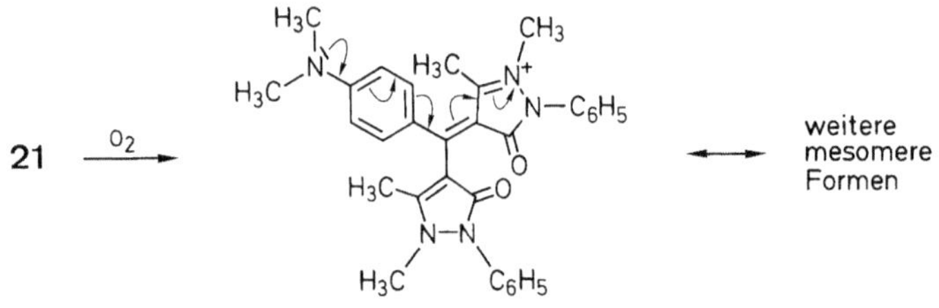

23

Gehaltsbestimmung

Phenazon kann iodometrisch, bromometrisch oder acidimetrisch bestimmt werden.

- Die iodometrische Bestimmung wird in schwach alkalisch gepuffertem Milieu (Natriumacetat) durchgeführt. Mit überschüssiger Iod-Lösung entsteht 4-Iodphenazon (**24**). Ohne Puffer stellt sich ein pH-abhängiges Gleichgewicht ein, wodurch eine quantitative Umsetzung verhindert wird. Der Titrationsansatz wird mit Methylenchlorid versetzt und geschüttelt, damit sich das ursprünglich farblose **24,** das an seiner Oberfläche durch Adsorption von Iod schwarz gefärbt ist, lösen kann.

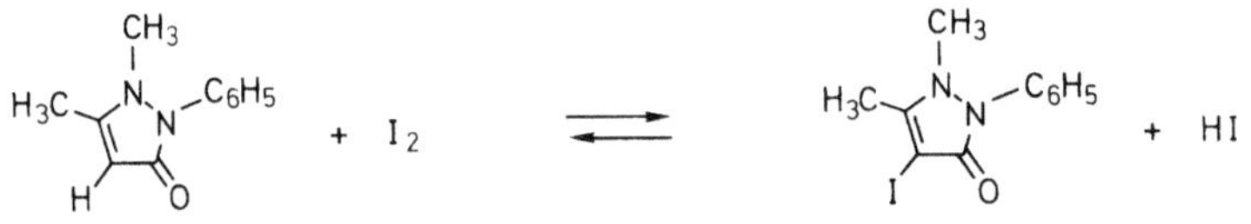

1 24

Dadurch wird es möglich, bei der Rücktitration sämtliches Iod zu erfassen.

Daneben kann man auch das in **24** gebundene Iod erfassen. Hierzu wird die austitrierte Lösung mit Salzsäure versetzt, wobei im Sinne der obigen Gleichung aus **24** Iod freigesetzt und mit Thiosulfat (0,1 $mol \cdot l^{-1}$) bestimmt wird.

- Zur bromometrischen Bestimmung verwendet man methanolische Kaliumbromid-haltige Brom-Lösung. Es erfolgt Bromierung in Position 4. Alternativ kann auch eine direkte bromometrische Bestimmung mit $KBrO_3$ (0,1 $mol \cdot l^{-1}$) in Gegenwart von KBr erfolgen.

  Bei der Prüfung des Adsorptionsvermögens von Aktivkohle wird Phenazon an die Kohle gebunden und der nicht adsorbierte Teil des Phenazons bromometrisch ($KBrO_3$/KBr) erfasst. Hierbei dient *p*-Ethoxychrysoidin als Redox-Indikator.

- Erwartungsgemäß ist auch die wasserfreie Titration mit Perchlorsäure geeignet, wobei die Protonierung am Sauerstoff erfolgt.

Propyphenazon
1,5-Dimethyl-4-(1-methylethyl)-2-phenyl-1,2-dihydro-3*H*-pyrazol-3-on
[479-92-5]

Analgetikum

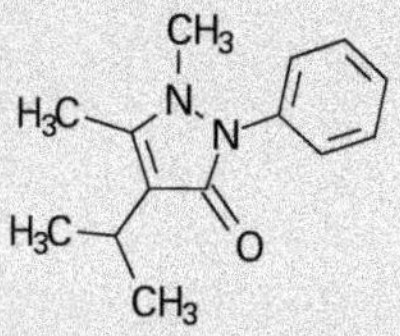

1

Die farblosen Kristalle lösen sich schwer in Wasser, dagegen leicht in Dichlormethan und Ethanol. Der pK_S-Wert der Substanz beträgt 2,4.

Über den photochemisch induzierten Abbau in festem Zustand und in Lösung s. *Reich* u. Mitarb.

Identifizierung

- Smp: 102–106 °C.
- IR-Spektrum.
- DC.
- UV-Spektrum (Ethanol): Absorptionsmaxima bei 247 und 275 nm.
- Mit Eisen(III)chlorid entsteht eine rotbraune bis rotviolette Färbung, die pH-abhängig ist.

  Analog Phenazon handelt es sich dabei um die Komplexbildung mit dem Eisen(III)-Ion zu **2.**

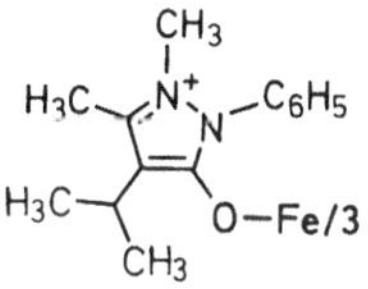

2

- Unter den Reaktionsbedingungen der *Vitali-Morin*-Reaktion, d.h. Behandeln mit Salpetersäure, Eindampfen zur Trockne und Aufnahme mit Aceton sowie ethanolischer Kalilauge, entsteht eine rote bis purpurrote Färbung.

  Bei der DC-Untersuchung des Nitrierrückstandes von **1** fanden *Kovar* und *Rohlfes* 27 Substanzen, die aus **1** entstanden waren. Es gelang, acht Nitroverbindungen zu isolieren, die *Meisenheimer*-positiv sind, d.h. mit ethanolischer Kalilauge und Aceton eine typische Färbung zeigen.

  Die aufgefundenen Verbindungen zeigen, dass Propyphenazon (**1**) bei der Behandlung mit rauchender Salpetersäure an unterschiedlichen Positionen nitriert und fragmentiert wird. Folgende acht Verbindungen konnten isoliert und in ihrer Struktur aufgeklärt werden:

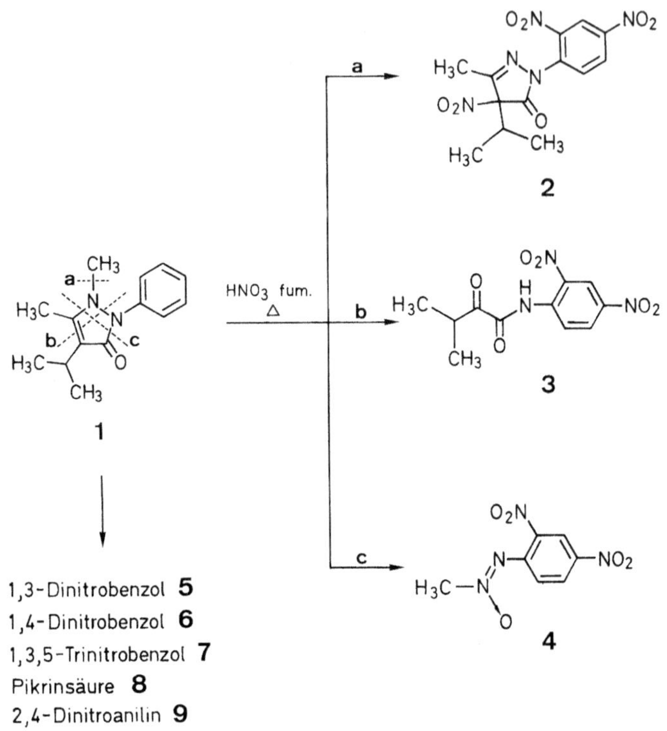

Die rote bis purpurrote Färbung der *Vitali-Morin*-Reaktion von **1** kommt durch Überlagerung der Absorptionsmaxima der gebildeten *Meisenheimer*-Salze zustande.

1,3-Dinitrobenzol (**5**), 1,3,5-Trinitrobenzol (**7**) und Pikrinsäure (**8**) reagieren mit dem nucleophilen Acetonylcarb-Anion (**10⁻**) zum Cyclohexadienat-Addukt **11** und Propenid-Addukt vom Typ **12.** Die Absorption dieser *Meisenheimer*-Salze liegt zwischen 400 und 600 nm.

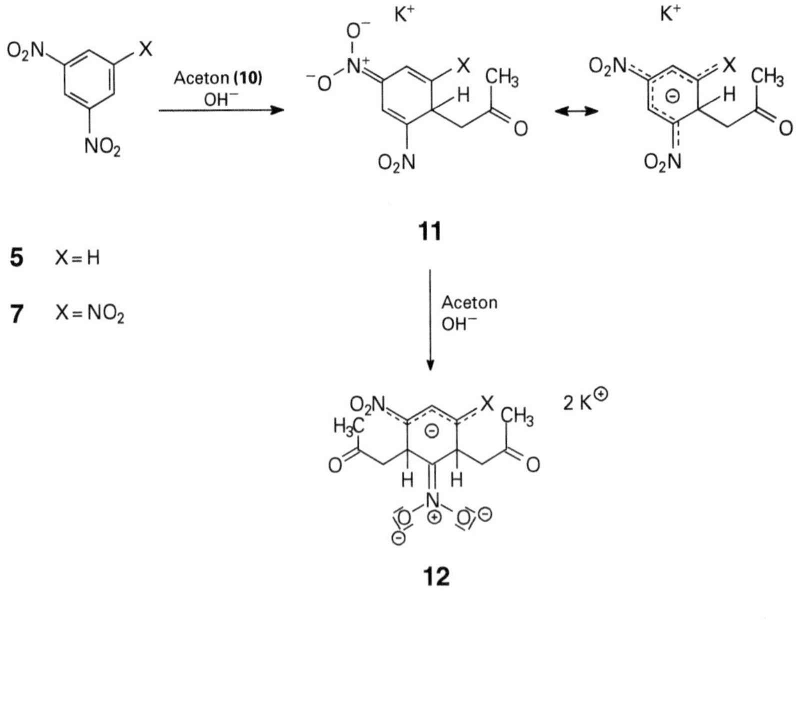

○ Die Isopropyl-Gruppe lässt sich in Analogie zu Isopropanol mit 4-Dimethylaminobenzaldehyd und konzentrierter Schwefelsäure nachweisen.

Nach Untersuchungen von *Auterhoff* u. Mitarb. bilden sich in konzentrierter Schwefelsäure Cyclopentenylcarbenium-Ionen, die mit 4-Dimethylaminobenzaldehyd zu einem fulvenartigen Farbstoff kondensieren (s.a. Isopropanol und Meprobamat, S. 19 und 244).

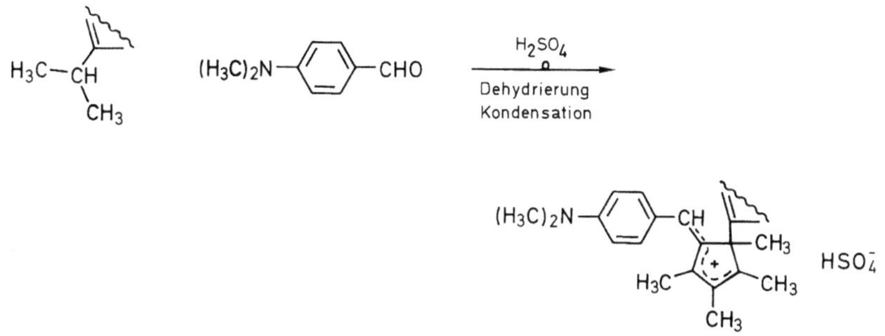

Gehaltsbestimmung

Titration als einwertige Base mit Perchlorsäure (0,1 mol · l^{-1}) in einem Lösungsmittelgemisch (Eisessig/Dichlorethan = 1:7,5). Als schwache Base fungiert der Sauerstoff der vinylogen Amid-Partialstruktur.

Metamizol-Natrium

Natrium-[(1,5-dimethyl-3-oxo-2-phenyl-2,3-dihydro-1*H*-pyrazol-4-yl)-*N*-methylamino]methansulfonat
[68-89-3]

Analgetikum

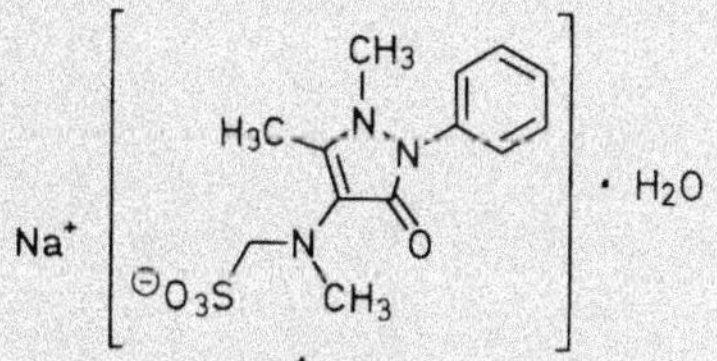

1

Metamizol-Natrium ist ein farbloses, kristallines Pulver, leicht löslich in Wasser, löslich in Ethanol.

Die 50%ige wässrige Lösung reagiert neutral gegen Lackmus. Nach einiger Zeit tritt eine gelbliche Verfärbung auf.

Optimale Stabilität soll im Bereich von pH 7 bis 8 liegen.

Metamizol wird in 50%iger wässriger Lösung zur Injektion verwendet. Die Menge an Zersetzungsprodukten darf nach empirischen Regeln bis zu 5% betragen.

Für die leichte Hydrolysierbarkeit ist die Aminomethansulfonsäure-Gruppe verantwortlich. Metamizol-Natrium kann als *Mannich*-Base aufgefasst werden. Die hydrolytische Zersetzung ist als Umkehrung der Synthese nach Gleichung **A** zu verstehen.

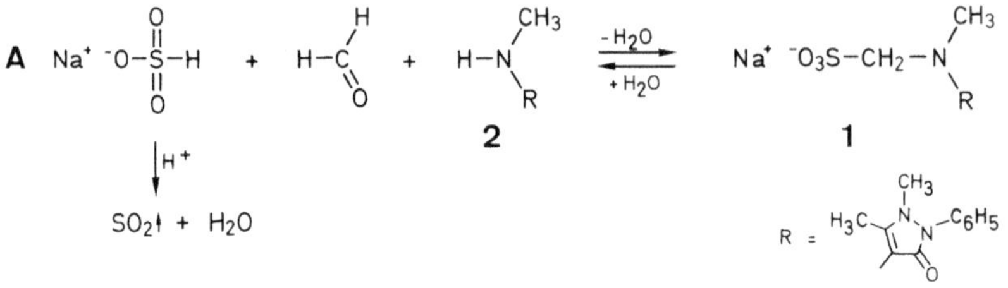

Die Hydrolyse in saurer Lösung läuft sehr rasch ab. Im pH-Bereich oberhalb 3 wird das Salz **1** zur Säure **1** · H protoniert. Durch Abspaltung von H_2SO_3 entsteht **3.** Danach erfolgt langsamere Elimination von Formaldehyd zum Methylamino-Derivat **2.**

Bei pH-Werten zwischen 7 und 13 stellt sich ein Gleichgewicht zwischen **1**, **2** und **3** ein.

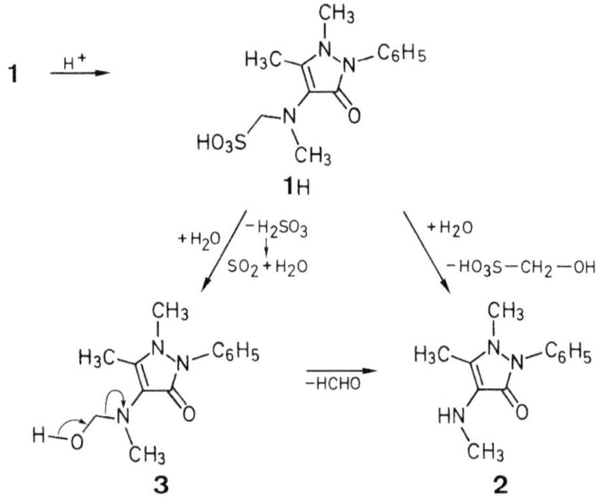

In Gegenwart von Kupfer(II)-Ionen als Katalysator wird das in saurer wässriger Lösung durch Hydrolyse entstehende **2** oxidativ am Stickstoff zu **5** ent-methyliert. Dieses wird von Sauerstoff angegriffen und bildet das Hydroperoxid **6.** Daneben entsteht 4-Formylamino-phenazon (**7**) (Formel s. S. 461).

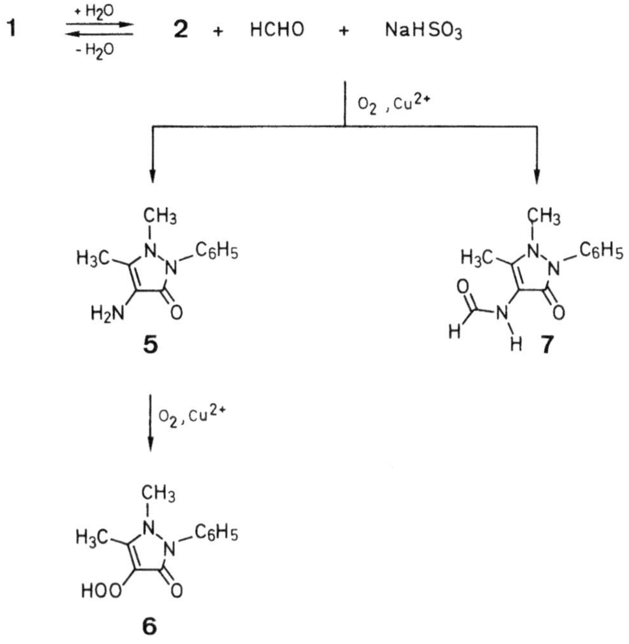

Setzt man Metamizol-Na (**1**) bei pH = 7 mit einem Oxidationsmittel wie 30%igem Wasserstoffperoxid um, so kommt es primär zur Hydrolyse zum bekannten Amin **2.** Nun erfolgt eine oxidative Spaltung der Doppelbindung im Ring, vergleichbar mit einer Ozonolyse und reduktiver Aufarbeitung, zum Oxalsäurehydrazid **8**. Dieses hydrolysiert beim Stehen bei 37 °C zu 1-Methyl-2-phenylessigsäurehydrazid (**9**).

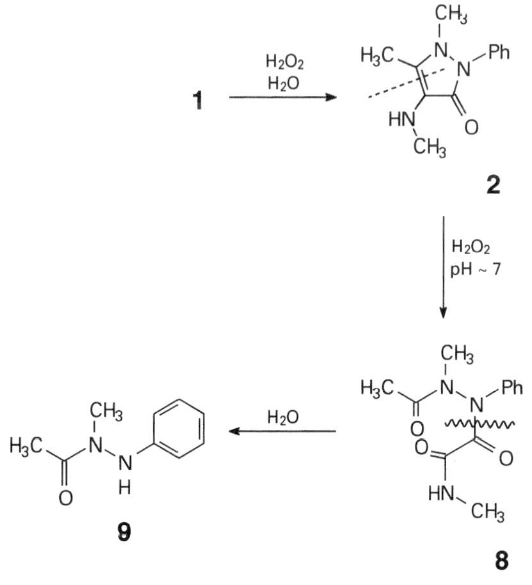

Identifizierung

- IR.
- Wird die wässrige Lösung mit Salzsäure zum Sieden erhitzt, so entwickelt sich zunächst der Geruch von Schwefeldioxid, später der von Formaldehyd. Der Nachweis des Schwefeldioxids erfolgt durch seine reduzierende Wirkung. Ein Filtrierpapier mit KIO_3/Stärke wird gebläut. SO_2 reduziert KIO_3 zu elementarem Iod, das mit Stärke eine blaue Einschlussverbindung bildet. Unter den angegebenen Bedingungen läuft die Hydrolyse nach Gleichung **A** ab; der entstandene Formaldehyd wird mit Chromotropsäure nachgewiesen (s. S. 78).
- Wird die wässrige Lösung mit konzentrierter Wasserstoffperoxid-Lösung versetzt, so färbt sie sich zunächst blau und nach zwischenzeitlichem Verblassen innerhalb weniger Minuten intensiv rot. Als 4-Alkylamino-phenazon reagiert **1** mit Oxidationsmitteln zu farbigen Zwischenprodukten.

  Als Oxidationsmittel sind auch salpetrige Säure, Salpetersäure und Silber-Ionen geeignet.
- ○ Beim Versetzen der wässrigen Lösung mit verdünnter Salpetersäure, Natriumnitrit und später mit Silbernitrat-Lösung kommt es zu einem charakteristischen Farbspiel (blau, grün, gelb), wobei sich allmählich metallisches Silber abscheidet. Als Primärprodukte treten farbige Radikale auf.

Reinheitsprüfung

Da Metamizol als hydrophiler Arzneistoff konzipiert wurde, ist von besonderer Bedeutung, auf lipophile, aus der Synthese stammende oder durch Zersetzung entstandene Verunreinigungen zu prüfen.

Infrage kommen 4-Amino-phenazon (**5**), 4-Methylamino-phenazon (**2**), 4-Formylamino-phenazon (**7**) und 4-Dimethylamino-phenazon (**10**). Auf diese Verbindungen wird per HPLC geprüft.

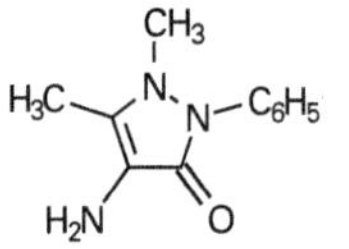

5

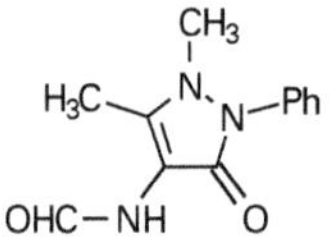

7

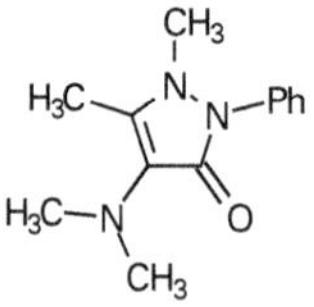

10

Gehaltsbestimmung

- Zur iodometrischen Bestimmung wird mit Salzsäure ($0{,}01\ mol \cdot l^{-1}$) angesäuert und langsam mit Iod-Lösung ($0{,}05\ mol \cdot l^{-1}$) titriert. Die Titration muss unterhalb einer Temperatur von 20 °C durchgeführt werden.

Nach Untersuchungen von *Kawamusa* und *Negoro* ist anzunehmen, dass Iod Metamizol direkt angreift unter Bildung von **3**, Iodwasserstoff und Natriumhydrogensulfat. Das Halbaminal **3** zerfällt dann in **2** und Formaldehyd.

$$\mathbf{1} \xrightarrow{H_2O,\ I_2,\ H^+} \mathbf{3} + 2\,HI + NaHSO_4$$

$$\mathbf{3} \longrightarrow \mathbf{2} + HCHO$$

0.1.1.2 Pyrazolidin-3,5-dione (Pyrazolidindione)

Phenylbutazon
4-Butyl-1,2-diphenylpyrazolidin-3,5-dion
[50-33-9]

nichtsteroidales Antirheumatikum

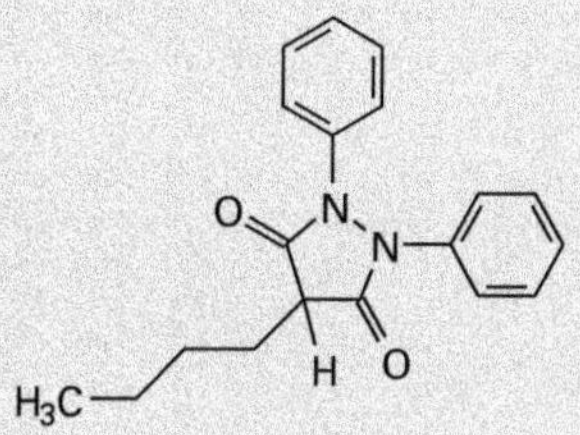

1

Phenylbutazon ist ein farbloses, kristallines Pulver, praktisch geruchlos, von schwach bitterem Geschmack. Die Substanz ist fast unlöslich in Wasser, löslich in Ethanol und Ether, sowie löslich in wässrigen Alkalilaugen.

Die Eigenschaften von **1** werden wesentlich durch die cyclische Malonsäurehydrazid-Struktur bestimmt. Als *β*-Dicarbonyl-Verbindung besitzt **1** an C-4 ein acides Wasserstoff-Atom ($pK_S = 4{,}9$).

Im Festzustand und in Lösungen von Chloroform, Dichlorethylen, Aceton, Dimethylsulfoxid oder Trifluoressigsäure liegt Phenylbutazon in der nichtdissozierten Dicarbonyl-Form **1** vor, wie man IR-, UV- und NMR-spektroskopisch festgestellt hat.

Als CH-acide Verbindung wird **1** im Alkalischen deprotoniert, unter Bildung des mesomeriestabilisierten Anions **2.** Das UV-Maximum von **2** liegt bei 264 nm, gemessen in alkalischer Lösung, in saurer und neutraler Lösung bei 240 nm.

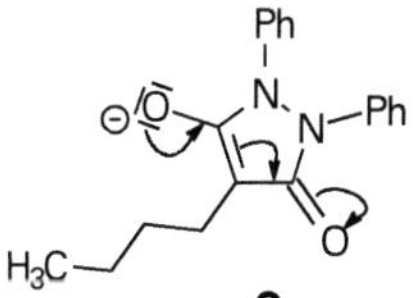

2

In wässriger Lösung findet Hydrolyse statt, wobei die ringoffene Säure **3** mit Phenylbutazon (**1**) ein Gleichgewicht im Verhältnis 92%:8% bildet, das weitgehend pH-unabhängig ist.

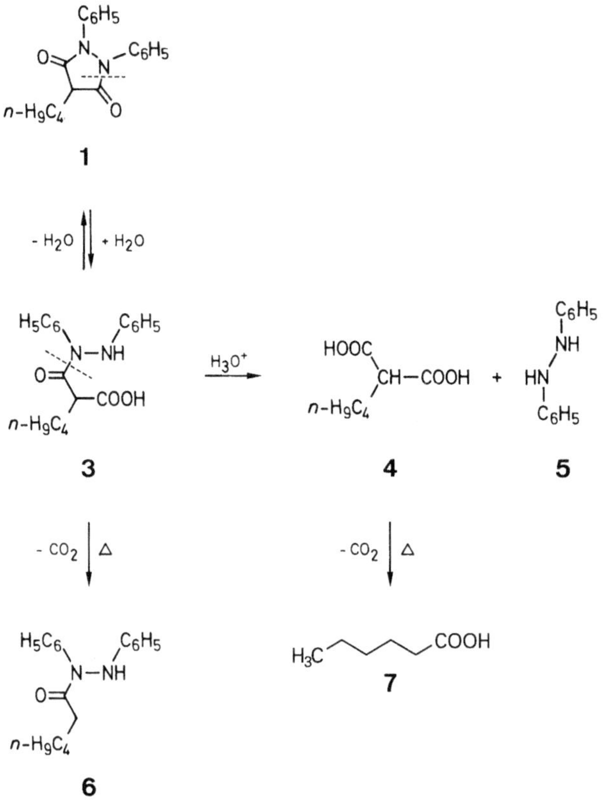

In stark saurer Lösung und bei Erhitzen tritt weitere Hydrolyse von **3** unter Bildung von Butylmalonsäure (**4**) und Hydrazobenzol (**5**) ein. Bei langsamen Erhitzen entsteht aus **4** unter Decarboxylierung Capronsäure (**7**).

In alkalischer Lösung findet ebenfalls eine halbseitige Hydrolyse zum Anion von **3** statt, das dann zum Hydrazid **6** decarboxyliert.

Phenylbutazon wird an seinem reaktiven C-Atom (Position 4) leicht von Oxidationsmitteln angegriffen. Oxidative Zersetzungen erfolgen bei Einwirkung von Sauerstoff in wässriger Lösung, von Wasserstoffperoxid, von Kaliumhexacyanoferrat(III) und von Kaliumpermanganat in alkalischer und saurer Lösung. Dabei bildet sich neben dem Hydroperoxid **8** 4-Hydroxyphenylbutazon (**9**), das leicht zur Säure **10** hydrolysiert. Weitere Hydrolyse liefert u.a. Hydrazobenzol (**5**), das in Gegenwart überschüssigen Oxidationsmittels zu Azobenzol (**11**) dehydriert wird. Als Resultat der oxidativen Zersetzung erhält man u.a. auch Buttersäure (**12**).

Weiterhin wurde gefunden, dass sich **1** auf der DC-Platte leicht oxidieren lässt. Hierbei entsteht primär das Hydroperoxid **8,** das zu **9** abgebaut wird, sowie geringe Mengen des α-Oxohydrazids **14,** das auch aus **10** über Verbindung **13** durch Oxidation entstehen kann.

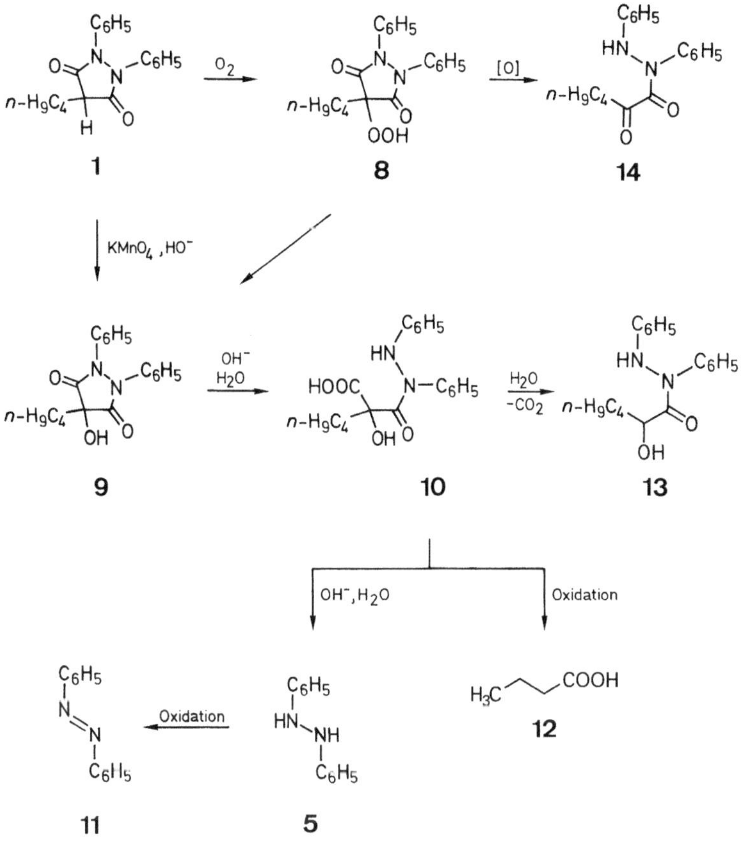

Identifizierung

- Smp: 104–107 °C.
- UV-Spektrum des Anions **2**: Maximum bei 264 nm.
- IR-Spektrum.
- **1** wird sauer hydrolysiert. Das dabei gebildete Hydrazobenzol (**5**) lagert sich im sauren Milieu zu Benzidin (**15**) um, das zu **16** diazotiert und mit 2-Naphthol zum Azo-Farbstoff **17** gekuppelt wird, der als rötlich brauner Niederschlag anfällt.
- Mit Bromwasser reagiert Phenylbutazon zum 4-Bromphenylbutazon, das durch den Schmelzpunkt charakterisiert werden kann. Diese Reaktion lässt sich auch maßanalytisch auswerten.

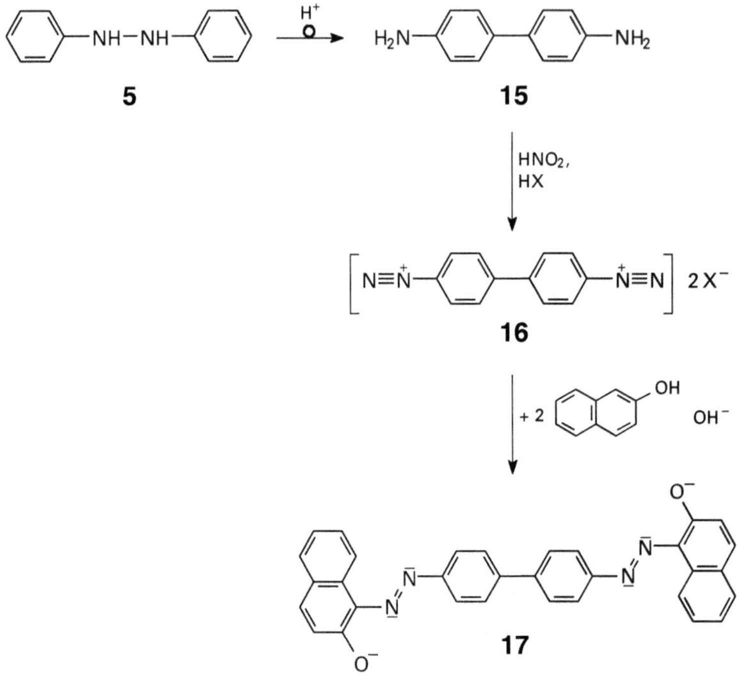

Reinheitsprüfung

Sowohl die Prüfung auf nicht saure Pyrazolidin-Derivate als auch die acidimetrische Bestimmung mit Alkalilauge beruhen auf der bemerkenswerten CH-Acidität des Phenylbutazons.

Zur Reinheitsprüfung wird die Substanz mit Natronlauge ($0{,}01\ mol \cdot l^{-1}$) versetzt, wobei eine klare Lösung entstehen muss.

Das aus der Synthese stammende 4-Hydroxyphenylbutazon (**9**), dem eine CH-acide Funktion fehlt, ferner das Hydrazid **6** und das in 4-Stellung um eine Butyl-Gruppe reichere 4,4-Dibutyl-1,2-diphenylpyrazolidin-3,5-dion würden dabei nicht in Lösung gehen.

Gehaltsbestimmung

• Die acidimetrische Titration wird mit Natronlauge ($0{,}1\ mol \cdot l^{-1}$) in Aceton durchgeführt.

Aceton, das mit Wasser mischbar ist, dient hier als Lösungsmittel, um eine homogene Titrationslösung zu erhalten.

Die Bestimmung ist allerdings nicht sehr spezifisch, da eventuell andere saure Verunreinigungen, z.B. die Säure **3,** miterfasst werden.

○ Ein sowohl qualitativ als auch quantitativ auswertbares Verfahren besteht in der Kolorimetrie der Umsetzungsprodukte von **1** mit diazotiertem 4-Nitroanilin (**17**) in Kalilauge.

Als farbgebende Komponente dieser Methode wurde die Azo-Verbindung **18** angesehen. Neuere Untersuchungen zeigten, dass das zitronengelbe **18** nur ein Zwischenprodukt ist, das unter dem Einfluss von Ethanol und Kaliumhydroxid in ein Gemisch von Farbstoffen übergeht, die eine Azaoxonol-Struktur aufweisen. Überraschend ist die Bindungsspaltung von C-3 nach C-4, wobei als Hauptprodukt **19** entsteht:

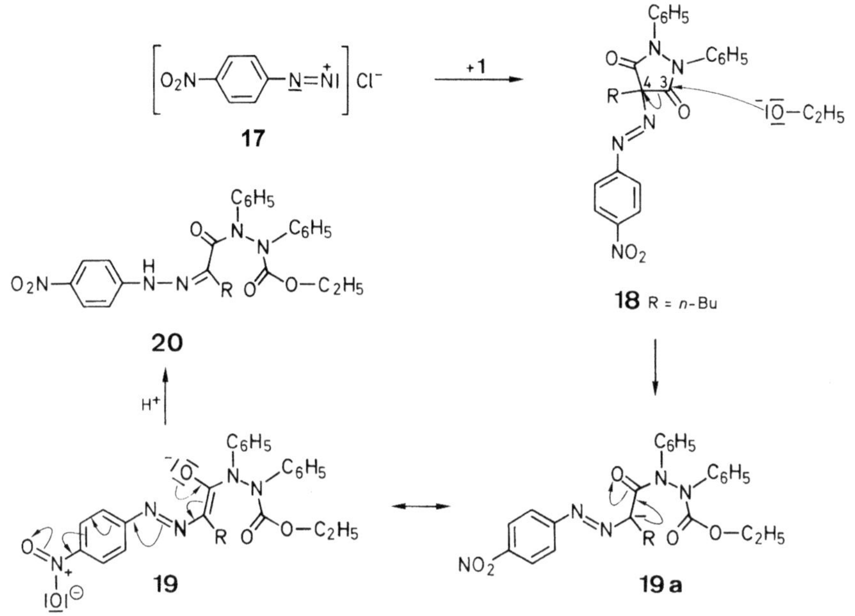

In saurer Lösung wird das Anion **19** zu **20** protoniert, d.h. zu einem Hydrazon eines α-Oxocarbonsäurehydrazids.

Sulfinpyrazon

1,2-Diphenyl-4-[2-(phenylsulfinyl)ethyl]-pyrazolidin-3,5-dion
[57-96-5]

Urikosurikum

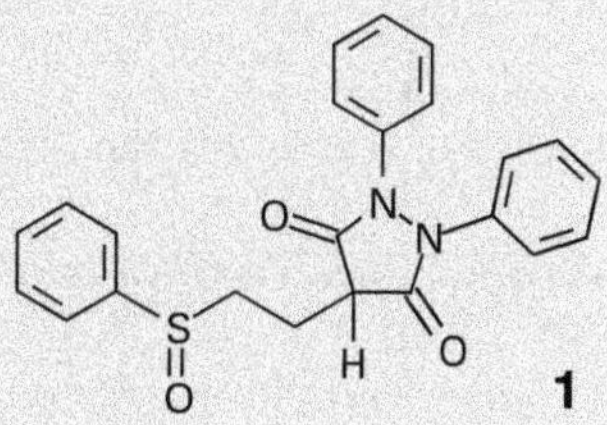

1

Weißes, geruchloses Pulver; praktisch unlöslich in Wasser. Leicht löslich in Aceton, DMF. Leicht löslich in verdünnten Alkalilaugen unter Salzbildung. $pK_S = 2{,}8$.

Sulfinpyrazon (**1**) erweist sich als stabil gegenüber Licht und Sauerstoff. In der unsymmetrisch substituierten Sulfoxid-Struktur besitzt **1** ein Chiralitätszentrum. Im Handel ist das Racemat, das einen Schmelzpunkt von 131–135 °C aufweist.

D-Form Smp: 130–133 °C.
L-Form Smp: 130–133 °C.

Identifizierung

- Smp: 131–135 °C.
- UV-Spektrum: λ_{max} = 260 nm (NaOH (0,01 mol · l^{-1})).
- IR-Spektrum.
- Eine Lösung von **1** in Wasser/Aceton gibt auf Zusatz von Eisen(III)-Ionen eine violette Färbung; Nachweis der in Wasser zum Teil vorliegenden Enol-Form von **1.**
- Nachweis des organisch gebundenen Schwefels:
  1. Durch Glühen von **1** mit Zinkpulver/Natriumcarbonat wird der Schwefel der Sulfoxid-Gruppe zum Sulfid reduziert. Nachweis als braunschwarzes Bleisulfid.
  2. Die Oxidation von **1** mit Sauerstoff (*Schöniger*-Methode) liefert Sulfat, das in bekannter Weise nachgewiesen werden kann.

Prüfung auf Reinheit

Verwandte Substanzen: DC. Prüfung auf die Synthesevorstufe **2** und das Oxidationsproduktes von **1,** das Sulfon **3. 2** darf höchstens zu 2%, **3** zu 1% vorliegen.

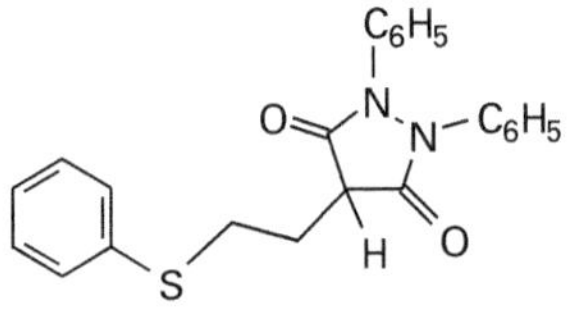

2

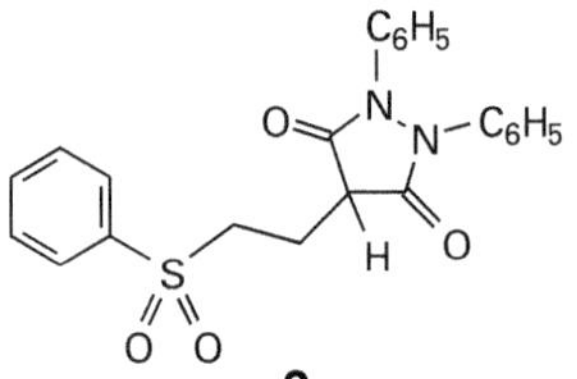

3

Gehaltsbestimmung

Aufgrund der Unlöslichkeit von **1** in Wasser löst man in Aceton und titriert **1** als einwertige Säure mit Natronlauge (0,1 mol · l^{-1}). S. auch Phenylbutazon.

10.1.2 Imidazol-Derivate

Im Gegensatz zum Pyrrol mit einem pK_S-Wert von 1 ist Imidazol (**1**) eine relativ starke Base mit einem pK_S-Wert von 7,0. Verständlich wird dieser Unterschied beim Betrachten des resonanzstabilisierten Kations **2a, 2b, 2c.**

1 **2a** **2b** **2c**

Therapeutisch werden Imidazol-, Imidazolin- und Imidazolidin-Derivate verwendet.

Tab. 10.1 Therapeutisch gebrauchte Imidazol-Derivate

Stammverbindung	allgem. Formel	Beispiele
Imidazol	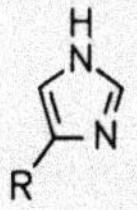	Histamin Pilocarpin „Conazole“
Imidazolin	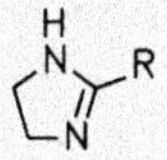	Tolazolin Naphazolin Clonidin
Imidazolidin	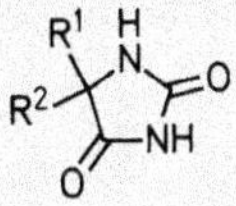	Phenytoin

Tabelle 10.1 enthält die allgemeinen Formeln der drei Verbindungstypen und Beispiele aus dem Arzneibuch.

Histamin

2-(1*H*-Imidazol-4-yl)ethanamin
[51-45-6]
Dihydrochlorid [56-92-8]
Diphosphat [23297-93-0]

Diagnostikum

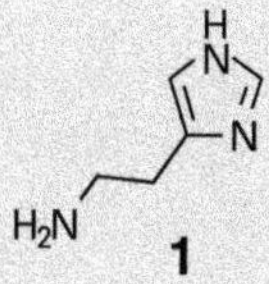

1

Die oben angegebene Bezeichnung ist insofern nicht ganz korrekt, da infolge der Substitution in 4-Stellung des Imidazols die Symmetrie des unsubstituierten Heterocyclus verloren gegangen ist. Formal betrachtet, liegt ein Gleichgewicht zwischen dem 4-Alkylimidazol **2a** und dem 5-Alkylimidazol **2b** vor.

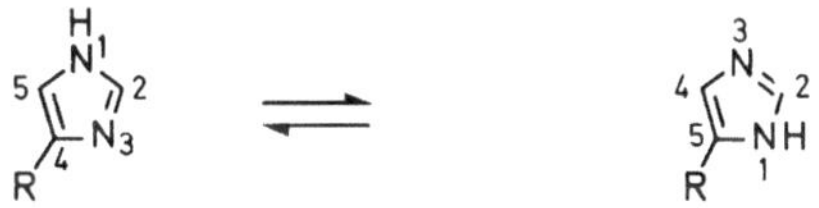

2a **2b**

Tautomerenpaare dieser Art, die nur dann möglich sind, wenn die beiden Stickstoff-Atome des Imidazols nicht substituiert sind, lassen sich nicht trennen. Man ist übereingekommen, sie heute als 4(5)-Alkylimidazole zu bezeichnen.

Offizinell sind als **Dihydrochlorid** und das **Bis-dihydrogenphosphat.**

Das weiße, kristalline Pulver ist in Wasser und niedrigen Alkoholen leicht löslich. Infolge Hydrolyse reagiert die Substanz schwach sauer. Die pK_S-Werte werden mit 5,91 und 9,73 angegeben. Da sich das schwächer basische Zentrum im Heterocyclus befindet, ist diesem die stärkere Kationsäure mit einem pK_S-Wert von 5,91 zuzuordnen.

Die Base schmilzt bei 83 bis 84 °C, das Dihydrochlorid bei 245 °C unter Zersetzung, das Bis-dihydrogenphosphat bei 127–134 °C.

Identifizierung

- IR-Spektrum.
- DC gegen Vergleichssubstanz.
- Ähnlich wie beim Nachweis des Theophyllins, das über das Theophyllidin bzw. den darin enthaltenen Imidazol-Ring (s. S. 560) mit einem Diazonium-Salz zu einem partiell heteroaromatischen Azo-Farbstoff gekuppelt wird, kann auch zum Nachweis des Histamins die **Pauly-Reaktion** herangezogen werden.

  Diazotierte Sulfanilsäure kuppelt in Position 2 des Heteroaromaten, während andere elektrophile Reagenzien wie Salpeter- oder Schwefelsäure die Positionen 4 und 5 bevorzugt angreifen.

  Untersuchungen zum Mechanismus der *Pauly*-Reaktion lassen den Schluss zu, dass unter den angewandten Reaktionsbedingungen das Imidazol-Anion mit dem Diazonium-Kation reagiert. Die Bildung des Anions ist wegen der geringen Elektrophilie dieses Diazoniumsalzes Voraussetzung. Ist die Position 2 besetzt, so wird Position 4 angegriffen.

  Die wiederholt geäußerte Ansicht, dass die *Pauly*-Raktion über ein intermediär entstehendes Triazen verläuft, welches sich umlagert, ist nicht belegt. Möglicherweise wurde die Triazen-Bildung deshalb postuliert, um erklären zu können, warum *N*-alkylierte Imidazole nicht reagieren. Diesen Befund kann man aber mit der Unfähigkeit des Moleküls, ein Anion zu bilden und damit nicht ausreichend nucleophil zu sein, besser erklären.

  Zur quantitativen Auswertung der *Pauly*-Reaktion müssen die Versuchsbedingungen standardisiert werden, da sonst ein Gemisch verschiedener Farbstoffe entsteht. Einige Arzneibücher verwenden diazotiertes 4-Nitranilin, mit dem Vorteil, dass der gebildete Azo-Farbstoff mithilfe organischer Lösungsmittel ausschüttelbar ist. Die Reaktion ist für Histamin nicht spezifisch.

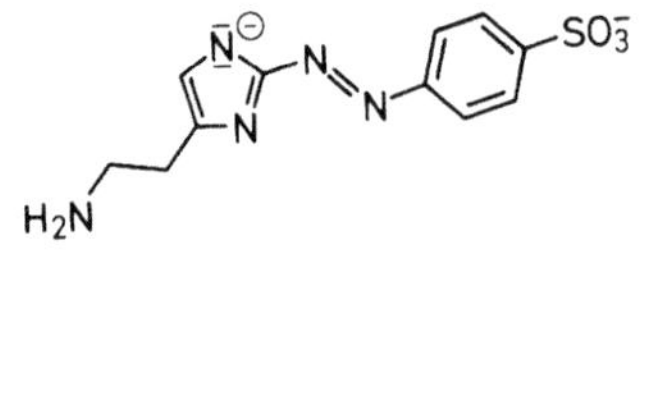

- Die Substanz bildet mit Kobalt(II)- und Kupfer(II)-Ionen gefärbte Komplexsalze.

  Als Beispiel für eine ähnliche Komplexierung mit zweiwertigen Metall-Ionen sei die Dimerisierung zweier Insulin-Moleküle, die über die Histidin-Bausteine der B-Ketten und Zink-Ionen zustande kommt, genannt.

- Der empfindlichste Histamin-Nachweis erfolgt mithilfe des isolierten Meerschweinchendarms, der schon bei einer Verdünnung von 1:500 Millionen kontrahiert.

Auf mögliche Verunreinigungen mit Histidin prüft man mit DC und detektiert mit Ninhydrin, wobei auch Histamin Ninhydrin-positiv reagiert..

Gehaltsbestimmung

Neben der Titration nach *Volhard* und der wasserfreien Titration mit Perchlorsäure in Ameisensäure/Essigsäure kann auch eine Verdrängungstitration im wässrigen Milieu mit Natronlauge (0,1 $mol \cdot l^{-1}$) durchgeführt werden.

Histamindihydrochlorid ist eine Di-kationsäure, die bei der alkalimetrischen Titration gegen Kresolpurpur zum Mono-kation deprotoniert wird.

Miconazol

1-[(2*RS*)-2-[(2,4-Dichlorbenzyl)oxy]-2-(2,4-dichlorphenyl)ethyl]-1*H*-imidazol
[22916-47-8]
Nitrat [22832-87-7]

Antimykotikum

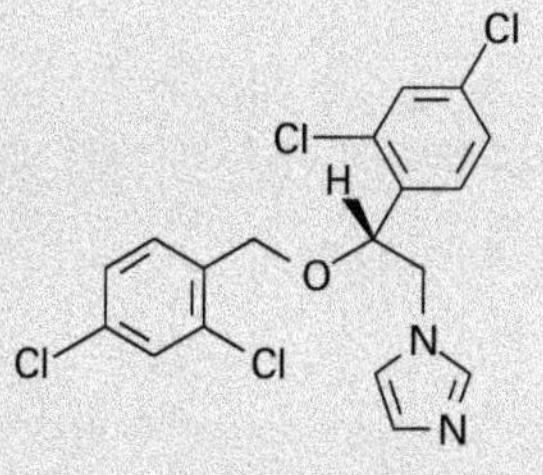

und Enantiomer

1

Offizinell sind die Base und das **(Hydro)nitrat.** Beide sind weiße, kristalline Pulver. Miconazol (**1**) ist leicht löslich in Methanol und löslich in Ethanol und nur schwer löslich in Wasser. Miconazolnitrat (**1**-HNO_3) hingegen ist sehr schwer löslich in Wasser und schwer löslich in Ethanol.

Der pK_S-Wert beträgt 6,91.

Identifizierung

- Schmelztemperatur 83–87 °C (Base) bzw. 178–184 °C.
- Aufnahme eines IR- und UV-Spektrums; letzteres zeigt Maxima bei 264, 272 und 280 nm in salzsaurer Lösung. Sie ändern sich in Methanol nicht.
- DC gegen Referenz auf silanisierten Kieselgel-Platten.
- Durch eine Schmelze von **1** im Tiegel mit Natriumcarbonat über der Bunsenbrennerflamme wird das organisch gebundene Chlor als Chlorid abgespalten und nachgewiesen.
- Mithilfe der HPLC prüft man auf Syntheseverunreinigungen. Es handelt sich in der Hauptsache um stellungsisomere Chlor-Derivate.

Die **Gehaltsbestimmung** erfolgt wasserfrei in Eisessig/Ethylmethylketon (1:7) mit Perchlorsäure (0,1 $mol \cdot l^{-1}$) (Erfassung der Base).

Pilocarpin

(3*S*,4*R*)-3-Ethyl-4-[(1-methyl-1*H*-imidazol-5-yl)methyl]dihydrofuran-2(3*H*)-on
[92-13-7]
Hydrochlorid [54-71-7]
Nitrat [148-72-1]

Cholinergikum

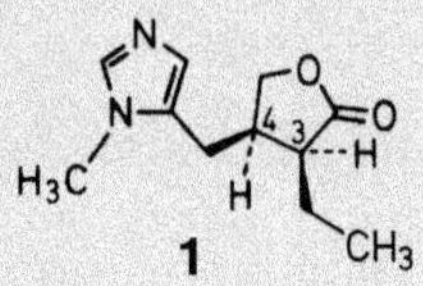

1

In **1** ist die sterische Anordnung der Substituenten am Lacton-Ring des Pilocarpins wiedergegeben. Nach der *Cahn-Ingold-Prelog*-Nomenklatur weist der Lacton-Ring des Pilocarpins (als Furan-Derivat) 3*S*:4*R*-Konfiguration auf, während das Isopilocarpin 3*R*:4*R*-Konfiguration besitzt. Bisweilen ist auch die Angabe 2*S*:3*R* zu finden; hier ist die Bezifferung auf die Zählweise des Lacton-Ringes bezogen.

Durch Bestimmung der spezifischen Drehung lassen sich Rückschlüsse auf Verunreinigungen durch Isopilocarpin ziehen:

- Pilocarpin: +100°,
- Isopilocarpin: +43°.

Wegen der cyclischen Amidin-Struktur im Imidazol-Ring ist die Protonierung des doppelt gebundenen Stickstoff-Atoms zu erwarten **2a, 2b.** Sie wurde auch mithilfe der ^{13}C-NMR-Spektroskopie bestätigt.

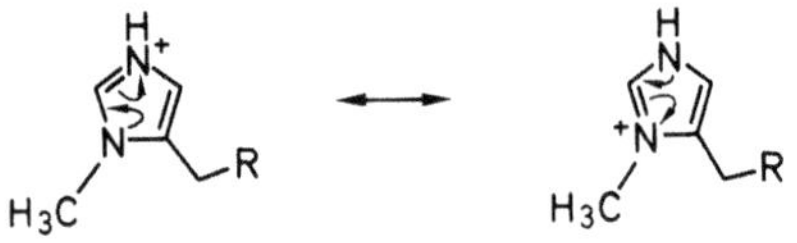

2a **2b**

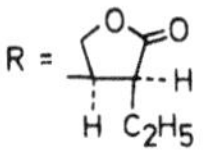

Handelsüblich und offizinell sind das **Hydrochlorid** und das (**Hydro**)**nitrat.**

Die Pilocarpin-Base stellt unter normalen Bedingungen eine zähflüssige, schwer kristallisierbare Masse dar. Der Schmelzpunkt der kristallisierten Base liegt bei 34 °C. Im Gegensatz zu vielen anderen Alkaloiden ist die Base wasserlöslich. Sie ist ausserdem löslich in Ethanol. Sie zeigt ein charakteristisches Maximum im UV bei 215 nm.

Als Imidazol-Derivat besitzt Pilocarpin basische Eigenschaften und bildet daher stabile Salze. Der pK_S-Wert der Base liegt bei 7,05 und entspricht etwa dem des Imidazols (pK_{S1} = 7,16).

Die Substitution des Wasserstoffs an N–1 im Imidazol-Ring durch die Methyl-Gruppe bewirkt, dass die schwach sauren Eigenschaften des Systems verschwunden sind. Nach Literaturangaben kann auch das sp^3-hybridisierte *N*-Atom protoniert werden, dem der in der Literatur angegebene pK_S-Wert von 1,63 entspricht.

Eine schwache CH-Acidität geht auch von Position 3 im Lacton-Ring aus, was durch Austauschversuche mit D_2O anhand der ^{1}H-NMR-Spektroskopie gezeigt werden konnte.

Im alkalischen Milieu laufen am Lacton-Ring zwei Reaktionen ab. Einmal kommt es zur Ringöffnung infolge des Angriffs der Hydroxid-Ionen an der Carbonyl-Gruppe, unter Bildung des Pilocarpinsäure-Anions (**3**). Zum anderen entsteht durch Deprotonierung das Anion **4.** Diese Reaktion läuft vorzugsweise im wasserfreien Milieu in Anwesenheit von Alkoholat-Ionen ab. Über das Enolat **4a, b, c** epimerisiert **1** in Gegenwart von Wasser zum Isopilocarpin (**5**), das in alkalischem Milieu ebenfalls von den Hydroxid-Ionen unter Ringöffnung und Bildung des Isopilocarpinsäure-Anions angegriffen wird (**6**).

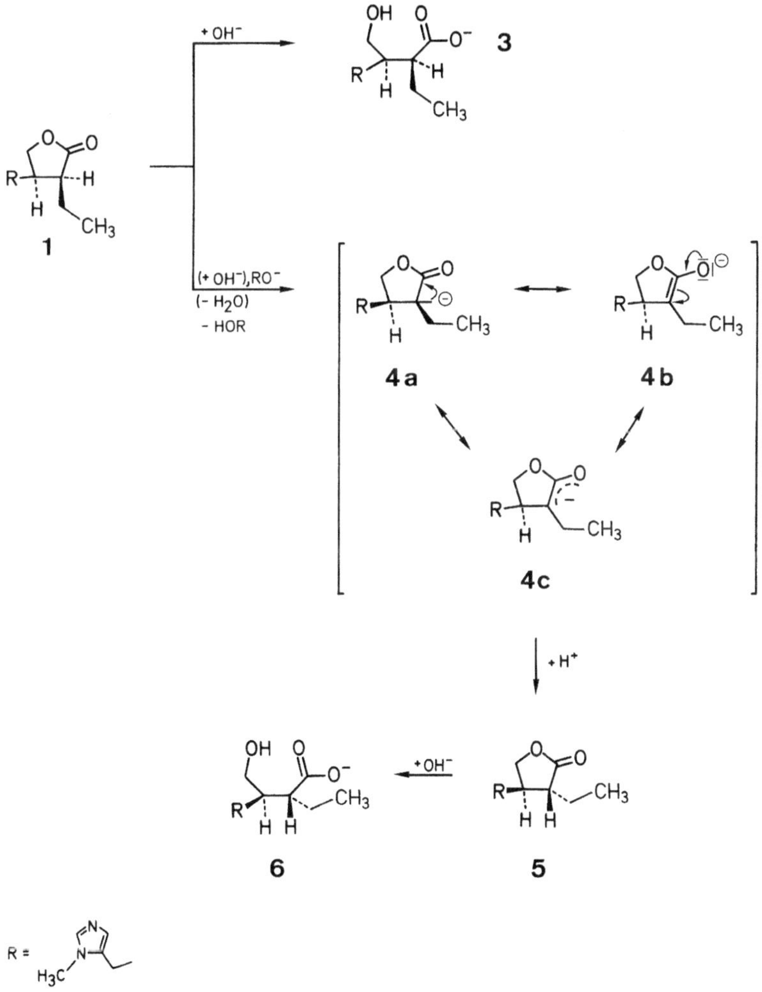

Warum in wässrigem Milieu bevorzugt das Anion der Pilocarpinsäure (**3**) gebildet wird und in nicht wässrigem Milieu bevorzugt Isopilocarpin entsteht, lässt sich folgendermaßen erklären:

OH- bzw. OR-Ionen besitzen in nicht wässrigen Lösungsmitteln eine höhere Basizität. Als starke Basen spalten sie bevorzugt den schwach sauren, CH-aciden Wasserstoff am C-Atom 3 ab. Infolge der Mesomeriestabilisierung des entstehenden Enolat-Ions **4b** kommt es nicht zur Ringöffnung. Im wässrigen Milieu reicht dagegen die Nucleophilie der OH-Ionen aus, um den Carbonyl-Kohlenstoff anzugreifen. Ihre Basizität ist in diesem Milieu geringer.

Wegen der Alkali-Empfindlichkeit des Moleküls muss also bei der Gewinnung des Pilocarpins immer mit der Bildung von Isopilocarpin gerechnet werden. Isopilocarpin besitzt nur noch einen Bruchteil der gewünschten pharmakologischen Aktivität. Einen Überblick über die analytischen Verfahren zur Unterscheidung findet sich bei *Kuks* u. Mitarb.

Bei geöffnetem Lacton-Ring findet keine weitere Epimerisierung statt. Die Relactonisierung der Pilocarpinsäure oder der Isopilocarpinsäure durch Zugabe von Protonen führt zu Pilocarpin bzw. Isopilocarpin.

Da die Epimerisierung nicht nur durch Alkali, sondern auch durch Wärme begünstigt wird, muss bei der Herstellung steriler Pilocarpin-Lösungen dieser Aspekt berücksichtigt werden.

Pilocarpin ist in saurer Lösung bis pH 5 stabil. Das Optimum liegt bei pH 3 bis 4. In Lösung stellt sich ein Gleichgewicht ein zwischen Pilocarpin und Pilocarpinsäure, das in saurer Lösung weitgehend auf der Seite des Pilocarpins liegt. Mit steigenden pH-Werten bildet sich zunehmend das Anion der Pilocarpinsäure. Das ist auch der Grund, warum Pilocarpin in Augentropfen nicht zur besseren Verträglichkeit in gepufferten Lösungen hergestellt wird. Einen Ausweg bietet die Individualrezeptur zur Herstellung in der Apotheke. Bei kurzzeitiger Anwendung einer auf pH 7 gepufferten Lösung ist der Wirkverlust nicht dramatisch, daher tolerierbar. In industriell hergestellten Pilocarpin Augentropfen löst man das Problem durch ein Zweikammersystem. Arzneistofflösung (pH 3,5) und Pufferlösung sind getrennt, dadurch ist eine lange Haltbarkeit gewährleistet. Erst bei der ersten Anwendung kommt es zur Vermischung beider Lösungen und der Applikation eines Arzneimittels mit verbesserten biopharmazeutischen Eigenschaften (*Daniels*, 2003).

Zur Stabilität von **1**·HCl in Augentropfen im relevanten pH-Bereich von 3–7 s. *Kny* und *Yoshioka*.

Wegen seiner geringen Lipophilie ist die Bioverfügbarkeit der Pilocarpin-Salze schlecht und erfordert hohe Dosierungen. *Bundgaard* u. Mitarb. schlagen deshalb den Einsatz von Pilocarpinsäurediestern **7** als Prodrugs vor, welche *in vivo* enzymatisch hydrolysieren und zu **1** lactonisieren.

Eine weitere Möglichkeit – Bildung eines quartären Ammoniumsalzes – empfehlen *Druzgala* u. Mitarb.

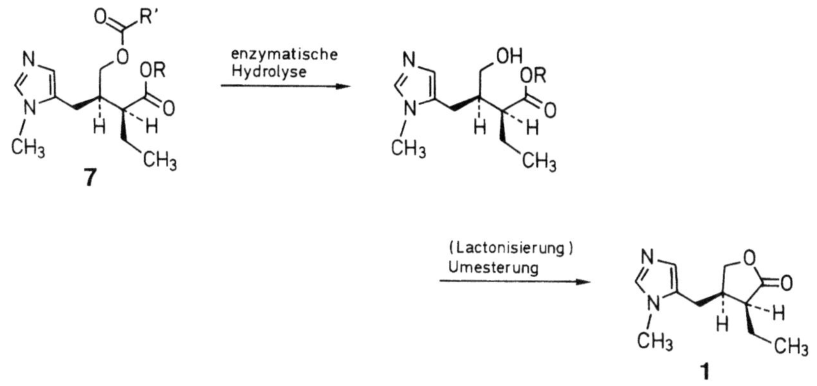

Identifizierung

- Die spezifische Drehung des Nitrats liegt zwischen +80 und +83° bzw. +89 bis 93 °C (Hydrochlorid).
- IR-Spektrum und DC, beide gegen CR-Substanz.
- Zur Identifizierung wird die *Helch*-Reaktion durchgeführt, die an bestimmte physikalische Eigenschaften der Pilocarpin-Base geknüpft ist.

Es kommt zur Violettfärbung der Chloroform-Phase durch Komplexbildung der Base mit Chromperoxid. Die Reaktion geben andere stickstoffhaltige Substanzen, sofern sie nicht vom Chromperoxid oxidiert werden und die Reaktanden in Wasser- und organischer Phase löslich sind.

Gehaltsbestimmung

Unter den zahlreichen Möglichkeiten der Gehaltsbestimmung, wie wasserfreie Titration, offizinelle Verdrängungstitration, Kolorimetrie unter Ausnutzung der *Helch*-Reaktion, ist die Bestimmung mithilfe von Hydroxylamin über die entsprechende Hydroxamsäure und Komplexierung mit Eisen(III)-Salzen von Interesse.

Naphazolin

2-(1-Naphthalin-1-ylmethyl)-4,5-dihydro-1*H*-imidazol
[835-31-4]
Hydrochlorid [550-99-2]
Nitrat [5144-52-5]

Vasokonstriktor

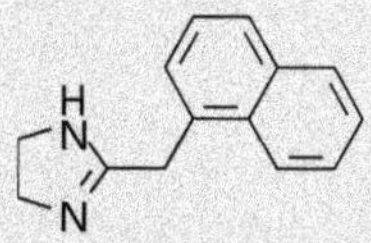

1

Gebräuchlich sind das **Hydrochlorid** und das **Hydronitrat;** beide sind offizinell.

Beide Salze sind weiße, geruchlose Pulver von bitterem Geschmack. Sie sind in Wasser löslich, in Ethanol ist das Nitrat besser löslich als das Chlorid, in Wasser ist es umgekehrt. Der pK_S-Wert liegt bei 10,5. Naphazolin ist wie Tolazolin und verwandte Verbindungen unbeständig gegenüber Wärme und Alkali.

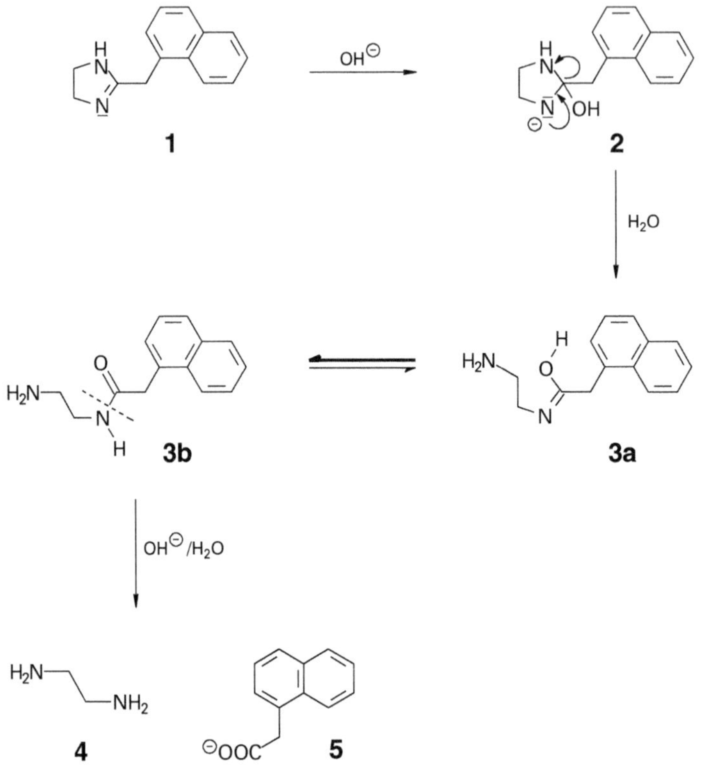

Das substituierte Imidazolin ist ein cyclisches Amidin und stellt somit ein Carbonsäure-Derivat dar, das unter dem Einfluss von Hydroxid-Ionen hydrolysierbar ist (Reaktionsfolge **1** bis **5**).

Identifizierung

- Ermittlung der Schmelztemperatur von 167 – 170 °C für das Nitrat; etwa 259 °C für das Hydrochlorid. Die Base schmilzt bei 120 – 121 °C.
- Aufnahme eines IR- und UV-Spektrums.
- In alkalischer Lösung entsteht mit Natriumpentacyanonitrosylferrat eine Violettfärbung.

  Die Reaktion beruht auf einer Komplexbildung, die auch von anderen Imidazolinen gegeben wird. Seine Struktur ist anscheinend nicht bekannt.

- ○ Fällung als Pikrat. Die Pikrat-Bildung kann wegen der stark differierenden Schmelzpunkte zur Unterscheidung der einzelnen Imidazolin-Derivate herangezogen werden.
- Farbreaktion mit 4-Dimethylaminobenzaldehyd.

  Die Umsetzung mit 4-Dimethylaminobenzaldehyd-Lösung in der Hitze ergibt eine grünblaue Färbung zum Unterschied von Tolazolin, das dabei rein grün gefärbt wird.

Wahrscheinlich bildet sich wie bei Antazolin ein Triphenylmethan-Farbstoff (*Möhrle* u. *Waldheim*).

- Farbreaktion mit Bromwasser.

Beim Erwärmen der Substanz mit Bromwasser tritt eine tiefviolette Färbung auf.

Unter denselben Bedingungen geben die anderen Imidazolin-Derivate höchstens eine Gelbfärbung. Da Naphthalin und seine Derivate mit Bromwasser ebenfalls Violettfärbungen geben, sollte es sich hier um den Nachweis des Naphthyl-Restes handeln. Dagegen spricht der positive Ausfall der Reaktion beim Histidin. Eine Klärung steht noch aus.

Die **Reinheitsprüfung** auf **3b** erfolgt im Arzneibuch über HPLC.

Als **Gehaltsbestimmung** ist die wasserfreie Titration des Nitrat-Anions vorgeschrieben. Das Hydrochlorid bestimmt man mit Natronlauge (0,1 mol·l^{-1}). Endpunktbestimmung: potentiometrisch.

Clonidin

2,6-Dichlor-*N*-(imidazolidin-2-yliden)anilin
[4205-90-7]
Hydrochlorid [4205-91-8]

Antihypertonikum

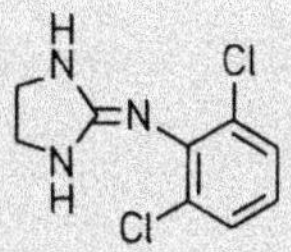

1

Offizinell ist das **Hydrochlorid,** welches bei 315 °C unter Zersetzung zu schmelzen beginnt. Die Base schmilzt bei 140–144 °C. Der pK$_S$-Wert liegt bei 8,2. Das Salz ist in Wasser und wasserfreiem Ethanol löslich.

Clonidin kann in zwei tautomeren Formen vorliegen:

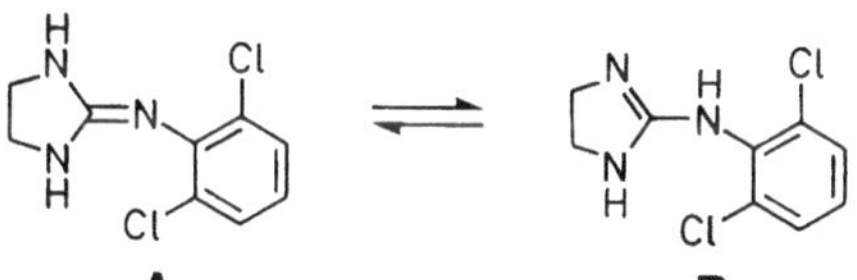

Wermuth u. Mitarb. konnten durch spektroskopische Untersuchungen die Dominanz der Form A nachweisen, was sich auch in der Formel und Nomenklatur des Arzneibuches niedergeschlagen hat. Wie bei Guanidinen üblich erfolgt die Protonierung am sp^2-hybridisierten Stickstoff.

Identifizierung

- Aufnahme eines IR- und UV-Spektrums, letztere erfolgt in salzsaurer Lösung, Absorptionsmaxima liegen bei 272 und 279 nm, eine Schulter bei 265 nm.
- DC gegen CR-Substanz.

Zur **Gehaltsbestimmung** löst man in Ethanol und titriert mit ethanolischer Natriumhydroxid-Lösung (0,1 molmol $\cdot l^{-1}$). Potentiometrische Endpunktbestimmung.

10.1.3 Pyridin-Derivate

Die therapeutisch verwendeten Pyridin-Derivate sind in der Regel an den Kohlenstoff-Atomen des Pyridin-Ringes substituiert, am Stickstoff jedoch meist nicht.

Die Stabilität, Reaktivität und das analytische Verhalten solcher Pyridin-Derivate wird durch die Basizität und Nucleophilie des Stickstoffs bestimmt.

Pyridin ist eine farblose Flüssigkeit von unangenehmem Geruch, die bei 115,2 °C siedet. Es ist in jedem Verhältnis mischbar mit Wasser und bildet ein Azeotrop (Pyridin:Wasser = 1:3), das bei 92 bis 93 °C siedet.

Das einsame Elektronenpaar am Stickstoff vermag als Wasserstoff-Brückenakzeptor für protische, polare Lösungsmittel wie Wasser zu dienen, d.h. Wassermoleküle schieben sich zwischen die Pyridin-Moleküle.

Tab. 10.2 Basizität und sp-Hybridisierung

			pK_S-Wert
Trimethylamin	sp^3	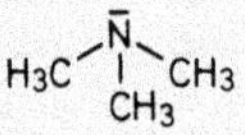	8,96
Pyridin	sp^2	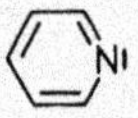	5,19
Acetonitril	sp	$H_3C-C\equiv N|$	≈25

Andererseits löst sich Pyridin aufgrund des lipophilen Kohlenstoff-Gerüstes in vielen organischen Lösungsmitteln.

Die Basizität des Pyridins ist um den Faktor 10^4 kleiner als bei tertiären Aminen, beispielsweise Trimethylamin. Aus Tabelle 10.2 geht die Abstufung der Basizität mit dem Grad der sp-Hybridisierung hervor.

Im heteroaromatischen Pyridin ist der Stickstoff sp^2-hybridisiert, sodass sein freies Elektronenpaar wegen der größeren Elektronegativität der σ-Bindung nur bedingt zur Verfügung steht.

Infolge der basischen und nucleophilen Eigenschaften des Stickstoffs lassen sich Pyridin (**1**) und seine Derivate

- mit Säuren protonieren **2**,
- mit geeigneten Reagenzien alkylieren, arylieren, acylieren, } **3**
- mit Persäuren zu *N*-Oxiden umsetzen **4**.

1 2 3 4

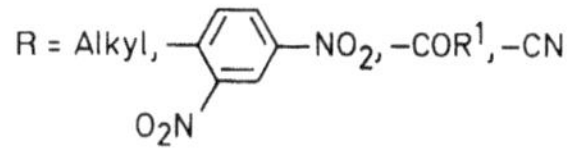

Bedingt durch die Elektronegativität des Stickstoffs sind auch Reaktionen mit Nucleophilen in 2- und 4-Stellung möglich. Wie aus der Folge **1** bis **1c** hervorgeht, sind induktiver und mesomerer Effekt gleichgerichtet. In quartären Pyridinium-Salzen **3** verstärken sich beide Effekte.

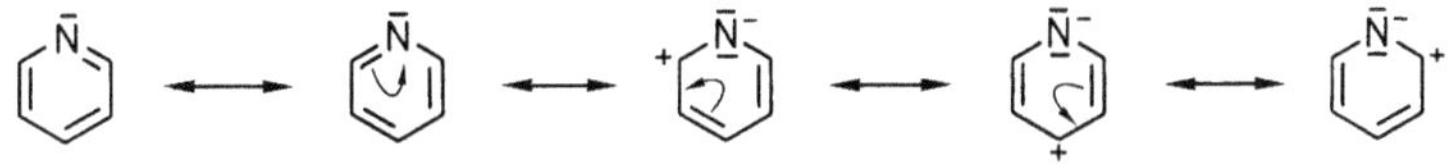

1' 1 1a 1b 1c

Die Protonierung wird analytisch genutzt durch die Bildung gut kristallisierender Pikrate, Pikrolonate, Halogenide oder Perchlorate.

Durch Angriff von Hydroxid-Ionen an **5,** als Beispiel eines quartären Pyridinium-Salzes, entsteht die Pseudobase **6,** die durch Einwirkung von Oxidationsmitteln leicht zum Pyridon **7** dehydriert wird (*Decker*-Oxidation).

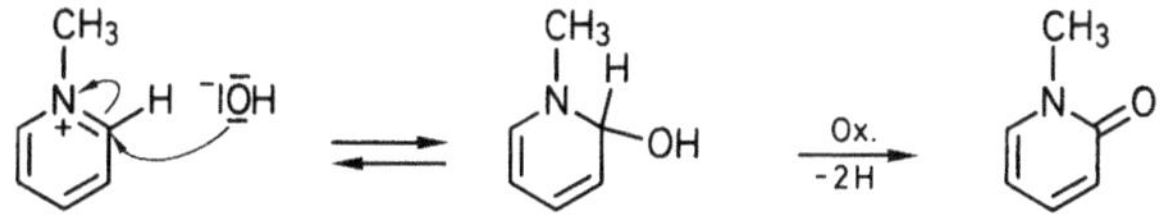

5 6 7

Ersetzt man die Alkyl-Gruppe in **5** durch Elektronen ziehende Substituenten Z, so wird die Elektronendichte des Pyridin-Ringes weiter vermindert, sodass auch schwächere Nucleophile als Hydroxid-Ionen, beispielsweise Anilin, angreifen können. Gleichzeitig wird die N–C-Bindung so geschwächt, dass es zur Ringspaltung kommt: Reaktionsfolge **3'-8-9.**

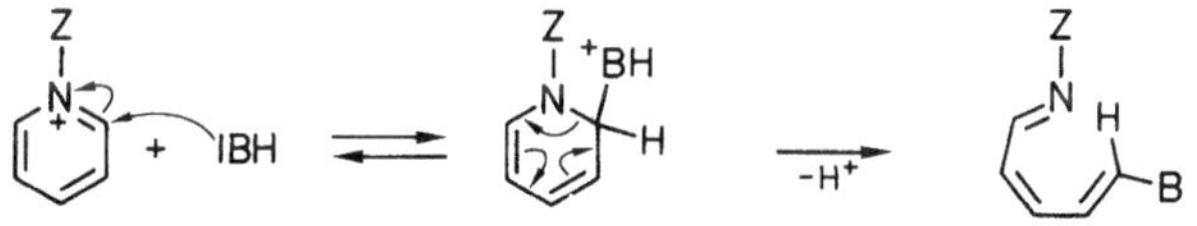

3' 8 9

Auf diesem Verhalten beruhen bekannte Nachweisreaktionen von Pyridin und seinen Derivaten:

Man setzt mit 1-Chlor-2,4-dinitrobenzol (**10**) um und erhält das quartäre Pyridinium-Salz **12.** Die Reaktion verläuft über den nucleophilen Angriff der Pyridin-Base am positivierten C-Atom 1 des Chlordinitrobenzols (**10**) zu **11,** das in **12** übergeht. Durch die elektronegativen Nitro-Gruppen in **10** ist der Aromat an Elektronen verarmt, sodass eine nucleophile Substitution des Halogens möglich ist (S_N-Reaktion am aktivierten Aromaten).

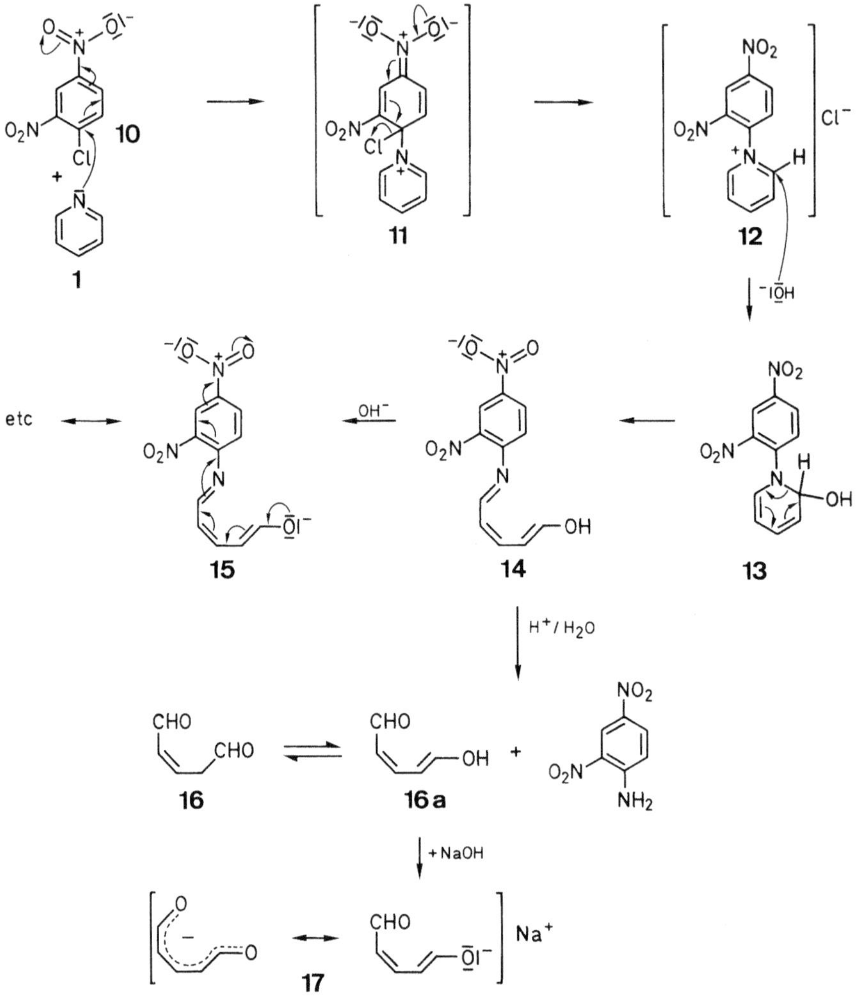

Durch den 2,4-Dinitrophenyl-Rest ist der Pyridin-Ring in den Positionen 2, 4 und 6 so stark aktiviert, dass nucleophile Agenzien leicht angreifen können. Im alkalischen Milieu kommt es durch Addition eines Hydroxid-Ions in Position 2 zur Bildung von **13** und Ringöffnung zu **14.** Deprotonierung von **14** führt zum Azaoxonol **15.** In saurem Milieu wird **14** dann zu Glutacondialdehyd (**16**) und 2,4-Dinitroanilin gespalten.

Die als **Zincke-König-Spaltung** bekannte Reaktion ist deshalb analytisch gut verwertbar, da das durch die Deprotonierung des Adduktes **13** entstandene resonanzstabilisierte Anion **15** tiefrot gefärbt ist. Es stellt einen Polymethin-Farbstoff vom Typ eines Azaoxonols dar.

14 kann als Imin des Glutacondialdehyds aufgefasst werden. Freier Glutacondialdehyd (**16**) ist nicht beständig, da er leicht polymerisiert. Er ist jedoch in Form des Natriumsalzes **17** isolierbar. Die Salzbildung erklärt sich aus der Struktur **16a,** d.h. des enolisierten Glutaconaldehyds, der als zweifach vinyloge Ameisensäure betrachtet werden kann.

Eine ähnliche Nachweisreaktion, nach **König**, für Pyridin und seine Derivate, die in der Ph.Eur. benutzt wird, besteht in der Umsetzung mit Bromcyan und Anilin.

A $Br_2 + CN^- \longrightarrow Br{-}C{\equiv}N + Br^-$

18

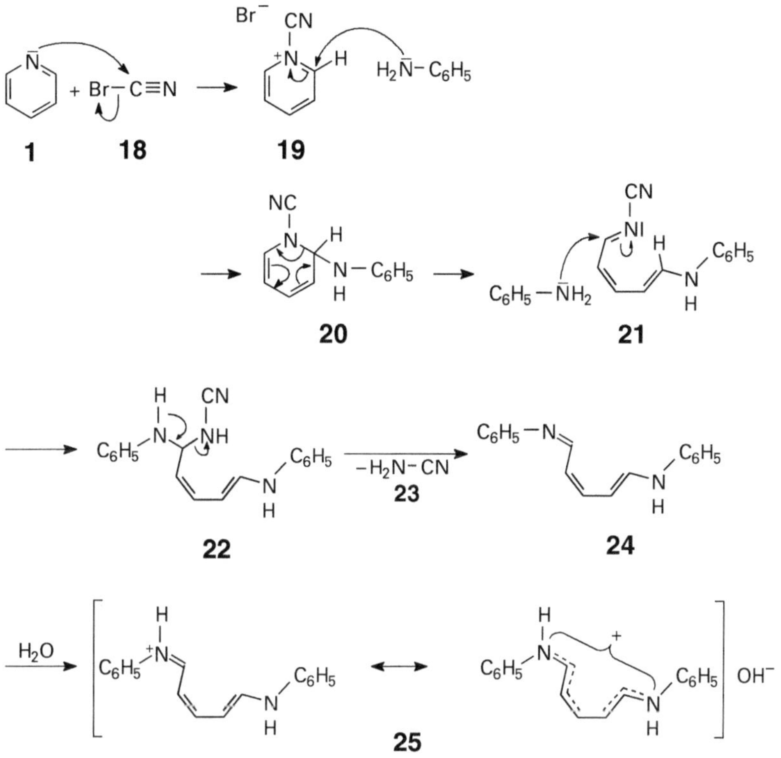

Bromcyan (**18**) erhält man nach Gleichung (A) aus Kaliumcyanid und Brom. Anstelle von Kaliumcyanid kann man auch Ammoniumthiocyanat verwenden.

Beim Versetzen von Pyridin mit frisch hergestellter Bromcyan-Lösung bildet sich *N*-Cyanopyridiniumbromid (**19**). Lässt man darauf Anilin einwirken, so reagiert dieses als Nucleophil mit dem Pyridinium-Salz **19** unter Bildung des Adduktes **20,** das unter Ringöffnung in **21** übergeht.

Ein weiteres Molekül Anilin setzt sich dann mit **21** im Sinne einer Carbonyl-Reaktion zu **22** um, das Cyanamid (**23**) abspaltet und in das vinyloge Amidin **24** übergeht. Als vinyloges Amidin kann **24** leicht unter Bildung des resonanzstabilisierten Cyanins **25** protoniert werden.

Neben Bromcyan findet auch Chlorcyan Verwendung, das einfach aus Chloramin T und Kaliumcyanid erzeugt werden kann.

Zum Abfangen bzw. zur Charakterisierung des intermediär gebildeten Glutacondialdehyds (**16**) kann auch Barbitursäure (**26**) eingesetzt werden. Das Reaktionsprodukt ist ein Polymethin-Farbstoff **27,** der im Alkalischen ein resonanzstabilisiertes, farbiges Oxonolanion **28** bildet, das als Vinyloges des Murexids (**29**) angesehen werden kann.

Um einen weiteren Vergleich zu bringen, sei auf den Nachweis der Sorbinsäure über Malondialdehyd mit Thiobarbitursäure verwiesen (s. S. 124).

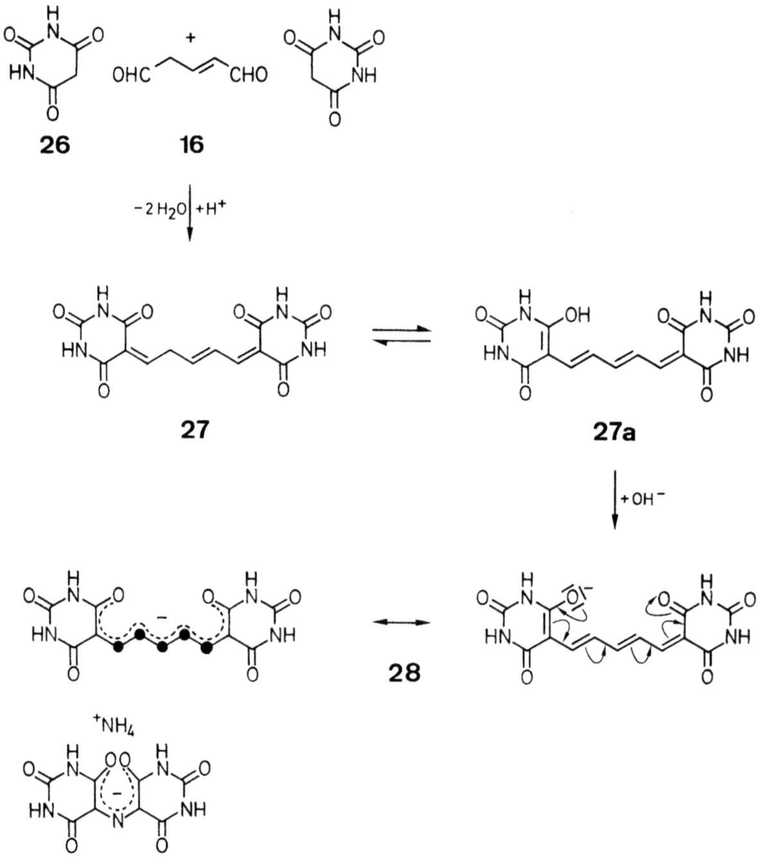

Pyridoxin

Pyridoxol
(5-Hydroxy-6-methyl-pyridin-3,4-diyl)dimethanol-
[58-56-0]

Vitamin B_6

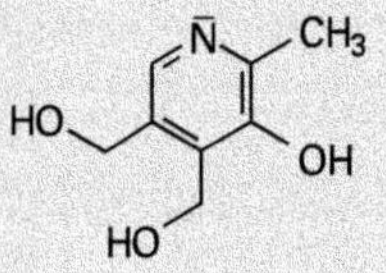

1

Die Base bildet farblose Kristalle, die in den meisten organischen Lösungsmitteln gut löslich sind. Der Schmelzpunkt liegt bei 160 °C.

Das offizinelle **Hydrochlorid** ist geruchlos und besitzt einen säuerlichen Geschmack. Der Schmelzpunkt wird mit 205 oder mit 212 °C angegeben. Es ist im Vakuum sublimierbar, gut löslich in Wasser, löslich in Ethanol, wenig löslich in Aceton.

Aufgrund des Pyridin-Stickstoffs und der phenolartigen Hydroxy-Gruppe in Position 3 besitzt Pyridoxin basische und saure Eigenschaften, d.h. amphoteren Charakter.

Die pK_S-Werte sind:

$pK_{S1} = 4{,}9$ Pyridin-Stickstoff,
$pK_{S2} = 8{,}8$ OH-Gruppe an C-3.

Wegen des amphoteren Charakters ist die UV-Absorption stark pH-abhängig. Bei pH 6,8 treten im UV-Spektrum zwei Maxima bei 253 und 324 nm auf, die für die dipolare Betain-Struktur **1a** charakteristisch sind. In neutraler Lösung liegt Pyridoxin fast quantitativ in dieser Form vor, was auch durch Messung der Dielektrizitätskonstanten bestätigt werden konnte. In alkalischer Lösung bildet sich durch Deprotonierung das Phenolat-Ion **3,** das bei 245 und bei 309 nm absorbiert.

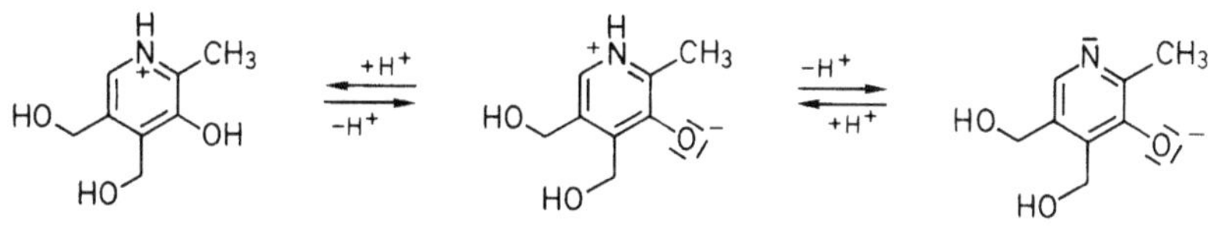

2 pH< 7 **1a** **3** pH > 7

Nur in deutlich saurer Lösung liegt die Phenol-Struktur **2** vor mit Absorptionsmaxima bei 290 und 232 nm.

Blockiert man die saure Phenol-Funktion durch Methylierung, so wird die pH-Abhängigkeit des UV-Spektrums vermindert.

An der Luft ist Pyridoxin beständig. In neutraler und alkalischer Lösung tritt bei Lichteinwirkung Zersetzung ein. Mineralsaure Lösungen können 30 Minuten bei 120 °C autoklaviert werden, ohne dass dabei Zersetzungen zu beobachten sind.

Erhitzt man jedoch neutrale Lösungen 30 Minuten auf 120 °C, so wird Dimerisierung, evtl. auch Trimerisierung beobachtet. **1** kondensiert zu **4,** das unter Wasserabspaltung in **5** bzw. **6** übergehen kann.

4 wird unter geeigneten Bedingungen zum Aldehyd **7a** weiteroxidiert, der im Gleichgewicht mit dem Halbacetal **7b** steht.

Von analytischem Interesse sind folgende Partialstrukturen des Pyridoxins:

- die OH-Gruppe in Position 3 (Azaphenol),
- der basische Stickstoff in Position 1,
- die α-Picolin-Struktur (Position 2), die deutliche CH-Acidität aufweist, besonders wenn der Stickstoff alkyliert ist,
- die bifunktionelle Partialstruktur der phenolischen OH-Gruppe mit der benachbarten Hydroxymethyl-Gruppe,
- die Position 6, die infolge der *para*-ständigen OH-Gruppe elektrophilen Angriffen zugänglich ist.

10

N-haltige Heterocyclen

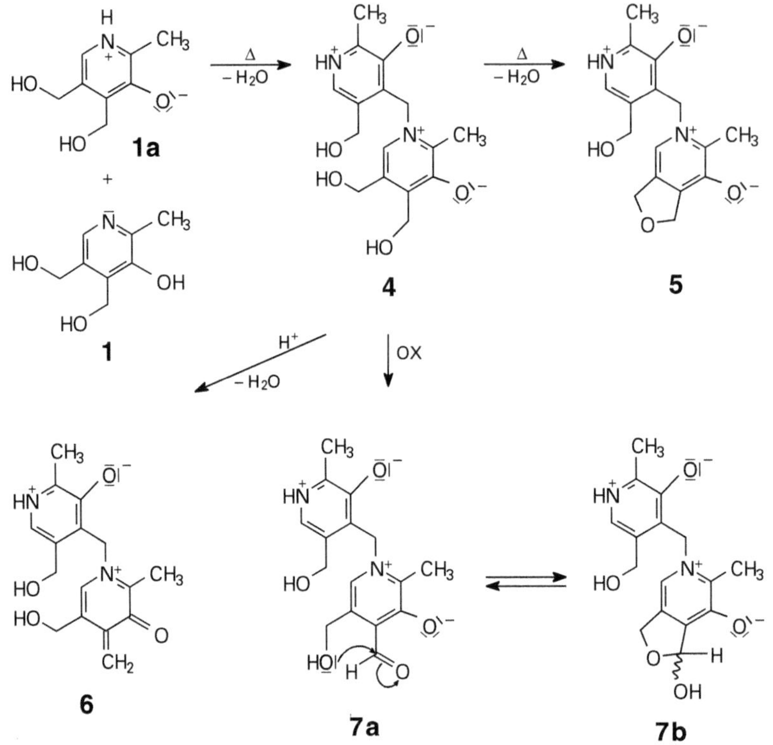

Identifizierung

- IR-Spektrum.
- DC.
- Messung des UV-Spektrums in saurer und fast neutraler Lösung.
- Pyridoxin wird einmal in Gegenwart von Borsäure und zum anderen lediglich in Natriumacetat-gepufferter Lösung mit *Gibbs*-Reagenz umgesetzt. Zum Mechanismus s. S. 38. Die Lösung, die Borsäure enthält, zeigt keine Färbung; die Lösung ohne Borsäure wird blau, wobei die blaue Färbung jedoch schnell verblasst und nach Braun umschlägt.

  Diese für Phenole charakteristische Reaktion läuft auch mit dem isosteren Phenol **1** ab, was zum Indophenol **9a** führt, das mesomere Formen wie **9b** und weitere ausbilden kann und somit ein Azaoxonol darstellt (UV-Maximum bei 620 nm).

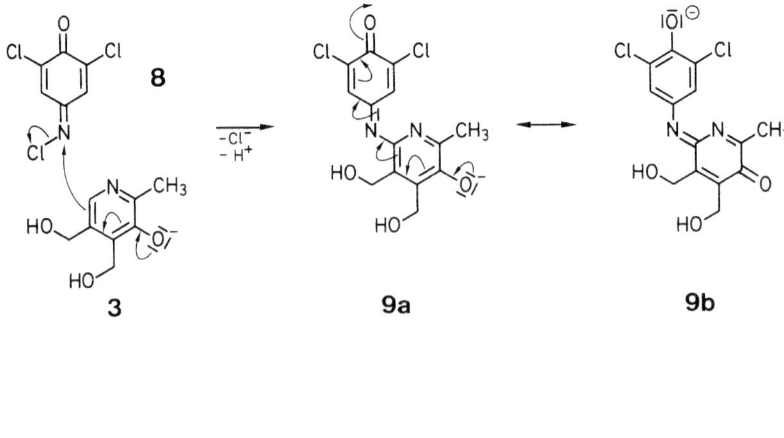

Diese Farbreaktion wurde nach DAB 9 benutzt, um auf Verwandte Substanzen zu prüfen. Nach DC-Trennung wurde mit 2,6-Dichlorchinonchlorimid (**8**) detektiert; nur Pyridoxin darf die typische Färbung ergeben. Die folgende Synthesevorstufe mit Phenol-Charakter würde ebenfalls die Farbreaktion geben.

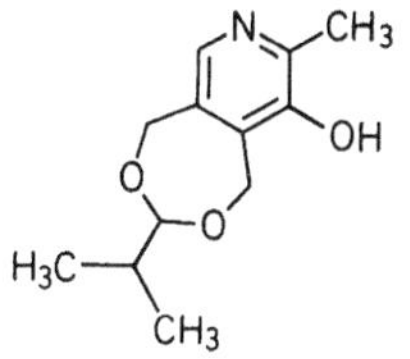

Nach *Roth* und *Surborg* entstehen in Gegenwart von Borsäure spontan Bor-Chelate der Struktur **10** oder **11,** wodurch die phenolische Hydroxy-Gruppe in **1** blockiert wird, sodass die *para*-Stellung für den elektrophilen Angriff nicht aktiviert ist und die Farbreaktion ausbleibt.

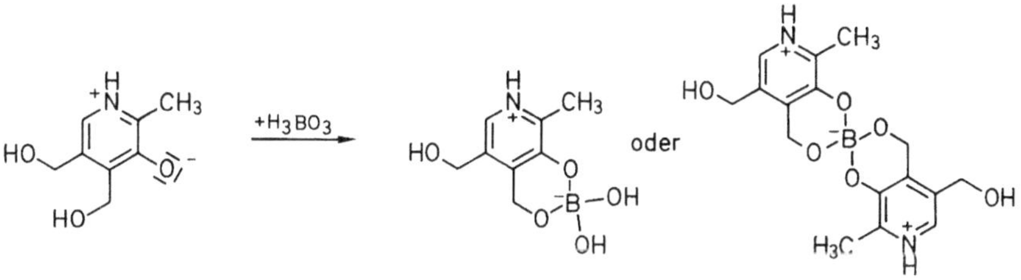

1a **10** **11**

Der Zusatz der Borsäure erhöht gleichzeitig die Spezifität der Reaktion. Die Farbreaktion mit *Gibbs*-Reagenz kann auch zur kolorimetrischen Gehaltsbestimmung von Pyridoxin-Zubereitungen eingesetzt werden.

- Die Phenol-Struktur lässt sich mit Eisen(III)chlorid und durch Kuppeln mit diazotierter Sulfanilsäure nachweisen.

Gehaltsbestimmung

Titration des Hydrochlorids in Ethanol mit Natronlauge ($0{,}1\ mol \cdot l^{-1}$).

Seit dem Nachtrag der Ph.Eur. 3 ist die wasserfreie Titration des Chlorid-Ions durch eine Verdrängungstitration mit Natronlauge ($0{,}1\ mol \cdot l^{-1}$) ersetzt worden. Dabei wurde nicht bemerkt, dass die Vorschrift nicht zu den gewünschten Ergebnissen führt. Ursache ist die Verwendung einer Mischung aus 0,01 M Salzsäure (5 ml) in Ethanol (50 ml). Löst man dagegen die Substanz nur in Ethanol, lassen sich passable Ergebnisse erreichen.

Nicotinsäure

Pyridin-3-carbonsäure
[59-67-6]

Lipidsenker

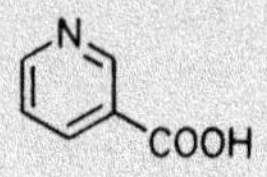

1

Aufgrund der polaren Struktur des Pyridins, bedingt durch den elektronegativen Stickstoff, werden die C-Atome des Heterocyclus partiell positiviert. Daher sind die Pyridincarbonsäuren stärker sauer als die vergleichbare Benzoesäure.

Da neben der Säurefunktion in den Pyridincarbonsäuren auch ein basisches Zentrum vorhanden ist, verhalten sich diese wie amphotere Stoffe und liegen überwiegend in der dipolaren Zwitterionen-Form vor. Für Nicotinsäure (**1**) und ihr Zwitterion **1a** sind die Verhältnisse in saurer und alkalischer Lösung sowie am isoelektrischen Punkt in folgendem Schema dargestellt.

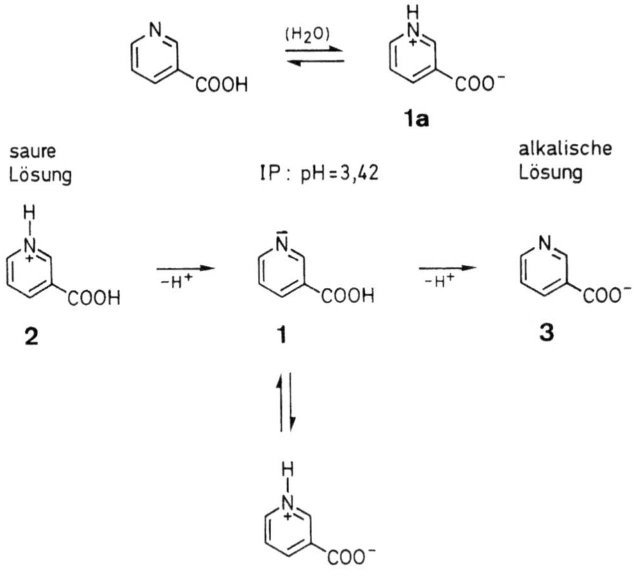

Die pK_S-Werte und isoelektrischen Punkte der drei isomeren Pyridincarbonsäuren sind in der Tabelle 10.3 wiedergegeben.

Tab. 10.3 pK_S-Werte und isoelektrische Punkte

	pK_{S1}	pK_{S2}	IP
Pyridin-2-carbonsäure (Picolinsäure)	1,01	5,32	3,2
Pyridin-3-carbonsäure (Nicotinsäure)	2,07	4,81	3,4
Pyridin-4-carbonsäure (Isonicotinsäure)	1,84	4,86	3,6

Picolinsäure sollte eigentlich die stärkste der drei isomeren Pyridincarbonsäuren sein, da in Position 2 der induktive Effekt des Stickstoffs am größten ist und dadurch hier die geringste Elektronendichte herrscht (s. Pyridin, S. 479). Der Stickstoff tritt jedoch auch als Elektronendonator in Funktion, sodass sich, wie in **4a** formuliert, eine Wasserstoff-Brücke ausbildet, die das Abdissoziieren des Protons erschwert.

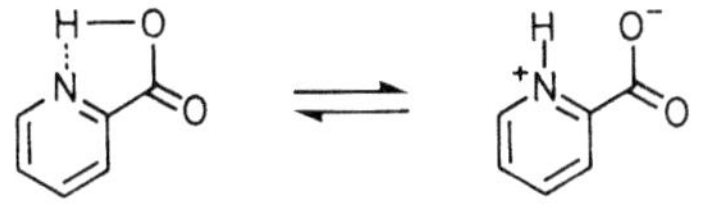

4a **4b**

Nicotinsäure (**1**) ist ein nicht hygroskopisches, farbloses Pulver. Sie löst sich wenig in Wasser und Ethanol sowie sehr wenig in organischen Lösungsmitteln. Unter Salzbildung ist sie löslich sowohl in Alkalien als auch in Säuren. Die Substanz schmilzt relativ hoch bei 234 bis 237 °C und sublimiert ab 150 °C. Der hohe Schmelzpunkt dürfte in erster Linie durch die zwitterionische salzartige Struktur bedingt sein. Vergleicht man mit Benzoesäure, die einen Schmelzpunkt von 122 °C aufweist, so wird klar, dass der hohe Schmelzpunkt der Nicotinsäure auch nicht allein durch die zusätzliche Wasserstoff-Brückenbildung zwischen Carboxy-Gruppe und dem Stickstoff der nächsten Molekel herrühren kann, da ja auch Benzoesäure in der Lage ist, intermolekulare Wasserstoff-Brücken auszubilden. Das UV-Maximum findet man bei 263 nm.

Identifizierung

- Smp: 234–240 °C.
- IR Spektrum.
- Die Nicotinsäure (**1**) kann als Pyridin-Derivat anhand der Quarternisierung des Stickstoffs mit geeigneten elektrophilen Agenzien und Aufspaltung zum Glutacondialdehyd-Derivat charakterisiert werden.

  Als Reagenzien kommen beispielsweise in Frage: Bromcyan (Ph.Eur.) oder 1-Chlor-2,4-dinitrobenzol.

  Die Umsetzung verläuft jedoch bei den Pyridincarbonsäuren nur unter drastischen Bedingungen (s. Pyridin-Derivate, S. 480f.).

  Vergleich der Reaktivität von Pyridin, Nicotinamid und Nicotinsäure gegenüber 1-Chlor-2,4-dinitrobenzol:

  Während sich Pyridin schon bei Raumtemperatur und Nicotinamid bei 80 °C in Benzol zum quartären Salz umsetzen lassen, benötigt man für die analoge Reaktion an der Nicotinsäure drastische Bedingungen, beispielsweise die Schmelze. Der Grund der unterschiedlichen Reaktivität ist in der zwitterionischen Form der Nicotinsäure zu suchen.

- ○ Die Substanz wird mit Zitronensäure und Acetanhydrid erwärmt, wobei eine rotviolette Farbe auftritt. Die Farbreaktion wurde ursprünglich zum Nachweis der Zitronensäure verwendet. Nach neueren Untersuchungen reagiert Zitronensäure mit Acetanhydrid zu Acetylcitronensäure-γ-anhydrid, das mit Pyridin die rote

Farbe liefert. Die Reaktion läuft radikalisch ab; es entsteht eine Reihe nicht einheitlicher Farbprodukte.

○ Wird die Substanz mit wasserfreiem Natriumcarbonat geschmolzen, so entwickelt sich Pyridin-Geruch.

Es handelt sich um eine thermische Decarboxylierung.

Nahezu alle Carbonsäuren lassen sich unter geeigneten Bedingungen decarboxylieren. Elektronen ziehende Substituenten in α-Stellung zur Carboxy-Gruppe begünstigen die Reaktion. Vergleicht man die Benzoesäure mit den Pyridincarbonsäuren, so erfolgt die Decarboxylierung bei letzteren leichter. Es begünstigen die CO_2-Eliminierung:

- der partiell positiv geladene Ring als Elektronenakzeptor,
- der Stickstoff als Akzeptor des Säureprotons, da die Reaktion über das Anion verläuft,
- die Stabilisierung des intermediär gebildeten Carbanions.

Für die Nicotinsäure ist der Vorgang in der Reaktionsfolge **1–1a–5a–5b** formuliert.

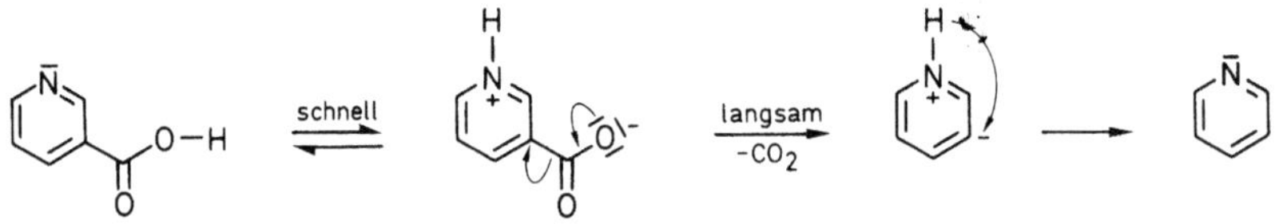

1 **1a** **5a** **5b**

Für die Decarboxylierungstendenz der drei isomeren Pyridincarbonsäuren ergibt sich folgende Reihenfolge:

Picolinsäure > Isonicotinsäure > Nicotinsäure.

Nicotinamid

Pyridin-3-carboxamid
[98-92-0]

Mittel gegen Pellagra, Vitamin der B-Gruppe

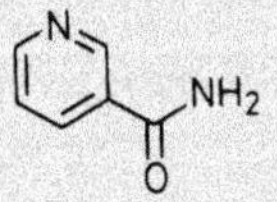

1

Die farblosen Kristalle sind leicht löslich in Wasser, Ethanol, Glycerin, schwer löslich in Chloroform und Ether.

Als schwache Base weist die Substanz einen pK_S-Wert von 3,35 auf. In wässriger Lösung reagiert sie daher fast neutral.

Das Maximum im UV liegt bei 262 nm.

Als Base bildet Nicotinamid Salze, z.B. mit Salzsäure, mit Pikrinsäure oder mit Pikrolonsäure.

Nicotinamid zeigt eine relativ große Hitzestabilität. Beim Sterilisieren einer 10%igen Lösung (120 °C, 20 Minuten) tritt keine Hydrolyse ein. Das Stabilitätsoptimum liegt zwischen pH 4,5 und 6.

In stark saurer und stark alkalischer Lösung findet jedoch Hydrolyse statt.

Identifizierung

- Smp: 128–131 °C.
- IR-Spektrum.
- Nachweis der Amid-Gruppe durch Erhitzen mit Natronlauge; der entstehende Ammoniak wird durch Geruch nachgewiesen.
- Nachweis der Pyridin-Struktur mit Bromcyan-Lösung und Anilin (s. S. 481).

Gehaltsbestimmung

Titration im wasserfreien Medium mit $HClO_4$ (0,1 mol · l^{-1}). Protoniert wird der Ring-Stickstoff. Als Lösungsmittel wird ein Gemisch von Eisessig mit Acetanhydrid verwendet. Acetanhydrid soll evtl. vorhandenes Wasser binden.

Nicethamid

N,N-Diethylpyridin-3-carboxamid
[59-26-7]

Analeptikum

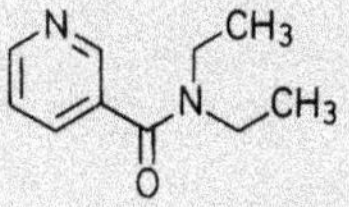

1

Die viskose, farblose Flüssigkeit siedet bei 10 Torr (1 Torr = 1,33322 · 10^2 Pa) zwischen 158 und 159 °C und zeigt bei Normaldruck einen Siedepunkt von etwa 300 °C. Die Substanz kristallisiert in der Kälte durch; Schmelzpunkt etwa 24 °C. Nicethamid ist mischbar mit Wasser, Ethanol und Ether. Im Gegensatz zu Nicotinamid ist die Substanz nicht zur Ausbildung von intermolekularen Wasserstoff-Brücken befähigt, sodass sie einen wesentlich niedrigeren Schmelzpunkt aufweist als das vergleichbare Nicotinamid.

Der Erstarrungspunkt gilt als wichtiges Reinheitskriterium, da z.B. 1% Wasser schon zu einer deutlichen Depression führt. Nicethamid ist eine schwache Base und zeigt einen pK_S-Wert von 3,5.

Identifizierung

- UV-Spektrum (HCl (0,01 mol · l^{-1})): Maximum bei 263 nm.
- IR-Spektrum.
- Erhitzen mit wässriger Alkalilauge führt zu Nicotinat (**2**) und Diethylamin (**3**). Diethylamin ist an seinem Geruch wahrzunehmen und färbt befeuchtetes rotes Lackmus-Papier blau.

10

N-haltige Heterocyclen

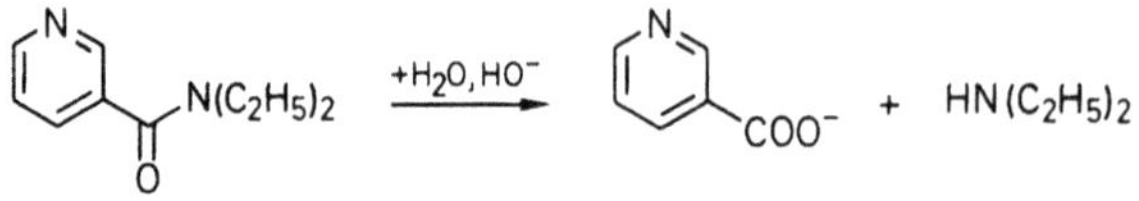

1 2 3

- Reaktion nach König positiv (siehe S. 481).
- Beim trockenenen Erhitzen von **1** mit Natriumcarbonat entsteht der Geruch nach Pyridin (vgl. Nicotinsäure!).

Gehaltsbestimmung

Titration im wasserfreien Medium mit $HClO_4$ (0,1 mol · l^{-1}) in Eisessig und Acetanhydrid; potentiometrische Endpunktbestimmung.

Isoniazid

Pyridin-4-carbohydrazid
[54-85-3]

Tuberkulostatikum

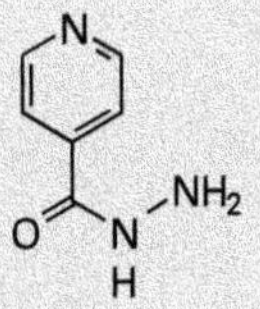

1

Die farblosen Kristalle sind leicht löslich in Wasser, wenig löslich in Ethanol, schwer löslich in Ether.

INH (**1**) besitzt basische und saure Eigenschaften, was durch die pK_S-Werte dokumentiert wird:

- pK_{S1} = 1,85,
- pK_{S2} = 3,54,
- pK_{S3} = 10,77.

Im pH-Bereich von –1 bis +13 liegt INH in den Formen **3–2–1–4** vor.

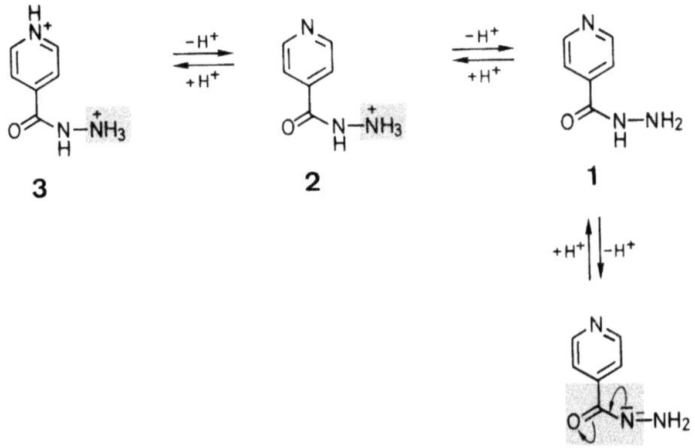

3 2 1 4

Im stark sauren Milieu existiert das Di-kation **3,** bei dem sowohl der basische Hydrazin-Stickstoff als auch der Pyridin-Stickstoff protoniert sind. Als stärkste Kationsäure mit dem pK_S-Wert von 1,85 wird zunächst der Pyridin-Stickstoff deprotoniert unter Bildung von **2,** das als Hydrazinium-Kation einen pK_S-Wert von 3,54 aufweist. **2** wird zu **1** deprotoniert und schließlich im Alkalischen das

NH-Proton der Amid-Gruppierung abgespalten, woraus das mesomeriestabilisierte Anion **4** resultiert.

Die NH-Acidität geht im Wesentlichen auf den –I-Effekt der Carbonyl-Gruppe und des Pyridin-Ringes zurück.

Durch den –I-Effekt und den –M-Effekt der Carbonsäurehydrazid-Gruppierung ist der Ring-Stickstoff im INH weniger basisch als im Pyridin. Im physiologischen pH-Bereich liegt INH in der Neutralform **1** vor, was für seine Wirksamkeit von Bedeutung ist, denn nur in dieser Form kann INH die Lipidhülle von Tuberkelbazillen durchdringen.

Aufgrund der Carbonsäurehydrazid-Partialstruktur ist INH sowohl oxidationsals auch hydrolyseempfindlich. Die saure Hydrolyse verläuft sehr langsam, während die alkalische Hydrolyse, besonders beim Erwärmen, rasch verläuft; sie führt zur Bildung von Isonicotinat (**5**) und Hydrazin (**6**).

Als Hydrazin-Derivat wird INH besonders in alkalischer Lösung von Oxidationsmitteln angegriffen (s.u.!).

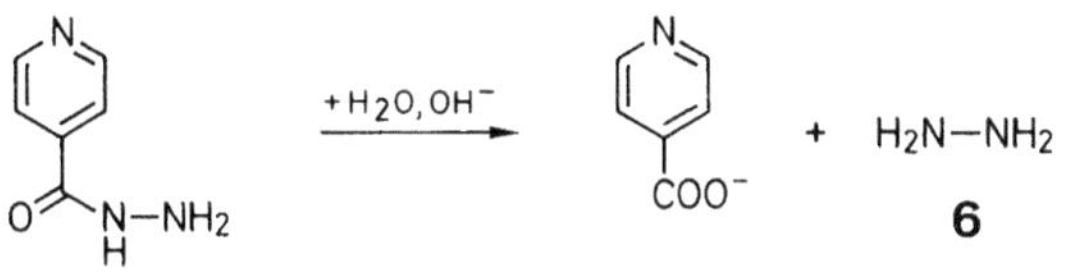

1 **5**

Die Hydrazin-Partialstruktur der Molekel vermag mit Ketonen und Aldehyden unter Kondensation zu reagieren, was bei der technologischen Formulierung zu berücksichtigen ist.

Obwohl Isonicotinsäurehydrazid (INH) seit 50 Jahren zu den wichtigsten Arzneistoffen zur Behandlung der Tuberkulose zählt, wird der Wirkmechanismus noch nicht vollständig verstanden und damit auch die Ursachen für die verbreitete INH-Resistenz.

Nach Untersuchungen von *Wilming* und *Johansson* (1999) sowie *Broussy* und Mitarb. (2003) ist INH ein Prodrug, welches in *Mycobacterium tuberculosis* durch dessen Katalase-Peroxidase zum Isonicotinoylradikal **1•** und Stickstoff oxidiert wird. **1•** reagiert mit NAD^+ zu **1**-NAD bzw. **1**-NAD mit Halbaminal-Struktur, welches die eigentliche Inhibitorsubstanz darstellt (Formeln s. S. 492).

Identifizierung

- Smt: 170–174 °C.
- IR-Spektrum.
- Aufgrund der nucleophilen primären Amino-Gruppe im Hydrazid reagiert INH mit aromatischen Aldehyden. Die Umsetzung mit Vanillin führt zur *Schiffschen* Base **7**, die aus 70%igem Ethanol umkristallisiert werden kann und dann einen Schmelzpunkt von 226–231° aufweisen soll.

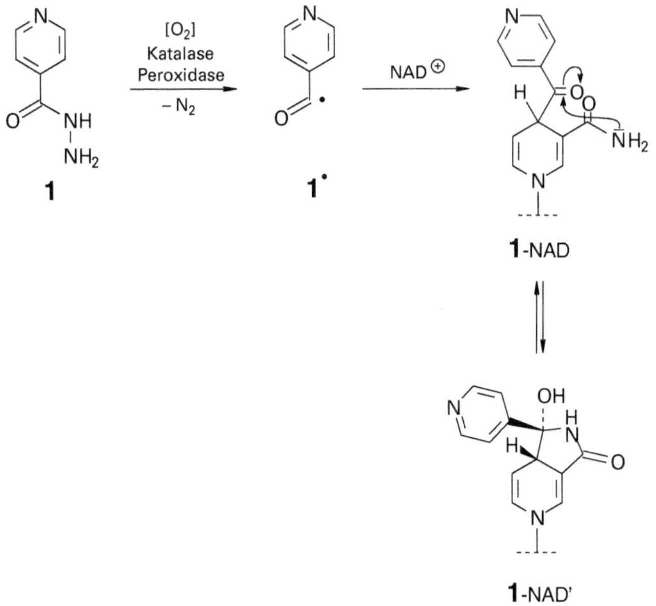

Das isomere Nicotinsäurehydrazon des Vanillins schmilzt bei 126 bis 127 °C.

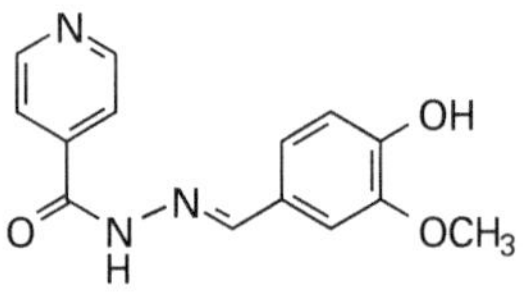

7

- ○ INH reduziert ammoniakalische Silbernitrat-Lösung augenblicklich zu metallischem Silber.
- ● In neutraler Lösung bildet INH mit Silber-Ionen einen weißen Komplex **8,** der beim Erhitzen in Stickstoff, metallisches Silber und Isonicotinsäure **9** zerfällt.

In saurer Lösung tritt zwischen Silber-Ionen und INH keine Reaktion ein.

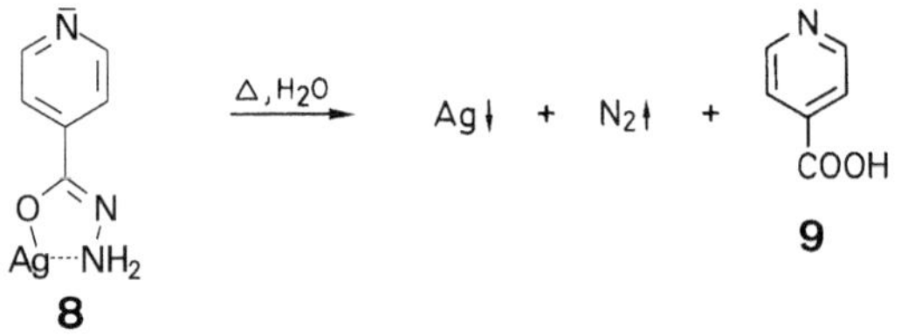

Zum unterschiedlichen Redox-Verhalten im Sauren und Alkalischen von Hydrazin vergleiche Gleichung **A** und **B.**

A $H_2N{-}NH_2 + 4\,HO^- \longrightarrow N_2 + 4\,H_2O + 4\,e^-$ $(\varepsilon = 1{,}16\ V)$
6

B $H_2N{-}\overset{+}{N}H_3 \longrightarrow 5\,H^+ + N_2 + 4\,e^-$ $(\varepsilon = 0{,}23\ V)$

- Wird die Substanz mit wasserfreiem Natriumcarbonat erhitzt, so tritt der Geruch nach Pyridin auf. Es handelt sich um eine thermische Zersetzung; vergleiche Nicotinsäure und ihre Derivate!
- Wird die Substanz mit Kupfercitrat-Lösung versetzt, so entsteht ein grünlicher Niederschlag.

Es bildet sich ein Kupfer-Komplex der Struktur **10,** der zur Gruppe der Komplexsalze mit der allgemeinen Struktur **11** gehört.

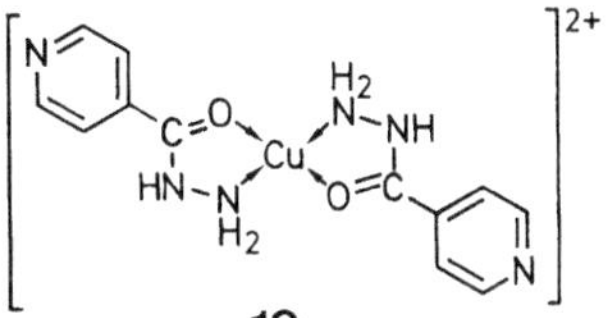

10

$[M(Ar{-}CO{-}NH{-}NH_2)_n]A_m$ **11**

Ar =

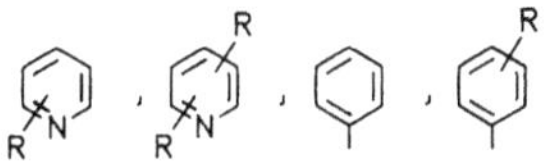

M = Cu^{2+}, Cd^{2+}, Zn^{2+}, Co^{2+}, Ni^{2+}

A = SO_3^{2-}, SCN^-, $C_4H_2O_2^{2-}$

m,n = 2, 1

Beim Erhitzen reduziert die Hydrazid-Gruppe das Kupfer(II)-Ion zum Kupfer(I)-Ion, das als Cu_2O ausfällt.

Eine 1:1-Umsetzung von INH mit $CuCl_2$ in Wasser und Lösen des erhaltenen Niederschlags in Salzsäure ($0{,}1\ mol \cdot l^{-1}$) führt zu einem grünen Komplex, dessen Struktur durch Röntgenstrukturanalyse ermittelt wurde.

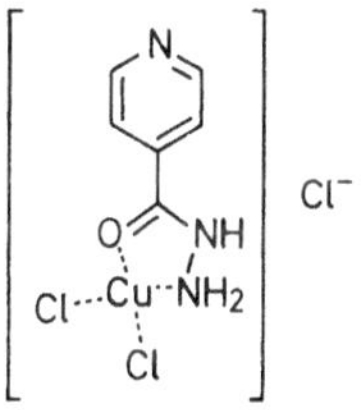

- Die Umsetzung mit 1-Chlor-2,4-dinitrobenzol (**12**) führt zu einem braunroten Dinitrophenylhydrazid **13,** das als Zwitterion **14** vorliegt und im Sauren zum gelben **15** protoniert wird. Wendet man dagegen drastische Bedingungen an, so tritt Quarternisierung am Pyridinstickstoff ein, die eine *Zincke-König*-Spaltung ermöglicht.

Im INH sind zwei nucleophile Stickstoff-Atome vorhanden, von denen der sp^3-hybridisierte Hydrazid-Stickstoff unter den gegebenen Reaktionsbedingungen die größere Nucleophilie besitzt. Er greift nucleophil am Chlor tragenden C-Atom von **12** an, unter Bildung des gelben Dinitrophenylhydrazids **13**.

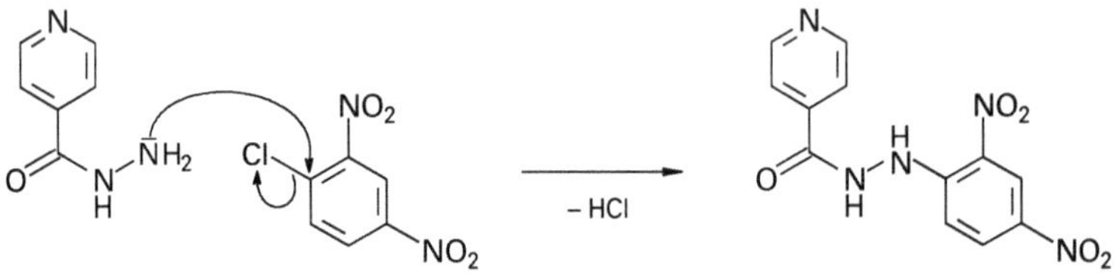

1 12 13

Reinheitsprüfung

- Auf Hydrazin (**6**) als Verunreinigung prüft man nach DC-Trennung durch Detektion mit 4-Dimethylaminobenzaldehyd (**14**) in salzsaurer Lösung (*Ehrlichs* Reagenz).

Es entsteht über **15** das protonierte Aldazin **16,** dessen Cyanin-Struktur für die orange-rote Farbe verantwortlich ist.

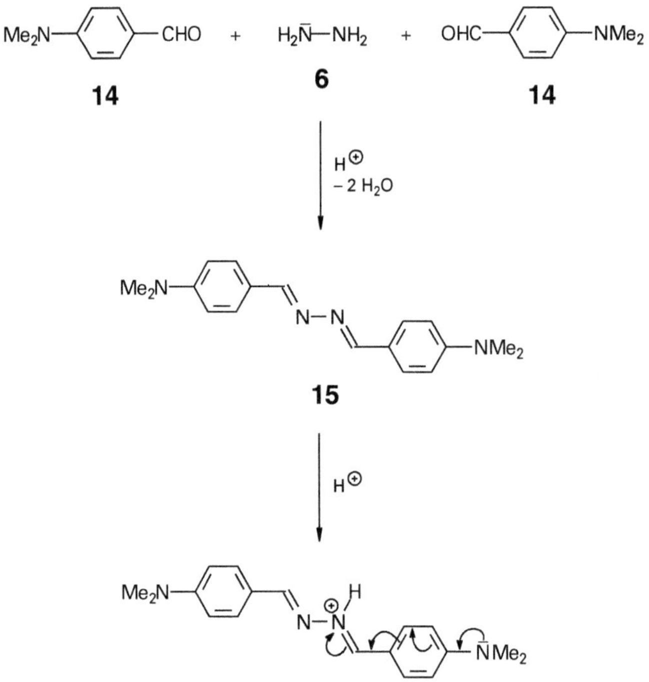

14 6 14 15 16

Durch Messung der Extinktion von **16** bei 450 nm sind noch Konzentrationen von 0,025% Hydrazin nachweisbar.

Bei dieser Prüfung wird natürlich auch das intakte INH mit **14** zum Aldimin **17** kondensiert. Im Gegensatz zu **16** ist das protonierte **17** jedoch gelb gefärbt.

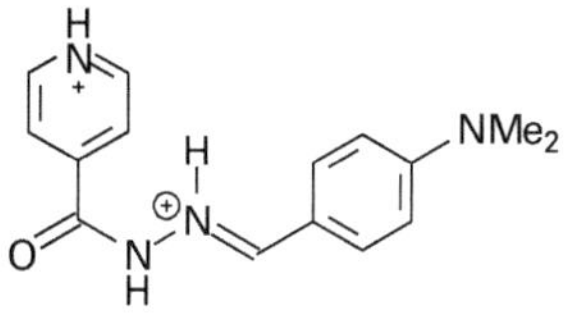

17

Gehaltsbestimmung

Die funktionellen Gruppen des INH ermöglichen folgende quantitative Bestimmungen:

- Oxidimetrie

Bromometrie: Titration mit $KBrO_3$-Lösung ($0{,}0167\ mol \cdot l^{-1}$) in salzsaurer KBr-Lösung (Ph.Eur.).

$$BrO_3^- + 5\,Br^- + 6\,H^+ \longrightarrow 3\,Br_2 + 3\,H_2O$$

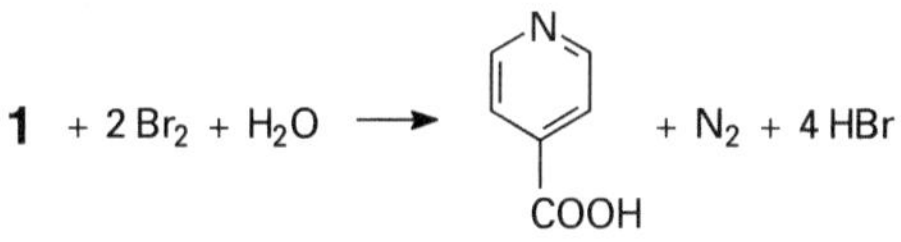

9

Zur oxidimetrischen Bestimmung von INH können außer Brom Oxidationsmittel wie KIO_3, KIO_4, *N*-Bromsuccinimid, Chloramin T, $KMnO_4$, $K_2Cr_2O_7$ oder Cer(IV)sulfat, verwendet werden.

- Titration mit Natriumnitrit in saurer Lösung: Bei der quantitativen Umsetzung mit HNO_2 entsteht aus INH Isonicotinsäureazid (**19**).

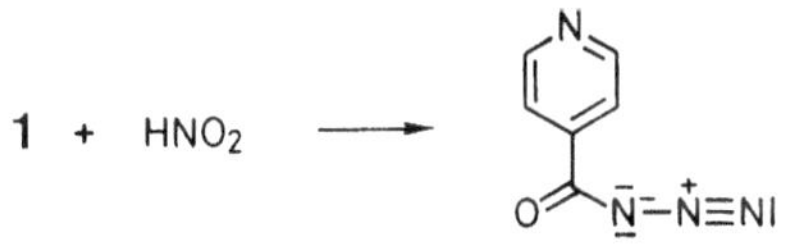

18

- Wasserfreie Titration in Essigsäure/Acetanhydrid: In diesem Milieu wird INH als einwertige Base erfasst, und zwar deshalb, weil zunächst Acetylierung am nucleophilen Stickstoff der Hydrazid-Gruppierung erfolgt und dann durch Acetacidium-Ionen am Pyridin-Stickstoff protoniert wird.
- Eine komplexometrische Bestimmung beruht darauf, dass mit Kupfer(II)Salzen stabile Komplexe definierter Zusammensetzung gebildet werden. Man bestimmt dann den Überschuss der verwendeten Kupfer(II)-Salz-Lösung komplexometrisch mit Natriumedetat.
- Eine kolorimetrische Bestimmung ist nach Umsetzung von **1** mithilfe 4-Chlor-7-nitrobenzofurazan (**19**) möglich, die auf der Vermessung des gebildeten orange gefärbten Anions **21** ($\lambda_{max} = 467$ nm) beruht.

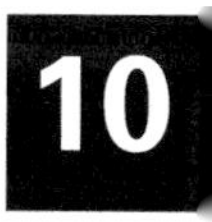

10

N-haltige Heterocyclen

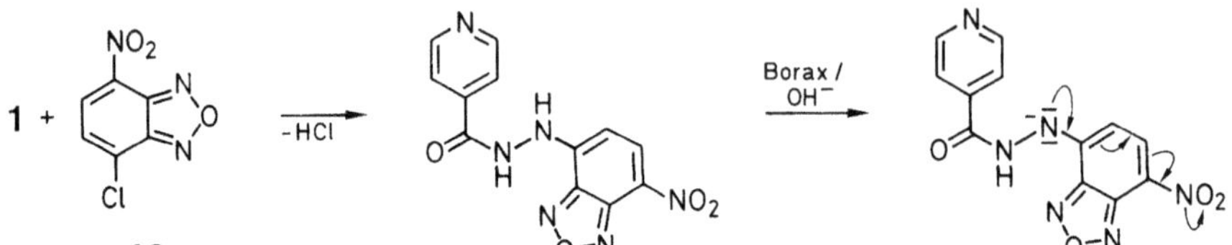

19 20 21

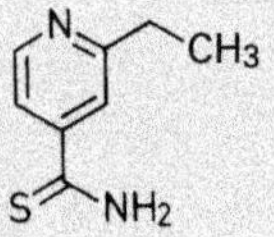

Ethionamid

2-Ethylpyridin-4-carbothioamid
[536-33-4]

Tuberkulostatikum

1

Ethionamid besteht aus kleinen, gelben Kristallen, die sich wenig in Wasser und Ether, jedoch gut in Pyridin lösen.

Identifizierung

- Smp: 158–164 °C.
- UV-Spektrum (Methanol): $\lambda_{max} = 290$ nm.
- IR-Spektrum.
- Bei Einwirkung von Silbernitrat auf **1** wird die Verbindung entschwefelt, unter Bildung von Silbersulfid und 2-Ethylpyridin-4-carbonitril (**2**). Die dabei frei werdenden Protonen können acidimetrisch mit Lauge erfasst werden, sodass die Reaktion auch quantitativ auswertbar ist.

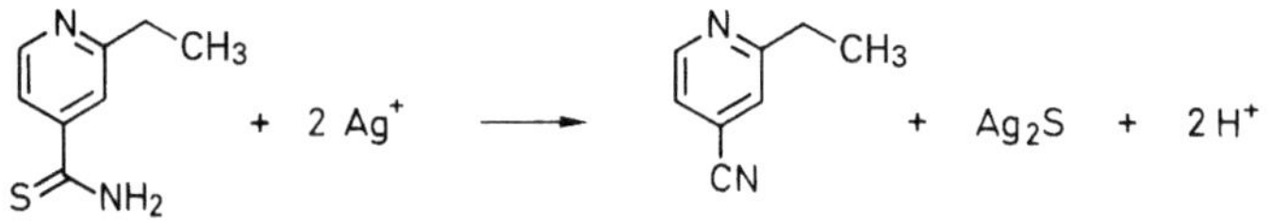

1 2

Die Abspaltung von H_2S durch Silber-Ionen aus **1** kann als Umkehrung der Synthese aus dem Nitril **2** und H_2S angesehen werden.

- Beim trockenen Erhitzen mit Natriumcarbonat wird die Thioamid-Gruppe abgespalten. Das entstandene 2-Ethylpyridin erkennt man am Geruch.

Gehaltsbestimmung

Titration als schwache Base mit Perchlorsäure ($0{,}1\ mol \cdot l^{-1}$) in Eisessig.

Nifedipin

Dimethyl-2,6-dimethyl-4-(2-nitrophenyl)-
1,4-dihydropyridin-3,5-dicarboxylat
[21829-25-4]

Calciumantagonist

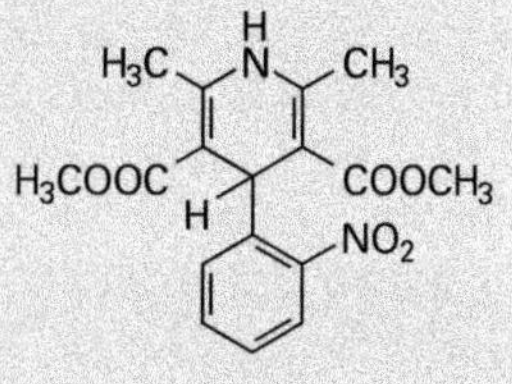

1

Gelbes, kristallines Pulver; praktisch unlöslich in Wasser; leicht löslich in Aceton; wenig löslich in Ethanol.

Nifedipin (**1**) ist besonders in Lösung lichtempfindlich und muss daher unter Lichtschutz bzw. bei langwelligem Licht >420 nm (Gelb- oder Rotlicht) verarbeitet werden.

Bei dieser bereits 1955 festgestellten Photoinstabilität findet eine intramolekulare Redoxreaktion statt: Der 1,4-Dihydropyridin-Ring wird zum Pyridin-Derivat dehydriert und die Nitro-Gruppe zur Nitroso-Funktion reduziert.

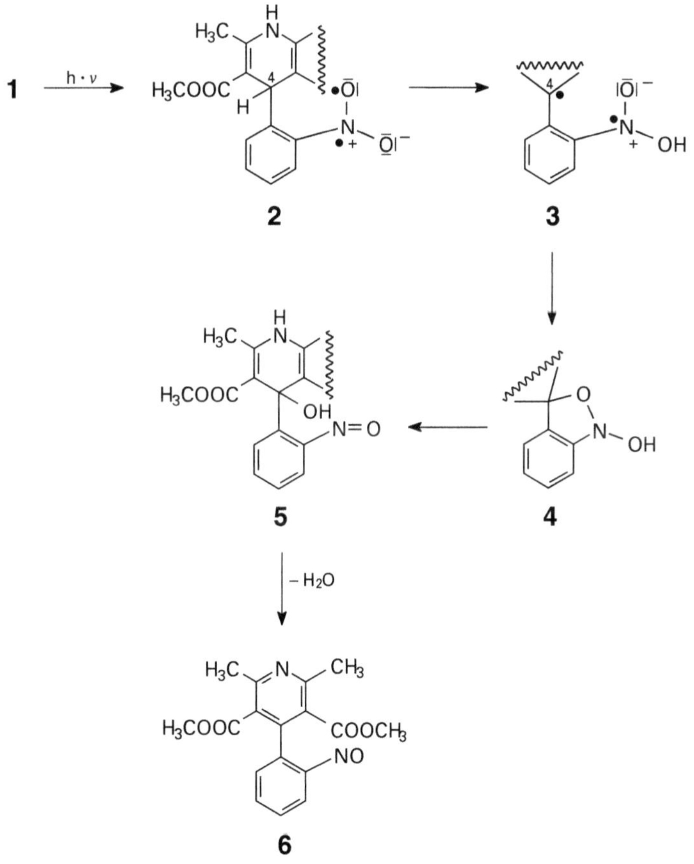

Nach *Görlitzer* u. Mitarb. wird wahrscheinlich nach Anregung der Nitro-Gruppe im nπ*-Zustand (**2**) das γ-Wasserstoff-Atom (H-4) auf das radikalische Sauerstoff-Atom der Nitro-Gruppe übertragen. Das entstandene Di-radikal **3** kann zu einem N-Hydroxyisoxazolin **4** cyclisieren, das sodann zu einem 4-Hydroxy-1,4-dihydropyridin **5** ringöffnet. Durch abschließende Wasserabspaltung entsteht das Pyridin **6** (im Arzneibuch „Nitrosophenyl-Analoges" genannt).

Bei der Einwirkung von Oxidationsmitteln oder höheren Temperaturen wird **1** zum Pyridin-Derivat **7** (Nach Arzneibuch „Nitrophenylpyridin-Analoges" genannt) dehydriert. Verbindung **7** kann auch als Verunreinigung aus der Synthese stammen. In geringem Umfang bildet sich bei der Belichtung von **1** ohne Lösungsmittel auch das Azoxy-Derivat **8.**

Beim Bestrahlen von **1** mit UV-Licht (366 nm) bildet sich neben **6** in geringen Mengen ein Hydroxylamin-Derivat **9,** das intramolekular Methanol zum Pyrido[3,4-*c*]-chinolin **10** abspaltet.

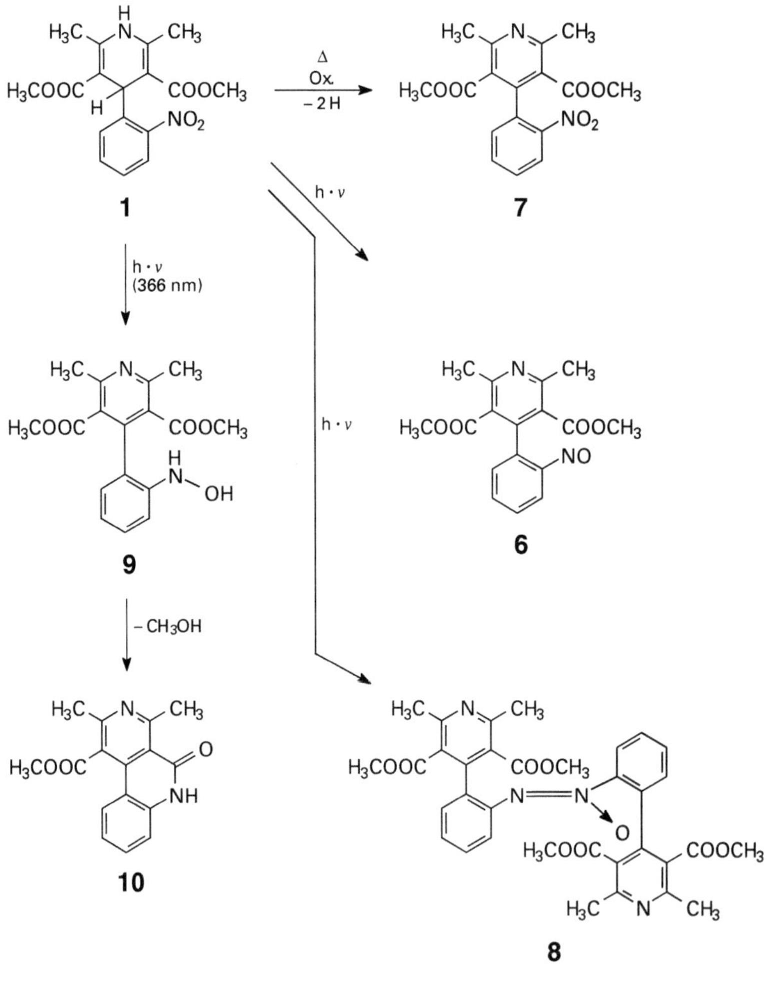

Generell ist die Stabilität von 1,4-Dihydropyridinen von der Art und Anzahl der Reste in Position 3 und 5 abhängig.

Elektronegative, resonanzfähige Reste wie: -COR, -$CONH_2$, -COOR, -CN, -NO_2 stabilisieren die entsprechenden 1,4-Dihydropyridine in unterschiedlichem Maße, da sich mit der NH-Gruppe mesomeriestabilisierte β-Aminovinyl-Partialstrukturen ausbilden können. Eine einzige COR-Gruppe in **11** stabilisiert nur gering, da leicht Dehydrierung durch Luftsauerstoff auftritt. Eine Nitro-Gruppe in **13** stabilisiert stärker, da erst nach längerer Zeit **14** entsteht. Schließlich stabilisieren zwei Nitro-Gruppen das Dihydropyridin **15** optimal. An der Luft kommt es nicht zu einer Dehydrierung zum 3,5-Dinitropyridin **16.** Nur durch Einwirkung von starken Oxidationsmitteln auf **15** kann **16** erhalten werden.

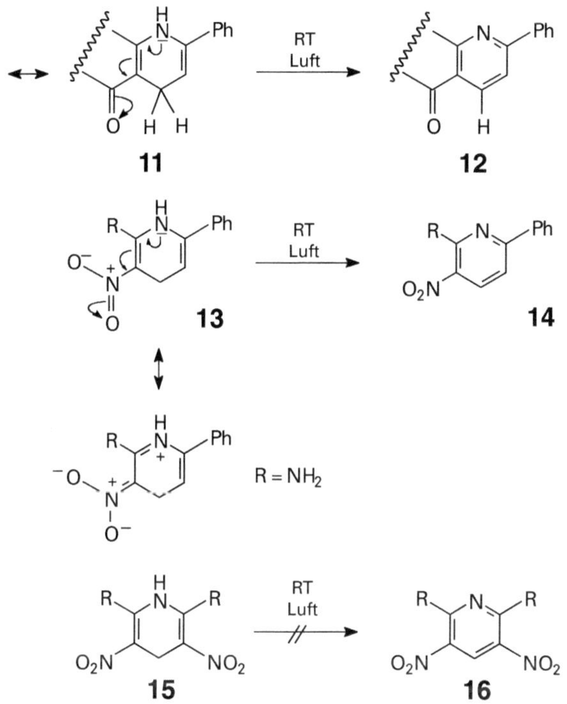

Identifizierung

- Smp: 171–175 °C.
- IR-Spektrum.
- DC.
- Nachweis der Nitro-Gruppe in **1** nach Reduktion mit Zink in salzsaurer Lösung zur primären Amin-Funktion. Nach Diazotierung mit salpetriger Säure wird mit *Bratton-Marshall*-Reagenz (s. S. 384) gekuppelt. Es entsteht ein roter Azo-Farbstoff **17.** Vor Zugabe der Kupplungskomponente muss überschüssige salpetrige Säure durch Ammoniumsulfamat zerstört werden, wobei Ammoniumhydrogensulfat, Stickstoff und Wasser gebildet werden.

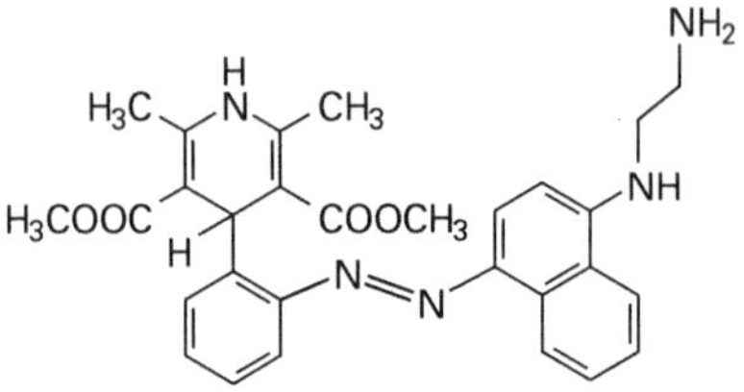

17

Reinheitsprüfung

Verwandte Substanzen: Die Prüfung erfolgt nach Arzneibuch mit der HPLC. Je 0,1% an **2** bzw. **3** dürfen in Nifedipin (**1**) enthalten sein.

Gehaltsbestimmung

- Als oxidationsempfindliches 1,4-Dihydropyridin wird **1** leicht in Perchlorsäure/tert. Butanol-Mischung von Cer(IV)sulfat (0,1 $mol \cdot l^{-1}$) zum Pyridin-Derivat **7** oxidiert. Ferroin dient als Redox-Indikator.
- Eine empfindliche fluorimetrische Bestimmung von **1** und Metaboliten in Urin und Plasma beruht auf der Reduktion von **1** mit $TiCl_3$ und Bestrahlung mit UV-Licht (Hg-Lampe) wobei das *o*-Aminophenylpyridin **18** entsteht, das nach Anregung mit UV-Licht (390 nm) intensiv fluoresziert. Eine Steigerung der Empfindlichkeit der Methode wird durch die Zugabe von Phthalaldehyd (**19**) erreicht.

  In Analogie zur Reaktion von Phthalaldehyd mit Anilinen, kann hier, über Verbindung **20,** ein fluoreszierendes Isoindolon-Derivat **21** entstehen. (Anregung bei 390 nm, Fluoreszenzmaximum bei 520 nm.)

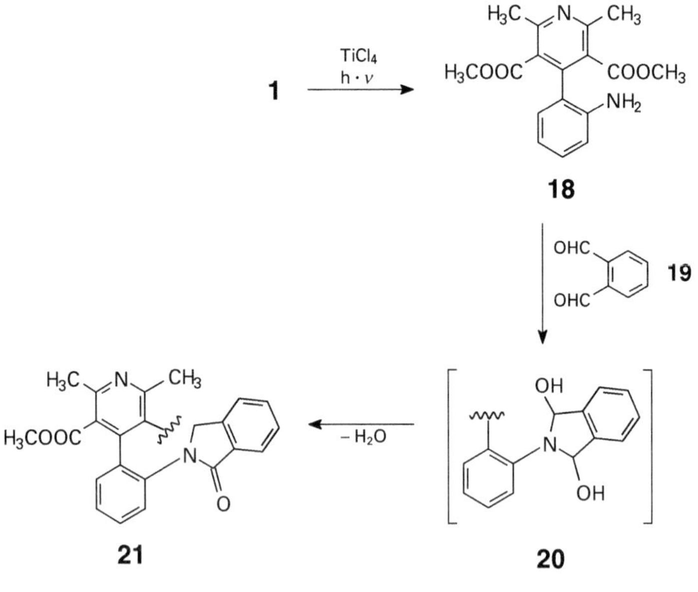

Felodipin

Ethyl-methyl-(4*R*,*S*)-4-(2,3-dichlorphenyl)-2,6-dimethyl-1,4-dihydropyridin-3,5-dicarboxylat
[72509-76-3]

Calciumantagonist

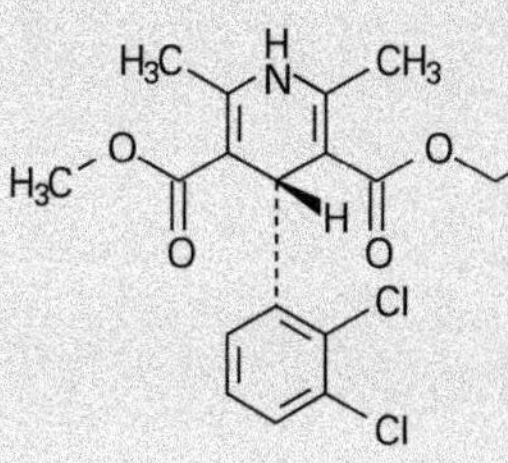

1

und Enantiomer

Farbloses, kristallines Pulver; praktisch unlöslich in Wasser; leicht löslich in Aceton, Methylenchlorid, Ethanol und Methanol. Oberhalb von 50 °C ist **1** thermolabil.

Smp: 145 °C.

Identifizierung

- UV-Spektrum (Methanol): $\lambda_{max} = 238$ und 361 nm.
- IR-Spektrum.
- DC.
- Oxidation des 1,4-Dihydropyridins **1** mit Cer(IV)sulfat zum heteroaromatischen Pyridin-Derivat **2,** das aus dem Oxidationsansatz mit Dichlormethan extrahiert und dessen UV-Absorption gemessen wird. Das Maximum der Absorption des Pyridins **2** liegt jetzt bei 273 nm im Gegensatz zum 1,4-Dihydropyridin **1,** das bei 238 nm ein Maximum zeigt.

1

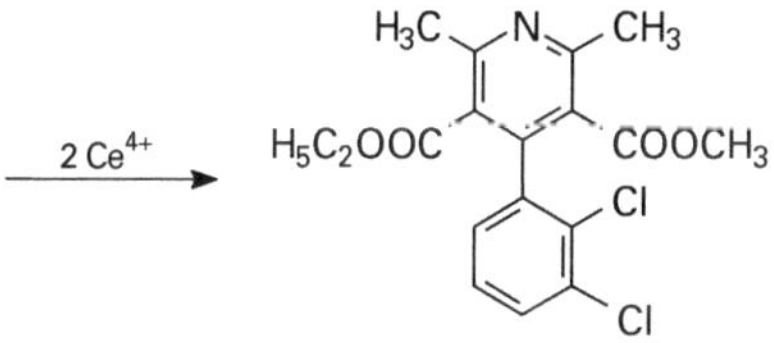

2

Reinheitsprüfung

Verwandte Substanzen: Die Prüfung erfolgt mittels der HPLC. Als Nebenprodukte der Synthese können der Dimethylester **3** und der Diethylester **4** auftreten. Die Summe aus beiden Verunreinigungen soll 0,3% nicht übersteigen.

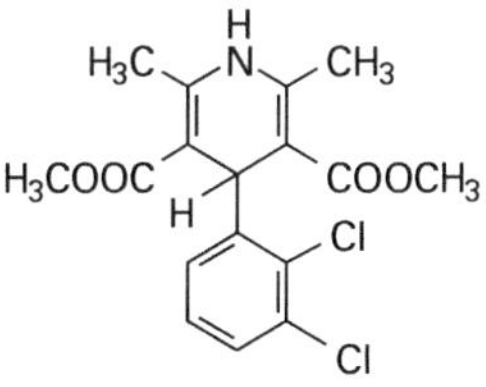

3

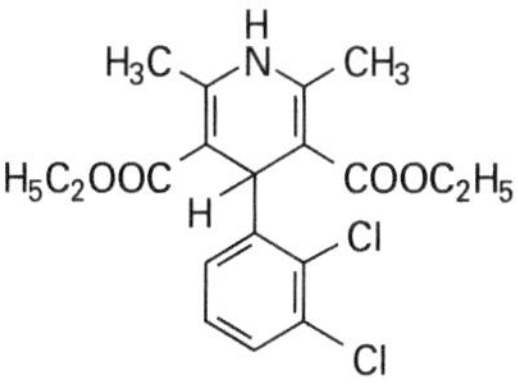

4

Gehaltsbestimmung

Wie beim verwandten Nifedipin wird **1** mit 0,1 molarer Cer(IV)sulfat-Lösung titriert wobei durch Oxidation quantitativ das Pyridin-Derivat **2** entsteht. Ferroin dient als Redox-Indikator.

10.1.4 Pyrimidin-Derivate

Formal betrachtet gehören hierher das Thiamin und die partiell bis voll hydrierten Derivate wie Uracile und Thiouracile, Barbitursäuren-Derivate, Primidon und Hexetidin.

Nach dem in der Einleitung erwähnten Einteilungsprinzip rangieren die funktionellen Gruppen vor formalen Gesichtspunkten. Es erscheint daher sinnvoll, die Barbitursäure-Derivate und das Hexetidin in anderen Kapiteln zu besprechen.

Uracile und Thiouracile, die in einer tautomeren Form ihren heteroaromatischen Charakter behalten, werden deshalb hier besprochen.

Die Barbitursäure-Derivate sind als gemischte Imide besser in Kapitel 5, Kohlensäure-Derivate, aufgehoben.

Das funktionelle Verhalten des Hexetidins rechtfertigt die Einordnung in Kapitel 7.1, aliphatische Amine.

Anellierte Pyrimidine liegen vor bei den Xanthinen, den Pteridinen und in den Chinazolinen. Diese Verbindungsklassen werden gesondert besprochen.

In bestimmten Sulfonamiden sind Pyrimidin-Reste als Substituenten enthalten.

Thiamin

3-[(4-Amino-2-methyl-5-pyrimidinyl)methyl]-5-(2-hydroxyethyl)-4-methylthiazoliumchlorid-hydrochlorid
[67-03-8]

Vitamin B_1

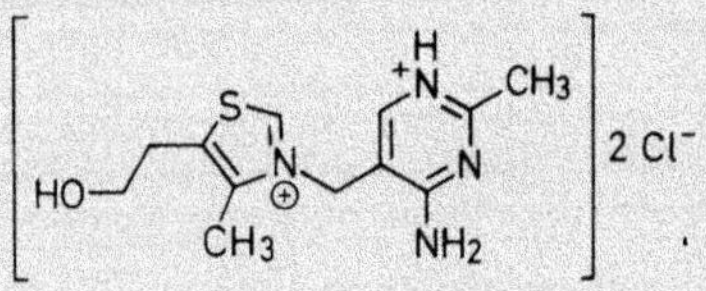

1

Außer dem sehr häufig gebrauchten **Chloridhydrochlorid** wird Thiamin auch als **Nitrat** therapeutisch verwendet (**2**, $X = NO_3$). Beide Salze sind im Arzneibuch aufgeführt. Thiamin gehört zu den Vitaminen der B-Gruppe. Über die Biosynthese in verschiedenen Organismen s. Review von *Estramareix* und *David.*

Wie aus **1** hervorgeht, enthält Thiamin zwei Heterocyclen, einen Pyrimidin- und einen Thiazol-Ring, die über eine Methylen-Brücke miteinander verknüpft sind.

Thiaminchloridhydrochlorid liegt in Form eines weißen bis fast weißen kristallinen Pulvers oder farbloser Kristalle vor, besitzt einen charakteristischen Geruch und einen bitteren Geschmack. Die Substanz löst sich in einem Teil Wasser, ist wenig löslich in Ethanol und praktisch unlöslich in Aceton.

Die sauren, wässrigen Lösungen der Substanz sind gegen Licht, Luft, Sauerstoff beständiger als die neutralen oder basischen. Die Bildung von Zersetzungsprodukten nimmt mit steigenden pH-Werten zu. Ab pH > 5 sind sie instabil gegen Hitze. In neutralem Bereich färben sich die wässrigen Lösungen gelb.

Das reaktivste Zentrum des Moleküls ist das C-Atom 2′ in Nachbarschaft der pseudoquartären Onium-Gruppe im Thiazol-Ring. Hier wird das Thiamin-Molekül besonders leicht hydrolytisch, oxidativ oder reduktiv angegriffen.

In wässrig-saurer Lösung wird bevorzugt die Methylen-Gruppe zwischen den beiden Heterocyclen angegriffen. Sie ist in diesem Milieu von zwei kationischen Zentren umgeben und deshalb an Elektronen verarmt. Sie kann daher leicht nucleophil angegangen werden.

Durch saure Hydrolyse kommt es zur Trennung der beiden Heterocyclen, wobei aus dem Mono-kation **2** ein Hydroxymethyl-substituiertes Pyrimidin **3** und das Thiazol-Derivat **4** entstehen.

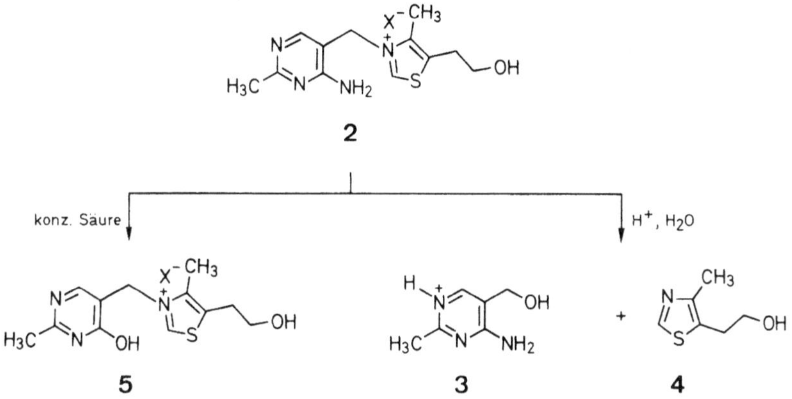

Daneben beobachtet man in Gegenwart konzentrierter Mineralsäure die Bildung des Oxythiamins (**5**) gemäß der Reaktionsfolge **6, 7, 8**.

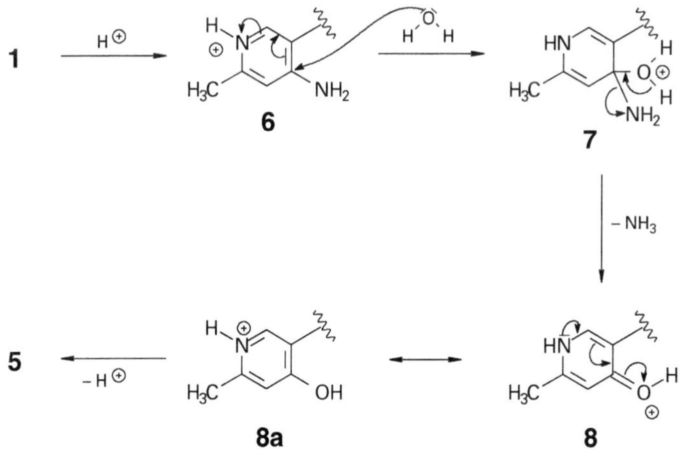

Da die Amino-Gruppe in Position 4 Teil einer vinylogen Amidin-Struktur ist, lässt sie sich als vinyloges Carbonsäure-Derivat leicht hydrolysieren. Der Pyrimidin-Ring selbst ist in **5** deutlich schwächer basisch als in **2** und kann daher nicht mehr protoniert werden, wodurch die Methylen-Gruppe auch nicht mehr von beiden Seiten einem Elektronenzug ausgesetzt und damit in saurer Lösung nicht mehr so hydrolyseempfindlich ist.

In alkalischer Lösung, vorzugsweise bei pH-Werten um 9, ist der dominierende Angriffspunkt für Hydroxid-Ionen die Position 2′ im Thiazol-Ring. Auch hier ist wegen des Elektronenzugs des quartären Stickstoffs leicht ein nucleophiler Angriff des Hydroxid-Ions möglich. Das C-Atom 2′ wird dadurch in eine aminal- bzw. mercaptalähnliche Struktur umgewandelt, wodurch die Ringöffnung und die Bildung der Formyl-Gruppe ermöglicht wird. Es entsteht dabei die so genannte Thiol-Form **9.**

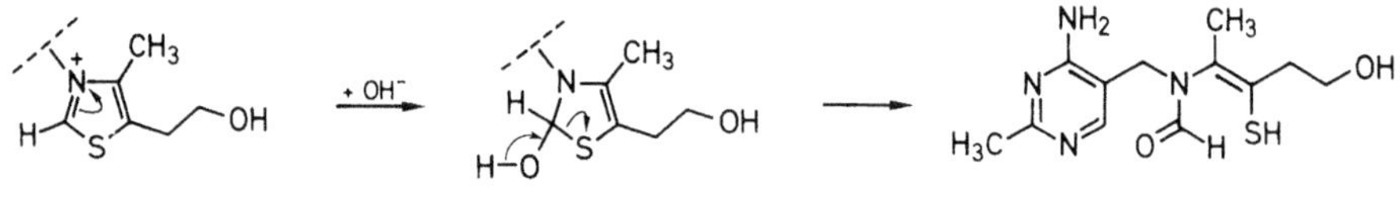

9

Bei etwa pH 11 entsteht ein gelbes Produkt, das in Gegenwart von Luftsauerstoff oder anderen Oxidationsmitteln leicht in Thiochrom (**12**) übergeht. Die Bildung des Thiochroms kann nach zwei unterschiedlichen Mechanismen verlaufen. In alkalischer Lösung geht die Thiazol-Form **2** unter Abspaltung eines Protons zunächst in das neutrale ringgeschlossene **10** über, das unter Abspaltung eines weiteren Protons das Mono-anion **11** liefert. Sowohl **10** als auch **11** können zum **Thiochrom** (**12**) weiteroxidiert werden.

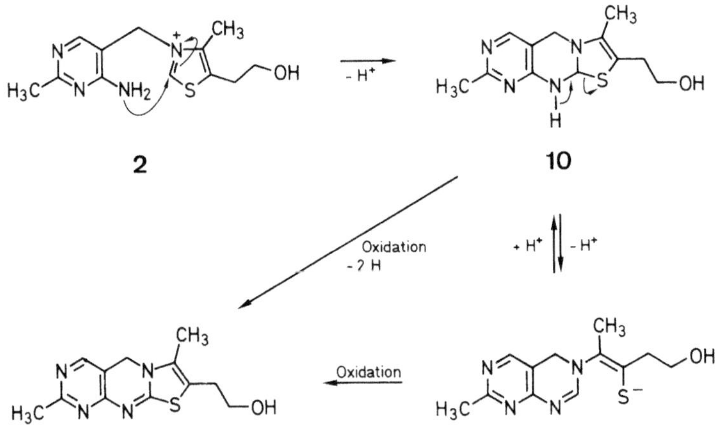

12 **11**

In saurer Lösung liegt vorwiegend die Thiazol-Form vor, in neutraler und alkalischer Lösung dagegen die Thiol-Form.

Beide Formen stehen in wässriger Lösung miteinander im Gleichgewicht. In Übereinstimmung mit dieser Tatsache zeigt das UV-Spektrum von Thiamin in neutraler wässriger Lösung zwei Absorptionsmaxima bei 232 und 266 nm. In stark saurer oder in alkalischer Lösung beobachtet man jeweils nur ein Maximum.

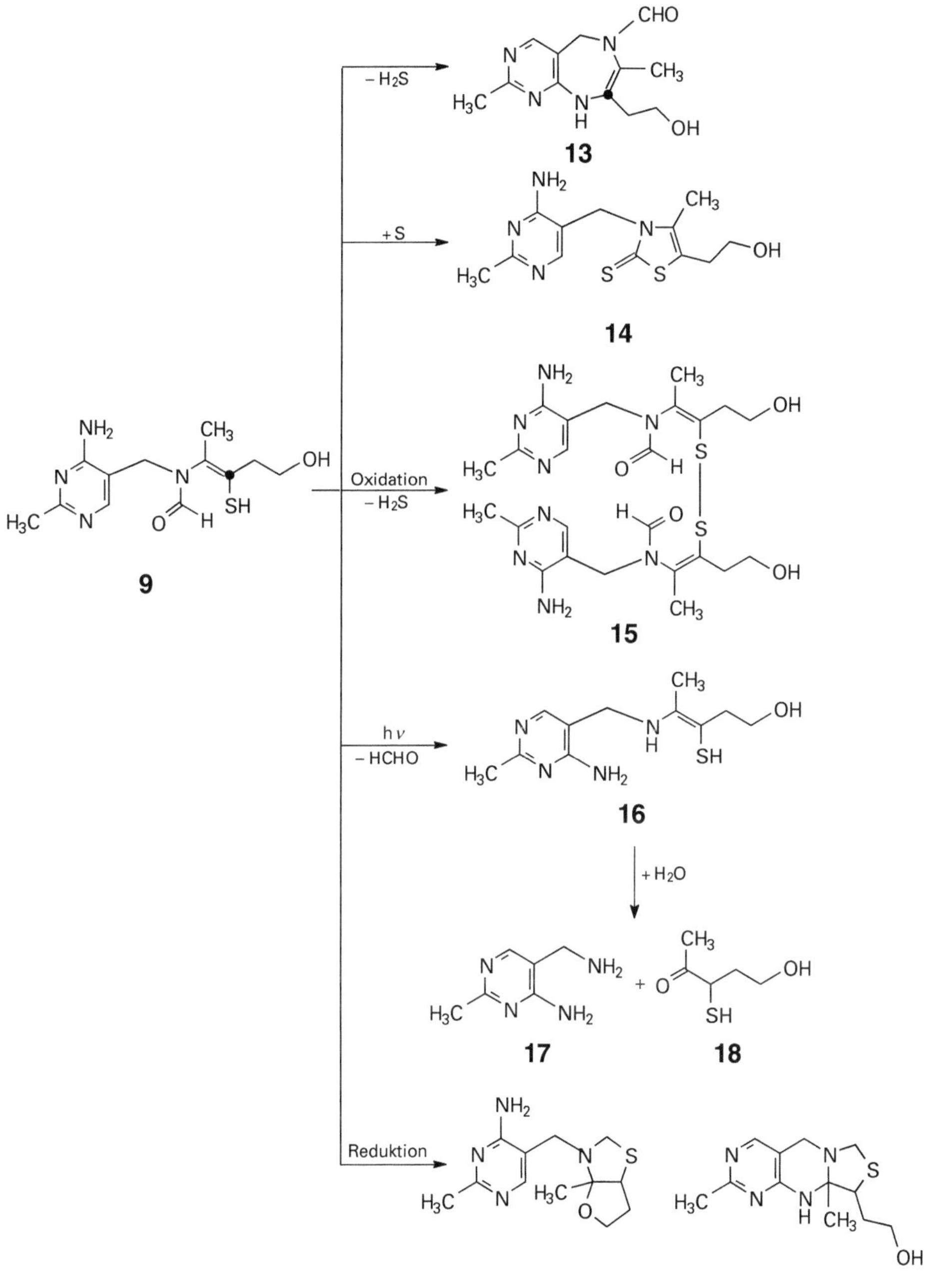

Dihydrothiamin-Strukturen nach *Zoltewick, Dill* und *Abboud.*

Die Thiol-Form ist zu einer Reihe weiterer Reaktionen fähig. Die Amino-Gruppe des Pyrimidins setzt sich leicht mit der Enol-Form des Thioketons unter intramolekularer H_2S-Abspaltung zum Pyrimidol[4,5-*e*]1,4-diazepin **13** um.

Der aus Schwefelwasserstoff in Gegenwart von Luftsauerstoff gebildete Schwefel soll auch für die Bildung des Thiothiamins (**14**) verantwortlich sein. Luftsauerstoff oder andere Oxidationsmittel induzieren die Bildung des dimeren Disulfids **15.**

UV-Strahlung bzw. Einfluss von Sonnenlicht bewirken die Eliminierung der Formyl-Gruppe, wodurch sich das Enamin **16** bildet, welches zu dem Aminomethylpyrimidin **17** und dem Sulfanyl-Keton **18** hydrolysiert.

Wie *Möhrle* und *Tenczer* mit Hilfe der ^{1}H-NMR-Spektroskopie zeigen konnten, wird am N-1-Atom bevorzugt zu **19** protoniert. Die Protonierung des N-3-Atoms ist prinzipiell auch möglich, wird jedoch nicht beobachtet. Diese Verhaltensweise ist verständlich, wenn man den substituierten Pyrimidin-Ring als phenyloges Amidin-System betrachtet.

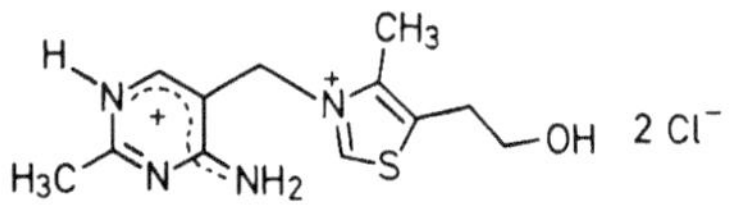

19

Bedingt durch den starken Elektronenzug des pseudoquartären Stickstoffes im Thiazol-Ring ist auch die C-H-Bindung in Position 2′ stark polarisiert, sodass im NMR-Spektrum der Austausch des H-Atoms gegen Deuterium beobachtet werden kann. Diese Reaktion erfolgt unter Bedingungen, unter denen der Wasserstoff des Acetylens noch nicht ausgetauscht wird. Thiamin gehört somit zu den CH-aciden Verbindungen mit besonders saurem Wasserstoff-Atom.

Erklärbar wird die besondere Acidität der C-H-Bindung sowie die auffallende Nucleophilie des C-2-Atoms durch Resonanzstabilisierung, wobei auch die Struktur eines Carbens mit quasi-aromatischer Resonanzstabilisierung formuliert werden kann **20** (Formel s. S. 507).

Normalerweise gehen Carbene wegen ihres Elektronensextetts elektrophile Reaktionen ein. Ist das Carben jedoch in ein aromatisches System mit der Möglichkeit zur Resonanzstabilisierung eingebaut, so verhält es sich als nucleophiler Partner. Auf diese Weise ist zu erklären, dass Thiamin *in vitro* und *in vivo* mit Carbonyl-Verbindungen reagiert, wobei Verbindungen vom Typ **21** entstehen. Es überrascht deshalb auch nicht, dass das C-Atom 2′ im Thiazol-Ring die entscheidende Stelle für die biologische Aktivität darstellt (aktiver Acetaldehyd; $R = CH_3$).

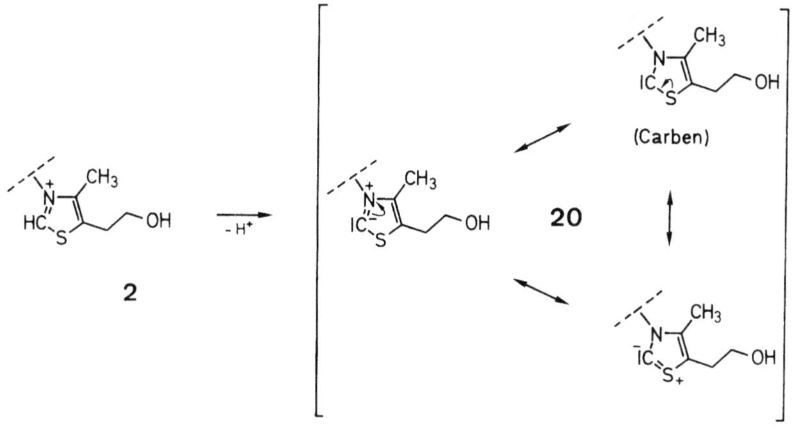

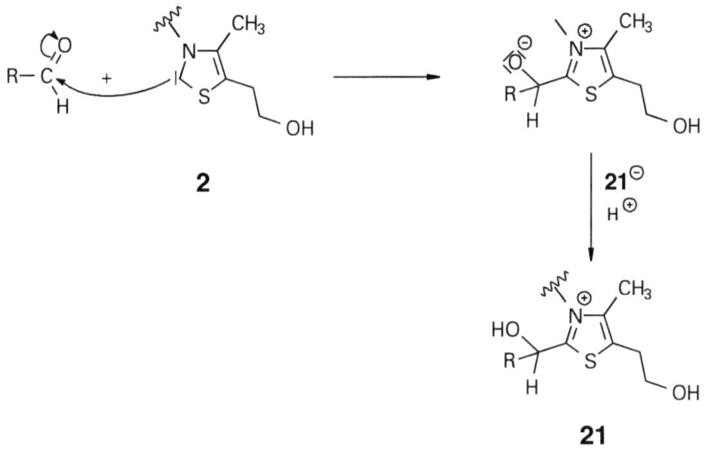

Eine Übersicht zu Thiamin wurde von *Zoltewick* und *Uray* erstellt.

Identifizierung

- Es wird die Thiochrom-Reaktion herangezogen. Das entstehende Thiochrom (Oxidationsmittel: Kaliumhexacyanoferrat(III)) zeigt eine hellblaue Fluoreszenz und lässt sich in 1-Butanol ausschütteln.

  Auf Zugabe von Mineralsäuren verschwindet die Fluoreszenz.

  Das Arzneibuch gestaltet die Reaktion dadurch spezifisch, dass in einem Blindversuch Natriumsulfit zugegeben wird. Dabei darf keine Fluoreszenz auftreten. In der schwach sauren Lösung sind die Sulfit-Ionen verglichen mit Wasser stärker nucleophil. Sie greifen an der Methylen-Gruppe an, wobei es zur irreversiblen Spaltung des Moleküls in die Pyrimidin-Sulfonsäure **22** und das Thiazol-Derivat **23** kommt (s. S. 508).
- Außerdem lässt das Arzneibuch ein IR-Spektrum gegen CR-Substanz vermessen.

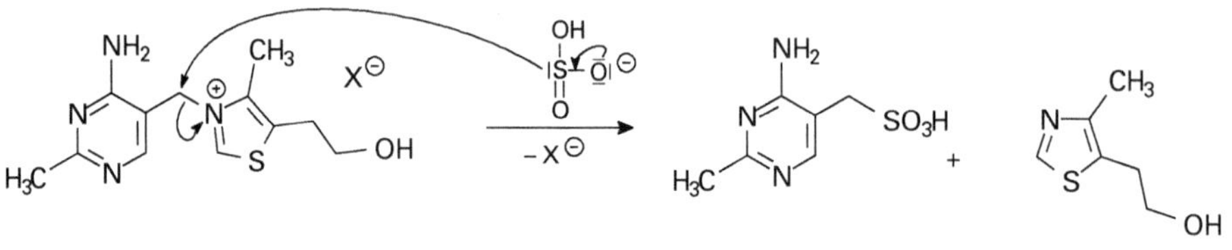

2 **22** **23**

Gehaltsbestimmung

Wasserfreie Titration der Anionen im Ameisensäure-Essigsäure-Gemisch mit Perchlorsäure (0,1 $mol \cdot l^{-1}$).

Pyrimethamin

5-(4-Chlorphenyl)-6-ethyl-pyridimin-2,4-diamin
[58-14-0]

Mittel gegen Malaria

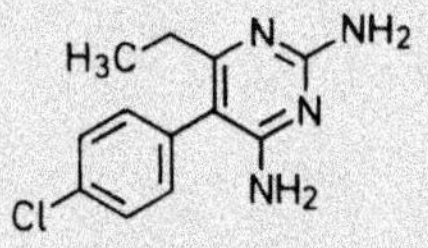

1

Das weiße, kristalline Pulver ist in Wasser, Ethanol und Ether schwer löslich. Obwohl Salzbildung mit Säuren eintreten kann, ist die Substanz auch in diesem Medium schwer löslich (pK_S-Wert 7,0).

Identifizierung

- Schmelztemperatur 239–243 °C. Sie ist von der angewandten Methode abhängig.
- Aufnahme eines IR- und UV-Spektrums; letzteres, in Salzsäure (0,1 $mol \cdot l^{-1}$) aufgenommen, zeigt ein Absorptionsmaximum bei 272 nm. Besser geeignet wäre die Aufnahme in Methanol (Maximum bei 286 nm), da es deutlicher ausgeprägt ist.
- DC.

Die **Gehaltsbestimmung** erfolgt erwartungsgemäß wasserfrei in Essigsäure mit 0,1 molarer Perchlorsäure; die Protonierung dürfte bevorzugt an N-1 eintreten.

Trimethoprim

5-(3,4,5-Trimethoxybenzyl)-pyrimidin-2,4-diamin
[738-70-5]

Antibakterielles Chemotherapeutikum

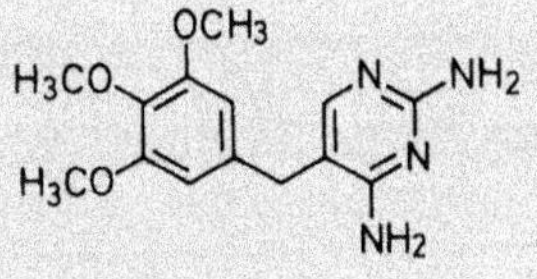

1

Das weiße Pulver ist in Wasser sehr schwer, in Ethanol schwer löslich. Der pK_S-Wert liegt bei 6,7. Die Protonierung erfolgt an einem der Ring-Stickstoffatome. Bevorzugter Ort dürfte, wegen der azavinylogen Amidin-Struktur, N-1 sein.

In Abhängigkeit vom pH-Wert und der Temperatur treten als Hydrolyseprodukte das 4-Monohydroxy-TMP (D), 2-Monohydroxy-TMP (E) bzw. das 2,4-Dihydroxy-TMP (L) auf. Diese können neben **2** und **3** auch als Syntheseverunreinigungen vorkommen. Produktionschargen jüngeren Datums enthalten bisweilen bisher unbekannte Verunreinigungen wie das 2-Deamino-2-methylamino-TMP (A) und das 4′-Demethoxy-4′-ethoxy-TMP (G) (*Eger* u. Mitarb).

Identifizierung

- Schmelztemperatur 199–203 °C.
- IR und UV-Spektrum; letzteres, in Natronlauge (0,1 mol · l^{-1}) aufgenommen, zeigt ein Absorptionsmaximum bei 287 nm.
- Zu einer schwefelsauren Lösung der Substanz, die mit alkalischer Permanganat-Lösung versetzt und erhitzt wird, gibt man Formaldehyd-Lösung und säuert mit Schwefelsäure an. Nach erneutem Erhitzen kühlt man ab, filtriert und versetzt das Filtrat mit Chloroform. Die organische Phase zeigt im UV-Licht bei 365 nm eine grüne Fluoreszenz. Die aufwendig durchzuführende Reaktion beruht auf dem oxidativen Abbau von **1.** Fluoreszierendes Endprodukt ist die 3,4,5-Trimethoxybenzoesäure (**3**). Die Formaldehyd-Zugabe dient zur Reduktion überschüssigen Permanganats.

Da Trimethoprim (**1**) durch Braunstein zum Keton **2** oxidiert wird, kann man annehmen, dass auch die Oxidation mit Permanganat über das Keton **2** (B) verläuft.

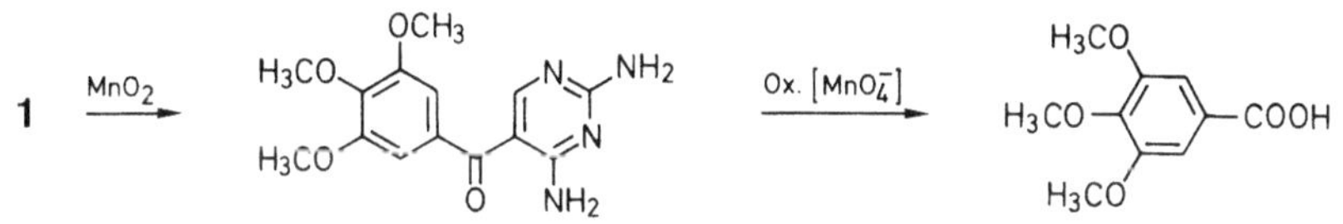

2 **3**

Reinheitsprüfung

Auf Verwandte Substanzen wird mit der HPLC und GC geprüft.

Per HPLC lassen sich die Verunreinigungen A–J nachweisen:

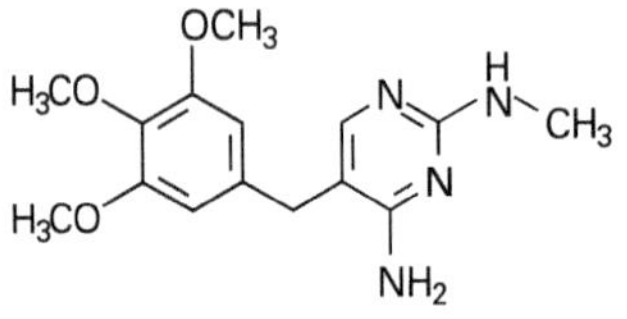

A

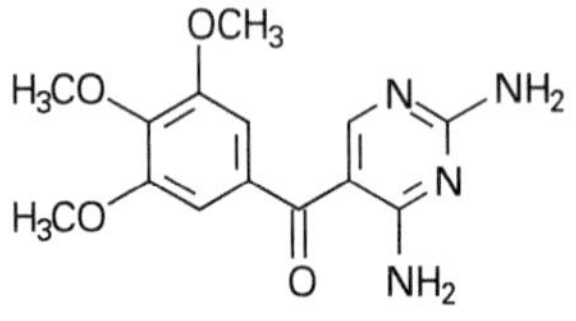

B = **2**

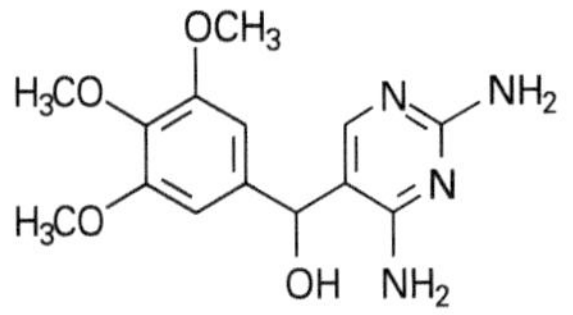

C

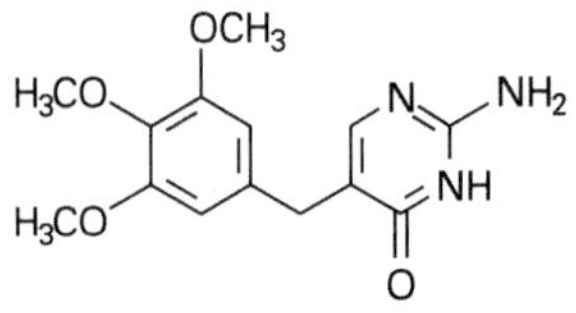

D

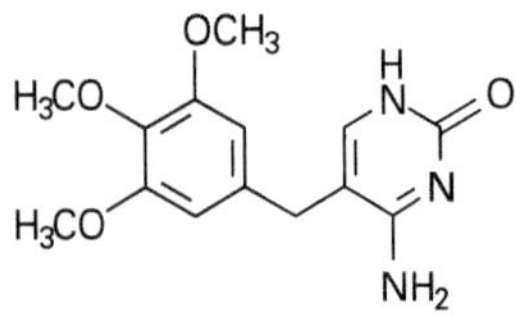

E

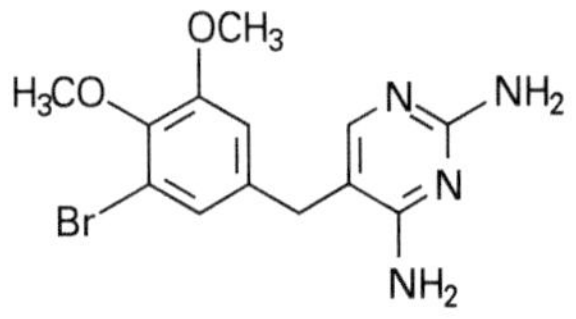

F

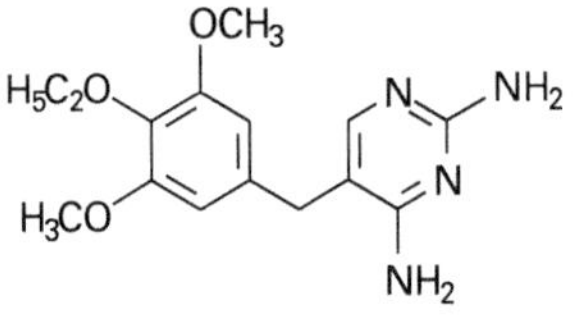

G

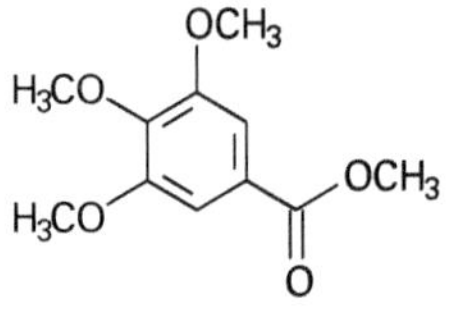

H

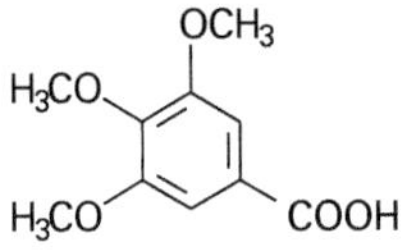

I

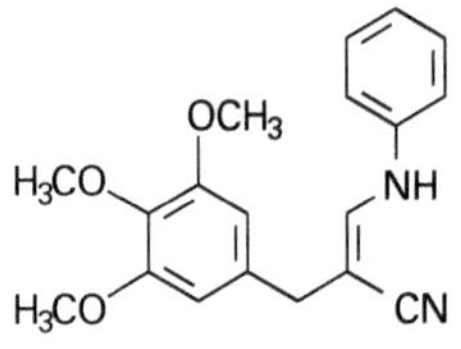

J

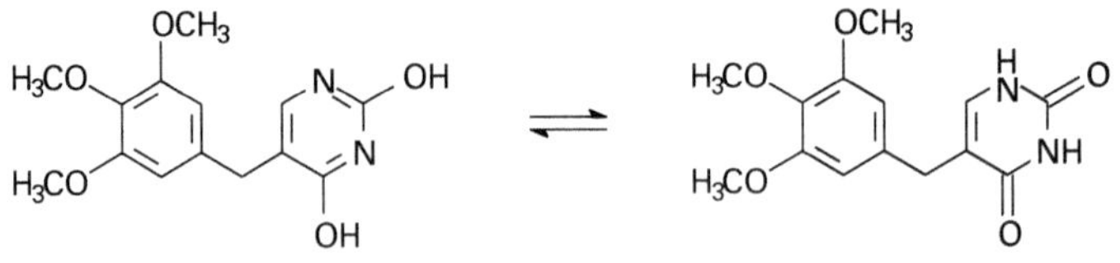

L

Gehaltsbestimmung

Bei der Titration im wasserfreien Medium (in wasserfreier Essigsäure) mit Perchlorsäure (0,1 mol·l^{-1}) kommt es zur Protonierung von N-1.

Uracil-Derivate

Uracil, das man als 2,4-Dihydroxypyrimidin ansehen kann, liegt, wie die Barbitursäure, in fester Form und in neutraler Lösung als Lactam **1 b** vor.

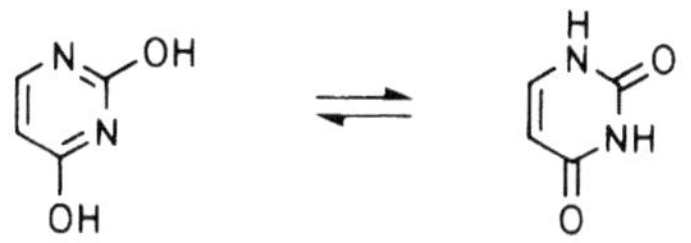

1a **1b**

Die pK_S-Werte werden mit 9,7 und 14,2 angegeben.

Die Abspaltung des N-3-Protons scheint nach Literaturangaben bevorzugt zu sein. Das Mono-anion ist stabilisiert über die Imid-Struktur. Bei Abspaltung beider Protonen resultiert das Di-anion von **1 a.**

Therapeutisch werden **Thiouracile** gebraucht, die in Position 6 eine kurze Alkyl-Gruppe tragen **2.**

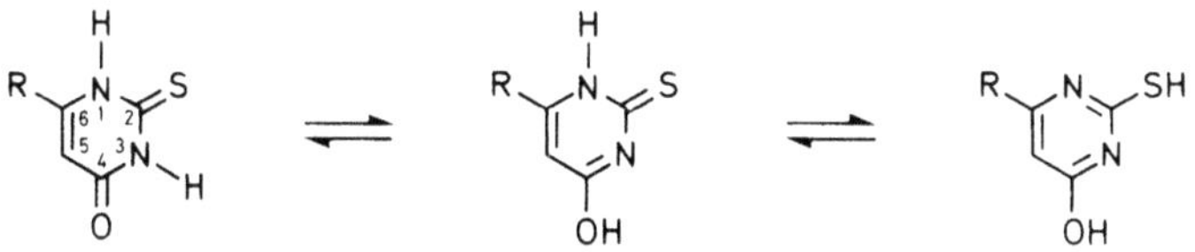

2a **2b** **2c**

Lactam-Thiolactam-Form

Lactim-Thiolactim-Form

Propylthiouracil

2,3-Dihydro-6-propyl-2-thioxopyrimidin-4(1*H*)-on
[51-52-5]

Thyreostatikum

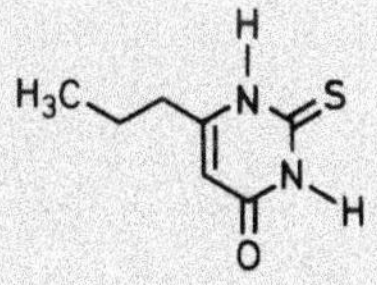

1

Propylthiouracil ist ein weißes, kristallines Pulver, das sich sowohl in Wasser von 20 °C als auch in den üblichen organischen Lösungsmitteln sehr schwer löst. Die Löslichkeit in siedendem Wasser beträgt 1:100. Als schwache Säure (pK_S = 8,3) löst sich die Substanz, wie zu erwarten, in verdünnten wässrigen Laugen, und zwar als Mono-anion einer zweiwertigen Säure.

Wie bei den Barbitursäure-Derivaten bildet Propylthiouracil in festem Zustand als Lactam-Thiolactam **2 a** Assoziate.

Das UV-Maximum, gemessen in alkalischer Lösung, liegt bei 225 und 260 nm.

Identifizierung

- Bestimmung der Schmelztemperatur: 217–221 °C.
- IR-Spektrum.
- DC.
- Bei der Oxidation des in **1** enthaltenen Schwefels zu Sulfat durch Einwirkung von Brom-Lösung entsteht das Pyrimidin-2,4-dion **2**, das in 5-Stellung bromiert wird zu 5,5-Dibrom-6-hydroxy-pyrimidin **3.**

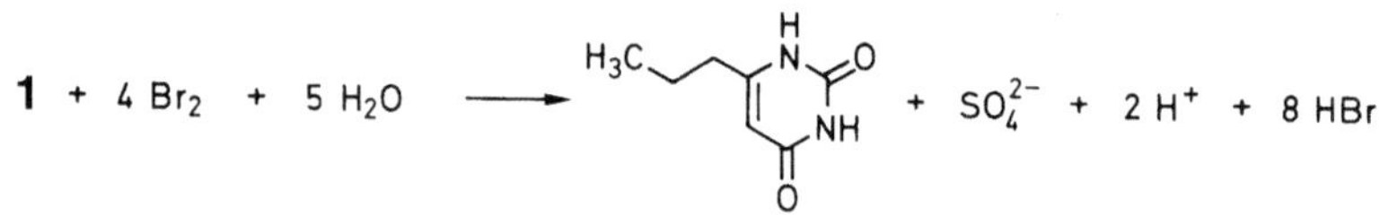

2

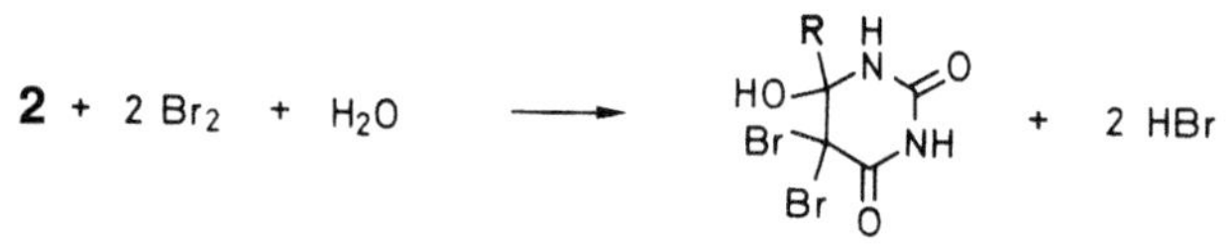

3

Im Prinzip kann die Oxidation zu einer bromometrischen Gehaltsbestimmung herangezogen werden, wobei sich ein Verbrauch von 12 Äquivalentmengen Brom ergibt.

- Thiouracil und Uracil sowie N-substituierte Uracile, die in Position 6 nicht alkyliert sind, werden bei der Einwirkung von Brom zu **Alloxanthin** (**4**) oxidiert:

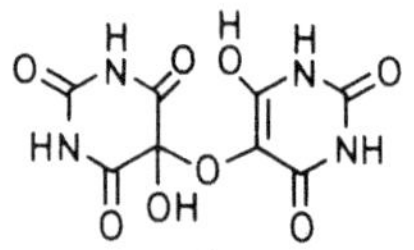

4

Alloxanthin liefert mit anorganischen Basen schwer lösliche, violette Salze.

- Eine Derivatisierung, die als Nachweisreaktion im AB-DDR aufgeführt war, besteht in der Umsetzung von **1** mit Benzylchlorid in natronalkalischer Lösung. Sie führt zu einem kristallinen Benzylthioether. Obwohl **1** an vier Positionen alkylierbar erscheint, tritt hier im Gegensatz zu den Barbitursäuren keine Substitution am Stickstoff und nur Monoalkylierung ein. Die Alkylierung der SH-Gruppe zeigt, dass der Schwefel im Propylthiocuracil, gegenüber den anderen Heteroatomen, die größte Nucleophilie aufweist.

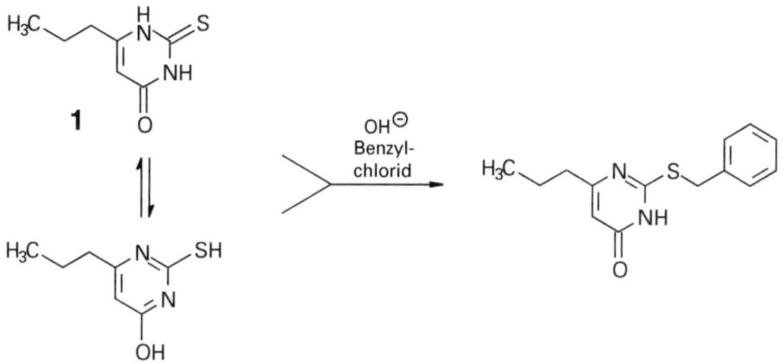

Gehaltsbestimmung

- Ähnlich wie bei den Barbitursäure-Derivaten wird die Bestimmung mit Natronlauge ($0{,}1\ mol \cdot l^{-1}$) in Gegenwart von Silber-Ionen durchgeführt.

In wässriger, alkalischer Lösung entsteht ein Gleichgewicht, das zwar quantitativ zur Bildung des Monosalzes, aber nur teilweise zur Bildung des Disalzes führt. In Gegenwart von Silber-Ionen entstehen das schwer lösliche Disilbersalz und Protonen, sodass die Substanz als zweiwertige Säure titrierbar ist.

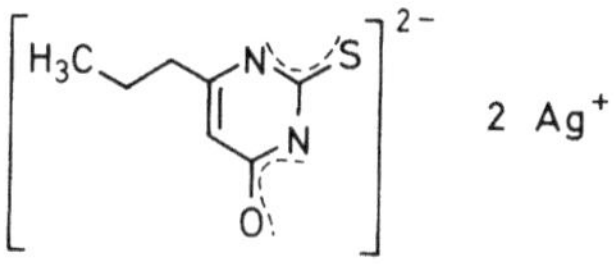

10.2 Bicyclische *N*-haltige Heterocyclen

10.2.1 Indol-Derivate

Aus dem Elektronendichtediagramm des Indols (**1**) geht hervor, dass die Elektronendichte in Position 3 am höchsten ist. Elektrophile Substitution findet deshalb bevorzugt an dieser Position statt. Wenn diese besetzt ist, wird Stellung 2 angegriffen. Der Benzol-Ring wird nur substituiert, wenn die Positionen 2 und 3 besetzt sind, in diesem Falle in Position 6. Dabei sind drastischere Bedingungen erforderlich als bei der Substitution im Pyrrol-Teil.

Indole sind wie Pyrrole schwache Säuren, sofern sie in Position 1 ein Wasserstoff-Atom tragen.

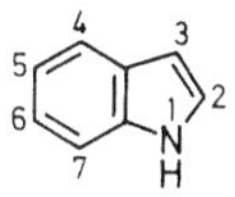

1

Die meisten der therapeutisch verwendeten Indol-Derivate sind unter den Alkaloiden zu finden. Im Gegensatz zum unsubstituierten Indol (**1**) sind in den hier interessierenden Derivaten die reaktiven Positionen 1, 2 oder 3 unterschiedlich besetzt. Die Analytik, die an den drei genannten Stellen ansetzen kann, besonders an der Methin-Gruppe in Stellung 2, wird dadurch ggf. eingeschränkt, die Stabilität dagegen erhöht.

Typ		Beispiele
2	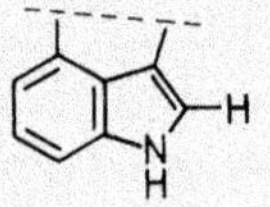	Ergotamin Ergometrin
3	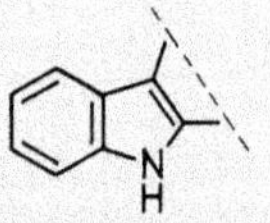	Yohimbin Reserpin
4	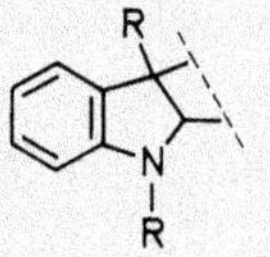	Ajmalin Strychnin Physostigmin

Bei **2** sind die Positionen 1 und 2 unbesetzt, sodass vor allem in Position 2 Substitutionsreaktionen eintreten können.

Beim Typ **3** befinden sich Substituenten in Stellung 2 und in Stellung 3.

Schließlich sind in Typ **4** alle reaktiven Positionen substituiert, sodass lediglich die Basizität des Stickstoffs und der aromatische Ring für analytische Umsetzungen zur Verfügung stehen.

Bei **3** und **4** spielen sich deshalb die analytisch verwertbaren chemischen Reaktionen in der weiteren Partialstruktur ab.

Indole zeigen ein charakteristisches UV-Spektrum mit einem Maximum bei 280 nm und einer Schulter bei 275 nm.

Indometacin

[1-(4-Chlorbenzoyl)-5-methoxy-2-methylindol-3-yl)essigsäure
[53-86-1]

nichtsteroidales Antirheumatikum

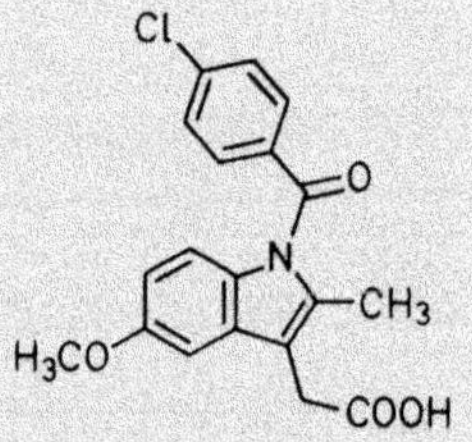

1

Das weiße bis gelbe, kristalline Pulver ist in Wasser praktisch unlöslich, wenig löslich in Ethanol. Der pK_S-Wert der Carboxy-Gruppe beträgt 4,5.

Auffallend ist die schlechte Wasserlöslichkeit der Substanz und das Fehlen der Angabe, die Löslichkeit durch Salzbildung zu verbessern. Dabei handelt es sich um kein Versäumnis, sondern liegt an der Hydrolyseempfindlichkeit der Substanz: Beim Einwirken von Alkalilaugen auf **1** kommt es zur Abspaltung von 4-Chlorbenzoat (**3**) und damit zur Inaktivierung der Substanz. **2** und **3** sind auch Biotransformationsprodukte.

Weitere Metaboliten sind das *O*-Demethylindometacin und das *O*-Demethyl-dechlor-benzoyl-indometacin (*Hirano*).

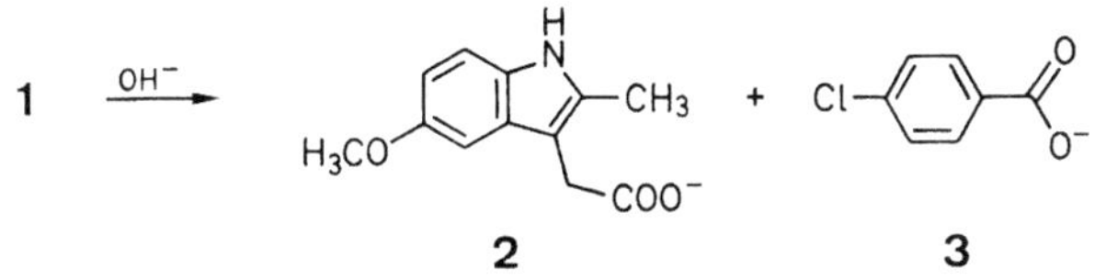

Die für ein Säureamid überraschende Labilität gegenüber Nucleophilen ist mit der Resonanzhinderung des freien Elektronenpaares am Stickstoff mit der Carbonyl-Gruppe zu erklären (s. Penicilline S. 189).

Die Gründe sind sterischer (nicht ko-planare Anordnung des Benzoyl-Restes zum Heterocyclus, welche durch die Methyl-Gruppe verhindert wird) und elektronischer Natur (Einbeziehung des Stickstoff-Elektronenpaares in die Resonanzstabilisierung des Ringsystems).

Dadurch bedingt ist die N—C-Bindung beträchtlich länger als bei einer normalen N—C-Amidbindung: 0,1416 nm anstatt 0,132 nm.

1 a gibt die sterischen Verhältnisse der Röntgenkristallstrukturanalyse wieder.

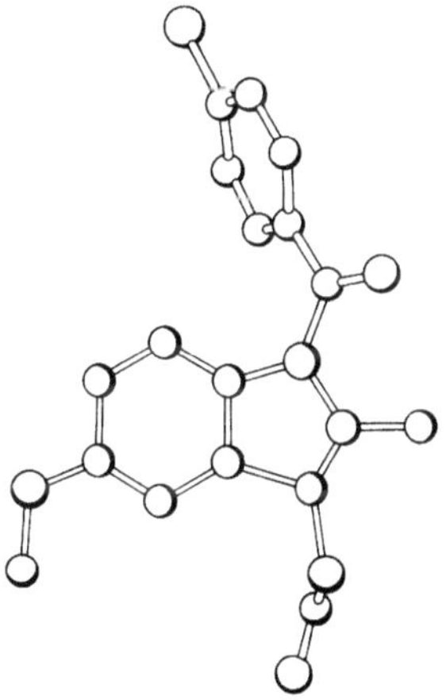

1a

Die Labilität der Substanz ist pH-abhängig: Bei pH 8 und Raumtemperatur ist **1** in Lösung über 200 h beständig, dagegen bei pH 10 nur etwa 90 min. Das Stabilitätsoptimum liegt bei pH 5.

Als Syntheseverunreinigungen findet man hauptsächlich den Methyl-, Ethyl- bzw. tert. Butylester des Indometacins (*Eger* u. Mitarb. (2001)).

Identifizierung

- Schmelztemperatur 158–162 °C; **1** kommt hauptsächlich in zwei Modifikationen vor, mit den Schmelzpunkten 155 und 162 °C. Beide sind biologisch gleich aktiv, jedoch ist die Modifikation mit dem höchsten Schmelzpunkt am schlechtesten löslich.
- Aufnahme eines IR- und UV-Spektrums; letzteres mit Absorptionsmaxima bei 260 und 318 nm in salzsaurer Lösung, in alkalischer Lösung bei 280 nm und in Methanol bei 316 nm.
- Zu einer alkoholischen Lösung von **1** gibt man Hydroxylamin-Lösung, beim anschließenden Versetzen mit Eisen(III)chlorid-Lösung entsteht in salzsaurer Lösung eine violettrosa Färbung. Da aliphatische Carbonsäuren normalerweise nicht direkt mit Hydroxylamin zur Hydroxamsäure reagieren, ist ein nucleophiler Angriff des Reagenzes an der labilen Amid-Bindung anzunehmen, unter Bildung der 4-Chlorbenzohydroxamsäure (**2**) und der Indolessigsäure **3**.

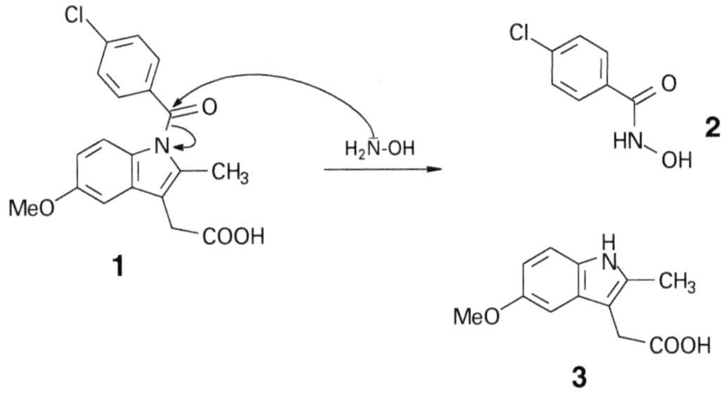

- **1** gibt eine positive Reaktion nach *Büchi* und *Perlia*. Es bildet sich ein Indometacin-Kupfer-Pyridin-Komplex (2:1:2), der die Chloroform-Phase grün färbt (*Peinhardt*).
- Beim Versetzen der ethanolischen Lösung von **1** mit 4-Dimethylaminobenzaldehyd (**5**)/H^+ entsteht beim Erwärmen eine bläulich grüne Färbung. Beim Abkühlen kommt es zur Bildung eines Niederschlages, wobei die Farbe nach Graugrün umschlägt. Gibt man Ethanol zu, so geht der Niederschlag in eine violettrosa Lösung über ($\lambda_{max} = 578$ nm).

  Am Indometacinmethylester (**4**) untersuchten *Pindur* und *Schiffl* den Reaktionsablauf: In salzsaurem Methanol kommt es weitgehend zur Abspaltung des Benzoyl-Restes, was jedoch für die Farbbildung nicht relevant ist. Das Reagenz greift vielmehr in Pos. 6 des Heterocyclus an, wobei der Alkohol **6** entsteht (ein Benzhydrol-Derivat), der im sauren Medium zum farbigen Carbenium-Ion bzw. phenylogen Cyanin **7** dehydratisiert wird.

  Als reaktives Elektrophil kann **7** ein weiteres Molekül Indometacinmethylester (**4**) alkylieren wobei das farblose Diindolylmethan-System **8** gebildet wird und durch Luft oder extern zugesetztes Oxidationsmittel z. B. Eisen(III)chlorid zum phenylogen Cyanin **9** oxidiert wird.

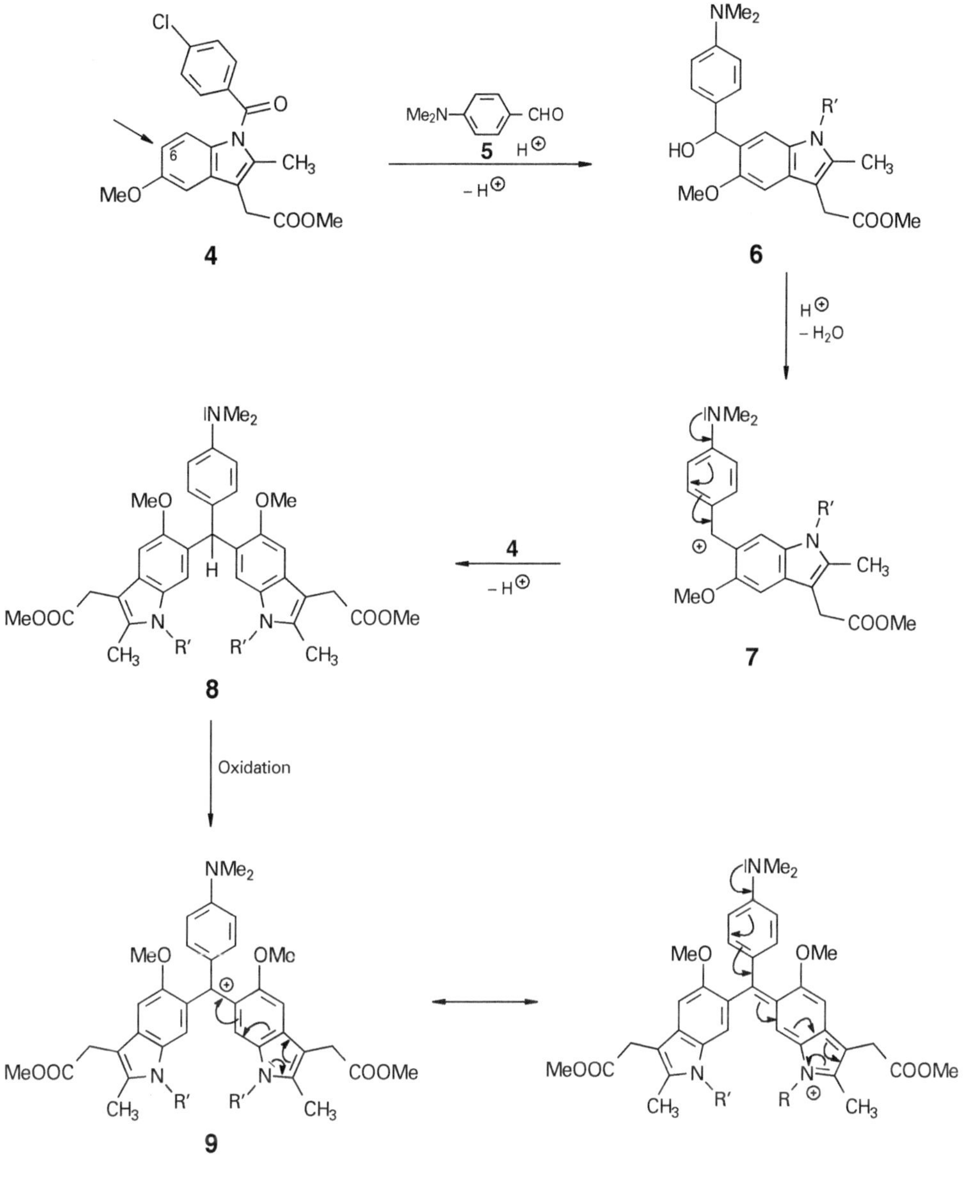

Die **Gehaltsbestimmung** erfolgt in Aceton und unter Stickstoff durch Titration der Säurefunktion mit Natronlauge ($0{,}1\ mol \cdot l^{-1}$) gegen Phenolphthalein.

.2.1.1 Lysergsäure-Derivate

Therapeutisch verwendet werden die klassischen Mutterkorn-Alkaloide, die Amide der Lysergsäure (**3**) darstellen.

Das Ringgerüst der Lysergsäure ist **Ergolen** (**2**), mit einer Doppelbindung von Position 9 nach 10. Diesem liegt das kondensierte Indol-Derivat **Ergolin** (**1**) zugrunde. Die enthaltenen Ringe werden, wie in **1** angegeben, mit A, B, C und D bezeichnet.

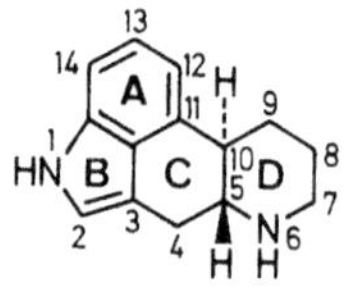

1

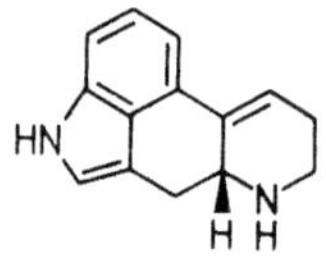

2

Bei allen natürlich vorkommenden Mutterkorn-Alkaloiden ist der Wasserstoff in Position 5 β-ständig (5*R*) angeordnet, d.h., die Verknüpfung der Ringe C und D bleibt unverändert. In Position 8 ist dies nicht der Fall. Die Carboxyl-Gruppe kann entweder β-ständig (8*R*) oder α-ständig (8*S*) angeordnet sein. Nach *Cahn-Ingold-Prelog* besitzt die **Lysergsäure** (**3**) 5*R*: 8*R*-Konfiguration, während der **Isolysergsäure** (**4**) 5*R*: 8*S*-Konfiguration zukommt. Zwischen beiden Säuren, ebenso den davon abgeleiteten Alkaloiden, besteht ein reversibles Gleichgewicht.

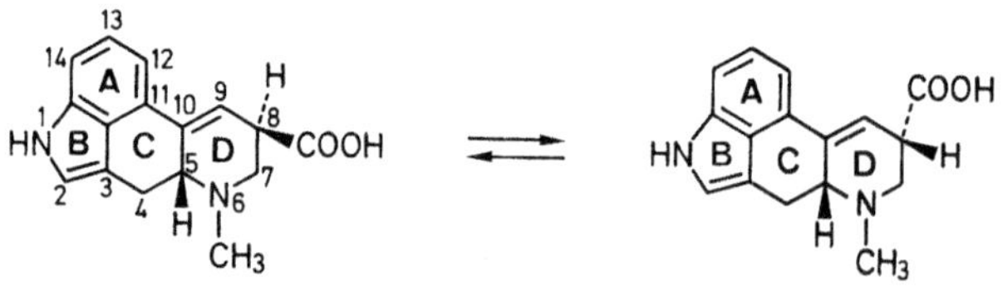

3 **4**

Als Mechanismus der **Lysergsäure-Isolysergsäure-Umlagerung** nimmt man an, dass die Doppelbindung in 9,10-Stellung eine Enolisierung begünstigt, weil dadurch ein energetisch günstigeres System konjugierter Doppelbindungen entsteht. Die Lage des Gleichgewichts und Schnelligkeit der Einstellung sind abhängig von der Natur des Restes, der an die Carbonyl-Gruppe geknüpft ist, d.h. des Substituenten, der die Hydroxy-Gruppe in der Lyserg- bzw. Isolysergsäure ersetzt.

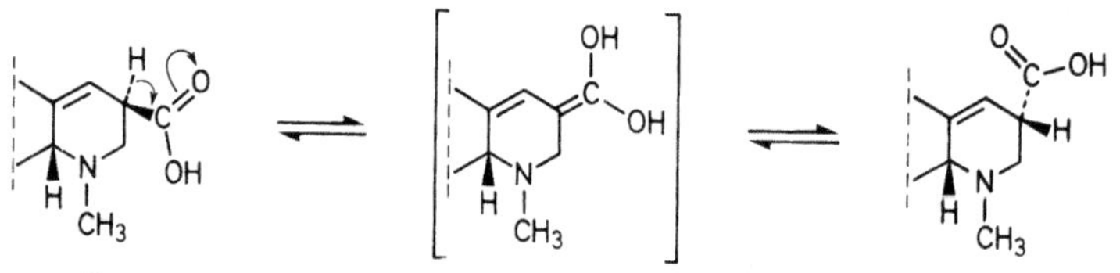

3 **3a** **4**

In sehr stark saurer Lösung kommt es zu einer irreversiblen Umlagerung, wobei das in **3** enthaltene Indol-System in das c,d-anellierte Indolin-System **5** übergeht. **5** enthält die Teilstruktur des Naphthalins.

Diese Reaktion, die bevorzugt mit Salzsäure in Eisessig oder in Ethanol abläuft, kann am negativen Ausfall der *van-Urk*-Reaktion erkannt werden, da Indolin-Systeme nicht reagieren (s. weiter unten!).

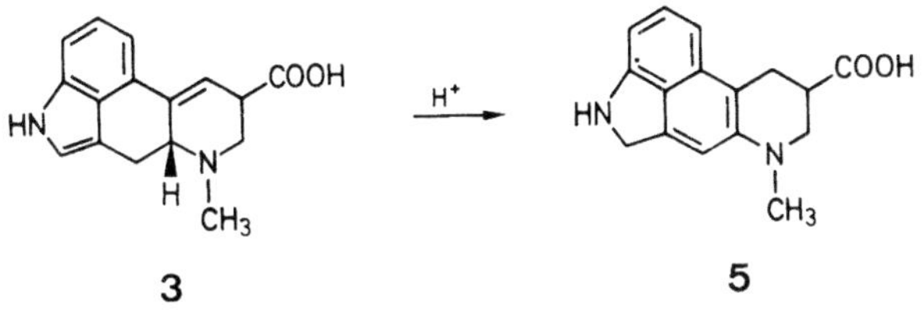

Die Zugehörigkeit zur D- bzw. L-Reihe wird durch die Konfiguration am chiralen C-Atom in Position 5 festgelegt.

Da die L-Verbindungen in der Natur nicht vorkommen, wird zur Vereinfachung das Präfix D meist weggelassen.

Die Zugehörigkeit zur Lysergsäure- oder zur Isolysergsäure-Reihe wird durch die Endsilbe der Alkaloid-Namen dokumentiert.

So versteht man z.B. unter Ergota**min** ein Lysergsäure-Derivat, unter Ergota**minin** ein Isolysergsäure-Derivat.

Das Asymmetriezentrum in Position 8 (s. Partialstruktur **6!**) lässt sich dadurch aufheben, dass man entweder die Lysergsäure- oder die Isolysergsäure-Derivate kurz mit Acetanhydrid erhitzt. Aus beiden Verbindungen bildet sich dann über **7** dasselbe optisch aktive Lactam **8,** in dem das chirale Zentrum in Position 5 noch erhalten ist, das an Position 8 dagegen eliminiert wurde.

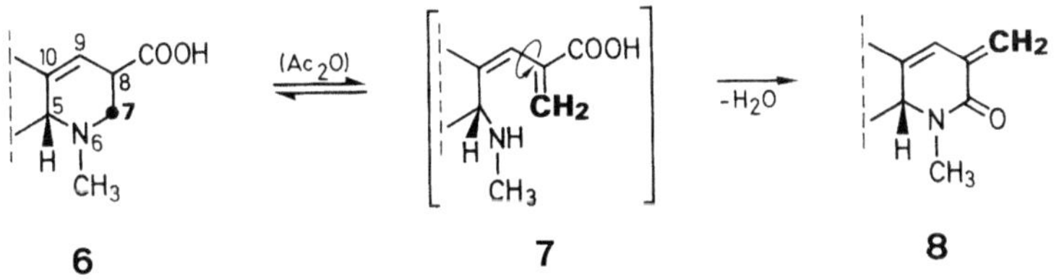

Beim Kochen mit Acetanhydrid öffnet sich der Ring D, der die Partialstruktur einer *β*-Aminocarbonsäure aufweist. Er besitzt aber auch die Partialstruktur einer *Mannich*-Base, wobei das C-Atom 8 ursprünglich die acide Funktion getragen hat, erklärbar durch die flankierenden Elektronen ziehenden Effekte einer Carbonyl-Gruppe und einer olefinischen Struktur (s. Partialstruktur **6!**).

Es ist also vorstellbar, dass nach Art einer Retro-*Mannich*-Reaktion der Ring D zum Derivat **7** geöffnet wird, das dann unter Wasserabspaltung in das Lactam **8** übergeht.

In Gegenwart von Wasser und bei Einwirkung von Licht, besonders von UV-Strahlung, wird ein Mol Wasser an die Doppelbindung zwischen C-9 und C-10 addiert, und zwar in der Weise, dass sich aus Verbindungen der Partialstruktur **6** Hydroxy-Derivate der Partialstruktur **9** bilden, die man als **Lumi-Derivate** bezeichnet.

Die Reaktion wird in saurem Milieu begünstigt. Im Gegensatz zu den lebhaft fluoreszierenden Mutterkorn-Alkaloiden zeigen die Lumi-Derivate keine Fluoreszenz.

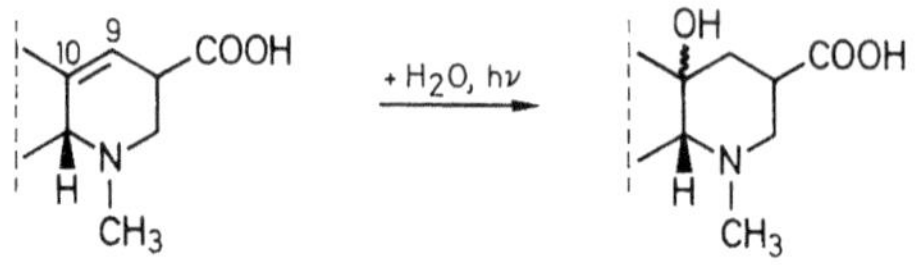

6 9

Mutterkorn-Alkaloide sind nicht nur kompliziert gebaute Verbindungen, sondern auch oxidationsempfindliche. Bekannt sind definierte Oxidationsprodukte der allgemeinen Struktur **10,** die sich auch *in vivo* im Zuge der Biotransformation bilden.

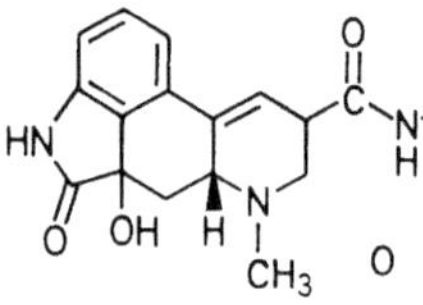

10

Mit Ausnahme des Ergometrins enthalten die Mutterkorn-Alkaloide einen tricyclischen Peptid-Rest. Die einzelnen Alkaloide unterscheiden sich durch die Aminosäuren, die am Aufbau dieses als Cyclol-Struktur bezeichneten Molekülteils beteiligt sind.

Gemeinsam ist den Peptid-Mutterkorn-Alkaloiden die allgemeine Struktur **11,** worin zu erkennen ist, dass der Peptid-Anteil formal aus drei Aminosäuren aufgebaut ist.

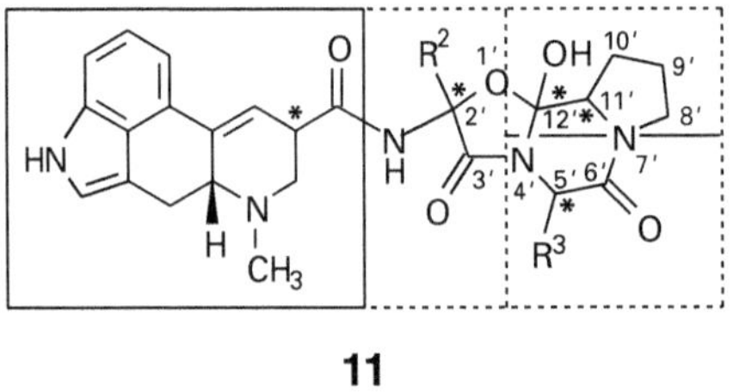

11

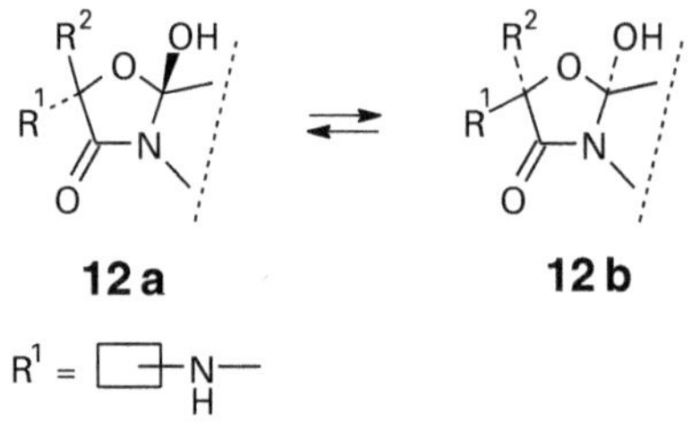

12a **12b**

Mutterkorn-Alkaloide der allgemeinen Struktur **11** besitzen sechs Asymmetriezentren, und zwar an folgenden Positionen: C-5, C-8, C-2′, C-5′, C-11′ und C-12′.

In saurer Lösung kommt es an Position 2′ zur Epimerisierung, unter Bildung der so genannten **Aci-Alkaloide 12 b.**

Diese Umlagerung ist reversibel und verläuft nach folgendem Mechanismus:

Zuerst erfolgt Protonierung der Hydroxy-Gruppe in Position 12′ der Partialstruktur **12 a,** sodass **13** entsteht. Unter Wasserabspaltung resultiert das Carbenium-Ion **14 a–c.** Durch Ringöffnung zu **14 c** und Anlagerung von Wasser entsteht das ringoffene Halbaminal **15,** das bei erneutem Ringschluss ein Gemisch aus dem Ausgangsprodukt **12 a** und dem Aci-Derivat **12 b** liefert.

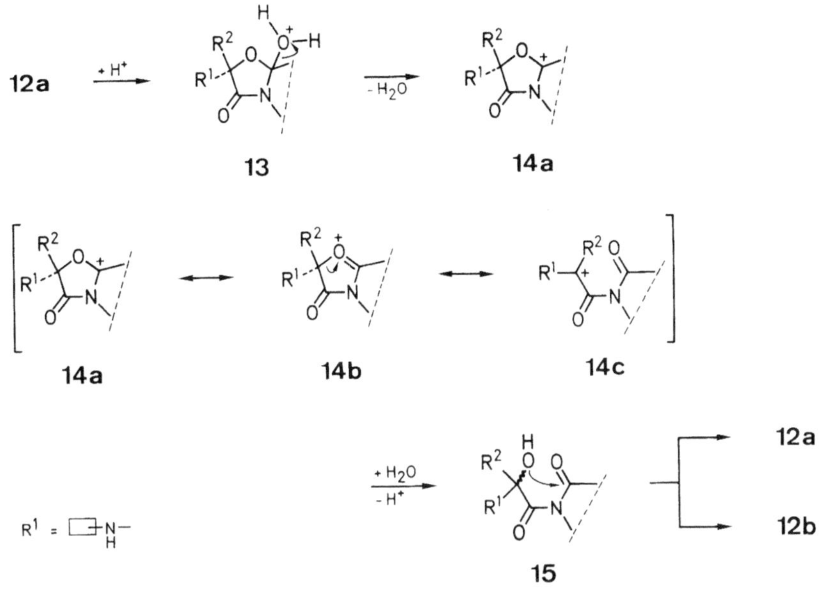

Als Säureamide und cyclische Peptide sind Mutterkorn-Alkaloide, wie aus folgendem Schema hervorgeht, hydrolyseempfindlich.

Amid-Hydrolyse nach Weg **A** führt zu Lysergsäure und einem tricyclischen Peptid mit Halbaminal-Struktur.

Hydrolyse nach Weg **B** liefert Lysergsäureamid und ein tricyclisches Peptid mit Halbketal-Struktur.

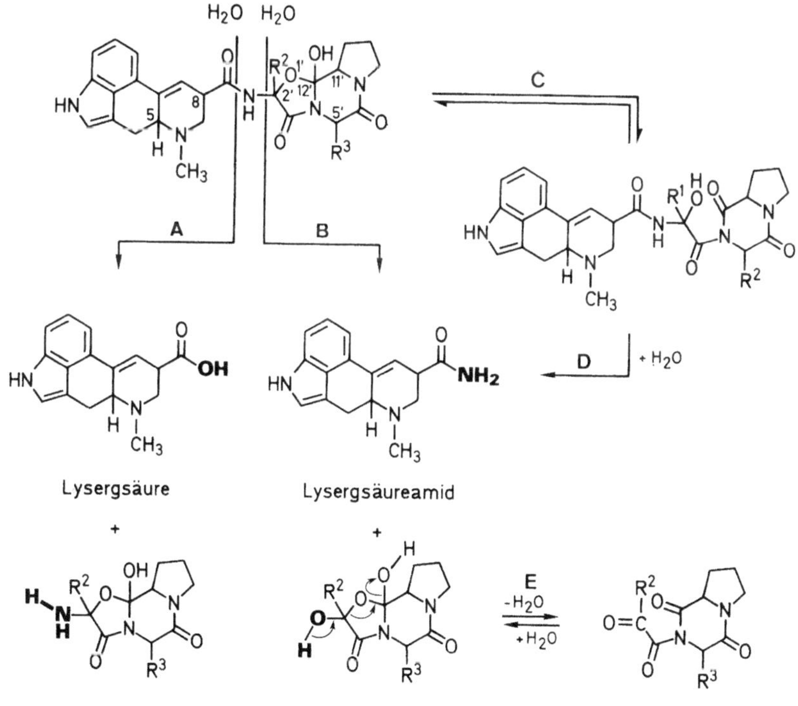

Zwischen dem tricyclischen Peptid-Anteil der Mutterkorn-Alkaloide und einer bicyclischen Form besteht nach Weg **C** ein Gleichgewicht im Sinne einer Cyclo-Oxo-Tautomerie.

Weg **D** ist wie Weg **B** eine Halbaminal-Hydrolyse und führt zu den gleichen Reaktionsprodukten. Dabei geht der bicyclische Peptid-Rest über ein Cyclo-Oxo-Gleichgewicht in einen tricyclischen Rest über.

Aus dem Gleichgewicht **E** geht hervor, dass der Peptid-Teil der Mutterkorn-Alkaloide aus zwei Aminosäuren, einer α-Ketocarbonsäure und Ammoniak aufgebaut ist.

Die Alkaloide der Ergotamin-Gruppe und der Ergotoxin-Gruppe sind in Wasser praktisch unlöslich, die Alkaloide der Ergometrin-Gruppe dagegen relativ gut wasserlöslich. Der Begriff „Wasserlöslichkeit" ist jedoch hierbei relativ zu sehen. Ergotoxin löst sich im Verhältnis 1:6000, Ergometrin im Verhältnis 1:600 in Wasser, sodass man von „praktisch unlöslich" im Falle des Ergotoxins und von „löslich" im Falle des Ergometrins sprechen kann.

Will man aus Mutterkorn-Extrakten zu analytischen oder präparativen Zwecken Ergometrin von den wasserunlöslichen Alkaloiden der Ergotamin- und Ergotoxin-Gruppe trennen, so gelingt dies durch Ausschütteln der etherischen Lösungen mit einem wässrigen Puffer, der einen pH-Wert von 6,8 aufweist.

Die Angaben über den pK_S-Wert reichen von 5,6–6,4.

Unter den gebräuchlichen Nachweisreaktionen für Indol-Derivate vom Typ **2** spielt die **van-Urk-Reaktion** eine dominierende Rolle.

Behandelt man Mutterkorn-Alkaloide und verwandte Verbindungen (es reichen bereits Spuren als Verunreinigung) mit 4-Dimethylaminobenzaldehyd (**16**) und Eisen(III)-Ionen-haltiger konzentrierter Schwefelsäure, so geben sie als Indol-Derivate mit unsubstituierter 2-Position im Allgemeinen Blaufärbungen. Der Re-aktionsverlauf ist dabei nicht einheitlich, weshalb die Reaktionsbedingungen der Arzneibücher genau eingehalten werden müssen, besonders dann, wenn diese Reaktion zur quantitativen Bestimmung herangezogen wird.

Für die Farbgebung wird vor allem das mesomeriestabilisierte aryloge Cyanin **18** verantwortlich gemacht, welches sich bei Indolen, die in Positionen 2 und 3 disubstituiert sind, nicht bilden kann. Der angreifende Aldehyd geht stattdessen den Phenyl-Kern des Indols an (s. Indometacin S. 517). Das Indol selbst und 2-Alkylindole geben gelbe oder violettrote Färbungen, die von den Reaktionsbedingungen abhängig sind. Die typische Blaufärbung erhält man mit 3-Alkylindolen (Formel s. S. 523). Eine eingehende Diskussion findet man bei *Pindur.*

Nach Untersuchungen von *Dibbern* und *Rochelmayer* hängt die Farbgebung von der Säurekonzentration, der Arbeitsgeschwindigkeit, den verwendeten Reagenzien, den Lösungsmitteln und weiteren experimentellen Einzelheiten ab.

Aus dem Formelschema geht u.a. hervor, dass auch Färbungen auftreten können, wenn die Säurekonzentration ausreicht und kein Oxidationsmittel zur Verfügung ist. In schwach saurer Lösung entstehen vor allem Kondensationsprodukte des Typs **17,** die farblos sind. Durch Oxidation resultieren daraus blaue Verbindungen des Typs **18.** In saurer Lösung und Anwesenheit von Lösungsmitteln werden bevorzugt die violettroten Monokondensationsprodukte vom Typ **20** gebildet, während in stark saurer Lösung zunächst die gelben Di-kationen **19** erhalten werden, die durch Verdünnen mit Lösungsmitteln in **20** übergehen.

Neuere Untersuchungen von *Pindur* u. Mitarb. zum Mechanismus der Reaktion von 3-substituierten Indolen mit Arylaldehyden unter Protonenkatalyse haben gezeigt, dass die Reaktionen sehr komplex ablaufen.

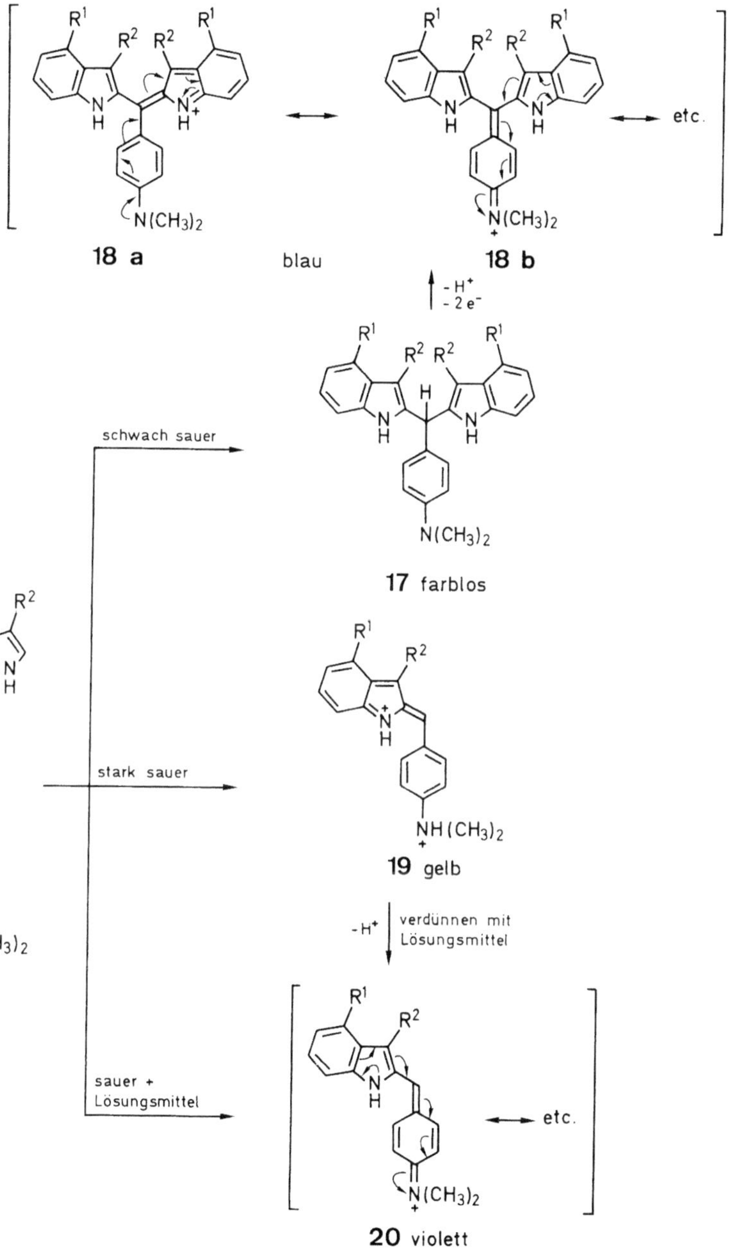

Der Ort des Angriffs des elektrophilen Aldehyds (z.B. **16**) wird durch die Reaktionsführung beeinflusst.

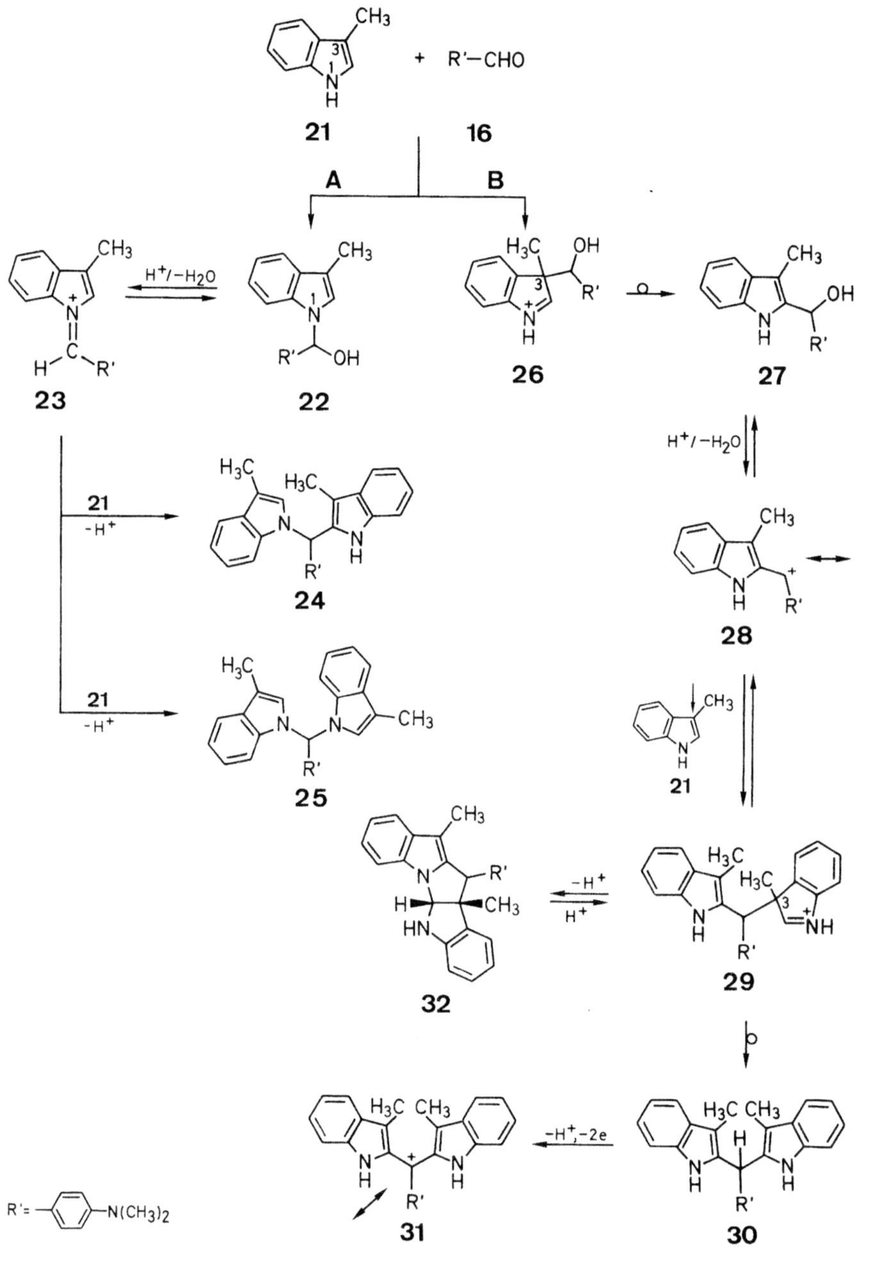

- Arbeitet man bei 0 °C (Reaktionszeit 1 h), so findet der Angriff bevorzugt am N-1 des Indols statt (kinetische Kontrolle). Mit überschüssigem 3-Methylindol (**21**) entstehen die Leukobasen **24** und **25,** die nach Oxidation für die Farbigkeit unter diesen Reaktionsbedingungen verantwortlich sind.

- Arbeitet man bei Raumtemperatur oder höheren Temperaturen (Arzneibuchbedingungen), so greift das Elektrophil **16** bevorzugt C-3 des Indols an, unter Bildung von **26,** das sich durch *Wagner-Meerwein*-Umlagerung zum Kation **28,** einem Cyanin, stabilisiert. **28** reagiert mit zusätzlichem **21** über das Kation **29** unter erneuter *Wagner-Meerwein*-Umlagerung zur Leukobase **30,** die leicht zum farbgebenden arylogen Cyanin **31** oxidiert werden kann.

Bei der Umsetzung von **28** mit **21** entsteht auch das Pyrroloindol **32,** das über die Bildung von **29** plausibel erscheint. Dieser Heterocyclus stellt für die Deutung des Reaktionsablaufes eine wichtige Schlüsselsubstanz dar und beweist, dass der Angriff des Aldehyds **16** primär an C-3 des Indols stattfindet. Farbgebende Komponenten der thermodynamisch kontrollierten Reaktion sind die beiden arylogen Cyanine **28** und **31.**

A: Kinetisch kontrollierter Weg, HCl/AlkOH/0 °C/< 1 h.

B: Thermodynamisch kontrollierter Weg, HCl/AlkOH/RT/> 1 h.

Eine weitere häufig angewendete Farbreaktion auf Indol-Derivate vom Typ 2 ist die *Cornutin-Reaktion* nach *Keller.*

Lösungen von Mutterkorn-Alkaloiden in Eisessig, der etwas Eisen(III)chlorid enthält, verfärben sich beim Erhitzen mit konzentrierter Phosphorsäure violett. Diese Reaktion, die auf der Anwesenheit von Spuren von Glyoxylsäure (**33**) im Eisessig beruht, verläuft zwischen 3-substituierten Indol-Derivaten **2** und der Aldehyd-Funktion von **33** nach einer S_E-Reaktion über Verbindung **34** unter Decarboxylierung in Position 2 ab. Notwendig ist ein stark saures Milieu und die Anwesenheit eines Oxidationsmittels. Das farbgebende Reaktionsprodukt ist ein mesomeriestabilisiertes aryloges Cyanin der Struktur **35.**

Diese Reaktion läuft nur ab, wenn sich in Position 3 keine Elektronen ziehende Gruppe befindet.

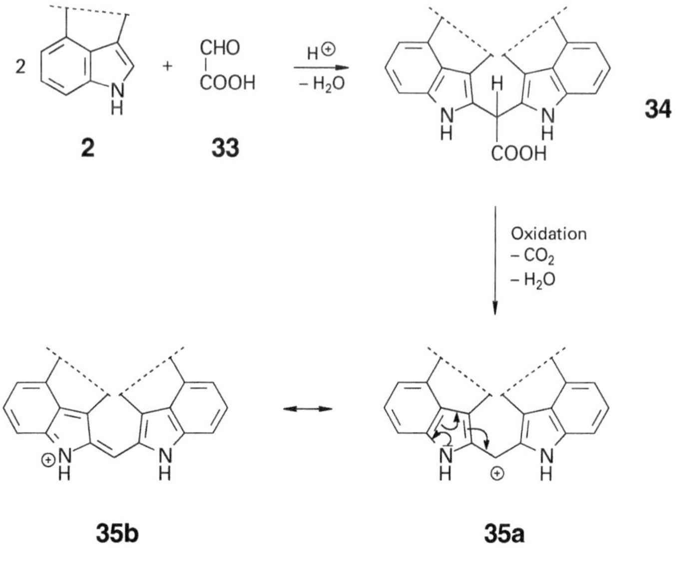

Unerlässlich für die analytische Trennung der Mutterkorn-Alkaloide ist die Dünnschichtchromatographie.

Ergotamin

(6a*R*,9*R*)-*N*-[(2*R*,5*S*,10a*S*,10b*S*)-5-Benzyl-10b-hydroxy-2-methyl-3,6-dioxo-octahydro-8*H*-oxazolo[3.2-*a*]pyrrolo[2.1-*c*]pyrazin-2-yl]-7-methyl-4.6,6a,7,8,9-hexahydroindolo-[4,3-*f*,*g*]chinolin-9-carboxamid
[113-15-5]
Tartrat [379-79-3]

Migränemittel

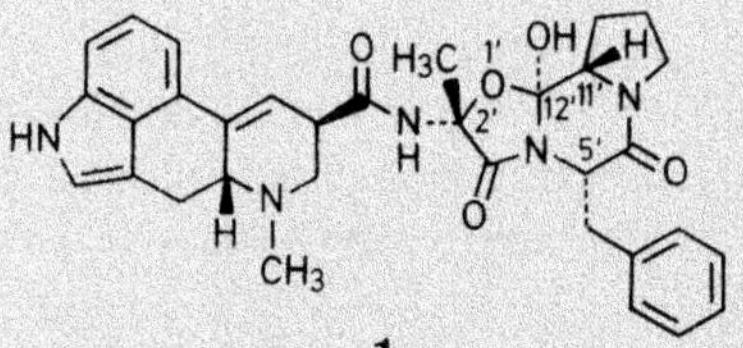

1

Im cyclischen Peptid-Anteil des Ergotamins sind die Aminosäuren L-Prolin, L-Phenylalanin und L-α-Hydroxyalanin enthalten.

Die sich unter verschiedenen Bedingungen bildenden Epimerisierungs- und Abbauprodukte sind in **Schema 1** übersichtlich zusammengefasst.

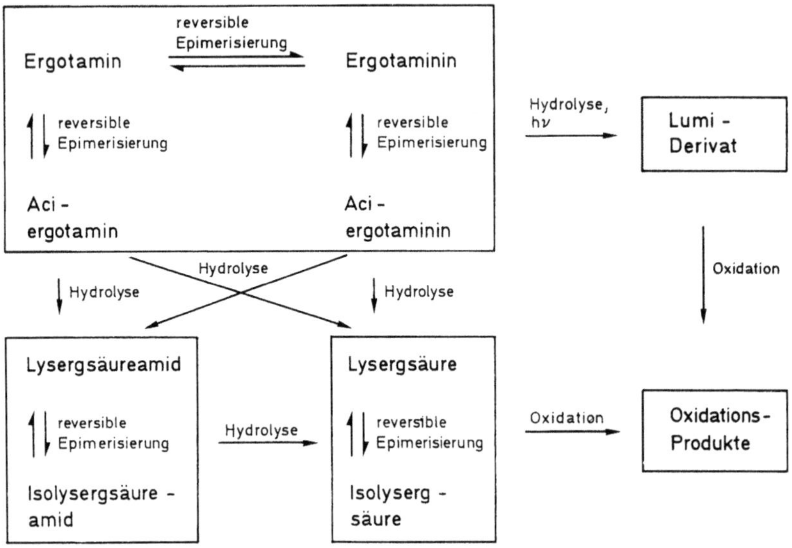

Schema 1: Epimerisierungs- und Abbauprodukte des Ergotamins

Allen Abbauprodukten gemeinsam ist, dass sie hinsichtlich der pharmakologischen Aktivität dem Ergotamin weit unterlegen bzw. unwirksam sind, wobei jedoch nicht die Toxizität abnimmt. Man muss deshalb bei der Herstellung pharmazeutischer Zubereitungen mit der Bildung von Isomeren rechnen, die weniger wirksam sind.

Durch Hydrierung der Δ9-Doppelbindung erhält man Dihydro-Derivate, die wesentlich stabiler, allerdings auch teilweise weniger aktiv sind. Die größere Stabilität wird deshalb erreicht, weil die Bildung der Lumi-Derivate und des Ergotaminins aufgrund des Fehlens der Doppelbindung verhindert wird.

Ergotamintartrat ist eine weiße, kristalline, schwach hygroskopische Substanz, die in Ethanol schwer löslich ist, deren wässrige Lösung sich nach einiger Zeit infolge Hydrolyse trübt, wobei die Base ausfällt. Die Hydrolyse kann durch Zusatz von Weinsäure zurückgedrängt werden.

Smp: bei 200 °C unter Zersetzung.

Identifizierung

- Das Maximum der UV-Absorption liegt bei 317 nm, gemessen in saurer Lösung, und erklärt sich aus dem Indol-Anteil und der dazu in Konjugation stehenden Doppelbindung. Da die meisten Mutterkorn-Alkaloide bei ähnlicher Wellenlänge maximal absorbieren, ist das UV-Spektrum zur Identifizierung wenig geeignet.
- Wertvoller ist in diesen Fällen die Aufnahme von IR-Spektren.

  Von den optischen Methoden erweist sich als sehr geeignet die Fluoreszenzmessung. Sie gestattet die Unterscheidung der natürlichen Alkaloide von Dihydro-Verbindungen, die unter UV-Licht nicht mehr fluoreszieren.
- Zur weiteren Identifizierung werden die *Keller-* und *van-Urk*-Reaktion durchgeführt, letztere bei der DC-Prüfung durch Besprühen mit 4-Dimethylaminobenzaldehyd/Salzsäure; daneben bestimmt man die spezifische Drehung der freigesetzten Base und weist das Anion nach Abtrennung in bekannter Art nach.

  Die **Gehaltsbestimmung** erfolgt wasserfrei durch Titration des Tartrat-Ions mit Perchlorsäure (0,1 mol · l^{-1}).

Dihydroergotamin

(6a*R*,9*R*,10a*R*)-*N*-[(2*R*,5*S*,10a*S*,10b*S*)-5-Benzyl-10b-hydroxy-2-methyl-3,6-dioxooctahydro-8*H*-oxazolo[3.2-*a*]pyrrolo[2.1-*c*]pyrazin-2-yl]-7-methyl-4.6,6a,7,8,10,10a-octahydroindolo-[4,3-*f,g*]chinolin-9-carboxamid
[511-12-6]
Mesilat [6190-39-2]

Migränemittel

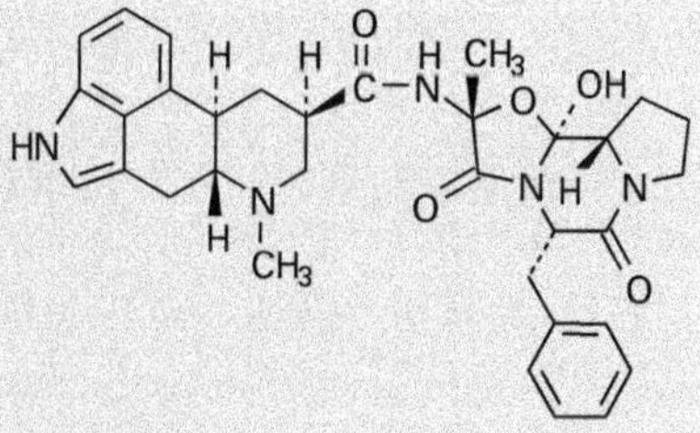

1

Die Substanz ist als **Methansulfonat (Mesilat)** offizinell, sie stellt als solches ein weißes, kristallines Pulver dar, welches in Wasser, Methanol und Ethanol schwer löslich ist. Der Schmelzpunkt der Base liegt bei 239 °C, der des Mesilats bei 230 bis 235 °C. Offizinell ist auch das **Tartrat.**

Identifizierung

IR-und UV-Spektrum (Absorptionsmaxima in Methanol 281 und 291 nm, Schulter bei 275 nm). Im Gegensatz zu Ergotamin zeigt Dihydroergotamin keine Fluoreszenz im UV-Licht.

- Nachweis des Mesilat-Anions bzw. der Methansulfonsäure: Man versetzt die Substanz mit Salzsäure und Bariumchlorid-Lösung. Im Gegensatz zur Schwefelsäure bildet die Methansulfonsäure mit Barium-Ionen kein schwer lösliches Barium-Salz, d.h. die Lösung bleibt klar.

  Die Schmelze der Substanz im Tiegel mit pulverisiertem Natriumhydroxid führt zur Bildung von Sulfat-Ionen, die nun im salzsauren Medium mit Barium-Ionen schwer lösliches Bariumsulfat ergeben.

Reinheitsprüfung

Die spezifische Drehung in Pyridin liegt zwischen −42 und −47°.

Zur DC-Prüfung s. Ergotamin.

Gehaltsbestimmung: Titration des Mesilat-Anions in Acetanhydrid mit Perchlorsäure (0,1 mol·l^{-1}). Hierbei wird das Mesilat-Anion zur Methansulfonsäure protoniert.

Ergometrin

(6a*R*,9*R*)-*N*-[(*S*)-2-Hydroxy-1-methylethyl]-7-methyl-4.6,6a,7,8,9-hexahydroindolo-[4,3-*fg*]chinolin-9-carboxamid
[60-79-7]

Gynäkologikum (zur Wehenanregung)

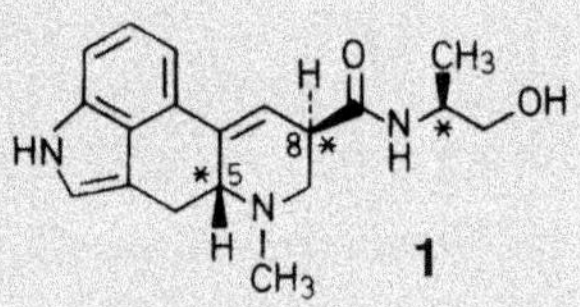

1

Ergometrin weist drei Asymmetriezentren auf, und zwar in den Positionen 5 und 8 des Lysergsäure-Restes und in Position 2′ des Aminoalkohol-Anteils. Die Base ist im Gegensatz zum Ergotamin in Wasser mäßig löslich. Ihr pK_S-Wert ist mit 6,7 angegeben.

Der Schmelzpunkt der Base liegt bei 162 °C. Bei längerer Lagerung wandelt sie sich in eine höher schmelzende Modifikation (212 °C) um.

Das **Hydrogenmaleat** schmilzt bei 167, 193–197, 185 °C, je nach Art der Durchführung. Das Salz ist in Wasser relativ gut löslich.

Wegen des Fehlens des Peptid-Restes bilden sich keine Aci-Derivate. Jedoch kann auch hier die Umlagerung in Ergometrinin, die Bildung von Lumi-Ergometrin sowie das Entstehen von Oxidationsprodukten erfolgen.

Das Absorptionsmaximum liegt bei 311 nm.

Identifizierung und **Gehaltsbestimmung**: siehe Ergotamin.

0.2.1.2 Yohimban-Derivate

Reserpin
Methyl11,17α-dimethoxy-18β-[(3,4,5-trimethoxybenzoyl)oxy]-3β,20α-yohimban-16β-carboxylat
[50-55-5]

Antihypertonikum

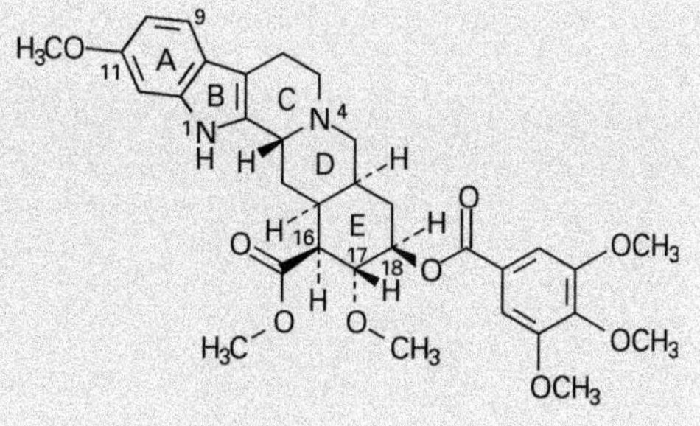

1

Reserpin gehört in die Gruppe der Ester-Alkaloide. Bei der Hydrolyse bilden sich Reserpinsäure (**9**), Methanol und 3,4,5-Trimethoxybenzoesäure.

Das pentacyclische Ringsystem ist aus mehreren heterocyclischen Teilelementen aufgebaut:

– B = Pyrrol
– C = Tetrahydropyridin
– AB = Indol
– CD = Chinolizidin
– DE = Tetrahydroisochinolin
– ABC = β-Carbolin

Daneben ist ein Cyclohexan-Ring (E) enthalten.

Die Substanz wird als weißes oder schwach gelbliches, kristallines Pulver beschrieben, das sich am Licht allmählich dunkler färbt. Sie ist in Wasser unlöslich, in Ethanol schwer und in Chloroform leicht löslich.

Zwar wird die Substanz von Chloroform optimal gelöst, die Haltbarkeit dieser Lösung, vor allem am Tageslicht, ist jedoch sehr gering. Begünstigt ist der oxidative Abbau.

Als organisches Lösungsmittel zeigt, in Bezug auf die Stabilität, Ethanol die günstigsten Eigenschaften.

Die Literaturangaben über den pK_S-Wert schwanken zwischen 6 und 7,5.

Gebräuchlich ist neben der Base das **Hydrochlorid.**

Die Stelle der größten Basizität ist der Stickstoff im Chinolizidin-Ring in Position 4 (pK_S-Wert: 6,6).

Reserpin schmilzt unter Zersetzung bei etwa 270 °C.

In neutraler ethanolischer Lösung oder in Chloroform (Arzneibuch) werden Absorptionsmaxima bei 268 nm, in saurer Lösung bei 268 und 290 nm gefunden.

Indol als Grundkörper absorbiert bei 271 und 287 nm, 3,4,5-Trimethoxybenzoesäure als Ester-Bestandteil bei 215, 260 und 300 nm. Die Absorption des Reserpins dürfte sich demnach hauptsächlich aus diesen beiden Inkrementen zusammensetzen.

Reserpin zählt zu den labilen Alkaloiden. In Lösung epimerisiert es bei Einwirkung von Wärme und Licht zu **3-Isoreserpin** (**1 a**), das sich von Reserpin durch die Position des Wasserstoff-Atoms am C-Atom 3 unterscheidet. Das Stabilitätsoptimum einer Lösung von **1** liegt im pH-Bereich von 3–4.

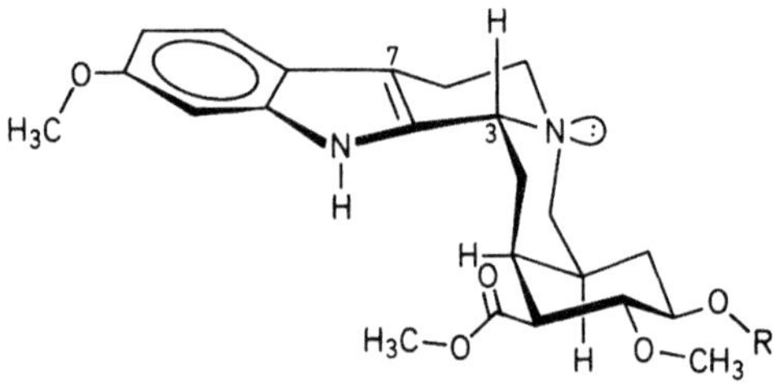

1

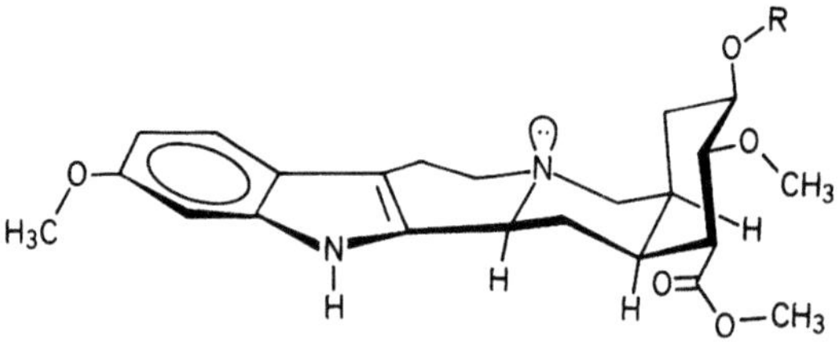

1 a

Reserpin und Isoreserpin werden an ihren unterschiedlichen Schmelzpunkten und der spezifischen Drehung erkannt.

Isoreserpin schmilzt bei 152 bis 156 °C, seine spezifische Drehung beträgt – 164°; die spezifische Drehung von Reserpin liegt zwischen – 116 und – 128° (in Chloroform).

Indol-Derivate werden bevorzugt in Position 3 elektrophil substituiert. Befindet sich jedoch in Position 6 (des Indol-Gerüstes) eine Methoxy-Gruppe, wie es bei Reserpin der Fall ist, so aktiviert diese den Heterocyclus in Position 2. Die Epimerisierung von Reserpin zu **3-Isoreserpin** in saurer Lösung ist als elektrophiler Angriff eines Protons in Position 2 zu verstehen. Dabei kommt es zur Ausbildung des Zwischenproduktes **3 a,** das die Strukturelemente einer *Mannich*-Base besitzt, die in einer Art Retro-*Mannich*-Reaktion das ringoffene Immonium-Salz **3 b** liefert. In **3 b** ist die Position 3 nun sp^2-hybridisiert und damit planar, sodass bei der Rückreaktion zur *Mannich*-Base das Wasserstoff-Atom sowohl in α- als auch in β-Stellung erscheint, d.h. entweder **1** oder **1 a** gebildet werden.

Eine ausführliche Diskussion liegt von *Pindur* und *Schiffl* vor.

Deserpidin, das in Position 6 keine Methoxy-Gruppe trägt, epimerisiert wegen der fehlenden Aktivierung deutlich langsamer.

Durch Einwirkung von Luftsauerstoff kommt es zum oxidativen Abbau des Reserpins und zur gelbbraunen Verfärbung. Es bildet sich primär **3-Dehydroreserpin** (**4**). Während diese Reaktion bevorzugt im saurem Milieu abläuft, besonders bei der Einwirkung von Wärme und Licht, erfolgt in alkalischer Lösung vorzugsweise Ester-Spaltung.

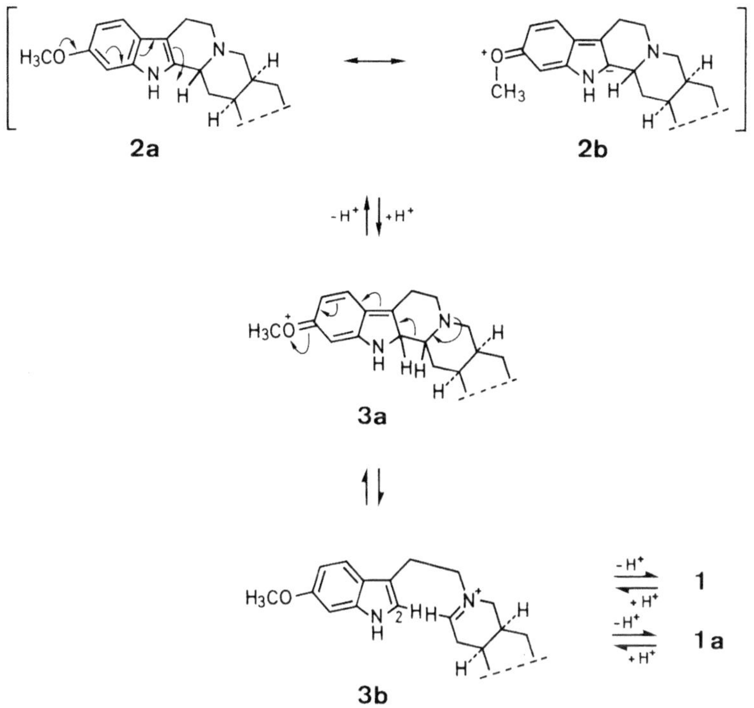

Die Verunreinigung durch **4** kann in saurer Lösung leicht am UV-Spektrum erkannt werden, da **4** bei 388 nm ein charakteristisches Maximum aufweist.

4 bildet sich u.a. in Gegenwart von salpetriger Säure. Beispielsweise nutzt die USP sie zu einer Gehaltsbestimmungsmethode (*Balon* u. Mitarb., *Awang* u. Mitarb.).

In alkalischer Lösung verschwindet die Bande bei 380 nm, dafür treten zwei neue, bei 318 und 321 nm, auf. Demnach muss Dehydroreserpin (**4**) in Abhängigkeit vom pH-Wert einer Lösung in zwei verschiedenen Formen vorliegen. Beim Betrachten der Molekel fällt deren Zwitterion-Charakter auf. Man spricht von der sogenannten „Anhydronium-Struktur". In saurer Lösung wird die Position 1 protoniert **5,** in neutraler und alkalischer Lösung ist dagegen die Anhydronium-Struktur **4** dominierend.

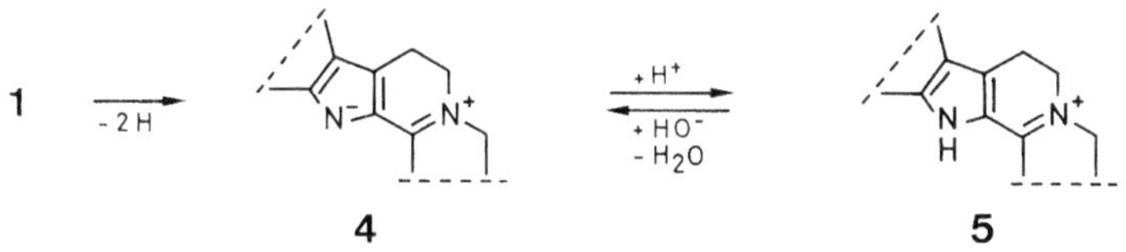

Dehydroreserpin (**4**) stellt jedoch nicht das stabile Endprodukt dar, vielmehr läuft die oxidative Dehydrierung weiter zum sogenannten „Lumireserpin", einer blau fluoreszierenden Substanz, die identisch ist mit 3,4,5,6-Tetradehydroreserpin (**6**).

Die Oxidations- und Isomerisierungsprodukte des Reserpins weisen nicht die gleiche biologische Wirkung auf, sodass auf ihre Erfassung besonderer Wert gelegt werden muss.

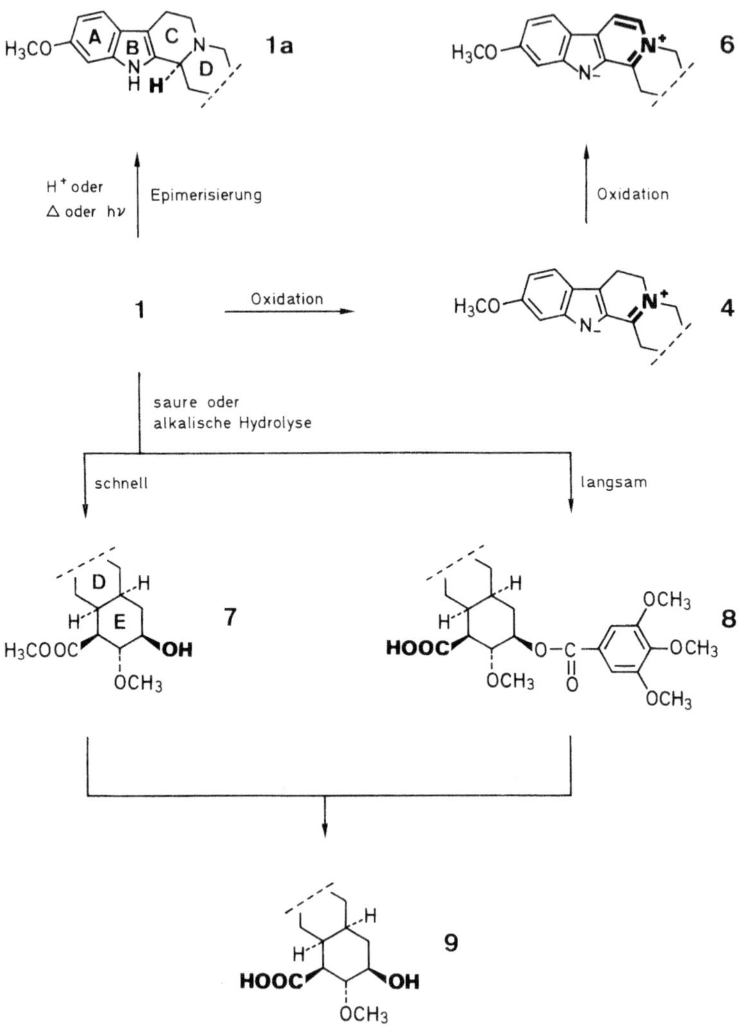

Unter schonenden Bedingungen kann der Reserpinsäuremethylester (**7**) erhalten werden, d.h., hierbei wird bevorzugt der Ester in Position 18 hydrolysiert, unter Bildung von 3,4,5-Trimethoxybenzoesäure. Die Hydrolyse-Beständigkeit scheint im pH-Bereich von 3 bis 4 am größten zu sein. Das Formelschema zeigt übersichtlich die Verseifungs-, Oxidations- und Epimerisierungsprodukte des Reserpins. Von größter praktischer Bedeutung für die Lagerung und die Untersuchung von Reserpin und Reserpin-Zubereitungen ist dabei die oxidative Veränderung zu **4** und **6.**

Identifizierung

Neben der Absorptionsmessung und der Aufnahme eines IR-Spektrums werden zur Identitätsermittlung die folgenden Reaktionen durchgeführt:

- Mit Natriummolybdat/Schwefelsäure tritt eine Gelbfärbung auf, die in Blau übergeht: Bildung von Molybdänblau und Oxidation des Reserpins.

- Mit Vanillin und Salzsäure behandelt, entsteht eine rosarote Färbung.
- Wird mit 4-Dimethylaminobenzaldehyd in schwefelsaurer Lösung umgesetzt, so tritt eine Grünfärbung auf.
  Auf Zusatz von Eisessig erhält man eine Rotfärbung.

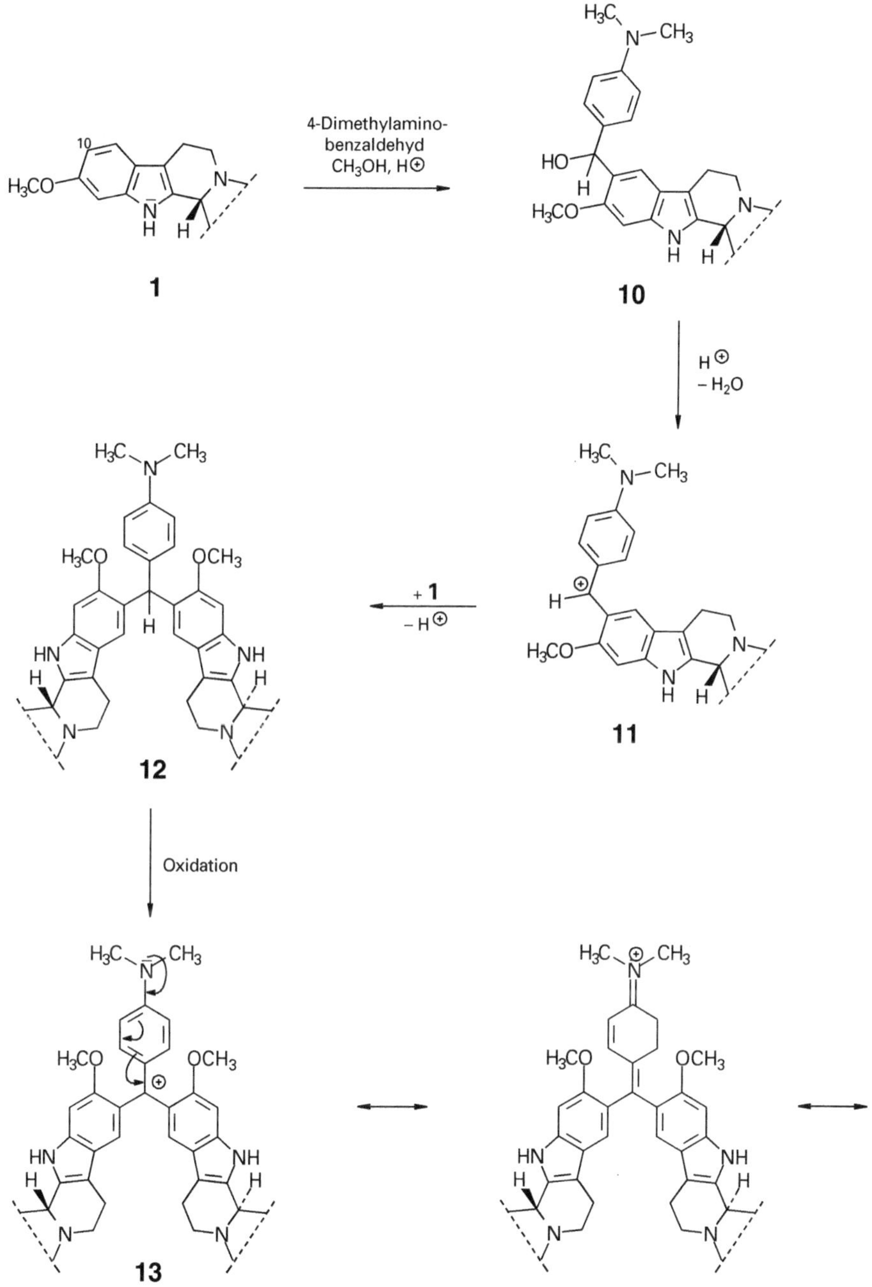

Nach Untersuchungen von *Pindur* verlaufen die Umsetzungen mit Vanillin und 4-Dimethylaminobenzaldehyd gleichartig: Unter den Reaktionsbedingungen soll es demnach nicht zur Ringöffnung und Bildung von **3b** kommen. Das Ringgerüst bleibt vielmehr intakt, sodass der Angriff des Aldehyds an der durch die Methoxy-Gruppe und das Indol-Stickstoffatom aktivierten Position 10 erfolgt unter Bildung des Alkohols **10.** Protonierung von **10** ergibt das farbige Carbonium-Ion **11**, das als Elektrophil mit Reserpin (**1**) zum farblosen Triphenylmethan-System **12** reagiert. Durch zugesetzte Oxidationsmittel oder Spuren von Schwermetall-Ionen kommt es dann zur Ausbildung des arylogen Cyanins **13.**

Zur **Gehaltsbestimmung** lässt das Arzneibuch zwei Verfahren durchführen: Erfassung der Gesamtalkaloide durch wasserfreie Titration mit Perchlorsäure ($0{,}1\ mol \cdot l^{-1}$) sowie die Bestimmung des Reserpins, die kolorimetrisch durchzuführen ist.

Mit Natriumnitrit und Schwefelsäure entsteht eine gelbgrüne Färbung mit intensivgrüner Fluoreszenz, die auf der Bildung von 3-Dehydroreserpin (**4**) beruht.

10.2.1.3 Pyrroloindol-Derivate

Physostigmin (Eserin)
(3a*S*,8a*R*)-1,2,3,3a,8,8a-Hexahydro-1,3a,8-trimethylpyrrolo[2,3-*b*]indol-5-yl-methylcarbamat
[57-47-6]
Salicylat [57-64-7]

Cholinesterasehemmer

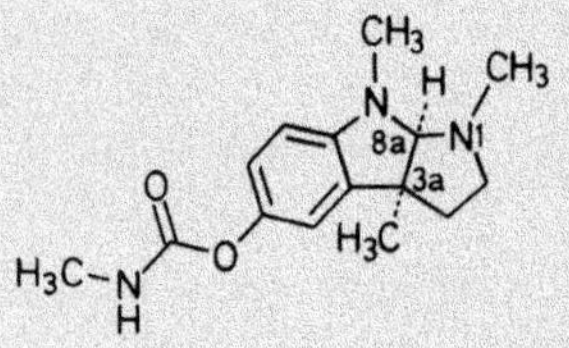

1

Die Base ist sowohl in Wasser als auch in Ethanol, Benzol und fetten Ölen löslich. Das im Arzneibuch angeführte **Salicylat** zeigt die gleichen Lösungseigenschaften. Die Verwendung des Alkaloids als Salicylat geschieht deshalb, weil dieses leicht zur Kristallisation zu bringen und kaum hygroskopisch sowie bei richtiger Lagerung praktisch unbegrenzt haltbar ist. Ebenfalls offizinell ist das **Sulfat.** Es schmilzt bei 145 °C, ist wie die Base hygroskopisch, jedoch besser wasserlöslich und beständiger in Gegenwart von Konservierungsmitteln.

Der Schmelzpunkt der Base liegt bei 105 bis 106 °C, der des Salicylates bei etwa 182 °C. In beiden Fällen werden jedoch auch instabile, niedriger schmelzende Formen beobachtet.

Physostigmin besitzt zwei Asymmetriezentren, und zwar an den Positionen 3a und 8a. Die spezifische Drehung wird mit –90 bis –94° angegeben.

In dem Molekül befinden sich drei Stickstoff-Atome unterschiedlicher Basizität. Die geringste Basizität besitzt der Stickstoff der Carbamidsäure-Gruppe. Der pK_S-Wert von 1,96 ist dem Stickstoff in Position 8 zuzuschreiben (Anilin-Derivat). Die Basizität ist durch sterische Effekte zusätzlich herabgesetzt.

Die Salzbildung findet im Zentrum der größten Basizität, das heißt in Position 1, statt, also im Pyrrolidin-Ring.

pK_S-Wert: 8,08.

In Lösung werden Absorptionsmaxima bei 246 und 302 nm gemessen. Als Carbamidsäure-Ester ist das Molekül bei Einwirkung von Lauge besonders leicht zu hydrolysieren; unter Abspaltung von Methylamin und Kohlendioxid bildet sich das unwirksame Eserolin (**2**).

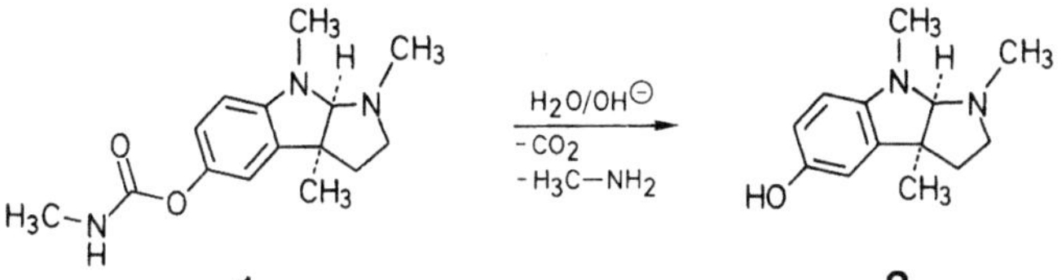

1 **2**

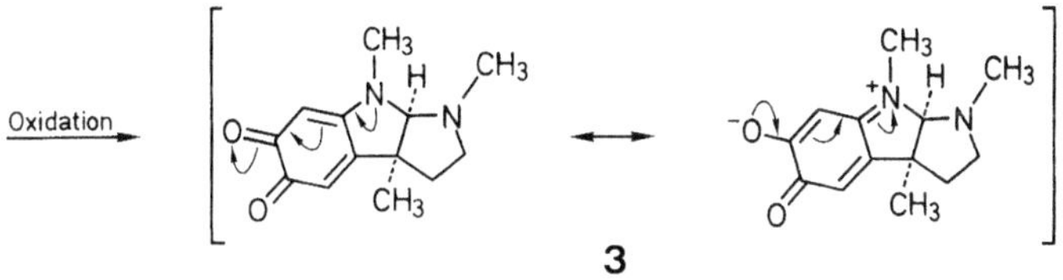

3

In Gegenwart von Oxidationsmitteln reagiert Eserolin weiter zu gefärbten Verbindungen, z.B. zu Rubreserin (**3**) und Physostigminblau (s. Identitätsreaktion).

Da Physostigmin heute in Form von Augentropfen verwendet wird, ist das Problem der Pufferung von Physostigmin-Lösung bzw. der Sterilisierung besonders wichtig. Es wird empfohlen, die Lösungen in einem pH-Bereich von 3 zu verwenden. Am Auge stellt sich der normale pH-Wert rasch ein.

Zusatz von Natriummetabisulfit als Stabilisator verhindert zwar die Verfärbung, jedoch nicht die Oxidation zu Rubreserin. Vielmehr wird dieser Farbstoff dann zur Leukoform reduziert.

Da Physostigmin als Antidot bei Vergiftungen in suizidaler Absicht mit tricyclischen Antidepressiva zunehmend an Bedeutung gewinnt, sind haltbare Injektionslösungen gefordert. *Trose, Slowig* und *Kässmann* konnten durch Zusatz von Ascorbinsäure und Begasen der Lösung mit Kohlendioxid eine Haltbarkeit von 12 Monaten erreichen.

Identifizierung

- IR-Spektrum.
- DC.
- Wird mit Natronlauge erwärmt, so tritt Rotfärbung auf. Bei Einsatz des Salicylats fällt zunächst die Base aus. **1** wird zu Eserolin hydrolysiert und geht als Phenolat wieder in Lösung. Eserolin (**2**) wird in alkalischer Lösung durch Luftsauerstoff leicht zum *o*-Chinon-Derivat, dem Rubreserin (**3**), oxidiert. Analog der Adrenochrom-Reaktion ist hier ebenfalls eine zwitterionische Struktur zu formulieren. Die Reaktion ist sehr empfindlich und kann auch quantitativ ausgewertet werden. Im Gegensatz zum Adrenochrom gelingt beim Rubreserin der Umsatz mit einem Reagenz auf *o*-Chinone, nämlich dem *o*-Phenylendiamin (**4**). Es kondensiert mit Rubreserin zum gelben Rubreserinphenazin (**5**), das in saurer Lösung rot gefärbt ist. Die Färbung dürfte auf der Ausbildung des arylogen Cyanins **6** beruhen.

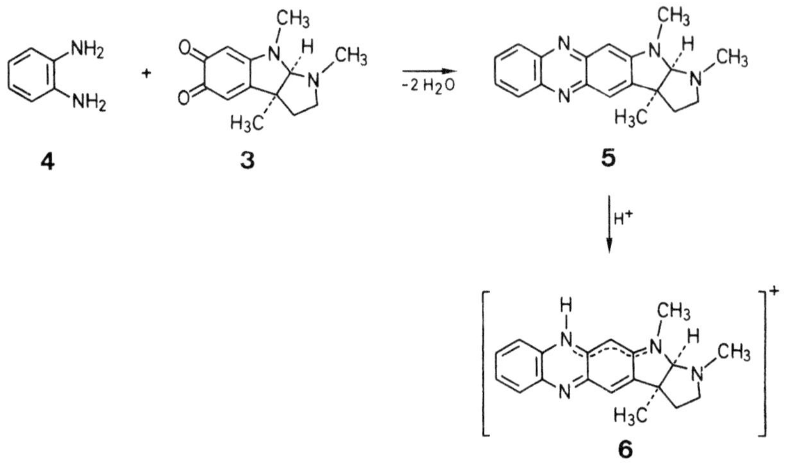

- Beim Erhitzen mit Ammoniak-Lösung kommt es zu einer Orangefärbung.

Erwärmt man den dabei entstandenen Rückstand in Alkohol, wird er blau; in Essigsäure erscheint er violett; in Wasser tritt eine rote Fluoreszenz auf.

Nach Angaben von *Auterhoff* und *Hamacher* entsteht ein Substanzgemisch, das Physostigminblau enthält. Dieses bildet sich mit hoher Wahrscheinlichkeit aus Eserolin und dessen Oxidationsprodukt.

Reinheitsprüfung

Bei der DC-Prüfung auf Verwandte Substanzen besprüht man das entwickelte Chromatogramm zunächst mit *Dragendorffs*-Reagenz und dann zur Verbesserung der Empfindlichkeit mit Wasserstoffperoxid-Lösung. Wahrscheinlich kommt es zur Oxidation von Iodid (aus Sprühreagenz) zu Iod.

Eine Verunreinigung, welche noch aus der Droge stammt, ist das Eseridin (**7**). Es zersetzt sich bereits auf einer Kieselgel-Platte, weshalb es bei der DC-Prüfung nicht zu erkennen ist. Das Arzneibuch lässt deshalb zur Prüflösung Kaliumiodat, Salzsäure und Chloroform zugeben. Nach dem Umschütteln darf sich die organische Phase nicht blau färben.

Das labile Eseridin reduziert Iodat zu Iod, welches sich in Chloroform unter Violettfärbung löst.

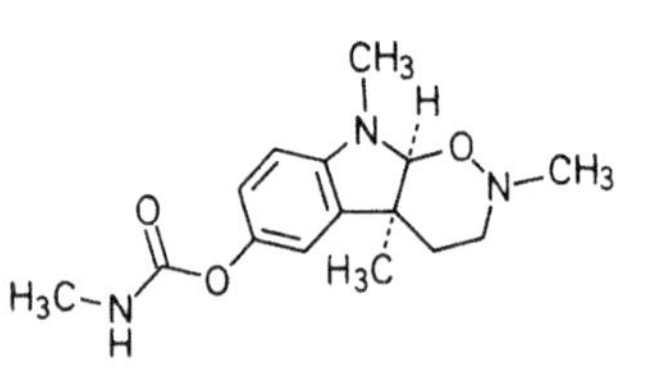

7

Gehaltsbestimmung

Titration des Salicylat-Ions bzw. des Sulfat-Ions im wasserfreien Medium mit Perchlorsäure (0,1 $mol \cdot l^{-1}$).

10.2.2 Benzimidazol-Derivate

Benzimidazol (**1**) stellt farblose Kristalle dar, die bei 171 °C schmelzen; es ist in Wasser im Gegensatz zum Imidazol löslich, in Ethanol jedoch leicht löslich.

UV-Spektrum: $\lambda_{max} = 244, 248$, (Imidazolring); 272 und 279 nm (Benzolring).

$pK_{S1} = 5{,}68$; $pK_{S2} = 12{,}75$.

Benzimidazol (**1**) ist schwächer basisch als Imidazol ($pK_{S1} = 7{,}00$ und $pK_{S2} = 14{,}52$), aber stärker NH-acide.

Wie Imidazol und Purin (s. S. 543) unterliegt auch **1** einer *annularen Tautomerie,* die in protischen Lösungsmitteln zu Gemischen von 5(6)-substituierten Benzimidazolen führt.

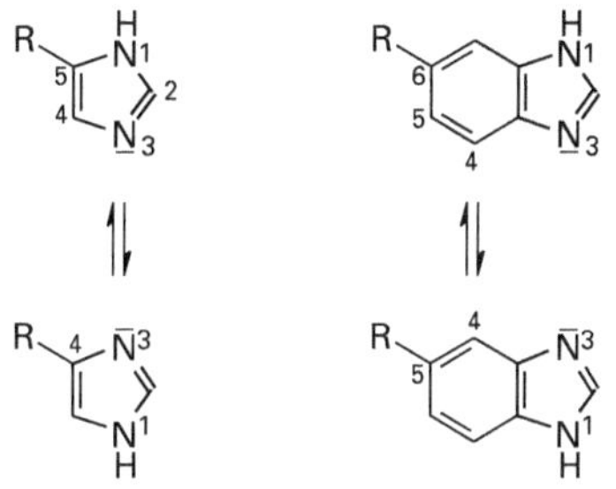

Imidazol
R = H

Benzimidazol
1: R = H

Als Derivat kommt **1** als Bestandteil des Vitamins B_{12} (Cyanocobalamin) und einiger Arzneistoffe und Pflanzenschutzmittel sowie als Konservierungsstoff für Südfrüchte (Thiabendazol (**2**)) vor.

10

Im Vitamin B_{12} ist N-1 des 5,6-Dimethylbenzimidazols glykosidisch mit D-Ribose verbunden, während N-3 eine koordinative Bindung zu einem Kobalt-Ion, das sich im Zentrum des Corrins befindet, eingeht.

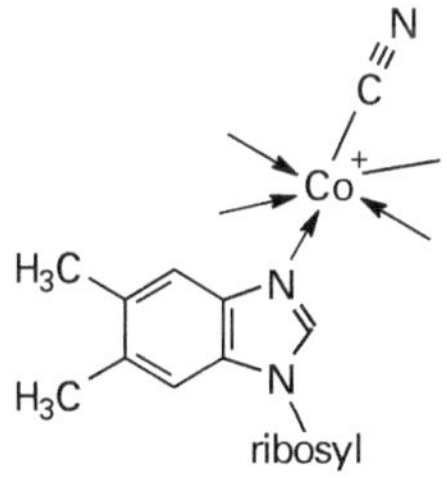

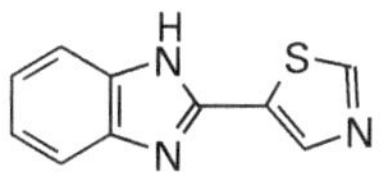

2

Droperidol

1-{1-[4-(4-Fluorphenyl)-4-oxobutyl]-1,2,3,6-tetrahydropyridin-4-yl}-1,3-dihydro-2*H*-benzimidazol-2-on
[548-73-2]

Neuroleptikum

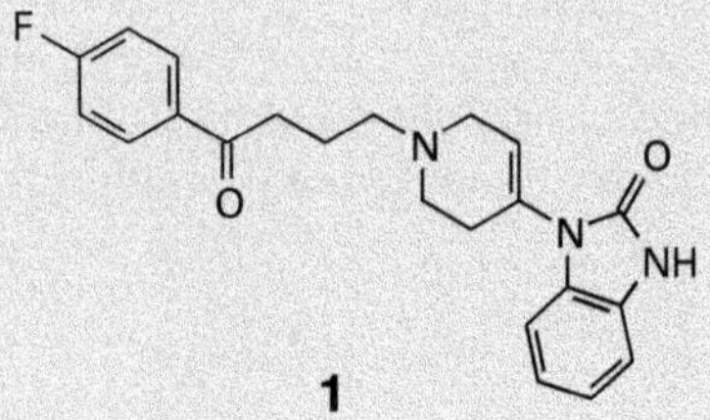

1

Farbloses Pulver; praktisch unlöslich in Wasser; wenig löslich in Ethanol; löslich in Dichlormethan und Dimethylformamid.

$pK_S = 7{,}64$ (Protonierung des Stickstoffs im Tetrahydropyridin-Ring).

Smp: 144–148 °C.

Stabilität

Obwohl **1** empfindlich gegenüber Hitze und Feuchtigkeit ist, trat nach fünfjähriger Lagerung im Dunkeln keine Zersetzung auf.

Beim Rückflusserhitzen in 1 M Salzsäure tritt jedoch Hydrolyse der Enamin-Partialstruktur auf, wobei das Piperidin-4-on-Derivat **2** und 1,3-Dihydro-2*H*-benzimidazolin-2-on (**3**) gebildet werden. Beim Erhitzen von **1** in 2 M Natronlauge über mehrere Stunden findet keine Hydrolyse oder Zersetzung statt.

1 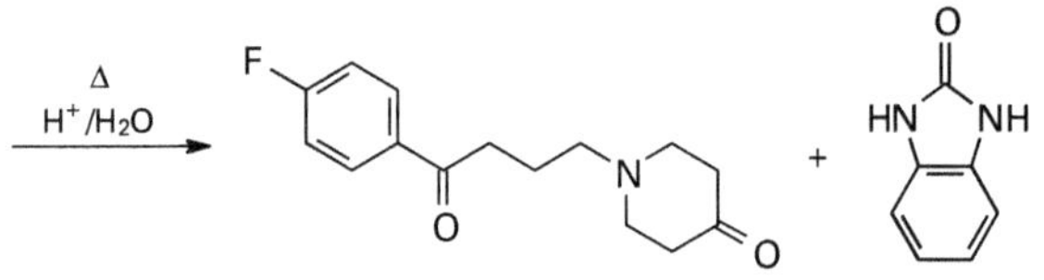

2 **3**

Identifizierung

- IR-Spektrum.
- DC.
- Beim Versetzen einer Lösung der Substanz in Ethanol mit 1,3-Dinitrobenzol und 2 molarer ethanolischer Natronlauge entsteht eine violette Färbung, die nach 20 Minuten rotbraun wird. Hier wird die α-Ketomethylen-Struktur in **1** durch die *Janovsky*-Reaktion nachgewiesen. Die Violettfärbung rührt von einem *Meisenheimer*-Salz her (s. S. 567).
- Durch Glühen der Substanz mit Magnesiumoxid wird das am Phenyl-Ring organisch gebundene Fluor als Fluorid abgespalten. Der Nachweis des Fluorids erfolgt jetzt mit Alizarin-S-Lösung und Zirkoniumnitrat, s. Seite 7.

Reinheitsprüfungen

Verwandte Substanzen: Nachweis mittels HPLC an einer RP-18-Phase und Gradientenelution.

Die Summe aller Verunreinigungen soll nicht mehr als 0,5% betragen.

Droperidol (**1**) wird in einer konvergenten Synthese aus dem Alkylhalogenid **6** und dem Amin **8** in Gegenwart von Natriumcarbonat und Kaliumiodid hergestellt. Als Verunreinigung kann daher das Amin **8** und auch ein Droperidol-Derivat **9** mit *o*-ständigem Fluor-Atom auftreten. Bei der *Friedel-Crafts*-Acylierung von Fluorbenzol (**4**) mit 4-Chlorbuttersäurechlorid (**5**) entsteht neben **6** auch wenig *o*-Fluor-Produkt **7,** das zur Verunreinigung **9** führt. Weiterhin findet man das Pyridiniumchlorid **10** und Droperidol-N-oxid (**11**) sowie ein Produkt **12,** das durch nucleophile Substitution des Fluor-Atoms in **1** durch das Amin **8** entstanden ist.

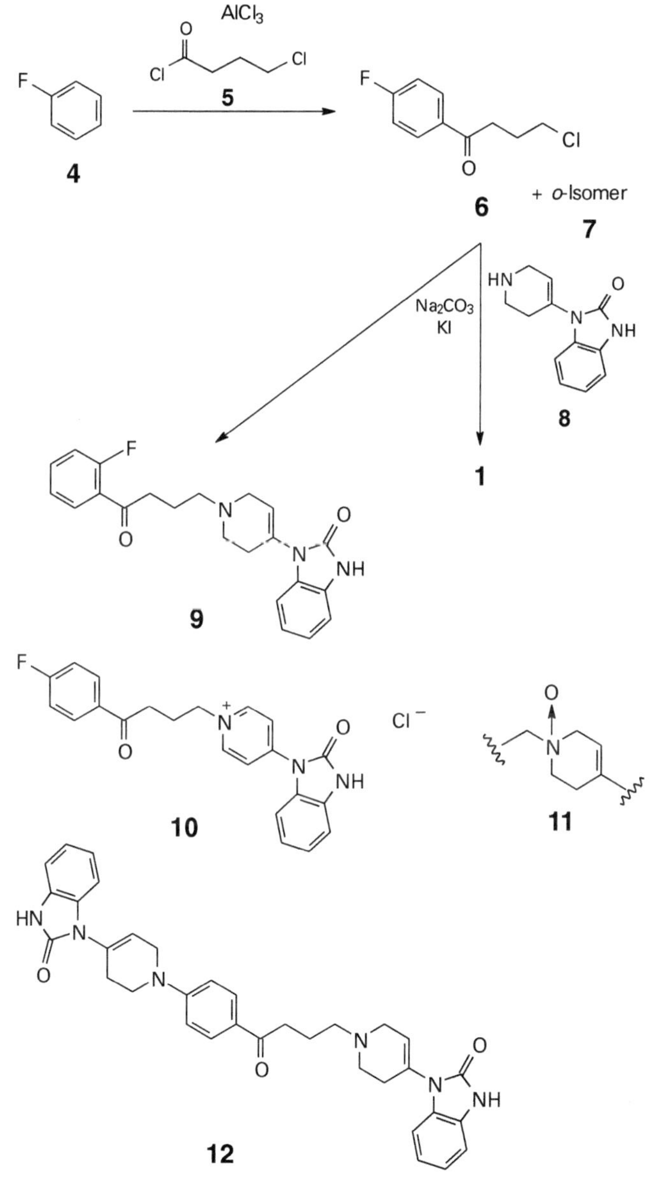

Gehaltsbestimmung

Titration im wasserfreien Medium. **1** wird in Ethylmethylketon gelöst und mit Perchlorsäure ($0{,}1\ mol \cdot l^{-1}$) titriert. Protonierung am Stickstoff des Tetrahydropyridin-Rings.

Als Indikator dient Naphtholbenzein.

Omeprazol

5-Methoxy-2-[(*R,S*)-[4-methoxy-3,5-dimethylpyridin-2-yl)methyl]-sulfinyl]-1*H*-benzimidazol
[73590-58-6]

Ulkustherapeutikum

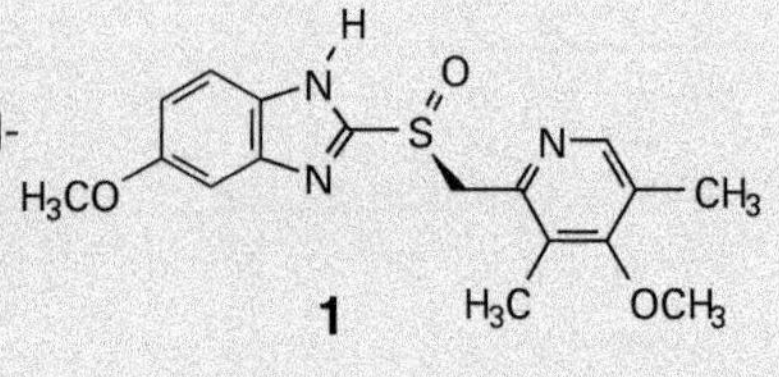

1

und Enantiomer

Farbloses Pulver; sehr schwer löslich in Wasser; löslich in Methylenchlorid, Ethanol und Methanol; löslich in verdünnten Alkalihydroxid-Lösungen unter Salzbildung.

Smp: 156 °C.

$pK_{S1} = 3{,}98$ (Pyridin) $pK_{S2} = 8{,}7$ (N-H, Imidazol)

$pK_{S3} = -0{,}21$ (Imidazol).

Stabilität

Omeprazol (**1**) ist säurelabil. Nach Versetzen von **1** mit methanolischer Lösung von Salzsäure entsteht eine Reihe von Zersetzungsprodukten, wobei ein pinkfarbenes Thion **2** und ein gelbes, isomeres Thion **3** überwiegen.

Durch Oxidation von **1** wird leicht das *N*-Oxid **4** und das Sulfon **5** gebildet.

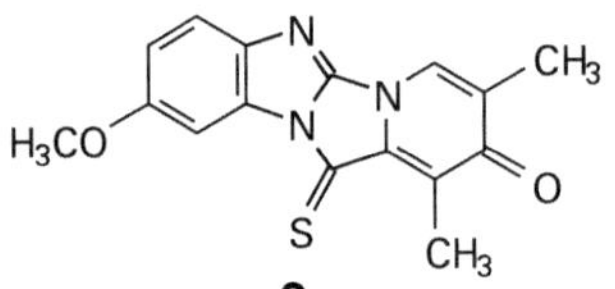

2

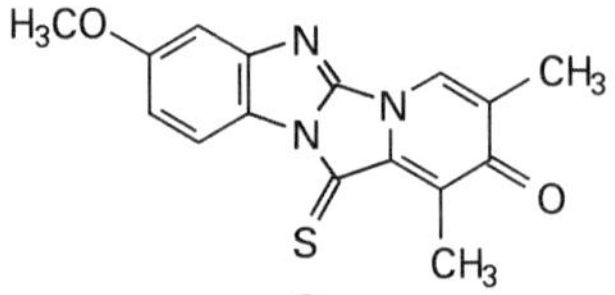

3

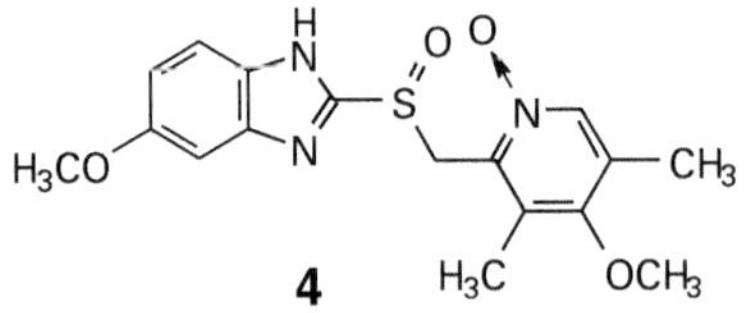

4

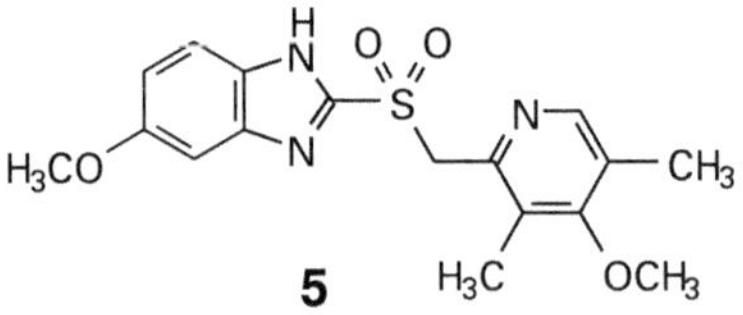

5

Omeprazol (**1**) ist ein Prodrug, das in magensaftresistenten Kapseln zur Behandlung von Ulcus duodeni und Ulcus ventriculi verordnet wird. Als schwache Base reichert sich **1** im stark sauren Medium der Belegzellen der Magenschleimhaut an und wandelt sich dort in ein hochreaktives cyclisches Sulfenamid **10** um.

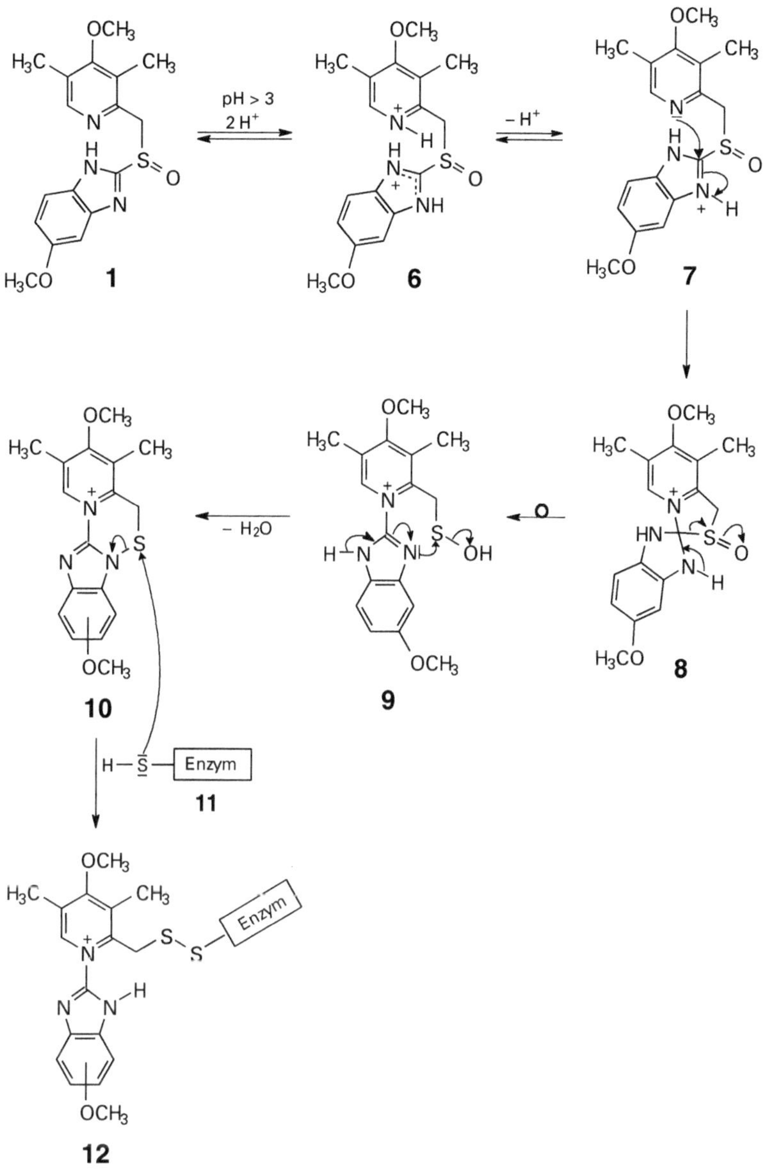

Omeprazol **1** besitzt basische und saure Eigenschaften. Für den Pyridin-Stickstoff wird ein pK_S von 3,98 angegeben; der Imidazol-Stickstoff (N-3) weist sehr schwache basische Eigenschaften auf, da an C-2 (Imidazol-Ring) eine elektronegative R-CH_2-SO-Funktion lokalisiert ist. Die NH-Funktion im Imidazol-Teil ist relativ sauer ($pK_S = 8{,}7$) und bildet mit Natriumhydroxid das stabile, offizinelle **Omeprazol-Natrium.** Die im Vergleich zum unsubstituierten Benzimidazol (NH-Acidität, $pK_S = 12{,}8$) erhöhte NH-Acidität in **1** ist auf den benachbarten elektronegativen R-CH_2-SO-Rest zurückzuführen, der die Basizität im Imidazol-Ring senkt und die NH-Acidität anhebt. Nach Untersuchungen von *Brandström* u. Mitarb. soll im stark sauren Medium folgende Reaktionskaskade ablaufen (s. oben):

Zunächst bildet sich das Di-kation **6,** in dem der Pyridin-Stickstoff und der Imidazol-Stickstoff (N-3) protoniert vorliegen. Aus dem Di-kation **6** kann in einer Gleichgewichtsreaktion durch Deprotonierung das Mono-kation **7** entstehen, das am C-2 des Benzimidazol-Rings eine erhöhte Elektrophilie besitzt und leicht vom unprotonierten und damit nucleophilen Pyridin-Stickstoff intramolekular angegriffen wird, wobei die Spiro-Verbindung **8** gebildet wird. Diese lagert sich nun unter Re-aromatisierung des Imidazol-Rings in die Sulfensäure **9** um. Als reaktive Sulfensäure wird **9** sodann intramolekular vom Imidazol-Stickstoff (N-3) unter Abspaltung von Wasser angegriffen, wobei das cyclische Sulfenamid **10** entsteht. Dieses instabile Sulfenamid **10** ist ebenfalls hochreaktiv und reagiert mit Nucleophilen wie den Thiol-Gruppen von Enzymen (z.B. von H^+/K^+-ATPasen **11**) wodurch, unter Ringöffnung, ein Disulfid **12** entsteht. Das Enzym wird durch diese Reaktion irreversibel inaktiviert. Als Folge dieser Reaktion kommt es zur Hemmung der Produktion von Salzsäure für ca. 1–3 Tage. Omeprazol und Analoga gehören zur Gruppe der Protonenpumpenhemmer (H^+/K^+-ATPase-Hemmer) und bewirken eine schnelle Abheilung von peptischen Ulzera.

Identifizierung

- UV-Spektrum (NaOH (0,1 mol $\cdot$ l^{-1})): λ_{max} = 276 und 305 nm.
- IR-Spektrum.
- DC.

Reinheitsprüfung

Absorption: Die Absorption der Prüflösung bei 440 nm darf höchstens 0,1 betragen, was einem Gehalt von 0,0035% an **2** oder **3** entspricht.

Auf die Synthesevorstufe **13** wird mit der DC separat geprüft.

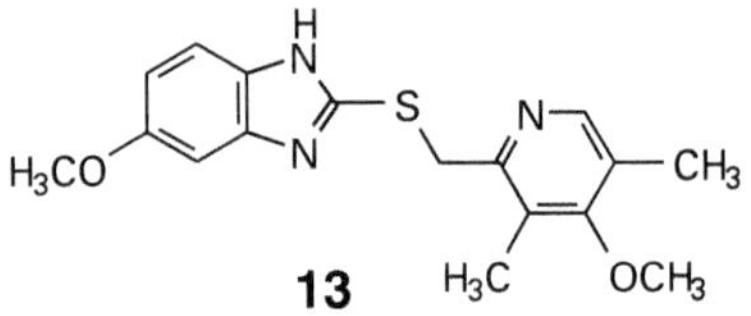

13

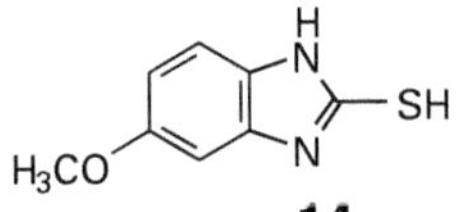

14

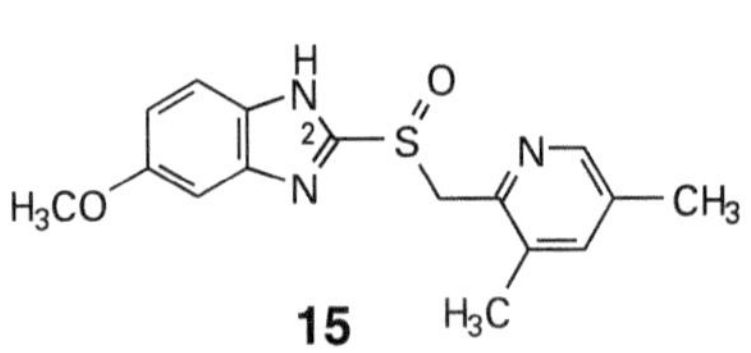

15

Verwandte Substanzen: Es wird mithilfe der HPLC an einer RP-8-Phase geprüft. Als Testsubstanz zur Kontrolle der Auflösung wird das Omeprazolsulfon **5** verwendet. Als Verunreinigungen aus der Synthese können **2, 3, 4, 5, 10,** 5-Methoxy-1*H*-benzimidazol-2-thiol (**14**) und 2-[(*RS*)-[3,5-Dimethylpyridin-2-yl)methyl]sulfinyl]-5-methoxy-1*H*-benzimidazol (**15**) vorkommen.

Gehaltsbestimmung

- **1** wird als schwache Säure in wässrigem Ethanol gelöst und mit Natronlauge (0,5 mol $\cdot$ l^{-1}) titriert. Die Endpunktbestimmung erfolgt potentiometrisch.
- Omeprazol **1** lässt sich auch sehr empfindlich (bis 10^{-5} Mol) und schnell in pharmazeutischen Zubereitungen, z.B. Kapseln, polarographisch bestimmen. Bei der Bestimmung (Differential-Gleichstrom-Polarographie) wird **1** in einem ersten Schritt elektrochemisch zum Thioether **13** reduziert. Hieran schließt sich eine reduktive Spaltung von **13** an, wobei 4-Methoxy-2,3,5-trimethylpyridin (**16**) und 5-Methoxy-1*H*-benzimidazol-2-thiol (**14**) entstehen.

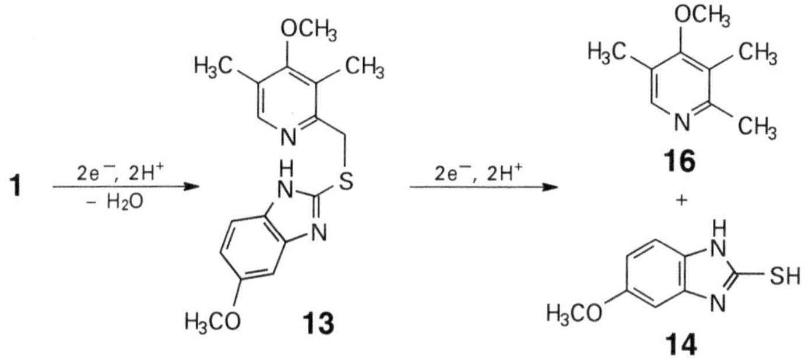

0.2.3.1 Purin-Derivate

Purin (Imidazo[4,5-*d*]pyrimidin) kann in verschiedenen tautomeren Formen vorkommen. Bevorzugt sind jedoch nur die 7*H*- und 9*H*-Form. Die Bezifferung ist historisch bedingt, darf jedoch nach den IUPAC-Regeln angewandt werden.

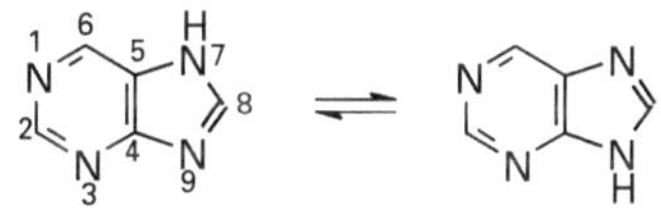

7*H*-Purin 9*H*-Purin

Purin ist eine schwache, in Wasser lösliche Base; es bildet mit Säuren Salze (pK_S-Wert 2,4); wegen seiner NH-Acidität ist auch Salzbildung mit Basen möglich (pK_S-Wert 8,9).

Dagegen ist die Löslichkeit in organischen Lösungsmitteln gering. Der Schmelzpunkt liegt bei 212 °C.

Wegen des elektronegativen Charakters des anellierten Pyrimidin-Ringes ist Purin im Imidazol-Teil wenig reaktiv. Eine Oxo- oder Amino-Gruppe oder ein Chlor-Atom in Position 6 erhöhen dagegen die Reaktivität.

In Form seiner Derivate (Adenin, Guanin) ist Purin wichtiger Baustein des Lebens.

Adenin

7*H*-Purin-6-amin
[73-24-5]

Lebertherapeutikum

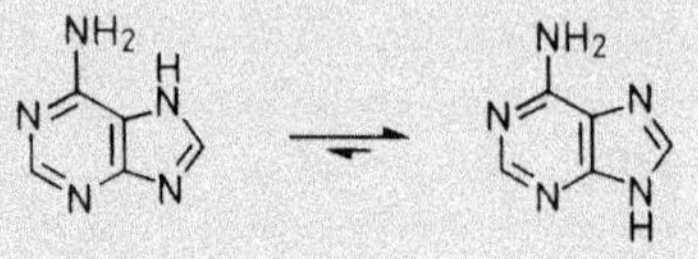

1 1a

Die Abbildung der Struktur **1** (7*H*-Form) im Arzneibuch erscheint unverständlich, da in den Röntgenstrukturanalysen bisher nur **1a** (9*H*-Form) beobachtet worden ist und andere tautomere Formen in Lösung nur zu sehr geringen Anteilen zu beobachten sind.

Das weiße Pulver ist sehr schwer löslich in Wasser und Ethanol, löslich in verdünnten Säuren und Alkalihydroxid-Lösungen, unlöslich in Aceton und Ether.

Die Wasserlöslichkeit lässt sich z.B. durch Herstellung eines Hydrochlorides erheblich verbessern (1:40 anstatt 1:2000).

Der Smp. liegt über 300 °C.

Der pK_S-Wert liegt bei 4,2. Die Protonierung dürfte bevorzugt am N-1 stattfinden. In neutraler Lösung sind zwei Absorptionsmaxima im UV-Spektrum zu finden: 207 und 260 nm.

Obwohl Adenin dem Guanin (**2**) (bzw. die Nucleoside und Nucleotide) strukturell sehr ähnlich sind die Zentren höchster Elektronendichte sehr unterschiedlich.

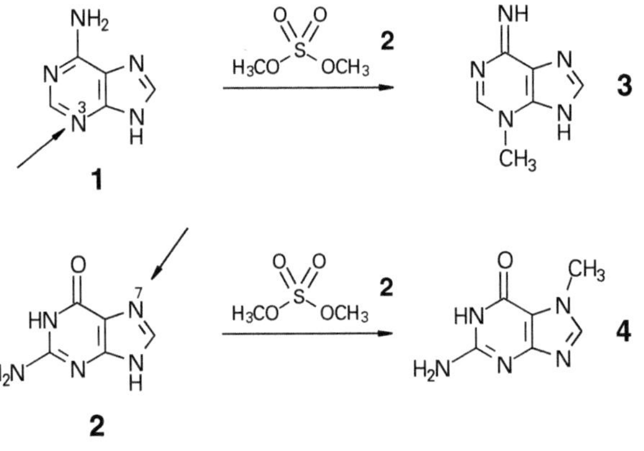

Während Guanin (**2**) durch Alkylanzien, beispielsweise Dimethylsulfat (**2**), bevorzugt in Pos. 7 methyliert wird, ist dies bei **1** in Pos. 3 der Fall. In der DNA kommt es dadurch zur De-purinierung unter Freisetzung u.a. von 7-Methylguanin (**4**) bzw. 3-Methyladenin (**3**) (*Sharma* u. *Lee* 2002).

Identifizierung

- Aufnahme eines IR-Spektrums und Anfertigung eines DC mit Adenin und Adenosin als Referenzsubstanzen.

- Derivatisierung mit Propionsäureanhydrid zum *N*-6-Monopropionyl-adenin, welches über seinen Schmelzpunkt (237–241 °C) identifiziert wird.
- Auf Zugabe von salzsaurer Eisen(III)chlorid-Lösung und Orcin muss die Mischung nach dem Erwärmen gelb bleiben. Die Reaktion dient zur Unterscheidung von Adenosin (s. dort).

Die **Gehaltsbestimmung** erfolgt wasserfrei mit 0,1 molarer $HClO_4$, nach Lösen in Essigsäure/Acetanhydrid und mit potentiometrischer Endpunktbestimmung.

Adenosin

9*β*-D-Ribofuranosyl-9*H*-purin-6-amin,
[58-61-7]

Vasodilatator

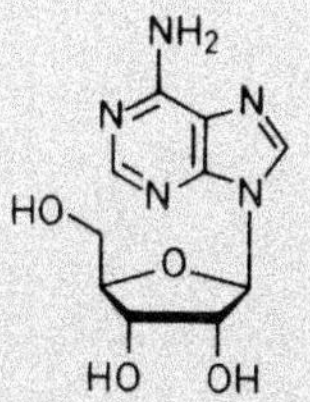

1

Das weiße, kristalline Pulver ist schwer löslich in Wasser, löslich in heißem Wasser und verd. Säuren. Unlöslich in Ethanol, Aceton und Dichlormethan. Der Schmelzpunkt liegt bei 234 °C, das Absorptionsmaximum im UV-Spektrum bei 260 nm.

Die im Arzneibuch angegebene Formel für **1** entspricht nicht dem tatsächlichen Vorliegen der Substanz im Kristall. Nach der Röntgenstrukturanalyse (*Saenger*) liegt vielmehr die anti-Konformation **1 a** und nicht die *syn*-Konformation vor.

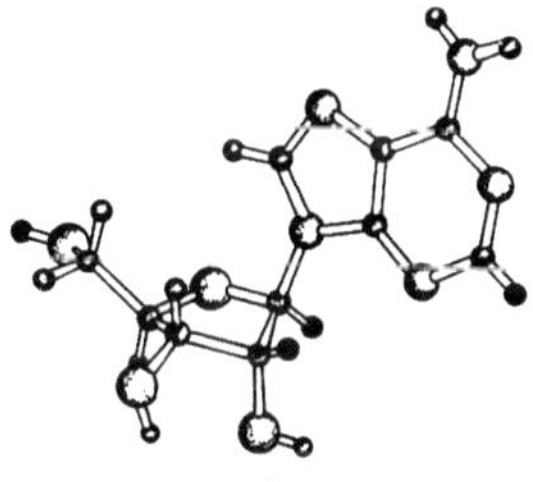

1a

Identifizierung

- Aufnahme eines IR-Spektrums.
- ○ Erhitzen der Substanz mit salzsaurer Eisen(III)chlorid-Lösung und Orcin führt zu einer blaugrünen Färbung.

Die Farbreaktion stellt die *Bial*-Reaktion zum Pentose-Nachweis dar, der Reaktionsverlauf ist nicht eindeutig geklärt.

Im sauren Medium wird Ribose vom Nucleosid abgespalten, bildet Furfural und reagiert mit Orcin, wobei mehrere Produkte entstehen.

Die **Gehaltsbestimmung** erfolgt in wasserfreiem Medium, durch Lösen in Essigsäure/Acetanhydrid und Titrieren mit Perchlorsäure ($0{,}1\ mol \cdot l^{-1}$) gegen Naphtholbenzein.

Mercaptopurin

7*H*-Purin-6-thiol

Zytostatikum

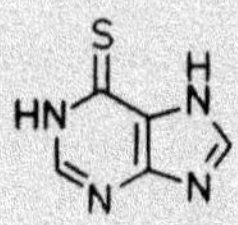

1

Allgemein akzeptiert ist das Vorliegen der auch in der Monographie angegebenen Thion-Form, obwohl selbst in der neueren Literatur immer noch die Thiol-Form **1a** zu finden ist.

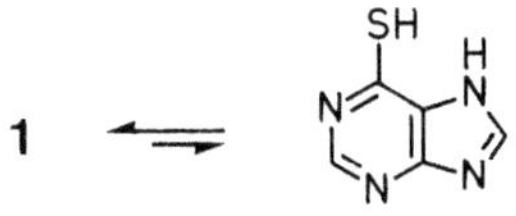

1a

In Dimethylsulfoxid liegt **1** zu etwa 93% vor, wie ^{13}C-NMR-Untersuchungen ergeben haben. Uneinigkeit besteht darüber, ob **1** als N-7 oder N-9 Tautomer **1b** vorliegt. Spektroskopische Daten werden unterschiedlich interpretiert.

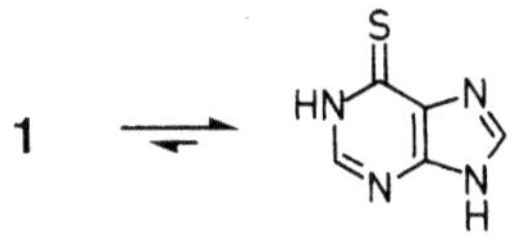

1b

Alkylierungen finden an beiden Positionen statt, allerdings überwiegend an N-9.

Das gelbe kristalline Pulver ist in Wasser und Ether praktisch unlöslich, schwer in Ethanol, wenig in verdünnter Schwefelsäure, löslich in Alkalihydroxid-Lösungen.

Die Deprotonierung erfolgt zuerst an N-1 (pK_{S1} 7,5–7,7), dann im Imidazol-Ring (N-7 H bzw. N-9 H) (pK_{S2} 10,8–11,2). Im stark sauren Milieu ist die Protonierung des doppelt gebundenen Stickstoffs im Fünfring möglich (pK_{S3} 1,1). Der Schmelzpunkt liegt bei 308 °C (Zers.).

1 ist überraschend stabil. Nach 6-tägigem Kochen in Natronlauge (0,1 mol · l^{-1}) waren die Imidazol-Derivate **2** und **3** entstanden. Im Sauren bildete sich hauptsächlich **2.**

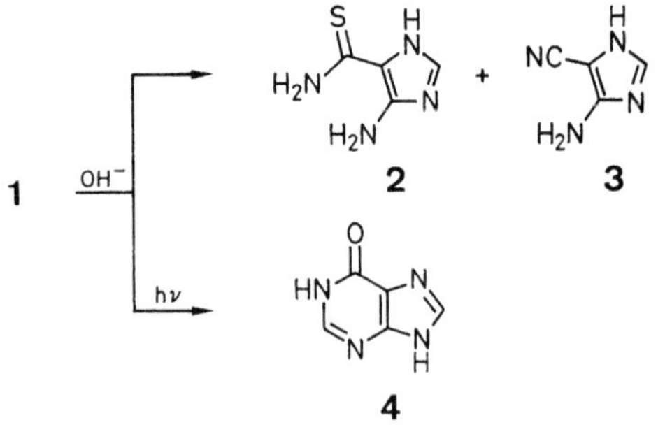

Erst bei Bestrahlung in alkalischer Lösung kam es zur Schwefel-Eliminierung unter Bildung von Hypoxanthin (**4**).

Identifizierung

- Aufnahme eines UV-Spektrums in Dimethylsulfoxid/Salzsäure mit Absorptionsmaximum bei 325 nm. Da **4** bei 255 nm absorbiert, ist diese Verunreinigung leicht zu erkennen. Das Arzneibuch lässt zur Prüfung auf **4** zusätzlich eine DC durchführen.
- In Gegenwart von Hg^{2+}- bzw. Pb^{2+}-Ionen entsteht ein weißer bzw. gelber Niederschlag. In beiden Fällen entstehen schwer lösliche 2:1-Komplexe.

Die **Gehaltsbestimmung** erfolgt in wasserfreiem Medium durch Titration in Dimethylformamid mit Tetrabutylammoniumhydroxid-Lösung (0,1 mol·l^{-1}).

Azathioprin
6-[(1-Methyl-4-nitro-1*H*-imidazol-5-yl)-sulfanyl]-7*H*-purin
[446-86-6]

Immunsuppressivum

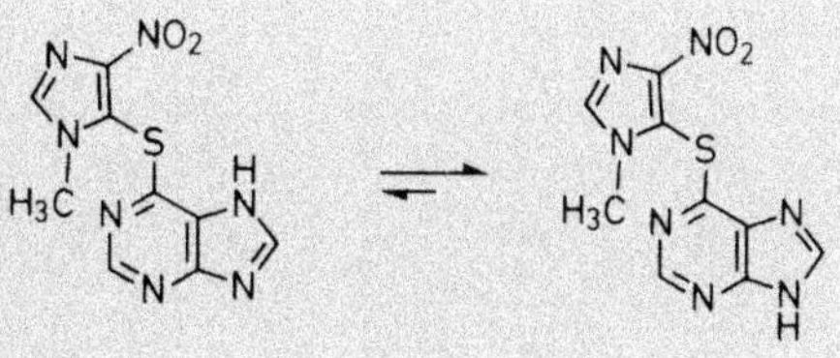

1 1a

Das blassgelbe Pulver ist praktisch unlöslich in Wasser, Ethanol und verd. Mineralsäuren; es ist dagegen in verd. Alkalihydroxid-Lösungen löslich, allerdings beginnt es sich darin langsam zu zersetzen.

Nach der Röntgenstrukturanalyse liegt 6-Mercaptopurin als NH-7-Tautomer vor, während Azathioprin als NH-9-Tautomer vorliegt, demnach ist die Formel in der Arzneibuchmonographie im Sinne von **1 a** korrekturbedürftig.

Über den pK_S-Wert der schwachen „NH-Säure" existieren unterschiedliche Angaben: 7,87 und 8,2.

Die Substanz schmilzt unter Zersetzung bei etwa 240 °C.

Wie bereits angedeutet, ist **1** alkalilabil; Hauptzersetzungsprodukte sind erwartungsgemäß 6-Mercaptopurin (**2**) und das 5-Hydroxyimidazol **3** sowie Hypoxanthin (**4**) und das 5-Sulfanylimidazol **5.**

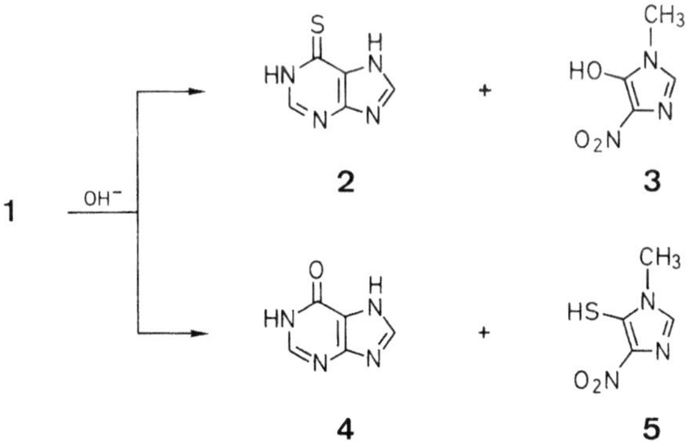

Außerdem ist **1** empfindlich gegenüber UV-Licht; die Natur der Photoprodukte ist anscheinend nicht bekannt.

Identifizierung

- Aufnahme eines IR- und UV-Spektrums, letzteres in Dimethylsulfoxid/Salzsäure ($0{,}1\ mol \cdot l^{-1}$) aufgenommen, zeigt ein Absorptionsmaximum bei 280 nm.
- Die salzsaure Lösung von **1,** mit Zn-Staub versetzt, filtriert und mit Natriumnitrit/2-Naphthol-Lösung umgesetzt, bildet einen blassrosa Niederschlag. Reduktion der Nitro-Gruppe, Diazotierung der entstandenen prim. Amino-Gruppe und Kupplung zu einem Azo-Farbstoff sind die Reaktionsschritte.

Reinheitsprüfung

5-Chlor-1-methyl-4-nitroimidazol und 6-Mercaptopurin (**2**) sind Synthesezwischenprodukte bzw. **2** zusätzlich ein Hydrolyseprodukt. Die Prüfung erfolgt durch DC.

Zur **Gehaltsbestimmung** schreibt das Arzneibuch Lösen in Dimethylformamid vor und Titration als NH-acide Verbindung mit Tetrabutylammoniumhydroxid-Lösung ($0{,}1\ mol \cdot l^{-1}$).

Allopurinol

1,5-Dihydro-4*H*-pyrazolo-[3,4-*d*]pyrimidin-4-on
[315-30-0]

Urikostatikum

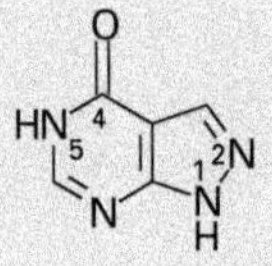

1

Die Substanz liegt in kristalliner Form in der Lactam-Form vor, was für Pyrimidin-one allgemein gilt und was sich sowohl anhand der IR- als auch der ^{1}H-NMR-Spektren zeigt. Der hohe Schmelzpunkt (>330 °C) sowie die schlechte Wasserlöslichkeit erklären sich aus der Möglichkeit zur Ausbildung intermolekularer Wasserstoff-Brücken (s. auch Xanthine S. 551). Letzteres ist ein allgemeines Kennzeichen von Lactamen mit freier NH-Gruppe, wodurch deren gute Kristallisationseigenschaften bedingt sind. **1** ist ein weißes, kristallines Pulver, welches in Wasser, Ethanol und DMF sehr schwer, dagegen in verdünnten Alkalilaugen löslich ist.

Zur Deprotonierung kommt sowohl der Wasserstoff an N-1 als auch an N-5 infrage. Die resultierenden mesomeren Strukturen sind auf den jeweiligen Monocyclus beschränkt. Der pK_S-Wert wird mit 10,2 angegeben. Die ebenfalls mögliche Protonierung ($pK_{S2} = 0{,}4$) dürfte bevorzugt an N-2 im Pyrazol-Ring erfolgen.

Die Absorptionsmaxima liegen in Methanol bei 252, in 0,1 molarer Salzsäure bei 230 und in 0,1 molarer Natronlauge bei 257 nm.

1 ist im pH-Bereich 3,0–3,5 am stabilsten. Bei saurer und alkalischer Hydrolyse bildet sich zunächst 5-Aminopyrazol-4-carbonsäureamid (**2**), welches weiterhydrolysieren kann über die Carbonsäure **3** zum 3(5)-Aminopyrazol (**4**). **3** und **4** bilden sich bevorzugt im Alkalischen.

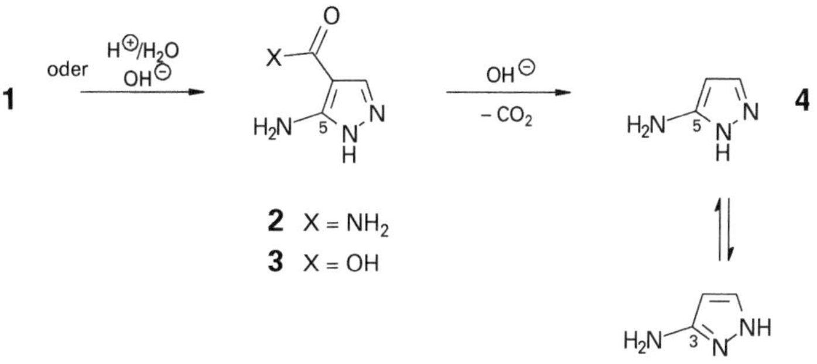

Als Syntheseverunreinigungen sind zu erwarten und werden über HPLC geprüft die ringoffenen Pyrazol-Derivate **2**, **5–7**. Die Bildung von **8** ist eher ungewöhnlich.

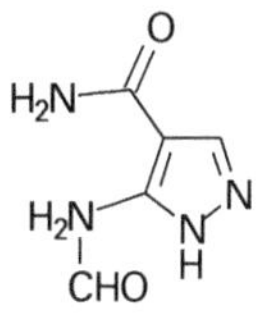

5

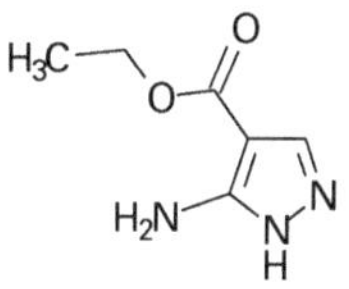

6

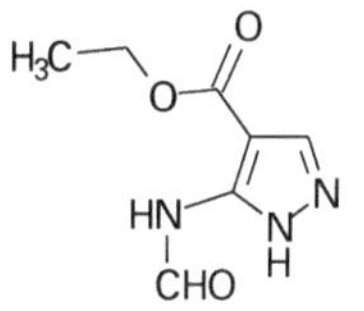

7

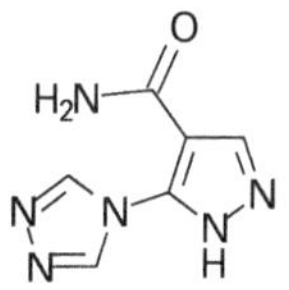

8

Identifizierung

- Aufnahme eines IR- und UV-Spektrums sowie Anfertigung einer DC.
- Beim Versetzen mit Silbernitrat-Lösung entsteht eine weiße Fällung; ähnlich wie Barbitursäure-Derivate bildet auch **1** ein schwer lösliches Silbersalz.

Zur **Gehaltsbestimmung** wird die HPLC der Prüfung auf Verwandte Substanzen ausgewertet.

.2.3.2 Xanthin-Derivate

Xanthin ist ein Oxidationsprodukt des in der Natur bisher in unsubstituierter Form nicht aufgefundenen Purins. Nach spektroskopischen Befunden liegt Xanthin in der Dioxo-7*H*-Form **1 a** vor, die um 29,30 kJ/mol stabiler ist als das 9*H*-Tautomere **1 c.**

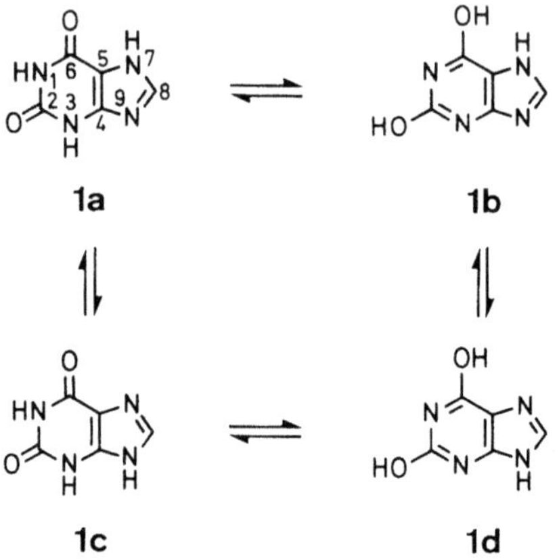

Xanthin

Vergleicht man die Schmelzpunkte und die Löslichkeit von Purin, Xanthin, Coffein, Theophyllin und Theobromin in Wasser, so ergeben sich, wie aus Tabelle 10.4 hervorgeht, beachtliche Unterschiede.

Tab. 10.4: Löslichkeit und Schmelzpunkte von Purin und einigen Xanthin-Derivaten

	Löslichkeit in Wasser bei Raumtemperatur	**Schmelzpunkt °C (Smp)**	**CAS-Nr.**
Purin	1:2	216	[120-73-0]
Xanthin	1:15000	Zersetzung ohne Smp	[69-89-6]
Coffein	1:60	Sublimation ab 178	[58-08-2]
Theophyllin	1:120	270–274	[58-55-9]
Theobromin	1:3000	über 350	[83-67-0]

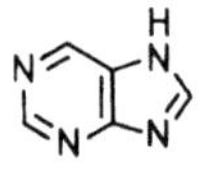

7 H-Purin

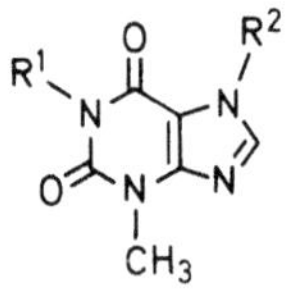

Coffein $R^1 = R^2 = CH_3$

Theophyllin $R^1 = CH_3$, $R^2 = H$

Theobromin $R^1 = H$, $R^2 = CH_3$

Die gute Wasserlöslichkeit des Purins lässt sich dadurch erklären, dass drei sp^2-hybridisierte Stickstoff-Atome mit ihren freien Elektronenpaaren zur Ausbildung von Wasserstoff-Brücken mit Wasser-Molekülen zur Verfügung stehen. Das Elektronenpaar der verbleibenden NH-Gruppe wird dagegen zur Bildung des Elektronensextetts im Imidazol-Ring benötigt und ist deshalb nur noch eingeschränkt zu einer Brückenbindung verfügbar.

Die Einführung von Hydroxy-Gruppen an den C-Atomen 2 und 6 bzw. der Übergang zu zwei Lactam-Gruppierungen im Pyrimidin-Ring des Xanthins beeinflussen die Wasserlöslichkeit stärker als die Methylierung der Stickstoff-Atome.

Auffallend ist die besonders schlechte Wasserlöslichkeit des Xanthins, dagegen wird durch Methylierung der N-Atome im Xanthin die Löslichkeit wesentlich verbessert, wie an den Beispielen Coffein, Theophyllin und Theobromin ersichtlich.

Die Unterschiede in der Wasserlöslichkeit sind ebenso wie die beachtlichen Differenzen in den Schmelzbereichen auf das gleiche Phänomen zurückzuführen: unterschiedliche intermolekulare Assoziation.

Da im Coffein drei N-Atome methyliert sind, d.h. keine NH-Gruppe mehr vorhanden ist, kann dieses Xanthin keine Assoziate über Wasserstoff-Brücken eingehen. Die Substanz liegt deshalb monomer vor, was den niedrigen Schmelzpunkt und die bessere Wasserlöslichkeit erklärt.

Theophyllin mit einer freien, aber weniger aktiven NH-Gruppe bildet nur schwache intermolekulare Wasserstoff-Brücken aus. Sowohl in fester als auch in gelöster Form ist eine Dimerisierung anzunehmen **2a, 2b.**

Dadurch lassen sich die schlechtere Wasserlöslichkeit und der höhere Schmelzpunkt gegenüber Coffein erklären.

Die Aufnahme von Wassermolekülen in das Kristallgitter kommt ebenfalls durch Wasserstoff-Brücken zustande, indem der Stickstoff in Position 9 als Akzeptor fungiert.

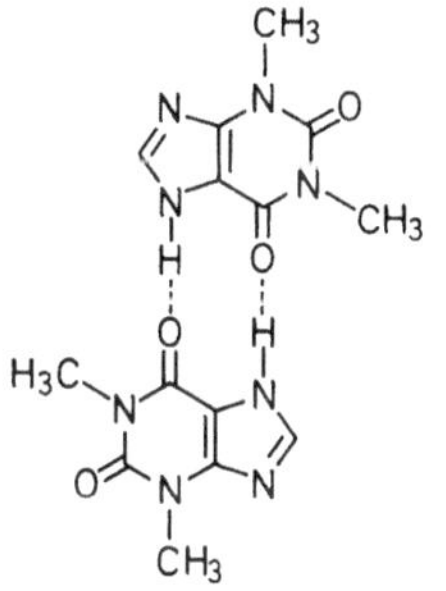

2a

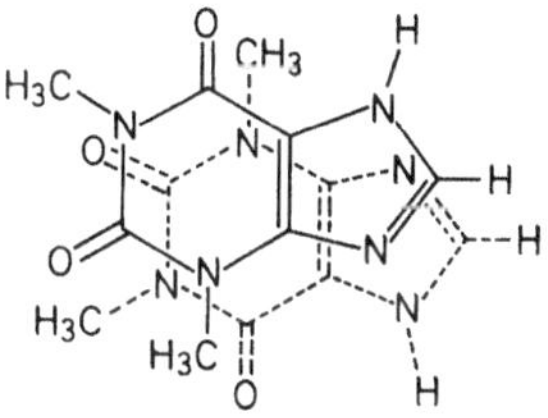

2b

Theobromin bildet im Festzustand aufgrund der aktivierten NH-Gruppierung und der räumlich günstigen Carbonyl-Gruppen größere Aggregate. Die schlechte Wasserlöslichkeit und der hohe Schmelzpunkt dürften ebenfalls auf diese stabilere Assoziation zurückzuführen sein, die IR-spektroskopisch bewiesen ist.

Aus strukturellen Gründen ist Coffein zur Ausbildung intermolekularer Assoziate, bei denen die NH-Gruppe die Wasserstoff-Brückendonator- und die Carbonyl-Gruppe die Akzeptor-Rolle spielen, nicht in der Lage. Dennoch kommt es auch in wässriger Lösung bei entsprechend hoher Konzentration zur Assoziatbildung, die auf elektrostatische bzw. Charge-Transfer-Wechselwirkung zurückgeführt wird. Es entsteht ein Dimer-Komplex, dem nach ^{13}C-NMR-Untersuchungen die Struktur **3** zukommt, während für Theophyllin die dimere Struktur **2b** postuliert wird (*Niships*).

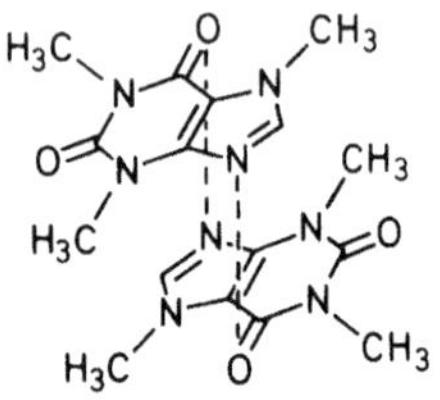

3

Der Tendenz der Xanthine zur „Selbstkomplexierung" steht die Neigung gegenüber, mit bestimmten organischen Partnern, wie Benzoe-, Salicyl-, 4-Aminobenzoe-, Acetylsalicylsäure, Sulfonamiden, Barbitursäure-Derivaten, Lokalanästhetika usw., Komplexe zu bilden. Als Partner sind jedoch auch basische Komponenten wie Ethylendiamin oder Diethanolamin geeignet.

In solchen Charge-Transfer-Komplexen ist die konjugierte Carbonyl-Gruppe, die eine Teilstruktur der Xanthine darstellt, als π-Elektronenakzeptor anzusehen, während Säuren und Basen als π-Elektronendonatoren fungieren.

Coffein, Theophyllin und Theobromin besitzen als Imidazol-Derivate eine sehr geringe Basizität.

Wie ^{1}H-NMR-Studien gezeigt haben, wird der doppelt gebundene Stickstoff in Position 9 protoniert. Eine mögliche Protonierung des Sauerstoffs in Position 6, als Teil eines vinylogen Säureamids, wurde nicht beobachtet.

Sauren Charakter besitzen nur noch Theophyllin und Theobromin. Über die pK_S-Werte informiert Tabelle 10.5.

Tab. 10.5: pK_S-Werte der Methylxanthine

	pK_S (Säure)	pK_S (Base)
Coffein	–	0,6
Theophyllin	8,6	0,3
Theobromin	10,05	0,12

Es ist ersichtlich, dass alle drei Xanthine extrem schwache Basen sind und deshalb nur im wasserfreien Milieu in einem Benzol-Eisessig-Gemisch oder, vorteilhafter und umweltbewusster, in Acetanhydrid mit Perchlorsäure titrierbar sind.

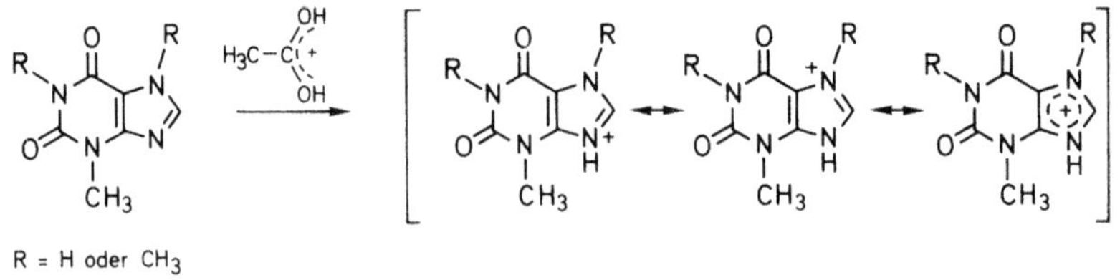

Die relativ stärkste Säure stellt **Theophyllin** dar. Seine Acidität erklärt sich aus der Struktur eines N-unsubstituierten Imidazol-Derivates. Weiterhin trägt die im Theophyllin enthaltene Teilstruktur eines vinylogen Säureamids zur Resonanzstabilisierung des Anions und damit zur Acidität der Säure bei. Die Acidität des Theophyllins ist mit der des Riboflavins vergleichbar.

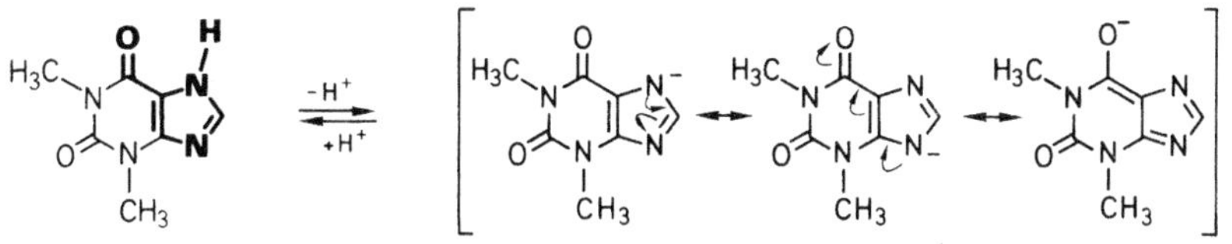

Theobromin zeigt sogar eine noch geringere Acidität als N-methylierte 5,5-disubstituierte Barbitursäuren.

Aus den acidobasischen Eigenschaften lassen sich Aussagen zur Reaktivität und Stabilität ableiten.

Coffein und Theophyllin, die beide im Pyrimidin-Ring *N,N'*-bismethyliert sind, werden in alkalischer Lösung zu Coffeidin bzw. Theophyllidin aufgespalten. Die Carbonyl-Aktivität ist hier nicht wie bei Theobromin durch Anionen-Bildung herabgesetzt (vgl. Theophyllidin-Reaktion S. 559).

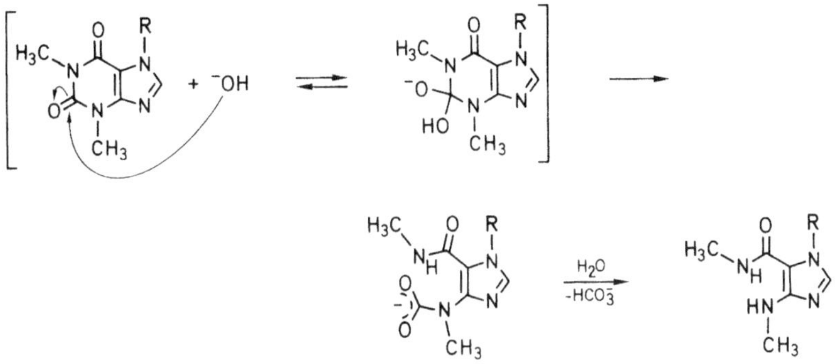

Coffeidin : R = CH_3
Theophyllidin : R = H

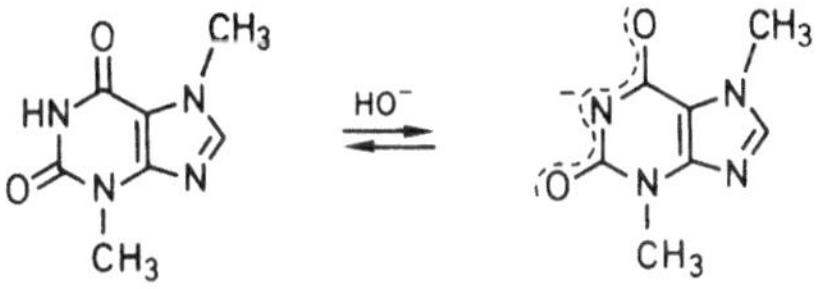

Die Methylxanthine zeigen ein Absorptionsmaximum bei 273 nm, wodurch sie allerdings nicht differenziert werden können.

Die bekannteste, am häufigsten durchgeführte, obwohl wenig spezifische Nachweisreaktion für Xanthine ist die **Murexid-Reaktion**. Sie fällt auch bei niedrig substituierten verwandten Heterocyclen wie Barbitursäuren und Uracilen positiv aus.

Die Murexid-Reaktion beruht auf dem oxidativ-hydrolytischen Abbau der Xanthin-Derivate zu Pyrimidin-Derivaten, von denen zwei über eine Amino-Gruppe miteinander zur Purpursäure kondensieren. Die Purpursäure lässt sich am besten als Ammonium-Salz aufgrund ihrer intensiv roten Farbe nachweisen.

Wird Harnsäure (**4**) mit Salpetersäure eingedampft und der entstandene Rückstand mit Ammoniak befeuchtet, so entsteht eine intensive Rotfärbung. Die dabei entstandene farbige Substanz wurde von *Woehler* und *Liebig* 1840 in Assoziation an die den Purpur liefernde Purpurschnecke (*Murex purpurea*) Murexid genannt.

Die angewendete Salpetersäure spielt hierbei eine Doppelrolle. Zum einen baut sie als Oxidationsmittel die Harnsäure (**4**) zu Alloxan (**5**) und Parabansäure ab, zum anderen hydrolysiert sie als Mineralsäure die Harnsäure (**4**) zur Pseudoharnsäure (**6**), die dann weiter in die 5-Aminobarbitursäure (**7**) (Uramil), Kohlendioxid und Ammoniak aufgespalten wird. Das Oxidationsprodukt **5** kondensiert als Carbonyl-Verbindung in einer säurekatalysierten Reaktion mit dem Hydrolyse-Produkt **7** als Base zur Purpursäure (**8**). **8** geht in Anwesenheit von Ammoniak in das mesomeriestabilisierte Anion **9** über, das als **Murexid** und dessen tetramethyliertes Derivat als *Murexoin* bezeichnet wird.

Aus dem Voranstehenden ist ersichtlich, dass zur Bildung von Murexid sowohl Hydrolyse- als auch Oxidationsprodukte der Harnsäure bzw. anderer Xanthin-Derivate notwendig sind. Damit ist die Murexid-Bildung abhängig von der Konzentration der verwendeten Salpetersäure. Je nach Konzentration dieser Säure treten Oxidationswirkung oder hydrolytische Effekte in den Vordergrund. Mit einer optimalen Murexid-Bildung ist dann zu rechnen, wenn ein Mol Harnsäure zur Hälfte oxidiert und zur Hälfte hydrolysiert wird.

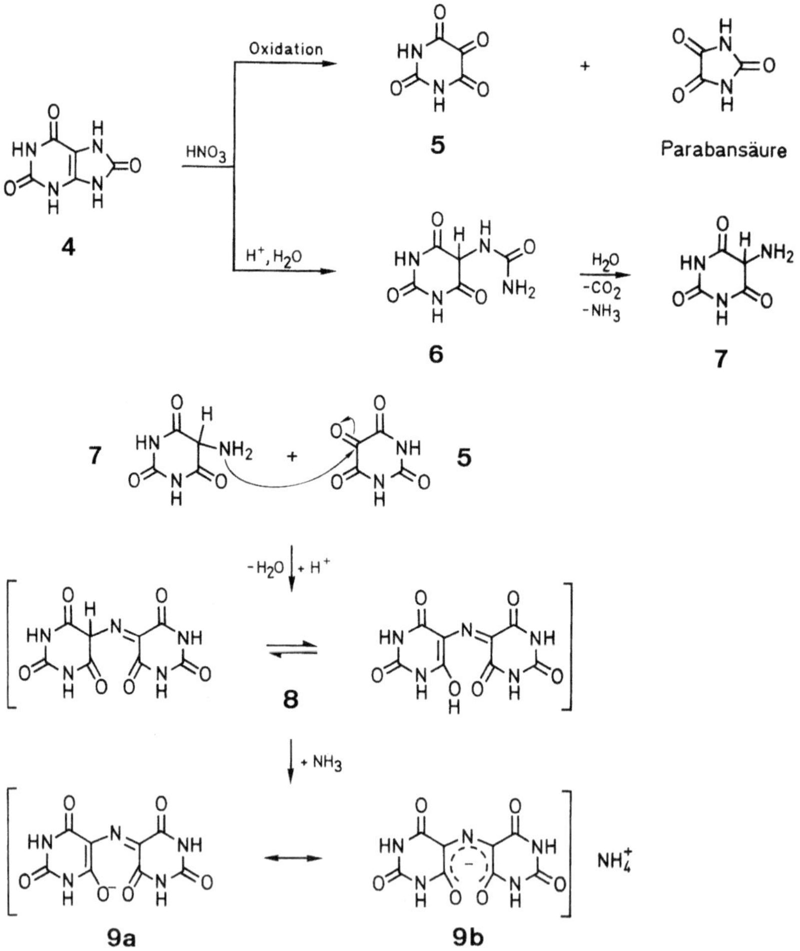

Von den drei benachbarten Carbonyl-Gruppen des Alloxans (**5**) gehören zwei je einer Lactam-Gruppierung an, sodass nur die mittlere die Eigenschaften eines Ketons aufweist und deshalb mit dem angebotenen nucleophilen Amin **7** kondensiert.

Der oben erwähnte Zusatz von Ammoniak beim Ausführen der Murexid-Reaktion ist nicht notwendig, wenn es sich um Harnsäure als nachzuweisendes Xanthin-Derivat handelt, da beim hydrolytischen Abbau Ammoniak entsteht. Neuere Arbeiten von *Koyoma* u. Mitarb. bestätigen die zentrale Rolle des Alloxans, geben jedoch keine Erklärung für dessen Weiterreaktion zu Murexid.

Wie aus **9** hervorgeht ist Murexid in die Farbstoffgruppe der Polymethine einzuordnen. Man kann es als Aza-oxonol auffassen.

Setzt man Salpetersäure als Oxidations- und Hydrolysereagenz zur Murexid-Reaktion ein, so bilden sich bei den drei methylsubstituierten Xanthinen Coffein, Theobromin und Theophyllin als Nebenprodukte die entsprechenden 8-Nitro-Derivate, die kein Murexid ergeben.

Für Coffein ist nachgewiesen, dass 8-Nitro-Coffein das Hauptprodukt darstellt: Nebenprodukt ist 1,3-Dimethylalloxan, welches die Farbreaktion gibt (Murexoin-Bildung).

Der hydrolytische Abbau von **4** zu **7** ist ebenso leicht vorstellbar wie die Oxidation von **7** zu **5,** d.h., der Mechanismus zur Bildung von Murexoin (Tetramethyl-Murexid) dürfte prinzipiell derselbe sein.

Bei diesen Verbindungen empfiehlt es sich daher anstelle von Salpetersäure ein Gemisch aus Wasserstoffperoxid und Salzsäure zu verwenden.

Nach neueren Untersuchungen japanischer Autoren an Coffein und Theophyllin nimmt die Farbreaktion dann jedoch einen anderen Verlauf, Schlüsselverbindung ist das Oxazolo[4,5-*d*]pyrimidin **10.**

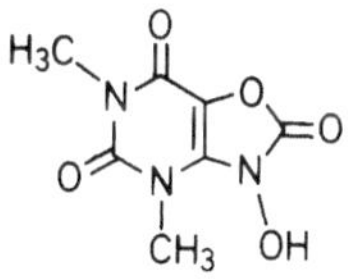

10

Im Unterschied zur Harnsäure fehlt den Methylxanthinen die Sauerstoff-Funktion in Position 8, sodass bei der Hydrolyse keine Ammoniak liefernde Carbamidsäure entstehen kann. Ohne extern zugefügtes Ammoniak bleibt die Reaktion auf der Stufe der methylierten Purpursäure stehen. Mit Alkalilaugen entstehen Salze der Purpursäure; sie sind jedoch weniger intensiv gefärbt als das Ammonium-Salz.

Nach den von *Auterhoff* und *Bohle* mitgeteilten Gesetzmäßigkeiten fällt die Murexid-Reaktion dann positiv aus, wenn folgende Bedingungen erfüllt sind:

- Es muss ein Pyrimidin-Derivat mit Sauerstoff-Funktionen vorliegen.
- In Position 2 muss eine Sauerstoff- oder Schwefel-Funktion vorhanden sein.
- In Position 4 wird eine Sauerstoff- oder Stickstoff-Funktion gefordert, d.h. in der allgemeinen Form **11 a** eine OH- bzw. NH_2-Gruppe und in der tautomeren Form **11 b** ein doppelt gebundener Sauerstoff- bzw. die doppelt gebundene NH-Gruppe.
- Die Positionen 5 und 6 dürfen nicht substituiert sein.

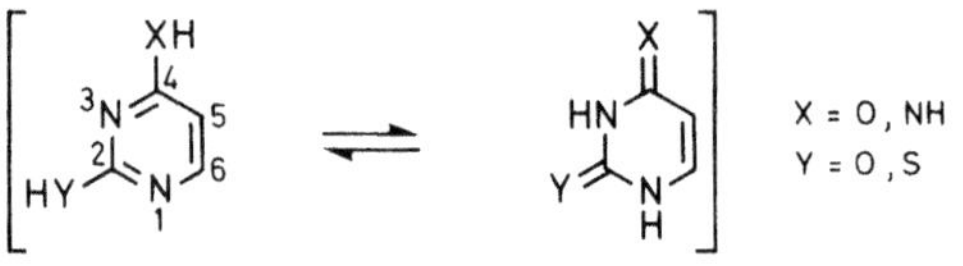

11a **11b**

Versuche, die Murexid-Reaktion durch Behandlung mit bestimmten Phenolen oder Zink- bzw. Quecksilber(II)-Salzen spezifischer zu gestalten, führten bisher nicht zum Erfolg; jedoch ist es möglich, durch diese Maßnahmen die Empfindlichkeit der Reaktion zu steigern. Insgesamt betrachtet sind die Literaturangaben zum Reaktionsmechanismus mit einigen Fragezeichen zu versehen.

Coffein

1,3,7-Trimethyl-2,6(1*H*,3*H*)-purindion
[58-08-2]

Analeptikum

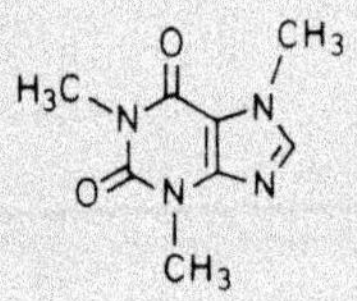

1

Ebenfalls offizinell ist das **Monohydrat.**

Das weiße, kristalline Pulver ist leicht sublimierbar, es ist leicht löslich in siedendem Wasser, schwer löslich in Ethanol. Das Absorptionsmaximum liegt bei 270 nm. Da Coffein keine dissozierbaren Protonen besitzt, kann es kein Anion ausbilden, wodurch der Angriff von Hydroxy-Ionen erschwert wäre; daher ist die Substanz alkalilabil, und es kommt leichter als beim Theobromin und Theophyllin zur hydrolytischen Ringöffnung **2** und Bildung von Coffeidin (**3**).

Zur Bestimmung der Hydrolyseprodukte s. *Peinhardt.*

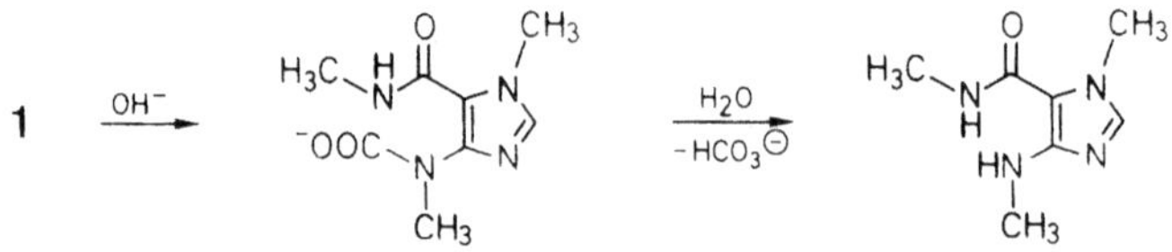

2 **3**

Bei der Metabolisierung *in vivo* kommt es dagegen zur Ringöffnung und Demethylierung im Imidazol-Ring. Hauptmetabolit ist das Uracil-Derivat **4** (*Gala* u. Mitarb.). Neben seiner belebenden weist Coffein noch eine Reihe anderer Wirkungen auf; beschrieben sind fungizide, antivirale und antioxidative. *Telo* u. Mitarb. beschreiben als Hauptprodukt bei der Reaktion mit Sauerstoff-Radikalen das 8-Hydroxycoffein.

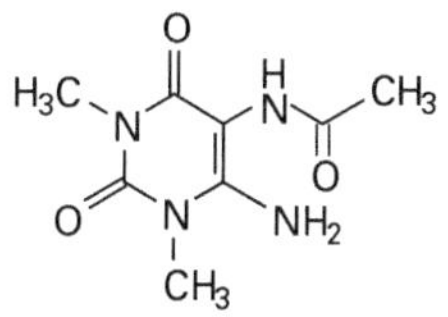

4

Coffein bildet außerdem nichtkovalente Komplexe mit DNA-interkalierenden Zytostatika wie Doxorubicin oder Ethidiumbromid (*Nyles* u. Mitarb. 2001).

Identifizierung

- Schmelztemperatur 234–239 °C.
- Aufnahme eines IR-Spektrums.
- Unter den zahlreichen beschriebenen Fällungen oder Kristallbildungen mit Schwer- und Edelmetall-Ionen, die im Allgemeinen wenig spezifisch sind, ist die für Coffein als spezifisch und sehr empfindlich geltende Kristallbildung mit einer Mischung von Kaliumiodid- und Bismutchlorid-Lösung zu nennen.
- Beim Versetzen gesättigter Coffein-Lösungen mit saurer Iod-Lösung entsteht ein brauner Niederschlag, der sich bei Neutralisation mit Natronlauge wieder auflöst.

  Bei dieser weniger spezifischen Reaktion entsteht ein so genanntes „Periodid“. Andere Purin-Basen reagieren analog. Mit Brom-Lösung entstehen in vergleichbarer Weise „Perbromide“.

  Eine coffeinspezifische Nachweisreaktion, die auch als photometrische Bestimmungsmethode genutzt werden kann, beruht auf der Umsetzung mit Acetylaceton und 4-Dimethylaminobenzaldehyd in alkalischer Lösung.

- In alkalischer Lösung wird Coffein leicht unter Ringöffnung zum Imidazol-Derivat Coffeidin (**3**) hydrolysiert, das mit Acetylaceton (**5**) das Enamin **6** bildet. Die anschließende Kondensation mit zwei Mol 4-Dimethylaminobenzaldehyd (**7**) in saurer Lösung soll zu einem blauen Polymethin-Farbstoff **8** führen.

  Möhrle und *Wirtz* (1999) haben die Reaktion erneut untersucht. Sie konnten das Enamin **6** nicht fassen, sondern isolierten ein durch intramolekulare Kondensation von **6** entstandenes Imidazo[1,5-*a*]pyrimidinium-Salz **9**.

  Die Autoren fanden, dass aus **9** und 4-Dimethylaminobenzaldehyd (**7**) ein blauer Farbstoff mit Cyanin-Partialstruktur **10** entsteht.

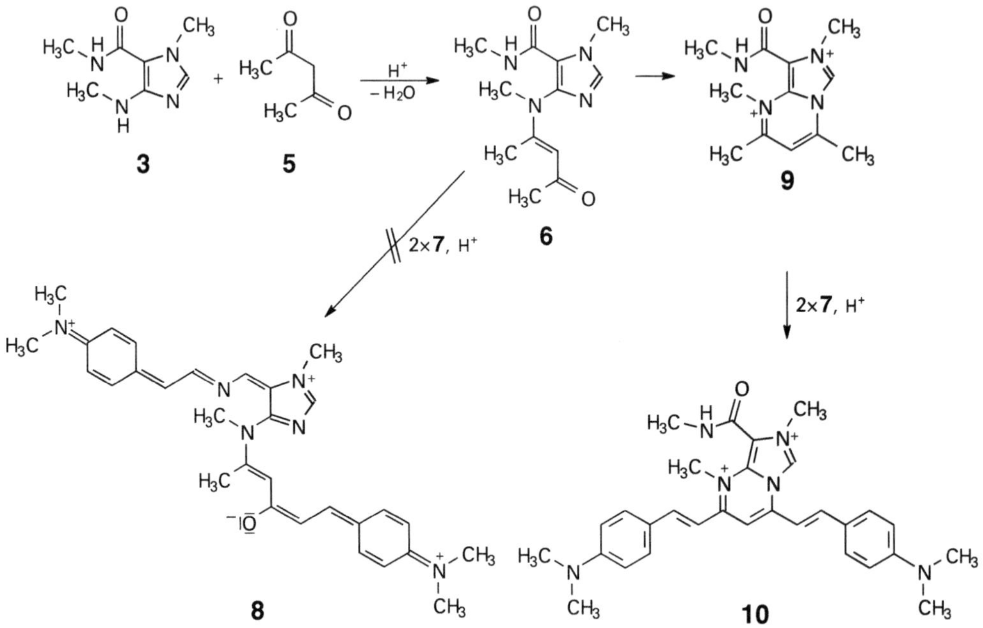

Theobromin wird unter vergleichbaren Bedingungen nur sehr schwer hydrolysiert; Theophyllin, das bei alkalischer Hydrolyse Theophyllidin liefert, interferiert nicht, da es vorzugsweise am Imidazol-Ring reagieren würde.

Reinheitsprüfung

Auf Verwandte Substanzen prüft man mithilfe der DC (Theobromin, Theophyllin, Synthesevorstufen).

Die **Gehaltsbestimmung** erfolgt wasserfrei mit Perchlorsäure ($0{,}1\ mol \cdot l^{-1}$) in einem Essigsäure/Acetanhydrid/Toluol-Gemisch. Die Protonierung erfolgt an N-9.

Theophyllin

1,3-Dimethyl-3,7-dihydro-1*H*-purin-2,6-dion
[58-55-9]

Broncholytikum, Antiasthmatikum

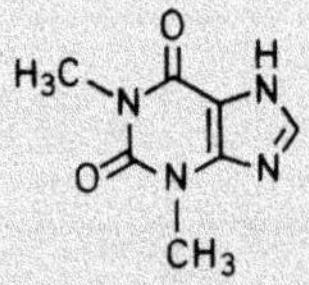

1

Offizinell ist auch das **Monohydrat.** In Abhängigkeit von Luftfeuchtigkeit und Temperatur nimmt das Anhydrat Wasser auf und bildet das Monohydrat. *Suryanarayanan* u. Mitarb. beschreiben die Probleme bei der Verarbeitung des Monohydrats. Beispielsweise geht es bei der Trocknung einer Tablettenformulierung in eine metastabile Anhydrat-Form über. Dadurch können die chemische Stabilität bzw. die Auflösegeschwindigkeit der Tablette beeinträchtigt sein.

Die erwähnte schlechte Wasserlöslichkeit von Theophyllin bringt es mit sich, dass häufig seine Derivate, seine Salze oder Komplexe als Arzneistoffe Anwendung finden.

Da Protonen den Imidazol-Ring durch Anlagerung stabilisieren und Wasser nur schwache nucleophile Eigenschaften aufweist, ist Theophyllin in saurer Lösung stabiler als in alkalischer.

Die Hydroxid-Ionen stabilisieren zwar auch den Imidazol-Ring, greifen jedoch als starke nucleophile Agenzien vor allem am C-Atom 2 des Pyrimidin-Ringes an. Unter Ringöffnung entsteht ein instabiles Carbamat **3**, welches sofort zum Theophyllidin-Anion (**4**) decarboxyliert.

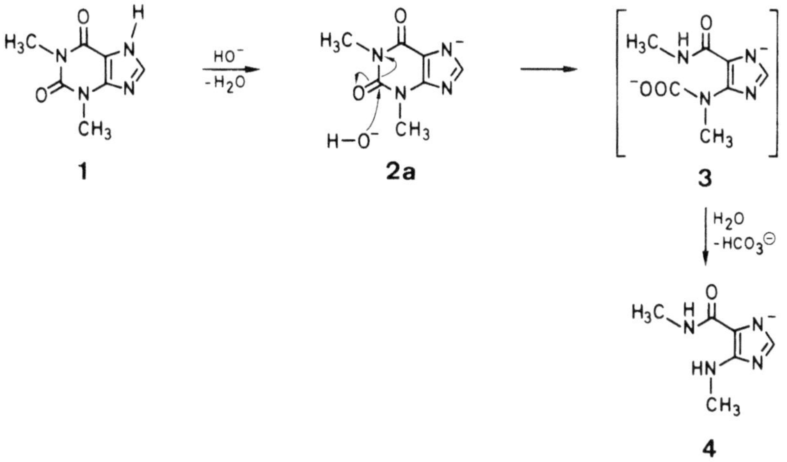

Zu erwähnen ist ferner, dass das Anion **2a** als mesomere Form **2b** formuliert werden kann, der wegen der größeren Elektronegativität des Sauerstoffs heute in der Literatur der Vorzug gegeben wird.

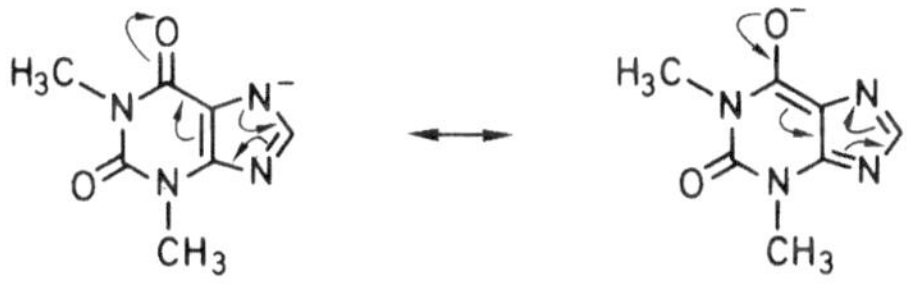

2a **2b**

Das UV-Maximum liegt in salzsaurer Lösung bei 270 nm, in alkalischer Lösung bei 275 nm.

Identifizierung

- Schmelztemperatur 270–274 °C.
- Aufnahme eines IR-Spektrums.
- Theophyllin ergibt mit wässriger Quecksilber(II)acetat-Lösung einen weißen, kristallinen Niederschlag.

Die Reaktion zählt zu den Umsetzungen zwischen Xanthinen und Schwermetall- bzw. Edelmetall-Ionen. Verwendet man Quecksilber(II)acetat, so zeigt nur Theophyllin eine Fällung. Es bildet sich ein 2:1-Komplex aus; daneben muss auch mit einer Salzbildung gerechnet werden.

Verwendet man dagegen Quecksilber(II)chlorid, so ergeben alle drei Methylxanthine eine Fällung:
- Coffein sofort
- Theobromin verzögert
- Theophyllin erst nach mehrstündigem Stehen.

- **Theophyllidin-Reaktion.** Wird Theophyllin mit wässriger Alkalilauge erhitzt, so entsteht **4,** das mit diazotierter Sulfanilsäure zu einer rotvioletten Azo-Verbindung **5** kuppelt.

Nach DAB 7(!) wird die Substanz mit Kalilauge und Chloroform erhitzt, wobei die Lösung eine Gelbfärbung zeigt. Bei der Zugabe von Benzolsulfonsäure-4-diazoniumchlorid (diazotierte Sulfanilsäure) entsteht eine Violettfärbung.

Diese Reaktion ist für Theophyllin insoweit spezifisch, als die beiden anderen offizinellen Methylxanthine unter gleichen Bedingungen keine Farbreaktion eingehen, wohl aber die nicht offizinelle Harnsäure. In der Literatur (Kommentar zum DAB 7!) wird diese Reaktion fälschlich als Theophyllidin-Reaktion bezeichnet. Das wäre unter Ausschluss von Chloroform richtig. Beim Erhitzen von Theophyllin mit Lauge und Chloroform entwickelt sich ein nicht einheitlicher, wasserlöslicher gelber Farbstoff, dessen Struktur noch nicht geklärt ist.

Zu den etwas widersprüchlichen Angaben über die Theophyllidin-Reaktion ist zu bemerken, dass sie nur unter festgelegten Bedingungen (Konventionsbedingungen) für Theophyllin spezifisch ist.

Theobromin und Coffein geben nach längerem Kochen mit wässriger oder alkoholischer Alkalilauge ebenfalls Reaktionsprodukte, die mit Diazonium-Salzen zu farbigen Verbindungen kuppeln. Für den positiven Ausfall bei Coffein wurde eine Demethylierung am Imidazol-Ring angenommen und damit eine Umwandlung in Theophyllin, das dann weiter abgebaut wird. Theobromin kann sich analog verhalten.

Zu erwähnen ist auch, dass Theophyllin, ohne vorher zum Imidazol-Derivat hydrolysiert zu werden, in alkalischer Lösung mit bestimmten Diazonium-Salzen kuppeln kann, und zwar deshalb, weil seine Imidazol-Partialstruktur ein Anion bilden kann. Die Kupplung erfolgt allerdings langsamer und die Farbigkeit der entstandenen Reaktionsprodukte ist weniger intensiv.

Zum Mechanismus und zur Spezifität der Theophyllidin-Reaktion ist nach heutigen Kenntnissen Folgendes zu sagen:

Zunächst erfolgt alkalische Hydrolyse des Theophyllins zum Theophyllidin-Anion (**4**); der Pyrimidin-Ring des Theobromins ist sicher schwerer zu hydrolysieren, weil hier eine geringere Carbonyl-Aktivität am C-Atom 2 infolge Mesomeriestabilisierung des Anions herrscht.

Coffein, das im Pyrimidin-Ring mit Theophyllin identisch ist, wird ebenfalls hydrolysiert, liefert dann aber ein am Stickstoff methyliertes Imidazol (Coffeidin).

Außerdem werden nach dem Arzneibuch die Versuchsbedingungen so gewählt, dass Coffein kaum in Lösung geht.

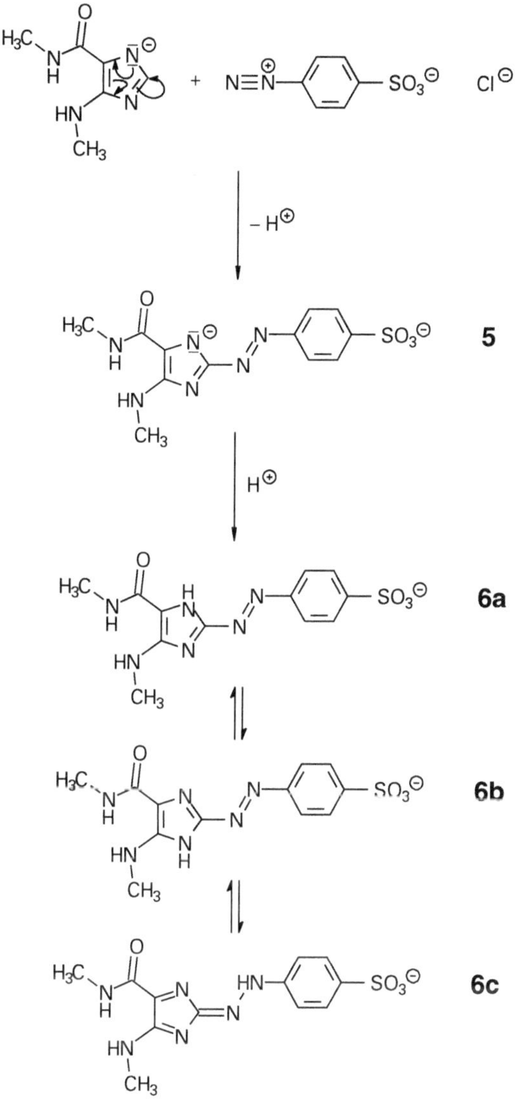

5

6a

6b

6c

Für Imidazol-Derivate ist nach MO-Berechnungen gesichert, dass nur ihre Anionen eine ausreichend hohe Elektronendichte aufweisen, um mit nicht besonders aktivierten Diazonium-Kationen am C-Atom 2 des Heteroaromaten kuppeln zu können. Aus diesem Grunde setzt sich beispielsweise *N*-Methylimidazol nicht um.

Theophyllidin erfüllt danach als Imidazol-Derivat die Voraussetzung, mit weniger aktiven Diazonium-Salzen zu kuppeln, wobei der Angriff, wie mithilfe der ^{13}C-NMR-Spcktroskopie bewiesen werden konnte, in Position 8 (bezogen auf die Bezifferung des Theophyllins) erfolgt.

Bei vorsichtigem Ansäuern geht das farbige Di-anion **5** in das ebenfalls farbige Mono-anion **6** über. **6** kann in den tautomeren Formen **6a, 6b** und **6c** vorliegen. Die Triazafulven-Struktur **6c** ist ^{13}C-NMR-spektroskopisch gesichert (*Matusch*).

Auch in stark saurer Lösung ist das Kupplungsprodukt noch farbig, da sich sowohl das tiefviolette Zwitterion **7** als auch das kirschrote Mono-kation **8** ausbilden können.

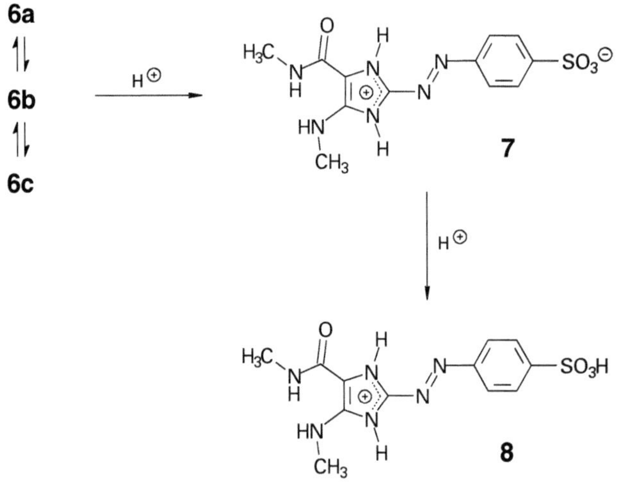

Von *Rücker* u. Mitarb. konnte **8** erstmals synthetisiert, isoliert und in seiner Struktur bestätigt werden.

Zur Spezifität der Theophyllidin-Reaktion ist weiterhin Folgendes zu bemerken: Das verwendete Reagenz, nämlich diazotierte Sulfanilsäure, hat nur schwache elektrophile Eigenschaften. Eine Kupplung erfordert daher ein reaktionsfähiges, elektronenreiches Substrat, wie es im Theophyllidin-Anion vorliegt.

Die Theophyllidin-Reaktion ist als Spezialfall der *Pauly*-Reaktion (s. S. 470) anzusehen.

Setzt man dagegen eine Diazonium-Komponente ein, deren elektrophiler Charakter durch Elektronen ziehende Substituenten verstärkt ist, so reagieren auch Substrate, die weniger aktiviert sind. Es ist daher verständlich, wenn Theobromin und Coffein mit diazotiertem 4-Nitroanilin kuppeln. Die größere Reaktivität dieses Reagenzes wird durch die mesomeren Formen **9a** und **9b** verdeutlicht.

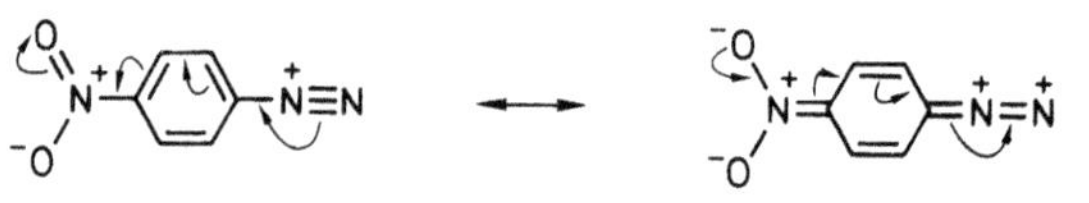

9a **9b**

Diazotierte Sulfanilsäure ist deshalb nicht aktiviert, weil unter den Reaktionsbedingungen die Sulfonsäure-Gruppe als Anion vorliegt.

Gehaltsbestimmung

Die übliche Arzneibuchmethode zur Bestimmung des Theophyllins besteht im Lösen der Substanz in heißem Wasser, Zusatz überschüssiger Silbernitrat-Lösung ($0{,}1\ mol \cdot l^{-1}$) und Titration mit Natronlauge ($0{,}1\ mol \cdot l^{-1}$). Indikator ist Bromthymolblau.

Aufgrund der Säurestärke des Theophyllins ($pK_S = 8{,}6$) stellt sich in wässriger Lösung ein Gleichgewicht zwischen dissoziiertem und undissoziiertem Theophyllin ein. Das Gleichgewicht lässt sich auf die rechte Seite verschieben, wenn man Silber-Ionen zugibt, wobei schwer lösliches Silbertheophyllinat (**10**) ausfällt:

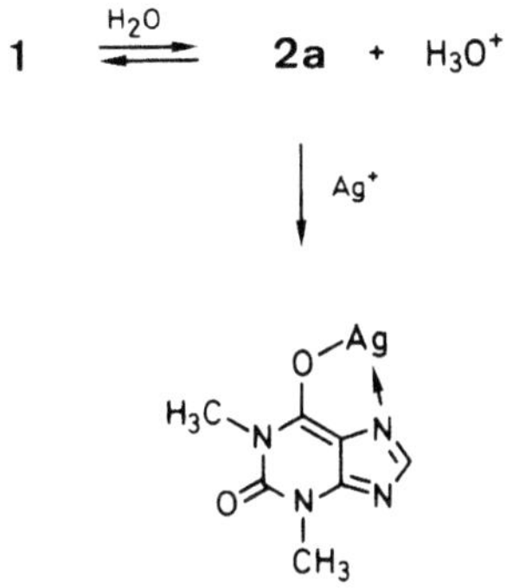

10

Für die schwer lösliche Silber-Verbindung wird heute anstelle der Salzform der Komplex **10** diskutiert.

In bestimmten, nicht wässrigen Lösungsmitteln, beispielsweise Dimethylformamid, lässt sich Theophyllin auch direkt mit wässriger Natronlauge titrieren. Dieses Verfahren ist billiger und liefert, wie der Vergleich beider Methoden gezeigt hat, gut übereinstimmende Resultate.

Theophyllin-Ethylendiamin

Aminophyllin
[317-34-0]

Broncholytikum
Antiasthmatikum

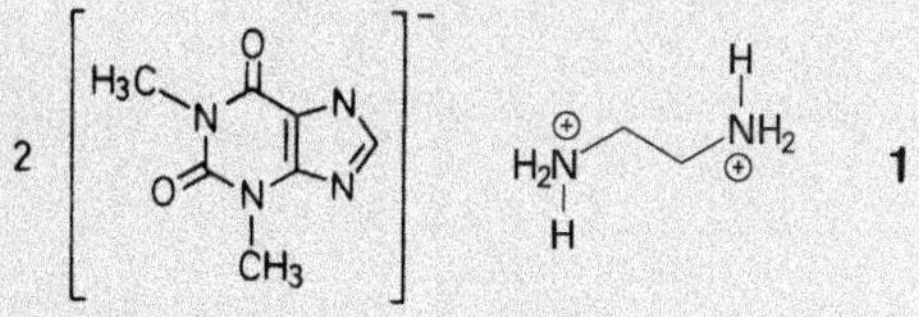

Die Substanz ist ein Gemisch aus den Komponenten Theophyllin und Ethylendiamin mit wechselndem Wassergehalt. In der Regel besteht sie aus 2 Mol Xanthin-Derivat und 1 Mol Diamin, was einem Theophyllin-Gehalt von 85,7% und einem Ethylendiamin-Gehalt von etwa 13% entspricht.

Die Einführung dieser Substanz in die Therapie beruht auf der erwähnten Neigung der Xanthine zur Komplexbildung und der damit einhergehenden verbesserten Wasserlöslichkeit. Aminophyllin ist in Wasser löslich im Verhältnis 1:5.

Die wässrige Lösung reagiert alkalisch. Die salzartige Verbindung ist an der Luft instabil; es wird Kohlendioxid aus der Luft aufgenommen und Theophyllin freigesetzt. Die CO_2-Aufnahme führt zur Bildung schwer löslicher Carbamate **2.** Durch diese Prozesse wird das Gemisch schwerer wasserlöslich.

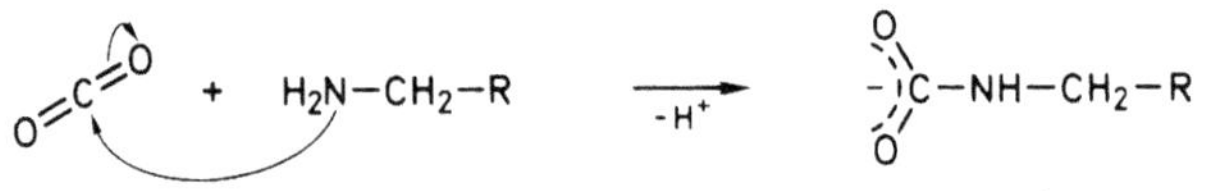

2

Durch Zersetzung des Amin-Anteils färbt sich sie Substanz allmählich gelb bis bräunlich und entwickelt zunehmend Ammoniak.

Nachweisreaktionen und quantitative Bestimmungen werden über die einzelnen Komponenten geführt, die sich ohne Schwierigkeiten trennen lassen (s. S. 559 u. 298).

So kann man beispielsweise vor der Bestimmung des Theophyllins den Ethylendiamin-Anteil durch Erhitzen verflüchtigen.

Identifizierung

- Freisetzung von Theophyllin durch Ansäuern einer wässrigen Substanzlösung und Bestimmung des Schmelzpunktes (Smp 270–274 °C).
- IR-Spektrum des isolierten Theophyllins.
- Derivatisierung des Ethylendiamins zum *N,N'*-Dibenzoyl-Derivat und Identifizierung über den Schmelzpunkt: 248–252 °C.
- Theophyllidin-Reaktion.

Bei der **Gehaltsbestimmung** wird der Ethylendiamin-Anteil acidimetrisch mit Salzsäure (0,1 $mol \cdot l^{-1}$) erfasst, Theophyllin acido-argentometrisch.

Theobromin

3,7-Dimethyl-3,7-dihydro-1*H*-purin-2,6-dion
[83-67-0]

Broncholytikum

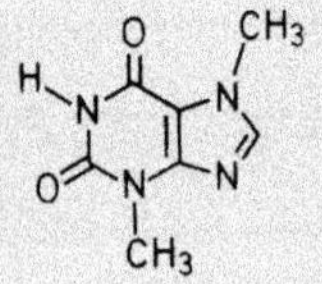

1

In neutraler Lösung ist wie bei Coffein und Theophyllin die Lactam-Form **1** bevorzugt. In festem Zustand liegt Theobromin vorzugsweise in der Lactim-Form **1 a** vor, die über Wasserstoff-Brücken zur Assoziat-Bildung neigt.

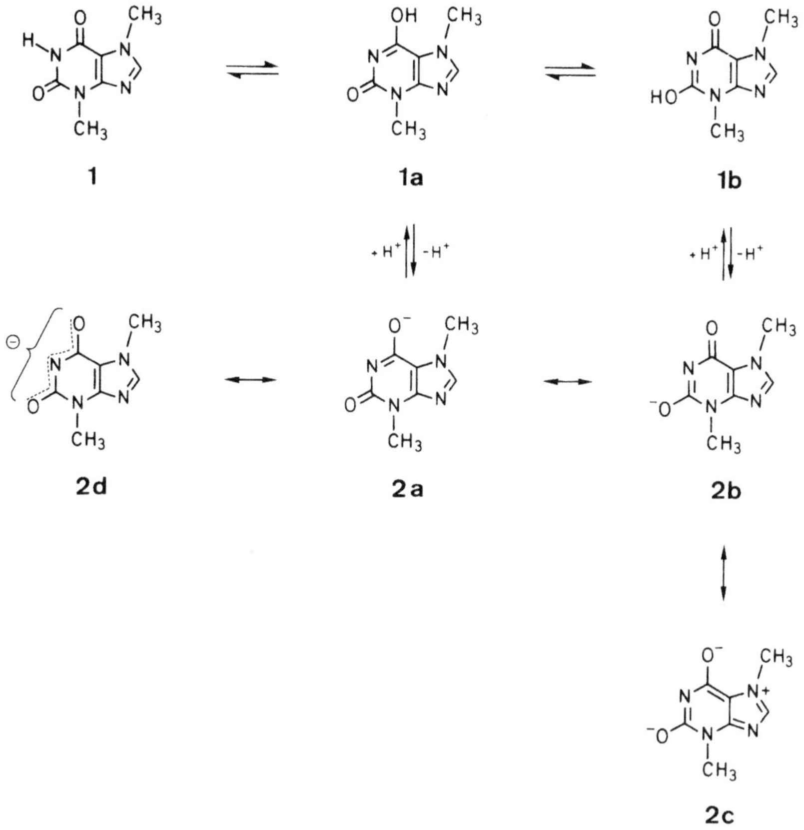

Über das Verhalten der drei Xanthin-Derivate im festen Zustand geben die IR-Spektren Auskunft. Im Bereich der Carbonyl-Schwingungen gleichen sich die Banden von Coffein und Theophyllin, Theobromin weicht davon ab.

Während Theophyllin über Wasserstoff-Brücken einen Dimer-Komplex ausbildet, muss nach dem hohen Schmelzpunkt des Theobromins hier auf höhergliedrige Komplexe geschlossen werden.

Identifizierung

- IR-Spektrum.
- Murexid-Reaktion.
- Im Gegensatz zum Silbertheophyllinat ist Silbertheobrominat in ammoniakalischer Lösung bei Raumtemperatur löslich. Beim Erhitzen fällt es dagegen aus.

Gehaltsbestimmung

Theobromin (**1**), das eine Imid-Partialstruktur aufweist, lässt sich in Gegenwart von Silber-Ionen mit Natronlauge ($0{,}1\ mol \cdot l^{-1}$) als schwache NH-acide Verbindung titrieren.

Pentoxyfyllin
3,7-Dimethyl-1(5-oxohexyl)-3,7-dihydro-1*H*-purin-2,6-dion,
[6493-05-6]

Mittel gegen Durchblutungsstörungen

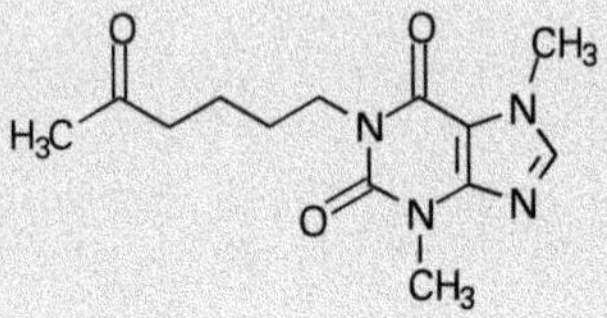

1

Farbloses, kristallines Pulver, das in Wasser mäßig löslich ist. Geringe Löslichkeit in Ethanol.

$pK_s = 0,3$ (N-9).

UV (Wasser) $\lambda_{max} = 208$ und 273 nm.

Identifizierung

- Smt: 103-107 °C.
- IR.
- DC.
- Pentoxyfyllin (**1**) gibt als Xanthin-derivat eine positive Murexid-Reaktion (siehe Seite 553).
- **1** besitzt eine Methyl-alkylketon-Seitenkette und bildet mit 2,4-Dinitrophenylhydrazin ein 2,4-Dinitrophenylhydrazon, das bei 199–201 °C schmilzt.
- Aufgrund der Methyl-alkylketon-Seitenkette sollte **1** eine positive **Janovsky-Reaktion** ergeben, über die bisher in der Literatur nicht berichtet wurde. Eigene Versuche zeigten, dass **1** in Natronlauge ($1\ mol \cdot l^{-1}$) gelöst, mit einer 1%igen 1,3-Dinitrobenzol-Lösung in Ethanol eine intensive violette Färbung ergibt. Im Pentoxyfyllin (**1**) ist sowohl eine Methyketo- als auch eine Methylenketo-Partialstruktur vorhanden. So stellt sich die Frage, an welcher Position mit Basen eine Deprotonierung und Bildung eines Enolates stattfinden wird. Da eine Strukturaufklärung des violetten Farbstoffs bisher nicht vorgenommen wurde, soll die initiale Enolat-Bildung am Pentoxyfyllin (**1**) hier nur theoretisch erörtert werden. Generell kann die Enolat-Bildung bei geeigneten, d.h. zweifach CH-aciden Ketonen kinetisch oder thermodynamisch kontrolliert sein.

  Eine kinetische Kontrolle liegt dann vor, wenn die Produktzusammensetzung der beiden möglichen Enolate durch die relativen Geschwindigkeiten der beiden konkurrierenden Deprotonierungsreaktionen bestimmt wird und eine nachträgliche Umwandlung nicht erfolgt. Unter kinetisch kontrollierten Bedingungen bildet sich das weniger substituierte Enol A, da die Abspaltung eines sterisch weniger beanspruchten Protons rascher erfolgt. Die Bildung des kinetischen Enolats A ist bevorzugt durch Verwendung von starken, sterisch anspruchsvollen Basen – z. B. Lithiumdiisopropylamid (LDA) – niedrige Temperatur und kurze Reaktionszeit.

  Wenn sich die Enolate A und B schnell ineinander umwandeln, stellt sich ein Gleichgewicht ein, und die Produktzusammensetzung (A und B) spiegelt die relative thermodynamische Stabilität wieder. Das Verhältnis der Enolate A und B ist dann thermodynamisch kontrolliert. In einer Gleichgewichtsmischung liegt in der Regel das höher substituierte Enolat B vor. Seine Bildung wird gefördert durch einen Überschuss an Keton, sterisch wenig anspruchsvolle Basen (z. B. KH) höhere Temperatur und lange Reaktionszeit.

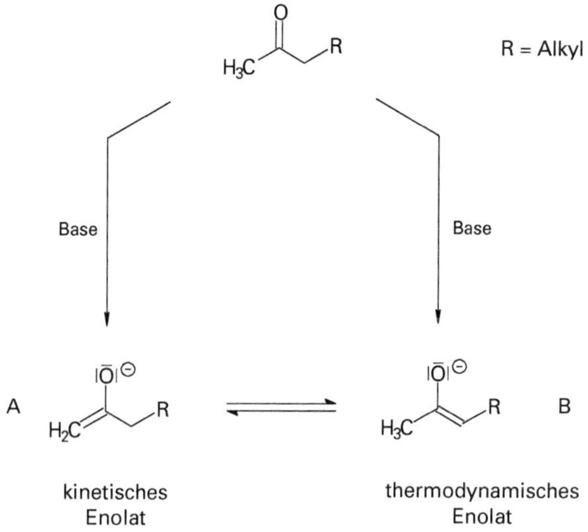

Computerchemische Rechnungen (RB3LYP/6-311+G(d,p)) am Computer-Chemie-Centrum der Universität Erlangen durch *Dr. H. Lanig* zeigten, dass bei einem Hexan-2-on, als Modell für die Pentoxyfyllin-Seitenkette, die Bildung des thermodynamischen Enolats B(R = –$(CH_2)_2$–CH_3) um den Faktor 10 gegenüber dem kinetischen Enolat A bevorzugt ist.

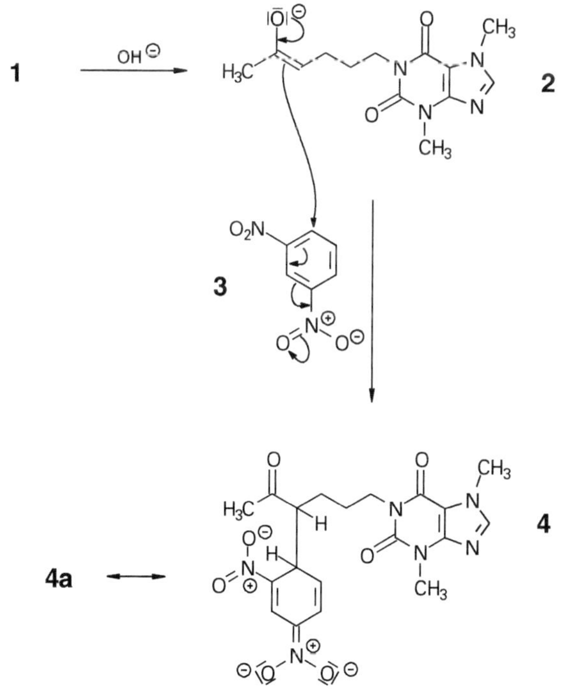

Mit hoher Wahrscheinlichkeit wird sich daher bei der o.g. *Janovsky*-Reaktion mit Pentoxyfyllin (**1**) überwiegend das stabilere und energieärmere Enolat **2** bilden, das mit 1,3-Dinitrobenzol (**3**) zu dem violetten *Meisenheimer*-Salz **4** reagiert. Mit Basen wie Hydroxid- oder Alkoxid-Ionen erfolgt bei CH-aciden Ketonen wie **1** die Bildung von Enolaten **2** nicht quantitativ. Eine quantitative Deprotonierung und Enolat-Bildung ist möglich mit stärkeren Basen wie Lithiumdiisopropylamid (LDA) oder Butyllithium.

Gehaltsbestimmung

1 besitzt eine Coffein-Partialstruktur und stellt daher, wie Coffein, eine extrem schwache Base an N-9 dar ($pK_s = 0{,}3$) und lässt sich nur noch in einem fast aprotischen Lösungsmittel (Acetanhydrid/Eisessig = 4 : 1) mit Perchlorsäure ($0{,}1\ mol \cdot l^{-1}$) titrieren. Die Protonierung erfolgt an N-9.

Hydroxyalkylierte Theophylline

Wegen der besseren Wasserlöslichkeit werden verschiedene Theophyllin-Derivate, die in Position 7 eine Hydroxyalkyl-Gruppe tragen, therapeutisch eingesetzt; dazu gehören Etophyllin, Proxyphyllin und Diprophyllin.

Etofyllin
7-(2-Hydroxyethyl)-1,3-dimethyl-3,7-dihydro-1*H*-purin-2,6-dion
[519-37-9]

Broncholytikum

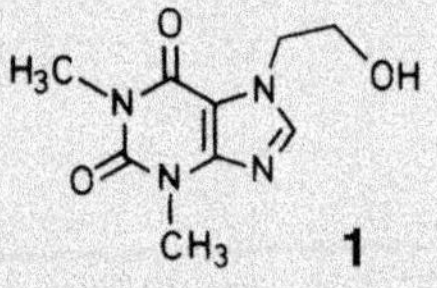

1

Die weiße, kristalline Substanz ist in Wasser löslich, allerdings etwas weniger als Proxyphyllin, schwer löslich in Ethanol.

Da Etofyllin wie Coffein kein Anion mehr bilden kann, ist es wesentlich alkali-instabiler als Theophyllin und hydrolysiert leicht zum entsprechenden Theophyllidin-Derivat.

Identifizierung

- IR-Spektrum.
- Der Schmelzpunkt von 161 bis 166 °C ist wenig höher als der von 7-Ethyltheophyllin, der zwischen 156 und 157 °C liegt.
- Herstellung des Monoacetyl-Derivates durch Erhitzen von **1** in Ac_2O. Dass von der alkoholischen Hydroxy-Gruppe Wasserstoff-Brücken ausgehen, zeigt die Schmelzpunkterniedrigung des Acetyl-Derivates um ca. 60 °C (101–105 °C).
- Murexid-Reaktion.

Die **Gehaltsbestimmung** von **1** als sehr schwache Base (N-9) erfolgt nach Lösen in Ameisensäure/Acetanhydrid mit Perchlorsäure (0,1 $mol \cdot l^{-1}$).

Proxyphyllin

[(2*RS*)-2-Hydroxypropyl]-1,3-dimethyl-3,7-dihydro-1*H*-purin-2,6-dion
[603-00-9]

Broncholytikum

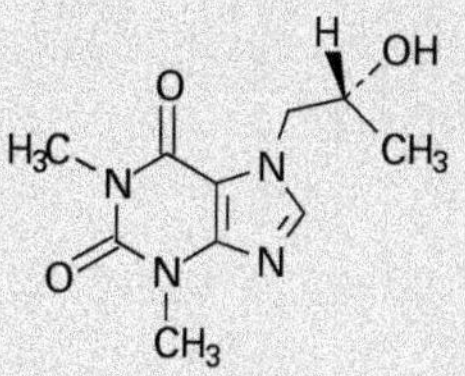

1

und Enantiomer

Die weiße, kristalline Substanz ist aufgrund ihrer Hydroxyalkylierung in Position 7 leicht löslich in Wasser; sie ist noch einigermaßen gut löslich in Ethanol.

Die Alkylierung bewirkt auch eine drastische Senkung des Schmelzpunktes auf 134 bis 136 °C, wenn man mit Theophyllin vergleicht, das bei 270 bis 274 °C schmilzt.

Durch Acetylierung der Hydroxy-Gruppe wird an dieser Stelle die Fähigkeit zur Wasserstoff-Brückenbildung unterbunden. Das Acetyl-Derivat entspricht in seinem Schmelzpunkt (87–92 °C) etwa dem des 7-Propyltheophyllins.

In diesem Zusammenhang ist eine Betrachtung der Schmelzpunkte von 7-alkylsubstituierten Theophyllin-Derivaten reizvoll.

	Smp °C
7-Methyltheophyllin (Coffein)	238
7-Ethyltheophyllin	156–157
7-Propyltheophyllin	99–100
7-Butyltheophyllin	108–109

Aus dieser Tabelle kann man schließen, dass durch den größer werdenden Alkyl-Rest die Tendenz zur Bildung dimerer Komplexe, wie bei Coffein beschrieben, immer stärker zurückgedrängt wird, so dass in fester Form zunehmend monomere Verbindungen vorliegen.

Einer weiter gehenden Schmelzpunkterniedrigung steht auf der anderen Seite die Zunahme der Molekülmasse gegenüber. Mit zunehmender Lipophilie des Alkyl-Restes sinkt auch die Wasserlöslichkeit wieder ab, die vorher mit wachsender Kettenlänge zugenommen hat.

Diprophyllin
7-[(2*RS*)-2,3-Dihydroxypropyl)-1,3-dimethyl-3,7-dihydro-1*H*-purin-2,6-dion
[497-18-5]

Broncholytikum

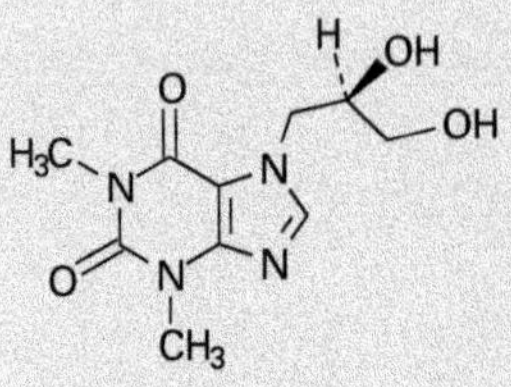

und Enantiomer

1

Die weiße, kristalline Substanz ist leicht in Wasser, schwer in Ethanol löslich.

Der Schmelzpunkt liegt höher als der von Proxyphyllin und der von 7-Propyltheophyllin, was auf Assoziat-Bildung schließen lässt, die gegenüber Proxyphyllin mit einer alkoholischen Hydroxy-Gruppe verstärkt ist:

	Smp °C	CAS-Nr.
7-Propyltheophyllin	100	
Proxyphyllin	134	[603-00-9]
Diprophyllin	160–165	[497-18-5]

Der Schmelzpunkt des Diacetyl-Derivates wird zur Identifizierung herangezogen: 142–148 °C.

Gehaltsbestimmung: s. Etofyllin S. 569.

10.2.4 Chinolin-Derivate

Chinolin ist eines der beiden möglichen Benzopyridine. Es entspricht dem Benzo[*b*]pyridin (**1**), während das Benzo[*c*]pyridin als Isochinolin (**2**) bezeichnet wird.

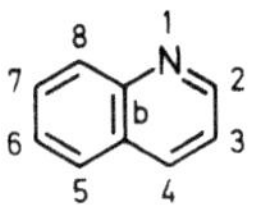

1

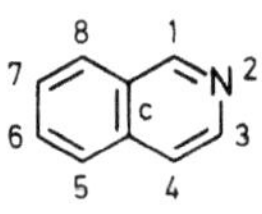

2

Chinolin weist 10 π-Elektronen auf und ähnelt damit dem Naphthalin, was sich auch in seinen physikalischen und chemischen Eigenschaften zeigt. Die beiden Moleküle sind planar gebaut und besitzen ein ähnliches UV-Spektrum:

- λ_{max} = 220–230; 270–280 und 310–320 nm.

Chinolin ist eine farblose Flüssigkeit mit charakteristischem Geruch. Es ist wasserdampfflüchtig. Die Löslichkeit in Wasser ist geringer als bei Pyridin, was infolge des ankondensierten, lipophilen Benzol-Ringes auch zu erwarten ist. Die

Substanz ist gut löslich in Ethanol und Ether. Die Basizität des Chinolins entspricht etwa der des Anilins.

- Schmelzpunkt: 14,96 °C,
- Siedepunkt$_{760}$: 237,1 °C.

	pK_S-Werte
Chinolin	4,81
Anilin	4,6
Pyridin	5,25
Isochinolin	5,42

10.2.4.1 Amino-hydroxy-alkylierte Chinoline

Zu dieser Gruppe von Verbindungen gehören die China-Alkaloide. Darunter besitzen Chinin und Chinidin als Antimalariamittel bzw. als Antiarrhythmikum pharmazeutische Bedeutung sowie als Bittermittel für die Getränkeindustrie. Weltweit werden etwa 700 t/Jahr produziert.

Das Grundgerüst der beiden Alkaloide ist Cinchonan (**1**). Es besteht aus einem Chinolin-Ring, der über eine Methylen-Brücke mit dem in 3-Stellung vinylsubstituierten Chinuclidin-Ring (**2**) verknüpft ist.

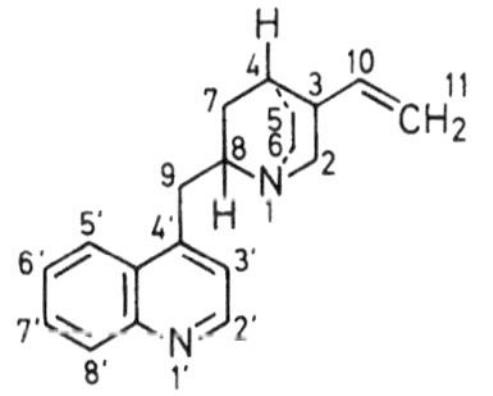

1

Chinuclidin (**2**) ist ein starres, käfigartiges Ringgerüst, wobei die enthaltenen Piperidin-Partialstrukturen in der Bootform vorliegen. Seine Basizität ähnelt der von aliphatischen Aminen.

Dieses Azaloge des Bicyclo[2.2.2]octans ist in verschiedenen Alkaloiden aus Cinchona-, Rauwolfia- und Strychnos-Arten enthalten.

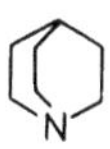

≡

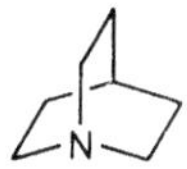

2 **2**

2 besitzt als unsubstituiertes Ringgerüst keine asymmetrischen C-Atome. Dagegen sind im substituierten Chinuclidin-Ring, der in Chinin (**3**) und Chinidin (**4**) enthalten ist, drei asymmetrische C-Atome, und zwar in den Positionen 3, 4 und 8. Da in **3** und **4** die Position 9 hydroxyliert ist, sind in diesen beiden Alkaloiden insgesamt vier asymmetrsiche C-Atome anzutreffen. Von den $4^2 = 16$ möglichen Stereoisomeren kommen in der Natur nur diejenigen vor, deren sterische Anordnung an den C-Atomen 3 und 4 gleich ist. Chinin besitzt 3*R*, 4*S*, 8*S*, 9*R*-Konfiguration, Chinidin die Konfiguration 3*R*, 4*S*, 8*R*, 9*S*.

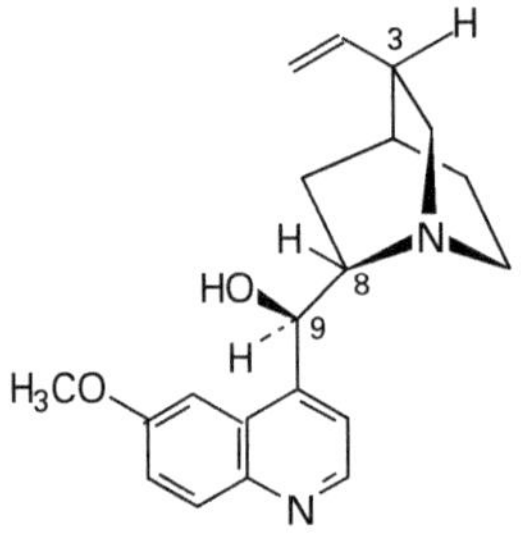

3

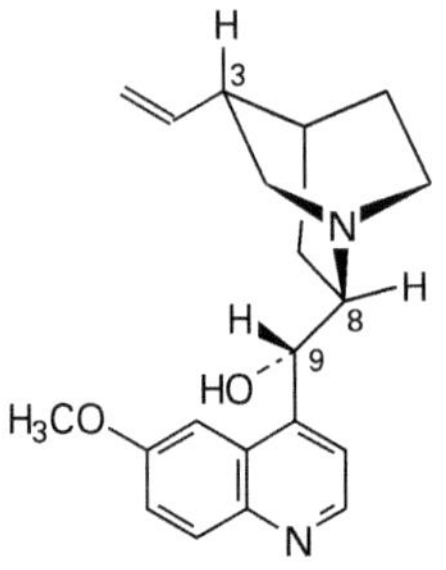

4

Chinin

(*R*)-[(2*S*,4*S*,5*R*)-5-Ethenyl-1-azabicyclo-[2.2.2]oct-2-yl](6-methoxychinolin-4-yl)methanol
[130-95-0]

Malariamittel

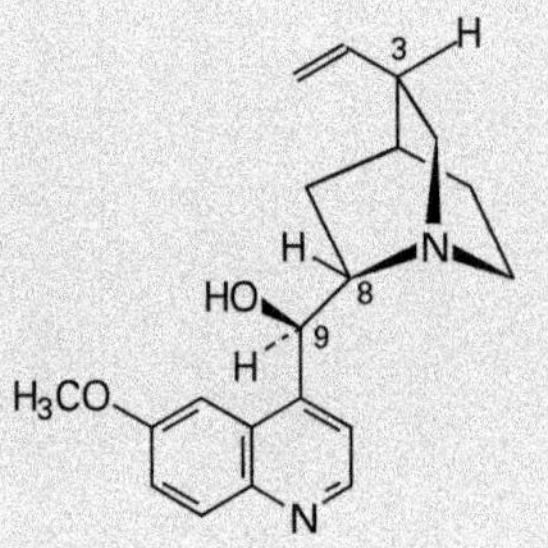

1

Die zweiwertige Base ist ein farbloses, feinkristallines Pulver von stark bitterem Geschmack, löslich in Ethanol, unlöslich in Wasser. Die pK_S-Werte sind für den protonierten Chinolin-Stickstoff $pK_{S1} = 4{,}2$ und für den protonierten Chinuclidin-Stickstoff $pK_{S2} = 8{,}8$.

Mit Säuren bildet Chinin basische und neutrale Salze. Zu den basischen zu rechnen sind **Chininhydrochlorid** und **Chininsulfat**. In diesen Salzen ist lediglich der Chinuclidin-Stickstoff protoniert. Zu den neutralen Salzen gehört das Chinindihydrochlorid der BP 93, in welchem beide Stickstoff-Atome protoniert sind.

Wässrige Lösungen der basischen Salze reagieren neutral. Hingegen findet bei den stöchiometrisch neutralen Salzen in Wasser leicht Hydrolyse statt. Dabei geht beispielsweise das Chinindihydrochlorid (**2**) unter Freisetzung von 1 Mol Säure in das Chininhydrochlorid (**3**) über.

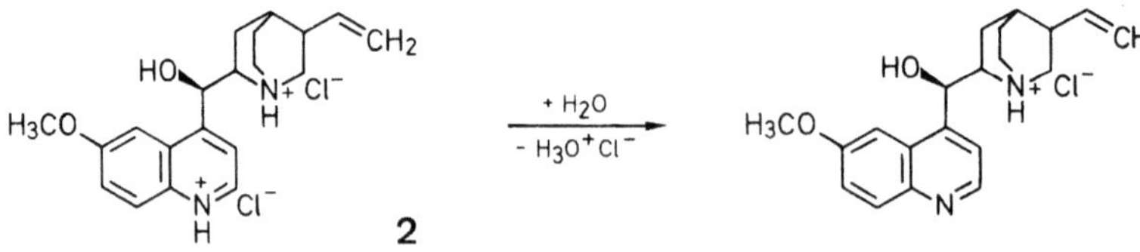

2 **3**

Nach ^{1}H-NMR-Untersuchungen israelischer Autoren ist die Protonierungsstelle bei den Monohydrochloriden des Chinins und Chinidins in Lösung abhängig von der Art des Lösungsmittels: In polaren Lösungsmitteln ist der Chinuclidin-Ring protoniert. Dagegen wechselt in unpolaren Lösungsmitteln wie Chloroform die Protonierungsstelle infolge Konformationsänderung zum Chinolin-Ring. Die Gesamtmolekel wird dadurch lipophiler, was auch die Löslichkeit der Substanz in diesem Lösungsmittel erklären würde.

Chinin ist vor Licht geschützt aufzubewahren. Über Photoreaktionen der Verbindung berichten erstmals *Laurie* u. Mitarb. Chinin- und Chinidin-*N*-Oxide sind reaktive Biotransformationsprodukte beider Arzneistoffe. Über ihren photochemischen Abbau sowie den massenspektrometrischen Nachweis finden sich Angaben bei *Pfeifer*.

Chininsulfat bildet farblose, nadelförmige Kristalle oder ein weißes, kristallines Pulver, ist geruchlos, schmeckt stark bitter, löst sich schwer in Wasser und Ethanol, wenig in siedendem Wasser und schwer in Chloroform. Die Substanz kristallisiert mit zwei Mol Wasser.

Die spezifische Drehung beträgt: −237 bis −245°.

Chininhydrochlorid erscheint in Form feiner, seidenartig glänzender, oft in Büscheln zusammengefasster, farbloser Nadeln, ist geruchlos und schmeckt bitter. Die Substanz ist löslich in Wasser, leicht löslich in Ethanol und Chloroform, sehr schwer löslich in Ether, praktisch unlöslich in Aceton. Auch das Hydrochlorid kristallisiert mit zwei Mol Wasser.

Die spezifische Drehung soll zwischen −245 und −258° liegen.

Identifizierung

Die bekanntesten Nachweismethoden für methoxylierte China-Alkaloide sind die Thalleiochin-Reaktion, die Erythrochin-Reaktion und die blaue Fluoreszenz, die in wässrigen Lösungen auftritt, wenn diese mit sauerstoffhaltigen Säuren versetzt werden.

- Die **Thalleiochin-Reaktion** verläuft positiv mit allen China-Alkaloiden, die am Chinolin-Ring in Position 6 eine Sauerstoff-Funktion tragen. Sie verläuft negativ bei Alkaloiden, die an dieser Stelle nicht sauerstoffsubstituiert sind, z.B. bei Cinchonin und Cinchonidin.

Zur Durchführung wird die wässrige Lösung der Substanz mit Chlorwasser oder Bromwasser sowie verdünntem Ammoniak versetzt, wobei zunächst eine rote Färbung beobachtet wird, die in eine smaragdgrüne übergeht.

Anstelle von Chinin wurde von japanischen Autoren 6-Methoxychinolin (**4**) als Modellsubstanz eingesetzt.

Die Einwirkung von Bromwasser und verdünnter Ammoniak-Lösung führt zu einem Produktgemisch, das aus einem roten Farbstoff und einem äußerst stabilen blauen Radikal mit hoher Molmasse und bisher noch unbekannter Struktur bestehen soll.

Für die Bildung eines roten Farbstoffs kann folgender Reaktionsablauf angenommen werden:

6-Methoxychinolin (**4**) wird durch Bromwasser zum 5-Bromchinolin **5** bromiert, das mit Hydroxyl-Ionen 5-Hydroxy-6-methoxychinolin (**6**) ergibt. Hieran schließt sich eine oxidative Phenol-Kupplung an, die durch Brom als Oxidationsmittel initiiert wird. Es entsteht das Phenoxy-Radikal **7a,** das aus der Form **7b** zu **8a** dimerisiert und nach ^{1}H-NMR-Daten in der tautomeren Form **8b** vorliegt. Die rote Farbe von **8b** lässt sich durch die zweifach vorhandene aryloge Merocyanin-Struktur erklären.

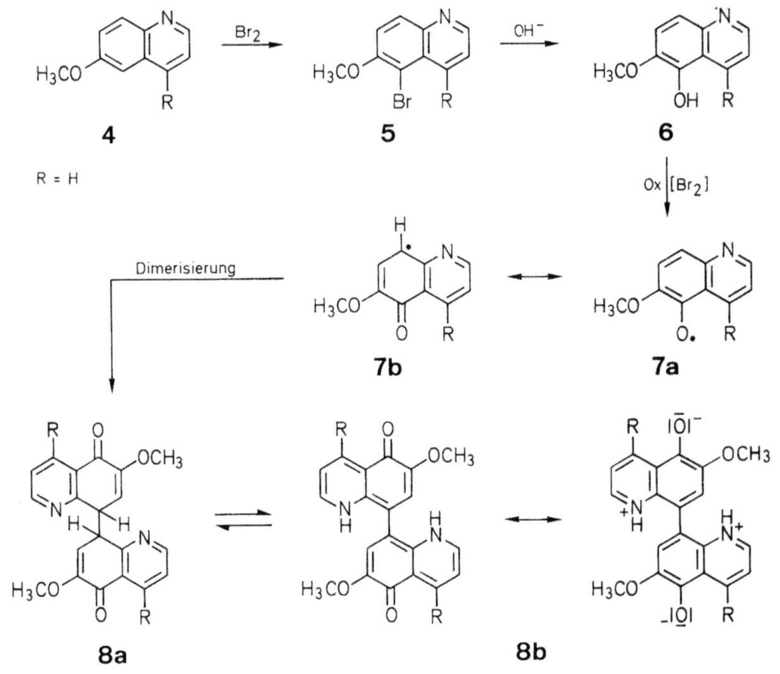

Versetzt man eine Chininsalz-Lösung mit Bromwasser und anschließend mit Kaliumhexacyanoferrat(II) oder Kaliumhexacyanoferrat(III), so entsteht beim Alkalisieren mit Natronlauge oder Ammoniak eine Rotfärbung (**Erythrochin-Reaktion**). Die Reaktion ist um den Faktor 10 empfindlicher als die Thalleiochin-Reaktion; die Färbung ist jedoch nur kurze Zeit beständig.

Takada u. Mitarb. fanden, dass das rote Reaktionsprodukt der Thalleiochin-Reaktion, **8b,** mit dem roten Reaktionsprodukt der Erythrochin-Reaktion identisch ist.

In der Literatur wurde bisher als Reaktionsprodukt der Erythrochin-Reaktion **9** angegeben. *A. Müller* vermutet im Kommentar zum Arzneibuch, dass die bisherige Struktur des roten Farbproduktes, nämlich **9,** nicht richtig ist. Seine Vermutung begründet er durch die offensichtliche Gleichheit der publizierten IR-Spektren. Dieser Vermutung können wir uns anschließen: Das *p*-Chinon **9** besitzt eine relative Molmasse von 346, Verbindung **8a** eine von 348. Das publizierte Massenspektrum von **9** zeigt einen Molpeak (m/z = 348), der als $M^+ + 2$ bezeichnet wird. Mit hoher Wahrscheinlichkeit handelt es sich jedoch um den Molpeak M^+, m/z = 348, von **8b.**

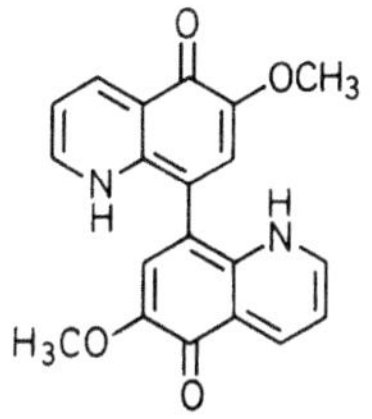

8b

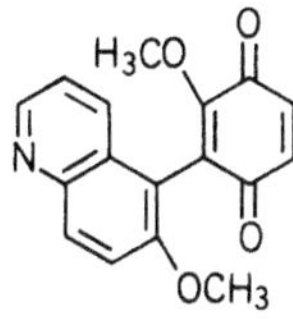

9

Führt man die Erythrochin-Reaktion mit Chinin (**1**) selbst durch, so erhält man gemäß Literaturangaben kein einheitliches Farbprodukt. Die UV-Spektren des Erythrochin-Produktes aus Chinin und 6-Methoxychinolin zeigen große Ähnlichkeit. Die bathochrome Verschiebung des Maximums im sichtbaren Bereich um ca. 30 nm kann mit der Oxidation der Alkohol-Gruppe im Chinin zur Keto-Funktion (Chininon) erklärt werden. Setzt man Chininon in der Erythrochin-Reaktion ein, so ist das UV-Spektrum der Farblösung fast identisch mit der Farblösung aus Chinin (**1**). Da bei der Umsetzung mit Bromwasser die Vinyl-Gruppe im Chinin in die 1,2-Dibromethyl-Gruppe umgewandelt wird, kann der Rest R in **8a,** bei Anwendung der Erythrochin-Reaktion auf Chinin, wie folgt angegeben werden:

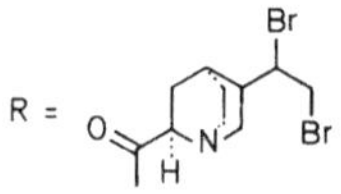

- Chinin-Salze, mit sauerstoffhaltigen Säuren wie Schwefelsäure oder Essigsäure versetzt, zeigen, besonders in verdünnter wässriger Lösung, eine charakteristische blaue Fluoreszenz. Die wässrige Lösung von Chininhydrochlorid fluoresziert dagegen nicht.

  Diese Reaktion ist charakteristisch für methoxylierte China-Alkaloide, wobei die Substitution in Position 3 des Chinuclidin-Rings keine Rolle spielt. Sie verläuft negativ bei methoxylfreien Alkaloiden wie Cinchonin oder Cinchonidin.
- DC.

Reinheitsprüfung

Auf Verunreinigungen durch andere China-Alkaloide wie Chinidin, Cinchonin oder Cinchonidin prüft man mithilfe der HPLC.

Neben den bereits genannten Alkaloiden kommen in den China-Alkaloiden auch sogenannte Hydrobasen vor. Sie tragen statt der Vinyl-Gruppe in Position 3 eine Ethyl-Gruppe **10.** Den Gehalt an Dihydrochinin und anderen hydrierten China-Alkaloiden ermittelt man nach Ph.Eur. durch HPLC, früher (DAB 9) indirekt durch Bromierung. Chinin und andere, einen Vinyl-Rest tragende China-Alkaloide **11** addieren Brom zu **12.** Aus der Differenz zu 100% wird der Gehalt an nicht bromierbarem Hydrochinin und Analoga ermittelt.

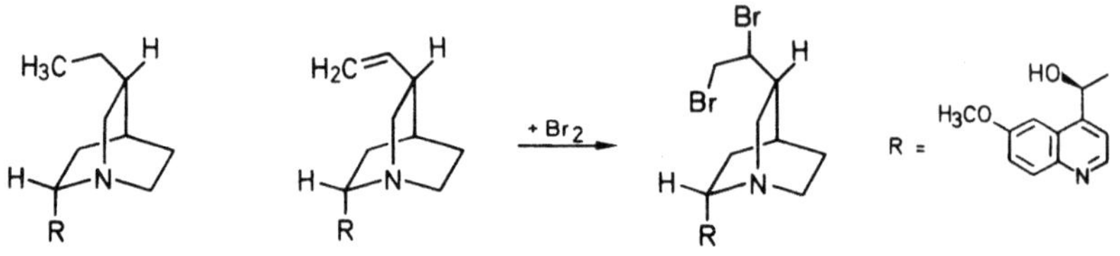

10 **11** **12**

Gehaltsbestimmung

Chininhydrochlorid: Titration mit Natronlauge (0,1 mol · l^{-1}) als Verdrängungstitration in Ethanol.

Chinidin

(*S*)-[(2*R*,4*S*,5*R*)-5-Ethenyl-1-azabicyclo-[2.2.2]oct-2-yl](6-methoxychinolin-4-)methanol
[56-54-2]

Antiarrhythmikum

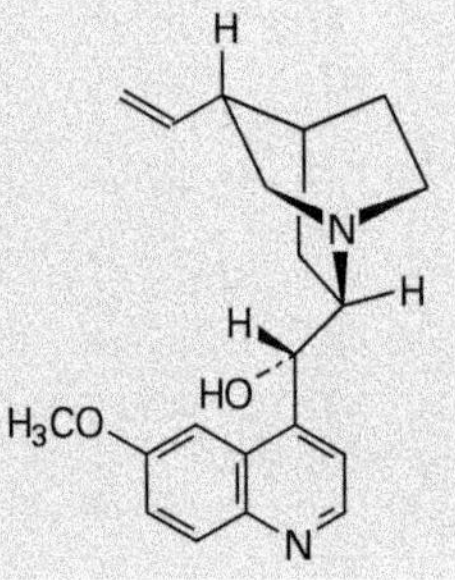

1

Die Analytik ist weitgehend identisch mit der des Chinins, sofern man von der spezifischen Drehung absieht.

Offizinell ist das **Chinidinsulfat.**

- DC, Detektion mit Iodplatin-Reagenz.
- Thalleiochin-Reaktion s. Chinin S. 573.
- Blaue Fluoreszenz in schwefelsaurer Lösung.
- Eine Unterscheidungsmöglichkeit besteht darin, die wässrige Lösung der Substanz mit Silbernitrat-Lösung bestimmter Konzentration zu versetzen. Beim Reiben mit einem Glasstab entsteht ein weißes, schwer lösliches Doppelsalz, das in verdünnter Salpetersäure löslich ist. Chininsulfat ergibt unter gleichen Bedingungen lediglich langsam eine Trübung.

Das Chinidinsulfat kann man auf andere Cinchona-Alkaloide prüfen, indem man zur heißen Prüflösung Kaliumiodid zugibt. Dabei fallen die Hydroiodide des Chinidins und Hydrochinidins aus und werden abfiltriert. Die leichter löslichen Hydroiodide des Chinins, Cinchonins und Cinchonidins werden wiederum durch Zugabe von Ammoniak als freie Basen abgeschieden und erkannt.

Die Prüfung auf andere China-Alkaloide geschieht mithilfe der HPLC.

Gehaltsbestimmung

In Acetanhydrid mit Perchlorsäure (0,1 mol · l^{-1}). Protoniert werden der Chinolin-Stickstoff und das Sulfat zum Hydrogensulfat.

Eine Literaturübersicht über chromatographische Bestimmungsmethoden findet sich bei *Klein* und *Teichmann.*

10.2.4.2 Aminochinoline

Chloroquin

N[4]-(7-Chlorchinolin-4-yl)-*N*[1],
N[1]-diethylpentan-1,4-diamin
[50-63-5]

Malariamittel/Antirheumatikum

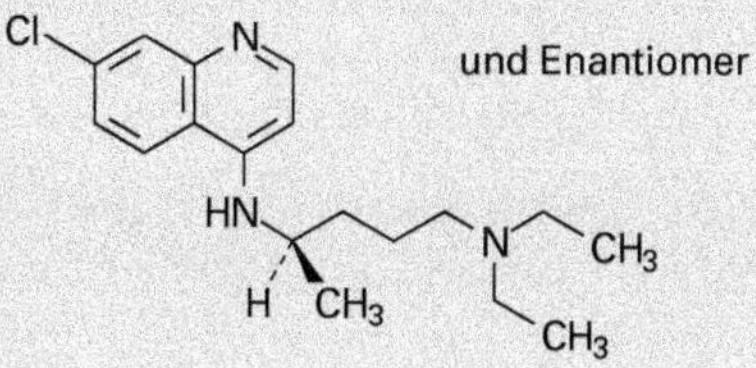

1

Offizinell ist das **Dihydrogenphosphat**. Weißes, hygroskopisches Pulver, das in zwei verschiedenen Kristallformen vorkommt. In Abhängigkeit von der vorliegenden Modifikation schmilzt **1** zwischen 195 und 218 °C. Chloroquin-Base schmilzt bei 87 °C. Chloroquindiphosphat ist leicht löslich in Wasser; praktisch unlöslich in Ethanol, Methanol.

Für Chloroquinphosphat werden folgende pK_S-Werte angegeben: $pK_{S1} = 8{,}1$; $pK_{S2} = 9{,}94$. Der pK_{S1}-Wert muss dem Chinolinium-Kation zugeordnet werden. Chinolin selbst besitzt einen pK_S-Wert von 4,81, ist also eine schwache Base. Durch formales Hinzufügen einer Elektronen liefernden Amino-Funktion in Position 4 gelangt man zum 4-Aminochinolin (**2**), das einen pK_S-Wert von 9,13 aufweist. Die Steigerung der Basizität von **2** gegenüber Chinolin ist auf die phenyloge Amidin-Struktur und Ausbildung eines phenylogen Amidinium-Kations **3** zu erklären.

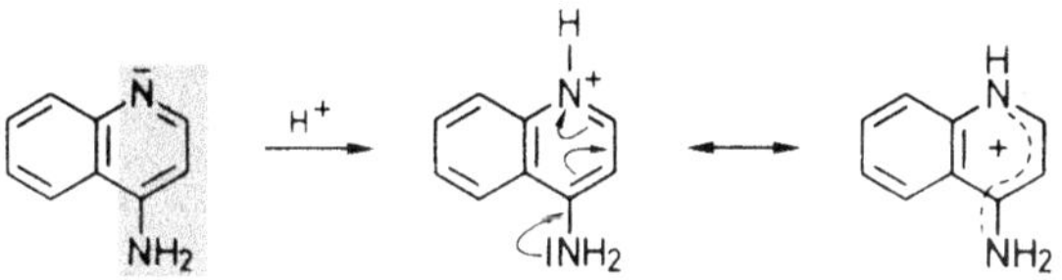

2 **3**

Der pK_S-Wert von 9,94 muss der Trialkylammonium-Gruppe zugeordnet werden.

Identifizierung

- Bestimmung der UV-Absorption. Eine wässrige Substanzlösung muss Maxima bei 220, 235, 256, 329 und 342 nm aufweisen.
- IR-Spektrum.
- Herstellung eines Pikrates, das zwischen 206 und 209 °C schmelzen soll.
- Nachweis des Anions $H_2PO_4^-$ mit Silbernitrat. Es bildet sich gelbes schwer lösliches Silberphosphat. Nach Lösen des gelben Niederschlags in Salpetersäure fällt nach Zusatz von Ammoniummolybdat-Lösung ein gelber kristalliner Niederschlag von $(NH_4)_3[P(Mo_3O_{10})_4]$ aus.

Gehaltsbestimmung

Bei der Titration im wasserfreien Medium mit Perchlorsäure ($0{,}1\ mol \cdot l^{-1}$) erfasst man das Dihydrogenphosphat, das zur Phosphorsäure protoniert wird.

Neben dem Chloroquinphosphat führt Ph.Eur. auch die Monographie **Chloroquinsulfat** auf. Es handelt sich um das 1:1-Salz mit Schwefelsäure. Zur Identifizierung bestimmt man den Schmelzpunkt, der bei 208 °C liegen soll, und fertigt ein UV- bzw. IR-Spektrum an. Weiterhin sind die Bildung eines Pikrats und ein Sulfat-Nachweis vorgeschrieben.

Die Gehaltsbestimmung erfolgt durch Titration mit $HClO_4$ (0,1 $mol \cdot l^{-1}$) in Eisessig, wobei das Sulfat zum Hydrogensulfat protoniert wird.

10.2.5 Isochinolin-Derivate

Von den therapeutisch wertvollen und oft angewandten Alkaloiden besitzen zahlreiche das Isochinolin-Gerüst.

Hier wird eingegangen auf Papaverin, Morphin und Derivate sowie Emetin.

Papaverin
1-(3,4-Dimethoxybenzyl)-6,7-dimethoxyisochinolin
[58-74-2]
Hydrochlorid [61-25-6]

Spasmolytikum

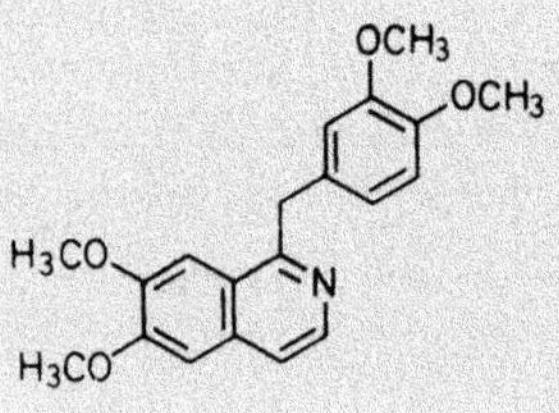

1

Das weiße, kristalline Pulver ist wenig löslich in Wasser, Ethanol und Ether, löslich in Chloroform und besitzt einen Schmelzpunkt von etwa 146–149 °C.

$pK_S = 6,4$.

Papaverin ist eine sehr licht- und luftempfindliche Substanz. Das erste Oxidationsprodukt, das Papaverinol (**2**), ist instabil und wird rasch zum Keton **3,** dem Papaveraldin, weiteroxidiert. **2** ist deshalb schwer nachzuweisen. **3** kommt auch in Arzneizubereitungen als Abbauprodukt vor. Als Photoabbauprodukt bildet sich Papaverin-*N*-Oxid.

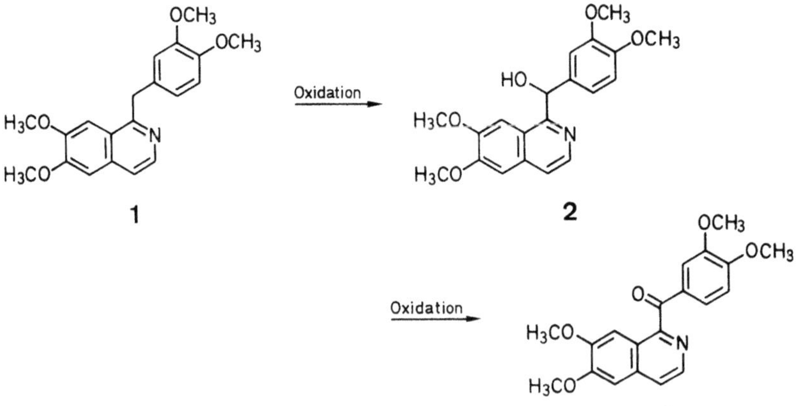

Beim Abbau des Moleküls entstehen zum Teil stickstoffhaltige, zum Teil stickstofffreie Substanzen:

Papaverinsäure (**4**)
m-Hemipinsäure (**5**)
Veratrumsäure (**6**)
Pyridin-2,3,4-tricarbonsäure (**7**).

4 bis **7** entstehen bei der Einwirkung verschiedener Oxidationsmittel. Sie sind jedoch keine relevanten Abbauprodukte in Arzneimitteln.

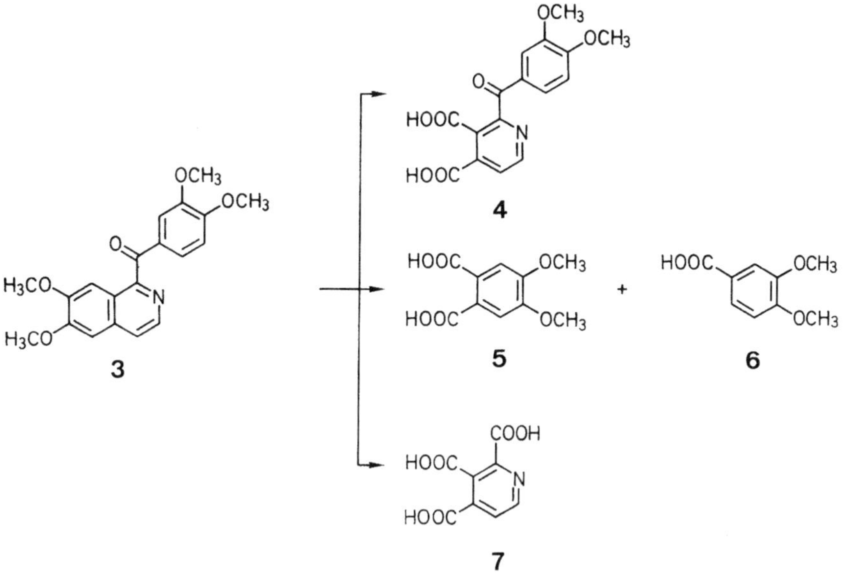

Das handelsübliche, offizinelle **Hydrochlorid** schmilzt unter Zersetzung zwischen 220 und 225 °C.

Identifizierung

- IR-Spektrum.
- DC.
- Messung der UV-Absorption in salzsaurer Lösung mit den Maxima bei 249, 284 und 308 nm.
- Freisetzung der Base aus dem Hydrochlorid und deren Identifizierung über den Schmelzpunkt. Smt: 146–149 °C.
- Zur Durchführung der **Coralyn-Reaktion** wird die Substanz mit Acetanhydrid und Schwefelsäure erwärmt, wobei es zu einer Gelbfärbung mit grüner Fluoreszenz kommt. Diese sehr empfindliche Identitätsreaktion kann auch quantitativ ausgenutzt werden. Für ihren positiven Ausfall darf die Methylen-Gruppe nicht substituiert sein. Anstelle von Acetanhydrid kann auch Acetylchlorid oder Benzoylchlorid und ein Wasser entziehendes Mittel verwandt werden.

Nach Untersuchungen von *Wiegrebe* erfolgt zuerst Acylierung des durch Methoxy-Gruppen aktivierten Phenyl-Ringes in **1,** wobei **8** resultiert. Die eingeführte

10

N-haltige Heterocyclen

Acetyl-Gruppe wird dann vom Stickstoff nucleophil angegriffen **9.** In saurem Milieu kommt es zur Wasserabspaltung infolge Protonierung der gebildeten Hydroxy-Gruppe **10,** wobei Coralyn (**11**) entsteht.

Wird Coralyn (**11**) zu Coralydin (**12**) reduziert, so geht die Fluoreszenz verloren.

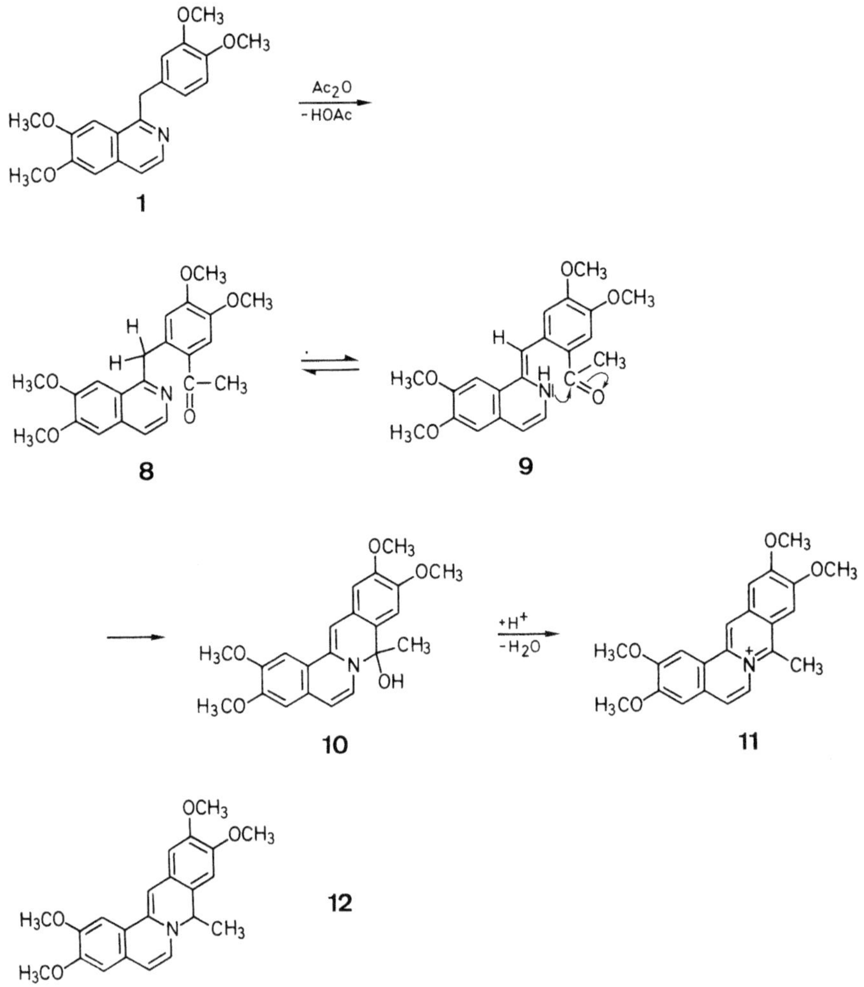

1, 8, 9, 10, 11, 12

- Nach ÖAB wird die Substanz mit konz. Schwefelsäure erhitzt, wobei eine hellviolette Färbung entsteht.

  Durch Einwirkung der Schwefelsäure kommt es zur Sulfonierung von Papaverin in Position 6 der Benzyl-Gruppe, wobei die Sulfonsäure **13** entsteht, die in konzentrierter Schwefelsäure violett gefärbt ist. Beim Erwärmen der Lösung werden die beiden Methoxy-Gruppen ent-methyliert; die beiden freien phenolischen Gruppen in **14** bilden mit Eisen(III)-Ionen einen dunkelgrünen Komplex.

- Zur Durchführung der **Calmberg-Husemann-Reaktion** behandelt man die Substanz mit konzentrierter Schwefelsäure und Salpetersäure bei Raumtemperatur. Dabei wird die Sulfonsäure-Gruppe durch die Nitro-Gruppe ersetzt **15.** Das

6-Nitro-Derivat **15** ist in Schwefelsäure-Lösung rot gefärbt, in Wasser gelb (Eigenfarbe). Beide Färbungen sind lösungsmittelabhängig und dürften durch Solvatochromie bedingt sein.

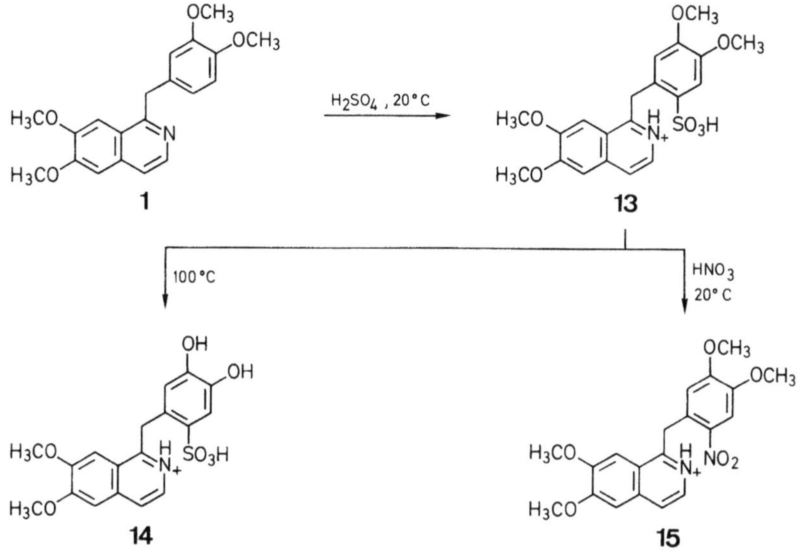

Reinheitsprüfung

HPLC-Prüfung auf fremde Alkaloide mit Noscapin CRS als Referenz.

Gehaltsbestimmung

Verdrängungstitration der Kationsäure **1** · HCl mit Natronlauge (0,1 mol · l^{-1}) in Ethanol.

Morphin

7,8-Didehydro-4,5α-epoxy-17-methylmorphinan-3,6α-diol
[57-27-2]
Hydrochlorid [52-26-6]
Sulfat [6211-15-0]

starkes Analgetikum

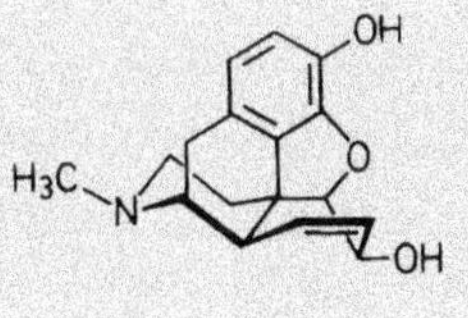

1

Offizinell sind das **Hydrochlorid** und das **Sulfat**.

Der Grundkörper des Morphins ist das Morphinan (**2**). In „Morphinan" ist die absolute Konfiguration 9*R*,13*S*,14*R* mit eingeschlossen, weshalb in der chemischen Bezeichnung nur noch Angaben über die C-Atome 5(5α) und 6(6α) zu finden sind.

Die Morphin-Formeln **1a, 1b** und **1c** sind identisch, lediglich nach verschiedenen Aspekten dargestellt. Die Formel nach *Robinson* **1a** macht im gerasterten

Teil deutlich, dass es sich um ein hydriertes Phenanthren-Derivat handelt, was aber analytisch nicht von großer Bedeutung ist.

In der Formel **1b** ist hier der hydrierte Isochinolin-Anteil gerastert. Gleichzeitig wird an den mit Sternen markierten Atomen 5, 6, 9, 13 und 14 deutlich, dass die fünf im Morphin enthaltenen chiralen C-Atome miteinander in direkter Verbindung stehen, d.h., dass die Kohlenstoff-Kette 6, 5, 13, 14 und 9 aus chiralen C-Atomen aufgebaut ist.

In der stereochemisch richtig gezeichneten Formel **1c** ist der gerasterte Teil als eben anzusehen, während die Ringe C und D vor bzw. hinter der Papierebene angeordnet zu denken sind.

Die fünf asymmetrischen C-Atome besitzen nach *Cahn-Ingold-Prelog* folgende Konfiguration: 5*R*, 6*S*, 9*R*, 13*S*, 14*R*.

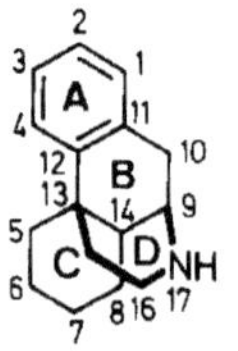

2

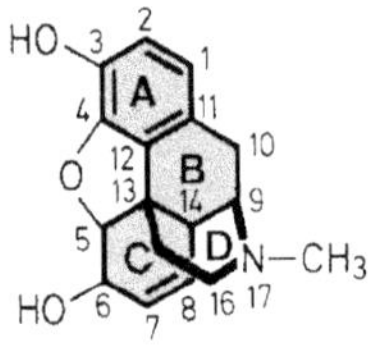

1a

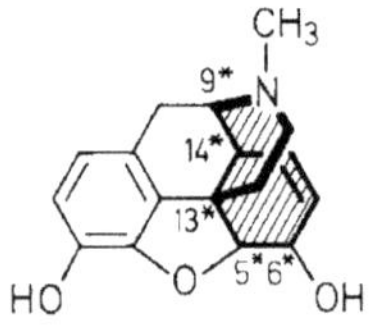

1b

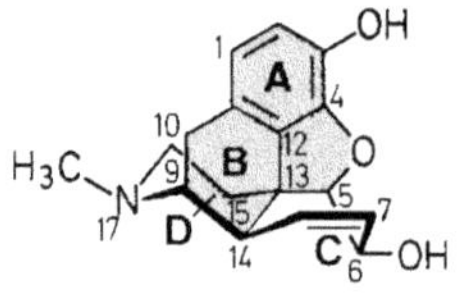

1c

Die **Morphin-Base** ist ein weißes Pulver und schmilzt bei 197 °C.

Die spezifische Drehung beträgt –110 bis –115°.

Wegen der phenolischen Hydroxy-Gruppe und der tertiären Amino-Gruppe ist Morphin amphoter und somit unter Salzbildung sowohl in Säuren als auch in Alkalilaugen löslich.

Der pK_{S1}-Wert wird mit 7,87 (bzw. 8,07), der pK_{S2}-Wert (der phenolischen Hydroxy-Gruppe) mit 9,85 angegeben.

In saurer Lösung beobachtet man Absorptionsmaxima bei 222 und bei 284 nm. Beide sind typisch für das hydroxylierte Morphinan-Gerüst.

Festes, reines **Morphinhydrochlorid** erleidet auch bei jahrelangem Aufbewahren in verschlossenen Glasgefäßen so gut wie keine Veränderung. Die Substanz schmilzt unter Zersetzung über 200 °C.

Frisch hergestellte, farblose wässrige Lösungen nehmen dagegen nach längerer Zeit eine immer intensiver werdende gelbe Farbe an. Die Verfärbung der Lösung wird in der Hitze beschleunigt. Sie ist ausserdem stark abhängig vom pH-Wert der wässrigen Lösungen. In alkalischer Lösung treten Veränderungen schon nach kurzer Zeit bei Raumtemperatur auf. Am stabilsten erweisen sich Lösungen, die einen pH-Wert von 2,5 zeigen und keinen Kontakt mit Sauerstoff oder

Schwermetall-Ionen haben. Die Verfärbungen werden durch Oxidationsprodukte verursacht.

Die oxidative Zersetzung des Morphins verläuft nach folgendem Mechanismus:

Sowohl die undissoziierte Base als auch die Salze gehen unter Einwirkung von Luftsauerstoff zunächst in ein radikalisches Semichinon **3a, 3b** über.

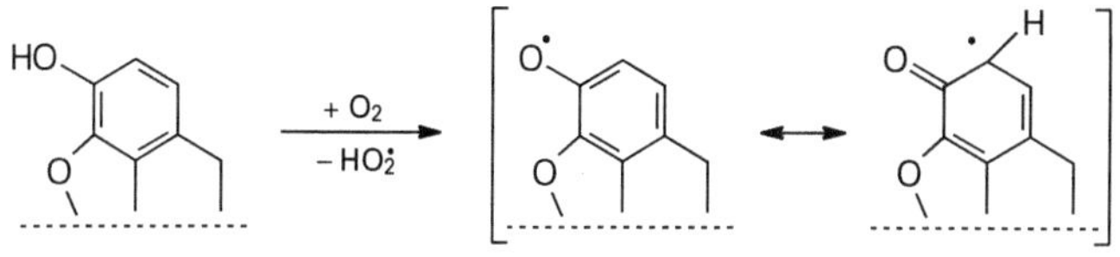

1 **3a** **3b**

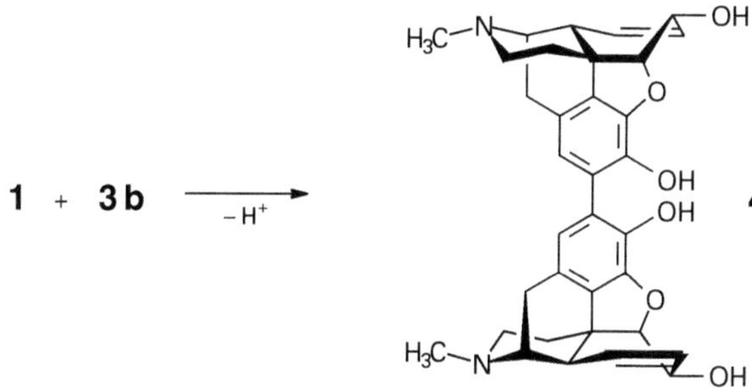

4

Das Semichinon kann sich durch Reaktion mit einem zweiten Semichinon stabilisieren oder mit unverändertem Morphin (**1**) reagieren, wobei Pseudomorphin (2,2′-Bimorphin) (**4**) als Endprodukt resultiert. Bei der Reaktion von **1** zu **3** geht der Sauerstoff durch Aufnahme eines Wasserstoff-Atoms in ein Hydroperoxid-Radikal über. Das bei der Reaktion zwischen **1** und **3b** aus Morphin in Position 2 eliminierte Wasserstoff-Radikal bildet mit dem Hydroperoxid-Radikal schließlich nach Gleichung **A** Wasserstoffperoxid, das ausserdem unverändertes Morphin zu Morphin-*N*-oxid **5** oxidiert.

Pseudomorphin (**4**) und das *N*-oxid **5** bilden sich im Verhältnis 9:1.

A $H^{\bullet} + HO_2^{\bullet} \longrightarrow H_2O_2$

1 $+ H_2O_2 \longrightarrow$

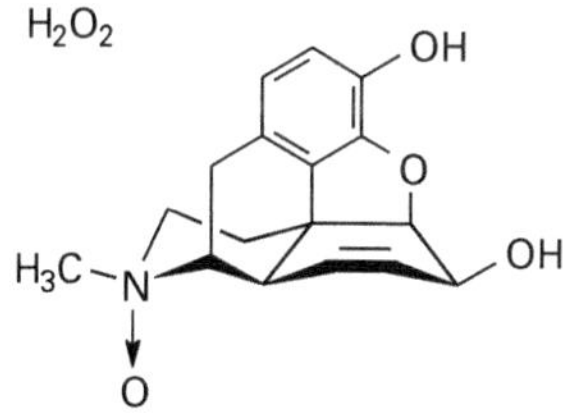

Die leichte Oxidierbarkeit von **1** zu Pseudomorphin (**4**) erlaubt die Unterscheidung von **1** und Codein; Letzteres wird nicht oxidiert.

Über einen enzymatischen Schnelltest mit Laccase berichten *Bauer* u. Mitarb. (1999).

Aus den vorgenannten Gründen werden Morphin-Lösungen bisweilen stabilisiert, u.a. mit Pyrosulfit. Neue Untersuchungen von *Fleischhacker* und *Müller-*

Uri erbrachten folgendes Ergebnis: Künstlich gealterte Morphin-Lösungen reagieren zu **6a.** In lange gelagerten Präparaten kommt es dagegen zur Bildung der 7,8-Dihydromorphin-7-sulfin-8-sulfonsäure (**6b**).

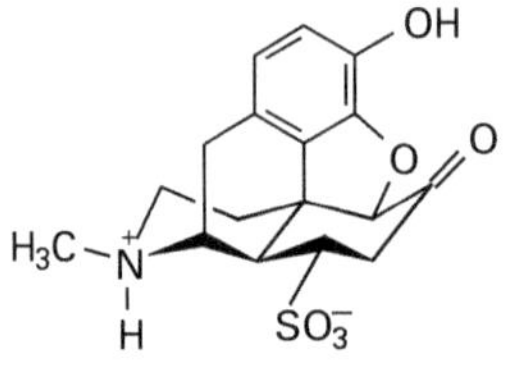

6a

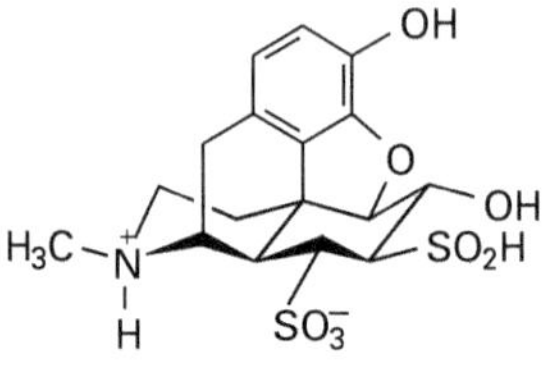

6b

Hauptmetabolite *in vivo* sind das 3-0-β-D-Glucuronid (M3G) bzw. 6-0-β-D-Glucuronid des Morphins (M6G). Erstaunlicherweise sind beide bei subkutaner Verabreichung an Ratten stärker analgetisch wirksam als Morphin. *Testa* u. Mitarb. erklären dieses Phänomen mit der Ausbildung unterschiedlicher „lipophiler" bzw. „hydrophiler" Konformere in lipophilem bzw. hydrophilem Medium. Am Menschen soll M6G 20-mal stärker analgetisch sein als Morphin, M3G dagegen nicht. *Sadee* u. Mitarb. fanden einen weiteren, bisher unbekannten, pharmakologisch aktiven In-vivo-Metaboliten, der jedoch auch zu etwa 0,1% in handelsüblichem Morphin vorkommt. Es handelt sich um das 10-α-Hydroxymorphin.

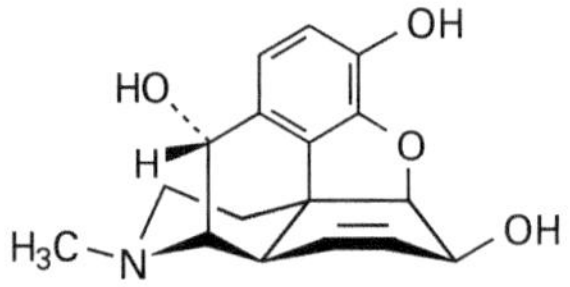

Identifizierung

Erwartungsgemäß ist das Verhalten des Morphins als bedeutender Arzneistoff vielseitig untersucht worden. Es verwundert daher nicht, wenn eine stattliche Zahl von Nachweisreaktionen, darunter vornehmlich Namensreaktionen, zu dessen Charakterisierung bekannt sind.

- Identitätsreaktion auf Alkaloide (*Dragendorff*).
- Aufnahme eines UV-Spektrums in wässriger Lösung. Da es sich dabei aber um **1·HCl** handelt, reagiert die Lösung sauer; das Maximum ist bei 285 nm zu beobachten. In einer zweiten Prüfung lässt das Arzneibuch auch in Natronlauge (0,1 $mol \cdot l^{-1}$) vermessen. Als Phenolat absorbiert die Substanz nun bei 298 nm. In methanolischer Lösung liegt das Maximum bei 287 nm.
- Wird Morphin mit Formaldehyd/Schwefelsäure versetzt, so entsteht eine Purpurfärbung, die nach Violett umschlägt. Es handelt sich um die **Reaktion nach Marquis.** Nach Untersuchungen von *Auterhoff* u. Mitarb. wird beim Molverhältnis Morphin:Formaldehyd = 1:2 das Morphin vollständig verbraucht und ein isolierbares Farbprodukt in etwa 10%iger Ausbeute gewonnen.

Görlitzer und *Weltrowski* konnten in Abhängigkeit von der Menge eingesetzten Formaldehyds und Säure oder Lauge verschiedene Reaktionsprodukte isolieren und deren Strukturen aufklären. Unter *Marquis*-Reaktionsbedingungen erhielten sie das farblose Acetal **7a.** Das Dimer **7b** ist ebenso farblos wie das im Alkalischen sich bildende **7c.** Das farbgebende Produkt ist derzeit noch unbekannt.

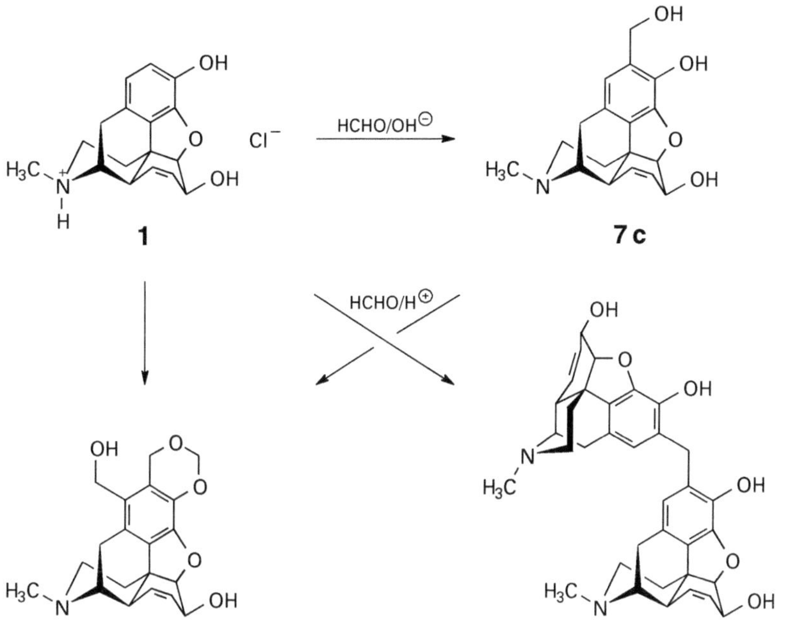

1 **7c** **7a** **7b**

- Beim Versetzen der Substanz mit Kaliumhexacyanoferrat(III)- und Eisen(III)-chlorid-Lösung ensteht eine blaue Färbung.

  Bei dieser nach *Kiefer* benannten Reaktion bildet sich zunächst ebenfalls über radikalische Zwischenstufen Pseudomorphin (**4**), das mit Eisen(III)-Ionen eine blaue Färbung geben soll. Die Blaufärbung wird aber besonders dadurch hervorgerufen, dass Hexacyanoferrat(III) zum Hexacyanoferrat(II) reduziert wird, das mit zugesetzten Eisen(III)-Ionen *Berliner Blau* bildet.

- Beim Behandeln mit Wasserstoffperoxid, Ammoniak und Kupfersulfat-Lösung tritt vorübergehend eine Rotfärbung auf. Die nach *Denigès* benannte Reaktion ist anscheinend noch ungeklärt; sie dürfte möglicherweise über Pseudomorphin verlaufen. Andere morphinähnliche Alkaloide wie Codein, Thebain, Narcotin, Narcein, Papaverin und Dihydromorphin geben die Reaktion nicht. Sie ist daher ziemlich spezifisch für Morphin.

- ○ Eine intensiv orangerote Lösung entsteht, wenn die Substanz mit konzentrierter Salpetersäure versetzt wird.

  Diese Reaktion führt zu 2-Nitromorphin (**8**), das als *o*-Nitrophenol intramolekular chelatisiert ist.

1 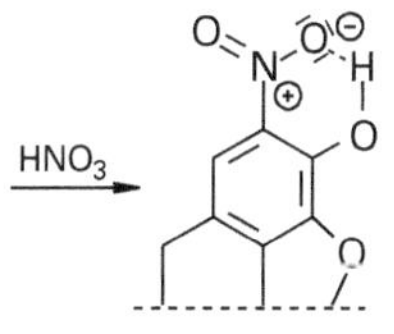 **8**

○ Die Reaktionen nach

- *Fröhde:* Schwefelsäure/Ammoniummolybdat
- *Husemann:* Schwefelsäure/Salpetersäure
- *Mandelin:* Schwefelsäure/Ammoniumvanadat
- *Pellagri:* Schwefelsäure/Neutralisation/Zugabe von Iod

beruhen primär auf der säurekatalysierten Umlagerung des Morphins zum Apomorphin. Die Umlagerung erfordert Erhitzen, wenn nur Säure zugegen ist.

Die o.a. Reaktionen, die mit konzentrierter Schwefelsäure in Gegenwart eines Oxidationsmittels durchgeführt werden, geben nach Untersuchungen von *Ahlers* und *Auterhoff* ebenfalls Apomorphin (**16**) bzw. das *o*-Chinon **18,** obwohl die Umsetzungen bei Raumtemperatur durchgeführt werden.

Damit stellt die *Marquis*-Reaktion einen Sonderfall dar; da bei ihr die Apomorphin-Bildung nicht zu beobachten ist, muss der abweichende Reaktionsablauf mit der hohen Reaktivität des Formaldehyds erklärt werden.

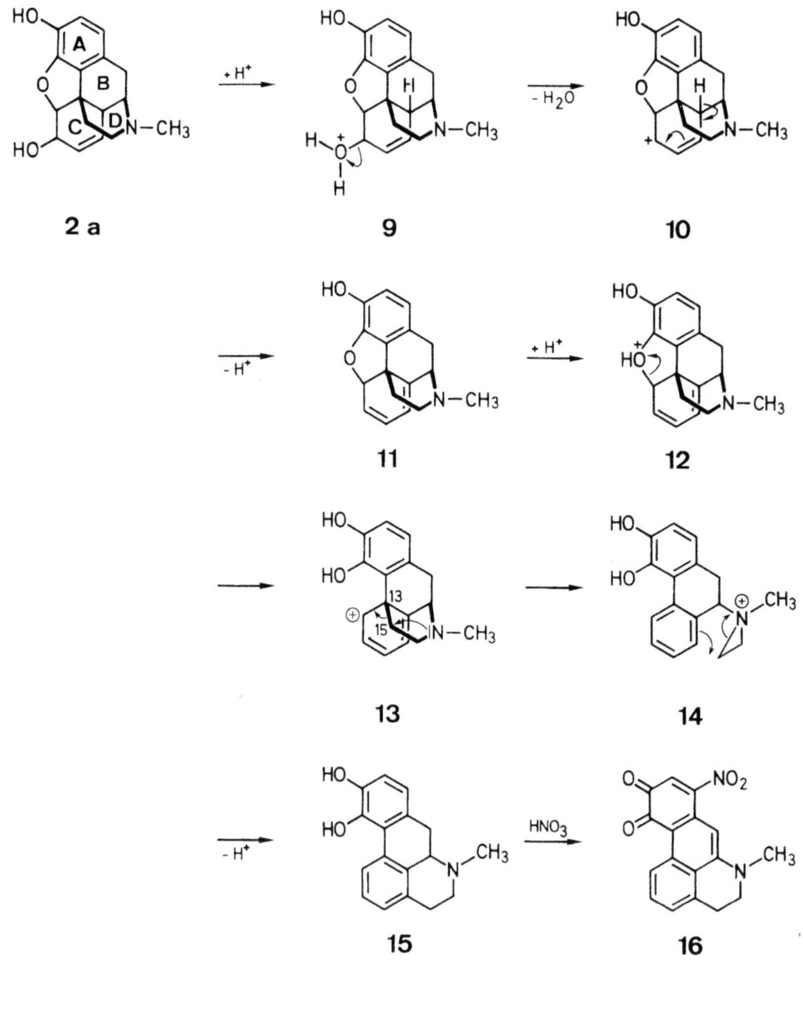

Voraussetzung für den Start der Umlagerungsreaktion sind die Hydroxy-Gruppe in Position 6 und die Doppelbindung von 7 und 8. Ausserdem muss in 13 ein quartäres C-Atom vorliegen und sich an der Position 14 ein Proton befinden.

Alle Bedingungen werden von einer Reihe von Morphin-Derivaten erfüllt, sodass dort auch mit einer Apomorphin-Umlagerung zu rechnen ist.

Einleitender Schritt ist die Protonierung der allylständigen, alkoholischen Hydroxy-Gruppe zu **9** und Abspaltung von Wasser zum Carbenium-Ion **10.**

Durch Eliminierung des Protons an C-14 wird die positive Ladung aufgehoben.

Das neutrale **11** wird erneut zum Kation **12** protoniert, und zwar wiederum am Sauerstoff in Allyl-Stellung. Es erfolgt dann Ether-Spaltung zum Carbenium-Ion **13.** Die Folge davon ist die Lösung der Bindung zwischen C-13 und C-15. Das nun gebildete Aziridinium-Ion **14** greift als elektrophiles Reagenz den Aromaten in Position 8 an, unter Abspaltung eines Protons und Bildung von Apomorphin (**15**).

Treibende Kraft für die Apomorphin-Umlagerung ist die Tendenz des Ringes C zur Aromatisierung. Die schon vorhandene Doppelbindung begünstigt diese Tendenz. Besonders eindrucksvoll lässt sich der Übergang an Kalotten- und *Dreiding*-Modellen zeigen.

Bei der **Reaktion nach Husemann** kommt es zusätzlich zur Nitrierung und Oxidation von **15** zu **16.**

Die **Reaktion nach Pellagri** führt zum mesomeriestabilisierten *o*-Chinon **17,** das dem Adrenochrom und Rubreserin strukturell nahe steht. Die essenzielle Partialstruktur, die in Adrenalin, Physostigmin und Apomorphin anzutreffen ist, besteht in der kernhydroxylierten Phenylethylamin-Gruppierung.

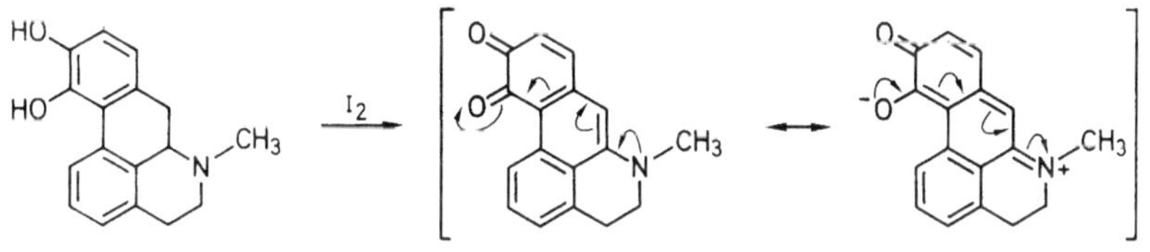

15 **17a** **17b**

Reinheitsprüfung

Die Morphin-Alkaloide liegen im Opium zum Teil als Meconate vor. Zur Reinheitsprüfung auf Meconsäure wird mit Salzsäure und Eisen(III)chlorid versetzt, wobei keine Rotfärbung auftreten darf.

Meconsäure (**18**) bildet als Enol mit Eisen(III)-Ionen einen Komplex **19,** der in saurer Lösung beständig ist.

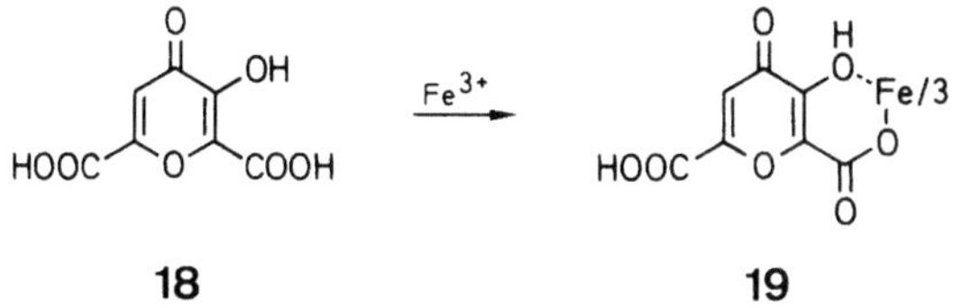

18 **19**

Die Absorption darf bei 480 nm nicht größer als 0,05 sein, was einer Toleranz von 0,2% entspricht.

Unter den Reaktionsbedingungen gibt Morphin keine Färbung. Die Zusammenhänge sind wie folgt:

Meconsäure gibt mit Eisen(III)-Ionen in Wasser sofort eine intensiv rote Färbung, mit der Tendenz nach braun.

Morphin-HCl gibt mit Eisen(III)-Ionen eine anfangs nur schwache, dann intensiver werdende graublaue Färbung.

Beim Versetzen mit verdünnter Salzsäure bleibt sie bei der Meconsäure bestehen, beim Morphin verschwindet sie.

Salicylsäure mit demselben Strukturelement wie **18** gibt eine tiefviolette Färbung, die jedoch nicht säurebeständig ist.

Die Prüfung auf Verwandte Substanzen erfolgt mittels DC, hier kommen die Nebenalkaloide in Frage. Referenzsubstanz ist Codein, Sprühreagenz sind *Dragendorffs*-Reagenz sowie Wasserstoffperoxid-Lösung (3%).

Gehaltsbestimmung

Erfassung des Anions, Chlorid bzw. Sulfat, durch wasserfreie Titration mit Perchlorsäure (0,1 mol · l^{-1}).

Von der Vielzahl der möglichen Bestimmungsmethoden sei die Fällung der Morphin-Base als 2,4-Dinitrophenylether erwähnt. Sie wird weniger bei der Reinsubstanz angewandt als bei der Bestimmung von Morphin in Opium und Opium-Zubereitungen und ist im Arzneibuch durch eine HPLC-Methode ersetzt (zur Diskussion s. *Stahl*).

Codein

7,8-Didehydro-4,5α-epoxy-3-methoxy-17-methylmorphinan-6α-ol
[76-57-3]

Antitussivum

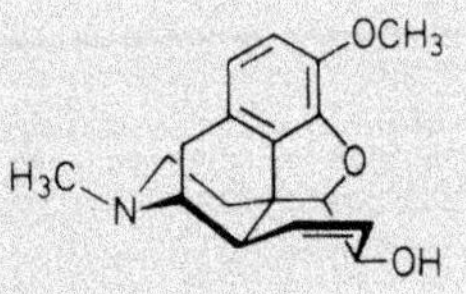

1

Die **Base** kristallisiert mit einem Mol Wasser. Farblose Kristalle oder weißes kristallines Pulver, geruchlos, von bitterem Geschmack, in Wasser von 20 °C schwer löslich, in Ethanol.

Der pK_S-Wert der Base liegt bei 7,95–8,2, der Schmelzbereich zwischen 155 und 159 °C. Die spezifische Drehung beträgt –142 bis –146°. Sie ist vom Lösungsmittel abhängig.

Therapeutisch am häufigsten gebraucht wird das **Codeinphosphat**. Es kristallisiert mit $\frac{1}{2}$ Mol Wasser, ist farblos, geruchslos, von bitterem Geschmack, löslich in 4 Teilen Wasser, schwer löslich in Ethanol. Das **Hydrochlorid** ist ebenfalls offizinell.

Die spezifische Drehung beträgt –98 bis –102°. Der Schmelzbereich liegt bei 225 bis 240 °C. Das Absorptionsmaximum liegt bei 284 nm.

Sowohl Codein als auch Ethylmorphin sind lichtempfindliche Substanzen.

In Lösungen kommt es zur Alkylierung der Hydroxy-Gruppe in Position 6. Diese Reaktion läuft unabhängig von der Art des Lösungsmittels ab.

Dabei entsteht aus Codein *O,O'*-Dimethylmorphin und aus Ethylmorphin *O,O'*-Diethylmorphin, zusätzlich erfolgt *N*-Oxid-Bildung. Beide Reaktionen sind photochemische Prozesse. Eine Ausnahme bildet Dichlormethan. Bei längerem Stehenlassen der Base im Lösungsmittel, kommt es zur Chlormethylierung und Bildung des quartären Salzes (*Dalton* u. Mitarb.).

Längere Zeit ist schon bekannt, dass Codein und Acetylsalicylsäure miteinander reagieren, wenn sie zusammen in Kapseln oder Tabletten verarbeitet werden. Durch sogenannte Feststoff-Acetylierung geht Codein in *O*-Acetylcodein über, was in den letzten Jahren Gegenstand zahlreicher Publikationen war. Außer bei Codein wurden derartige Acetylierungen auch bei Atropin- und Ephedrin-Derivaten beobachtet.

Acetylierung eines Arzneistoffes kann dessen physiologische Aktivität oder Toxizität verändern. Im Falle des *O*-Acetylcodeins ist jedoch bekannt, dass dieses sich in seiner Wirkung nicht von Codein unterscheidet.

Anders liegen die Verhältnisse bei Morphin, das zu Heroin acetyliert werden könnte.

Als Mechanismus nimmt man die partielle Hydrolyse von Acetylsalicylsäure an: Das dazu notwendige Wasser kann auf vielfache Weise gebildet werden oder ist im Molekül vorhanden:

- Codeinphosphat kristallisiert mit $\frac{1}{2}$ Mol Wasser;
- bei der Bildung von Acetylsalicylsäureanhydrid wird Wasser frei;
- die Bildung von Acetylcodein liefert Wasser;
- beginnende Apomorphin-Bildung liefert Wasser usw.

Als weitere Feststoffreaktion in Tabletten beschrieben *Sundholm* u. Mitarb. die Veresterung mit Zitronensäure (zuges. Hilfsstoff), bevorzugt war die C-2 Carboxyl-Gruppe.

Zur Synthese von Opiat-Antagonisten, wie Naltrexon, benötigt man in Pos. 14 hydroxylierte Derivate. Aus Codeinon lässt sich mit Peressigsäuren das 14-Hydroxy-codeinon als Ausgangsstoff gewinnen (*Coop* u. *Rice* 1999).

Identifizierung

- Schmelztemperatur (Smp 155 bis 159 °C) und Aufnahme eines IR-Spektrums der Base nach Freisetzung und Isolierung.
- Aufnahme eines UV-Spektrums in alkalischer Lösung mit dem Absorptionsmaximum bei 284 nm. Wegen der blockierten Phenol-Funktion ist keine bathochrome Verschiebung zu beobachten, insofern dient das Spektrum auch zur Unterscheidung von Morphin.
- Nach Erwärmen von **1** mit Schwefelsäure, 96%ig, und Versetzen mit Eisen(III)-chlorid entsteht eine Blaufärbung. Auf Zusatz von Salpetersäure wechselt die Farbe nach Rot.

Nach der sauer katalysierten Phenolether-Spaltung kommt es zur Apomorphin-Umlagerung und Farbbildung durch die Oxidationsmittel.

Reinheitsprüfung

Die Prüfung auf Verwandte Substanzen erfolgt per HPLC.

Die häufigste Verunreinigung stellt das *O,O'*-Dimethylmorphin dar, welches als Synthesenebenprodukt bei der Methylierung von Morphin entsteht. Da die im Rohopium vorkommenden Mengen den Bedarf an Codein nicht decken, ist die Synthese erforderlich.

Als weitere Verunreinigung ist das α-Codeinmethin (**2**) bekannt:

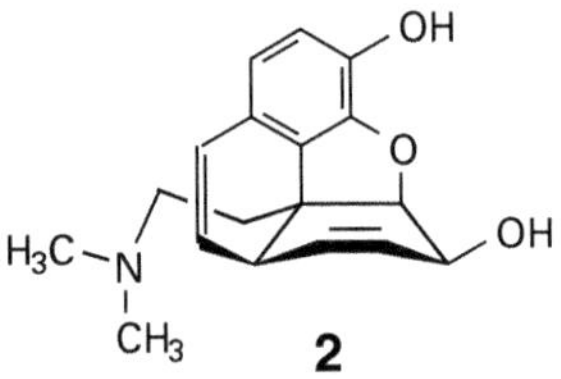

2

Gehaltsbestimmung

- Zur Bestimmung der Base **1** bedient man sich der wasserfreien Titration mit Perchlorsäure (0,1 mol·l^{-1}) im Essigsäure-Dioxan-Gemisch und Kristallviolett als Indikator.
- HPLC-Verfahren s. *Easterlin.*

Ethylmorphin

7,8-Didehydro-4,5α-epoxy-3-ethoxy-17-methylmorphinan-6α-ol
[76-58-4]

Antitussivum

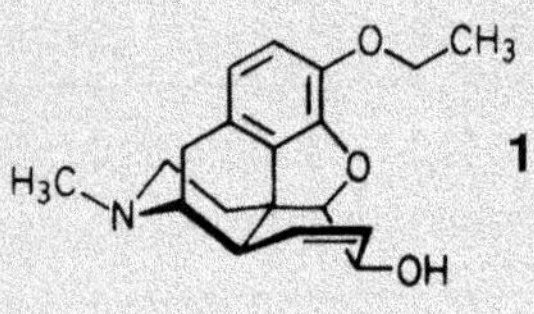

1

Offizinell ist das **Hydrochlorid.**

Das weiße, kristalline Pulver ist in Wasser und Ethanol löslich.

Die Substanz schmilzt als **1** · HCl-Dihydrat bei 123 °C, als wasserfreie Substanz bei 178 bis 182 °C; die bei der Identitätsprüfung herzustellende Base schmilzt als Monohydrat bei 85–89 °C und als wasserfreie Verbindung bei 119 °C. Die spezifische Drehung beträgt –102 bis –105°. Der pK_S-Wert liegt bei 8,08.

In ihrem reaktiven und analytischen Verhalten entspricht die Substanz weitgehend dem Codein.

Pholcodin

7,8-Didehydro-4,5α-epoxy-17-methyl-3-[2-(morpholin-4-yl)ethoxy]morphinan-6α-ol
[509-67-1]

Antitussivum

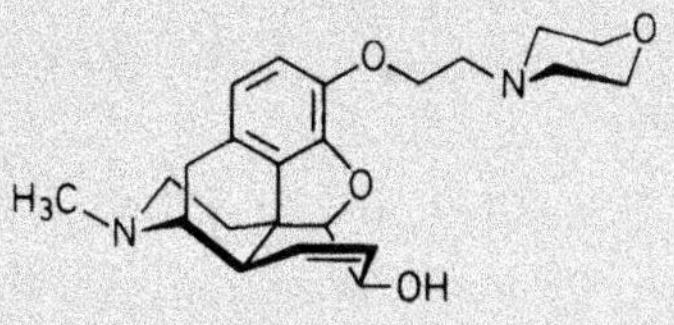

1

Das weiße, kristalline Pulver ist wenig löslich in Wasser, leicht löslich in Aceton und Ethanol, löslich in verdünnter Mineralsäure.

Der Schmelzpunkt liegt bei 98 bis 99 °C.

Die pK_S-Werte sind mit 7,96 und 9,27 angegeben.

Identifizierung

- IR-Spektrum.
- Aufnahme eines UV-Spektrums in alkalischer Lösung mit dem Absorptionsmaximum bei 284 nm.
- Positiver Ausfall der Reaktion nach *Fröhde* (s. Morphin S. 584) mit Ammoniummolybdat.

Mit einer Tüpfelreaktion ist die Unterscheidung von Morphin möglich: Pholcodin gibt mit Salpetersäure eine Gelbfärbung, Morphin eine Rotfärbung. Unter den **Reinheitsprüfungen** gibt das Arzneibuch zur Unterscheidung die Reaktion mit Natriumnitrit/HCl/Ammoniak an, wobei es zur Bildung von 2-Nitromorphin kommt.

Die **Gehaltsbestimmung** der zweiwertigen Base **1** erfolgt wasserfrei in Essigsäure mit Perchlorsäure ($0{,}1\ mol \cdot l^{-1}$).

Dihydrocodein

4,5α-Epoxy-3-methoxy-17-methylmorphinan-6α-ol
[125-28-0]
Hydrogentartrat [5965-13-9]

Antitussivum

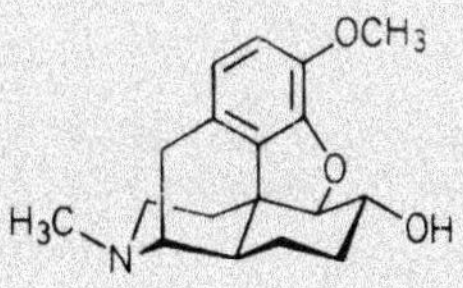

1

Das weiße, kristalline Pulver ist wenig löslich in Wasser und Ether, gut löslich in Ethanol.

Der Schmelzpunkt liegt bei 112 bis 113 °C; die spezifische Drehung ist mit – 125° angegeben; der pK_S-Wert beträgt 8,68.

Zur Anwendung kommt in erster Linie das **Hydrogentartrat.** Es ist gut löslich in Wasser, wenig löslich in Ethanol. Der Schmelzpunkt liegt bei 192 bis 193 °C, die spezifische Drehung bei –70 bis 73°. Die Substanz ist lichtempfindlich.

10

N-haltige Heterocyclen

Identifizierung

- IR-Spektrum.
- Nach Erwärmen von **1** mit Schwefelsäure, 96%ig, und Versetzen mit Eisen(III)-chlorid entsteht eine bräunlich gelbe Färbung. Nach Zusatz von verdünnter Salpetersäure darf die Farbe nicht in Rot übergehen.
- Pikrat-Bildung und dessen Identifizierung über den Schmelzpunkt (220 bis 223 °C).

Reinheitsprüfung

Morphin und Morphin-Abkömmlinge mit freier phenolischer Hydroxyl-Gruppe lassen sich erfassen, indem man Kaliumiodat-Lösung und Salzsäure zugibt. Bei Anwesenheit der Verunreinigung(en) kommt es zur Reduktion des Iodats zu Iod und Oxidation zu Pseudomorphin (wahrscheinlich).

Morphin-Abkömmlinge mit Keto-Gruppe geben sich durch Rosafärbung in Anwesenheit von *m*-Dinitrobenzol zu erkennen, was auf den positiven Ausfall der *Janovsky*- bzw. *Zimmermann*-Reaktion zurückzuführen ist. Diese Verunreinigungen können sich bei der Hydrierung von Codein zu Dihydrocodein bilden. Unter den Reaktionsbedingungen kann es zur Wanderung der Doppelbindung kommen. Das dabei resultierende Enol tautomerisiert zum Keton:

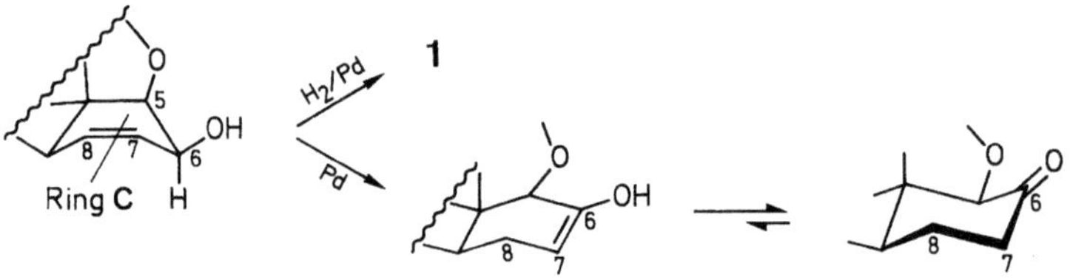

Die Prüfung auf Verwandte Substanzen wie Codein, Morphin und nichthydrierte Morphin-Abkömmlinge erfolgt per HPLC

Zur **Gehaltsbestimmung** löst man in wasserfreier Essigsäure und titriert das Hydrogentartrat-Anion mit Perchlorsäure (0,1 mol · l^{-1}).

Hydromorphon

4,5α-Epoxy-3-hydroxy-17-methylmorphinan-6-on
Hydrochlorid [71-68-1]

Narkoanalgetikum

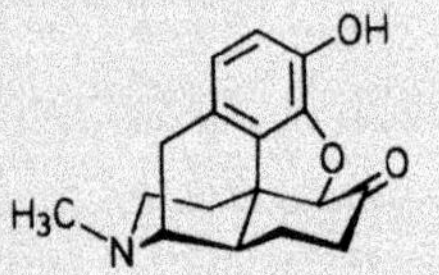

1

Therapeutisch eingesetzt wird das **Hydrochlorid.** Es ist ein weißes, kristallines Pulver, in Wasser leicht, schwerer in Ethanol und praktisch unlöslich in Methylenchlorid.

Der Schmelzpunkt der Base liegt bei 262 bis 267 °C. Die spezifische Drehung ist mit −136,5 bis −138,5° angegeben. Die pK_S-Werte sind 8,15 und 10,2 (Base).

Identifizierung

- Aufnahme eines IR-Spektrums.
- Freisetzung der Base mit Ammoniak-Lösung und Identifizierung über den Schmelzpunkt (263 bis 268 °C)!
- Positiver Ausfall der *Marquis*-Reaktion; charakteristisch für 6-Keto-Derivate des Morphins ist die zuerst auftretende Gelbfärbung, die allmählich in Violett übergeht.
- Der Phenol-Charakter kann dadurch nachgewiesen werden, dass bei Einwirkung von Kaliumiodat und Salzsäure eine Gelbfärbung entsteht.

  Die gleiche Reaktion gibt auch Morphin; sie ist auf die Reduktion des Iodats zum freien Iod zurückzuführen. Letzteres verursacht die Gelbfärbung.
- Wird die Substanz mit Eisen(III)chlorid-Lösung versetzt, so entsteht eine Blaufärbung, die nach Zusatz von Salzsäure in Gelb übergeht. Setzt man dann Hexacyanoferrat(III) zu, so entsteht ein tiefblauer Niederschlag.

  Zunächst handelt es sich um den Nachweis der phenolischen Hydroxy-Gruppe mit dem Eisen(III)-Ion. Beim Ansäuern tritt Oxidation des Phenols ein, wobei durch Reduktion Eisen(II)-Ionen entstehen, die schließlich mit dem zugesetzten Hexacyanoferrat(III) *Berliner Blau* bilden.

  Zur **Gehaltsbestimmung** führt man eine Verdrängungstitration in Ethanol mit Natronlauge (0,1 mol · l^{-1}) durch.

Apomorphin

(6a*R*)-6-Methyl-5,6,6a,7-tetrahydro-4*H*-dibenzo[*de,g*]chinolin-10,11-diol
Hydrochlorid [41372-20-7]

Antiemetikum

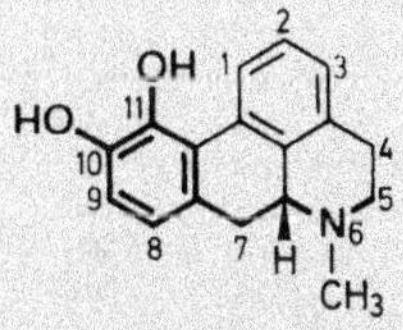

1

Die **Base** ist in den üblichen organischen Lösungsmitteln löslich und schmilzt bei 195 °C. Das Molekül besitzt sowohl ein basisches als auch ein saures Zentrum.

Die pK_S-Werte sind wie folgt angegeben:

- $pK_{S1} = 7{,}20$
- $pK_{S2} = 8{,}92$

Die spezifische Drehung des in Salzsäure (0,2 mol · l^{-1}) gelösten Apomorphins liegt zwischen −48 und −52°.

Asymmetriezentrum ist das C-Atom in Position 6 a.

Im Apomorphin ist die Teilstruktur des Dopamins enthalten, die man mitverantwortlich für die biologische Aktivität macht.

Offizinell ist das **Hydrochlorid.** Es ist ein weißes, schwach gelbes oder grüngraues, kristallines Pulver, in Wasser und Ethanol wenig, in Ether sehr schwer löslich, in Toluol praktisch unlöslich.

Die Substanz zersetzt sich bei 292 bis 294 °C.

Unter Licht- und Lufteinfluss verfärbt sich Apomorphin über Grau nach Grün. Bei der Base verläuft diese Zersetzung noch schneller. Die Molekel besitzt die Teilstruktur des Brenzkatechins, welches als *o*-Diphenol leicht zum *o*-Chinon oxidierbar ist.

Aufgrund der erwähnten Brenzkatechin-Struktur ist die Substanz vor allem in wässriger Lösung instabil. Verfärbungen nach Grün zeigen Abbau an, jedoch kann aus der Intensität der Färbung nicht auf den Grad der Zersetzung geschlossen werden. Sie verläuft im Neutralen und Alkalischen sehr viel rascher als im Sauren. Die entstehenden Zersetzungsprodukte sind vielfältig und mit teils widersprechenden Ergebnissen untersucht worden. Nach *Rehse* bilden sich in Abhängigkeit vom pH-Wert der Apomorphin-Lösung unterschiedliche *o*-Chinone. Bei Werten zwischen pH 2 und 7 wird bevorzugt das mesomeriestabilisierte Chinon **2a, 2b** gebildet. Bei pH-Werten über 10 entsteht das p-Chinon Anion **4** neben dem aus einer Abbaureaktion hervorgehenden *o*-Chinon **3.**

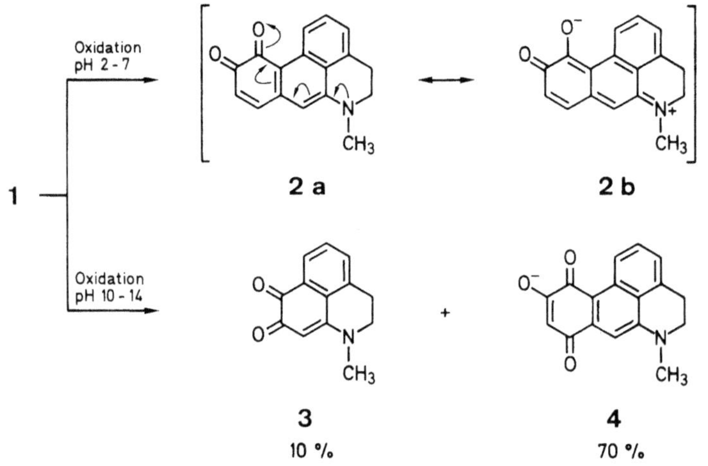

Zur Erreichung einer ausreichenden Stabilität von Apomorphin-Lösungen ist ein pH-Wert um 3 erforderlich.

Eine 0,3%ige Apomorphin-Lösung, die einen pH-Wert von etwa 4,8 aufweist, muss deshalb durch Zusatz von Salzsäure oder Ascorbinsäure eingestellt werden. Zur Stabilisierung haben sich auch Thioharnstoff, Natrium-EDTA und Natriummetabisulfit bewährt.

Identifizierung

- Aufnahme eines UV-Spektrums in salzsaurer Lösung; man beobachtet ein Maximum bei 273 nm und eine Schulter zwischen 300 und 310 nm. In alkalischer Lösung sind das Maximum bei 340, die Schulter bei 264 nm, in Methanol bei 316 bzw. 275 nm zu beobachten.
- IR-Spektrum.
- Die Substanz wird mit Natriumhydrogencarbonat-Lösung versetzt, wobei ein weißer Niederschlag entsteht, der sich grün verfärbt. Zusatz von Iod-Lösung (0,05 $mol \cdot l^{-1}$) verursacht eine smaragdgrüne Färbung des Niederschlages, der sich in Ether unter Purpurfärbung, in Ethanol unter Blaufärbung und in Methylenchlorid mit violetter Färbung löst.

Bei dieser **Reaktion nach Pellagri** entsteht das *o*-Chinon **2.**

Die unterschiedliche Färbung der Substanz, in Abhängigkeit von der Natur des verwendeten Lösungsmittels, ist auf **Solvatochromie** zurückzuführen. Darunter versteht man die Verschiebung von π–π*-Absorptionsbanden chromophorer Elektronensysteme zum längerwelligen Bereich in Abhängigkeit von der zunehmenden Dielektrizitätskonstante des Lösungsmittels. Solvatochromie tritt besonders bei solchen Verbindungen auf, bei denen zwitterionische Grenzstrukturen gegeben sind, die sich durch Wechselwirkungen mit dem Lösungsmittel stabilisieren können, was hier der Fall ist.

- Mit Salpetersäure entsteht Rotfärbung. Hier handelt es sich um die *Husemann*-Reaktion. Farbgebende Komponente ist ein nitriertes *o*-Chinon. Bei der Umsetzung findet zuerst Nitrierung und dann Oxidation statt. (Mechanismus und Struktur des Reaktionsproduktes s. Morphin.)

Bei dem üblichen Chlorid-Nachweis färbt sich der Silberchlorid-Niederschlag auf Zusatz von Ammoniak dunkel. Gleichzeitig ausgefallenes Apomorphinnitrat reduziert die Silber-Ionen zu metallischem Silber. Nach DAB 7 wurde vor der Silbernitrat-Zugabe das ausgefallene Alkaloid abfiltriert. Diese Operation erscheint sinnvoller.

Bei den **Reinheitsprüfungen** erfasst man Verunreinigungen auf Morphin und Apocodein (**5**) mithilfe der HPLC.

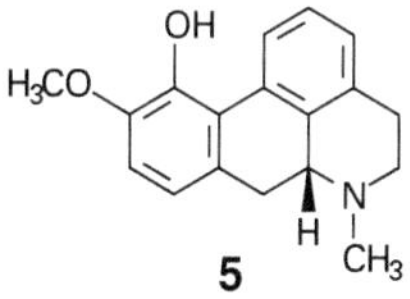

5

Bei der **Gehaltsbestimmung** bestimmt man die Kationsäure $\mathbf{1} \cdot H^{\oplus}$ mit Natronlauge (0,1 $mol \cdot l^{-1}$) in einer Verdrängungstitration.

Dextromethorphan

ent-3-Methoxy-17-methylmorphinan
Hydrobromid · H_2O [6700-34-1]

Antitussivum

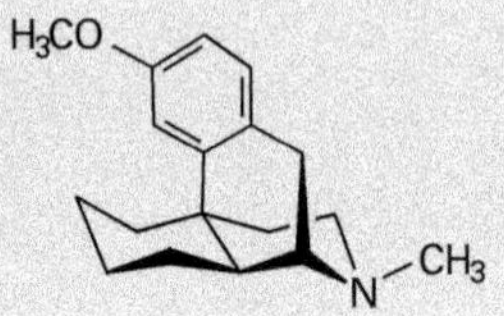

1

Offizinell ist das **Hydrobromid,** welches ein weißes, kristallines Pulver ist, wenig löslich in Wasser, leicht löslich in Ethanol, jedoch nicht in Ether.

Die Substanz schmilzt unter Zersetzung bei etwa 125 °C. Die chiralen C-Atome in **1** haben *S*-Konfiguration. Sie sind spiegelbildlich zu den entsprechenden C-Atomen des Morphins.

Der pK_S-Wert liegt bei 9,6.

Die salzsaure Lösung zeigt eine spezifische Drehung von +28 bis +30°.

Identifizierung

- spez. Drehung in 0,1 molarer Salzsäure, IR und DC.

Reinheitsprüfung

Neben der HPLC-Prüfung auf Verwandte Substanzen ist die Prüfung auf *N,N*-Dimethylanilin (**2**) erwähnenswert. **2** bildet sich bei dem letzten Syntheseschritt, der *O*-Alkylierung, welche mit Phenyltrimethylammonium-bromid durchgeführt wird.

Die Verunreinigung ist beim Versetzen mit Natriumnitrit-Lösung im Sauren zu erkennen, da es infolge der Bildung von 4-Nitrosodimethylanilin (**3**) zur Gelbfärbung kommt.

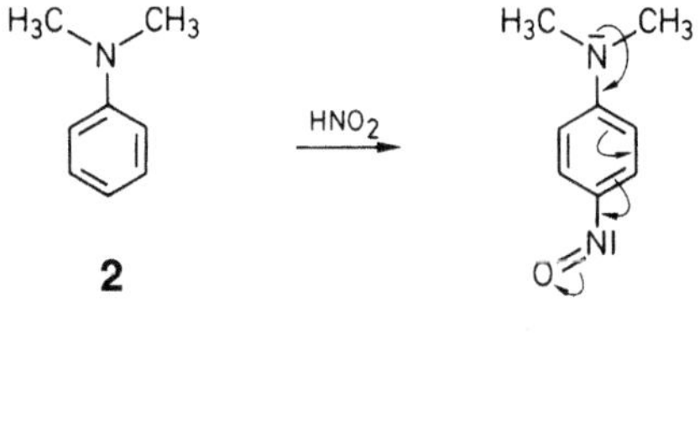

2 3

Gehaltsbestimmung

Titration der Kationsäure mit Natronlauge (0,1 $mol \cdot l^{-1}$) und potentiometrischer Endpunktbestimmung.

Noscapin

(3*S*)-6,7-Dimethoxy-3-[(5*R*)-4-methoxy-6-methyl]-5,6,7,8-tetrahydro-1,3-dioxolo-[4,5-*g*]isochinolin-5-yl]isobenzofuran-1(3*H*)-on
[128-62-1]
Hydrochlorid [912-60-7]

Antitussivum

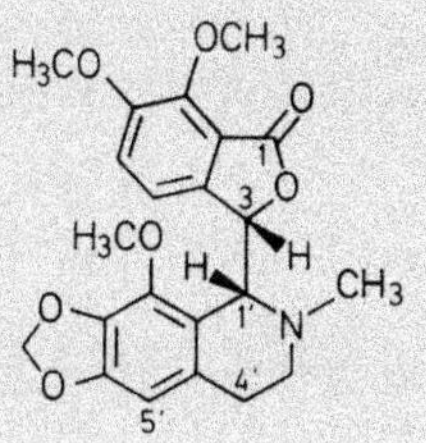

1

Noscapin ist unter dem Namen *α*-Narcotin (1'*R*: 3*S*) bekannter. Mengenmäßig stellt es eines der Hauptalkaloide des Opiums dar. Gemeinsam ist ihm mit den anderen Opium-Alkaloiden das Isochinolin-Gerüst, auffallend ist die Phthalid-(Isobenzofuran-1(3*H*)-on)-Teilstruktur.

Das *α*-Narcotin lässt sich beim Erhitzen in alkoholischer Lauge in das *β*-Narcotin (1'*R*: 3*R*) umlagern. Alkalilabil ist auch der Lacton-Ring, der sich zum Noscapinsäure-Anion öffnet und beim Ansäuern wieder zu **1** schließt.

Die C-1'-C-3-Bindung ist labil, beim Behandeln mit verdünnter Schwefelsäure kommt es zur Spaltung in Cotarnin (**2**) und Opiansäure (**3**). Die reduktive Spaltung mit Zink/HCl liefert Hydrocotarnin (**4**) und Meconin (**5**):

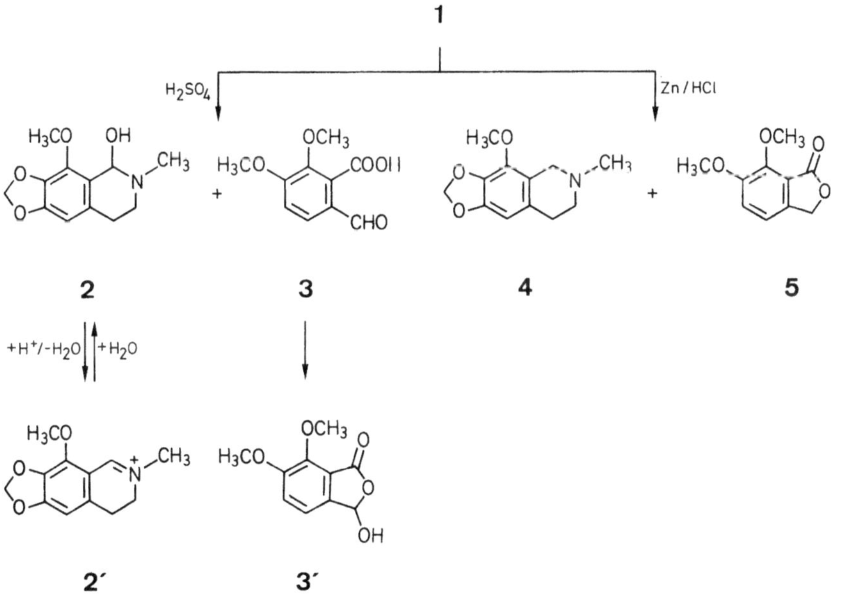

1 besitzt als schwache Base einen pK_S-Wert von 6,2, es finden sich jedoch auch Angaben über einen Wert von 7,8.

Offizinell sind die **Base** und das **Hydrochlorid.**

Identifizierung

- Spezifische Drehung:
  - Base in Salzsäure (0,1 mol · l^{-1}) +42 bis +48°.
- Schmelztemperatur von **1** liegt bei 174 bis 177 °C.
- Aufnahme eines IR-Spektrums von der Base, die zuvor aus **1** · HCl zu isolieren ist.
- DC, Detektion mit *Dragendorfs*-Reagenz.

Gehaltsbestimmung

Die **Base 1** lässt sich wasserfrei mit Perchlorsäure (0,1 mol · l^{-1}) erfassen. **1** · HCl wird als Kationsäure mit Natronlauge (0,1 mol · l^{-1}) bestimmt.

Emetin

(2*S*,3*R*,11b*S*)-2[[(1*R*)-6,7-Dimethoxy-1,2,3,4-tetrahydroisochinolin-1-yl]methyl]-3-ethyl-9,10-dimethoxy-1,3,4,6,7,11b-hexahydro-2*H*-benzo[*a*]chinolizin Dihydrochlorid [316-42-7]

Expektorans

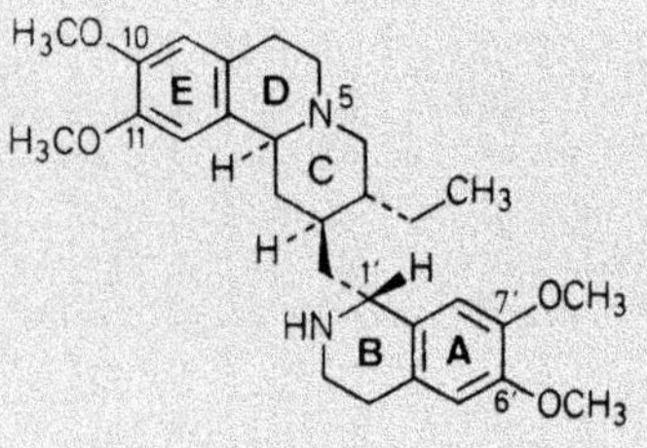

1

Charakteristisch für das Emetin-Gerüst sind die beiden Dimethoxytetrahydroisochinolin-Systeme.

Die Ringe D und C stellen ein Chinolizidin-Derivat dar. Die beiden basischen Stickstoff-Atome weisen pK_S-Werte von 8,23 und 7,36 auf, wobei sich der stärker basische Stickstoff im Hexahydrochinolizin-Ring befinden dürfte.

Emetin besitzt vier asymmetrische Kohlenstoff-Atome. Die spezifische Drehung wird mit +16 bis +19° angegeben.

Das **Dihydrochlorid** ist ein weißes, kristallines Pulver, das in Wasser als auch in Ethanol leicht löslich ist.

Die Base ist in organischen Lösungsmitteln ebenfalls gut löslich, nicht jedoch in Wasser.

Der Schmelzpunkt des getrockneten Dihydrochlorids liegt zwischen 235 bis 255 °C. Die Base schmilzt dagegen bei 74 °C. Das Dihydrochlorid kann zwischen drei und acht Mol Kristallwasser aufnehmen; deshalb beziehen sich alle Angaben auf die getrocknete Substanz, die sich durch Erwärmen auf 105 °C erhalten lässt. Offizinell sind die **Dihydrochloride** des Penta- und Heptahydrates.

Unter Lichteinwirkung tritt, besonders in Lösung, Gelbfärbung auf.

Identifizierung

- IR-Spektrum.
- Auswertung der DC bei 365 nm. Bei dieser Wellenlänge angeregt fluoresziert **1** (Emission 440 nm). Die DC findet auch Verwendung zur Prüfung auf Verwandte Substanzen. In Frage kommen die Nebenalkaloide Cephaelin (**2**) Psychotrin (**3**), *O*-Methylpsychotrin (**4**) sowie als Nebenprodukt aus der Synthese Isoemetin (**5**). Sprühreagenz ist Iod-Chloroform. **1, 4,** und **5** geben eine gelbe, **2** gibt eine blaue Fluoreszenz.

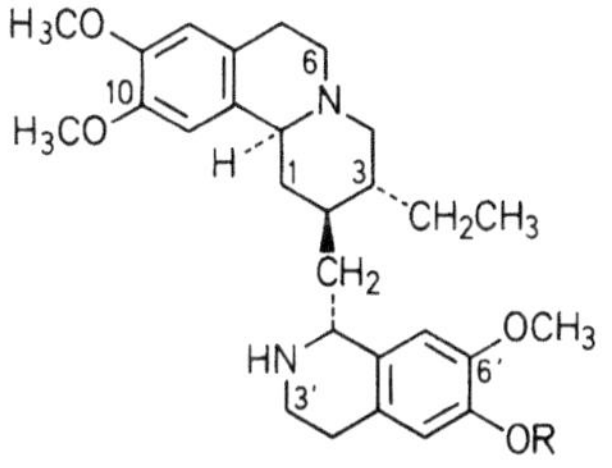

1 (-)-Emetin R = CH_3
2 (-)-Cephaelin R = H

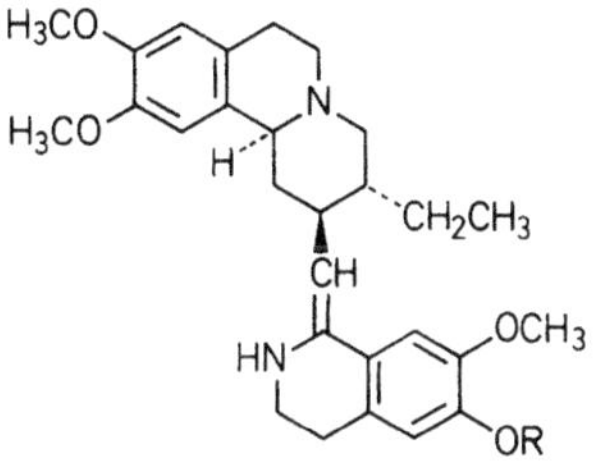

3 (+)-Psychotrin R = H
4 (+)-O-Methylpsychotrin R = CH_3

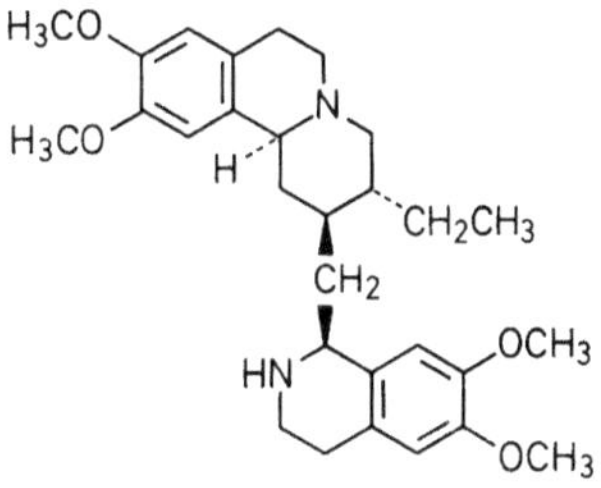

5 (-)-Isoemetin

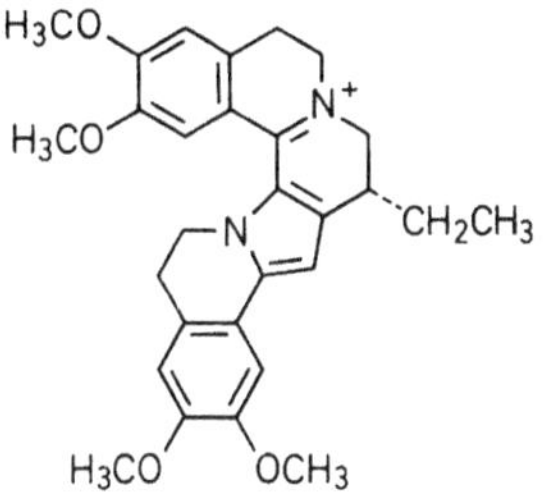

6

- Zum Nachweis wird mit Wasserstoffperoxid und verdünnter Salzsäure erwärmt, wobei eine orangerote Färbung auftritt.

  Anstelle von Wasserstoffperoxid können auch Brom, Eisen(III)chlorid oder Quecksilber(II)acetat als Oxidationsmittel verwendet werden.

  Durch oxidative Kupplung zwischen den Positionen 2′ und 1 tritt Ringschluss zum Pyrrol-Derivat Rubremetiniumchlorid (**6**) ein.

- Nach Arzneibuch wird die Substanz mit Molybdänschwefelsäure versetzt, wobei eine Grünfärbung auftritt.

  Die nach *Fröhde* benannte Reaktion erlaubt die Unterscheidung von Nebenalkaloiden des Emetins wie Cephaelin und Psychotrin. Bei ihnen bildet sich eine purpurne Färbung aus, die bei Zusatz von HCl in blau bzw. blaugrün übergeht.

Gehaltsbestimmung

Emetin-dihydrochlorid (**1**·2HCl) wird als Di-kationsäure in einer Verdrängungstitration in Ethanol mit Natronlauge ($0{,}1\ mol \cdot l^{-1}$) bestimmt. Potentiometrische Endpunktbestimmung.

Tubocurarin chlorid

(3a*R*,16a*S*)-8,23-dihydroxy-24,29-dimethoxy-3,3,16-trimethyl-2,3,3a,4,15,16,16a,17-octahydro-1*H*-11,13:18,21-dietheno-5,9-metheno-14*H*-pyrido[3',2':14,15][1,11]-dioxacycloeicosino[2,3,4-*ij*] isochinoliniumchlorid-hydrochlorid
[57-94-3]

Muskelrelaxans

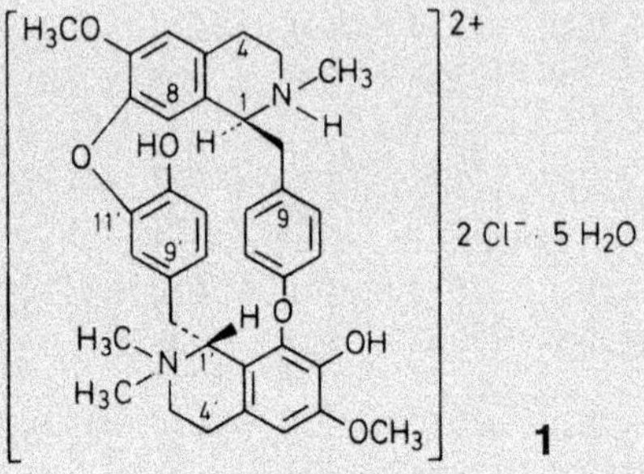

1

Das weiße bis schwach gelbliche Pulver ist löslich in Wasser, Ethanol und Alkalilauge, praktisch nicht in Aceton.

Es schmilzt bei 270 °C unter Zersetzung.

Im Molekül sind zwei Benzyltetrahydroisochinolin-Ringe über zwei Ether-Brücken, C-8' : C-12 und C-11' : C-7 miteinander verknüpft.

Tubocurarin ist eine monoquartäre Base. Durch Dequarternierung und erneute Quarternierung gelangt man zu dem bisquartären Chondrocurarin.

Die Kohlenstoff-Atome C-1 und C-1' sind *S*- bzw. *R*-konfiguriert.

Tubocurarin ist als **Chlorid-hydrochlorid** offizinell. Es kann in verschiedenen Hydrat-Formen vorkommen. Im Arzneibuch ist das Pentahydrat aufgeführt.

Die Angaben der pK_S-Werte sind wie folgt:

$pK_{S1} = 8{,}1$, $pK_{S2} = 9{,}1$

Die Substanz ist erstaunlich stabil.

Die spez. Drehung einer wässrigen Lösung von **1** liegt zwischen +210 und 222°.

Identifizierung

- Aufnahme eines IR- und UV-Spektrums, Letzteres wird in Wasser vermessen: $\lambda_{max} = 280$ nm.
- Beim Erwärmen einer Eisen(III)chlorid-haltigen Lösung von **1** tritt Grünfärbung auf. Der Nachweis beruht auf der Chelatbildung mit den phenolischen Gruppen.
- Bei Reaktion mit *Millons*-Reagenz entsteht langsam eine Rotfärbung (Nachweis der Phenol-Struktur).

Die **Gehaltsbestimmung** erfolgt über Messung der spezifischen Absorption bei 280 nm.

10.2.6 Chinazolin-Derivate

Methaqualon
2-Methyl-3-(2-methylphenyl)chinazolin-4(3*H*)-on
[72-44-6]

Hypnotikum

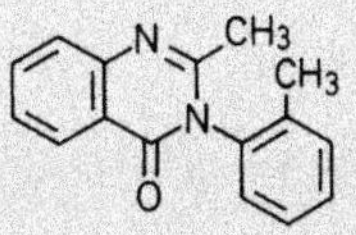

1

Im Methaqualon (**1**) ist bei Raumtemperatur die freie Drehbarkeit des voluminösen *o*-Tolyl-Restes um die N-3-Arylbindung behindert. Die beiden Methyl-Gruppen und die Carbonyl-Funktion sind für das Auftreten der Atropisomerie (Behinderungsisomerie) verantwortlich. Methaqualon (**1**) liegt daher als Racemat vor und kann an Triacetylcellulose in die beiden Enantiomeren gespalten werden. In den folgenden Formeln sollen die keilförmigen Bindungen des Aromaten eine senkrechte Anordnung der Ringe zueinander verdeutlichen und anzeigen, dass je ein Enantiomer mit der Methyl-Gruppe am Aromaten unterhalb bzw. oberhalb der Schreib-Ebene existiert.

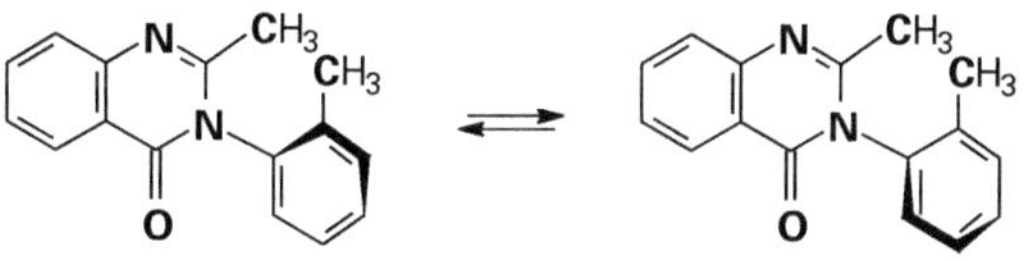

Methaqualon ist ein farbloses, kristallines Pulver, das in Wasser sehr schwer löslich und löslich in Ethanol ist.

Methaqualon ist an N-1 eine schwache Base, der pK_S-Wert beträgt 2,56.

Methaqualon ist relativ stabil. Nach Erhitzen mit Salzsäure erhält man *o*-Toluidin (**2**), Anthranilsäure (**4**) und Essigsäure (**5**).

Nach alkalischer Hydrolyse entstehen *N*-Acetylanthranilsäure (**6**) und *N*-(2′-Methylphenyl)anthranilamid (**3**).

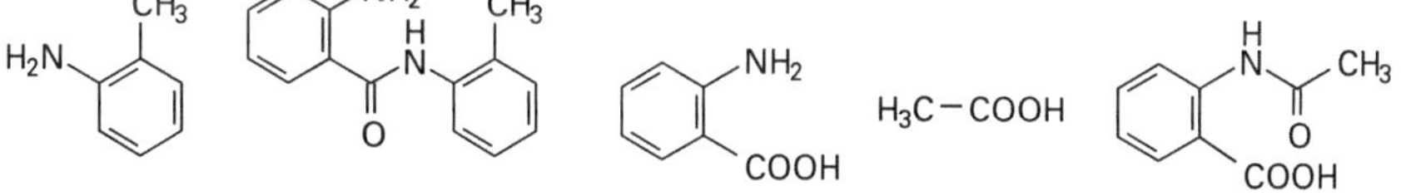

2 3 4 5 6

Identifizierung

- Smp: 114 bis 117 °C.
- UV-Spektrum (HCl (0,1 mol · l^{-1})): Maxima bei 235 und 270 nm.
- IR-Spektrum.

10

N-haltige Heterocyclen

- Beim Erhitzen der ethanolischen Lösung von **1** mit salzsaurer 4-Dimethylamino-benzaldehyd-Lösung auf dem Wasserbad entsteht ein rot oranger Farbstoff **10** (λ_{max} = 503 nm), der Indikatoreigenschaften besitzt:

  - stark sauer: farblos,
  - schwach sauer: orange,
  - alkalisch: gelb.

  Die Bildung des Farbstoffs **10** erscheint auf folgendem Weg möglich: **1** kann aus seiner Enamin-Form **7** mit *Ehrlichs*-Reagenz (**8**) ein Carbinol **9** bilden, das zum arylogen Cyanin **10** dehydratisiert wird.

- **1** wird mit festem Natriumhydroxid in siedendem Propylenglykol behandelt, angesäuert und mit Natriumacetat versetzt, wobei eine blaue Fluoreszenz sichtbar wird.

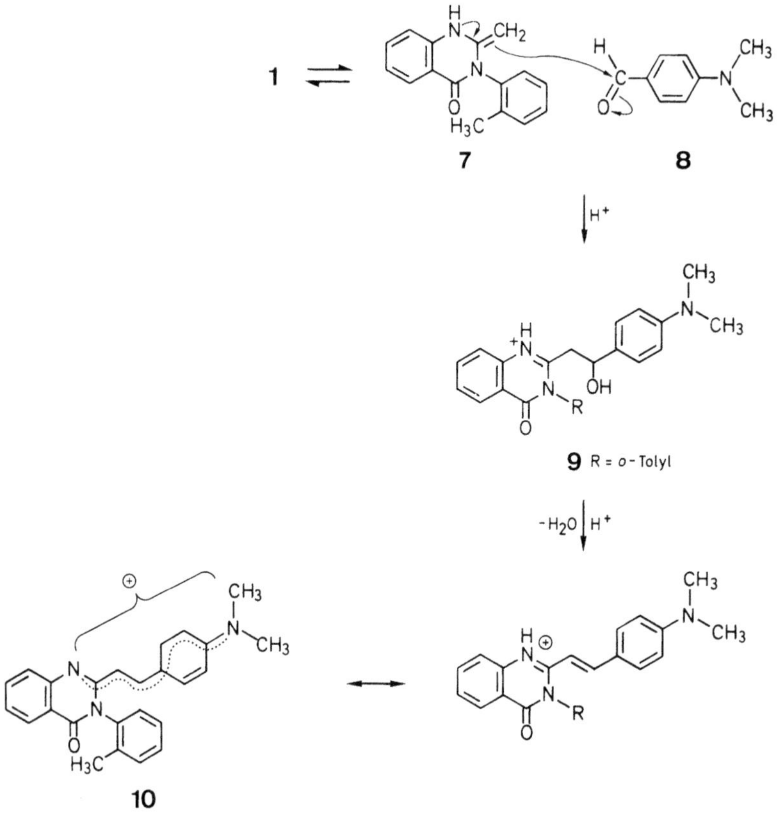

Bei dieser forcierten Hydrolyse wird Propylenglykol (Sdp_{760} = 188 °C) verwendet, weil es eine höhere Reaktionstemperatur beim Erhitzen zulässt. Es entsteht Anthranilsäure, die unter den gegebenen Versuchsbedingungen blau fluoresziert.

- Weitere Nachweise beruhen auf der Anilin-Struktur der Hydrolyseprodukte **2** und **4**, die sich diazotieren und mit 2-Naphthol kuppeln lassen.

Reinheitsprüfung

Methaqualon (**1**) kann von der Synthese her mit Anthranilsäure (**4**) und *o*-Toluidin (**2**) verunreinigt sein. Ph.Eur. lässt auf jedes Amin separat durch Bildung eines Azo-Farbstoffes nach Diazotierung prüfen. Als Kupplungspartner für **4** ist das *Bratton-Marshall*-Reagenz, *N*-(1-Naphthyl)ethylendiamin · 2 HCl und für **2** 2-Naphthol vorgesehen. Untersuchungen von *K.* und *C. Hartke* zeigten, dass der Test auf die beiden aromatischen Amine in der vorliegenden Form ungeeignet ist, da beide aromatischen Amine mit der gleichen Reaktionsfolge – Diazotierung und Kupplung – nebeneinander nachgewiesen werden sollen.

Gehaltsbestimmung

Neben der offizinellen wasserfreien Titration mit $HClO_4$ (0,1 mol·l^{-1}) sind u.a. eine Diazo-Titration, eine fluorimetrische und eine polarographische Bestimmung möglich.

- Zur Diazo-Titration wird die Substanz zunächst mit Natronlauge in siedendem Propylenglykol hydrolysiert. Anschließend extrahiert man die alkalische Lösung zur Entfernung des lipophilen *o*-Toluidins. Nach Ansäuern erfolgt die nitritometrische Bestimmung der entstandenen Anthranilsäure (**4**) unter Bildung von **11.** Als Indikatoren dienen entweder Tropäolin 00 oder Kaliumiodid/Stärkepapier. Die Endpunktsanzeige kann auch potentiometrisch geschehen.

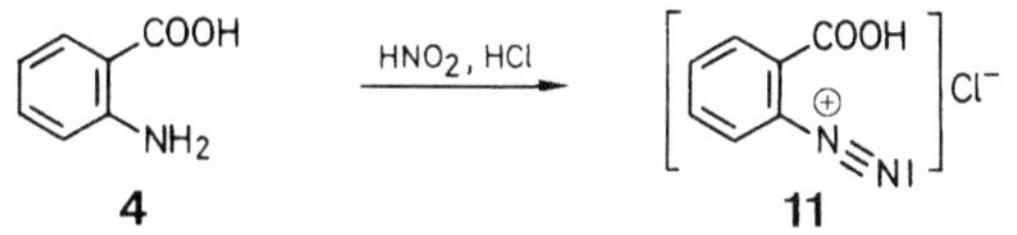

4 **11**

- Wird **1** durch Einwirkung von Lithiumborhydrid in Tetrahydrofuran reduziert, so entsteht Dihydromethaqualon (**12**), das sich bei 375 nm zur Fluoreszenz anregen lässt.

Durch die Reduktion ist eine Verbindung entstanden, die Anthranilsäure-Teilstruktur aufweist und wie diese einen starken Fluorophor darstellt.

Durch polarographische Reduktion entsteht neben dem Dihydro-Derivat **12** das Dimer **13.**

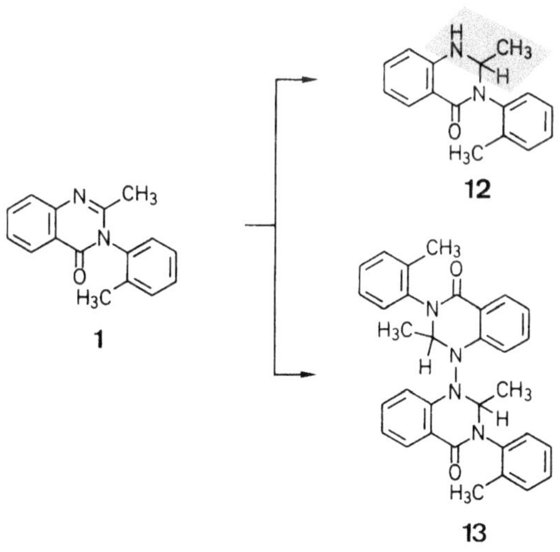

10.2.7 Benzopyridazin-Derivate

Eines der wenigen therapeutisch gebrauchten Benzo[*d*]pyridazin-Derivate ist das **Dihydralazin.**

Dihydralazin
(Phthalazin-1,4(2*H*,3*H*)-diyliden)dihydrazin
[7327-87-9]

Antihypertonikum

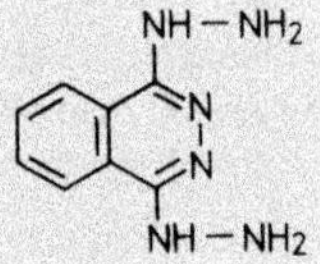

1

Das offizinelle **Sulfat** ist kristallin, in Wasser wenig und in Ethanol praktisch unlöslich.

Die wässrige Lösung zeigt ein Absorptionsmaximum bei 312 nm.

1 weist zwei pK_S-Werte auf:

$pK_{S1} = 4{,}06$, $pK_{S2} = 8{,}06$

Die Erstprotonierung erfolgt am Ring-Stickstoff unter Ausbildung eines Amidinium-Kations, präziser gesagt eines Amidrazonium-Kations **2.** Die Zweitprotonierung findet an der primären Amino-Gruppe der zweiten Hydrazin-Gruppe zu **3** statt (*Möhrle* u. Mitarb.).

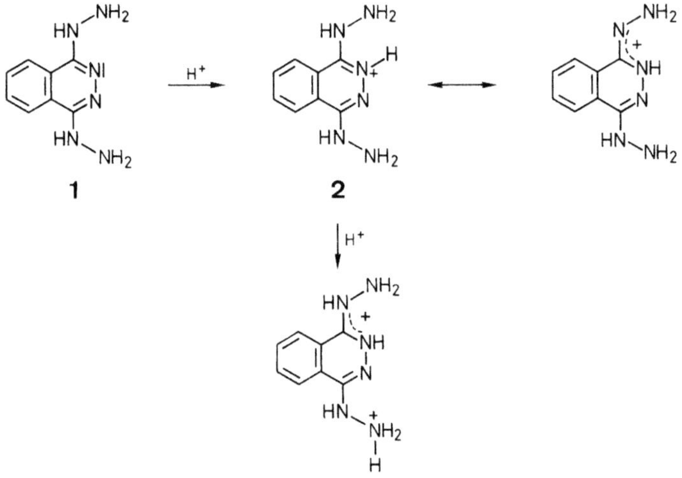

1 2 3

Identifizierung

- IR-Spektrum.
- Nachweis der primären Amino-Funktion der Hydrazin-Struktur durch Kondensation mit Benzaldehyd (**4**) im Sauren. Es entsteht ein gelbes, schwer lösliches Bisimin **5.**

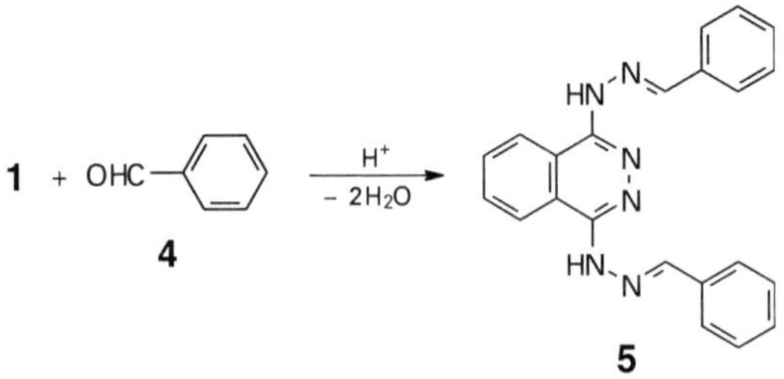

4 5

- Die Substanz wird mit Wasserstoffperoxid und konzentrierter Schwefelsäure in einer Porzellanschale bis zum Auftreten von weißen Nebeln erhitzt, mit Resorcin versetzt und nach dem Erkalten ammoniakalisch gemacht. Es entsteht eine gelbgrüne Fluoreszenz.

Dabei laufen folgende Reaktionen ab: Es tritt Hydrolyse zu Phthalazin-1,4-dion (**6**) und Hydrazin (**7**) ein. Das abgespaltene Hydrazin (**7**) wird vom Wasserstoffperoxid zu Stickstoff oxidiert. Durch saure Hydrolyse von **6** entsteht Phthalsäure (**8**), die durch konz. H_2SO_4 zu Phthalsäureanhydrid (**9**) dehydratisiert wird. Nach Entfernung des überschüssigen Wasserstoffperoxids kondensiert **9** mit Resorcin zu Fluoreszein (**10**), welches in ammoniakalischer Lösung ein fluoreszierendes aryloges Oxonol-Anion **11** ausbildet.

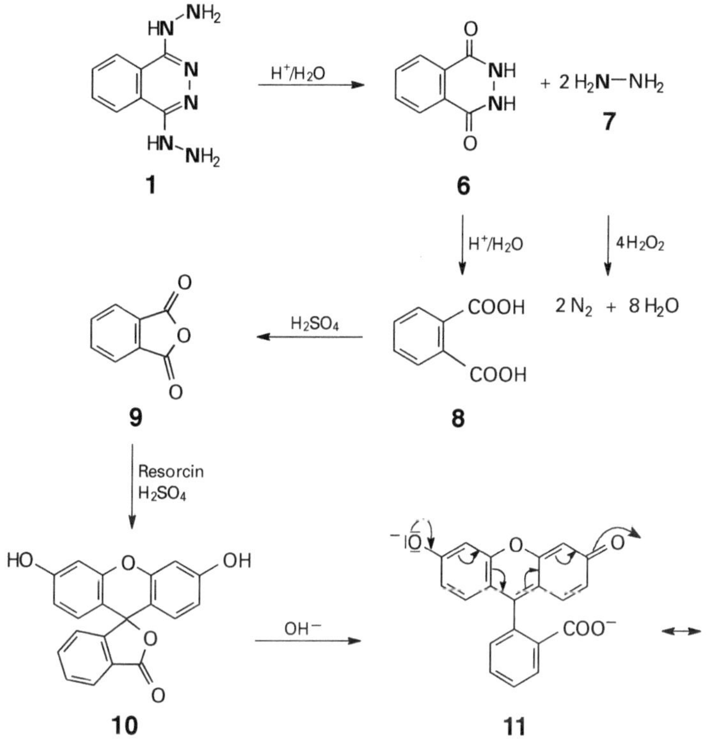

Reinheitsprüfung

Prüfung auf Hydrazin per HPLC nach Derivatisierung: Durch unsachgemäße Herstellung oder thermische Belastung kann toxisches Hydrazin (**7**) in Dihydralazin-sulfat enthalten bzw. entstanden sein. Zur besseren Detektion nach HPLC-Trennung wird daher Hydrazin (**7**) vor der Trennung mit Benzaldehyd (**4**) im Sauren zum gelben Aldazin **12** umgesetzt.

Das Arzneibuch lässt eine Verunreinigung an Hydrazin von maximal 10 ppm zu.

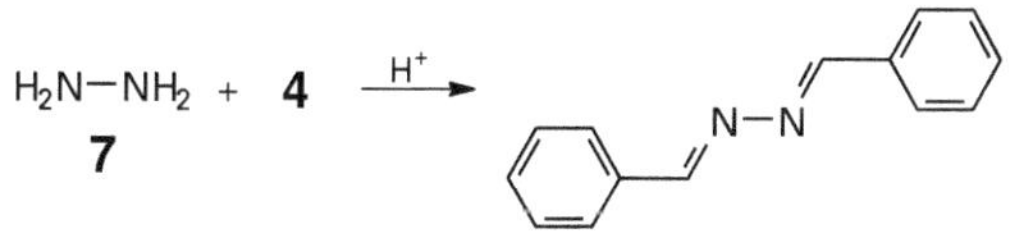

12

Gehaltsbestimmung

Arzneibuchüblich ist eine oxidimetrische Methode, wobei Hydrolyse von **1** zu **6** und Hydrazin (**7**) und dessen Oxidation zu Stickstoff durch Kaliumiodat-Lösung ($0{,}05\ mol \cdot l^{-1}$) erfolgt.

$$H_2N-NH_2 + IO_3^{\ominus} + Cl^{\ominus} + H_3O^{\oplus} \longrightarrow N_2 + ICl + 5H_2O$$

10.2.8 Pteridin-Derivate

Pteridin (**1**) ist die Trivialbezeichnung für Pyrazino[2,3-*d*]pyrimidin.

Die Trivialbezeichnung ist von der strukturellen Verwandtschaft zu den Pterinen, den Pigmenten der Schmetterlingsflügler, abgeleitet.

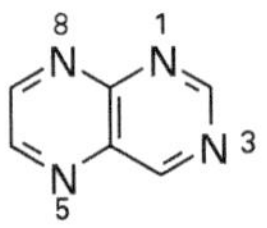

1

Drei der an dieser Stelle zu besprechenden Pteridine, Triamteren, Folsäure und Methotrexat, sind hauptsächlich in den Positionen 2, 4 und 6 substituiert; eine vierte Verbindung, das Riboflavin, ist ein Benzo[*g*]pteridin, wobei der Benzol-Ring an der einzigen C—C-Gruppierung ankondensiert ist, die hierfür in Frage kommt (C-6–C-7).

Auffallend ist die schlechte Wasserlöslichkeit der hier vorgestellten Pteridin-Derivate, weil als Substituenten hydrophile, funktionelle Gruppen vorhanden sind, welche die Wasserlöslichkeit eigentlich verbessern sollten. Die Situation wird am besten deutlich, wenn man Vergleiche heranzieht. So löst sich beispielsweise 1 Teil Benzol in 660 Teilen Wasser. Die Löslichkeit erhöht sich durch die Einführung einer funktionellen Gruppe: 1 Teil Benzolamin (= Anilin) löst sich bereits in 37 Teilen Wasser; um 1 Teil Benzol-1,3-diamin (*m*-Phenylendiamin) zu lösen, benötigt man nur noch 1 Teil Wasser.

Bei den Pteridinen ist ein gegenteiliger Effekt zu beobachten. Das unsubstituierte Pteridin selbst ist noch ziemlich gut wasserlöslich: 1 Teil löst sich in 7 Teilen Wasser. Durch Einführung funktioneller Gruppen, wie –OH, $-NH_2$ bzw. –SH, nimmt die Wasserlöslichkeit dagegen drastisch ab; so benötigt man zur Lösung von 1 Teil 2-Aminopteridin 1400 Teile Wasser. Eine weitere Amino-Gruppe verringert die Löslichkeit noch stärker. Um 2,4-Diaminopteridin zu lösen, sind für 1 Teil Substanz schon 3000 Teile Wasser notwendig. Ähnliche Beobachtungen macht man an Hydroxy-Gruppen-haltigen Pteridinen.

Mit der Verringerung der Löslichkeit geht die Erhöhung der Schmelzpunkte einher:

- Pteridin Smp = 140 °C,
- 2-Aminopteridin Smp = 275 °C (u. Zersetzung),
- 2,4-Diaminopteridin Smp = 315 °C (u. Zersetzung).

Die beiden Phänomene sind erklärbar, wenn man die Ausbildung starker intermolekularer Wasserstoff-Brücken zwischen den funktionellen Gruppen und den ringständigen Stickstoff-Atomen annimmt.

Auch die auffallend schlechte Löslichkeit von Aminopteridinen in unpolaren, lipophilen Lösungsmitteln im Vergleich zur guten Löslichkeit von Pteridin in diesen Solvenzien lässt sich ebenfalls durch eine weitgehend intermolekulare Assoziation erklären.

Ähnlich liegen die Verhältnisse bei den Purinen und den Barbitursäure-Derivaten.

Interessant in analytischer Hinsicht ist auch die unterschiedliche Stabilität substituierter Pteridine im Vergleich mit dem unsubstituierten Pteridin. Die Stammsubstanz ist gegenüber Säuren und Basen schon bei Raumtemperatur deutlich anfällig. Sowohl die saure als auch die alkalische Hydrolyse führt zu 3-Aminopyrazin-2-aldehyd (**2**).

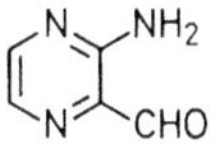

2

Das Ringsystem des unsubstituierten Pteridins ist durch die vier enthaltenen Stickstoff-Atome in der Weise polarisiert, dass die π-Elektronen nicht gleichmäßig über das Ringsystem verteilt sind, sondern mehr zu den Stickstoff-Atomen hingezogen werden.

Elektronen spendende Gruppen, wie –OH, $-NH_2$ oder –SH, stabilisieren die Molekel durch Erhöhung des aromatischen Charakters.

Triamteren

6-Phenylpteridin-2,4,7-triamin
[396-01-0]

Diuretikum

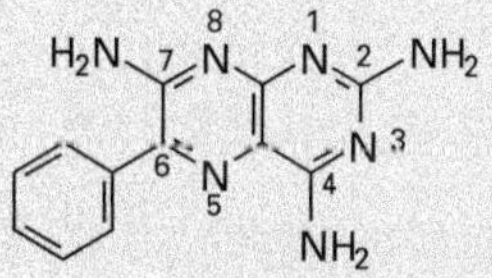

1

Triamteren ist ein gelbes, kristallines Pulver. Der Schmelzpunkt liegt bei 320 °C (Literaturangaben variieren zwischen 316 und 328 °C). Die pK_S-Werte betragen 6,3 und – 1,2 für das Di-kation.

Trotz der drei enthaltenen hydrophilen Amino-Gruppen ist die Substanz in Wasser und Ethanol aus den o.a. Gründen fast unlöslich.

Die Verbindung besitzt drei Amidin-Partialstrukturen.

Identifizierung

- Aufnahme eines UV-Spektrums in salzsaurer Lösung. Die Lösung zeigt Maxima bei 262 und 360 nm und eine Schulter bei 285 nm.
- Charakteristisch ist die in wasserfreier Ameisensäure zu beobachtende intensive blaue Fluoreszenz bei 365 nm.

Die Fluoreszenz kommt durch Absorption kurzwelliger UV-Strahlung zustande, dabei geht das Molekül aus seinem Grundzustand in den Singulett-Zustand über. Unter Emission längerwelliger, blauer Fluoreszenzstrahlung geht es nach 10^{-9}

Sekunden wieder in den Grundzustand zurück. (Eine ausführliche Diskussion findet sich bei *Brandl.*)

Reinheitsprüfung

Auf ein Synthesezwischenprodukt (5-Nitroso-2,4,6-triaminopyrimidin) sowie auf partielle Hydrolyseprodukte (z.B. 2,7-Diamino-4-hydroxy-6-phenylpteridin und 2,4-Diamino-7-hydroxy-6-phenylpteridin) lässt das Arzneibuch dünnschichtchromatographisch prüfen.

Gehaltsbestimmung

Es wird eine wasserfreie Titration mit 0,1 molarer $HClO_4$ durchgeführt, wobei Triamteren als einwertige Base erfasst ist. Aufgrund der cyclischen, azavinylogen Guanidin-Gruppierung dürfte vorzugsweise eines der Stickstoff-Atome im Pyrimidin-Ring, z. B. N-1, protoniert werden.

Eine Begründung für die Art der Protonierung wird unter Thiamin gegeben (s. S. 506).

Folsäure

(2*S*)-2-[[4-[[(2-Amino-4-oxo-1,4-dihydropteridin-6-yl)methyl]-amino]benzoyl]amino]-pentandisäure, [75708-92-8]

Vitamin der B-Gruppe

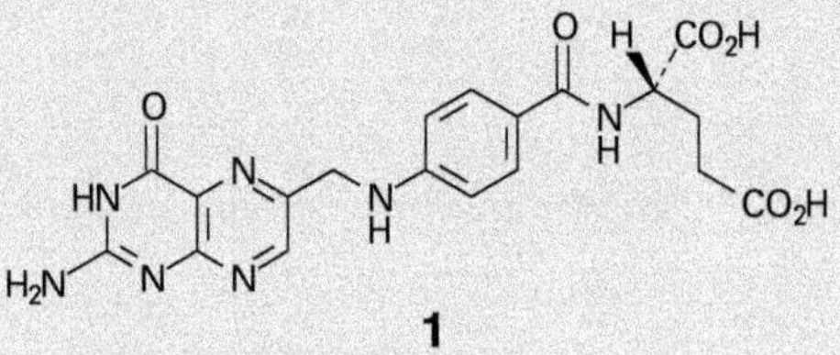

1

Folsäure bzw. die 5,6,7,8-Tetrahydrofolsäure (**10**) und deren Derivate sind wichtige Methylgruppen-Überträger. 5-Methyl-THF re-methyliert Homocystein zu Methionin, welches zuvor zu Homocystein metabolisiert worden war.

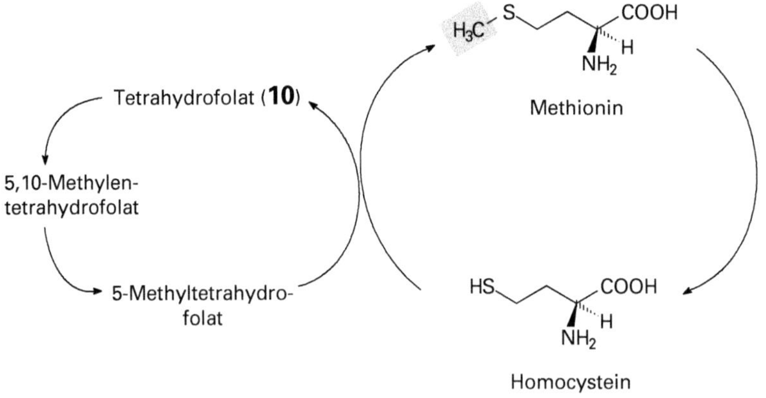

Dem Homocystein wird heute eine Reihe von Erkrankungen ursächlich zugeschrieben, u. a. Geburtsdefekte bei Säuglingen, Herzerkrankungen und Alzheimersche Erkrankung (*Pufulete* 1999).

Die Folsäure enthält drei physiologisch interessante Partialstrukturen. Das Pteridin-Ringsystem ist über eine Methylen-Gruppe mit dem Stickstoff der 4-Aminobenzoesäure verknüpft, die ihrerseits als Amid an die Amino-Gruppe der L-Glutaminsäure gebunden ist.

Die Substanz ist aufgrund des enthaltenen Pteridin-Systems ein orangegelbes Pulver, das sowohl in Wasser als auch in organischen Lösungsmitteln fast unlöslich ist, sich dagegen unter Salzbildung in Alkalilaugen und Carbonat-Lösungen sowie Mineralsäuren löst.

Von analytischem Interesse ist das unterschiedliche spektroskopische Verhalten der Folsäure in alkalischer und in saurer Lösung. In alkalischer Lösung zeigt die Substanz drei Maxima, nämlich bei 256, 283 und 365 nm (Identität nach Arzneibuch). Wie aus dem Vergleich mit Xanthopterin (2-Amino-4,6-dihydroxy-pteridin), dem gelben Farbstoff der Flügel des Zitronenfalters, abzuleiten, das in alkalischer Lösung zwei Maxima bei 255 und 390 nm aufweist, sind die Maxima bei 256 und 365 nm dem Pteridin-Rest zuzuordnen, während das Maximum bei 283 nm durch den 4-Aminobenzoesäure-Rest verursacht wird.

In saurer Lösung zeigt die Substanz nur ein Maximum, und zwar bei 298 nm. Das zum Vergleich herangezogene Xanthopterin ist in saurer Lösung farblos.

Die Löslichkeit in wässrig-alkalischem Milieu beruht auf der Ausbildung eines mesomeriestabilisierten Anions **2**.

1

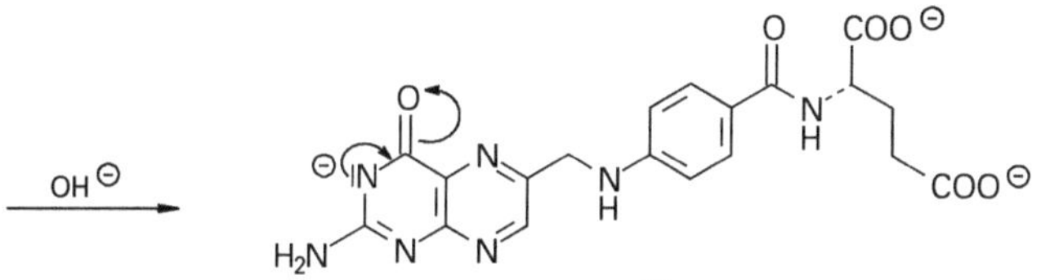

2

Die Löslichkeit in stark sauren, wässrigen Lösungen beruht auf der Protonierung der Amidin-Partialstruktur **3**. Hier kann es sogar zur Ausbildung des Di-kations **4** kommen. Das zweite Proton wird am N-5 und nicht am N-8 angelagert.

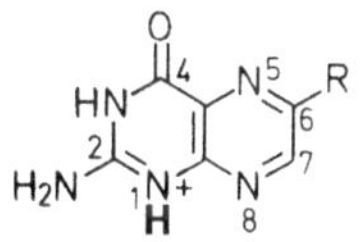

3

in saurer Lösung

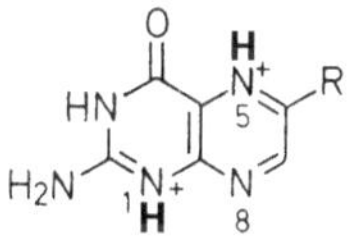

4

in stark saurer Lösung

Zu berücksichtigen sind ferner die basischen bzw. sauren Zentren, die sich ausserhalb des Pteridin-Restes befinden.

Kristallin liegt die Folsäure ausschließlich in der 4-Oxo-Form **5** vor:

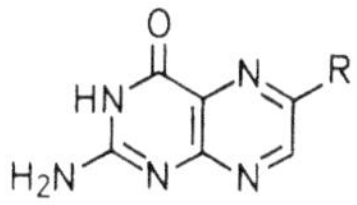

5

Identifizierung

- In Natronlauge (0,1 mol · l^{-1}) beträgt die spezifische Drehung +20°.
- DC.
- HPLC, Beobachtung und Beurteilung des Hauptpeaks.
- Die alkalische Lösung der Substanz wird mit einer Kupfer(II)-Lösung versetzt, wobei ein gelbgrüner flockiger Niederschlag entsteht.

  Folsäure geht mit einigen zweiwertigen Kationen Komplexe ein. Für den hier analytisch benutzten Kupfer-Komplex kann die Struktur **6** angenommen werden, im Sinne eines azalogen Oxinats.

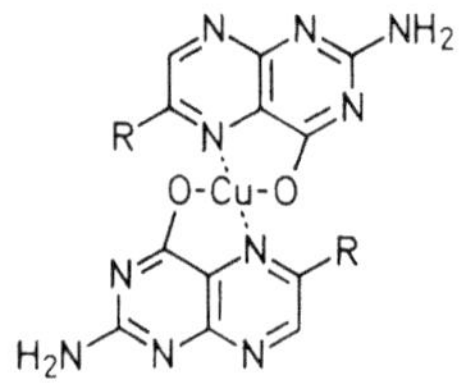

6

- Wird die Substanz mit Zink und Salzsäure geschüttelt, filtriert und das Filtrat mit Natriumnitrit sowie 2-Naphthol in alkalischer Lösung versetzt, so bildet sich ein orangefarbener Azo-Farbstoff, der sich mit roter Farbe löst.

  Es kommt zur reduktiven Spaltung der Folsäure in 6-Methylpterin (**7**) und 4-Aminobenzoyl-glutaminsäure (**8**).

  8 wird als Anilin-Derivat diazotiert und mit 2-Naphthol gekuppelt.

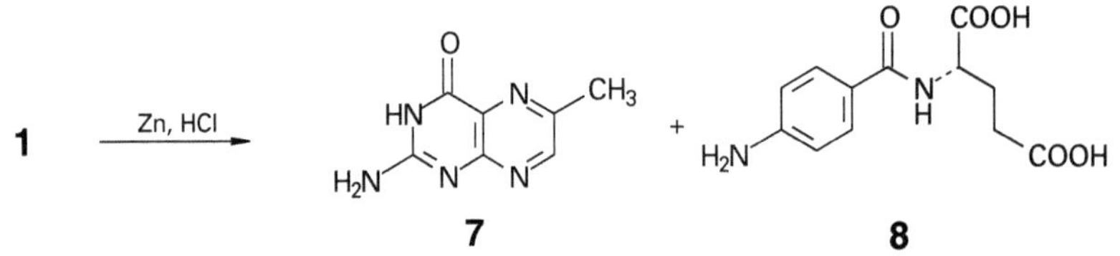

- Versetzt man die alkalische Lösung der Substanz mit $KMnO_4$-Lösung, so schlägt die Violettfärbung sofort nach Grün um. Es handelt sich um eine spezifische Prüfung auf oxidierbare Stoffe. Die Grünfärbung zeigt die Bildung von Mangan(VI)-Ionen an. Bei dieser Reaktion kommt es zur oxidativen Spaltung der Folsäure **1,** wobei sich u.a. die sehr stark fluoreszierende Carbonsäure **9** bildet.

  Die Reaktion ist deshalb auch zu einer fluorimetrischen Gehaltsbestimmung ausgearbeitet worden.

  9 entsteht ausserdem bei Einwirkung von Sonnenlicht oder UV-Strahlung in Gegenwart von Luft oder Sauerstoff.

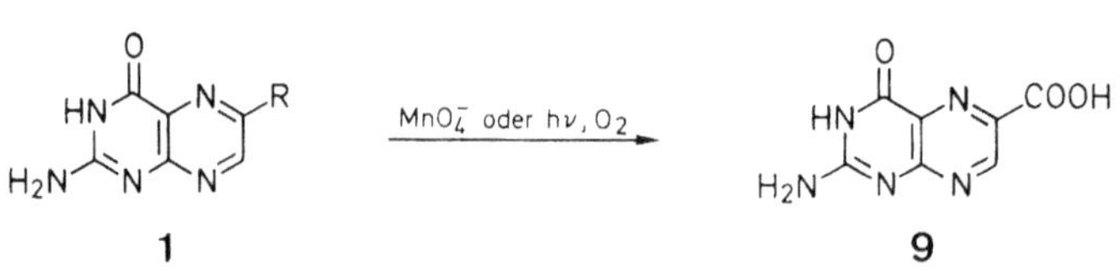

Gehaltsbestimmung

- HPLC.

Neben der Spektrophotometrie und der unspezifischen *Kjeldahl*-Bestimmung kann eine polarographische Methode durchgeführt werden.

Je nach pH-Wert der Reaktionslösung resultieren unterschiedliche Endprodukte. Im neutralen Milieu bildet sich 6-Methyl-pterin (**7**). Die Reaktion ist irreversibel infolge der Fragmentierung zwischen C-9 und N-10.

Im alkalischen Milieu findet keine Fragmentierung statt, sondern Reduktion zur 5,6,7,8-Tetrahydrofolsäure (**10**). Diese Reaktion läuft auch in biologischen Systemen ab.

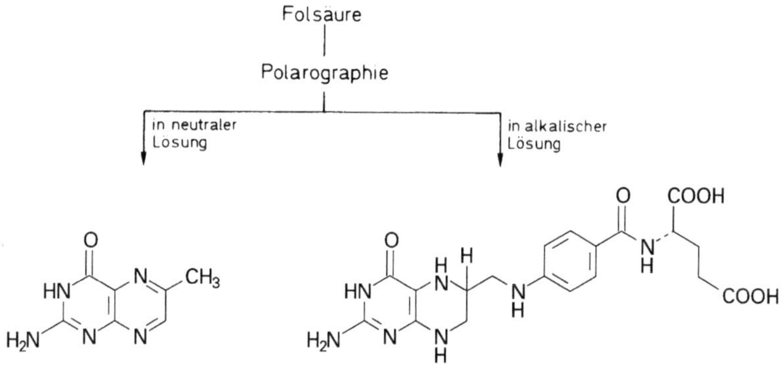

7 **10**

Methotrexat

(2*S*)-2-[4-[[(2,4-Diaminopteridin-6-yl)-methyl]methylamino]benzoyl]amino] pentandisäure
[59-05-2]

Zytostatikum

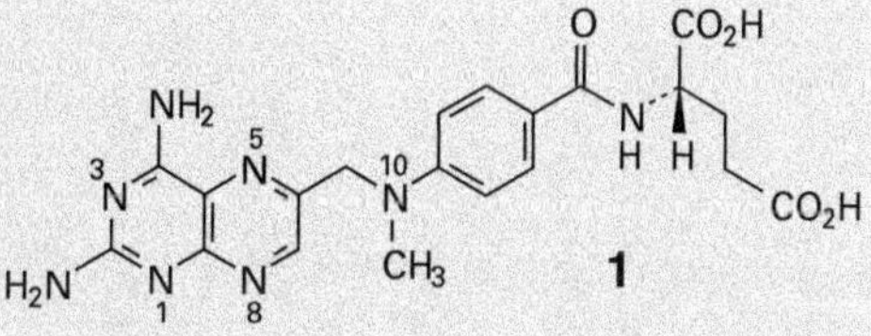

1

Methotrexat (**1**) unterscheidet sich von der Folsäure durch Austausch der Hydroxy- gegen die Amino-Gruppe in Position 4 des Pteridin-Restes sowie durch *N*-Methylierung am 4-Aminobenzoesäure-Rest.

Die Substanz ist ein gelboranges Pulver, praktisch unlöslich in Wasser, Ethanol und Methylenchlorid. Sie ist unter Salzbildung sehr gut löslich in Alkalilaugen und Carbonat-Lösungen sowie in Mineralsäuren. Die Gründe hierfür sind bei der Besprechung der Folsäure genannt.

Das UV-Spektrum der Substanz in alkalischer Lösung zeigt entsprechend der Folsäure drei Maxima. Die Maxima bei 258 und 371 nm entsprechen dem Chromophor der Diaminopteridin-Gruppe. Das Maximum bei 302 nm ist dem 4-Aminobenzoyl-Rest zuzuschreiben (Identität nach Arzneibuch).

In saurer Lösung zeigt die Substanz nur zwei Maxima bei 243 und 307 nm.

Die spezifische Drehung liegt zwischen +19 und +24°.

Mit der Partialstruktur eines cyclischen Guanidins im Pteridin-Teil sollte die Substanz eine sehr starke Base sein.

Die ermittelten pK_S-Werte des Methotrexats sind:

N-1: $pK_S = 5{,}71$; γ-COOH: $pK_S = 4{,}7$; α-COOH: $pK_S = 3{,}36$;
N-10: $pK_S = 0{,}5$; N-5: $pK_S < -1{,}5$.

In Substanz und in neutraler wässriger Lösung ist die Molekel relativ beständig. Dagegen tritt in stark saurer Lösung Hydrolyse der Amid-Bindung ein, wobei Glutaminsäure (**2**) und *N*-10-Methyl-4-amino-4-desoxypteroinsäure (**3**) resultieren:

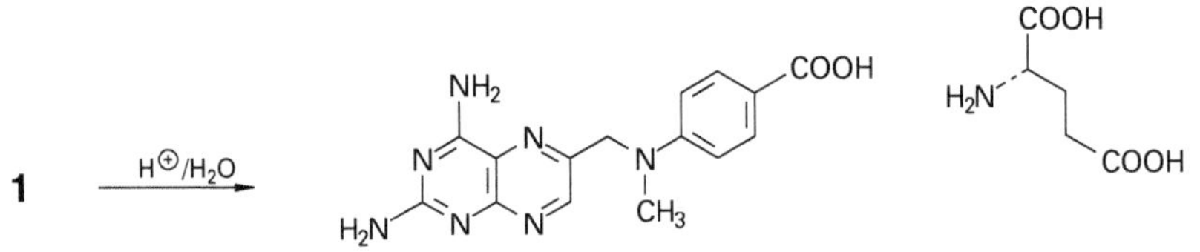

3 **2**

In stark alkalischer Lösung erhält man als Haupthydrolyseprodukte die Salze der *N*-10-Methylfolsäure (**4**), der *N*-10-Methylpteroinsäure (**5**) sowie der Glutaminsäure (**6**).

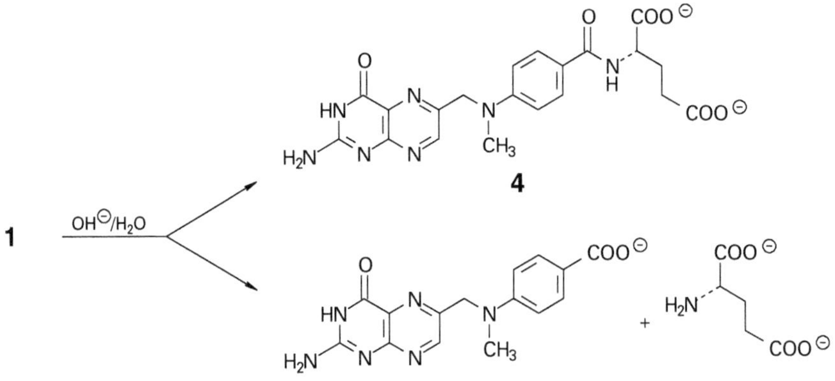

5 **6**

Bei Einwirkung alkalischer Permanganat-Lösung wird Methotrexat analog Folsäure zur Pterin-6-carbonsäure abgebaut. Man darf annehmen, dass zunächst unter Hydrolyse der 4-Amino-Gruppe *N*-10-Methylfolsäure gebildet wird, die einem oxidativen Abbau unterliegt.

1 ist auch photochemisch instabil. Es bilden sich der 6-Aldehyd, die 6-Carbonsäure des 2,4-Diaminopteridins sowie die *p*-Aminobenzoylglutaminsäure.

Von der Röntgenstrukturanalyse her ist bekannt, dass **1** im festen Zustand an der Methylen-Gruppe zwischen den Ringen etwa rechtwinklig abknickt.

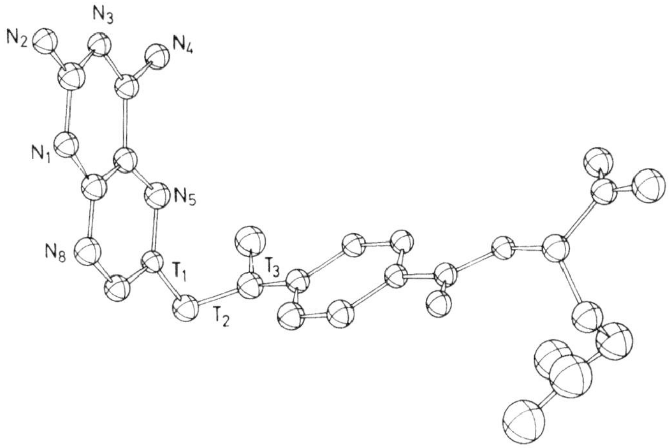

Dagegen nimmt die Substanz nach Untersuchungen von *Faupel* und *Buss* in Lösung eine völlig andere Struktur ein. Aufgrund von Tieftemperatur-UV- und CD-spektroskopischen Messungen postulieren sie eine gefaltete Konformation, die durch zwei intramolekulare Wasserstoff-Brücken stabilisiert ist (Sandwich-Struktur):

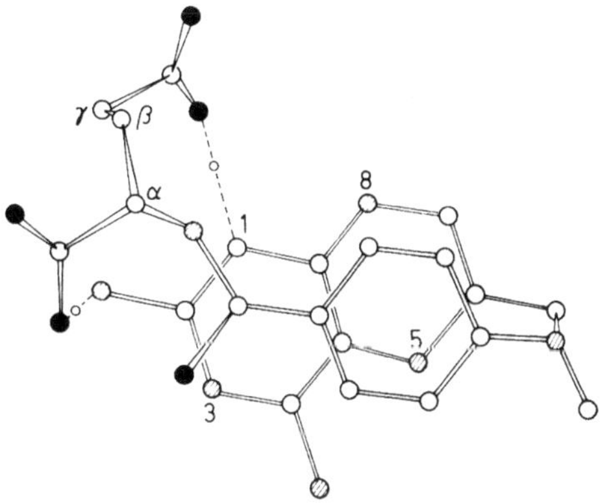

Die Aufnahmen erfolgten in einem unpolaren Lösungsmittel, doch könnten sie auch für wässrige Lösungen relevant sein, da für Folsäure in hochverdünnter, wässriger Lösung bereits eine ähnliche Struktur vorgeschlagen wurde.

Identifizierung

Zum offizinellen Nachweis bedient man sich heute zunehmend spektroskopischer Methoden: UV, IR, sowie spez. Drehung.

Gehaltsbestimmung

Es findet eine HPLC-Methode Anwendung, welche sich auch zur Bestimmung in Arzneiformen und aus biologischem Material eignet. Außerdem findet sie Anwendung zur Prüfung auf Verwandte Substanzen wie **4** und **5**, *R*-Methotrexat und (2,4-Diaminopteridin-6-yl)methanol (**7**).

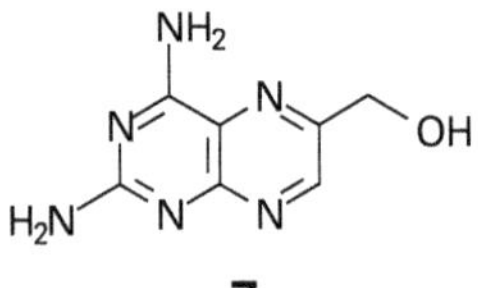

7

Riboflavin

7,8-Dimethyl-10-[(2*S*,3*S*,4*R*)-2,3,4,5-tetrahydroxypentyl]benzo[*g*]-pteridin-2,4(3*H*,10*H*)-dion

[83-88-5]

Vitamin B_2

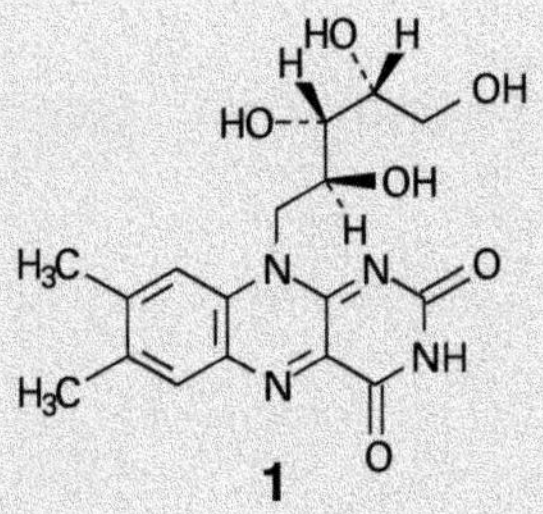

1

Riboflavin, Lactoflavin und **Vitamin B_2** sind Synonyma für **1.** Das enthaltene Ringsystem, das Benzo[*g*]pteridin, ist in den Positionen 2 und 4 oxidiert und am N-10 durch den Ribityl-Rest substituiert. Es handelt sich hier nicht um ein *N*-Glykosid.

Dioxobenzo[*g*]pteridin (**2a**) wird in der Literatur als Isoalloxazin bezeichnet. Tautomere Formen hierzu sind das Alloxazin (**2b**) und der heteroaromatische Tricyclus **2c,** der nach spektroskopischen Befunden unwahrscheinlich ist.

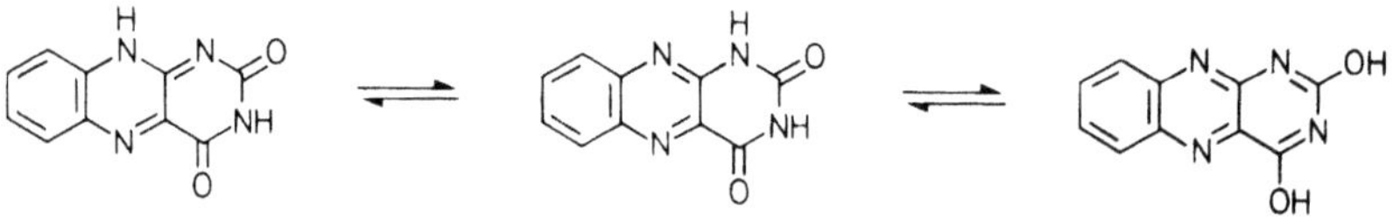

2a 2b 2c

Riboflavin ist eine gelbe bis orangegelbe Substanz.

In Wasser und Ethanol ist es fast unlöslich. Die Wasserlöslichkeit kann durch Zusatz von Elektrolyten (z.B. Kochsalz) oder Harnstoff erhöht werden. Sie ist ferner von der Kristallform abhängig.

Aufgrund der Imid-Struktur im Pyrimidin-Teil bzw. der Ausbildung eines mesomeriestabilisierten Anions **3** ist Riboflavin in Alkali unter Salzbildung löslich.

- $pK_{S1} = 10{,}2$.

Die Löslichkeit in konzentrierter Salzsäure geht mit der Protonierung an N-1 **4a** als der basischsten Stelle einher, wie Untersuchungen von *Hemmerich* u. Mitarb. ergaben.

- pK_{S2} etwa 0.

In konzentrierter Schwefelsäure ist die Bildung des Di-kations **4b** mit Protonierung an N-5 gesichert.

Neutrale Riboflavin-Lösungen zeigen im UV-Licht eine gelblich grüne Fluoreszenz mit Maxima bei 223, 267, 373 und 444 nm. Letzteres verursacht die Gelbfärbung der Substanz.

Die Fluoreszenz ist pH-abhängig. Auf Zusatz starker Säuren, starker Basen oder Reduktionsmittel kommt es zur Fluoreszenz-Löschung. Das Anion **3** und das Kation **4** des Riboflavins fluoreszieren nicht, die dipolaren Strukturen im dazwischenliegenden pH-Bereich fluoreszieren dagegen.

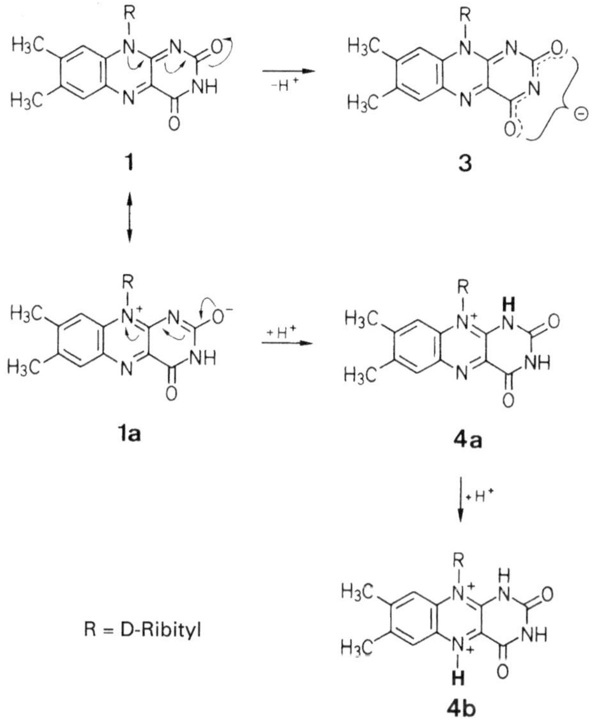

Der Ribityl-Rest spielt für die Lichtabsorption naturgemäß keine Rolle, so dass das Riboflavin in seinen elektronenspektroskopischen Eigenschaften mit fast allen Flavinen vergleichbar ist.

Unterschiedlich ist die Beständigkeit der Substanz in saurer und in alkalischer Lösung. Vorteilhaft für die Gewinnung und Technologie des Riboflavins wirkt sich die Beständigkeit in saurer Lösung aus. In diesem Milieu kann die Substanz sowohl sterilisiert als auch durch Zusatz geeigneter Oxidationsmittel von Nebenprodukten gereinigt werden.

In alkalischer Lösung ist das Molekül dagegen nur kurze Zeit beständig. Der Angriff der Hydroxid-Ionen erfolgt in Position 10a, wobei es unter Abspaltung von Harnstoff zur Bildung von **5** kommt. Aus der Grenzform **1a** ist verständlich, dass in Position 10a infolge des positiven Stickstoffs Elektronenmangel herrscht, sodass diese Position für einen nucleophilen Angriff geeignet ist.

In Gegenwart starker Alkalilauge und bei erhöhter Temperatur geht der Abbau von **5** weiter zu *N*-1-D-Ribitylamino-2-amino-4,5-dimethylbenzol (**6**).

Bei weiterem Erhitzen in Gegenwart von Sauerstoff wird der Ribityl-Rest abgespalten, so dass **7** resultiert.

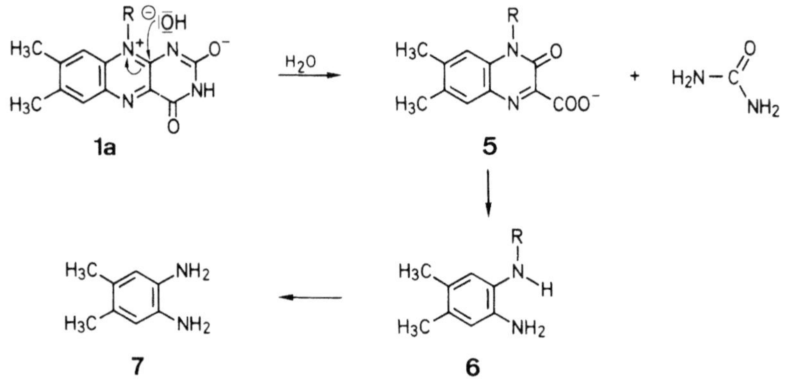

7 kondensiert mit Formaldehyd über das noch zu dehydrierende cyclische Aminal **8** zum 5,6-Dimethylbenzimidazol (**9**).

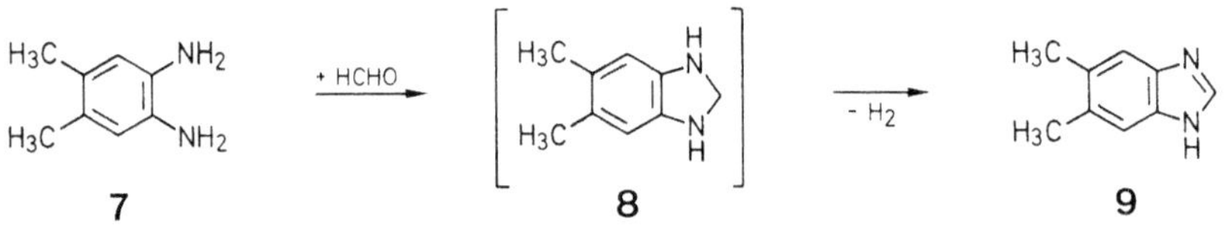

Setzt man Riboflavin, das an C-1, d.h. im Ribityl-Rest, ^{14}C-markiert ist, unter den gleichen Bedingungen um, so erhält man, wenn auch in äusserst geringer Ausbeute, [2-^{14}C]Dimethylbenzimidazol. Daraus ist zu entnehmen, dass der C-1-Baustein für **9** aus dem 1′-Kohlenstoff-Atom des Ribityl-Restes stammt.

Der geschilderte Abbau des Riboflavins in alkalischer Lösung steht im Einklang mit dem postulierten Mechanismus. Auch die Bildung von Formaldehyd aus dem Ribityl-Rest lässt sich mit dem Reaktionsverhalten von Polyhydroxy-Verbindungen im Alkalischen erklären.

Vergleicht man die In-vitro-Bildung von **9** aus Riboflavin, so ergibt sich hieraus ein möglicher Mechanismus für den Biosynthese-Weg dieses Metaboliten. Es ist bekannt, dass **9** als Teil von natürlichem Vitamin B_{12} aus Riboflavin entsteht.

Zu beachten ist auch die chemische Reaktivität der Methyl-Gruppe an C-8, ihr kommt die Reaktivität des *p*-Nitrotoluols zu. Bereits im Phosphatpuffer pH 6,8 lassen sich die Protonen gegen Deuteronen austauschen, sie kondensiert mit Aldehyden und ist leicht oxidabel zur Carbonsäure-Funktion.

Während gegen Oxidationsmittel in neutraler bis saurer Lösung Beständigkeit zu beobachten ist, verursachen Reduktionsmittel in saurer und in neutraler Lösung eine, allerdings reversible, Veränderung der Molekel. So verschwindet z.B. bei Einwirkung von Zink und Salzsäure oder bei Einwirkung von $Na_2S_2O_4$ die

Gelbfärbung. Das gebildete Dihydroriboflavin (auch Leukoriboflavin) (**10**) kann jedoch schon durch Schütteln an der Luft zum Riboflavin reoxidiert werden:

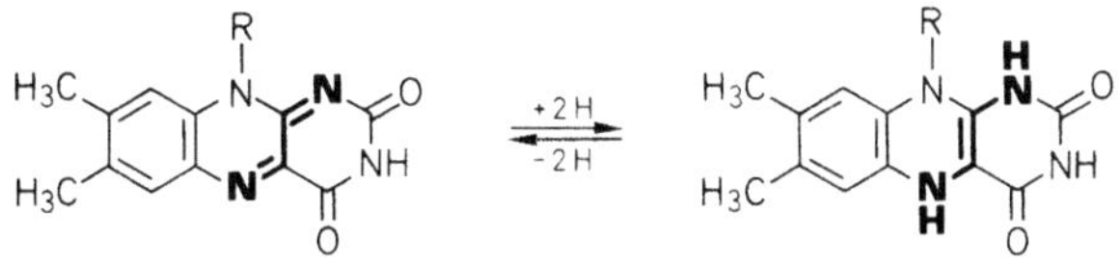

1 **10**

Im Verlauf der Reduktion treten stark gefärbte Zwischenprodukte mit Radikalcharakter (Semichinone) auf. Aufgrund dieser Redox-Eigenschaft ist Riboflavin Teil des Koenzyms Wasserstoff übertragender Enzyme.

Bei Stabilitätsbetrachtungen des Riboflavins ist auch seine Lichtempfindlichkeit von Interesse.

Der photochemische Abbau wird durch Erhitzen beschleunigt. Die Art der Photoprodukte ist abhängig vom pH-Wert der Lösungen und wird bestimmt von der Abwesenheit oder Anwesenheit von Sauerstoff. Das schließt allerdings nicht aus, dass auch die Festsubstanz unter Lichteinwirkung einen Abbau erleidet.

Das folgende Schema gibt die wichtigsten Photolyseprodukte des Riboflavins wieder:

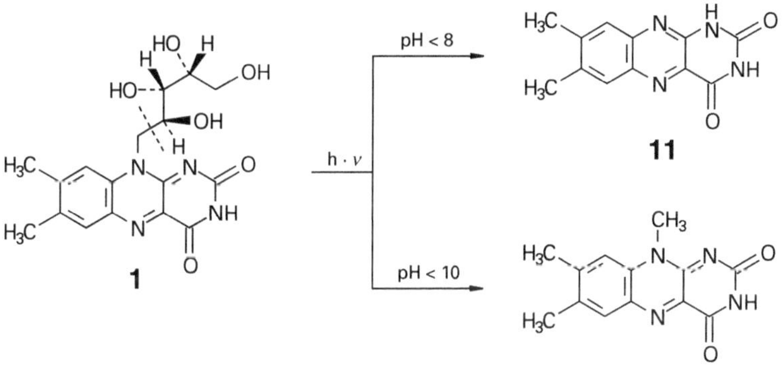

1 **11** **12**

Durch Zusatz von Borsäure bzw. Natriumdithionit kann die photochemische Zerstörung der Substanz verhindert werden, was für die Verarbeitung des Vitamin B_2 von Bedeutung ist.

Riboflavin ist nicht nur photolabil, sondern kann seinerseits auch als Photosensibilisator fungieren. So lässt sich beispielsweise Folsäure in Gegenwart von Riboflavin photochemisch oxidieren.

Zur unterschiedlichen Substitution an N-10 der Photoprodukte **11** und **12** sei noch erwähnt, dass der Isoalloxazin-Ring einer intramolekularen Photoreduktion unterliegt, wobei in Abwesenheit eines externen Reduktanden die Ribityl-Seitenkette als Elektronendonator dient. Bei Oxidation der Seitenkette kommt es zu unterschiedlichen Fragmentierungsreaktionen.

Aufgrund der chiralen C-Atome im Ribityl-Rest ist Riboflavin optisch aktiv.

Die Messung der Aktivität muss wegen der geringen Löslichkeit in alkalischer Lösung vorgenommen werden. Fehlerquellen hierbei sind zu langsames Arbeiten und zu große Helligkeit, da in beiden Fällen Zersetzung der Substanz eintritt.

Das Drehvermögen ist konzentrationsabhängig. Die alkalische Lösung ist linksdrehend; auf Zusatz von Borax erhöht sich das Drehvermögen stark, wobei sich der Drehsinn jedoch nach rechts umkehrt.

Identifizierung

Der Nachweis des Riboflavins kann erfolgen durch:

- Messung der spezifischen Drehung: – 115 bis – 135°.
- DC.
- Fluoreszenz-Beobachtung: Eine wässrige Lösung von **1** zeigt eine grünlich gelbe Fluoreszenz, die auf Zusatz von Säure bzw. Alkali verschwindet.

Reinheitsprüfung

Hier ist vor allem die DC-Prüfung auf Lumiflavin (**12**) zu erwähnen (s. chemische Eigenschaften). Dabei ist zu beachten, dass die Prüfung mit ethanolfreiem Methylenchlorid am besten unter Lichtschutz durchgeführt wird. Das Photoprodukt Lumiflavin ist in Methylenchlorid löslich, dagegen ist das intakte Riboflavin Methylenchlorid unlöslich. Wäre Ethanol zugegen, so würde auch Riboflavin teilweise in Lösung gehen und durch seine Gelbfärbung eine entsprechende Verunreinigung durch das Photoprodukt vortäuschen.

Gehaltsbestimmung

Folgende Methoden können angewendet werden:

- Absorptionsmessung im sichtbaren Bereich bei 444 nm unter Lichtschutz (Ph. Eur.).
- ○ Absorptionsmessung im UV-Bereich bei 267 nm.
- ○ *Malaprade*-Spaltung der Polyol-Seitenkette mit Natriummetaperiodat und Bestimmung der überschüssigen Maßlösung bzw. der gebildeten Ameisensäure.
- ○ Polarographische Bestimmung.
- ○ Fluorimetrische Bestimmung.

10.2.9 1,4-Benzodiazepin-Derivate

Die meisten der arzneilich verwendeten Benzodiazepine leiten sich vom 2,3-Dihydro-1*H*-1,4-benzodiazepin (**1**) ab. Eine Ausnahme in Bezug auf die Stellung des „extra H" bildet das erste in den Arzneischatz eingeführte Benzodiazepin, das Chlordiazepoxid (**3**), das ein Derivat des 3*H*-1,4-Benzodiazepins (**2**) darstellt.

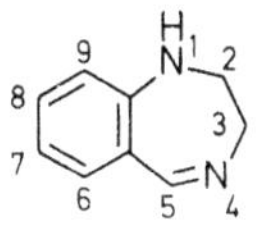

1

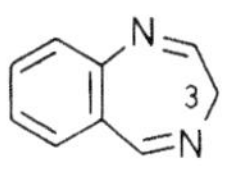

2

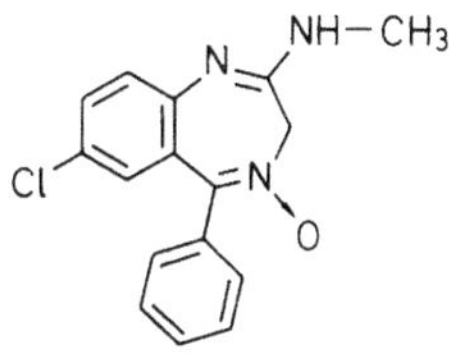

3

Nach chemischen Gesichtspunkten gegliedert, lassen sich die therapeutisch eingesetzten 1,4-Benzodiazepine als fünf Arten von Derivaten (II–VI) des 1*H*-1,4-Diazepins (**1**) anführen.

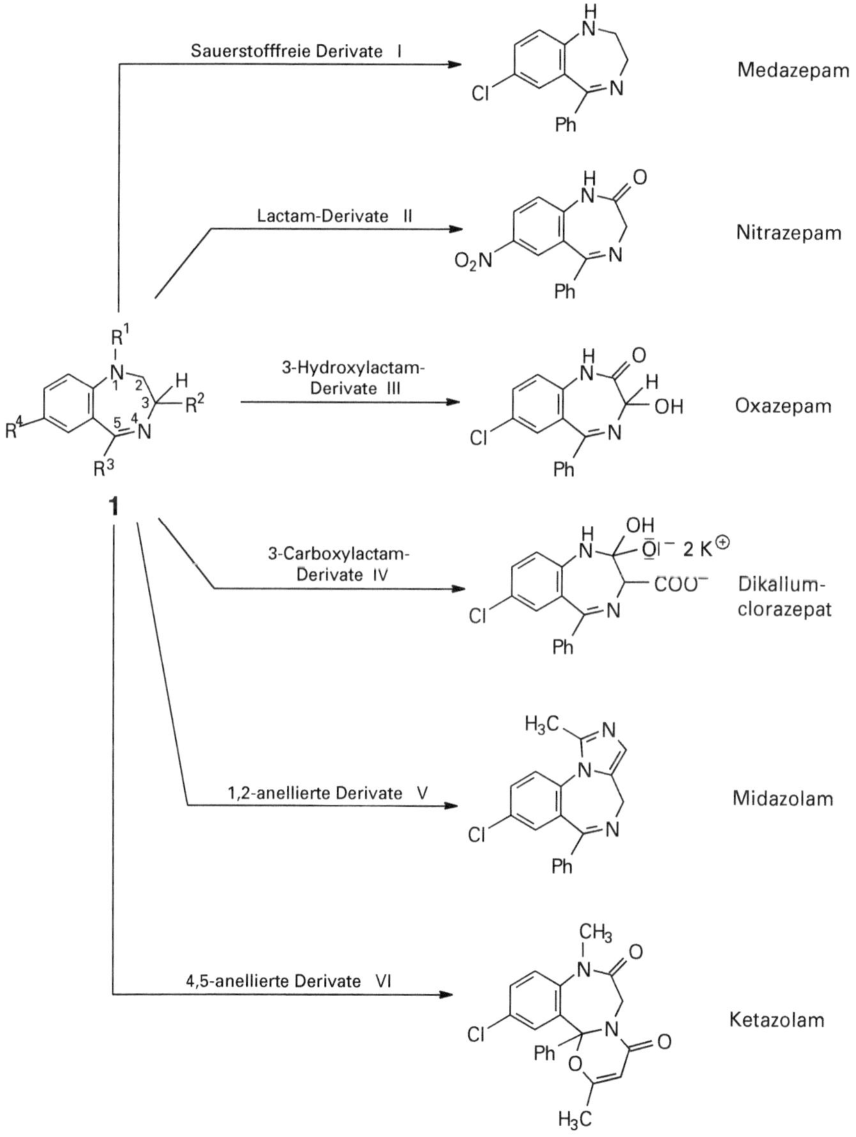

Arzneilich verwendete 1,4-Benzodiazepine werden meist als Basen eingesetzt. Sie stellen Feststoffe dar und lösen sich gut in lipophilen bis polaren organischen Lösungsmitteln wie Methanol oder Ethanol. Chlordiazepoxid und Flurazepam kommen als Hydrochloride in den Handel.

In saurer Lösung zeigen 1,4-Benzodiazepin-2-one eine charakteristische Absorptionsbande bei ca. 283 nm und ein flaches Maximum bei 360 nm, Chlordiazepoxid bei 245 und 308 nm.

Alle Derivate von **1**, Ausnahme 5,6-anellierte Derivate, besitzen bedingt durch das Azomethin-Stickstoffatom (N-4) schwach basische Eigenschaften. Mit Ausnahme von Chlordiazepoxid erfolgt im wasserfreien Milieu die Protonierung am N-4 unter Ausbildung eines phenylogen Amidinium-Kations.

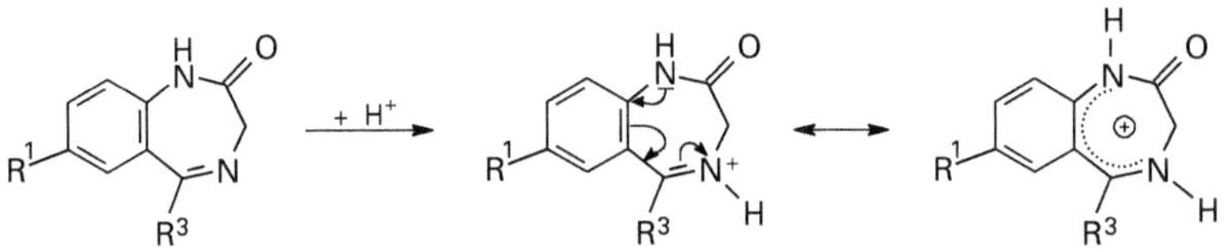

Schwach saure Eigenschaften zeigen 3-Hydroxy-benzodiazepine, beispielsweise Oxazepam und Lorazepam, dessen schwache NH-Acidität zur Gehaltsbestimmung herangezogen wird.

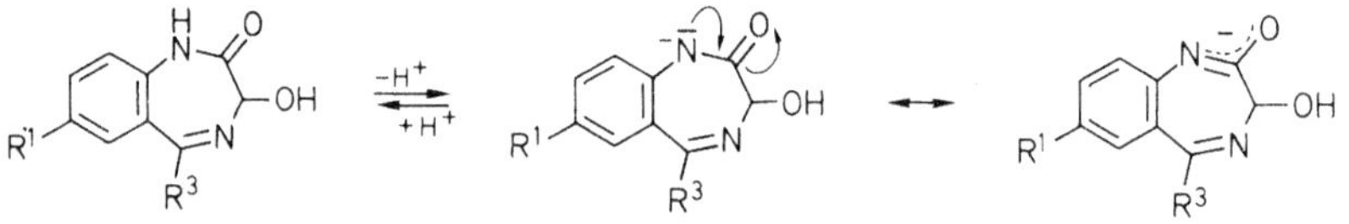

In den 1,4-Benzodiazepinen vom Typ II, III, IV u. VI stellen die Lactam- und die Azomethin-Gruppierung hydrolyseempfindliche Sollbruchstellen dar. Summarisch werden Verbindungen dieses Typs in Umkehrung ihrer Synthese zu *o*-Aminobenzophenon-Derivaten und Glycin bzw. -Derivaten hydrolysiert. Der Verlauf der Hydrolyse ist dabei abhängig vom pH-Wert der Lösung, sterischen und elektronischen Einflüssen.

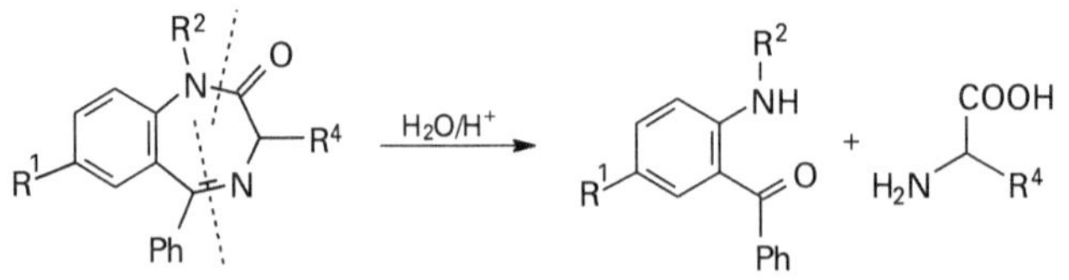

Bromazepam

7-Brom-5-(pyridin-2-yl)-1,3-dihydro-2*H*-1,4-benzodiazepin-2-on

[1812-30-2]

Tranquilizer

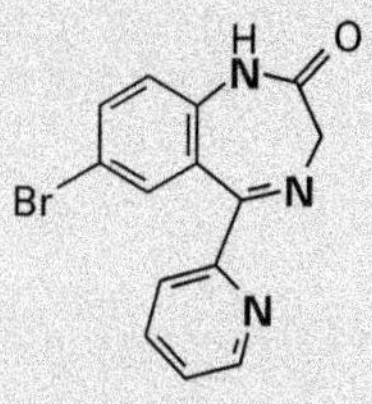

1

Farbloses bis gelbliches, kristallines Pulver; praktisch unlöslich in Wasser, wenig löslich in Ethanol und Methylenchlorid.

Smp: 237–238 °C (Zers.).

pK_{S1} = 2,5 (N-4),

pK_{S2} = 5,2 (Pyridin-Stickstoff),

pK_{S3} = 11,8 (N-1).

Identifizierung

- UV-Spektrum (Methanol): λ_{max} = 233 nm, Schulter 260 nm, 325 nm.
- IR-Spektrum.
- DC.
- Substanz in Methanol gelöst ergibt mit 5 ml Wasser und einer 1%igen Ammoniumeisen(II)sulfat-Lösung eine violette Färbung. **1** besitzt eine mit den α,α'-Dipyridinen vergleichbare –N=C–C=N-Partialstruktur und setzt sich mit Eisen(II)-Salzen zu einem violett gefärbten Komplex um. Farbige Komplexe erhält man auch mit Kupfer(II)- und Kobalt(II)-Salzen.
- Beim Glühen von **1** mit Natriumcarbonat im Tiegel wird kovalent gebundenes Brom durch S_N-Reaktion als Bromid abgespalten und mit Silbernitrat im salpetersauren Medium nachgewiesen.
- ○ Saure Hydrolyse von **1** zum *o*-Aminoazabenzophenon-Derivat **2** und Nachweis der primären aromatischen Amino-Gruppe durch Diazotierung und Kupplung mit 2-Naphthol bzw. *Bratton-Marshall*-Reagenz (s. S. 384).

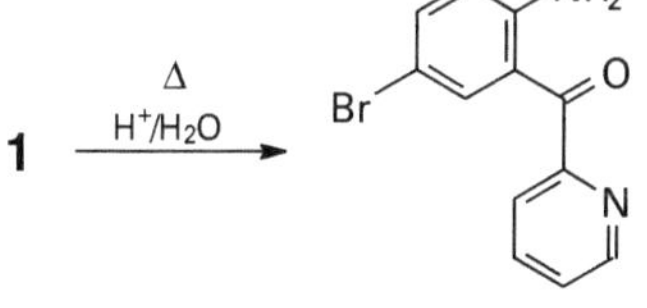

2

- ○ Identifizierung durch Farbreaktion des nach saurer Hydrolyse entstandenen *o*-Amino-azabenzophenon-Derivats **2** mit 4-Dimethylaminozimtaldehyd (**3**). Es bildet sich ein rotes Azomethin der Struktur **4**.

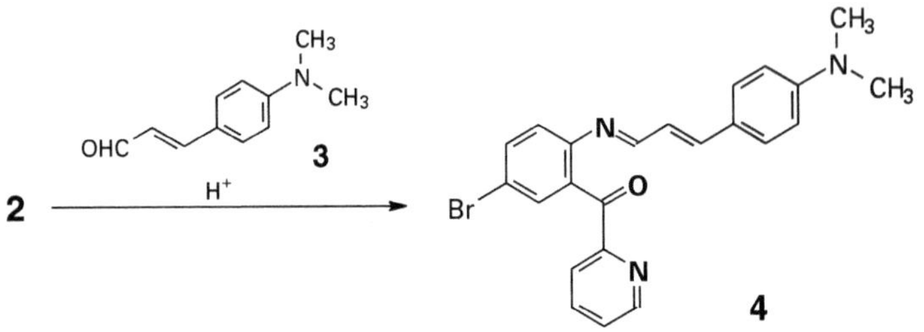

Eine Nitro-Gruppe in Position 5 eines *o*-Aminobenzophenons, das aus Nitrazepam oder Clonazepam durch saure Hydrolyse entsteht, verhindert die Bildung eines farbigen Azomethins z.B. mit **3.** Dies ist erklärbar aus der geringeren Nucleophilie der primären Amino-Gruppe, hervorgerufen durch den –M- und –I-Effekt der para-ständigen Nitro-Gruppe. (*Laudzun* und *Kovar* 1991).

- Als an C-3 schwach CH-acide Verbindung bildet **1** mit Natronlauge und 1,3-Dinitrobenzol ein rotviolettes *Meisenheimer*-Salz (siehe Diazepam S. 631).

Reinheitsprüfung

Auf Verwandte Substanzen: per DC. Als Verunreinigungen aus der Synthese oder durch Abbau von **1** können vorkommen:

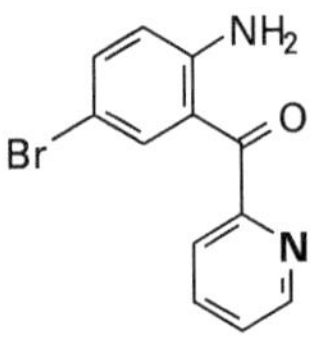

2

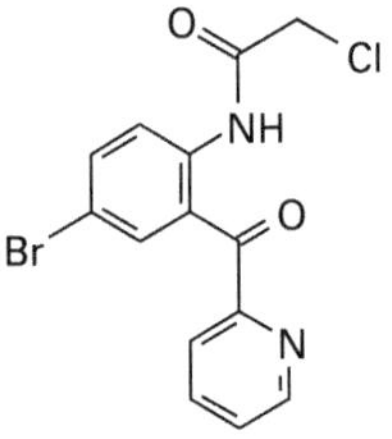

5

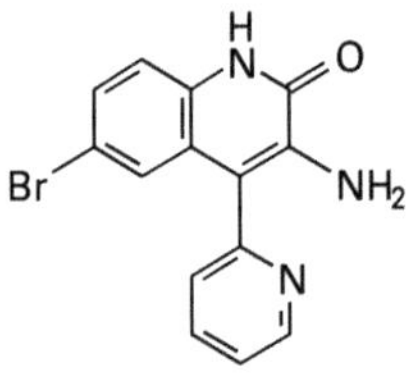

6

Gehaltsbestimmung

Wasserfreie Titration als einwertige Base in Eisessig/Acetanhydrid mit Perchlorsäure ($0{,}1\ mol \cdot l^{-1}$). Potentiometrische Endpunktbestimmung. Protoniert wird der Pyridin-Stickstoff.

Chlordiazepoxid

7-Chlor-*N*-methyl-5-phenyl-
3*H*-1,4-benzodiazepin-2-amin-4-oxid
[438-41-5]

Tranquilizer

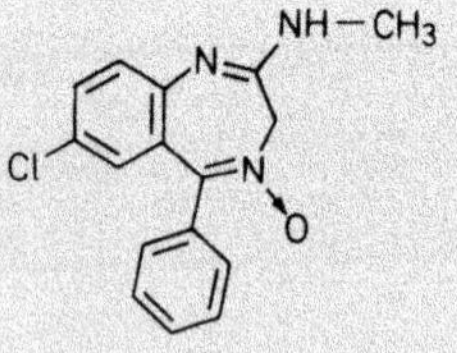

1

Therapeutisch eingesetzt wird das **Hydrochlorid;** es ist ein farbloses, kristallines Pulver, das sich wenig in Ethanol löst.

Der Schmelzpunkt der hellgelb bis pastellgrünen Base, der auch zur Identifizierung herangezogen wird, liegt bei 240–244 °C (Zersetzung).

Der Schmelzpunkt des Hydrochlorids liegt niedriger und zwar bei etwa 216 °C.

Der pK_S-Wert beträgt 4,6 (N-1).

Chlordiazepoxid gehört wie auch Nitrazepam zu den photochemisch instabilen 1,4-Benzodiazepinen.

In **1** ist das *N*-Oxid die reaktive Stelle; unter Lichteinwirkung bildet sich in Lösung das isomere Oxaziridin-Derivat **2,** das durch Säuren oder thermisch in die Ausgangsverbindung **1** zurückverwandelt wird. Die weitere photochemische Umwandlung von **2** führt unter Ringverengung zu einem Chinoxalin-Derivat **3** und unter Ringerweiterung zu einem Benzoxdiazocin **4.**

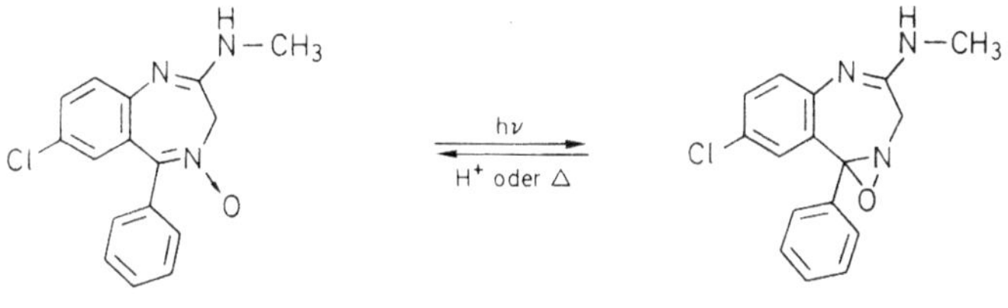

1 **2**

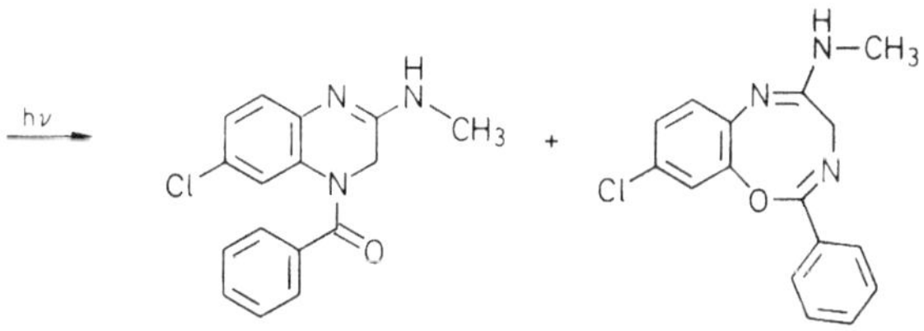

3 **4**

Im Chlordiazepoxid (**1**) sind N-1, C-2 und die Methylamino-Gruppe Teilbestandteile einer Amidinpartial-Struktur.

Wie durch Röntgenstrukturanalyse bewiesen wurde (*Möhrle*), erfolgt die Protonierung am N-1.

Bei der sauren Hydrolyse von **1** wird zunächst die Amidin-Gruppierung in eine Lactam-Gruppe umgewandelt. Hierbei entstehen Demoxepam (**5**) und Methylamin.

Im weiteren Verlauf der Hydrolyse wird Demoxepam (**5**) über **6** zu 2-Amino-5-chlorbenzophenon (**7**) und Glycin-*N*-oxid (**8**) abgebaut (Formel s. S. 624).

In der Benzodiazepin-Analytik spielen die durch saure Hydrolyse gebildeten, meist gelben 2-Aminobenzophenon-Derivate eine zentrale Rolle, da sie sich als *o*-Acylaniline gut zu analytischen Farbreaktionen verwenden lassen.

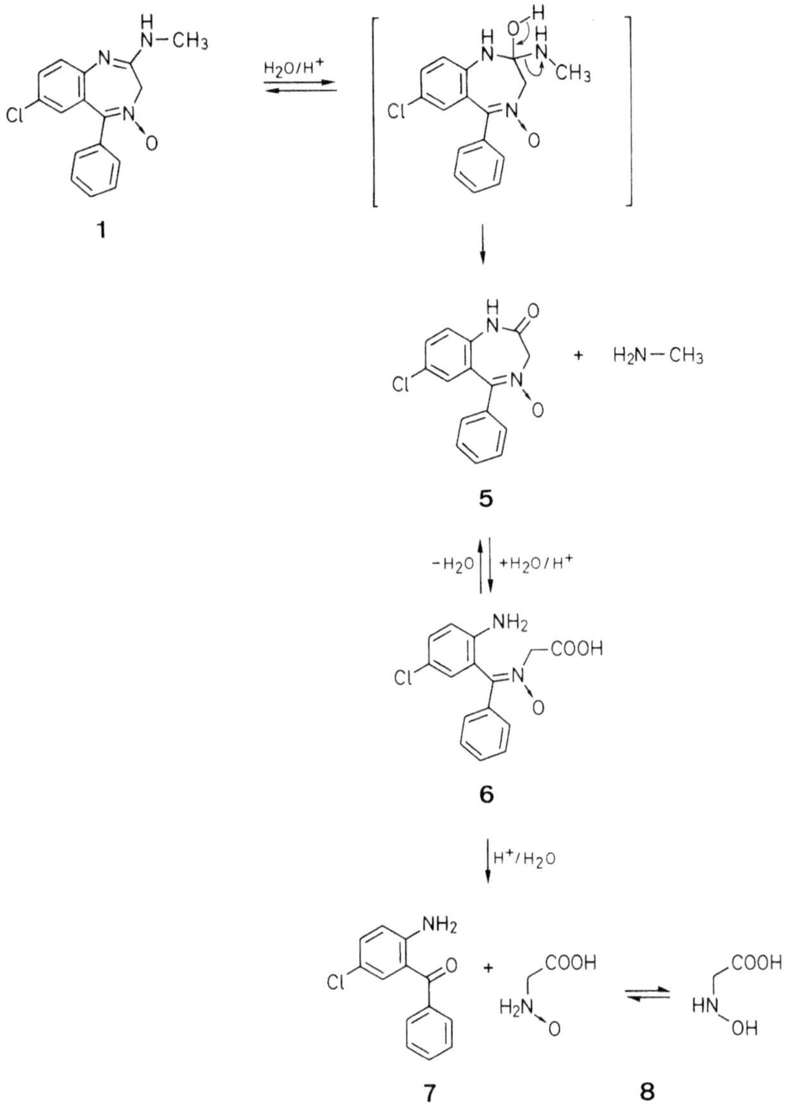

Identifizierung (Base)

- Smp: 240–244 °C.
- Messung der UV-Absorption (Salzsäure (0,1 mol · l^{-1})). λ_{max} = 246 und 308 nm.
- IR-Spektrum.
- DC.

- Nachweis des nach saurer Hydrolyse erhaltenen 2-Amino-5-chlorbenzophenons (**7**) durch Diazotierung und Kupplung mit *N*-(1-Naphthyl)ethylendiamin-dihydrochlorid (**10**) (*Bratton-Marshall*-Reagenz) zum violetten Azo-Farbstoff **11.**

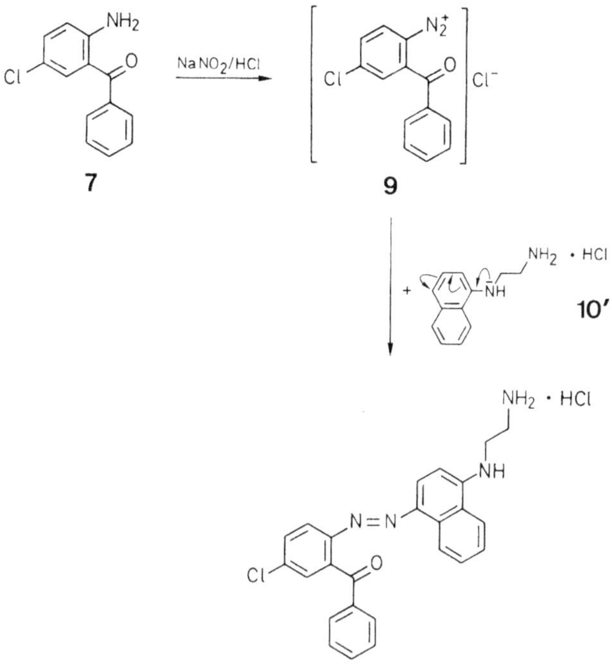

7, 9, 10′, 11

- Das bei der sauren Hydrolyse frei werdende Methylamin lässt sich zu einem äusserst empfindlichen Nachweis und zur Bestimmung von Chlordiazepoxid (**1**) heranziehen, indem es mit Fluorescamin (**12**) zu einem intensiv fluoreszierenden Pyrrolidon-Derivat **13** umgesetzt wird.

  Fluorescamin wird auch zum Nachweis von Aminosäuren verwendet (s. S. 164).

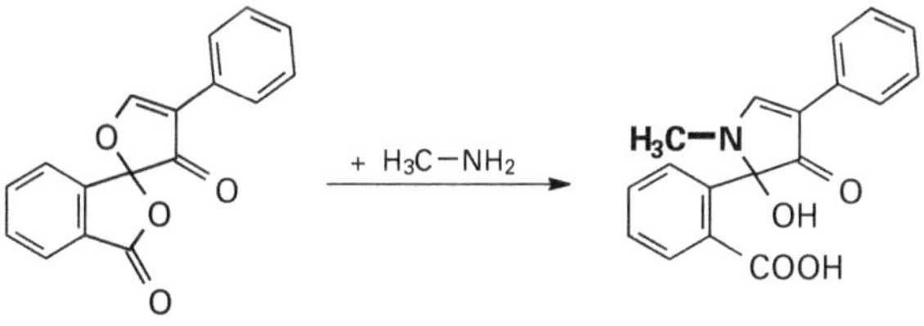

12 13

- Wird **1**-HCl mit Acetanhydrid auf 100 bis 105 °C erhitzt, so erhält man nach Art einer *Polonovski*-Umlagerung das kristalline Acetat **14,** das durch seinen Schmelzpunkt von 202 bis 208 °C identifiziert werden kann.

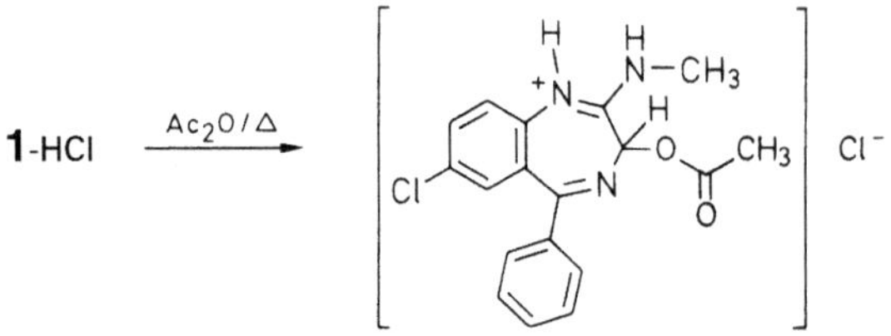

14

Gehaltsbestimmung

- Titration der Base **1** mit Perchlorsäure (0,1 mol·l^{-1}) in Eisessig. Die Protonierung erfolgt an N-1. Potentiometrische Endpunktbestimmung.
- Wie bereits erwähnt, kann durch Hydrolyse gewonnenes Methylamin mittels Fluorescamin fluorimetrisch bestimmt werden.
- Weiterhin kann **1** auch polargraphisch bestimmt werden.

Die elektrochemische Reduktion läuft in drei Stufen ab. Zunächst wird das *N*-Oxid zu **15** reduziert, dann die Azomethin-Gruppe unter Bildung von **16,** und schließlich erfolgt Ringverengung zum Dihydrochinazolin **17.**

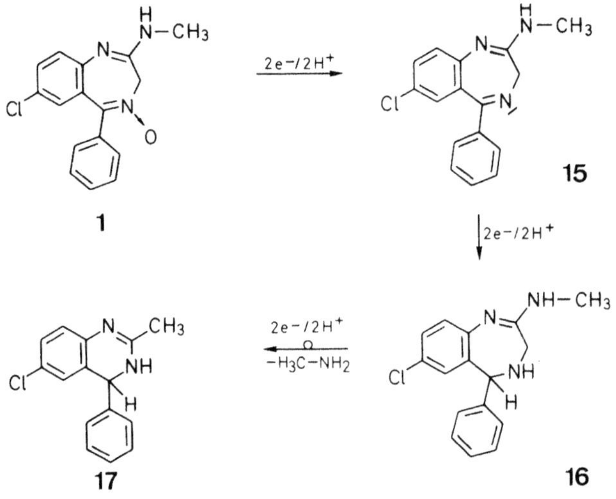

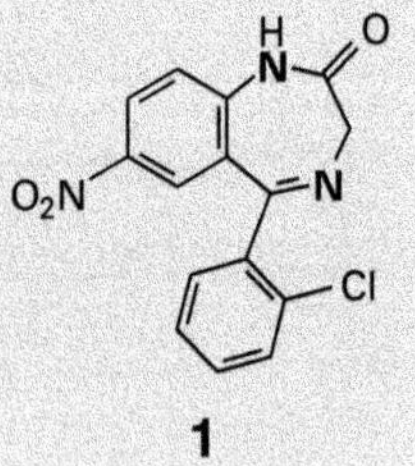

1

Clonazepam
5-(2-Chlorphenyl)-7-nitro-1,3-dihydro-2*H*-1,4-benzodiazepin-2-on
[1622-61-3]

Antiepileptikum

Schwach gelbes, kristallines Pulver; praktisch unlöslich in Wasser, schwer löslich in Ethanol und Methanol.

Stabilität

Midazolam (**1**) besitzt im 7-Ring eine labile Azomethin-Struktur, die durch saure Hydrolyse, in Umkehrung der Bildung, gespalten werden kann. Im wässrigen sauren Medium besteht ein pH-abhängiges Gleichgewicht mit der ringoffenen Struktur **2,** die als Dihydrochlorid isoliert werden kann. Bei pH >4 liegt das Gleichgewicht auf der Seite von Midazolam (**1**). Eine 0,5%ige Lösung von Midazolam-hydrochlorid besitzt einen pH-Wert von 3,3. Bei diesem Wert liegen ca. 15-20% in der ringoffenen Struktur **2** vor. Wird eine saure Lösung von **1** neutralisiert, so erfolgt der Ringschluss von **2** zu **1** mit einer Halbwertzeit von ca. 10 Minuten.

Analytisch lässt sich die primäre aliphatische Amino-Gruppe in **2** zum empfindlichen fluorimetrischen Nachweis von **1,** nach Umsetzung mit z.B. Fluorescamin, nutzen. Durch starke Basen, z.B. Kalium-t-butylat, wird **1** an C-4 deprotoniert und bildet ein resonanzstabilisiertes Anion **3,** das im Sauren in das 6*H*-Benzodiazepin **4** umlagert. **4** kann auch als Verunreinigung aus der Synthese stammen.

Beim Behandeln von **4** mit Natriummethylat kommt es zu einer fast quantitativen Isomerisierung zum thermodynamisch bevorzugten 4*H*-Benzodiazepin Midazolam (**1**).

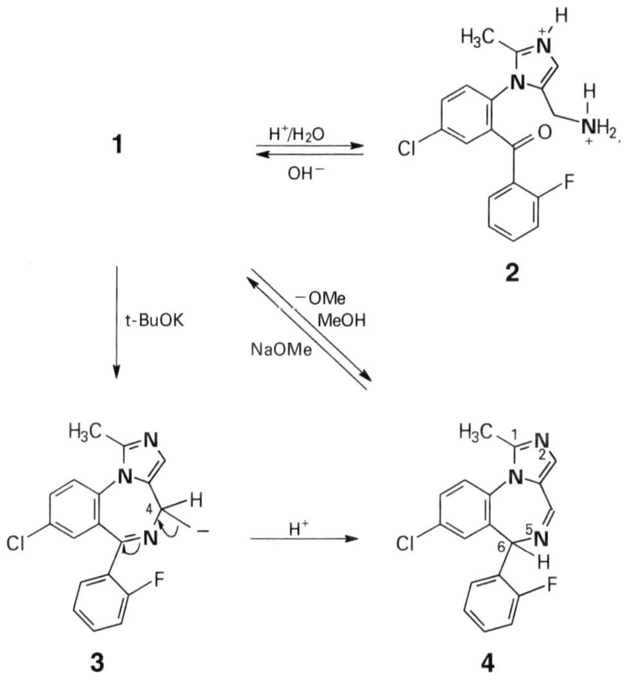

Identifizierung

- Smp: 161–164 °C.
- IR-Spektrum.
- DC.

- Nachweis des Fluors als Fluorid nach Glühen von **1** mit Natriumcarbonat im Tiegel mittels Alizarin-S-Lösung. (s. Halothan S. 7).
- Das kovalent gebundene Chlor wird durch das voranstehende Glühen in Chlorid-Ionen überführt, die mit Silbernitrat nachgewiesen werden.

Reinheitsprüfung

Verwandte Substanzen: per DC. Die Verunreinigungen **4, 5** und **6,** die z.T. aus der Synthese stammen können, werden auf maximal 0,2% begrenzt.

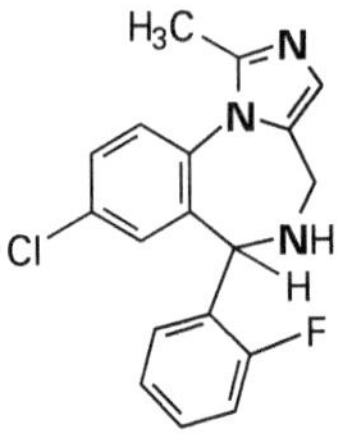

5

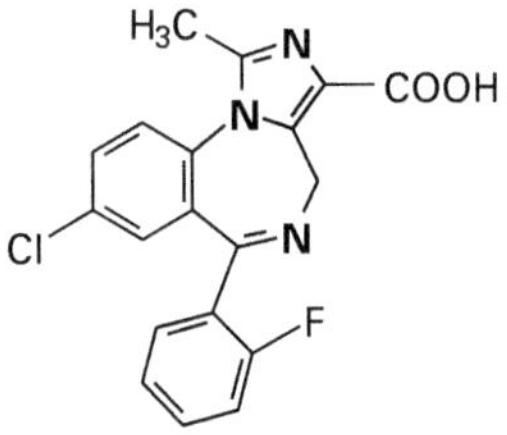

6

Gehaltsbestimmung

Im wasserfreien Medium als zweiwertige Base mit Perchlorsäure (0,1 mol · l^{-1}). Ein Gemisch aus Eisessig/Acetanhydrid dient als Lösungsmittel. Potentiometrische Endpunktbestimmung. Die Protonierung erfolgt an N-2 und an N-5.

Diazepam

7-Chlor-1-methyl-5-phenyl-1,3-dihydro-2*H*-1,4-benzodiazepin-2-on
[439-14-5]

Tranquilizer

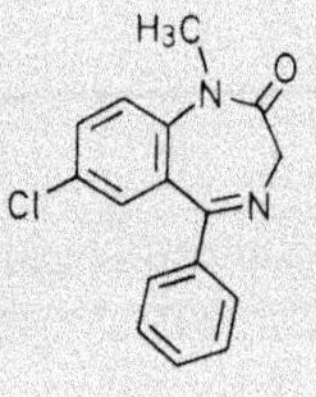

1

Diazepam ist ein kristallines Pulver, das in Wasser fast unlöslich und in Ethanol gut löslich ist.

Der Schmelzpunkt liegt bei 131 bis 135 °C.

Der pK_S-Wert beträgt 3,31.

Analytisch auswertbar ist die geringe, durch die benachbarte Oxo-Funktion und N-4 hervorgerufene CH-Acidität an C-3.

Im stark Alkalischen bildet sich das Anion **2** aus, das sich mit *m*-Dinitrobenzol (**3**) zu einem σ-Komplex **4** umsetzt.

Die Reaktion bleibt auf der Stufe des *Meisenheimer*-Salzes **4** (2,4-Dinitrocyclohexadienat-Komplex) stehen. Der addierte Dinitrobenzol-Ring steht senkrecht zur Ebene des Diazepam-Ringes.

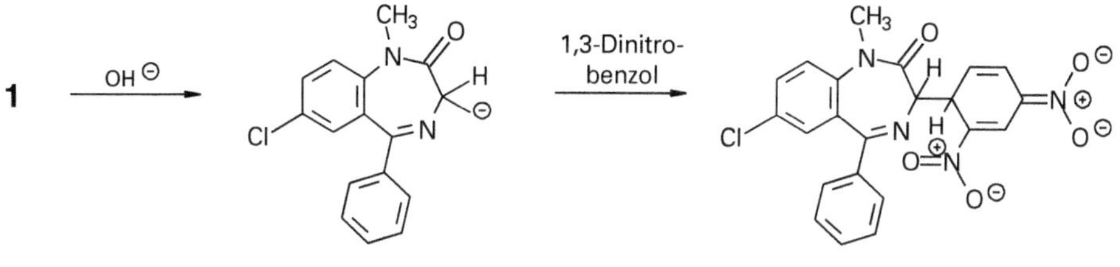

2 3

Bedingt durch die beiden Sollbruchstellen (Lactam- und Imin-Gruppe) verläuft die Hydrolyse von Diazepam (**1**) im Sauren (6M Salzsäure, 1 h, 100 °C) summarisch zu 2-Methylamino-5-chlorbenzophenon (**3**) und Glycin (**4**). Primär findet eine Spaltung der Azomethin-Gruppe statt, wobei **2** gebildet wird, das durch weitere Hydrolyse, jetzt an der Amid-Funktion, das Benzophenon **3** ergibt.

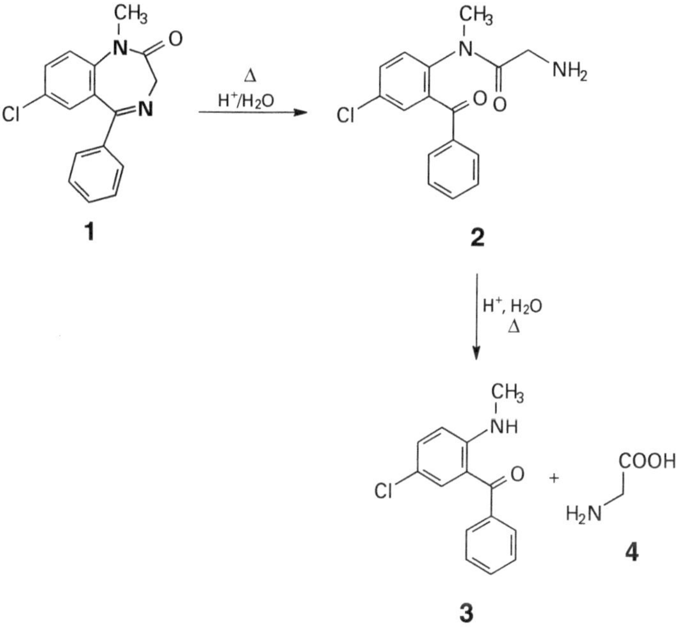

Untersuchungen zum Hydroseverlauf im Alkalischen haben gezeigt, dass z.B. bei Desmethyldiazepam (**5**) primär die Lactam-Gruppe gespalten wird unter Ausbildung eines *N*-substituierten Benzophenonimins **6.**

Versetzt man Diazepam (**1**) mit Natronlauge so kommt es bei höherer Temperatur und geringerer Konzentration an Natronlauge, über ein nicht isoliertes Zwischenprodukt, zur Bildung von **3.** Bei höherer Konzentration an NaOH und niedriger Temperatur beobachtet man erstmals die Bildung eines 2-Methylamino-5-chlorbenzophenonimins (**7**) als neuem Produkt der alkalischen Hydrolyse von 1,4-Benzodiazepinen vom Lactam-Typ.

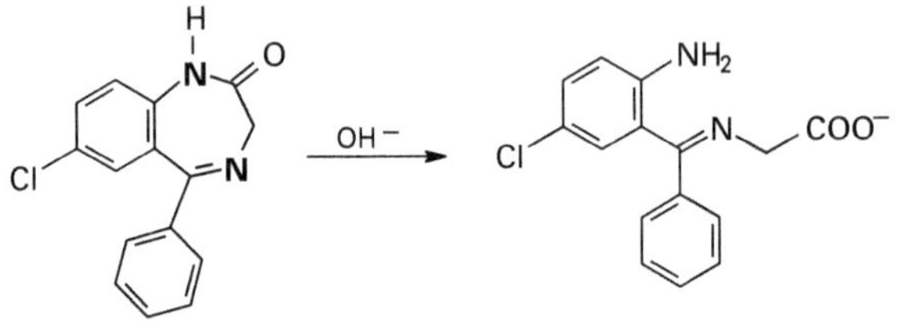

5 6

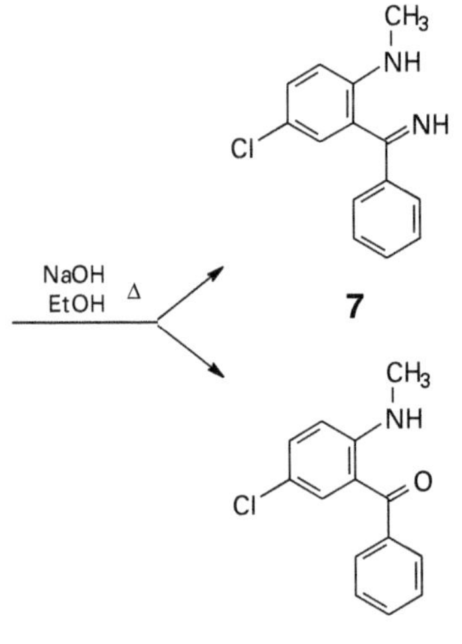

1 7 3

Identifizierung

- Smp: 131–135 °C.
- Messung des UV-Spektrums in Methanol mit 0,5%iger Schwefelsäure: $\lambda_{max} =$ 242 und 366 nm.
- Löst man **1** in konz. Schwefelsäure, so beobachtet man im UV (365 nm) eine grünliche Fluoreszenz.
- Nachweis des organisch gebundenen Chlors nach Glühen mit Natriumcarbonat als Chlorid mit Silbernitrat.
- N-1-alkylierte 1,4-Benzodiazepine, wie Diazepam (**1**), Camazepam (**8**), Flurazepam (**9**), Prazepam (**10**) und Flunitrazepam (**11**) ergeben nach saurer Hydrolyse N-1-alkylierte 2-Aminobenzophenon-Derivate vom Typ **12,** die sich nicht mit salpetriger Säure diazotieren lassen, sondern Nitrosamine ergeben. Die Benzophenon-Derivate **12** lassen sich jedoch photolytisch desalkylieren.

  Hierzu trennt man sie per DC und bestrahlt das trockene Chromatogramm mit einer UV-Lampe. Anschließend wird das Chromatogramm mit den photolytisch entstandenen 2-Aminobenzophenonen **13** zur Diazotierung in eine Kammer mit nitrosen Gasen gestellt und sodann mit *Bratton-Marshall*-Reagenz besprüht, wobei rotviolette Flecken der entsprechenden Azo-Farbstoffe entstehen (*Schütz,* 1981).

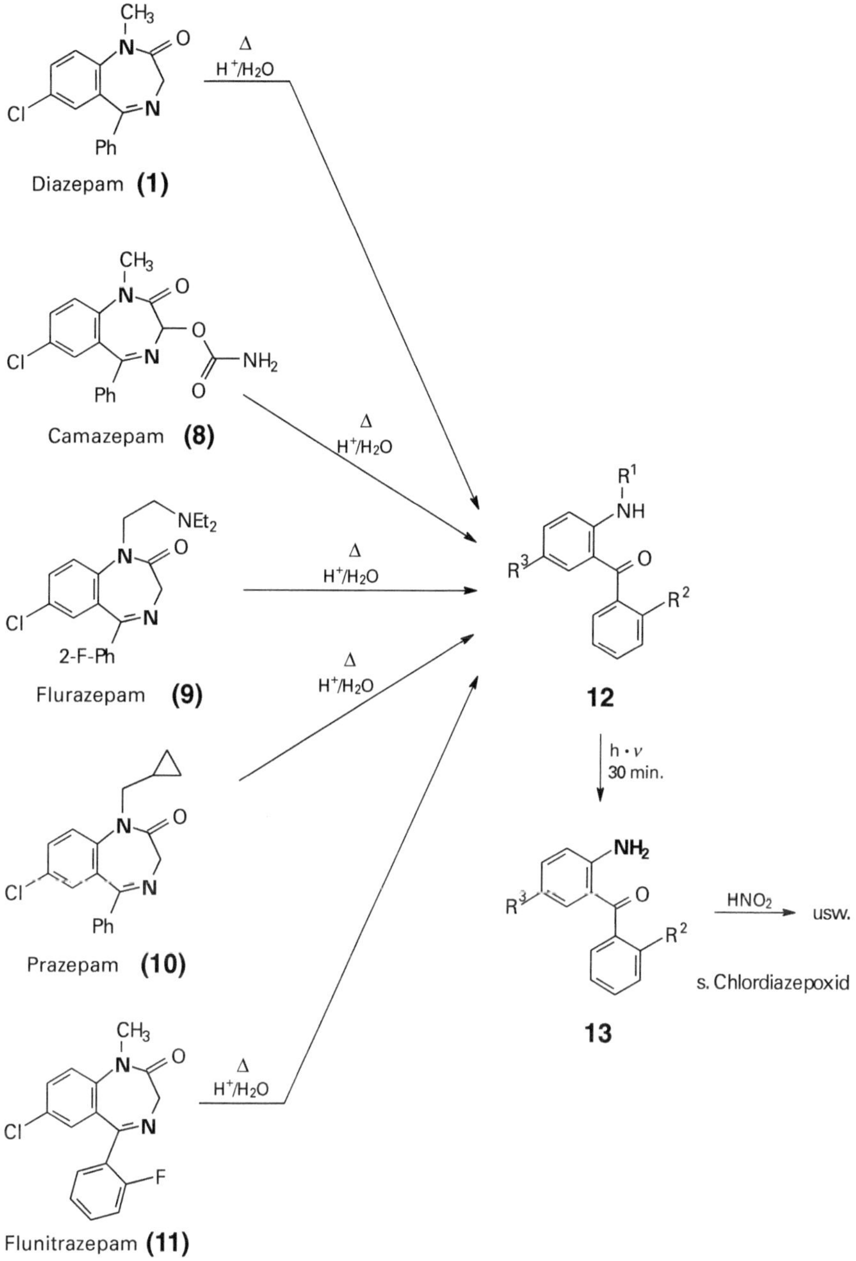

Reinheitsprüfung

Verwandte Verbindungen und Zersetzungsprodukte: per DC unter Ausschluss direkter Lichteinwirkung.

Als hauptsächliche Zersetzungsprodukte kommen vor: 2-Methylamino-5-chlorbenzophenon (**3**) und das Chinolin-Derivat **14.**

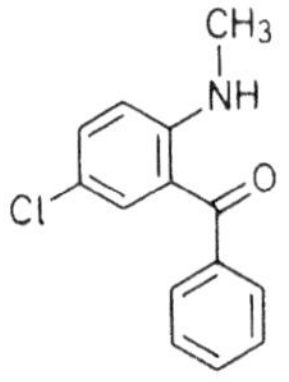

3

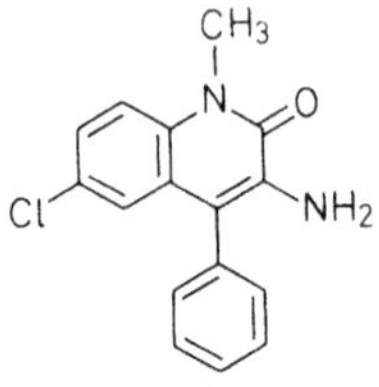

14

Gehaltsbestimmung

Im wasserfreien Medium mit Perchlorsäure (0,1 mol · l^{-1}) in Acetanhydrid; Nilblau-A-Lsg. dient als Farbindikator.

Das Arzneibuch schreibt hier als acidobasichen Indikator Nilblau A (**15**) vor, einen wenig eingesetzten Indikator mit Phenoxazin-Grundstruktur. Nachfolgende Erklärung des Farbumschlages erscheint plausibel:

Für Verbindung **15** mit Oxonium-Struktur lassen sich auch die mesomeren Formen **15a** und **15b** formulieren, die ein aryloges Amidinium-System (Cyanin) aufweisen, das für die blaue Farbe in wasserfreier Essigsäure verantwortlich zu machen ist. Durch Protonierung mit Acetacidium-Ionen an einer der Amino-Funktionen von **15b**, z.B. der Diethylamino-Gruppe, wird die Durchkonjugation des arylogen Amidinium-Systems verkürzt und besteht nur noch aus einer 1,4-Chinondiiminium-Partialstruktur **16**. Verbindung **16** absorbiert jetzt Licht kürzerer Wellenlänge und besitzt damit die gelb-grüne Farbe im Umschlagspunkt der obigen Titration.

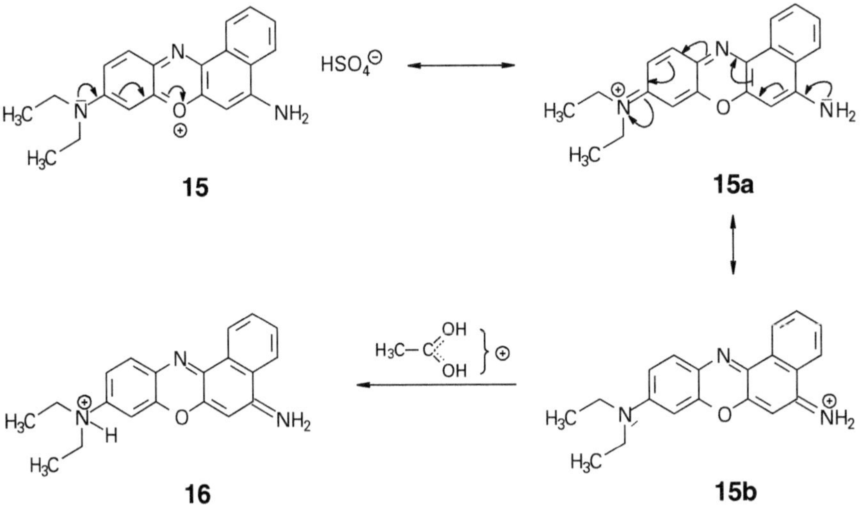

Dikaliumclorazepat
(*R*,S)-7-Chlor-2,3-dihydro-2-oxo-5-phenyl-1*H*-1,4-benzodiazepin-3-carbonsäure Monokaliumsalz-KOH
[57109-90-7]

Tranquilizer

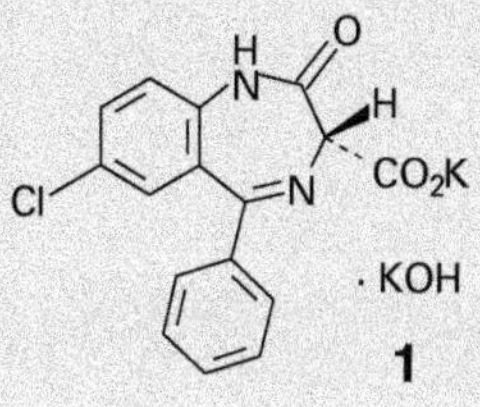

1

und Enantiomer

1 verhält sich wie ein 1:1-Gemisch aus Clorazepat-Monokaliumsalz und Kaliumhydroxid.

Farbloses bis hellgelbes, kristallines Pulver. Sehr schwer löslich in Ethanol, praktisch unlöslich in Methylenchlorid.

Die Substanz besitzt keinen definierten Schmelzpunkt. Ab 215 °C tritt Verfärbung ein. Zersetzung zwischen 235 und 295 °C.

Struktur

In der Literatur werden für **1** zwei Formelschreibweisen angegeben:

1. Lactam-KOH **1** oder
2. Lactamhydrat-Anion **1A.**

1 ⇄

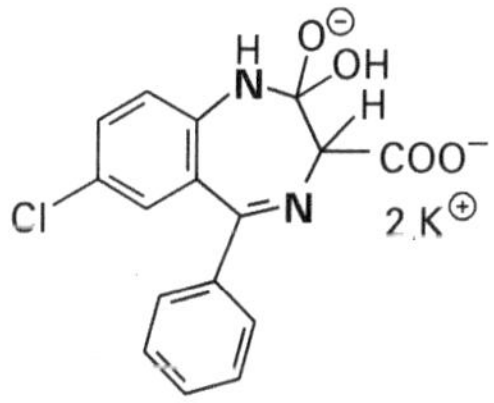

1 A

Eine wässrige Lösung von **1** zeigt eine alkalische Reaktion (pH = 9), d.h. Thymolblau-Lösung (siehe auch Identifizierung) schlägt nach Blau um, da die Molekülverbindung in Wasser zum Anion **2** und Hydroxid-Ionen zerfällt.

Im sauren Medium, z.B. im menschlichen Magen, wird **1** zur unbeständigen β-Ketosäure **3** protoniert, die unter Abspaltung von Kohlendioxid in Nordazepam (**4**) (Desmethyldiazepam) zerfällt. Daher kann man **1** auch als Prodrug von Nordazepam (**4**) bezeichnen.

Identifizierung

- UV-Spektrum in alkalischer Lösung (0,03% Kaliumcarbonat-Lsg.): λ_{max} = 315 nm und 230 nm.
- IR-Spektrum.

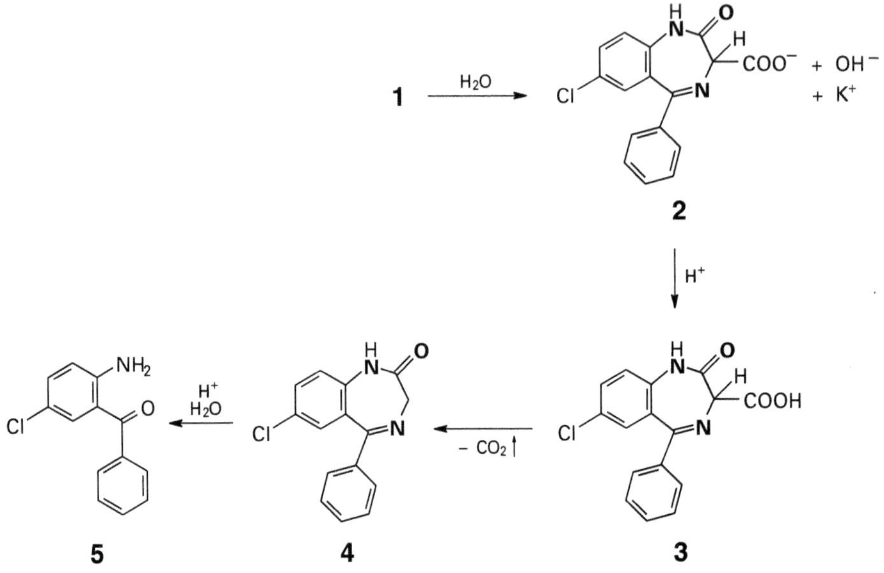

- 20 mg Substanz in konzentrierter Schwefelsäure gelöst zeigt im UV-Licht (365 nm) eine gelbe Fluoreszenz.
- Nachweis der alkalischen Reaktion einer 10% wässrigen Lösung durch Umschlag des Indikators Thymolblau nach Violettblau.

  (Thymolblau pH 2,8 = gelb, pH 8 = olivgrün, pH 9,6 = blau.)
- Nachweis der Kalium-Ionen nach Veraschung von **1** im Tiegel mit verdünnter Schwefelsäure als gelber, schwer löslicher Niederschlag von $K_2Na[Co(NO_2)_6]$.

Reinheitsprüfung

- Es wird per DC auf Nordazepam (**4**) und sein Hydrolyseprodukt 2-Amino-5-chlorbenzophenon (**5**) als mögliche Verunreinigungen geprüft.

Gehaltsbestimmung

Titration im wasserfreien Medium (Eisessig/Dichlormethan) mit Perchlorsäure ($0{,}1\ mol \cdot l^{-1}$). **1** reagiert als dreiwertige Base.

Flurazepam-HCl

7-Chlor-1-[2-(diethylamino)ethyl]-5-(2-fluorphenyl)-1,3-dihydro-2*H*-1,4-benzodiazepin-2-on-monohydrochlorid
[1172-18-5]
[17617-23-1] Base

Tranquilizer

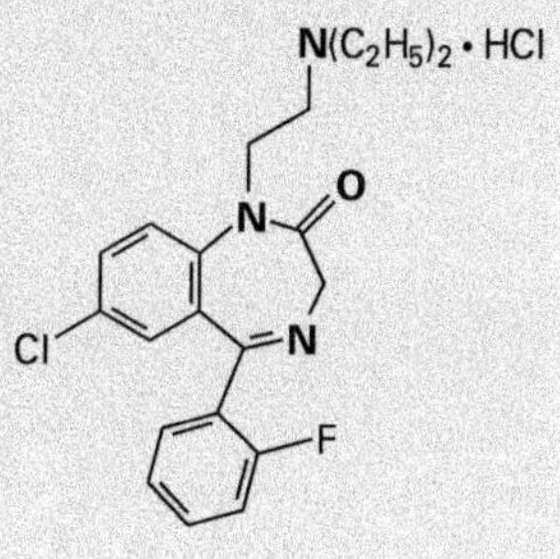

1

Farbloses, kristallines Pulver, sehr gut löslich in Wasser, leicht löslich in Ethanol, unlöslich in Ether (Hydrochlorid).

Smp: 202–203 °C; Base: 82–83 °C; Dihydrochlorid: 215–217 °C.

$pK_{S1} = 1{,}9$ (N-4),
$pK_{S2} = 8{,}16$ (NEt_2).

Stabilität

Als Festsubstanz ist **1** unter Luft- und Feuchtigkeitsausschluss stabil.

In saurer wässriger Lösung, pH 4, findet bevorzugt primär Imin-Hydrolyse statt. **1** liegt mit der ringoffenen Form **2** im Gleichgewicht vor. Oberhalb von pH 6 findet man ausschließlich **1.**

Beim Erhitzen von **1** in 4 molarer Salzsäure auf 100 °C findet zweifache Hydrolyse zum Benzophenon **3**-HCl statt. Führt man die Reaktion analog in 1 molarer Natronlauge durch, so entsteht neben dem Benzophenon **3** auch das fluoreszierende Acridon **4** durch intramolekulare nucleophile Substitution des Fluors durch den Anilin-Stickstoff in Position 2 (s. Flunitrazepam S. 641).

Zum empfindlichen Nachweis und zur Bestimmung von **1** in Körperflüssigkeiten und Geweben kann die Bildung des fluoreszierenden Acridons **4** herangezogen werden. Diese Methodik ist, wie auch bei Flunitrazepam, von forensischem Interesse, da beide Substanzen häufig missbräuchlich verwendet werden.

Identifizierung

- Der pH-Wert einer wässrigen Lösung von **1** soll zwischen 5 und 6 liegen, da **1** als Kationsäure schwach sauer reagiert.
- UV-Spektrum: (Schwefelsäure/Methanol): $\lambda_{max} = 240$ und 284 nm.
- IR-Spektrum.
- DC.
- Fluorid-Nachweis, nach Glühen von **1** mit Magnesiumoxid, mittels Alizarin-S-Lösung und Thoriumnitrat-Lösung (s. Halothan S. 7).
- Chlorid-Nachweis.

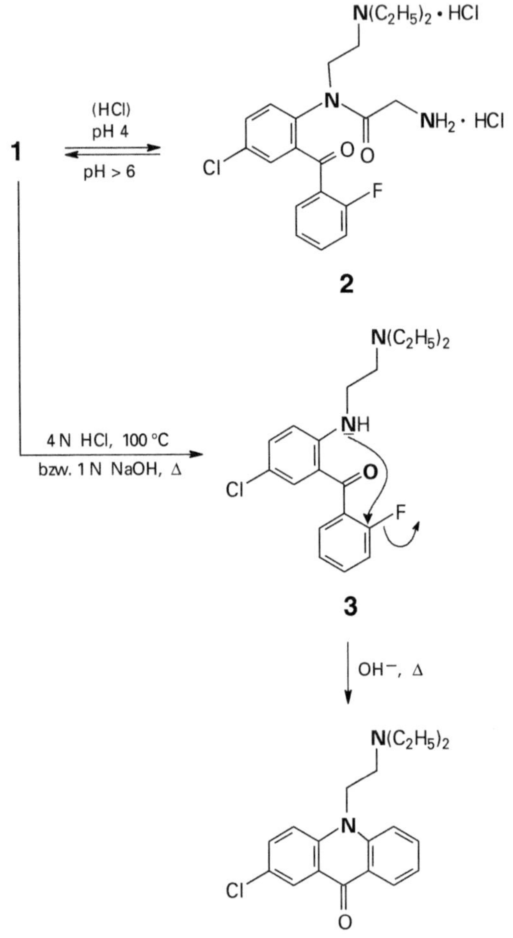

4

Reinheitsprüfung

Auf Verwandte Substanzen: Per HPLC wird auf Benzophenon **3** und die Synthesevorstufe **5** geprüft.

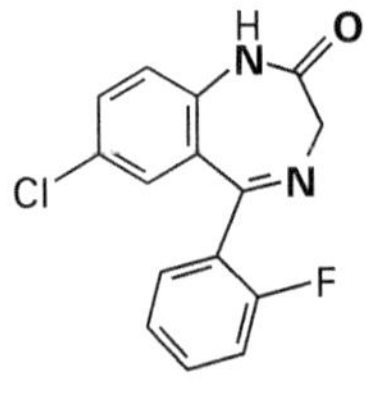

5

Gehaltsbestimmung

1 wird als einwertige Kationsäure in einer Verdrängungstitration mit Natronlauge ($0{,}1\ mol \cdot l^{-1}$) in Ethanol/Salzsäure titriert. Potentiometrische Endpunktbestimmung.

Flunitrazepam

5-(2-Fluorphenyl)-1-methyl-7-nitro-
1,3-dihydro-2*H*-1,4-benzodiazepin-2-on
[1622-62-4]

Hypnotikum

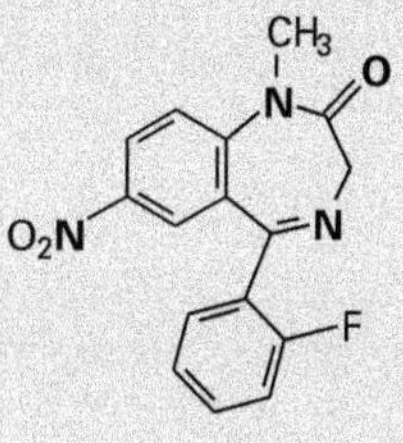

1

Farbloses bis gelblich kristallines Pulver; praktisch unlöslich in Wasser, löslich in Aceton, schwer löslich in Ethanol.

$pK_{S1} = 1{,}88$ (N-4).

Durch Einführung eines Fluor-Atoms am C-5 des Phenyl-Rings sinkt die Basizität von N-4 verglichen mit Nitrazepam ($pK_{S1} = 2{,}94$).

Eine NH-Acidität an N-1, wie bei Nitrazepam, ist nicht vorhanden, da N-1 methyliert vorliegt.

Bedingt durch die beiden Hydrolyse-Sollbruchstellen (Lactam- und Imin-Gruppe) lässt sich **1** schnell im Sauren zum 2-Methylamino-2'-fluor-5-nitrobenzophenon (**2**) spalten.

Identifizierung

Smp: 168–172 °C.

- IR-Spektrum.
- DC.
- **1** wird in wenig Methanol gelöst. Nach Zusatz von 8,5%iger Natronlauge entsteht eine intensiv gelbe Farbe, die auf ein durch Lactam-Spaltung entstandenes Gycinimin-Derivat **3** zurückzuführen ist.

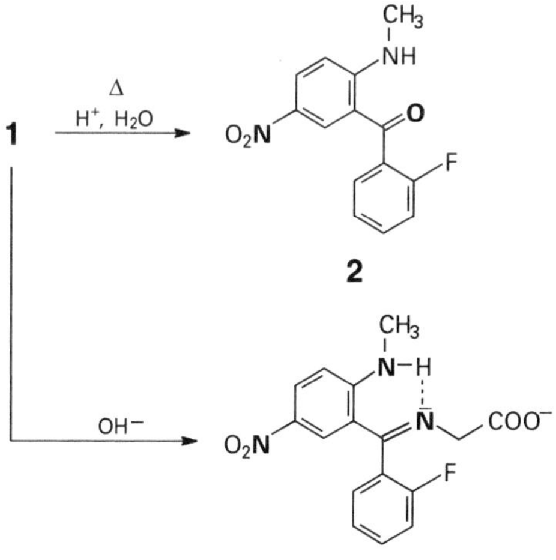

2

3

- Nachweis des gebundenen Fluors als Fluorid nach Glühen von **1** mit Magnesiumoxid mittels Alizarin-Lösung (s. Halothan S. 7).
- Als an C-3 schwach CH-acide Verbindung reagiert **1** mit Kalilauge und 1,3-Dinitrobenzol zu einem farbigen *Meisenheimer*-Salz (s. Diazepam, S. 631).
- Beim Besprühen von DC getrenntem **1** mit einer Lösung von 2,5-Dimethoxytetrahydrofuran (**5**), einem cyclischen Acetal des Succindialdehydes (**6**), in Eisessig und Erwärmen auf der Heizplatte auf 100 °C kommt es über ein primäres Imin-Hydrolyseprodukt **4** mit primärer aliphatischer Amino-Funktion, mit in situ entstandenem Succindialdehyd (**6**) zur Bildung eines reaktiven, nucleophilen Pyrrol-Derivates **7.** Beim nachfolgenden Besprühen von **7** mit 4-Dimethylaminobenzaldehyd (**8**), gelöst in Eisessig/Salzsäure, entstehen rotviolette Flecken eines arylogen Cyanins **9**.

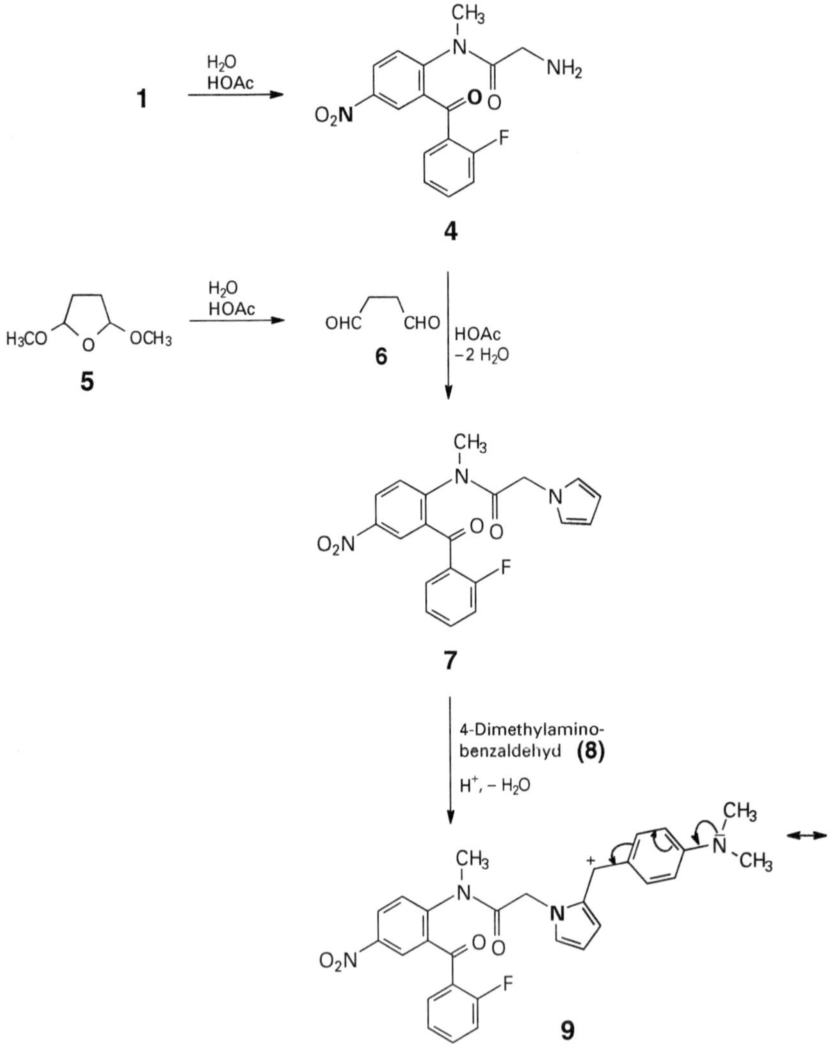

Diese Reaktionsfolge wird im Arzneibuch zum Nachweis von Noradrenalin herangezogen (s. Amfetamin S. 349). Anstelle von 2,5-Dimethoxytetrahydrofuran (**5**) wird 2,5-Diethoxytetrahydrofuran verwendet.

○ Beim Erhitzen des durch saure Hydrolyse von **1** erhaltenen Benzophenons **2** mit Natronlauge und Blei(IV)oxid entsteht durch intramolekulare nucleophile Substitution am aktivierten Aromaten ein fluorhaltiges, fluoreszierendes Acridon **10.**

Nimmt man die Reaktion von **2** in DMSO mit Blei(IV)oxid vor, so findet der intramolekulare Ringschluss, unter nucleophiler Substitution des Fluors statt, unter Bildung eines fluorfreien, fluoreszierenden Acridons **11.**

Mit der geschilderten Methodik lassen sich fast alle 1,4-Benzodiazepine sehr empfindlich über die auftretende Fluoreszenz detektieren bzw. per HPLC quantifizieren.

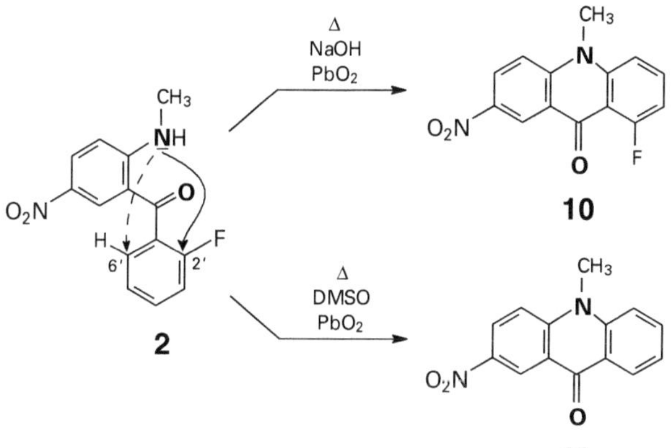

Flunitrazepam (**1**) wird im Körper des Menschen überwiegend zu 7-Amino-7-denitro-flunitrazepam (**12**) und über **13** zu 7-Amino-7-denitro-demethyl-flunitrazepam (**14**) metabolisiert (s. S. 642).

Eine empfindliche Bestimmung von **12** und **14** beruht auf der Fluoreszenz-Derivatisierung der primären aromatischen Amino-Funktion in Position 7 mit Fluorescamin und Quantifizierung nach HPLC-Trennung.

Reinheitsprüfung

Auf Verwandte Substanzen: per HPLC mit Referenzlösungen. Nach einer neueren Synthese treten besonders Demethylflunitrazepam (**13**) neben dem Benzophenon **2** und 2-Bromacetamido-*N*-methyl-5-nitro-2′-fluorbenzophenon (**15**) auf.

Gehaltsbestimmung

Im wasserfreien Medium als schwache Base (N-4) mit Perchlorsäure (0,1 mol·l^{-1}) in Eisessig/Acetanhydrid.

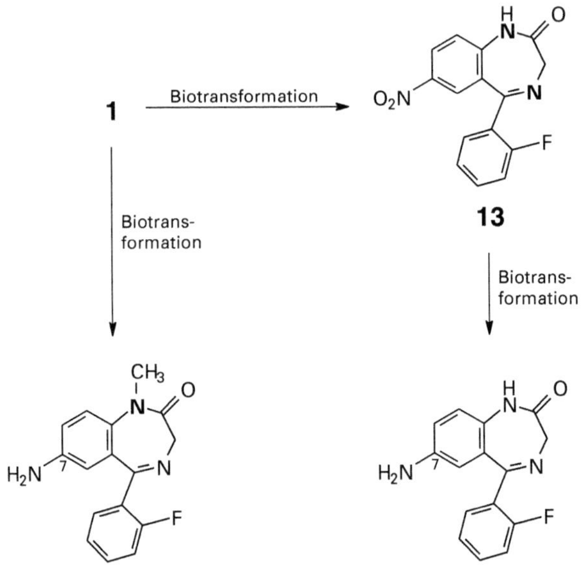

12 14

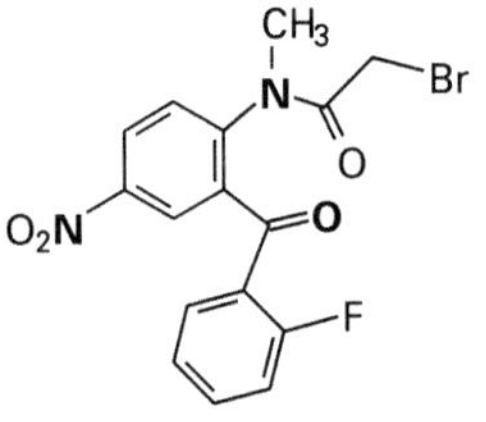

15

Lorazepam

(*R,S*)-7-Chlor-5-(2-chlorphenyl)-3-hydroxy-1,3-dihydro-2*H*-1,4-benzodiazepin-2-on
[846-49-1]

Tranquilizer

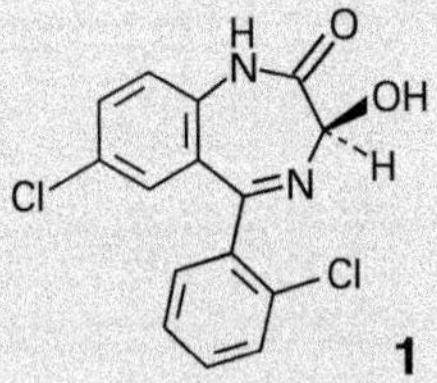

1 und Enantiomer

Farbloses, kristallines Pulver; praktisch unlöslich in Wasser, wenig löslich in Ethanol, schwer löslich in Methylenchlorid.

Smp: 166–168 °C.

$pK_{S1} = 1{,}3$ (N-4),
$pK_{S2} = 11{,}5$ (N-1).

Lorazepam (**1**) unterscheidet sich von Oxazepam durch einen zusätzlichen Chlor-Substituenten in 2-Stellung des C-5-Phenyl-Rings. Sein reaktives Verhalten ist daher ähnlich und vergleichbar mit Oxazepam.

Stabilität

Die saure Hydrolyse ergibt erwartungsgemäß das Benzophenon **2**, das eine Basis für zahlreiche gaschromatographische, dünnschichtchromatographische und kolorimetrische Analysenverfahren darstellt.

Unter GC-Bedingungen verliert **1** ein Mol Wasser und ergibt den Chinazolincarbaldehyd **3**, der weiter zur Säure **4** und zum Alkohol **5** disproportionieren kann. Beim Erhitzen in ethanolischer Natronlauge lagert sich **1** leicht in das Dion **6** um, das als Ausgangsprodukt für einen empfindlichen fluorimetrischen Nachweis dient (s. Oxazepam S. 649).

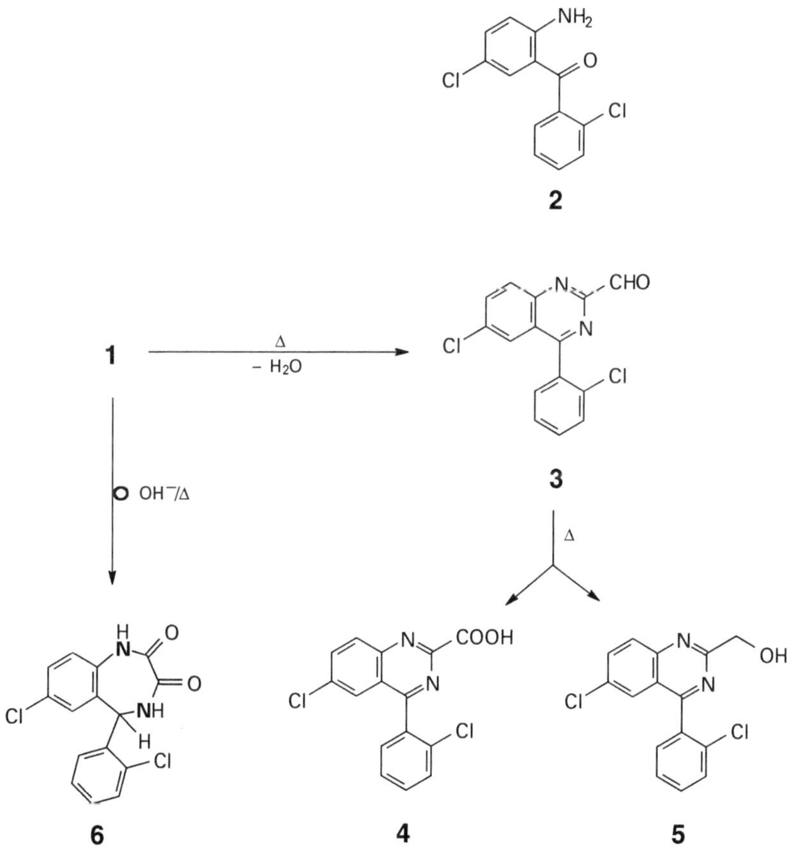

Identifizierung

- UV-Spektrum (Ethanol): $\lambda_{max} = 230$ nm.
- IR-Spektrum.
- DC.
- Hydrolyse von **1** zum Benzophenon **2** mit nachfolgender Diazotierung und Kupplung mit *Bratton-Marshall*-Reagenz zum Azo-Farbstoff (s. Chlordiazepoxid S. 625).

Reinheitsprüfung

Verwandte Substanzen: Per DC werden der Gehalt an Benzophenon **2** und der Synthesevorstufe **7** auf maximal 0,2% begrenzt.

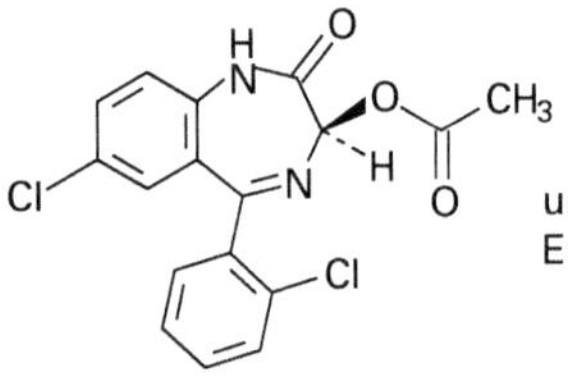

und Enantiomer

7

Gehaltsbestimmung

- Erfassung als schwache Säure durch Titration in Dimethylformamid mit Tetrabutylammoniumhydroxid-Lösung ($0{,}1\ mol \cdot l^{-1}$) (Deprotonierung von N-1). Potentiometrische Endpunktbestimmung.

Nitrazepam

7-Nitro-5-phenyl-1,3-dihydro-2*H*-1,4-benzodiazepin-2-on
[146-22-5]

Hypnotikum

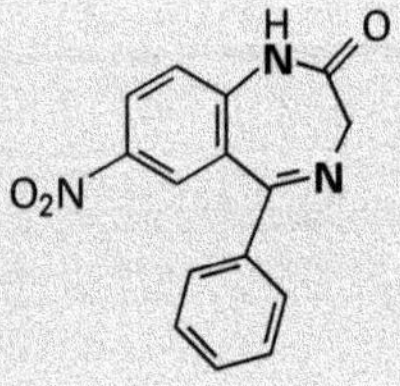

1

Die Substanz stellt ein gelbes, kristallines Pulver dar, das sich nicht in Wasser, jedoch in wässrigen Alkalilaugen löst.

Der Schmelzpunkt beträgt 226 bis 230 °C.

$pK_{S1} = 2{,}94$ (N-4),
$pK_{S2} = 11{,}0$ (N-1).

Nitrazepam besitzt in Position 7 eine Nitro-Gruppe, die durch ihren −M-Effekt in *p*-Stellung einen Elektronenmangel erzeugt. Der elektronegative Charakter der C-2 Carbonyl-Gruppe und die C-7 Nitro-Gruppe führen zu einer Acidifizierung des N-1. Es bildet sich eine imid-analoge Struktur aus, die die leichte Löslichkeit von Nitrazepam in Laugen erklärt und zum gelbgefärbten resonanzstabilisierten Anion **2** führt.

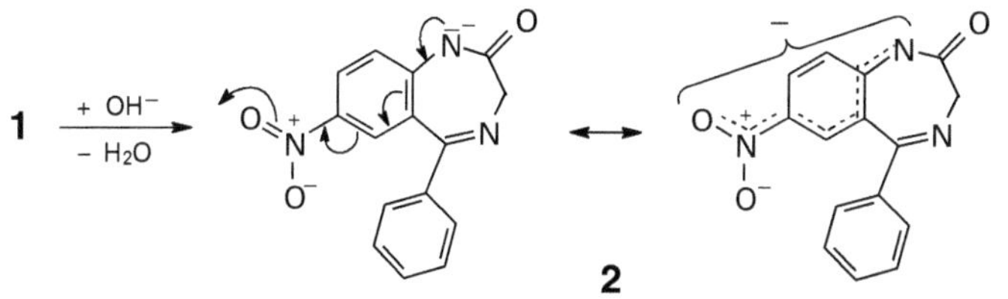

2

Nach Untersuchungen von *Kovar* und *Linden* soll die Lactamcarbonyl-Gruppe nicht an der Resonanz beteiligt sein.

Wie eingangs erwähnt, ist der Verlauf der Hydrolyse der 1,4-Benzodiazepine von sterischen und elektronischen Einflüssen abhängig. Summarisch werden im Sauren alle Verbindungen zu 2-Aminobenzophenon-Derivaten hydrolysiert. Die Ringöffnung kann jedoch primär an zwei Stellen erfolgen: zwischen N-1 und C-2 oder zwischen N-4 und C-5.

Ein Beispiel für die primäre Azomethin-Hydrolyse findet man im Nitrazepam. Dieser Hydrolyseverlauf über **3** zu **4** und **5** lässt sich hier durch den elektronischen Einfluss der Nitro-Gruppe an C-7 erklären.

Die Hydrolyse unter bestimmten Bedingungen, z.B. mit Eisessig, der 1% Wasser enthält, liefert neben dem Aminobenzophenon **4** auch ein Chinolin-Derivat **6,** das durch Aldol-Kondensation entsteht.

Die Bildung von **6** wird auch bei der Lagerung von Nitrazepam-Zubereitungen mit geringem Wassergehalt und beim Erhitzen der Substanz über den Schmelzpunkt beobachtet.

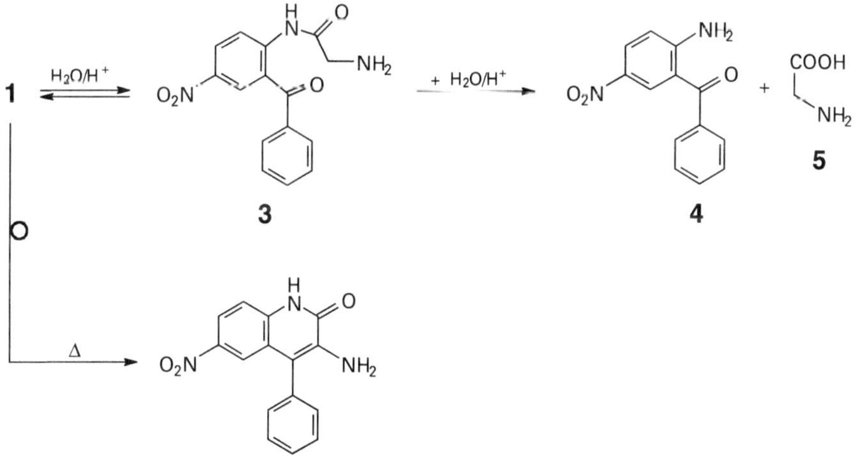

3 4 5 6

Erwartungsgemäß ist beim Nitrazepam die Nitro-Gruppe photochemisch reaktiv. Nach Untersuchungen von *Roth* und *Adomeit* wird sie zur Amino-Gruppe oder – unter Dimerisierung – zur Azo- bzw. Azoxy-Gruppe reduziert.

1

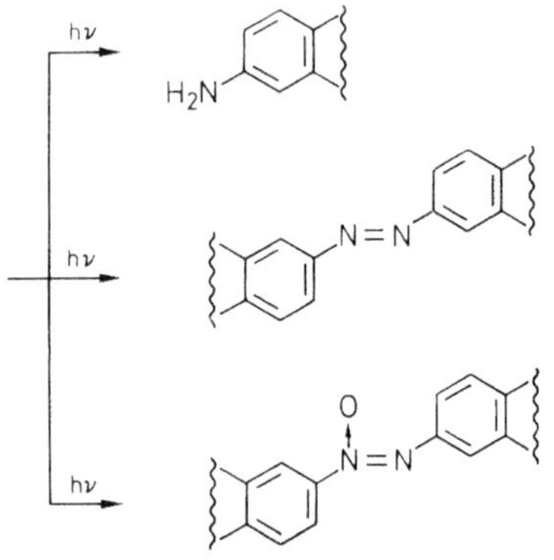

Identifizierung

- Smp: 226–230 °C.
- UV-Spektrum in Methanol mit 0,5%iger Schwefelsäure: $\lambda_{max} = 280$ nm.
- IR-Spektrum.
- Beim Erhitzen in verdünnter Salzsäure entsteht das 2-Aminobenzophenon-Derivat **4,** das nach Diazotierung und Kupplung mit *N*-(1-Naphthyl)ethylendiamin-Dihydrochlorid (*Bratton-Marshall*-Reagenz) als violetter Azo-Farbstoff (s. S. 625) nachgewiesen wird.
- Die methanolische Lösung von **1** ergibt mit verd. Natronlauge eine intensive Gelbfärbung die vom Anion **2** verursacht wird.

Reinheitsprüfung

Prüfung auf die Verbindungen **4** und **6** durch DC.

Gehaltsbestimmung

Zur quantitativen Bestimmung lassen sich die basischen und sauren Eigenschaften verwerten.

- **1** kann als schwache Base im wasserfreien Milieu in Acetanhydrid mit Perchlorsäure (0,1 mol·l^{-1}) und mit Tetrabutylammoniumhydroxid (0,1 mol·l^{-1}) in Aceton oder DMSO als NH-acide Verbindung (schwache Säure) bestimmt werden.

○ Polarographisch: Aufgrund seiner Azomethin- und Nitro-Gruppe ist Nitrazepam **1** polarographisch reduzierbar und damit bestimmbar.

Oelschläger fand, dass bei pH 3,2 und pH 8,4 zunächst das Hydroxylamin-Derivat **7** entsteht. In Abhängigkeit vom pH-Wert kommt es dann zur Reduktion zu **8** oder **9.**

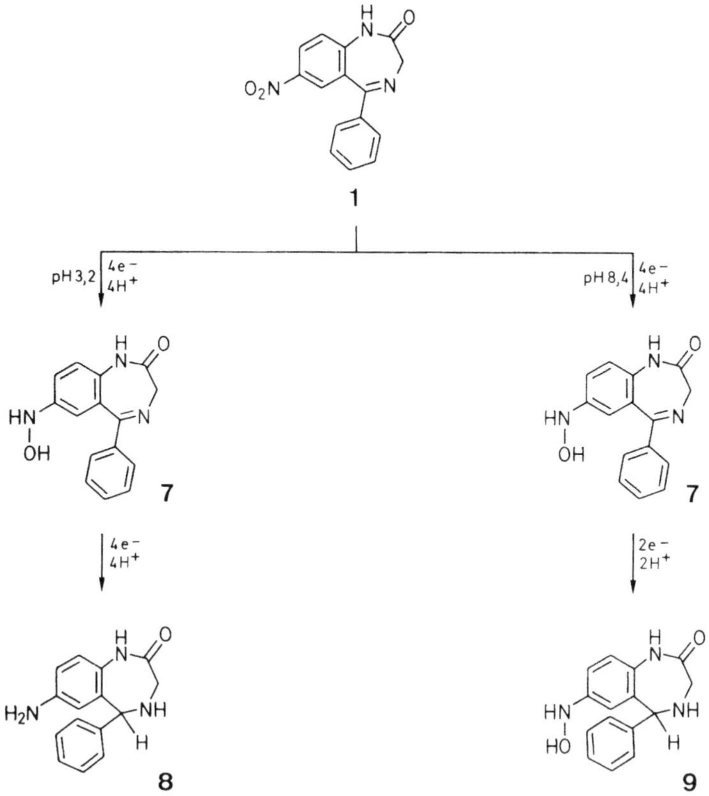

Oxazepam

(3*R*,*S*)-7-Chlor-3-hydroxy-5-phenyl-1,3-dihydro-2*H*-1,4-benzodiazepin-2-on [604-75-1]

Tranquilizer

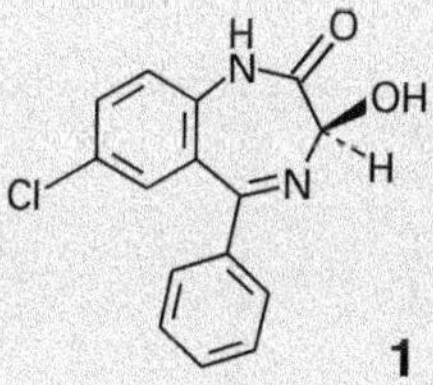

und Enantiomer

1

Weißes bis schwach gelbliches Pulver, das in verschiedenen Kristallformen vorkommt. **1** ist in Wasser praktisch unlöslich, schwer löslich in Ethanol, Dichlormethan.

$pK_{S1} = 1{,}7$ (N-4)
$pK_{S2} = 11{,}6$ (N-1).

Identifizierung

- Smp = 203 bis 206 °C.
- UV-Spektrum (Ethanol): λ_{max} = 229 und 316 nm.
- IR-Spektrum.

- DC.
- Beim Erhitzen in verdünnter Salzsäure, erhält man 2-Amino-5-chlorbenzophenon (**5**), das diazotiert und mit *Bratton-Marshall*-Reagenz zu einem violetten Azo-Farbstoff gekuppelt wird.

  Primär wird die Azomethin-Gruppe hydrolysiert und ergibt das Halbaminal **2,** aus dem durch Abspaltung von Ammoniak (**3**) das Glyoxylsäureanilid-Derivat **4** entsteht. Durch Amid-Hydrolyse von **4** entsteht jetzt 2-Amino-5-chlorbenzophenon (**5**) und Glyoxylsäure (**6**).

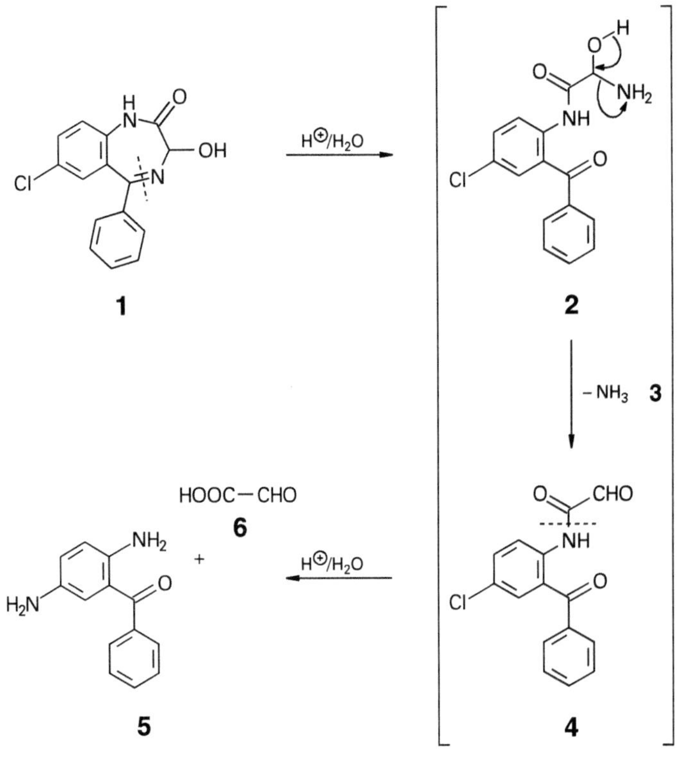

- Oxazepam (**1**) lagert sich beim Erhitzen mit ethanolischer Natronlauge innerhalb von 30 Minuten in das Benzodiazepin-3,4-dion **9** um. Plausibel ist folgender Reaktionsverlauf: Das Wasserstoff-Atom in Position 3 von Oxazepam **1** (H-3) ist durch eine benachbarte Carbonyl- und Hydroxy-Gruppe aktiviert, d.h. CH-acide. Beim Behandeln von **1** mit Hydroxid-Ionen entsteht das Anion **7,** das sich in das 5*H*-1,4-Benzodiazepin-Anion **8**$^-$ umlagert und von Wasser zu **8** protoniert wird. Eine vergleichbare Umlagerung zu einem 5*H*-1,4-Benzodiazepin geht Midazolam mit starken Basen ein. Die in **8** vorhandene Hydroxyimino-Gruppe tautomerisiert sodann zum stabileren Lactam **9,** das ein cyclisches Oxalsäureamid darstellt und in den Lactam-Gruppen Hydrolyse-Sollbruchstellen besitzt.

Durch nachfolgende saure Hydrolyse (5N-HCl, Erhitzen) erhält man aus dem Di-lactam **9** ein für 3-Hydroxy-1,4-benzodiazepine charakteristisches 1,3-Diamin, das 2-Amino-5-chlorbenzhydrylamin (**10**) und Oxalsäure (**11**).

Die Umsetzung des leicht aus Oxazepam (**1**) herstellbaren 1,3-Diamins **10** mit Phthalaldehyd (**12**), einem hochreaktiven Reagenz des Arzneibuchs (Ph.Eur.), in Methanol führt zu einem Gemisch der stark fluoreszierenden Isoindolochinazoline **14** und **15.**

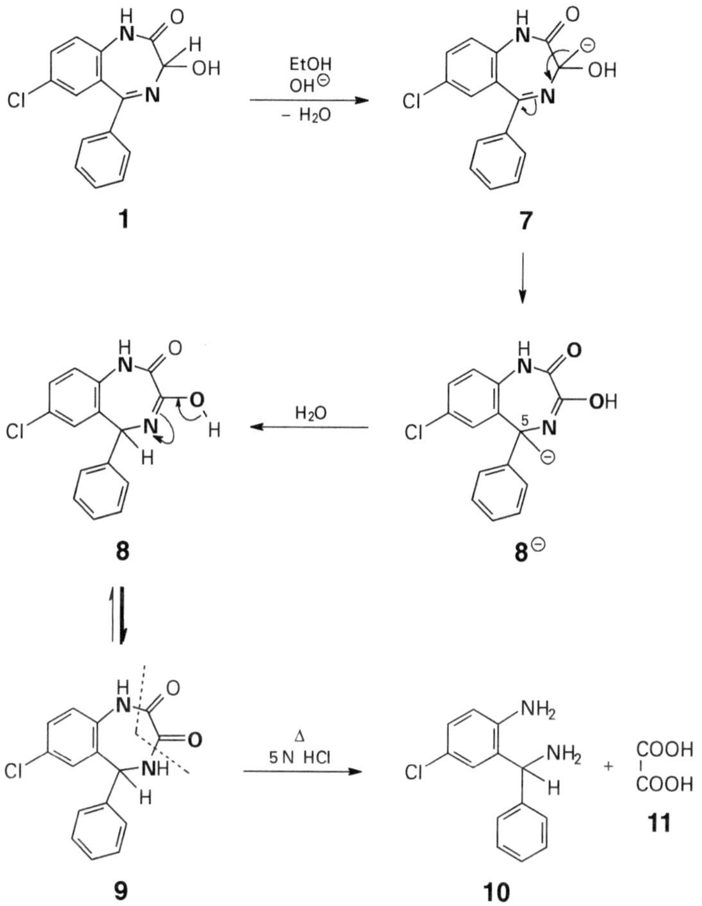

Nimmt man die Reaktion zwischen dem 1,3-Diamin **10** und Phthalaldehyd (**12**) in Methanol in Gegenwart von Salzsäure vor, so kommt es zur Bildung des Isoindolo[2,1-a]chinazolins **14.** Sein Entstehen ist so zu erklären, dass in saurer Lösung im Zwischenprodukt **13** die aliphatische sekundäre Amino-Funktion (N-3 im 1,2,3,4-Tetrahydrochinazolin) protoniert vorliegt und nicht bevorzugt mit der Aldehyd-Gruppe reagiert. Vielmehr setzt sich die aromatische sekundäre Amino-Funktion (N-1) bevorzugt mit der Aldehyd-Funktion um, wodurch nach Wasserabspaltung das stark fluoreszierende Isoindolo[2,1-*a*]chinazolin-Derivat **14** gebildet wird.

Setzt man Phthalaldehyd (**12**) mit primären alipatischen oder aromatischen Aminen wie Mafenid, Benzocain oder Sulfonamiden analog um, so bildet sich keine Fluoreszenz aus.

Diese Versuche zeigen, dass ein empfindlicher Fluoreszenz-Nachweis von Oxazepam (**1**) und anderen 3-Hydroxy-1,4-benzodiazepinen, z.B. Lorazepam (s. S. 643), über die 2-Aminobenzhydrylamine **10** und **17** mit relativ hoher Spezifität möglich ist. Auf der DC-Platte lassen sich mit dieser Methodik noch 25 ng Oxazepam bzw. Lorazepam pro Chromatogrammzone nachweisen.

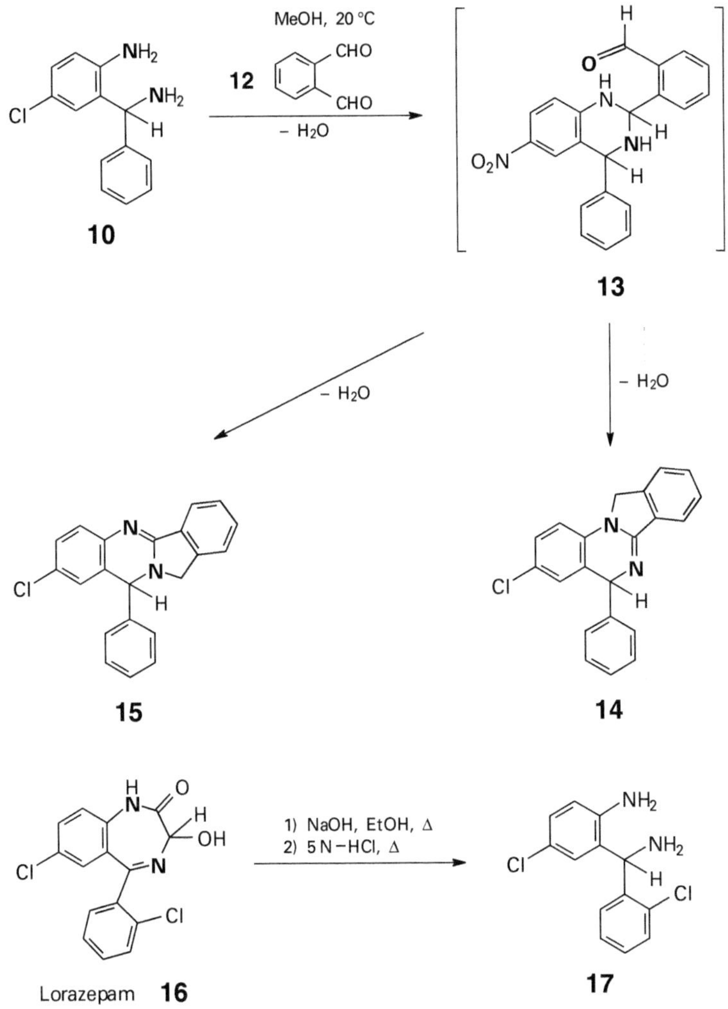

Erhitzt man **1** mit ethanolischer Natronlauge ca. zwei Stunden lang, so entsteht über das Dion **9** nach saurer Aufarbeitung die 3,4-Dihydrochinazolin-2-carbonsäure **13.** Plausibel ist folgender Reaktionsverlauf: Nach primärer Hydrolyse der Lactam-Funktion (C-3/N-4) von **9** entsteht **12,** ein Oxalsäureamid des 1,3-Diamins **10.** In **12** kann nun die C-2-Carbonyl-Gruppe mit der primären Amino-

Funktion zur energetisch begünstigten 3,4-Dihydrochinazolin-2-carbonsäure **13** cyclisieren.

Unterwirft man **13** hingegen einer forcierten Hydrolyse (Natriumhydroxid/Ethylenglykol/Erhitzen), so bildet sich ebenfalls 2-Amino-5-chlorbenzhydrylamin (**10**), das für den bereits beschriebenen empfindlichen, fluorometrischen Nachweis mit Phthalaldehyd (**12**) genutzt werden kann.

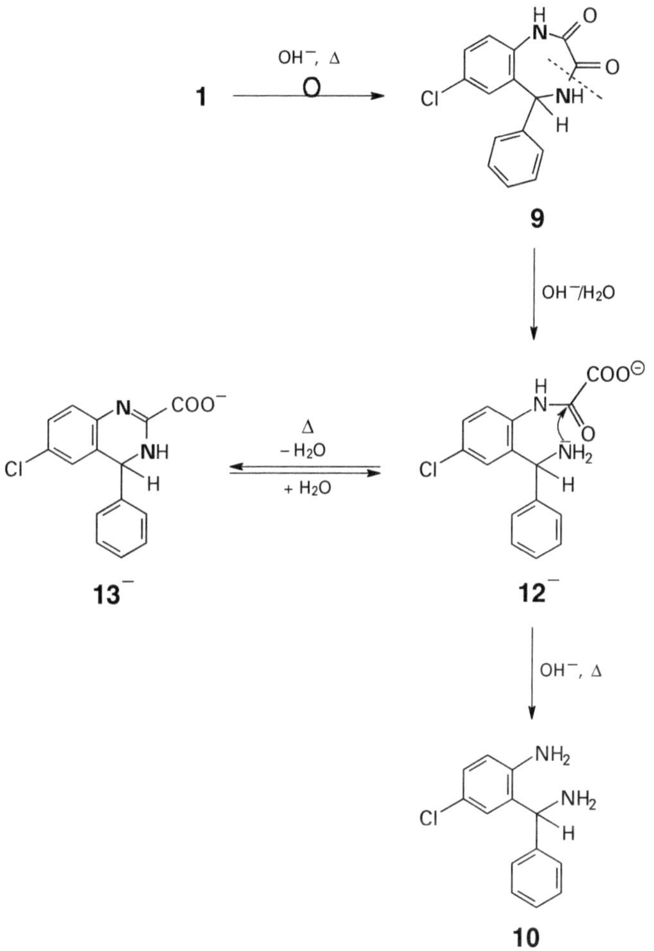

Beim Behandeln von **1** mit Eisessig in der Siedehitze beobachtet man eine Ringverengung, wobei 6-Chlor-4-phenylchinazolin-2-carbaldehyd (**14**) entsteht.

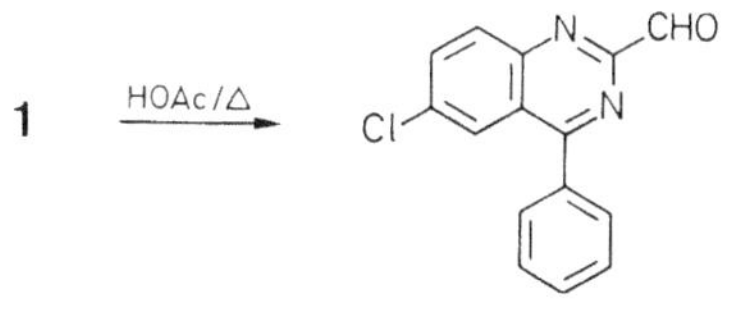

14

Gehaltsbestimmung

- Titration als schwache Base mit Perchlorsäure (0,1 mol·l^{-1}) in wasserfreier Essigsäure/Acetanhydrid. Potentiometrische Endpunktbestimmung.

- Wie auf S. 643 erwähnt, lässt sich **1** auch als schwache Säure mit Tetrabutyl-ammoniumhydroxid (0,1 mol·l^{-1}) in DMF titrieren. Durch Blockierung der Amid- bzw. Hydroxy-Funktion konnte eindeutig nachgewiesen werden, dass die Lactam-NH-Funktion für die Acidität verantwortlich ist.

Temazepam

(*RS*)-7-Chlor-2,3-dihydro-3-hydroxy-1-methyl-5-phenyl-1*H*-1,4-benzodiazepin-2-on
[84-50-4]

Hypnotikum

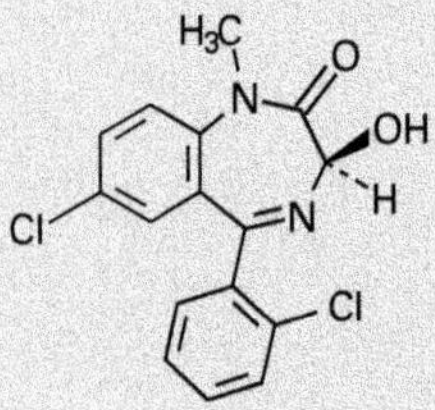

und Enantiomer

1

Farbloses, kristallines Pulver, praktisch unlöslich in Wasser, leicht löslich in Methylenchlorid. Wenig löslich in Ethanol.

$pK_{S1} = 1{,}6$ (N-4).

Bei Temazepam (**1**) handelt es sich um einen pharmakologisch aktiven Metaboliten des Diazepams.

Stabilität

Aufgrund der α-Hydroxyimin-Partialstruktur unterliegt **1** Hydrolyse- und Umlagerungsreaktionen. In Acetonitril mit Natronlauge (0,2 mol·l^{-1}) bei 50 °C erfolgt innerhalb von ca. 15 Minuten eine Umlagerung zu dem Benzodiazepin-2,3-dion **2,** das seinerseits im Sauren zum 2-Methylaminobenzhydrylamin (**5**) hydrolysiert werden kann. Als primäres, aliphatisches Amin lässt sich **5** z.B. mit Fluorescamin zu einem intensiv fluoreszierenden Fluorphor umsetzen und kann so detektiert und quantifiziert werden.

Erhitzt man das Dion **2** längere Zeit (ca. zwei Stunden) in ethanolischer Natronlauge, so erfolgt Ringöffnung zwischen C-3 und N-4 und nachfolgende intramolekulare Cyclisierung der C-2-Carbonylgruppe mit der primären Amino-Funktion zur 1,4-Dihydrochinazolin-2-carbonsäure **3** (s. auch Oxazepam).

Eine Hydrolyse von Temazepam (**1**) im wässrig Sauren ergibt das N-methylierte 2-Amino-5-chlorbenzophenon (**4**), das als mögliche Verunreinigung aus der Synthese oder durch hydrolytische Zersetzung entstanden sein kann (s. Reinheitsprüfungen).

Ein Zusatz von Propylenglykol zu parenteralen Zubereitungen von **1** soll die Hydrolyse-Stabilität erhöhen.

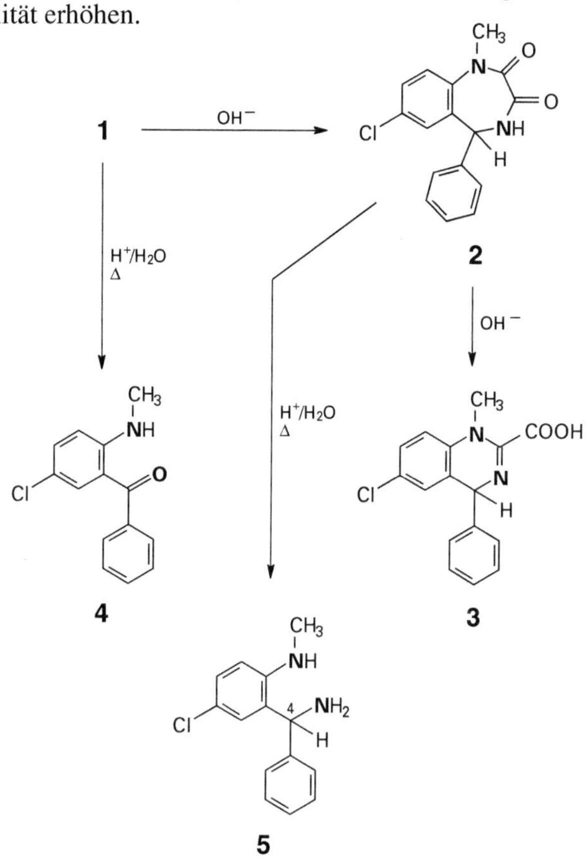

Temazepam (**1**) besitzt im protonierten Zustand **6** an C-3 eine sehr reaktive Hydroxy-Gruppe. In Gegenwart von Ethanol, als O-Nucleophil, kommt es leicht, nach einem S_N-Mechanismus, zur Bildung der 3-Ethoxy-Verbindung **7.** Dieser Prozess, der auch mit anderen aliphatischen Alkoholen möglich ist, kann nach Ansicht von *S. K. Yang,* auch im Magen des Menschen bei gleichzeitiger Einnahme von Ethanol und Temazepam ablaufen.

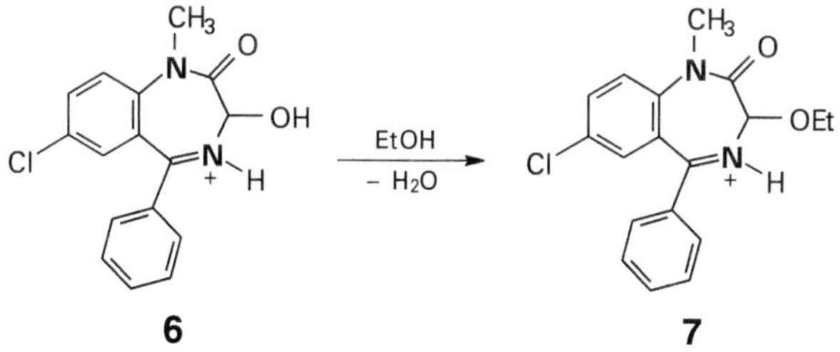

Identifizierung

- Smp: 157–160 °C.
- UV-Spektrum (Ethanol): λ_{max} = 230, Schulter bei 250 nm.

- IR-Spektrum.
- DC.

Reinheitsprüfung

Verwandte Substanzen: per HPLC. Es wird u.a. auf die Anwesenheit von **2** und **4** geprüft und ihr Gehalt auf 0,2% begrenzt.

Gehaltsbestimmung

Titration in Nitroethan als einwertige schwache Base mit Perchlorsäure ($0{,}1\ mol \cdot l^{-1}$). Potentiometrische Endpunktbestimmung.

10.3 Tricyclische *N*-haltige Heterocyclen

10.3.1 Acridin-Derivate

Acridin ist die Trivialbezeichnung für das Dibenzo[*b*,*e*]pyridin bzw. Benzo[*b*]-chinolin.

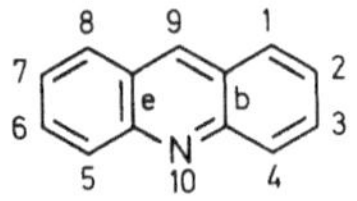

1

Wie Pyridin gehört Acridin (**1**) zu den Elektronenmangel-Heteroaromaten. Es ist schwach gelb gefärbt, sublimiert bei etwa 110 °C und ist mit Wasserdampf flüchtig. Der pK_S-Wert mit 5,6 weist Acridin als stärker basisch im Vergleich mit Chinolin (pK_S 4,98) und Pyridin (pK_S 5,23) aus.

Im kristallinen Zustand und in Lösungsmitteln wie Benzol oder Ethylacetat fluoresziert Acridin nicht, dagegen zeigt es in protischen Lösungsmitteln, z.B. wässrig-ethanolischer Lösung, eine starke Fluoreszenz, die dem Acridinium-Ion zugeschrieben wird.

Das einzige im Arzneibuch beschriebene Acridin-Derivat ist ein Diaminoacridin. Die Amino-Gruppen befinden sich in Position 3 und 9. Es handelt sich um eine gelbe Substanz, die die für Acridin-Derivate typische Fluoreszenz in Lösung beim Bestrahlen mit UV-Licht zeigt.

Mit Ausnahme des 4-Aminoacridins (**7**) sind alle anderen Aminoacridine stärkere Basen als Acridin selbst.

Die stärkste Base dieser Monoaminoacridine ist das 9-Aminoacridin (**2**) ($pK_S = 9{,}99$), vergleichbar mit den aliphatischen primären Aminen und 4-Aminochinolin (s. S. 577). Die größere Basizität im Vergleich mit Anilin ist strukturell bedingt. Es liegt ein phenyloges Amidin-Derivat vor, das als Kation **3** resonanzstabilisiert ist.

Nur in sehr starken Säuren kann sich ein Di-kation **4** ausbilden.

Nach spektroskopischen Befunden liegt 9-Aminoacridin (**2**) als Base in der Amino-Form und nicht in der Imino-Form vor. Die analogen Hydroxy-Verbindungen, z.B. 9-Hydroxyacridin oder 4-Hydroxypyridin, liegen dagegen in der Pyridon-Form vor.

Was die Basizität anbelangt, folgen nach 9-Aminoacridin 1- und 3-Aminoacridin mit den pK_S-Werten von 6,04 und 8,04. Sie können ebenfalls vinyloge Amidinium-Strukturen ausbilden (s. **5 a, b** und **6 a, b**).

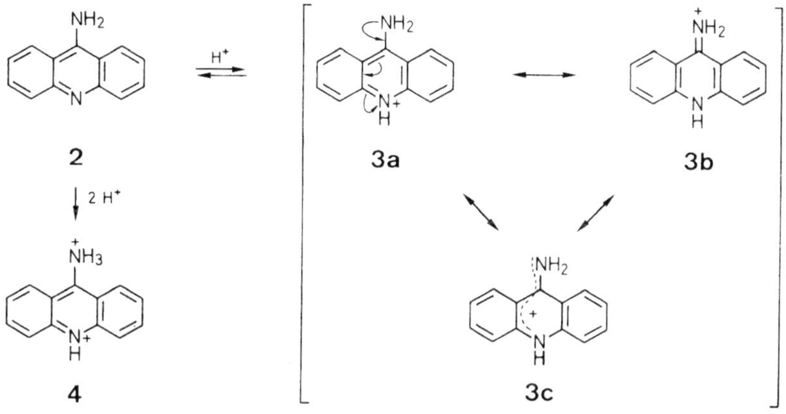

2 **3a** **3b** **4** **3c**

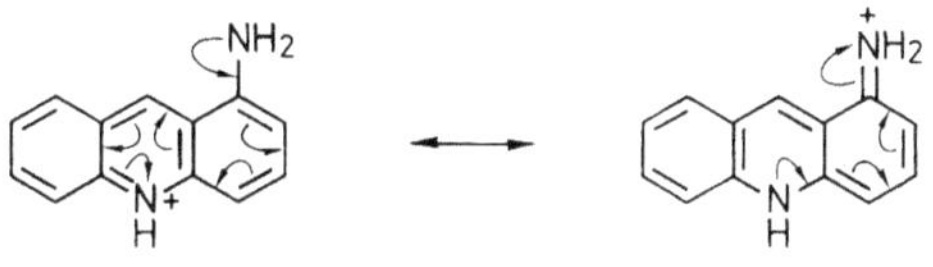

5a **5b**

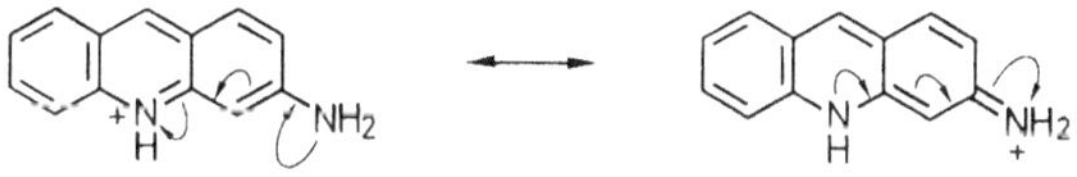

6a **6b**

1-Aminoacridin (**5**) ist schwächer basisch, was möglicherweise die Folge eines weniger stabilen Resonanzhybrids mit einer *o*-chinoiden Struktur ist. Hingegen vermag 3-Aminoacridin eine *p*-chinoide Resonanz-Struktur zu bilden. Die weniger basischen 2- und 4-Aminoacridine mit den pK_S-Werten 5,8 und 4,4 sind dazu nicht fähig.

Im 4-Aminoacridin (**7**) ist die Basizität durch eine Wasserstoff-Brücke zum Stickstoff herabgesetzt; gleichzeitig ist auch der Schmelzpunkt, der bei 108 °C liegt, gegenüber den vergleichbaren anderen Aminoacridinen erniedrigt.

2-Aminoacridin schmilzt beispielsweise bei 213 bis 214 °C.

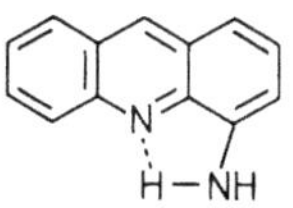

7

Die Aminoacridine, mit Ausnahme von 9-Aminoacridin (**2**), verhalten sich im übrigen wie primäre aromatische Amine. 1-, 2- und 3-Aminoacridin lassen sich diazotieren und ergeben Diazonium-Salze, die mit Phenolen zu Azo-Farbstoffen gekuppelt werden können. Mit aromatischen Aldehyden bilden sie *Schiffsche*-Basen.

Die Aminoacridine sind relativ stabil gegenüber Alkali. Lediglich 9-Aminoacridine **8** lassen sich leicht zu 9-Acridon (**10**) und Ammoniak bzw. Aminen hydrolysieren, was auf die Partialstruktur eines vinylogen Amidins zurückzuführen ist.

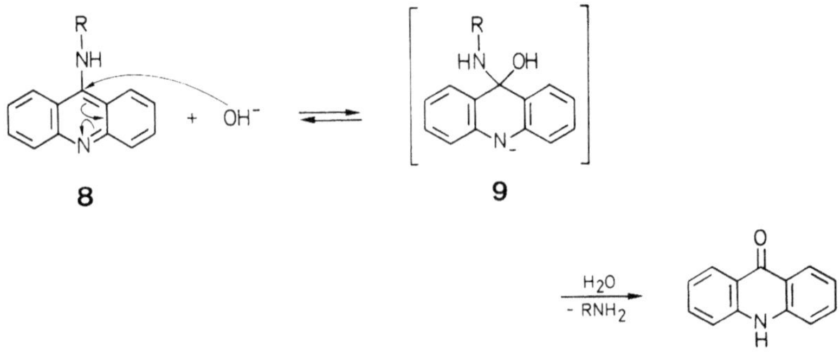

8 **9** **10**

Eine noch stärkere Base als das 9-Aminoacridin (**2**) ist das 3,9-Diaminoacridin (**11**), das einen pK_S-Wert von 11,5 aufweist. Durch die Einführung der zweiten Amino-Gruppe in Position 3 des 9-Aminoacridins (**2**) kommt es ebenfalls zur Ausbildung einer zweiten phenylogen Amidin-Partialstruktur, summarisch zu einer phenylogen Guanidin-Teilstruktur. Nach Protonierung resultiert ein Kation **12**.

Eine vergleichbare Basizität besitzt auch Ethacridin, s. S. 657.

Guanidin (**13**) ist eine der stärksten organischen Basen, sein hochsymmetrisches Kation **14** besitzt einen pK_S-Wert von ca. 13,6.

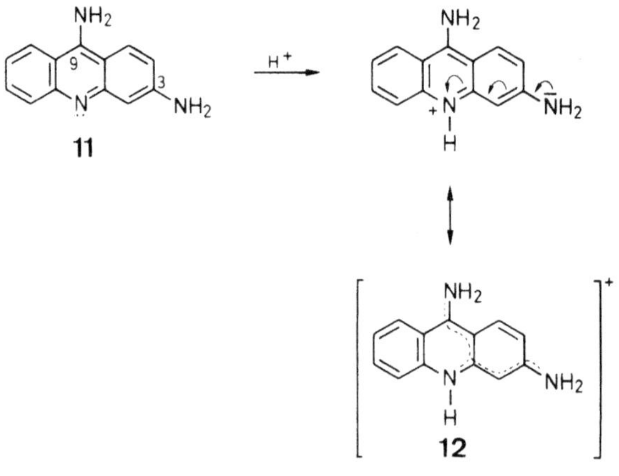

11 **12**

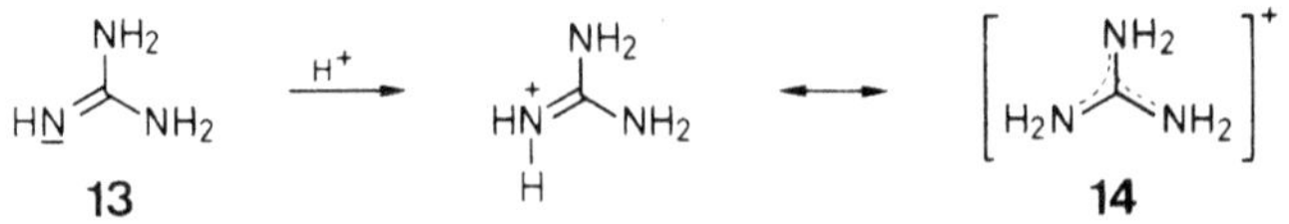

13 **14**

Ethacridinlactat

7-Ethoxyacridin-
3,9-diamin-
(2*RS*)-2-hydroxy-
propanoat
[1837-57-6]

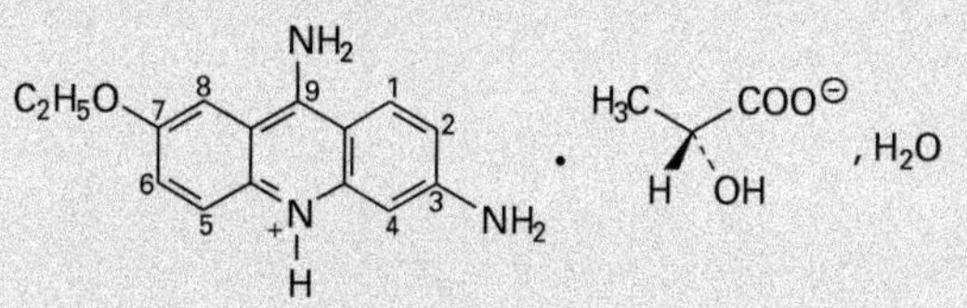

1 und Enantiomer

Antiseptikum

Gelbes Pulver, das ein Monohydrat bildet und bei etwa 230 °C unter Zersetzung schmilzt. Die Substanz ist in Wasser gut, in Ethanol schwer löslich.

Die Base **1** schmilzt bei 226 °C.

$pK_S = 11{,}04$.

Identifizierung

- IR-Spektrum.
- Die wässrige Lösung fluoresziert im UV-Licht (365 nm) intensiv grün. Diese Fluoreszenz bleibt bestehen, wenn man die Lösung mit Salzsäure ($1\ mol \cdot l^{-1}$) ansäuert, verschwindet dagegen, wenn mit Alkalilauge versetzt wird.
- Mit Cobalt(II)chlorid- und Kaliumhexacyanoferrat(II)-Lösung entsteht ein grün gefärbter Komplex.
- Mit 10%iger Schwefelsäure bildet sich das gelbe, schwer lösliche Ethacridinsulfat.
- Durch Zusatz von Iod zur Prüflösung entsteht ein dunkler Niederschlag, der in Ethanol fluoresziert.
- Durch Einwirkung von salpetriger Säure auf **1** entsteht ein rotes Diazonium-Salz **2,** in dem die Amino-Gruppe in Position 3 diazotiert ist.

  Die alternative Bildung einer farbigen Nitroso-Verbindung vom Typ **3,** entstanden durch Angriff des NO^+-Ions an C-4, kann ausgeschlossen werden, da sich das Diazonium-Salz **2** bildet und mit 2,6-Dimethylphenol als Kupplungskomponente zum farbigen Azo-Farbstoff **4** reagiert. Beim Einsatz von 2-Naphthol als Kupplungskomponente konnte keine eindeutig identifizierbare Substanz erhalten werden.

  Weitere Versuche von *Möhrle* u. Mitarb. zeigten, dass sich die Ethacridin-Base selbst als Kupplungskomponente eignet. Nur mit *p*-Nitrobenzoldiazonium-tetrafluoroborat (**5**) konnte ein einheitlicher Azo-Farbstoff **6** erhalten werden (s. S. 658).
- Aus der wässrigen Lösung des Salzes wird durch Laugenzusatz Ethacridin als Base ausgefällt und abgetrennt.

  Das Filtrat ergibt eine positive Reaktion auf Lactat (s. S. 117).

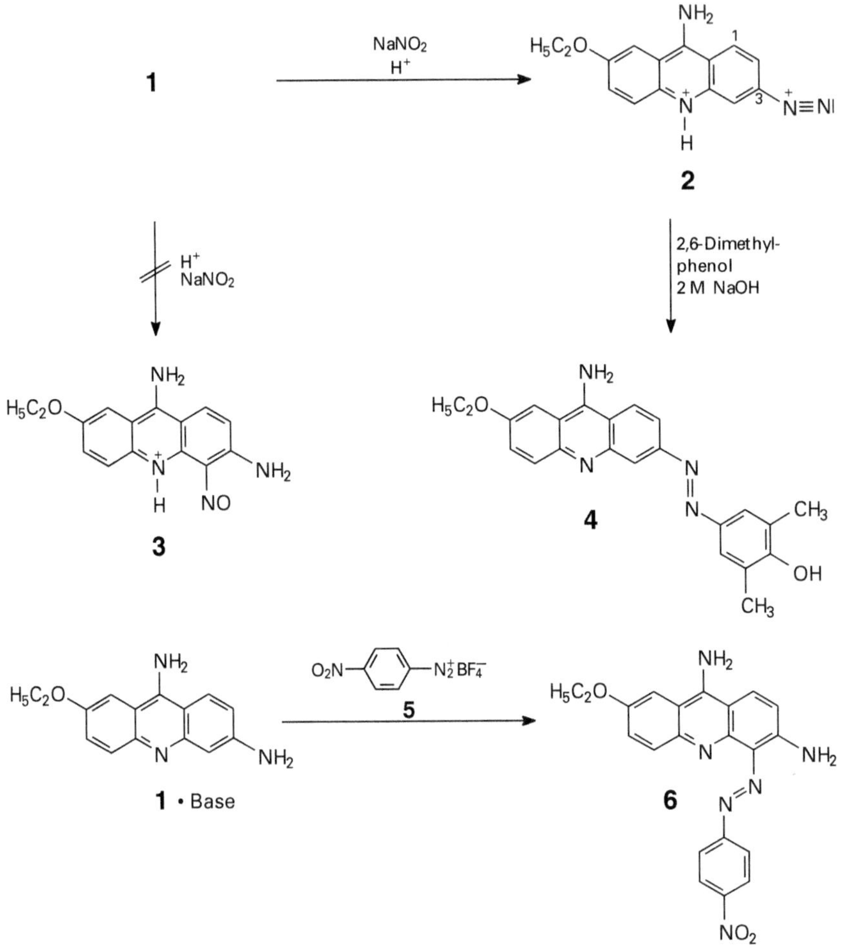

Gehaltsbestimmung

- Titration des Lactat-Ions mit Perchlorsäure ($0{,}1\ mol \cdot l^{-1}$) in Ameisensäure/Acetanhydrid. Durch den Zusatz von Acetanhydrid ist ein Trocknen der Substanz nicht nötig. Das enthaltene Kristallwasser wird zu Essigsäure umgesetzt.

10.3.2 Dibenzazepin-Derivate

Vom 1*H*-Azepin (**1**) leiten sich zwei therapeutisch eingesetzte Dibenzazepin-Typen ab, und zwar das Derivat, bei dem die Benzol-Ringe an die Seiten b und f ankondensiert, und ein zweites, an dem sie an den Seiten c und e anelliert sind.

Das erstere, das auch unter dem Trivialnamen Iminostilben bekannt ist, wird als 5*H*-Dibenz[*b*,*f*]azepin (**2**) bezeichnet.

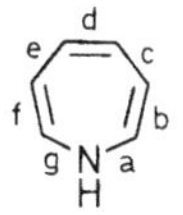

1

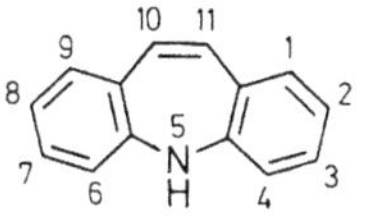

2

Von ihm leiten sich die therapeutisch gebrauchten Derivate ab, die am Stickstoff substituiert und meist auch in den Positionen 10 und 11 hydriert sind. Ein Derivat des 5*H*-6,7-Dihydrodibenz[*c*,*e*]azepins ist das Azapetin (**3**).

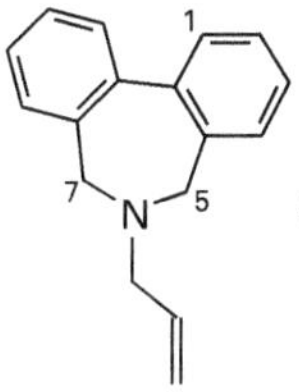

3

Carbamazepin

5*H*-Dibenz[*b,f*]azepin-5-carboxamid

[298-46-4]

Antiepileptikum

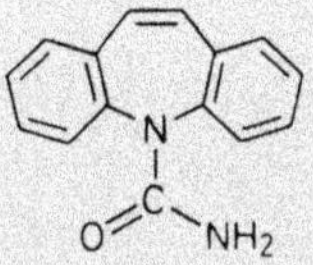

1

Die Substanz ist ein weißes oder gelbstichiges, mikrokristallines Pulver, das in Wasser fast unlöslich und in Ethanol mäßig löslich ist.

UV-Spektrum (Ethanol): Maxima bei 215 und 285 nm.

Die Substanz zeigt Polymorphie. Sie dient seit Jahrzehnten als Modellsubstanz zum Studium des Kristallpolymorphismus. Vier polymorphe Formen sind bekannt, drei davon sind schon seit langem detailliert in der Literatur beschrieben. *Grzesiak* u. Mitarb. (2003) charakterisierten nun auch die vierte Form und verglichen erstmals alle Formen. Die Abbildung zeigt die FT/IR-Spektren der vier Modifikationen von **1**.

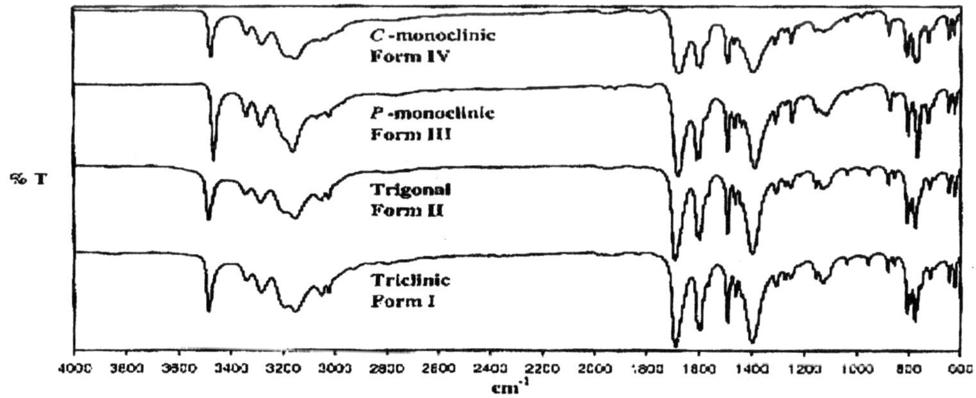

10

N-haltige Heterocyclen

Stabilität

Carbamazepin (**1**) ist als Festsubstanz bei normalen Lagerbedingungen sehr stabil. In wässriger Suspension und besonders in Anwesenheit von Säure erfolgt leicht Hydrolyse unter Bildung von Iminostilben (**2**), Kohlendioxid und Ammoniak bzw. Ammonium-Ionen. Iminostilben (**2**) kann sich im Sauren weiter zu 9-Methylacridin (**3**) umlagern. Mechanismus: siehe Desipramin, S. 663.

Verbindungen **2** und **3** können auch bei der GC von **1** entstehen.

Bei intensiver Lichteinstrahlung kommt es durch [2+2]-Cycloaddition der Doppelbindung in Position 10 zur Ausbildung eines trans-konfigurierten Cyclobutan-Derivates **4.**

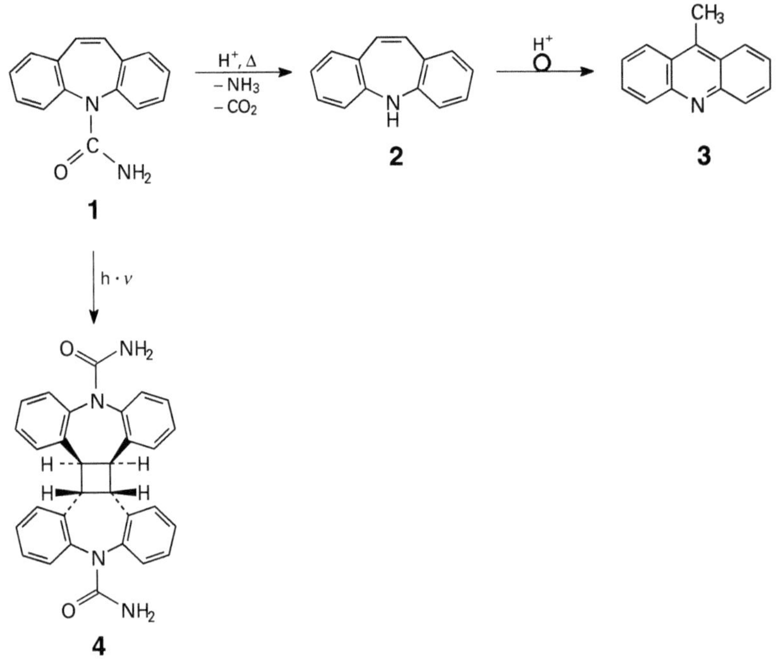

Identifizierung

- Smp: 189 bis 193 °C.
- IR-Spektrum.

Reinheitsprüfung

Verwandte Substanzen: Die Prüfung A erfolgt durch HPLC.

Als Nebenprodukte bzw. Vorstufen der Synthese können die Verbindungen **3** und **5** bis **9** vorkommen.

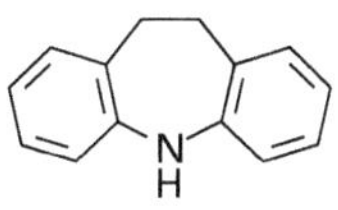

5

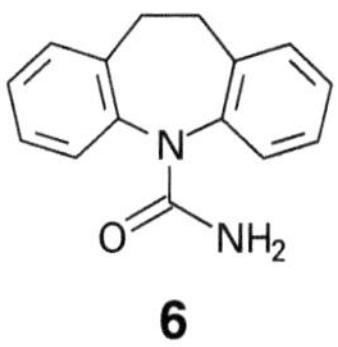

6

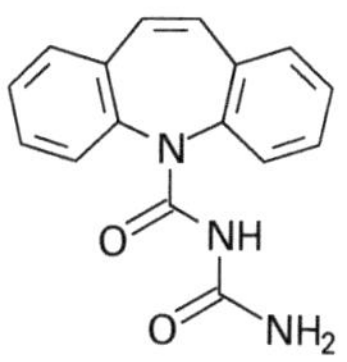

7

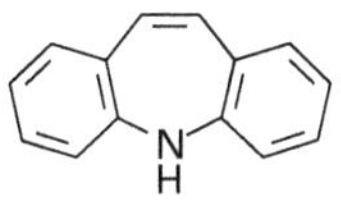

8

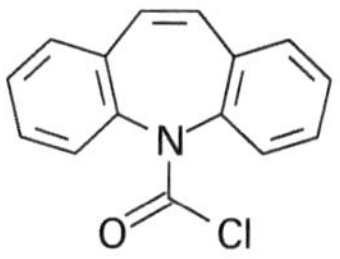

9

Der Gehalt an **1** wird durch HPLC ermittelt.

Desipramin

3-(10,11-Dihydro-5*H*-dibenz[*b,f*]azepin-5-yl)-*N*-methylpropan-1-amin
[58-28-6]

$R^1 = R^2 = H$ **1**

Antidepressivum

Imipramin

3-(10,11-Dihydro-5*H*-dibenz[*b,f*]azepin-5-yl)-*N,N*-dimethylpropan-1-amin
[113-52-0]

$R^1 = CH_3$; $R^2 = H$ **2**

Antidepressivum

Trimipramin

(2*R,S*)-3-(10,11-Dihydro-5*H*-dibenz[*b,f*]azepin-5-yl)-*N,N*,2-trimethylpropan-1-amin
[521-78-8]

$R^1 = R^2 = CH_3$ **3**

Antidepressivum

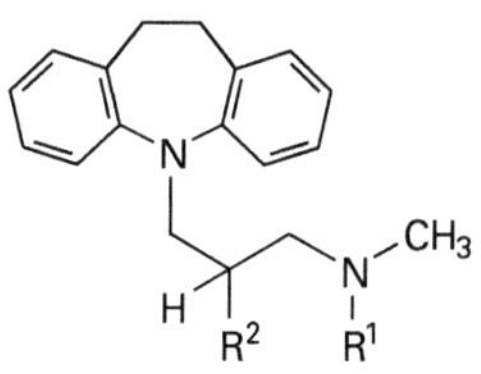

1, 2, 3

1 und **2** sind als **Hydrochloride, 3** ist als **Hydrogenmaleat** gebräuchlich. Die Hydrochloride von **1** und **2** sind weiße bis gelbliche, kristalline Pulver, die sich in Wasser und Ethanol lösen.

Desipramin-hydrochlorid schmilzt bei 214 °C, **Imipramin-hydrochlorid** zwischen 170 und 174 °C.

Trimipramin-hydrogenmaleat ist ein weißes, kristallines, geruchloses Pulver, schmeckt bitter, gefolgt von einem anästhesierenden Gefühl, ist schwer löslich in Wasser, praktisch unlöslich in Ether.

Der Schmelzpunkt liegt bei 140 bis 144 °C.

Die zugehörigen Basen sind von öliger bis wachsartiger Konsistenz.

Der pK_{S1}-Wert entspricht demjenigen von tertiären bzw. sekundären aliphatischen Aminen und liegt zwischen 9,5 und 10,2.

Der Stickstoff des Diphenylamin-Systems ist extrem schwach basisch (Diphenylamin $pK_S = 0{,}79$).

Stabilität

Beim Lagern der Substanzen an der Luft und in Gegenwart von Feuchtigkeit entstehen gelbliche Zersetzungsprodukte.

Isolierbar sind:

- Iminodibenzyl (**4**),
- 10-Hydroxy-*N*-aminoalkyl-1,10-dihydrodibenzazepine **5**,
- *N*-Aminoalkyliminostilbene **6.**

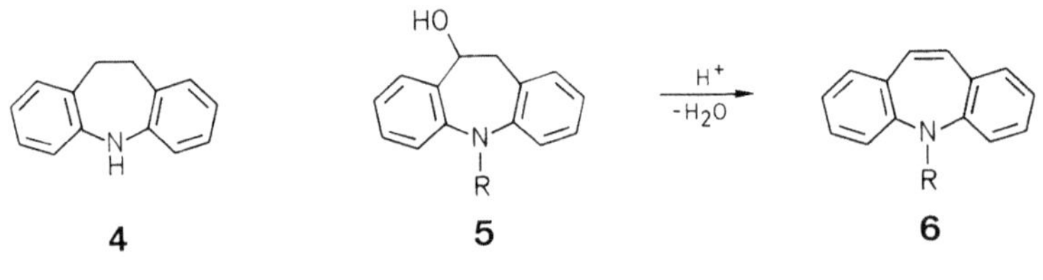

4 **5** **6**

In Tabletten findet man Spuren der Acridin-Derivate **10, 11** u. **12,** die durch Ringverengung entstanden sind. Sie weisen eine starke Fluoreszenz auf:

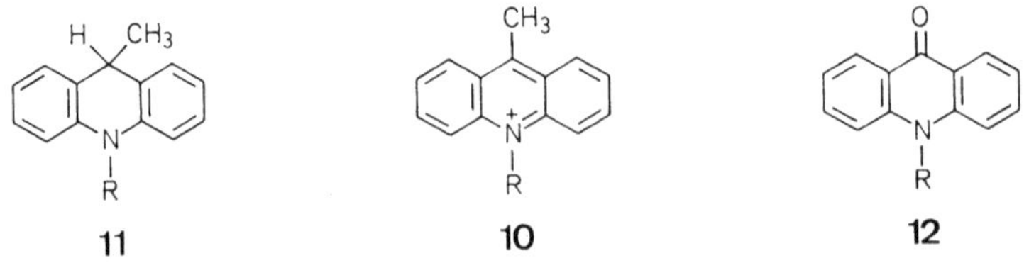

11 **10** **12**

Die Bildung des Acridin-Derivates **10** verläuft mit hoher Wahrscheinlichkeit nach folgendem Mechanismus:

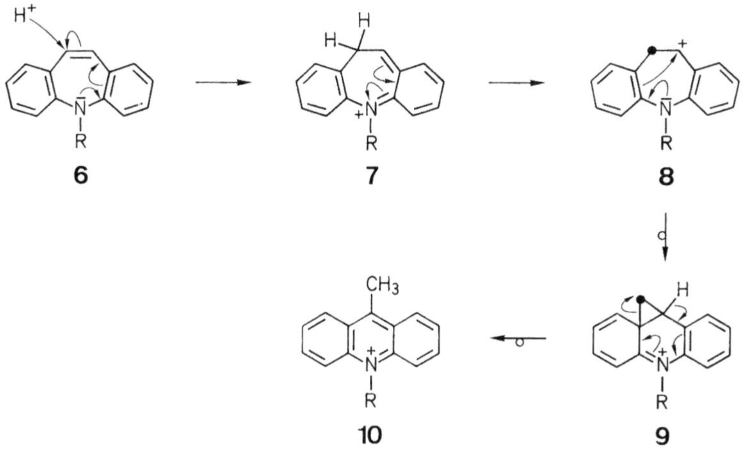

Gerbstoffe können mit Alkaloiden schwer lösliche Komplexe bilden. Dieses Wissen hat sich die Volksheilkunde zunutze gemacht, indem sie Schwarztee bei oralen Vergiftungen mit alkaloidhaltigen Pflanzen empfahl. Es lag daher nahe zu vermuten, dass dies auch bei stickstoffhaltigen Arzneistoffen der Fall sei. Da sedierende Arzneistoffe, z.B. Antidepressiva, wegen dieser und anderer Nebenwirkungen gerne mit Schwarztee eingenommen werden, führte *Linde* eine entsprechende In-vivo-Untersuchung durch. Er stellte z.B. bei Trimipramin einen bis zu 45%igen Wirkstoffverlust fest.

Identifizierung

- UV-Spektrum: $\lambda_{max} = 251$ nm (Salzsäure (0,01 $mol \cdot l^{-1}$)).
- IR-Spektrum.
- DC.
- Zum Nachweis der Iminostilben-Struktur detektiert man nach DC-Trennung mit Kaliumdichromat/Schwefelsäure, wobei eine intensive Blaufärbung ($\lambda_{max} = 600$ nm) auftritt.

Gestützt auf ESR-Spektren darf angenommen werden, dass Radikale entstehen, die eine Blaufärbung verursachen. In saurer Lösung erzeugen andere Oxidationsmittel wie Salpetersäure, Cer(IV)-Salze, NO_2^-, MnO_4^- und IO_4^- ebenfalls eine intensive Blaufärbung.

- Desipramin (**1**) ergibt mit methanolischer Chinhydron-Lösung eine Rosafärbung.

1,4-Benzochinon (**13**), das im Chinhydron-Reagenz vorliegt, addiert sekundäre Amine, so auch Desipramin. Es bilden sich farblose mono- oder disubstituierte Aminohydrochinon-Derivate **14** und **15**, die vom überschüssigen Reagenz zu den farbigen Aminochinonen **16** und **17**, mit Merocyanin-Partialstruktur, oxidiert werden.

16 ($\lambda = 497$ mm) ist intensiv rot gefärbt; **17** ($\lambda = 508$ mm) ist in kristallinem Zustand rötlich, in Lösung jedoch fast farblos.

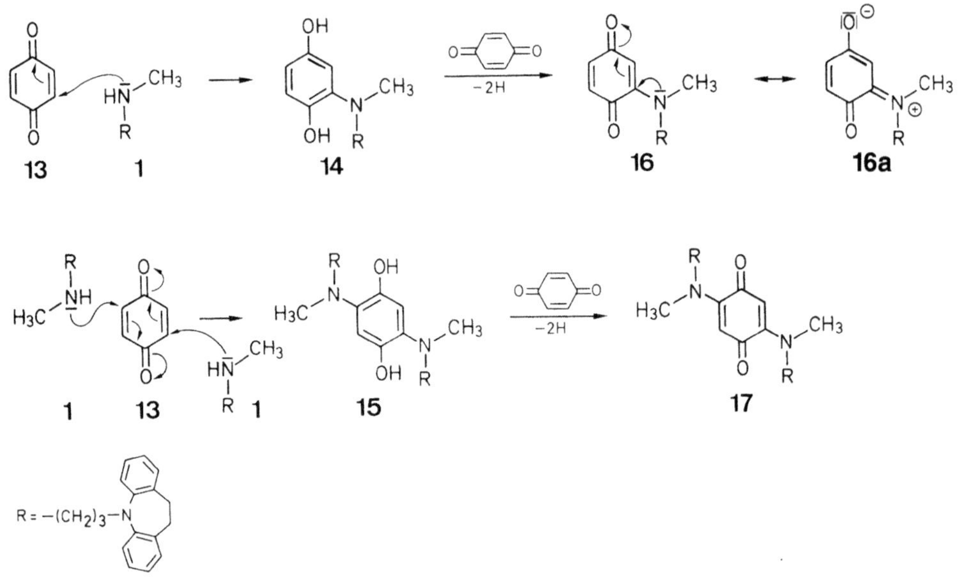

Die gleiche Reaktion wird bei Imipramin (**2**) und Trimipramin (**3**) als indirekter Identitätsnachweis herangezogen. Mit den *tertiären* Aminen **2** und **3** darf keine Rotfärbung auftreten. Eine Färbung würde auf eine Verunreinigung mit **1** hinweisen.

Reinheitsprüfung

Verwandte Substanzen: per DC. Die Detektion erfolgt auf der getrockneten DC-Platte durch Besprühen mit Kaliumdichromat/Schwefelsäure. Erfasst werden neben Imipramin (**2**) Iminodibenzyl (**4**) und weitere Substanzen, die eine Iminodibenzyl-Partialstruktur besitzen, z.B. Desipramin (**1**).

In der Ausgabe des Europäischen Arzneibuchs von 1975 wurde anstelle der DC eine Farbreaktion durchgeführt. Hierzu setzt man Imipramin (**2**) mit Furan-2-aldehyd (**18**) in Ethanol und Salzsäure bei 25 °C um und misst nach drei Stunden die Extinktion bei 565 nm.

Nach neuesten Untersuchungen von *Pindur, Schneider* und *Schollmeyer* reagiert hier Iminodibenzyl (**4**) mit seiner, durch die para-ständige Stickstoff-Funktion aktivierten Position 2 mit dem Aldehyd **18** zu einem intermediären Carbinol **19,** das mit überschüssigem **4** ein farbloses Triarylmethan-Derivat **19** bildet. Sodann erfolgt Oxidation von **19** zu dem farbgebenden Kation **20,** einem phenylogen Amidin (Cyanin).

Imipramin (**2**) reagiert als tertiäres Amin hier nicht bzw. wesentlich schwächer. *Pindur* u. Mitarb. erklären diese abgesenkte Reaktivität über eine verminderte

Solvatation des S_E-Übergangszustandes. Iminodibenzyl (**4**) weist eine NH-Funktion auf, die im wässrigen Reaktionsmedium gut hydratisiert bzw. solvatisiert werden kann.

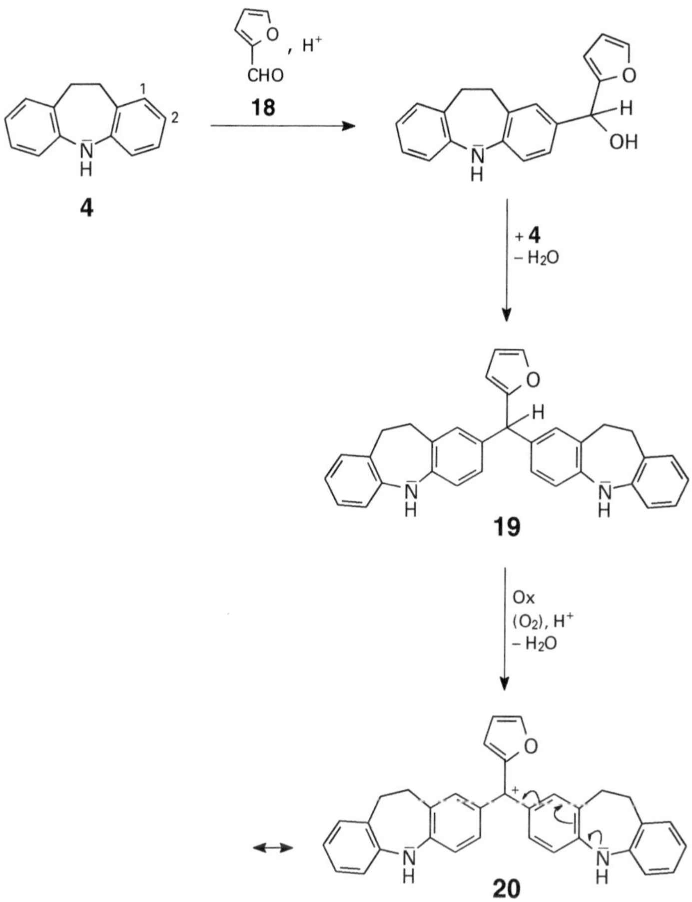

- Der Nachweis der Maleinsäure in Trimipramin-hydrogenmaleat wird mittels DC und Vergleichssubstanz Maleinsäure vorgenommen. Siehe auch Maleinsäure S. 116.

Gehaltsbestimmung(en)

- Desipramin-HCl: als Kationsäure mit Natronlauge ($0{,}1\ mol \cdot l^{-1}$).
- Imipramin-HCl: als Kationsäure mit Natronlauge ($0{,}1\ mol \cdot l^{-1}$).
- Trimipramin-hydrogenmaleat: Erfassung des Anions, d.h. Protonierung zur Maleinsäure durch Perchlorsäure ($0{,}1\ mol \cdot l^{-1}$) in Eisessig.

11 *S*-haltige Heterocyclen

11.1 Thioxanthen-Derivate

Chlorprothixen
(*Z*)-3-(2-Chlor-9*H*-thioxanthen-9-yliden)-*N,N*-dimethyl-propan-1-amin Hydrochlorid [6469-93-8]

Neuroleptikum

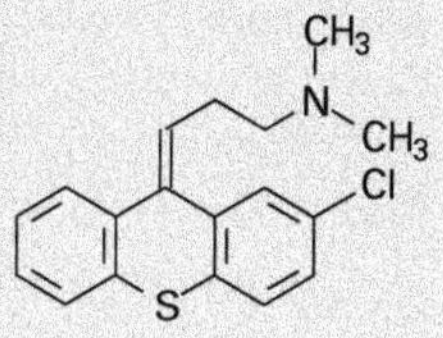

1

Offizinell ist das **Hydrochlorid.**

Das schwach gelbliche Pulver ist von aminartigem Geruch, es ist in Wasser unlöslich, in Ethanol wenig, in Dichlormethan leicht und unter Salzbildung in verdünnten Säuren löslich (Eigenschaften der Base).

Die Angaben über den pK_S-Wert differieren zwischen 7,5 und 8,4. Der Schmelzbereich der Base ist mit 97 bis 98 °C angegeben. UV-Spektrum: drei Absorptionsmaxima bei 229, 267 und 323 nm. Fluoreszenz-Spektrum: Anregung bei 310 oder 352 nm erzeugt ein Emissionsspektrum mit Maximum bei 401 nm.

Die Substanz ist gegenüber verdünnten Säuren und Laugen auch in der Hitze stabil. Sie ist dagegen lichtempfindlich. In Abhängigkeit von den Bedingungen bilden sich 2-Chlorthioxanthen (**2**) und 2-Chlorthioxanthon (**3**):

1

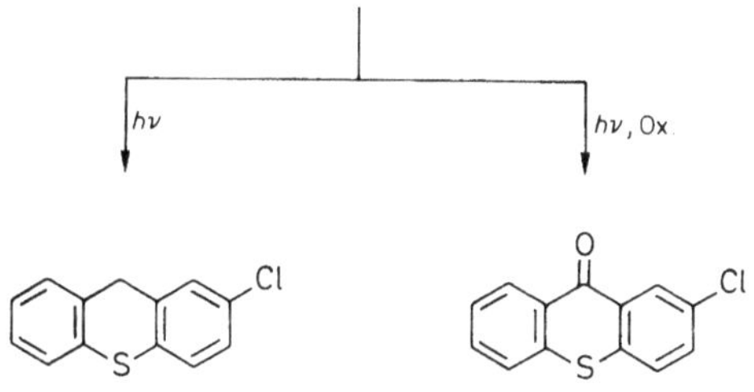

2 **3**

Metabolische Oxidationsprodukte sind dagegen u.a. das Sulfoxid bzw. das *N*-Oxid von **1.**

Über einen interessanten Vergleich der Röntgenkristallstrukturen von **1**, Amitryptilin und Ethopropazin berichten *Klein* u. Mitarb.

Identifizierung

- Aufnahme des IR-Spektrums der freigesetzten Base.

- Die Lösung der Substanz in Dioxan versetzt man mit einer Natriumnitrit-Salpetersäure-Mischung; den erhaltenen Niederschlag filtriert man ab und bestimmt seinen Schmelzpunkt (Smp 152 bis 154 °C) nach Umkristallisation.

  Beim gesammelten Niederschlag handelt es sich um das Keton **3**.

  Die bei der Oxidation von **1** zu **3** abgespaltene Seitenkette identifizierten *Oelschläger* und *Spohn* als 1-Nitro-3-dimethylaminopropan (**5**), welches sie u.a. durch Kupplung mit einem Diazonium-Salz nachweisen konnten. Die Bildung von **3** und **5** soll via Retroaldol-Reaktion aus dem Zwischenprodukt **4** erfolgen. Der Zusatz von wenig Nitrit zur Salpetersäure erhöht das Oxidationspotential der Salpetersäure.

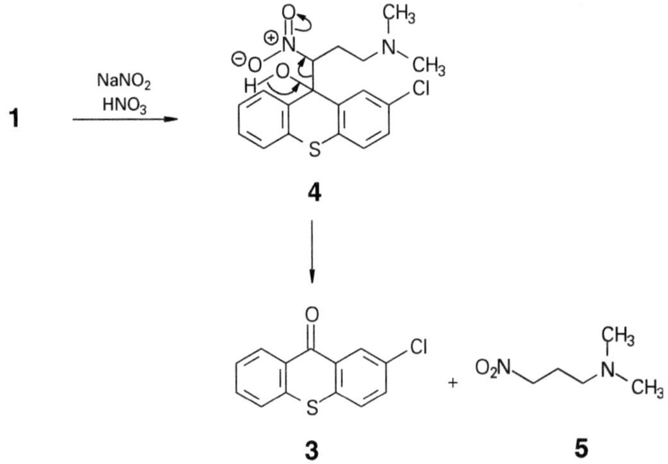

- Löst man die Substanz in konz. Salpetersäure, so entsteht eine Rotfärbung, auf Zusatz von Wasser zeigt die Lösung bei 365 nm eine grüne Fluoreszenz. Alle oxidierend wirkenden Säuren geben diese Farbreaktion. Sie beruht auf der Bildung von Radikalen.
- Das Filtrat wird mit einer ethanolischen Suspension des stabilen Diazonium-Salzes Echtrotsalz B (**6**) versetzt, nach Zugabe von ethanolischer Kalilauge entsteht eine dunkelrote Färbung.

  5 kuppelt als Kaliumsalz eines Nitroalkans mit dem Diazonium-Salz **6** in einer *Japp-Klingemann*-Reaktion, wobei das rote Hydrazon **7 b** entsteht.

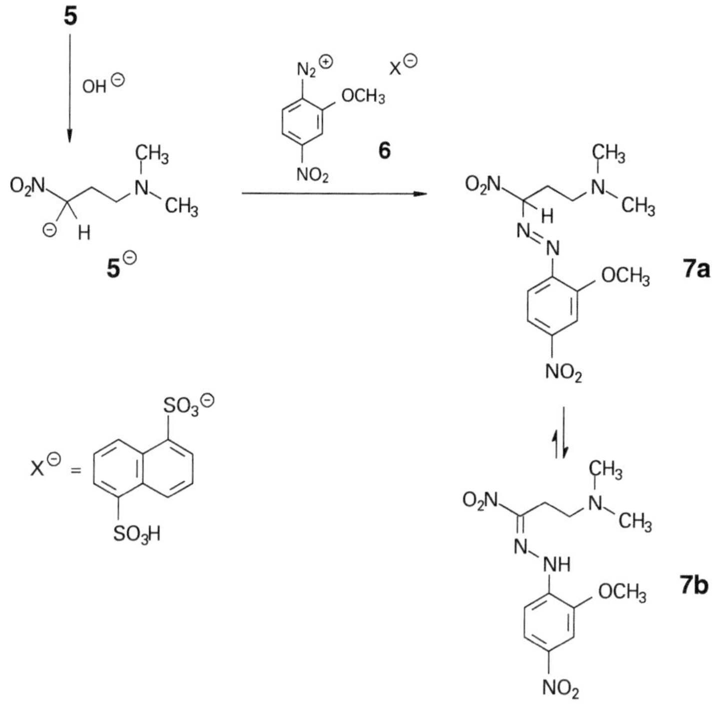

Bei der **Reinheitsprüfung** auf Verwandte Substanzen prüft man mit der HPLC vor allem auf das E-Isomer **8**, dessen Gehalt 2% nicht übersteigen darf, und u.a. auf **3**.

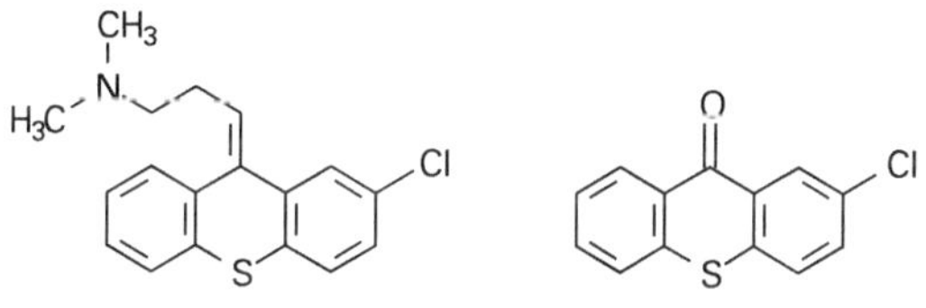

8 **3**

Zur **Gehaltsbestimmung** führt man eine Verdrängungstitration mit Natronlauge ($0{,}1\ mol \cdot l^{-1}$) durch.

12 *N,O*- und *N,S*-haltige Heterocyclen

12.1 Monocyclische *N,O*-haltige Heterocyclen

Trimethadion

3,5,5-Trimethyloxazolidin-2,4-dion
[127-48-0]

Antiepileptikum

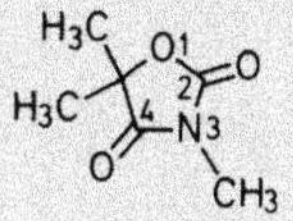

1

Farblose Kristalle von campherartigem Geruch, löslich in Wasser, leicht löslich in Ethanol.

Smp: 45 bis 47 °C (Identität),
Sdp: 78 bis 80 °C.

Trimethadion (**1**) enhält in den beiden Carbonyl-Gruppen zwei nucleophil angreifbare Reaktionszentren. Unterhalb von pH 8,7 erfolgt der Angriff von Hydroxy-Ionen bevorzugt an C-2, wobei **2**$^{\ominus}$ und das Amid **4** entstehen. Oberhalb von pH 9,5 ist das Anion **3**$^{\ominus}$ das Hauptprodukt. Beim weiteren Einwirken von Alkali werden sowohl **4** als auch **3**$^{\ominus}$ zu 2-Hydroxyisobutyrat (**5**$^{\ominus}$) abgebaut.

1 wird bei pH 10 und 30 °C von Hydroxyl-Ionen um den Faktor 10^6-mal schneller gespalten als acyclische Verbindungen mit ähnlicher Struktur, z.B. *N*-Methylurethan (**7**):

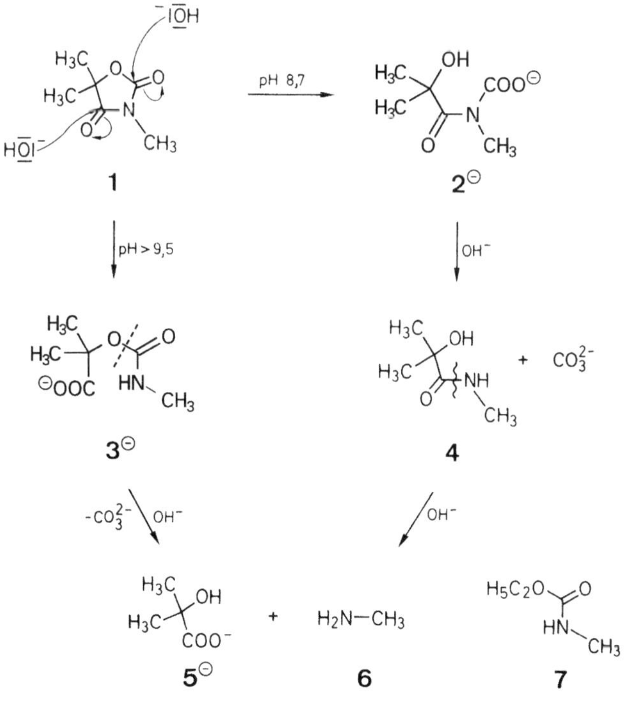

Identifizierung

- Infolge der *N*-Methyl-Gruppe in **1** können sich keine intermolekularen Wasserstoff-Brücken ausbilden. Es resultiert der niedrige Schmelzpunkt von 45 bis 47 °C.

  Dimethadion (**8**), ein Metabolit von **1,** weist einen Schmelzpunkt von 76 bis 77 °C auf.

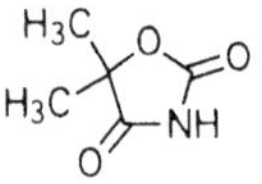

8

- IR-Spektrum.
- Beim Versetzen von **1** mit Bariumhydroxid-Lösung werden das Isobuttersäureamid **4** und Carbonat gebildet; Letzteres fällt als schwer lösliches Bariumcarbonat aus und ist in Salzsäure löslich.
- Nach Hydrolyse mit ethanolischer Kalilauge und Neutralisieren mit Salzsäure wird **4** mit Ether extrahiert. Es schmilzt, aus Toluol umkristallisiert, bei 80 °C.
- ○ Beim Erhitzen von **1** mit Natronlauge (5 mol · l^{-1}) auf dem Wasserbad (30 Minuten) und anschließendem Ansäuern entsteht 2-Hydroxyisobuttersäure (**5**). Nach Zugabe von Eisen(III)chlorid-Lösung bildet sich eine Gelbfärbung aus, die auf der Komplexbildung der aliphatischen Hydroxysäure **5** mit Fe^{3+}-Ionen beruht: λ_{max} = 360 bis 370 nm. Die Intensität der Farbe ist vom pH-Wert abhängig; in stark saurer Lösung verblasst die Färbung. Die Beständigkeit der Eisen-Hydroxycarbonsäure ist in neutralem Medium am größten.

Gehaltsbestimmung

- Per GC. Decylalkohol fungiert als interner Standard.
- ○ Hydrolyse mit überschüssiger Natronlauge (0,1 mol · l^{-1}) und Rücktitration der nicht verbrauchten Lauge mit Salzsäure (0,1 mol · l^{-1}).

12.2 Bicyclische *N,S*-haltige Heterocyclen

12.2.1 Benzothiadiazin-Derivate

Bendroflumethazid

(*R,S*)-3-Benzyl-3,4-dihydro-6-trifluormethyl-2*H*-1,2,4-benzothiadiazin-7-sulfonamid-1,1-dioxid
[73-48-3]

Saluretikum

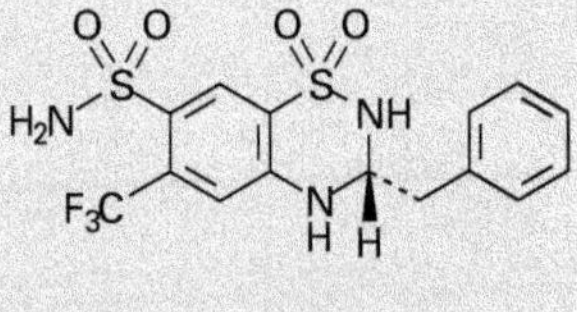

1

und Enantiomer

Das weiße, kristalline Pulver ist in Wasser praktisch unlöslich, löslich in Aceton und Ethanol. Es schmilzt unter Zersetzung ab 220 °C. Der pK_S-Wert der NH-Funktion in Position 2 ist mit 8,53 bzw. 9,0 angegeben.

Was die Stabilität des Ringsystems anbelangt, so ist das Verhalten ähnlich dem des Hydrochlorothiazid: labil in alkalischer Lösung, stabiler in saurer Lösung.

In Methanol weist die Substanz Maxima bei 273 und 326 nm auf, sie entsprechen damit weitgehend denen des Hydrochlorothiazids.

Identifizierung

- IR (Durchführung wie bei Chlorothiazid beschrieben).
- DC.
- Beim oxidativen Abbau (Erhitzen in schwefelsaurer Kaliumpermanganat-Lösung) entwickelt sich der Geruch nach Benzaldehyd.
- Aufschluss mit Chromschwefelsäure und Nachweis des gebildeten Fluorwasserstoffs durch die Benetzungsprobe.

Gehaltsbestimmung s. Hydrochlorothiazid.

Chlorothiazid
6-Chlor-2*H*-1,2,4-benzothiadiazin-7-sulfonamid-1,1-dioxid
[58-94-6]

Diuretikum

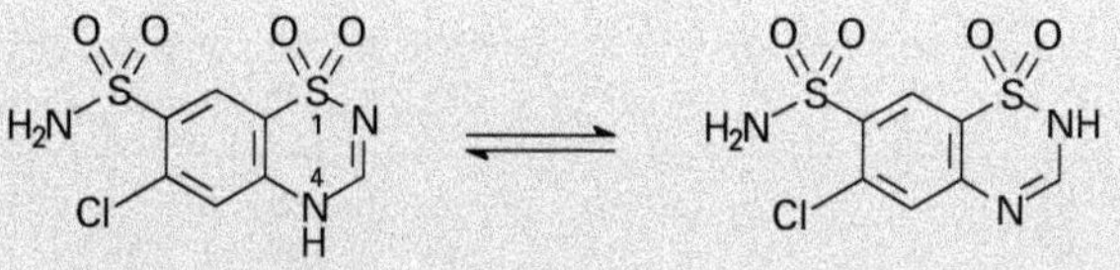

1 4H-Tautomer — 2H-Tautomer 1

Das weiße Pulver ist in Wasser und Ethanol sehr schwer löslich, es löst sich in verdünnten Alkalilaugen. Der Schmelzpunkt liegt bei 342–343 °C. Die einwertige schwache Säure hat einen pK_S-Wert von 9,7. Aufgrund von ^{13}C-NMR-Messungen nimmt man das Vorliegen der Substanz als 4*H*-Tautomer an (*Jakobsen*). Siehe auch Diazoxid. Wie beim Hydrochlorothiazid aufgeführt, ist **1** wesentlich hydrolyseempfindlicher als sein Dihydro-Derivat.

Identifizierung

- Aufnahme eines IR-Spektrums, Anfertigung einer DC, beide jeweils unter Verwendung der CR-Substanz.
- Aufnahme eines UV-Spektrums in verdünnter Natronlauge mit Absorptionsmaxima bei 225 und 292 nm, in Methanol bei 280 nm.
- Beim alkalischen Aufschluss der Substanz (Erhitzen mit NaOH-Rotuli) entwickeln sich Ammoniak-Dämpfe, die rotes Lackmus-Papier blau färben. Nach Aufnehmen des Rückstandes in Salzsäure entwickeln sich Dämpfe, die Bleiacetat-Papier schwarz färben.

Nach Angaben des Kommentars zum Arzneibuch fällt diese Prüfung negativ aus, was auch logisch ist, da sich Natriumsulfit bilden sollte. Eigene Versuche ergaben jedoch einen deutlich positiven Ausfall der Reaktion, d.h. Schwarzfärbung des Bleiacetat-Papiers. Dagegen fiel die Prüfung bei Hydrochlorothiazid negativ aus. Eine Unterscheidung beider Arzneistoffe sollte demnach möglich sein, falls nicht chargenbedingte Verunreinigungen dafür verantwortlich sind.

Reinheitsprüfung

Da Chlorothiazid wesentlich hydrolyseempfindlicher ist als Hydrochlorothiazid, ist die DC-Prüfung auf Verwandte Substanzen die wichtigste Reinheitsprüfung; gemeint ist hier vor allem 4-Amino-6-chlor-1,3-benzoldisulfon-amid (**2**), das bis zu 1% zugelassen ist. Die Prüfung gestaltet sich sehr aufwendig, da nach der DC-Trennung auch **1** auf der Platte hydrolysiert wird, indem man mit ethanolischer Schwefelsäure besprüht, danach die Platte zur Diazotierung in eine Kammer mit salpetriger Säure stellt und anschließend mit *Bratton-Marshall*-Reagenz zum Azo-Farbstoff kuppelt (s. Hydrochlorothiazid).

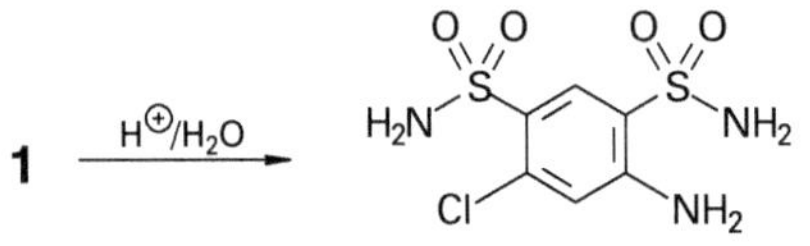

2

Die **Gehaltsbestimmung** erfolgt wie bei Hydrochlorothiazid beschrieben, allerdings in Dimethylformamid als Lösungsmittel und unter Verbrauch von nur einem Äquivalent Tetrabutylammoniumhydroxid-Maßlösung (0,1 mol · l^{-1}).

Diazoxid

7-Chlor-3-methyl-4*H*-1,2,4-benzo-thiadiazin-1,1-dioxid
[364-98-7]

Antihypertonikum

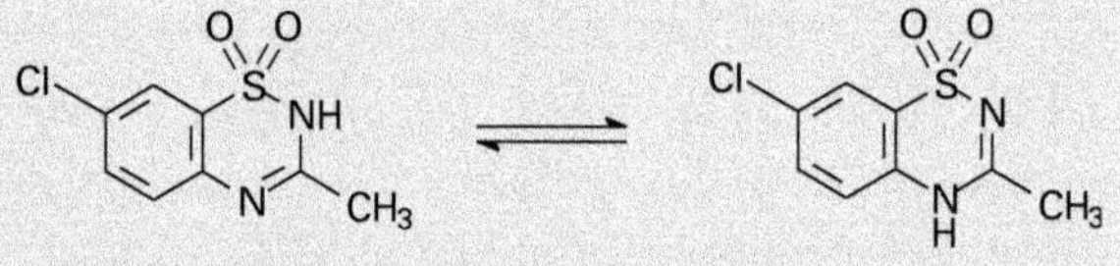

1 2H-Tautomer — **1** 4H-Tautomer

Das weiße, kristalline Pulver ist in Wasser praktisch unlöslich, dagegen leicht in Dimethylformamid und verdünnten Alkalihydroxid-Lösungen. Aufgrund der Röntgenstrukturanalyse ist die Dominanz des 4*H*-Tautomers sichergestellt. Der pK_S-Wert ist mit 8,5 angegeben. Die Substanz schmilzt bei 330 °C.

Identifizierung

- Aufnahme eines IR- und UV-Spektrums (letzteres zeigt in verdünnter Natronlauge aufgenommen ein Absorptionsmaximum bei 280 nm und eine Schulter bei 304 nm) sowie Auswertung eines Dünnschichtchromatogramms.
- Nach Reduktion der Substanz mit Zink/Salzsäure gibt man zum abgekühlten Filtrat Natriumnitrit und Naphthylethylendiamin-dihydrochlorid (s. Hydrochlorothiazid, S. 676).

Die **Gehaltsbestimmung** erfolgt in Wasser/Dimethylformamid mit Natriumhydroxid-Lösung (0,1 mol · l^{-1}) als einwertige Säure.

Hydrochlorothiazid

6-Chlor-3,4-dihydro-2*H*-1,2,4-benzothiadiazin-7-sulfonamid-1,1-dioxid
[58-93-5]

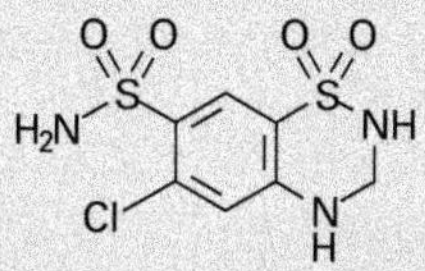

1

Diuretikum

Das weiße, kristalline Pulver ist in Wasser und Ethanol schwer löslich. Es löst sich dagegen in verdünnter Ammoniak-Lösung und Alkalilaugen unter Salzbildung.

Die Substanz hat aufgrund der beiden Sulfonamid-Gruppen schwach saure Eigenschaften, die angegebenen pK_S-Werte schwanken erheblich: pK_{S1} = 8,8; 8,6; 9,5; pK_{S2} = 10,4; 9,9; 11,3 (*Florey*, Bd. 10).

Folgende UV-Maxima sind angegeben:

- in neutraler Lösung: 271 und 318 nm,
- in saurer Lösung: 225, 271 und 315 nm,
- in alkalischer Lösung: 273 und 323 nm (Identifizierung nach Ph.Eur.),
- in Methanol: 269 und 315 nm.

Die Sulfonamid-Diuretika vom Typ des Hydrochlorothiazids erkennt man an einer starken Absorptionsbande bei 270 bis 298 nm und an einer schwächeren Bande im Bereich von 315 bis 325 nm. In der Gegend von 240 nm ist ein Minimum zu beobachten.

Der Schmelzbereich der Substanz liegt bei 273 bis 275 °C und ist stark methodenabhängig.

Bei der Schmelzpunktbestimmung kann eine Depression eintreten, die auf dem thermischen Abbau der Substanz unter dem Einfluss der Luftfeuchtigkeit beruht. Es kommt in Umkehrung der Synthese zur Ringöffnung von **1**, wobei Salamid (**2**) und Formaldehyd (**3**) resultieren.

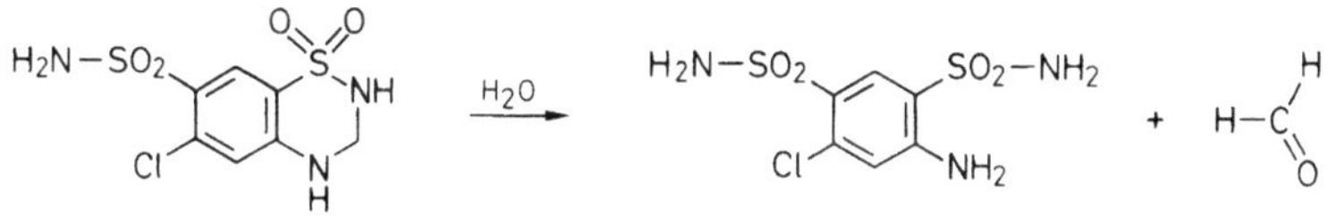

1 2 3

2 stellt ein *m*-Disulfonamid dar und schmilzt seinerseits bei 260 bis 263 °C. Sowohl in saurer als auch in alkalischer Lösung tritt Hydrolyse ein. Das Stabilitätsoptimum liegt bei pH 7,2.

In alkalischer Lösung läuft die Rückreaktion, d.h. der Ringschluss, nur bedingt ab, da mit zunehmender Alkalität der Lösung der entstandene Formaldehyd in einer *Cannizzaro*-Reaktion zu Ameisensäure bzw. Formiat und Methanol disproportioniert.

Man macht sich diese Reaktion bei der Identifizierung und der quantitativen Bestimmung von **1** zunutze. Sie erlaubt ferner die Unterscheidung von Chlorothiazid (**4**). Während die Hydrolyse von **4** innerhalb von wenigen Minuten abläuft und neben **2** als Hydrolyseprodukt Ameisensäure (**5**) liefert, erfordert die Hydrolyse von **1** wesentlich längere Zeit, obwohl es sich um eine Retro-*Mannich*-Reaktion handelt.

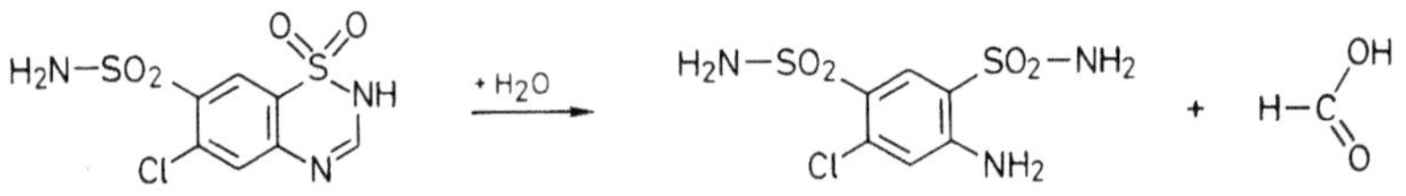

4 **2** **5**

Die Diazotierung von **2** und Kupplung zum Farbstoff wird also bei **4** wesentlich schneller möglich sein.

Eine weitere Unterscheidung von Hydrochlorothiazid (**1**) und Chlorothiazid (**4**) ist über die Hydrolyseprodukte Formaldehyd (**3**) und Ameisensäure (**5**) möglich. Formaldehyd lässt sich z.B. mit Hilfe der Chromotropsäure-Reaktion nachweisen und auch quantitativ bestimmen.

1 und das Hydrolyseprodukt **2** geben im UV-Spektrum nahezu identische Maxima, sodass Zersetzungsprodukte mit dieser Methode nicht erkennbar sind.

Tamat und *Moore* untersuchten die Photostabilität von **1,** da Photosensibilisierung der Haut nach Einnahme der Substanz in der Literatur beschrieben ist. Es kommt vor allem zur photochemisch induzierten Hydrolyse sowie (wie beim Chlorpromazin) zur Dehalogenierung von **1** bzw. von **2.**

Revelle u. Mitarb. fanden dagegen keine Hydrolyseprodukte bei Hydrochlorothiazid und Chlorothiazid, sondern in der Hauptsache Dehalogenierungsprodukte.

Identifizierung

- DC und IR-Spektren gegen CR-Substanz.
- Hydrolyse zu Formaldehyd und dessen Nachweis mit Chromotropsäure.
- Hydrolyse und Nachweis des gebildeten Disulfonamids **2** als Anilin-Derivat durch Diazotieren und Kuppeln mit Naphthylethylendiamin-dihydrochlorid.

  Bemerkenswert ist, dass die Diazotierungsreaktion pro Mol **2** zwei Mol salpetrige Säure verbraucht. Dieser Verbrauch kann möglicherweise durch den Ringschluss zu einem Benzothiatriazin erklärt werden.

  Wie *Sieh* u. Mitarb. zeigten, führt die Umsetzung mit salpetriger Säure am intakten Molekül **1** zur *N*-4-Nitrosoverbindung **6**, welche schnell unter Ringöffnung, Tautomerie und Wasserabspaltung das Diazonium-Salz **7** liefert.

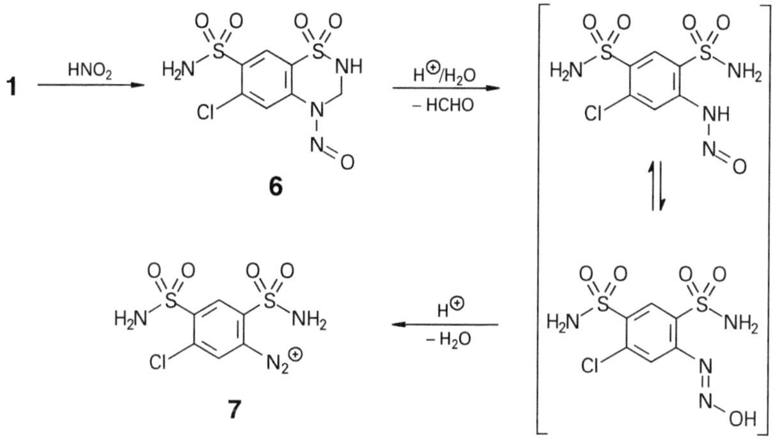

Die Diazotierung und das Kuppeln können auch als **Reinheitsprüfung** verwendet werden, da Hydrochlorothiazid in verdünnter Säure bei Raumtemperatur genügend stabil und **2** als Verunreinigung nachweisbar ist.

Die bisher übliche DC-Methode zur Prüfung auf Verwandte Substanzen ist durch eine HPLC ersetzt.

Geprüft wird auf **2,** Chlorothiazid und das Aminal **8.**

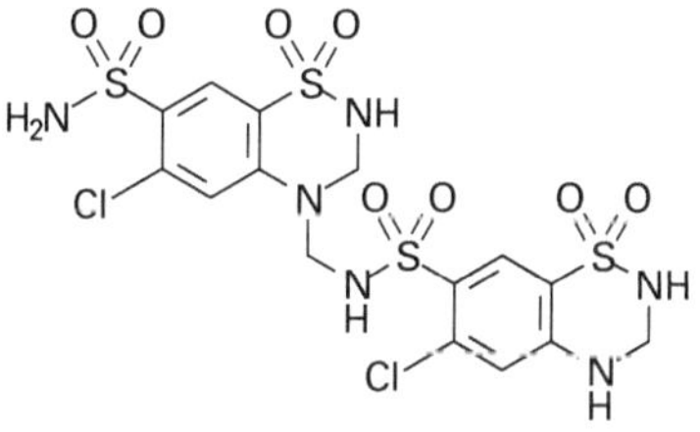

8

Die **Gehaltsbestimmung** erfolgt als zweiwertige Säure in Dimethylsulfoxid mit 0,1 molarer Tetrabutylammoniumhydroxid-Lösung und potentiometrischer Endpunktbestimmung.

Eine HPLC-Methode ist von *Stewart* beschrieben.

12.3 Tricyclische *N,S*-haltige Heterocyclen

12.3.1 Phenothiazin-Derivate

Das Phenothiazin ist ein linear kondensiertes System aus zwei Benzol-Ringen und einem 4*H*-1,4-Thiazin.

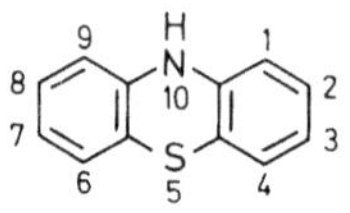

Die therapeutisch gebrauchten Phenothiazin-Derivate **1** sind in Position 10 stets substituiert und können am C-2 einen zusätzlichen Substituenten tragen. Man unterscheidet zwei Gruppen mit unterschiedlicher Anzahl an Kohlenstoff-Atomen zwischen dem Stickstoff-Atom im Phenothiazin-Ring und dem Stickstoff-Atom in der Seitenkette. Der Abstand beträgt zwei oder drei C-Atome, was sich auch sehr markant auf das Wirkungsprofil der Phenothiazin-Derivate auswirkt.

Durch die Struktur der Seitenkette am N-10 wird die pharmakologische Wirkungsweise in qualitativer Hinsicht und durch die Substitution in C-2-Stellung in quantitativer Hinsicht bestimmt. Oxidation am Schwefel bewirkt starke Verminderung oder völliges Verschwinden der biologischen Aktivität.

Bemerkenswert ist der Einfluss elektrophiler Gruppen als Substituenten auf das chemische Verhalten der Phenothiazine.

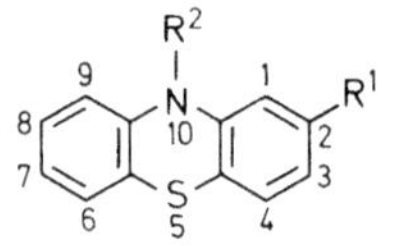

1

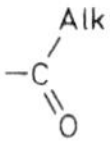

R^1 = H, Cl, CF_3, OCH_3, SCH_3, –C(=O)–Alkyl, CN, etc.

R^2 = $-(CH_2)_2-N(CH_3)_2$, $-(CH_2)_3-N(CH_3)_2$

Das unsubstituierte Phenothiazin zeigt im UV-Spektrum Absorptionsmaxima bei 254 und 317 nm. Durch Substitution am Stickstoff können mäßige hypso- bzw. bathochrome Verschiebungen eintreten. Einen geringen Effekt üben auch die Substituenten in Position 2 aus. Eine Ausnahme bildet beispielsweise das Butaperazin mit einer Carbonyl-Gruppe, das bei 244 und 278 nm absorbiert. Der Einfluss von Lösungsmitteln auf die Lage der Maxima ist relativ gering.

Oxidative Zersetzungsprodukte, wie Sulfoxide, zeigen ein völlig anderes UV-Spektrum und sind daher leicht zu erkennen.

Im IR-Spektrum weisen die Phenothiazine drei charakteristische Banden bei 1360, 1150 und 520 cm^{-1} auf, die eine Unterscheidung ermöglichen. Gemeinsam sind allen Derivaten intensive Banden bei 1590 und 1560 cm^{-1}, die dem aromatischen Ringsystem zuzuordnen sind.

Die Elektronendichte in der Umgebung des Stickstoff-Atoms in der Position 10 ist so gering, dass hier keine Protonierung erfolgen kann.

Vergleicht man mit dem Diphenylamin (pK_S-Wert etwa 0,79), das als Strukturelement in Phenothiazinen enthalten ist, so kann die fehlende Basizität am Stickstoff durch mesomere Strukturen (**1a, 1b, 1c**) belegt werden. Die Elektronendichte am Schwefel ist recht hoch und erklärt seine leichte Oxidierbarkeit.

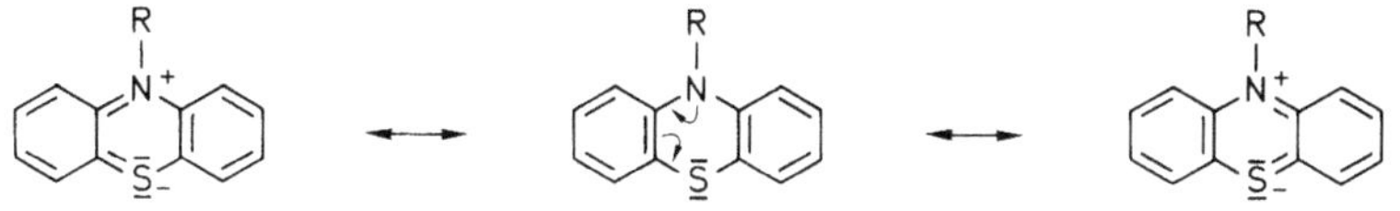

1a 1b 1c

R = H

Alle therapeutisch gebrauchten Phenothiazine sind gegen Einwirkung von Licht (UV), Wärme und Oxidationsmitteln auffallend empfindlich. Die dadurch zum Ausdruck kommende Reaktivität ist durch den Molekülbau bedingt. MO-Berechnungen zufolge ist das Phenothiazin-Gerüst nicht planar gebaut. Die Benzol-Ringe stehen im Winkel von etwa 145° zueinander. Man spricht in diesem Zusammenhang von der „tetragonal folded configuration", wobei zwei Formen, die „*H-intra*"- und die „*H-extra*"-Form, zu unterscheiden sind. Es herrscht dabei keine elektronische Äquivalenz.

„H-intra" Form „H-extra" Form

In der „*H-intra*"-Form nimmt das freie Elektronenpaar am Stickstoff eine Lage ein, die eine Konjugation mit dem π-System der Aromaten erlaubt. Phenothiazine, die in Position 10 nicht substituiert sind, bevorzugen diese Konformation.

Bei 10*H*-Phenothiazinen scheint sie im Kristall zu dominieren. Dagegen sind die Verhältnisse in Lösung nicht so eindeutig zu beurteilen. Von *Jovanovic* und *Biehl* sind Korrelationen zwischen den ^{13}C-NMR-Spektren und dem Faltungswinkel beschrieben.

Ähnlich wie das Grundgerüst bilden die therapeutisch verwendeten Derivate unter Einfluss von Licht, Wärme oder Sauerstoff bereits Radikale aus. Durch die Alkylierung in Position 10 werden die Phenothiazin-Derivate stabiler gegen diese Einflüsse, d.h., der Heterocyclus gewinnt an Stabilität.

In der „*H-extra*"-Form ist das freie Elektronenpaar des Stickstoffs senkrecht zu den π-Elektronen der Aromaten angeordnet, wodurch die Konjugation zwischen den Aromaten unterbrochen wird. Es ist deshalb verständlich, dass solche Phenothiazine zur Abgabe von Elektronen neigen und dadurch leicht oxidierbar sind.

Die der „*H-extra*"-Form entsprechende Lage nehmen bevorzugt Phenothiazine ein, die in Position 10 alkylsubstituiert sind.

Im Folgenden werden sechs Phenothiazin-Derivate vorgestellt, die als Salze in Arzneibüchern enthalten sind.

Die unterschiedlichen biologischen Aktivitäten der Phenothiazine, denen man in neuerer Zeit auch zytostatische Eigenschaften zuschreibt, bringt man in Zusammenhang mit den beiden Konformationen.

Wegen ihrer aliphatischen Seitenkette mit tertiärer endständiger Amino-Gruppe gelten die Phenothiazine, wie auch andere Neuroleptika, als thyreotoxische Substanzen, die imstande sind, die Synthese der Schilddrüsenhormone zu unterbinden.

Aliphatische Amine komplexieren molekulares Iod, deshalb steht es für die Biosynthese nicht mehr oder nur noch teilweise zur Verfügung. Bei länger dauernder Therapie mit derartigen Arzneistoffen muss mit der dadurch verursachten, iatrogenen Erkrankung gerechnet werden (*Raby*). Analytisch ist die Komplexbildung zur **Gehaltsbestimmung** geeignet.

Das analytische Verhalten des Chlorpromazins wird zum großen Teil auch stellvertretend für die weiteren Verbindungen geschildert.

Chlorpromazin

3-(2-Chlor-10*H*-phenothiazin-10-yl)-*N,N*-dimethylpropan-1-amin Hydrochlorid [69-09-0]

Neuroleptikum

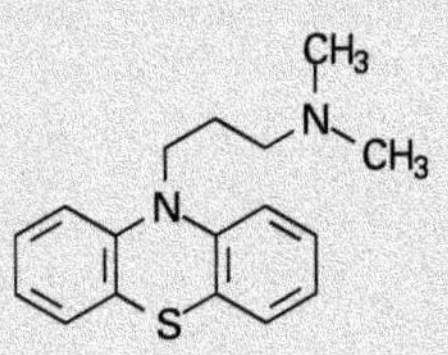

1

Die Chlorpromazin-Base ist von öliger Konsistenz und reagiert alkalisch. Das offizinelle **Hydrochlorid** ist ein weißes, kristallines Pulver, das in Wasser und Ethanol leicht löslich, in Ether unlöslich ist. Der pK_S-Wert wird mit 9,3 angegeben. Es schmilzt etwa bei 196 °C. Wie alle Phenothiazin-Derivate verfärbt sich die Substanz unter Licht- und Sauerstoff-Einwirkung über Gelb und Rosa nach Violett.

Dabei wird im ersten Schritt ein Elektron eliminiert, unter Bildung des isolierbaren, mesomeriestabilisierten tiefroten Radikal-Kations (**2a, 2b, 2c**).

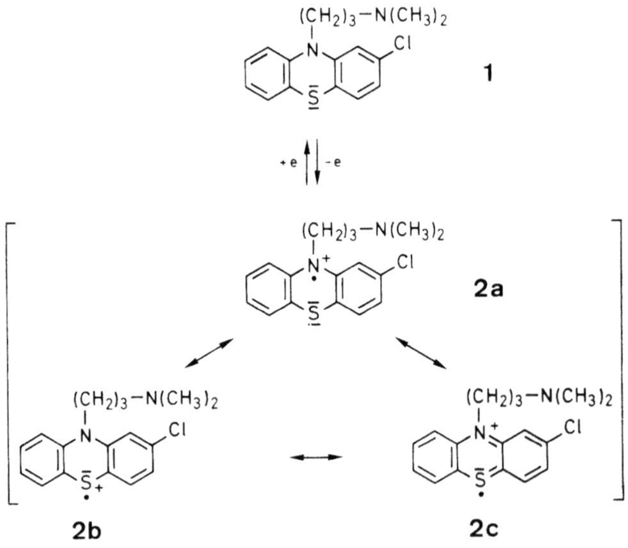

Die Reaktion ist reversibel. Der Nachweis des gebildeten Radikals gelingt mithilfe der Elektronenspinresonanz-Spektroskopie. Die entstandenen Radikale disproportionieren paarweise zu Chlorpromazin (**1,** reduzierte Form) und dem Phenazathionium-Ion (**3,** oxidierte Form).

Die Disproportionierung der radikalischen Formen **2** wird im sauren Milieu unterdrückt, womit auch die Stabilität in diesem Milieu erklärt ist. Die Disproportionierung selbst läuft unabhängig von der Anwesenheit eines Oxidationsmittels ab.

In wässrigem Milieu reagiert **3** als elektrophiles Reagenz mit Wasser zum Sulfoxid **4;** durch die frei werdenden Protonen sinkt der pH-Wert der Lösung beträchtlich ab.

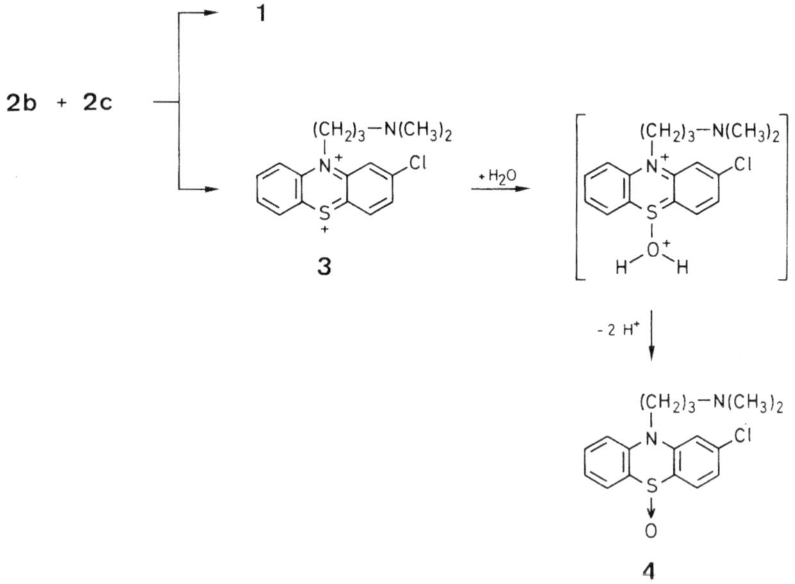

In stark saurer Lösung ist diese Reaktion umkehrbar; es bilden sich wieder Radikale, die nun irreversibel in Chlorpromazin (**1**) und das 3-Hydroxychlorpromazin (**5**) übergehen. **5** ist farblos, wird jedoch schon an der Luft rasch zum roten, chinoiden Phenothiazin-3-on **6** oxidiert.

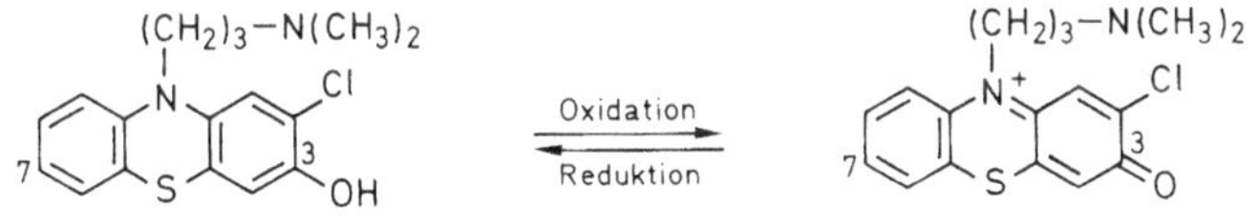

5 **6**

Ist die Position 3 blockiert, so wird die Position 7 angegriffen; sind beide besetzt, findet keine Reaktion statt.

Die bisher geschilderten Oxidationsvorgänge beziehen sich auf den Heterocyclus und laufen bei unsubstituierten wie N-10-substituierten Derivaten gleichermaßen ab.

Die Frage, ob auch die Seitenkette an N-10 einen Einfluss auf die Reaktivität der Phenothiazine geltend macht, wurde durch umfangreiche Untersuchungen geklärt. Phenothiazine mit drei Kohlenstoff-Atomen zwischen den beiden Stickstoff-Atomen (Beispiel: Chlorpromazin) werden bevorzugt zum Sulfoxid **4** oxidiert, wobei die Seitenkette nicht oxidativ abgespalten wird.

Die gebildeten Sulfoxide reagieren nach Art einer *Smiles*-Umlagerung zu ringhydroxylierten Verbindungen vom Typ **5** oder werden weiter zum Sulfon oxidiert.

1, Sulfoxid und Sulfon lassen sich mittels HPLC trennen und quantitativ bestimmen.

4 ist auch ein Hauptmetabolit *in vivo. Kawazura* u. Mitarb. konnten anhand einer Röntgenkristallstrukturanalyse zeigen, dass **4** mit Cu^{2+}-Ionen einen Dimer-Komplex bildet. Sie meinen, es könnte ein Zusammenhang bestehen zwischen der Komplexbildung und der Veränderung des Kupferspiegels im Rattenhirn nach Gabe von Chlorpromazin.

Derivate mit zwei Kohlenstoff-Atomen zwischen beiden Stickstoffen (Beispiel: Promethazin) spalten nach der Radikalbildung die aliphatische Seitenkette ab, wobei Aldehyde und Dialkylamine entstehen. Der Heterocyclus wird dabei zum Phenothiazin-3-on vom Typ **6** oxidiert.

Untersuchungen von *De Mol* und *Koenen* belegen jedoch, dass auch diese Unterscheidung nicht mehr allgemein gültig ist, da sie bei Promethazin (**7**) die Abbauprodukte **8–11** über HPLC isolieren und mittels Kernresonanzspektren identifizieren konnten.

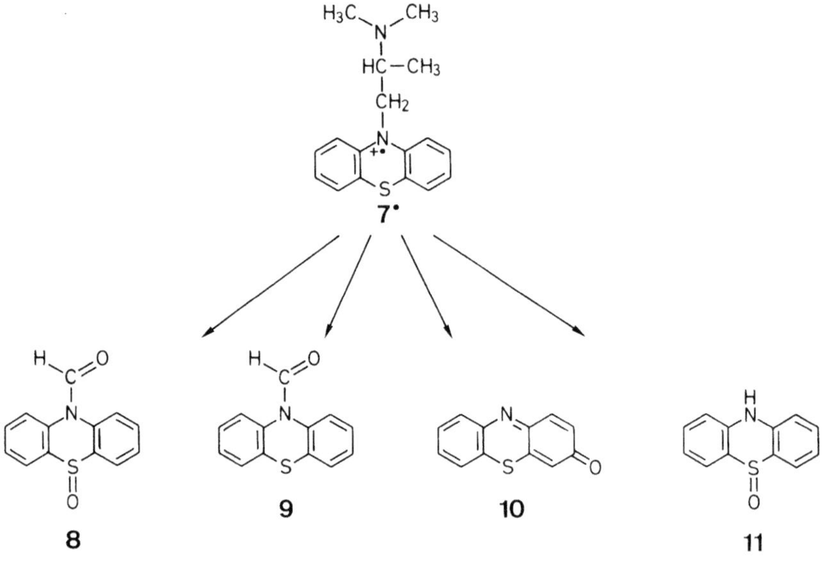

Die oxidativen Zersetzungsreaktionen lassen sich unterdrücken, wenn man den wässrigen Lösungen Natriumsulfit, Ascorbinsäure, Natriumcitrat oder Maleinsäure zusetzt. Aus diesem Grunde ist beispielsweise Butaperazin als Maleinat im Handel.

Bestrahlung von Chlorpromazin unter Ausschluss von Sauerstoff führt zur Chlorid-Eliminierung und Bildung von 2-Hydroxypromazin, neben Promazin, Dimeren und Polymeren. In Gegenwart von Luft oder Sauerstoff wird die Reaktion unterdrückt.

Die Konzentration an freiem Sauerstoff ist in biologischen Systemen sehr gering, sodass der Chlorid-Eliminierung größere Bedeutung zuzukommen scheint. Es ist bekannt, dass Phenothiazine und starke Sonnenbestrahlung beim Menschen Hautschäden hervorrufen.

Es ist noch nicht geklärt, ob Sulfoxide, Sulfone, Salzsäure oder 2-Hydroxypromazin für die Phototoxizität der Phenothiazine verantwortlich sind. Sie kann zu lang anhaltenden Ekzemen bei Lichtkontakt führen. Da die Substanz auch zur Ruhigstellung von Tieren in der Landwirtschaft verwendet wird, sind von der Allergie häufig Menschen betroffen, die lediglich in Kontakt mit dem Arzneistoff kommen.

Sasaki u. Mitarb. vermuten, dass gebildeter Singulett-Sauerstoff dafür verantwortlich ist.

Identifizierung

- Aufnahme eines IR-Spektrums und „Identifizierung von Phenothiazinen durch Dünnschichtchromatographie“. Wegen ihrer Lichtempfindlichkeit sind die Substanzen im Dunkeln aufzutragen und auf der Platte zu entwickeln. Zur Detektion dient die bei der Bestrahlung mit UV-Licht auftretende Fluoreszenz, verantwortlich dafür sind die durch Lichteinwirkung sich bildenden Oxidationsprodukte. Andererseits sind ohne vorherige Bestrahlung Photoprodukte deshalb leicht zu erkennen (s. dazu auch *Fadiran* und *Davidson*).
- Aufnahme eines UV-Spektrums. In salzsaurer Lösung sind zwei Absorptionsmaxima verzeichnet, bei 254 und 306 nm, welche sich in Methanol nur unwesentlich verschieben (255 und 310 nm).

Gehaltsbestimmung

Nach Ph.Eur. wird **1** · HCl in einer Mischung aus Salzsäure (0,01 mol · l^{-1}) und Ethanol gelöst und mit Natronlauge (0,1 mol · l^{-1}) mit potentiometrischer Endpunktbestimmung zurücktitriert. Man beobachtet zwei Wendepunkte. Am ersten ist die zugesetzte Salzsäure neutralisiert, am zweiten ist die Kationsäure neutralisiert, d.h., Chlorpromazin liegt jetzt als Base vor. Der Verbrauch an Natronlauge zwischen den beiden Wendepunkten gibt den Gehalt an.

Promazin

3-(10*H*-Phenothiazin-10-yl)-*N,N*-dimethylpropan-1-amin Hydrochlorid [53-60-1]

Neuroleptikum

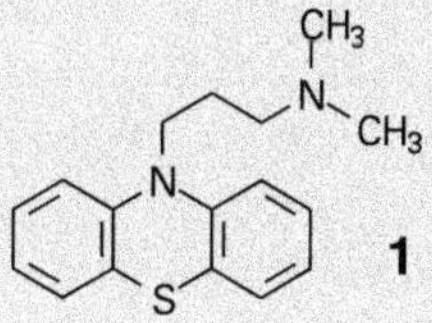

1

Die Base ist ölig, das offizinelle **Hydrochlorid** ist in Wasser und Ethanol leicht löslich.

Die wässrige Lösung ist so instabil, dass sie sich innerhalb kurzer Zeit blau bis pinkfarbig verfärbt.

Der pK_S-Wert ist mit 9,4 angegeben. Die analytischen Reaktionen entsprechen denen des Chlorpromazins.

- IR und DC.
- Beim Lösen der Substanz in Schwefelsäure entsteht nach 5 min. eine orange Färbung. s. Chlorpromazin S. 681.

Gehaltsbestimmung s. Chlorpromazin S. 683.

Fluphenazin

2-[4-[3-[2–(Trifluoromethyl)-10*H*-phenothiazin-10-yl]propyl]piperazin-1-yl]ethanol Dihydrochlorid [146-56-5]

Neuroleptikum

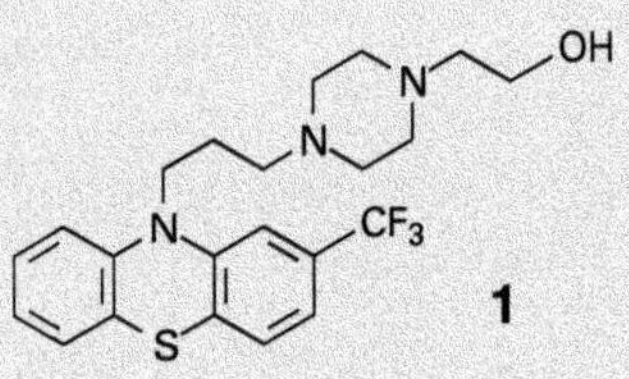

1

Die Fluphenazin-Base ist ein dunkelbraunes, viskoses Öl. Das **Dihydrochlorid** ist in Wasser und Ethanol löslich.

Außerdem sind das **Decanoat** (Ester von **1** mit Decansäure [Caprinsäure]) und das **Enantat** (Ester von **1** mit Önanthsäure) als Ester-Prodrugs offizinell.

Identifizierung

- Das in der Trifluormethyl-Gruppe organisch gebundene Fluor wird durch Glühen mit schweren Magnesiumoxid als Fluorid abgespalten und mit Alizarin-S-Lösung und Zirkoniumnitrat-Lösung über eine gelbe Färbung nachgewiesen. Genaueres siehe Halothan S. 7.
- Das UV-Spektrum zeigt Maxima bei 260 und 310 nm.
- Es wird ein IR-Spektrum aufgenommen.
- DC

Die pK_S-Werte werden mit 8,0 bzw. 3,9 angegeben.

Interessant ist in diesem Zusammenhang, dass das Monohydrochlorid im Gegensatz zum Dihydrochlorid in Chloroform löslich ist. Der Grund liegt in seiner Fähigkeit zur Ionenpaarbildung, da der Piperazin-Ring noch ein nicht protoniertes Stickstoff-Atom als hydrophobes Zentrum besitzt und demnach von Chloroform solvatisiert wird.

Wie alle anderen Phenothiazine ist auch Fluphenazin instabil gegenüber Licht und Sauerstoff. Die DC-Reinheitsprüfung soll deshalb das Sulfoxid (Fluphenazin-S-oxid) erfassen.

Zur **Gehaltsbestimmung** löst man in einer Mischung aus Ameisensäure/Acetanhydrid und titriert wasserfrei mit Perchlorsäure (0,1 $mol \cdot l^{-1}$). Endpunktbestimmung potentiometrisch.

Trifluoperazin

10-[3-(4-Methylpiperazin-1-yl)propyl]-
2-trifluormethyl-10*H*-phenothiazin
Dihydrochlorid [440-17-5]

Neuroleptikum

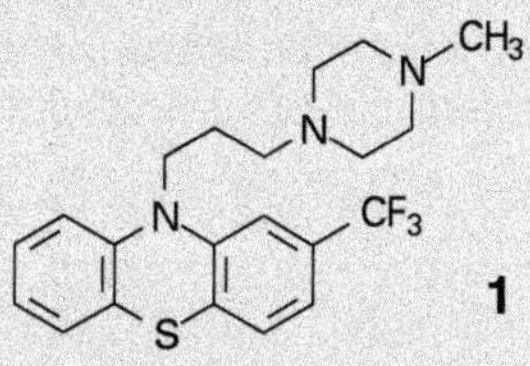

1

Offizinell ist das **Dihydrochlorid,** welches ein weißes, kristallines, schwach hygroskopisches Pulver darstellt und leicht in Wasser und Ethanol, unlöslich in Ether ist. Es schmilzt unter Zersetzung bei 242 °C. Die pK_S-Werte liegen bei 3,9 und 8,3.

Identifizierung

Neben den üblichen Bestimmungen für Phenothiazine (UV-Absorption, DC, Freisetzen der Base, Smp = 192 °C) lässt das Arzneibuch die Substanz mit Bromwasser versetzen. Bei der Zugabe von konz. Schwefelsäure entwickelt sich eine rote Färbung. Als weitere Identitätsreaktion beschreibt das Arzneibuch die Oxidation mit konz. Salpetersäure.

In beiden Fällen wird die bereits erwähnte leichte Oxidierbarkeit der Substanzklasse ausgenutzt. Mit Bromwasser bildet z. B. Phenothiazin das intensiv rot gefärbte 3,7-Dihydroxyphenothiazoniumbromid (λ_{max} = 525 mm).

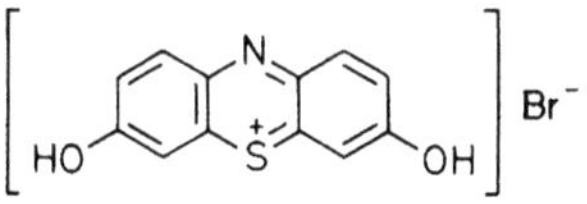

Die Farbreaktionen gestatten die Unterscheidung zwischen dem Arzneistoff, seinen Abbauprodukten und Metaboliten nach vorheriger dünnschichtchromatographischer Trennung. Unter kontrollierten Bedingungen lassen sich beispielsweise mit salpetriger Säure die Sulfoxide einiger Phenothiazine in größeren Mengen präparativ herstellen (*Owens* u. Mitarb.).

Die **Gehaltsbestimmung** erfolgt mit Natronlauge (0,1 mol · l^{-1}) als Verdrängungstitration und erfasst **1**-2HCl als Di-kationsäure. Potentiometrische Endpunktbestimmung.

Thioridazin

10-[2-[(2*RS*)-1-Methylpiperidin-2-yl]ethyl]-
2-(methylsulfanyl)-10*H*-phenothiazin
Hydrochlorid [130-61-0]

Neuroleptikum

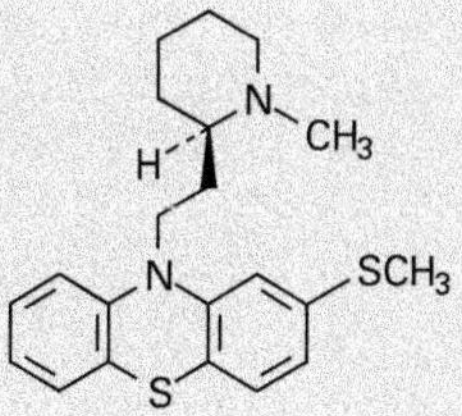

1

und
Enantiomer

Offizinell ist die **Base** und das **Hydrochlorid.** Als weißes, kristallines Pulver ist **1** · HCl leicht löslich in Wasser, Methanol und Ethanol, unlöslich in Ether. Sein Schmelzpunkt liegt bei 158 bis 160 °C, der der Base bei 72 bis 74 °C.

Abweichend von den übrigen offizinellen Phenothiazinen lässt das Arzneibuch zur **Identifizierung** ein IR-Spektrum aufnehmen, eine DC durchführen und verzichtet auf ein UV-Spektrum.

Die **Gehaltsbestimmung** erfolgt wasserfrei in Essigsäure/Acetanhydrid mit Perchlorsäure (0,1 mol · l^{-1}).

Levomepromazin

(2*R*)-3-(2-Methoxy-10*H*-phenothiazin-10-yl)-*N,N*,2-trimethylpropan-1-amin
[60-99-1]

Neuroleptikum

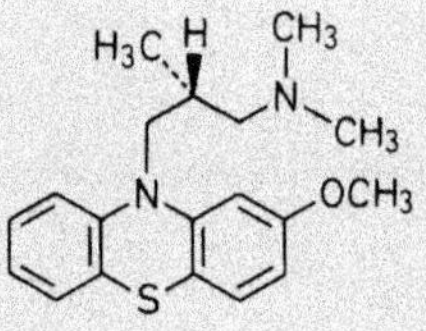

1

Offizinell ist das **Hydrochlorid,** welches ein weißes, kristallines Pulver darstellt und leicht löslich in Wasser und Ethanol ist, sowie das **Maleat.**

Vom Hydrochlorid sind mehrere kristalline Modifikationen bekannt, weshalb die Aufnahme eines IR-Spektrums bei der Prüfung auf Identität entfällt. Nach Arzneibuchangaben treten sie in zwei Formen auf, die bei 142 bzw. 162 °C schmelzen. Das Maleat schmilzt bei 186 °C.

Der pK_S-Wert der aliphatischen Amin-Teilstruktur liegt bei 9,1.

Über die unterschiedlichen Metabolisierungswege von **1** und Chlorpromazin sowie die Synthese und NMR-Untersuchungen der Metabolite s. *Dahl* u. Mitarb.

Identifizierung

- Aufnahme eines UV-Spektrums mit den Maxima bei 250 und 302 nm.
- DC.
- Freisetzen der Base und deren Identifizierung über den Schmelzpunkt (Smp: 122–128 °C).

Bei den **Reinheitsprüfungen** ist die spezifische Drehung zu beachten. Sie liegt beim Hydrochlorid zwischen +9,5 und +11,5°, beim Maleat zwischen −7,0 und −8,5°.

Abweichend vom Chlorpromazin lässt das Arzneibuch **1** · HCl zur **Gehaltsbestimmung** in Wasser/Isopropanol lösen und als Kationsäure mit Natronlauge (0,1 mol · l^{-1}) titrieren. Endpunktbestimmung potentiometrisch.

13 *O,N,P*-haltige Heterocyclen

Cyclophosphamid

(2*RS*)-*N,N*-Bis(2-chlorethyl)tetrahydro-2*H*-1,3,2-oxazaphosphorin-2-amin-2-oxid
[6055-19-2]

Zytostatikum

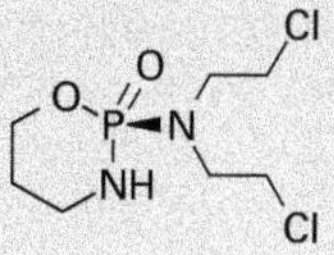

1 und Enantiomer

Im Arzneibuch aufgeführt ist das **Monohydrat,** dessen Schmelzpunkt als Identitätsprüfung mit etwa 51 °C angegeben ist. Das weiße, kristalline Pulver ist in Wasser, Ethanol, Aceton, Dichlormethan und Ether leicht bis sehr leicht löslich.

In wässriger Lösung liegt **1** in nahezu gleichen Verhältnissen in den beiden Sesselkonformationen **1a** (43%) und **1b** (57%) vor. In lipophilen Lösungsmitteln verschiebt sich das Gleichgewicht zu **1b** hin (^{1}H-NMR-Studien von *Bentrude* u. Mitarb.).

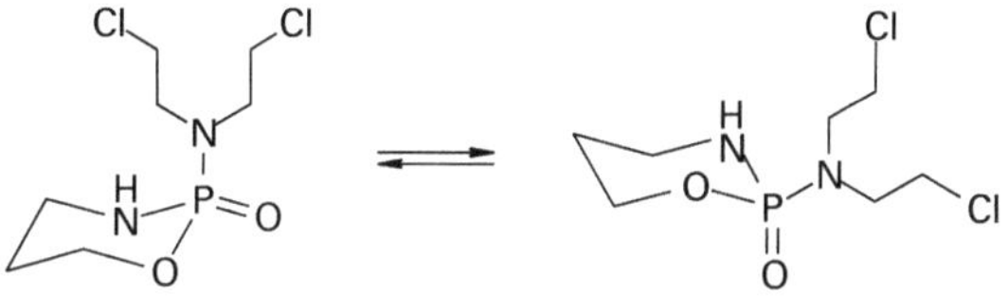

1a **1b**

Die metabolische Oxidation (Hydroxylierung) von Cyclophosphamid (**1**) führt zu 4-Hydroxycyclophosphamid (**2**), das als Halbaminal im Gleichgewicht mit Aldophosphamid (**3**) steht. In einer Retro-*Michael*-Addition zerfällt sodann **3** in das toxische Acrolein (**5**) und die *Friedmann*-Säure **4**, das eigentliche alkylierende und antitumorwirksame Agens.

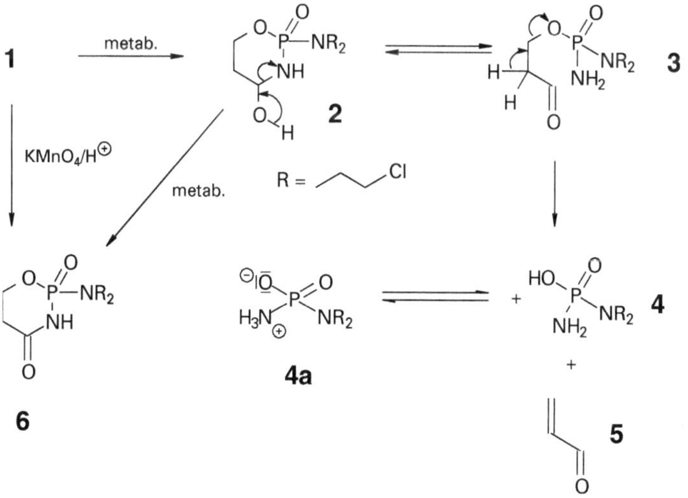

In einer umfangreichen spektroskopischen Untersuchung konnten *Gamcsik* u. Mitarb. zeigen, dass **4** im pH-Bereich 1 bis 4,9 vorzugsweise als Zwitterion **4a** vorliegt.

Ein unwirksamer Metabolit ist das Lactam **6,** welches sich auch durch milde Oxidation mit Kaliumpermanganat gewinnen lässt.

Es existieren außerdem Untersuchungen über einen weiteren Metabolisierungsweg. Danach kommt es *in vivo* zur oxidativen Dealkylierung von **1**. Es bilden sich ein bzw. zwei Mol Chloracetaldehyd, ohne dass es zur Ringöffnung des Heterocyclus kommt. Der Chloracetaldehyd ist verantwortlich für neurotoxische, kardiotoxische und urotoxische Nebenwirkungen bei der Behandlung (*Gilard* u. Mitarb. u. dort zit. Lit. 1999).

Weniger bekannt sind Untersuchungen zur chemischen Stabilität. Sie zeigen einerseits die überraschend hohe Stabilität von **1** in wässriger Lösung bei Raumtemperatur, andererseits das Entstehen zahlreicher Abbauprodukte bei erhöhter Temperatur.

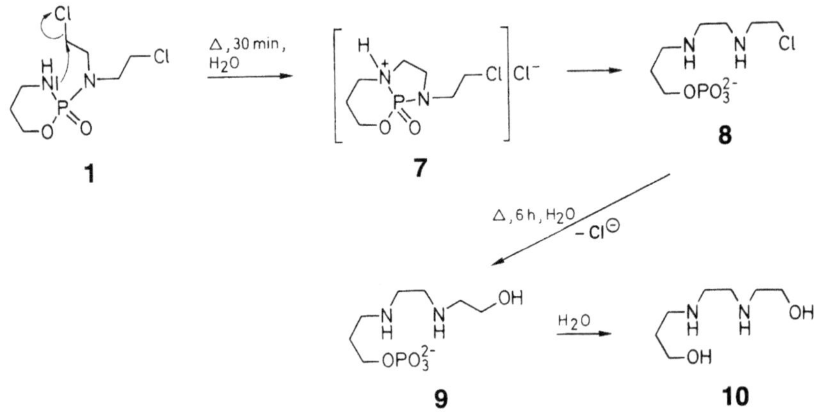

Kurzzeitiges Erhitzen in Wasser führt zum Hauptabbauprodukt **8,** dessen wahrscheinliche Bildung über **7** angedeutet ist. Längere Hydrolysezeiten ergeben die isolierbaren Substanzen **9** und **10** (*Zon* u. Mitarb.).

In einer weiteren Arbeit geben *Malet-Martino* u. Mitarb. ein anderes Hydrolyseschema an. Nach ihren Angaben entstehen *in vivo* und *in vitro* die weniger toxischen Substanzen **11, 12** und **13.**

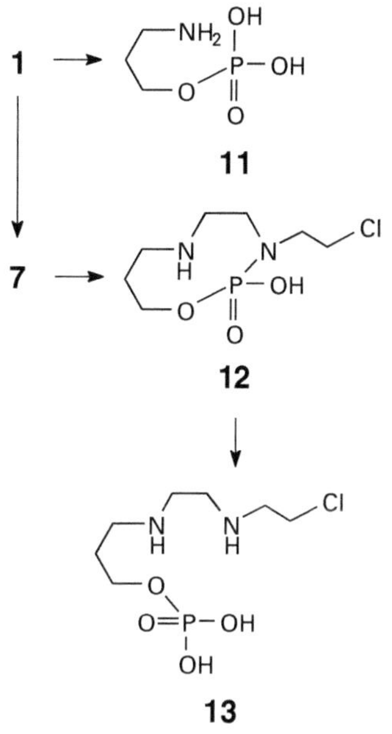

Identifizierung

- Schmelztemperatur (Smp. 51 ± 2 °C) und Aufnahme eines IR-Spektrums.
- DC.
- Die wässrige Lösung von **1** bleibt auf Zusatz von Silbernitrat-Lösung zunächst klar, beim nachfolgenden Erhitzen zum Sieden bildet sich ein Niederschlag von Silberchlorid.

Hier sind der hydrolytische Abbau zu **7** und der Nachweis des freigesetzten Chlorids anzunehmen.

Die **Gehaltsbestimmung** beruht ebenfalls auf dem hydrolytischen Abbau von **1.** Das Arzneibuch schreibt zur Hydrolyse ein 30-minütiges Erhitzen unter Rückfluss in einer Lösung von Natriumhydroxid in Ethylenglykol (Sdp. 198 °C) vor.

Dabei kommt es zur Abspaltung der Chlor-Atome als Chlorid und nachfolgender argentometrischer Erfassung. Abbauprodukte dürften **9** und **10** sein.

Anhang

Namenreaktionen der pharmazeutischen Analytik

Namenreaktion	Prüfung auf	Seite
Adrenochrom-Reaktion	Adrenalin	336
Arnow, Reaktion nach	Levodopa	171
Baljet-Reaktion	Digitoxin	441
Bayersche Probe	Kohlenwasserstoffe	2
	Undecylensäure	131
Bial-Reaktion	Adenosin	545
Bial, Reagenz nach	Digitoxin	442
Biuret-Reaktion	Polymyxine	184
Brockmann-Chen, Reaktion nach	Ergocalciferol	447
Bornträger-Reaktion	Dithranol	56
Büchi und Perlia, Reaktion nach	Indometacin	516
Budde-Titration	Barbital	267
Calmberg-Husemann-Reaktion	Papaverin	580
Carr-Price-Reaktion	Vitamin A	25
Chen-Kao-Reaktion	Ethambutol	298
	Ephedrin	332
	Etilefrin	334
Chromotropsäure-Reaktion	Formaldehyd	78
	Metamizol-Natrium	462
	Hydrochlorothiazid	676
Coralyn-Reaktion	Papaverin	579
Craven-Reaktion	Menadion	73
Denigès-Reaktion	tert. Alkohole	13
	Morphin	585
Dragendorffs-Reagenz	Physostigmin	536
	Morphin	584
Elson-Morgan-Reaktion	Neomycin	324
Emerson-Reakion	Phenol	40
	Acetylsalicylsäure	213
	Salbutamol	346
Emmeri-Engel-Reaktion	α-Tocopherolacetat	64
Erythrochin-Reaktion	Chinin	574
Fehlingsche Probe	Fructose	98
	Glucose	100
	Lactose, Saccharose	103
	Ouabain	444
Fröhde-Reaktion	Morphin	586
	Pholcodin	591
	Emetin	599
Fujiwara-Reaktion	Chlorobutanol	5
Guareschi-Lustgarten-Reaktion	Thymol	42
	Resorcin	47

Namensreaktion	Prüfung auf	Seite
Helch-Reaktion	Amitriptylin	293
	Pilocarpin	475
Husemann-Reaktion	Apomorphin	595
Iodoform-Reaktion	Ethanol	14
Janovsky-Reaktion	Dihydrocodein	592
	Droperidol	538
	Pentoxyfyllin	566
Kedde-Reaktion	Digitoxin	441
Keller-Kiliani-Reaktion	Digitoxin	441
Kiefer-Reaktion	Morphin	585
Kober-Reaktion	Steroide	432
Komarowsky, Reaktion nach	Ethanol	19
König, Reaktion nach	Pyridin-Derivate	481
Lassaigne-Probe	halogenierte Kohlenwasserstoffe	5
Legalsche Probe	Aceton	89
	Milchsäure	117
	Digitoxin	442
Maltol-Reaktion	Streptomycin	318
Mandelin-Reaktion	Morphin	586
Marquis-Reaktion	Morphin	584
	Hydromorphon	593
Murexid-Reaktion	Xanthin-Derivate	553
Ninhydrin-Reaktion	aliphatische Aminosäuren	161
Norymberski-Reaktion	Steroide Ring D	426
Nylander-Reaktion	Glucose	100
Ogston, Reaktion nach	Chloralhydrat	85
Pauly-Reaktion	Histidin	160
	Histamin	470
	Theophyllin	562
Pellagri-Reaktion	Morphin	586
	Apomorphin	595
Pesez, Reaktion nach	Weinsäure	120
Porter-Silver-Reaktion	Betamethason, Dexamethason	429
Raymond-Reaktion	Digitoxin	441
	Ouabain	445
Rosenthaler-Reaktion	Adrenalin	340
Sakaguchi-Reaktion	Arginin	160
	Guanethidin	246
	Streptomycin	318
	Sulfaguanidin	388
Seliwanoff, Reaktion nach	Fructose	98
Simon-Awe-Reaktion	Glycerol	30
	Ethanol	14
	Hydroxyethylsalicylat	225
	Piperazin	310
	sek. aliphat. Amine	290

Namensreaktion	Prüfung auf	Seite
Thalleiochin-Reaktion	Chinin	573
Theophyllidin-Reaktion	Theophyllin	560
Thiochrom-Reaktion	Thiamin	504
Tillmans, Reaktion nach	Ascorbinsäure	236
Tollens-Reaktion	Glucose	100
Umberger-Reaktion	Steroide Ring A	423
van-Slyke-Reaktion	prim. aliphatische Amine	290
van-Urk-Reaktion	Lysergsäure-Derivate	522
Vitali-Morin-Reaktion	Atropin Propyphenazon Tetracain Tolnaftat	138 457 229 245
Vitali-Reaktion	Homatropin	143
Waser-Karrer-Reaktion	Levodopa	171
Zincke-König-Spaltung	Pyridin-Derivate Isoniazid	480 493
Zwikker-Reaktion	Barbital Ethosuximid Nitrofural Phenytoin Primidon	265 155 283 259 153

Literatur

1 Kohlenwasserstoffe und halogenierte Kohlenwasserstoffe

Kohlenwasserstoffe

Imming, P., Germershaus, O. (2002), Arch. Pharm., Pharm. Med. Chem. **9**, 449

Halothan

Daley, R.D. (1972), in Florey, K., Bd. 1, 119 ff.
Wahl, H.G., Schmidt, R. (2000), GIT **4**, 412

Identifizierung
Fluorid- und Bromid-Nachweis
Feigl, F., Tüpfelanalyse (1960), Bd. 1, Akad. Verlagsgesellschaft, Frankfurt, 257, 268

2 Hydroxylierte Kohlenwasserstoffe

Alkohole

Metabolismus
Laposata, E.A., Lange, L.G. (1986), Science **231**, 497

Oxidation
Shaabani, A., Teimouri, M.B., Bazgir, A. (2002), Ind. J. Chem. **418,** 1975

Reaktion mit fuchsinschwefliger Säure
Hoermann, H., Grassman, W., Fries, G. (1958), Liebigs Ann. Chem. **616**, 125

Cyclopentenylcarbonium-Ionen
Auterhoff, H., Lang, C.-J. (1972), Arch. Pharm. (Weinsheim, Ger.) **305**, 845
Demo, N.C., Pittmann, C.U. (1964), J. Am. Chem. Soc. **86**, 1747

Hydroxylzahl
Quast, U. (1984), Pharm. Ztg. **129**, 433

Reaktion mit Naphthylisocyanat
Wintersteiger, R., Wenninger-Weinzierl, G. (1981), Fresenius Z. Anal. Chem. **309**, 201

Probe nach Denigé
Boehm, Th., Dittes, W. (1960), Dtsch. Apoth. Ztg. **100**, 921

Ethanol-Gehaltsbestimmung
Rohdewald, P., Pirasteh, G. (1985), Dtsch. Apoth. Ztg. **125**, 277
Rohdewald, P. (1985), Dtsch. Apoth. Ztg. **125**, 1131
Auterhoff, H., Bertram, H. (1974), Arch. Pharm. (Weinheim, Ger.), **307**, 742

Legalsche Probe
Roth, H.J., Surborg, K.H. (1968), Arch. Pharm. (Weinheim, Ger.) **301**, 686

Komarowsky-Reaktion
Komarowsky, A. (1903), Chem. Ztg. **27**, 807
Brieskorn, C.H., Kohlhepp, W. (1977), DPhG-Tagung, Berlin

Höhere Alkohole
Auterhoff, H., Bauer, H. (1969), Dtsch. Apoth. Ztg. **109**, 1523

Bestimmung von Acetylen-Derivaten
Müller, K. (1961), Anal. Chem. **181**, 141

Guareschi-Lustgarten-Reaktion
Brieskorn, C.H., Kallmayer, H.J. (1971), Arch. Pharm. (Weinheim, Ger.) **304**, 799

Menthol

Böhme, H., van Emter, K. (1960), Arch. Pharm. (Weinheim, Ger.) **293**, 226, 238, 711
Eccles, R. (1994), Menthol and Related Cooling Compounds, J. Pharm. Pharmacol. **46**, 618–629
Graf, E., Hoppe, W. (1962), Dtsch. Apoth. Ztg. **102**, 393

Vitamin A

Carr, F.H., Price, E.A. (1926), Biochem. J. **20**, 497
Forlano, A.J. (1968), J. Am. Pharm. Ass. Sci. Ed. **57**, 1184
Forlano, A.J., Harris, L. (1960), J. Am. Pharm. Ass. Sci. Ed. **49**, 458
Morton, R.A., Stubbs, A.L. (1946), Analyst **71**, 348
Morton, R.A., Stubbs, A.L. (1947), Biochem. J. **42**, 525
Rando, R. (1990), Die Chemie des Vitamins A und des Sehvorgangs, Angew. Chem. **102**, 507–525
Steinigen, M. (1981), Pharm. Ztg. **126**, 888
Thies, H., Steinigen, M. (1966), Dtsch. Apoth. Ztg. **106**, 1451

Mechanismus
Platz, P.E., Estrada, A. (1972), Anal. Chem. **44**, 570
Preuss, F.R., Knecht, A. (1961), Dtsch. Apoth. Ztg. **101**, 1262

Glycerol

Simon-Awe-Reaktion
Wiegrebe, W., Vilbig, M. (1981), Z. Naturforsch. **36** B, 1297
Wiegrebe, W., Vilbig, M. (1982), Z. Naturforscher **37** b, 490
Missel, K. (1995), Laborwertscreening in der Apotheke – Methoden und Geräte, PZ Prisma **2**, 279–288

Phenole

Gögus, Z.Z., Kovar, K.A. (1993), Vergleichende elektronenspektroskopische Untersuchungen von ausgewählten Arzneistoffen des DAB 10 mit phenolischer Teilstruktur, Pharm. Ztg. Wiss., **6**, 134–140
Houben-Weyl, Bd. **6/1 c Teil 2** Adv. Alicyclic Chem. **1**, 174 (1966)
Musso, H. (1963), Angew. Chem. **75**, 973

Gibbs-Reagenz
Svobodova, D., et al., Mikrochim. Acta **1977**, 251

MBTH (Methylbenzthiazolinon-hydrazon)
Gasparic, J., et al., Mikrochim, Acta **1977**, 241

Emerson-Reaktion
Nahrstedt, A. (1984), Dtsch. Apoth. Ztg. **124**, 322
Pfeifer, S., Maus, O. (1957), Pharmazie **12**, 401
Svobodova, D., et al., Mikrochim. Acta **1973**, 285

Gehaltsbestimmung
Bult, A., et al. (1983), Pharm. Weekbl., Sci. Ed. **5**, 70
Eger, K. Ängenheyster, G., Gengenbach, R. (1978), Dtsch. Apoth. Ztg. **118**, 1047
Tee, O.S., Paventi, M., Bennett, J.M. (1989), J. Am. Chem. Soc. **111**, 2233

Butylhydroxytoluol

Reaktion mit Testosteron
Dane, E., Schmitt, J. (1938), Liebigs Ann. Chem. **536**, 196
Schulz, E.P., Neuss, J. D. (1957), Anal. Chem. **29**, 1662

Thymol
Brieskorn, C.H., Kallmayer, H.-J. (1970), Liebigs Ann. Chem. **741**, 124
Krüger, U., Zinner, G. (1978), Pharm. Ztg. **123**, 425
Vinkler, E. (1974), Pharm. Colloquium, Frankfurt ref. in Dtsch. Apoth. Ztg. **115**, 236 (1975)

Gehaltsbestimmung
s. **Phenole**

Phenolrot
Kym, P.R., Hummert, K.L., Nilsson, A.G., Lubin, M., Katzenellenbogen, J.A. (1996), Bisphenolic Compounds That Enhance Cell Cation Transport Are Found In Commercial Phenol Red, J. Med Chem. **39**, 4897–4904

Resorcin

Gehaltsbestimmung
Dreijer-van der Glas, S.M., Schalekamp, T., De Jong, H.J., Bult, A. (1983), Pharm. Weekbl. Sci. Ed. **5**, 70

Diethylstilbestrol

^{1}H- und ^{13}C-NMR-Spektren
Oda, T., Murai, T., Sato, Y. (1988), Chem. Pharm. Bull. **36**, 1534

Konformation
Derkosch, J., Friedrich, G. (1953), Mh. Chem. **84**, 1146

Bestrahlung
Cuppen, T., Laarhoven, W.H. (1972), J. Am. Chem. Soc. **94**, 5914
Hagelshofer, P., Kalvoda, J., Schaffner, K. (1960), Helv. Chim. Acta **43**, 1322
Roos, R.W. (1974), J. Pharm. Sci., **63**, 594

Reaktion mit Vanillin
Auterhoff, H., Riethmüller, H.-J. (1972), Arch. Pharm. (Weinheim, Ger.) **305**, 386

Dithranol

Verhalten gegenüber Sauerstoff
Müller, K., Eibler, E., Mayer, K.K., Wiegrebe, W. (1986), Arch. Pharm. (Weinheim, Ger.) **319**, 2
Müller, K., Ziereis, K., Wiegrebe, W. (1996), The Monograph Dithranol in the European Pharmacopoeia-comments and amendments, Pharmazie **51**, 12, 980–981
Retzow, A., Wiegrebe, W. (1985), Sci. Pharm. **53**, 209
Schaltegger, A. (1985), Arzneim.-Forsch. **35**, 666

Bestimmung durch HPLC
Albert, K. (1985), Pharm. Ztg. **130**, 2600/92

Singulett und Triplett-Sauerstoff
Hollemann-Wiberg (1995), Lehrbuch der anorganischen Chemie, 101. Auflage, Walter de Gruyter, Berlin, New York, 509
Zajac, M., Stasiuk, E. (1997), Stability of dithranol in the solid phase, Pharmazie **52**, 288–290

Bornträger-Reaktion
Auterhoff, H., Böhme, K. (1968), Arch. Pharm. (Weinheim, Ger.) **301**, 793

Bisacodyl
Auterhoff, H. (1978), Dtsch. Apoth. Ztg. **118**, 1522

Gehaltsbestimmung
Ali, S.L. (1979), Z. Anal. Chem. **299**, 124
Hoffmann, H. (1987), Pharm. Ztg. **132**, 1694/36

α-Tocopherolacetat
Adelwöhrer, C., Rosenau, T., Kosma, P. (2003), Tetrahedron **59**, 8177
Baker, J.K., Myers, C.W. (1991), One-Dimensional and Two-Dimensional ^{1}H- and ^{13}C-Nuclear Magnetic Resonance (NMR) Analysis of Vitamin E Raw Materials or Analytical Reference Standards, Pharm. Res. **8**, 763–771
Duthie, G. (1992), Vitamin E and Antioxidants, Chemistry & Industry 598–601
Emmerie, A., Engel, Ch. (1938), Rec. Trav. Chim. Pays-Bas **57**, 12
Emmerie, A., Engel, Ch. (1941), Rec. Trav. Chim. Pays-Bas **60**, 104
Frampton, V.L., et al. (1960), J. Am. Chem. Soc. **82**, 4632
Furter, M., Meyer, R. (1939), Helv. Chim. Acta **22**, 240
Kofler, M. (1947), Helv. Chim. Acta **30**, 1053
Mayer, H. (1962), Chimia, **16**, 368
Mayer, H., et al. (1967), Helv. Chim. Acta **50**, 1168
Müller-Bohn, T. (1999), DAZ, **139**, 4222
Nagata, Y., Miyamoto, C., Matsushima, Y., Matsumoto, S. (1999), Chem. Pharm. Bull. **47**, 923
Vecchi, M., Walther, W., Glinz, E., Netscher, T., Schmid, R., Lalonde, M., Vetter, W. (1990), Chromatographische Trennung und quantitative Bestimmung aller acht Stereoisomeren von alpha-Tocopherol, Helv. Chim. Acta **73**, 782–789

3 Carbonyl-Verbindungen

3.1 Chinone

Allgemein: Definition des Chinon-Begriffs
Berger, St., Rieker, A. (1974), in The Chemistry of the Quinonoic Compounds (Patai, S. Herausgeb.), J. Wiley, London, New York

Kallmayer, H.J. (1983), Pharm. Unserer Zeit **12** (5), 145
Longhi, M.R., De Bertorello, M.M., Brinon, M.C. (1989), Isoxazoles V: Chemical Stability of Diisoxazolylnaphthoquinone in Aqueous Solution, J. Pharm. Sci. **78**, 408–411
Ulrich, H., Richter, R. (1977), in Houben-Weyl, Methoden der organischen Chemie, Bd. 7/3a S. 13ff., Georg Thieme Verlag, Stuttgart, New York

Menadion
Isler, O., Brubacher, G. (1982), Die K-Vitamine in Vitamine I, Georg Thieme Verlag, Stuttgart, New York
Leistner, B. (1984), Dtsch. Apoth. Ztg. **124**, 8

Photochemie
Werbin, E., Strom, E.T. (1968), J. Am. Chem. Soc. **90**, 7296

Identifizierung
Craven, A. (1931), J. Chem. Soc. (London) 1605
Kallmayer, H.-J. (1973), Arch. Pharm. (Weinheim, Ger.) **306**, 257

Craven-Reaktion
Kallmayer, H.J. (1972), Arch. Pharm. (Weinheim, Ger.) **305**, 776

Verhalten gegenüber Säuren (Stabilität)
Kallmayer, H.J. (1972), Arch. Pharm. (Weinheim, Ger.) **305**, 776

Reaktion mit 2,4-Dinitrophenylhydrazin
Fickentscher, K. (1968), Dtsch. Apoth. Ztg. **108**, 1545

3.2 Aldehyde und Ketone

Formaldehyd

Chromotropsäure-Reaktion
Auterhoff, H., Fuchs, K. (1969), Dtsch. Apoth. Ztg. **109**, 537
Bachhausen, P., Buchholz, N., Hartkamp, H. (1985), Z. Anal. Chem. **320**, 347
Georghiou, P.E., Ho, C.K., Jablonski, C.R. (1991), Chemistry of chromotropic acid. ^{1}H and ^{13}C-NMR spectroscopy of chromotropic acid and its derivatives, Can. J. Chem. **69**, 1207–1211
Eegriwe, E. (1937), Z. Anal. Chem. **110**, 22
Kamel, M., Wizinger, R. (1960), Helv. Chim. Acta **79**, 594

Formazan-Reaktion
Hopps, H.B. (2000), Purpald®: Regent that turns Aldehydes purple, Aldrichimica Acta **33**, 28–30
Matsui, M. (1965), Anal. Biochem. **12**, 143
Sawicki, E., Stanley, Th.W., Mikrochim. Acta **1960**, 510

Gehaltsbestimmung
Romija, G. (1897), Z. Anal. Chem. **36**, 18

Reaktion mit Dianilinethan
Wanzlick, H.-W., Löchel, W. (1953), Chem. Ber. **86**, 1463

Metabolisierung und In-vivo-Verhalten
Ariens, E.J., et al. (1983), Dtsch. Apoth. Ztg. **123**, 862
Remien, J. (1986), Z. f. Allgemeinmedizin **62**, 661

Gehaltsbestimmung
Huber, W. (1981), Z. Anal. Chem. **309**, 386
Szekeres, L., Kardos, E. (1963), Z. Anal. Chem. **193**, 271

Tollens Reagenz
Klinger, G.S., Scheele, R.D., Steele, M.J., Chemical safety, Chem. & Eng. News 1996, 2

Chloralhydrat
Barcza, L., Lenner, L. (1988), J. Pharma. Sci. **77**, 622
Luknitskii, F.J. (1975), Chem. Rev. **75**, 259

Identifizierung
Auterhoff, H., El-Amri, N. (1979), Arch. Pharm. (Weinheim, Ger.) **312**, 878
Stachel, H.-D., Zoukas, T. (1991), Über die Farbreaktion nach Ogston, Arch. Pharm. (Weinheim) **324**, 131–132

Gehaltsbestimmung
Messinger, P., Meyer, H. (1976), Pharm. Ztg. **121**, 1861

Vanillin

Reaktion mit Millons Reagenz
Neuzil, E., Jensen, H., Josselin, J. (1967), Anal. Pharm. Fr. **25**, 127

Campher
Brandstätter, M., Frischmann, H. (1953), Sci. Pharm. **21**, 264
McIntosh, J.M., Cassidy, K.C. (1991), An unexpected acyloin rearrangement and oxidation of a camphor derivate, Can. J. Chem. **69**, 1315–1319

3.3 Kohlenhydrate (Polyhydroxycarbonyl-Verbindungen)

Allgemein
El Khadem, H.S., Carbohydrate Chemistry Monosaccharides and their Oligomers (1988), Academic Press Inc. New York
Lehmann, J. (1976), Chemie der Kohlenhydrate, Monosaccharide und Derivate, Georg Thieme Verlag, Stuttgart, New York

Fructose

Eigenschaften: Isomerenverhältnis in wäßriger Lösung
Wolff, G.J., Breitmaier, E. (1979), Chem. Ztg. **103**, 232

Mutarotation
Tsuzuki, Y., Yamazaki, J., Kagami, K. (1950), J. Am. Chem. Soc. **72**, 1071

Identifizierung s. Glucose

Seliwanoff-Reaktion
Brieskorn, C.H., Reiners, W., Kiderlen, H. (1965), Arch. Pharm. (Weinheim, Ger.) **295**, 505
Zinner, G. (1959), Dtsch. Apoth. Ztg. **99**, 371

Glucose
Identifizierung: über Hydroxymethylfurfural
Momose, T., Ohukura, Y. (1962), Chem. Pharm. Bull. (Tokyo) **10**, 550

Reaktion mit Fehlingscher Lösung
Ellis, A.V. Wilson, M.A. (2002), J. Org. Chem. **67**, 8469-74
Scherz, H. (1979), Z. Lebensm.-Unters.-Forsch. **186**, 91

Retroaldol-Reaktion
Feather, M., Harris, F. (1973), Adv. Carbohydr. Chem. And Biochem. (Tipson, R.S., Horton, D.) **28**, 161 Academic Press, New York, London

Gehaltsbestimmung; Methodenvergleich (DC, GC, HPLC)
Ugrinovits, M. (1980), Chromatographia **13**, 386

4 Carbonsäuren

Acidität organischer Säuren
Sykes, P. (1988), Reaktionsmechanismen der Organischen Chemie, VCH Verlagsgesellschaft, Einheim, S. 61 ff.

CH-Acidität organischer Verbindungen
Ebel, H.F. (1969), Die Acidität der C-H-Säuren, Georg Thieme Verlag, Stuttgart, New York

Analytik
Ma, T.S. (1969), in The Chemistry of Carbocyclic Acids and Esters (Patai, S., Herausgeb.), John Wiley and Sons, London

4.1 Aliphatische Carbonsäuren

Nachweis: Hydroxamsäure-Reaktion
Zinner, G., Ketz, E.-U. (1976), Pharm. Ztg. **121**, 910

DCC-Variante
Kasai, Y., Tanimura, T., Tamura, Z. (1975), Anal. Chem. **47** (1), 34
Bauer, L., Exner, O. (1974), Angew. Chem. **86**, 419

Äpfelsäure

Identifizierung
von Peckman H., Welsch, W. (1884), Ber. Dtsch. Chem. Ges. **17**, 1646
Rosenthaler, L. (1956), Pharm. Acta Helv. **31**, 52

Baclofen

Akuja, S. (1985), in Florey, K., Bd. **14**, 527

Biotin

Isler, O., Brubacher, G., Ghisla, S., Kräutler, B. (1988), Vitamine II, Georg Thieme Verlag, Stuttgart, New York 230 ff.

Identifizierung und Gehaltsbestimmung
McCormick, D.B., Roth, J.A. (1970), Biochem. **34**, 226
Röder, E., Engelhard, U., Troschütz, J. (1984), Z. Anal. Chem. **319**, 426
Ruis, H., McCormick, D.B., Wright, L.D. (1967), J. Org. Chem. **32**, 2010

Chlorambucil

Tariq, M., Al-Badr, A.A. (1987), in Florey, K., Bd. 16, 85 ff.

Hydrolyse-Stabilität
Chatterjii, D.C., Yeager, R.L., Gallilelli, T.J. (1982), Pharm. Sci. **71**, 50

Citronensäure

Eigenschaften
Milewska, M.J. (1988), Z. Chem. **28**, 204

Reinheitsprüfung auf Oxalsäure
Lorke, M. (1980), Dtsch. Apoth. Ztg. **120**, 1305

Identifizierung über Aceton durch Legalsche Probe
Auterhoff, H., Schwingel, I. (1975), Arch. Pharm. (Weinheim, Ger.) **308**, 583
Roth, H.J., Surborg, K.H. (1968), Arch. Pharm. (Weinheim, Ger.) **301**, 686

Essigsäure

Identifizierung, Farbreaktion nach Brit. 1973
Adams, C.A., Nichols, J.R. (1929), Analyst **54**, 2

Etacrynsäure

Identifizierung
Auterhoff, H., Thinnes, J. (1979), Arch. Pharm, (Weinheim, Ger.) **312**, 1037
Görlitzer, K., Höbbel, G. (1979), Arch. Pharm. (Weinheim, Ger.) **312**, 633; (1981) **314**, 134; (1983) **316**, 355

Gehaltsbestimmung
Görlitzer, K., Höbbel, G. (1979), Arch. Pharm. (Weinheim, Ger.) **312**, 631
Görlitzer, K., Höbbel, G., Matusch, R. (1983), Arch. Pharm. (Weinheim, Ger.) **316**, 355

Gluconsäure und Salze

Gehaltsbestimmung, Ca-salz
Wojahn, H., Kraft, L. (1955), Dtsch. Apoth. Ztg. **95**, 443

Milchsäure

Holten, C.H. (1971), Lactic Acid. Properties and Chemistry of Lactic Acid and Chemistry of Lactic Acid and Derivatives Verlag Chemie, Weinheim, Deerfield Beach (Florida), Basel

Identifizierung über Acetaldehyd durch Legalsche Probe
Rosenthaler, L. (1948), Pharm. Acta. Helv. **23**, 112

Pantothensäure und Salze

Isler, O., Brubacher, G., Ghisla, S., Kräutler, B. (1988), Vitamine II, Georg Thieme Verlag Stuttgart, New York, 310 ff.

Calciumpantothenat

Farbreaktion mit Kupfersulfat
Möhrle, H., Tor, E. (1990), Pharm. Acta Helv. **65**, 250

Gehaltsbestimmung
Kuang-Paio, H. (1984), J. Pharm. Sci. **73**, 681

Sorbinsäure

Identifizierung mit Thiobarbitursäure
Auterhoff, H., Jäger, L. (1974), Arch. Pharm. (Weinheim, Ger.) **307**, 234

Kikugawa, K., Sugimura, Y. (1986), Chem. Pharm. Bull. **34**, 1974
Nair, V., Offerman, R., Turner, G.A., Prior, A.N., Baenziger, N.C. (1988), Tetrahedron **44**, 2793
Read, G., Randal, R., Hursthouse, M.B., Short, R. (1988), J. Chem. Soc. Perkin Trans. 2: 1103

Undecylensäure

Reinheitsprüfung, Redoxindikator Ethoxychrysoidin
Pungor, E., Schulek, E. (1956), Z. Anal. Chem. **150**, 161

Gehaltsbestimmung: Kolorimetrie des oxidativ abgespaltenen Formaldehyds
Bricker, C.E., Roberts, K.H. (1949), Anal. Chem. **21**, 1331
Sawicki, E., Hauser, T.R., Stanley, T.W., Elbert, W. (1961), Anal. Chem. **33**, 93

Weinsäure

Identifizierung: Fenton-Reaktion und Pesez-Reaktion
Philippi, I., Auterhoff, H. (1976), Dtsch. Apoth. Ztg. **116**, 205

4.2.1 Ester aliphatischer und araliphatischer Carbonsäuren

Clofibrat
Hassan, M.A., Elazzouny, A.A. (1982), in Florey, K., Bd. 11, 197 ff.

4.2.2 Basisch substituierte Ester aliphatischer Carbonsäuren

Atropin

Eigenschaften
Goodson, L.H., Christopher, H. (1950), J. Am. Chem. Soc. 72, 358
Heusner, H. (1956), Arzneim.-Forsch. **6**, 105
Hüttenrauch, R. (1965), Pharmazie **19**, 529
Lund, W., Waaler, T. (1970), Pharm. Acta Helv. **45**, 701
Lundgren, P. (1966), Acta Pharm. Suec. **3**, 397

Acylwanderung, Übersicht
Kuckländer, U. (1974), Pharm. Unserer Zeit **3**, 185

Stereochemische Untersuchungen (NMR-Spektroskopie)
Glaser, R., Peng, Q.-J., Perlin, A.S. (1988), J. Org. Chem. **53**, 2172
Möhrle, H., Pycior, M., Wendisch, D. (1992), Konformationen von Isatropasäure-Derivaten, Pharmazie **47**, 8–10

Vitali-Raktion
Awe, W., Wiegrebe, W., El-Shibini, H., Naturwissenschaften **1962**, 540
Kovar, K.A. (1970), Dtsch. Apoth. Ztg. **110**, 1509
Schwenker, G. (1965), Arch. Pharm. (Weinheim, Ger.) **298**, 826

Scopolamin
Glaser, R., Charland, J.-P., Michel, A. (1989), Solid-state Stereochemistry of Anhydrous (–)-Scopolamine Hydrobromide, J. Chem. Soc. Perkin Trans II, 1875–1880
Michel, A., Drouin, M., Glaser, R. (1994), Solid-state Stereochemistry of (–)-Scopolamine Hydrobromide Sesquihydrate, a New Polymorph of the Anticholinergic Drug, J. Pharm. Sci. **83**, 508–513
Werner, G., Schmidt, K.-H. (1967), Tetrahedron Lett. **14**, 1283

Differenzierung quart. u. nichtquart. Tropaalkaloide
Bertram, J., Polenske, L. (1985), Dtsch. Apoth. Ztg. **125**, 496

Cocain

Eigenschaften
Beyer, K.-H., Martz, S. (1987), Dtsch. Apoth. Ztg. **127**, 2037
Findlay, St.P. (1954), J. Am. Chem. Soc. **76**, 2855
Findlay, St.P. (1953), J. Am. Chem. Soc. **75**, 4624
Novák, M., Novák, J., Salemink, C.A. (1991), New Type of Intramolecular Imino-Ene Cyclization during Pyrolysis of (–)-Cocaine, Tetrahedron Lett. **32**, 4405–4408
Zenitz, B.L. (1952), J. Am. Chem. Soc. **74**, 5564

4.2.3 Lactone

Allgemein
Boyd, G.V. (1979), The Chemistry of Lactones and Lactams, in The Chemistry of Acid Derivatives, Supplement B, Part 1 (Patai, S., Herausgeb.), John Wiley and Sons, London

Makrolid-Antibiotika (Makrolide); *Allgemein*
Masamune, S., Bates, G.S., Corcoran, J.W. (1977), Angew. Chem. **89**, 602

Erythromycin
Koch, W.L. (1979), in Florey, K. Bd. 8, 159 ff

Säurekatalysierter Abbau
Mordi, M.N. et al. (2000), J. Med. Chem. **43**, 467–474

Reaktives Verhalten (Ringöffnungsreaktion)
Wadell, S.T., Blizzard, T.A. (1992), Tetrahedron Lett. **33**, 7827

Hemiketalbildung
Co Barber, J., Gyi, J.I., Morris, G.A., Pye, D.A., Sutherland, J.K. (1990), J. Chem. Soc. Chem. Commun. 1040

Nystatin
Michel, G.W. (1977), in Florey, K., Bd. 6, 314 ff.

Spiramycin

HPLC
Bens, G.A, Van den Bossche, W., De Moerloose, P. (1979), Chromatographia **12**, 294

4.3 Amide und Imide aliphatischer Carbonsäuren

Allgemein
Homer, R.B., Johnson, C.D. (1970), Acid-base and Complexing Properties of Amides, 187 ff.

Wheeler, O.H., Rosado, O. (1970), Chemistry of Imidic Compounds, in The Chemistry of Amides (Patai., S., Herausgeb.) Interscience Publisher (John Wiley), London

pK_S von Glutarsäureamiden
Peinhart, G. (1977), Pharmazie **32**, 726

Primidon

Oxidation
Bush, M.T., Helman, E. (1965), Life Sci. **4**, 1403
Moriyama, M., Furono, K., Oishi, R., Gomita, Y. (1994), Simultaneous Determination of Primidone and Ist Active Metabolites in Rat Plasma by High-Performance Liquid Chromatography Using a Solid-Phase Extraction Technique, J. Pharm. Sci. **83**, 1749–1753

Ethosuximid

Hydrolysestabilität
Nuhn, P., Woitkowitz, P. (1978), Pharmazie, **33**, 202

Identifizierung als Polymethin-Farbstoff
Feigl, F. (1966), Spot Tests in Organic Chemistry, Elsevier Pub. Comp. Amsterdam, S. 352ff.

4.4 Aliphatische Aminocarbonsäuren und Peptide

Allgemein
Jakubke, H.D., Jeschkeit, H. (1982), Aminosäuren, Peptide, Proteine, Verlag Chemie, Weinheim
Jakubke, H.D. (1996), Peptide, Spektrum Akademischer Verlag Heidelberg, Berlin, Oxford
Lübke, K., Schröder, E., Kloss, G. (1975), Chemie und Biochemie der Aminosäuren, Peptide und Proteine, Georg Thieme Verlag, Stuttgart, New York

Analytik
Roth, H. in Houben-Weyl-Bd. 3 II, Georg Thieme Verlag, Stuttgart, New York S. 684

Identifizierung: Ninhydrin-Reaktion
Lamothe, P.J., McCormick, P.G. (1973), Anal. Chem. **45**, 1906
McCaldin, D.J. (1959), Chem. Rev. **60**, 39
Schönberg, A., Singer, E. (1978), Tetrahedron **34**, 1285

Reaktion mit Dansylchlorid und HPLC-Trennung
Bayer, E., Grom, E., Kaltenegger, B., Uhmann, R. (1976), Anal. Chem. **48**, 1106

Reaktion mit Fluorescamin
Udenfriend, S., Stein, S., Bohlein, P., Daimann, W., Leimgruber, W. (1972), Science **178**, 881

Reaktion mit 2-Methoxy-2,4-diphenyl-3(2H)furanon (MDPF)
Nakamura, H., Tanii, E., Tamura, Z. (1982), Anal. Chem. **54**, 1482

Reaktion mit Phthalaldehyd und Thiolen
Roth, M. (1971), Anal. Chem. **43**, 880
Stoney-Simons Jr., S., Johnson, D.F. (1978), J. Org. Chem. **43**, 2886

Levodopa

Gomez, R., Hagel, R.B., MacMullan, E.A. (1976), in Florey, K., Bd. 5, 199ff.

Identifizierung
Barnum, D.W. (1977), Anal. Chim. Acta **89**, 157
Karrer, P., Christoffel, P. (1944), Helv. Chim. Acta **27**, 622
Karrer, P., Keller, R. (1943), Helv. Chim. Acta **26**, 50

Gehalt: kolorimetrisch
Isopoulos, P.B. (1990), Fresenius J. Anal. Chem. **336**, 124

Methyldopa

Stabilität und pK_S-Werte
Lippold, B.C., Jaeger, I. (1973), Arch. Pharm. (Weinheim, Ger.) **306**, 106

Bacitracin

Brewer, G.A. (1980), in Florey, K., Bd. 9 S. 1ff.

4.5 β-Lactam-Derivate

Penicilline

Eigenschaften
Bird, A.E., et al., Chem. Soc. Perkin Trans. 1 **1982,** 563
Doyle, F.P. (1961), Nature **191**, 1091
Flynn, H. (1973), Cephalosporins and Penicillins, Acad. Press, New York, London
Gensmartel, N.P., Page, M.J., J. Chem. Soc. Perkin Trans. 2 **1979** 138
Ghebre-Sellassie, J., et al. (1984), J. Pharm. Sci. **73**, 125
Glombitza, K.W. (1964), Dtsch. Apoth. Ztg. **104**, 1187
Pfändler, H.R., Woodword, R.B., et al. (1981), J. Am. Chem. Soc. **103**, 4526
Reiner, R. (1982), Antibiotics, Georg Thieme Verlag, Stuttgart, New York
Schwartz, M.A., Buchwalter, F.H. (1962), J. Pharm. Sci. **51**, 1119

Reaktionsmechanismus (Übersicht)
Buckwell, St.C., Page, M.I., Waley, St. G., Longridge, J.L. (1988), J. Chem. Soc. Perkin Trans. 2: 1815, 1823
Laws, A.P., Page, M. (1989) The Effect of the Carboxy Group on Chemical and β-Lactamase Reactivity of β-Lactam Antibiotics, J. Chem. Soc. Perkin Trans II, 1577–1581
Nishikawa, J., Watanabe, F., Shudou, M., Terui, Y., Narisada, M. (1987), J. Med. Chem. **30**, 523
Page, M., I. (1987), Adv. Phys. Org. Chem. **23**, 165
Rao, S.N., More, R.A., O'Ferrall (1990), A Structure-Reactivity Relationship for Base-Promoted Hydrolysis and Methanolysis of Monocyclic β-Lactams, J. Am. Chem. Soc. **112**, 2729–2735
Sutherland, R. (1991), β-Lactamase inhibitors and reversal of antibiotic resistance, TIPS **121**, 227–232

Identifizierung
Kovar, K.-A., Weber, R. (1978), Arch. Pharm. (Weinheim, Ger.)
Zinner, G., Kretz, E.U. (1976), Pharm. Ztg. **121**, 910

Gehaltsbestimmung
Glombitzka, K.-W., Kluxen, H.-J. (1976), Pharmazie **31**, 225
Novak, B., Wollmann, H. (1987), Pharmazie **42**, 862
Pospisilová, B., Simková, M., Kubés, J. (1986), Pharmazie **41**, 705

Purdie, N., Swallows, K.A. (1987), Anal. Chem. **59**, 1349
Rücker, G., et al. (1983), Krankenhauspharmazie **4**, 255
Surborg, K.-H., Geffken, D. (1988), Dtsch. Apoth. Ztg. **128**, 304
Wilson, W.L. (1978), J. Pharm. Sci. **67**, 1495

Ampicillin
Aki, H., Sawai, N., Yamamoto, K., Yamamoto, M. (1991), Structural Confirmation of Ampicillin Polymers Formed in Aqueous Solution, Pharm. Res. **8**, 119–122

Phenoxymethylpenicillin
Kallmayer, H.J. (1978), Dtsch. Apoth. Ztg. **118**, 772
Roksvaag, P.O., et al. (1979), Pharm. Acta Helv. **54**, 180

Cephalosporine
Abraham, E.P. (1968), Top. Pharm. Sci. **1**, 1
Bundgaard, H., Hansen, J. (1982), J. Pharm. Pharmacol. **34**, 304
Chauvette, R.R. (1962), Am. Chem. Soc. **84**, 3401
Gerold, W., Heinisch, G. (1981), Pharmazie **36**, 347
Morin, R.B. (1969), J. Am. Chem. Soc. **91**, 1401
Page, M.I. (1984), Acc. Chem. Res. **17**, 144
Tomida, H., Kohashi, K., Tsurata, Y., Kiryu, S., Schwartz, M.A. (1987), Pharm. Res. **4**, 214

Prodrug
Saab, A.N., Dittert, L.W., Hussain, A.A. (1988), J. Pharm. Sci. **77**, 907

Cephalosporin-Allergie
Venemalm, L. (2001), Bioorg. Med. Chem. Lett. **11**, 1968–1970

4.6 Aromatische und heterocyclische Carbonsäuren

Salicylsäure
Horsch, W. (1979), Pharmazie **34**, 585

Identifizierung: Reaktion mit Eisen(III)-Salzen
Kakac, B., Vejdelek, Z.J. (1974), Handbuch der photometrischen Analyse organischer Verbindungen, Verlag Chemie, Weinheim, Bd. 1, 345 ff.

Meisenheimer-Salze
Kovar, K.A. (1972), Pharm. Unserer Zeit **1**, 16
Strauss, M. (1970), Chem. Rev. **70**, 667
Terrier, F. (1982), Chem. Rev. **82**, 77

NBD-Chlorid
Ghosh, P.B., Whitehouse, M.W. (1986), Biochem. J. **108**, 155
Reisch, J., Kommert, H.-J., Clasing, D. (1970), Pharm. Ztg. **115**, 752

Acetylsalicylsäure
Florey, K. (1979), in Florey, K., Bd. 8, 1 ff.

Stabilität (Artefakte)
Bundgaard, H., Larsen, C. v. (1976), J. Pharm. Sci. **65**, 776

Gehaltsbestimmung der Artefakte
Bundgaard, H. (1974), J. Pharm. Pharmacol. **26**, 535

Cromoglycinsäure

Farb- und Identifizierungsreaktion
Görlitzer K., Badia G., Jones P.G. (2001), Pharmazie **56**, 401

Nalidixinsäure

Grubb, P.E. (1979), Florey, K. Bd. 8, 371 ff.

pK_S
Barbosa, J., Barron, D., Cano, J., Jimenez-Lozano, E., Sanz-Nebot, V., Toro, I. (2001), J. Pharm. Biomed. Anal. **24**, 1087

Photochemie
Detzer, N., Huber, B. (1985) Tetrahedron, **31**, 1937),

Farbreaktionen
Görlitzer, K., Badia, G., Jones, P.G., Fischer, A.K. (2000), Pharmazie, **55**, 17

4.7 Ester aromatischer Carbonsäuren

4-Hydroxybenzoesäureester

Identifizierung: Reaktion mit Millons-Reagenz
Vinkler, E., Vortrag in Berlin (1976), Pharm. Ztg. **121**, 1886

Methyl-4-hydroxybenzoat

Reaktion mit Ethanolamin
Juenge, E.C., Gurka, D.F., Kreisenbaum, M.A. (1981), J. Pharm. Sci. **70**, 589

Reaktion mit Polyolen
Hensel, A., Leisenheimer, S., Müller, A., Busker, E., Wolf-Heuss, E. Engel, J. (1995), J. Pharm. Sci. **84**, 115

Gehaltsbestimmung
Eger, K., Aengenheister, G., Gengenbach, G. (1987), Dtsch. Apoth. Ztg. **118**, 1047

Benzocain
Ali, S.L. (1983), in Florey, K., Bd. 12, 73 ff.

Stabilität
Narang, P.K., Bird, G., Crouthamel, W.G. (1980), J. Pharm. Sci. **69**, 1384

Procain

Stabilität
Von der Veen, G.T. (1964), Pharm. Weekbl. **99**, 903

Identifizierung
Kovar, K.-A., Mayer, W., Auterhoff, H. (1981), Arch. Pharm. (Weinheim, Ger.) **314**, 447
Möhrle, H., v. Gilgenheim, H. (1977), Dtsch. Apoth. Ztg. **117**, 127

Reinheitsprüfung
Büsing, G., Grigat, H. (1988), Arch. Pharm. (Weinheim, Ger.) **321**, 433

Tetracin

Identifizierung

Kovar, K.A., Bitter, U. (1974), Arch. Pharm. (Weinheim, Ger.) **307**, 561 und 708

4.8 Amide aromatischer Carbonsäuren

Procainamid

Poet, R.B., Kadin, H. (1975), in Florey, K., Bd. 4, 333 ff.

4.9 und 4.10 Vinyloge Carbonsäuren und Carbonsäureester

Ascorbinsäure

Deifel, A. (1993), Die Chemie der L-Ascorbinsäure in Lebensmitteln, Chemie in unserer Zeit **4**, 198–206

Biosynthese und Metabolismus in Pflanzen und Pilzen

Loewus, F. (1999) Phytochemistry **52**, 193–210

Röntgenstruktur

Hvosfel, J. (1968), Acta Crystallogr. Sect. B **24**, 23

^{13}C-NMR

Berger, S. (1977), Tetrahedron **33**, 1587

Berger, S. (1984), J. Chem. Soc. Chem. Commun., 1252

Cabral, J., Haake, P. (1988), J. Org. Chem. **53**, 5742

Wijesundara, M.B.J., Berger, S. (1994), The Redox Pair Vitamin E and Vitamin C, A ^{13}C-NMR Study, Liebigs Ann. Chem. 1239–1241

Platin-Ascorbat-Komplexe

Arendse, M.J., Anderson, G.K., Rath, N.P. (1999), Inorg. Chem. **38**, 5864–5869

Eigenschaften

Eger, K., Folkers, G., Zimmermann, W., Schmidt, R., Hiller, W. (1987), J. Chem. Res. (S), **277;** (M), 2352

Fodor, G., et al. (1983), Tetrahedron **30**, 2137

Hüttenrauch, R. (1965), Dtsch. Apoth. Ztg. **105**, 1621

Hüttenrauch, R. (1968), Pharmazie **23**, 182

Messerschmidt, W. (1987), Pharm. Ztg. **132**, 2820

Photochemie

Kwon, B.-M., Foote, C.S. (1988), J. Am. Chem. Soc. **110**, 6582

Radiochemie

Basly, J.P., Longy, I., Bernard, M. (1997), ESR Dosimetry of Irradiated Ascorbic Acid, Pharm. Res. **14**, 1186–1191

Wasserbestimmung

Suborg, K.-H., Junkersdorf, A. (2001), DAZ **141**, 3329–3333

Gehaltsbestimmung

Rao, G., Sastry, G. (1971), Anal. Chim. Acta **56**, 325

Palmitoylascorbinsäure

Iwayama, V. (1959), J. Pharm. Soc. Japan **79**, 552

Berger, S., Otten, M.G., Steinbach, K. (1992), Oxidation of Palmitoyl- and Benzoylascorbate. A ^{13}C-NMR Study, Liebigs Ann. Chem. 1045–1048

Proteinphosphatasehemmstoff

Kaap, S., et al. (2004), Biochem. Pharmacol. **67**, 919–926

Griseofulvin

Analytik

Auterhoff, H., Kliem, M. (1976), Arch. Pharm. (Weinheim, Ger.) **309**, 326

Thoma, K., Kübler, N., Reimann, E. (1997), Untersuchung der Photostabilität von Antimykotica, Pharmazie **52**, 455–463

Gehaltsbestimmung

Bodford, C., et al. (1959), Nature **184**, 364

Miszei, A., Szabo, A. (1962), Nature **196**, 1199

Untermann, W.H. (1965), Pharm. Zentralhalle **104**, 245

Colchicin

Moll, F. (1961), Dtsch. Apoth. Ztg. **101**, 1039

Photochemie

Grewe, R., Wulf, W. (1951), Chem. Ber. **84**, 621

Schönberg, A. (1968), Preparative Organic Photochemistry, Springer Verlag, Berlin, Heidelberg, New York

^{13}C-NMR

Hufford, Ch., et al. (1979), J. Pharm. Sci. **68**, 1239

Gehaltsbestimmung

Mühlenbruch, B., Roth, H.J. (1971), Dtsch. Apoth. Ztg. **111**, 1851

5 Kohlensäure-Derivate

5.1 Carbaminsäureester

Meprobamat

Chearer, C.M., Rulon, P. (1972), in Florey, K., Bd. 1, 207 ff.

Stabilität gegen Alkali

Adams, P., Baron, F.A. (1965), Chem. Rev. **65**, 567

Cerri, O., Spialtini, A., Gallo, U. (1959), Pharm. Acta Helv. **34**, 13

Identifizierung: Farbreaktion

Auterhoff, H., Oswald, J. (1974), Arch. Pharm. (Weinheim, Ger.) **307**, 887

5.3 Guanidin und Biguanid-Derivate

Amilorid

Amino-Imino-Gleichgewicht von Arginin

Kanamori K., Roberts J.D. (1983), J. Amer. Chem. Soc. **105**, 4698

Synthese und Chemie von Guanidin-Derivaten

Yamamoto Y., Kojima S. in The Chemistry of Amidines and Imidates (S. Patai) (1991), J. Wiley and Sons, New York, 485 ff.

Farbreaktion
Görlitzer K., Huth S., Jones P.G., Großnitzer E., Wendelin W. (2001), Sci Pharm **69**, 275

Chlorhexidin

pK_S-Werte von Dibiguaniden
Ray P. (1961), in Chem. Rev. **61**, 313

Farbreaktion
Görlitzer K., Huth S., Jones P.G. (2004), Pharmazie (im Druck)

1,3-Dibrom-5,5-dimethylhydantoin (DBH)
Hilp, M. (2002), Pharmazie **57**, 172 ff. und 316

Proguanil

Biguanid-Metallionen-Komplex
Das B.C., Dey I., Biswas G., Banerjeee R., Iitaka Y., Banerjee A. (1993), J. Chryst. Spec. Res. **23**, 509

Farbreaktion
Görlitzer K., Huth S., Jones P.G. (2004), Pharmazie (im Druck)

5.4 Hydantoine

Übersicht
Agarwal, S.P., Blake, M.J. (1968), J. Pharm. Sci. **57**, 1434
Avendano Lopez, C., Trigo, G.G. (1985), Adv. Heterocycl. Chem. (Katritzky, A.R.) **38**, 177 Academic Press Inc., San Diego
Biedebach, F., Manns, G. (1960), Mitt. Dtsch. Pharm. Ges. **30**, 1
Ware, E. (1950), Chem. Rev. **47**, 403

Gehaltsbestimmung
Macheras, P., Rosen, A. (1984), Pharmazie **39**, 322
Messinger, P., Meyer, H. (1977), Pharm. Ztg. **122**, 2253
Stajer, G., et al. (1977), Arch. Pharm. (Weinheim, Ger.) **310**, 865
Stamm, H., et al. (1970), Dtsch. Apoth. Ztg. **110**, 1205
Wiegrebe, W., Wehrhahn, L. (1975), Arzneim.-Forsch. **25**, 517

5.5 Barbitursäuren

Eigenschaften
de Meester, P., Jovanovic, M.V., Chu, S.S.C., Bichl, E.R. (1986), J. Heterocycl. Chem. **23**, 337
Prankerd, R.J., McKeown, R.H. (1994), Physicochemical properties of barbituric acid derivatives: IV. Solubilities of 5,5-disubstituted barbituric acids in water, Int. J. Pharm. **112**, 1–15

pK_S-Werte
Buckingham, D.A., Clark, C.R., McKeown, R.H., Wong, O. (1987), J. Am. Chem. Soc. **109**, 466
Jovanovic, M.V., Bichl, E.R. (1987), J. Heterocycl. Chem. **24**, 191
Tate, J.V., Tinnermann, W.N., Jurevics, V., Jeskey, H., Bichl, E.R. (1986), J. Heterocycl. Chem. **23**, 9

Übersichtsartikel
Bojarski, J.T., Mokrosz, J.L., Barton, H.J., Paluchowska, M.H. (1985), Adv. Heterocycl. Chem. (Katritzky, A.R.) **38**, 229 Academic Press Inc., San Diego
Bolton, W. (1963), Acta Crystallogr. **16**, 166
Bourin, M., Menez, J.-F., Colombel, M.-C., Larousse, C. (1987), Arzneim.-Forsch. **37**, 506
Craven, B.M. (1964), Acta Crystallogr. **17**, 282
Jones, G.P., Andrews, P.R. (1987), J. Chem. Soc. Perkin Trans. 2: 415
McMahon, F.B., Kebarle, F. (1976), J. Am. Chem. Soc. **98**, 3399
Smyth, W.F., et al. (1975), Anal. Chim. Acta **80**, 233

Hydrolyse
Garett, E.R. (1971), J. Pharm. Sci. **60**, 1145
Mollica, J.A., et al. (1978), J. Pharm. Sci. **67**, 443
Fretwurst, F. (1958), Arzneim.-Forsch. **8**, 44
Maulding, H.V. (1972), J. Pharm. Sci. **61**, 1389
Knabe, J. (1978), Arzneim.-Forsch. **28**, 1048
Jeffrey, G.A. (1961), Acta Crystallogr. **14**, 881

Stabilität in Lösungen
Thoma, K., Struwe, M. (1985), Dtsch. Apoth. Ztg. **125**, 2062

Identifizierung
Büchi, J., Perlia, X. (1954), Pharm. Acta Helv. **29**, 183 u. 290
Bult, A., Klasen, H.B. (1976), Spectrosc. Lett. **9**, 81
Bult, A., Klasen, H.B. (1975), Pharm. Weekbl. **110**, 533 u. 1161
Schmidt, F. (1978), Dtsch. Apoth. Ztg. **118**, 443
Schwenker, G. (1957), Dtsch. Apoth. Ztg. **97**, 238
Schwenker, G. (1976), Dtsch. Apoth. Ztg. **116**, 205

Photochemie
Aoyama, H., Hatori, H. (1990), Photochemical Reactions of Barbituric Acids, Tetrahedron **46**, 3781–3788
Barton, H., Bojarski, J. (1983), Pharmazie **38**, 630
Barton, H., Bojarski, J. (1982), Tetrahedron Lett. **23**, 2133

Gehaltsbestimmung
Barton, H.J., Bojarski, J., Zurowska, A. (1986), Arch. Pharm. (Weinheim, Ger.) **319**, 457
Gautier, J.A., Pellerin, F., Pineau, J. (1958), Ann. Pharm. Fr. **11**, 40

Polymorphie
Kuhnert-Brandstätter, M., Bachleitner, F. (1971), Arch. Pharm. (Weinheim, Ger.) **304**, 580
Kuhnert-Brandstätter, M. (1975), Pharm. Unserer Zeit **4**, 131

5.5.1 Barbitursäure-Derivate

Barbital

Takayanagi, H., Munemura, S., Goto, M., Ogura, H., Onda, M. (1986), Yakugaku Zasshi **106**, 867

Pentobarbital

Soine, W.H., Soine, P.L.J., England, T.M., Graham, R.M., Capps, G. (1994), Identification of the Diastereomers of Pentobarbital N-Glucosides Excreted in Human Urine, Pharm. Res. **11**, 1535–1539

Phenobarbital

Auterhoff, H., Stieck, R. (1977), Arch. Pharm. (Weinheim, Ger.) **309**, 988

Gygi, S.P., Wilkins, D.G., Rollins, D.E. (1997), A Comparison of Phenobarbital and Codeine Incorporation into Pigmented and Nonpigmented Rat Hair, J. Pharm. Sci. **86**, 209–214

Soine, W.H., Safi, H., Westkaemper, R.B. (1992), Initial Studies on the N-Glucosylation of Phenobarbital by Mouse Liver Microsomes Using a Radiochemical High-Performance Liquid Chromatographic (HPLC) Method, Pharm. Res. **9**, 613–617

Wiegrebe, W., Wehrhahn, L., Schlunegger, W. (1975), Pharm. Acta Helv. **50**, 261

5.5.2 Thiobarbitursäure-Derivate

Thiopental-Natrium

Yebga, A., Ménager, S., Verite, P., Combet Farnoux, C., Lafont, O. (1995), Competition between two metabolic pathways: oxidation and desulfuration in the thiobarbiturate series, Eur. J. Med. Chem. **30**, 769–777

Metabolismus

Martens-Lobenhoffer, J. (1999), Pharmazie **54**, 597–599

Hydrolyse

Bojarski, J. (1974), Rocz. Chem. **48**, 619

Gehaltsbestimmung

Wojahn, H., Wempe, E. (1952), Arch. Pharm. (Weinheim, Ger.) **285**, 280

6 Nitro-Verbindungen

6.1 Aromatische Nitro-Verbindungen

Chloramphenicol

Fitzhugh, A.L. (1991), Chloramphenicol: High Dilution FT-IR Evidence for an Intramolecular Hydrogen Bond, Bioorg. Med. Chem. **1**, 253–256

Resistenzbildung durch Acetylierung

Groß, F., et al. (2002), Bioorg. Med. Chem. Lett. **12**, 283–286

Hydrolyse

Higuchi, T., Marcus, A., Bias, Ch. (1954), J. Am. Pharm. Assoc. **43**, 129

Knabe, J., Kräuter, R. (1963), Arch. Pharm. (Weinheim, Ger.) **296**, 190

Photochemie

Mubarak, S.J., et al. (1983), Pharm. Acta Helv. **58**, 343

Shik, J.K. (1971), J. Pharm. Sci. **60**, 1889

^{1}H-NMR

Jardetzky, O. (1963), J. Biol. Chem. **238**, 2498

Identifizierung

Bamberger, E. (1900), Ber. Dtsch. Chem. Ges. **33**, 1939

Hanning, E., Heyrozh, H. (1964), Pharm. Zentralhalle **103**, 810

Kallmayer, H.J. (1973), Arch. Pharm. (Weinheim, Ger.) **306**, 713

Knabe, J., Philipson, K. (1966), Arch. Pharm. (Weinheim, Ger.) **299**, 321

Kunz, A., Hudson, C.S. (1926), J. Am. Chem. Soc. **48**, 1982

Rebstock, M.C., Crooks, H.M. (1949), J. Am. Chem. Soc. **71**, 2458

Gehaltsbestimmung

Awe, W., Stohlman, H. (1957), Arzneim.-Forsch. **7**, 495

Niclosamid

Noelting, E. (1897), Ber. Dtsch. Chem. Ges. **30**, 2589

6.2 Heteroaromatische Nitro-Verbindungen

Tautomerie von Nitroimidazolen

Jiminez, P., Layenz, J. (1989), New J. Chem. **13**, 151

Kala, H., Ausborn, D. (1971), Pharmazie **26**, 121, 193

UV-Spektren

Horvath, G., Milch, G. (1965), Pharm. Zentralhalle **104**, 647

Raffauf, R. (1950), J. Am. Chem. Soc. **72**, 753, 756

Identifizierung

Can, E.R.K., et al. (1969), J. Pharm. Sci. **58**, 55

Gerlach, H. (1966), Pharm. Zentralhalle **105**, 526 u. 771

Gomahr, H., Kressbach, H. (1951), Sci. Pharm. **19**, 154

Gehaltsbestimmung

Milch, G., et al. (1965), Pharm. Zentralhalle **104**, 564

Nitrofurantoin

Otsuka, M., Teraoka, R., Matsuda, Y. (1990), Characterization of Nitrofurantoin Anhydrate and Monohydrate, and their Dissolution Behaviors, Chem. Pharm. Bull. **38**, 833–835

Metronidazol

Thakur, A.B., Abdelnasser, M., Serajuddin, A.T.M., Wadke, D.A. (1991), Interaction of Metronidazole with Antibiotics Containing the 2-Aminothiazole Moiety, Pharm. Res. **8**, 1424–1429

Godfrey, R., Edwards, R. (1991), A Chromatographic and Spectroscopic Study of Photodegraded Metronidazole in Aqueous Solution, J. Pharm. Sci. **80**, 212–218

7 Amine

Analytik

Hulle, E.V. in Houben/Weyl, Bd. II S. 632, Georg Thieme Verlag, Stuttgart, New York

Sinsheimer, J.E. (1966), J. Pharm. Sci, **55**, 1240

Warren, R.J. (1965), J. Pharm. Sci. **54**, 1554

Reaktion mit Fluorescamin

Weigele, M., et al. (1972), J. Am. Chem. Soc. **94**, 5927

7.1 Aliphatische Amine

Spektralphotometrische und fluorometrische Gehaltsbestimmung

Bartos, J., Pesez, M. (1984), Pure Appl. Chem. **56**, 467

Gramm, H.W. (1959), Pharmazie **14**, 310

Köhler, W., Oelschläger, H. (2002), Pharmazie **57**, 41–44

Identifizierung: Kolorimetrie

Horn, D. (1953), Pharmazie **8**, 503

Amantadin

Kirschbaum, J. (1983), in Florey, K., Bd. 12, 1 ff.

Reaktion mit 9-Isothiocyanatoacridin

Sinsheimer, J.E., et al. (1971), J. Pharm. Sci. **60**, 141

Amitryptilin

Bessel, K.W., Rudy, B.C., Senkowski, B.Z. (1974), in Florey, K., Bd. 3 127 ff.

Chlorphenamin

Eckhart, C.G., McCorkle, T. (1978), in Florey, K., Bd. 7, 43 ff.

pK_S-Werte

Higuchi, T., Kato, K. (1966), J. Pharm. Sci. **55**, 1080

Cinnarizin

Hoffmann, H. (1986), Pharmaz. Ztg. **131**, 490

Pyrrol-Bildung

Gossauer, A. (1974), Chemie der Pyrrole, Springer Verlag, Berlin, Göttingen, Heidelberg

Dextromoramid

Vitali-Reaktion

Kovar, K.A., Noy, M., Pieper, R. (1982), Dtsch. Apoth. Ztg. **122**, 3

Gehaltsbestimmung: photometrisch

Caddy, B., Idowu, R. (1979), Analyst **104**, 328

Diphenhydramin

Holcomb, I.J., Fusri, S.A. (1974), in Florey, K., Bd. 3, 177 ff.

Ethambutol

Lee, Ch.-S., Benet, L.Z. (1978), in Florey, K., Bd. 7, 231 ff.

Kolorimetrie

Burger, J.M., Pisano, F.D., Nash, R.A. (1969), J. Pharm. Sci. **58**, 110

Reintgen, H., Grunert, M. (1969), Pharmazie **24**, 148

Ethylendiamin

Identifizierung

Kallmayer, H.-J., Seyfang, K. (1983), Dtsch. Apoth. Ztg. **123**, 2147

Dansylierung

Kallmayer, H.-J., Schwarz, P. (1989), Pharmazie **44**, 119

Fluoxetin

Risley, D.S., Bopp, R.J. (1990), in Florey, K., Bd. 19, 193

Maillard-Reaktion

Wirth, D.D., Baertschi, S.W., Johnson, R.R., Maple, S.A., Miller, M.S., Hallenbeck, D.K., Gregg, S.M. (1997), J. Pharm. Sci. **87**, 31

Review (Maillard-Reaktion)

Ledl, F., Schleicher, E. (1990), Angew. Chem. **102**, 597

Hydrolysestabilität

Souther, R.W., Dinner, A. (1976), J. Pharm. Sci. **65**, 457

Hexetidin

Breinlich, J. (1971), Pharm. Ztg. **46**, 1774

Satzinger, G., Herrmann, W., Zimmermann, F. (1975), in Florey, K., Bd. 7, 177 ff. sowie (1975) Arzneim.-Forsch. **25**, 1849

Protonierung

Zinner, G., Burmeister, H.-O. (1993), Pharm. Ztg. Wiss. **138**, 97

Strukturaufklärung der Abbauprodukte

Nitschmann, W., Capello, H., Scheidl, H., Schmid, W., Strieder, G. (1997), Pharmazie **52**, 195

Methadon

Bishara, R.H. (1974), in Florey. K., Bd. 3, 408 ff.

Breinlich, J. (1953), Arzneim.-Forsch. **3**, 93

Hoffmann, W. (1953), Arzneim.-Forsch. **3**, 364

Methenamin

Eiden, F. (1961), Dtsch. Apoth. Ztg. **101**, 1348

Mechanismus der Pyridin-Synthese nach Hantzsch

Compton, B.J., Purdy, W.C. (1980), Can. J. Chem. **58**, 2207

Kartritzky, A.R., Osterkamp, D.L., Yousaf, T.J. (1986), Tetrahedron **42**, 5729

Formaldehydnachweis

Görlitzer, K., Roth, A. (1995), Arch. Pharm. (Weinheim) **328**, 261

Gehaltsbestimmungsmethoden für Formaldehyd

Diemair, W., Heiligenthal, A. (1960), Z. Lebensm.-Unters.-Forsch. **111**, 208

Pethidin

Fish, N.P., De Angelis, N.J. (1972), in Florey, K., Bd. 1, 175 ff.

Stabilität

Kempa, H., Brockelt, G., Pohloudek-Fabini, R. (1970), Pharmazie **25**, 326

Piperazin

Gossauer, A. (1974), Chemie der Pyrrole, Springer Verlag, Berlin, Göttingen, Heidelberg

Okhuma, S. (1960), J. Pharm. Sci. Japan **80**, 505

Okhuma, S. (1960), in CA **54**, 18154 a

pK_S-Werte

Schwarzenbach, G., Maissen, B., Ackermann, H. (1952), Helv. Chim. Acta **35**, 2333

Propranolol

Analytik

Hoffmann, H. (1984), Pharm. Ztg. **129**, 124/10

Kader, A., et al. (1982), J. Pharm. Belg. **37**, 214

Schunack, W. (1981), Dtsch. Apoth. Ztg. **121**, 2879
Stenzel, W.R. (1981), Pharmazie **36**, 529

Timolol
Mazzo, D.J., Loper, A.E. (1987), in Florey, K., Bd. 16, 641

Verapamil
Appel, W. (1962), Arzneim.-Forsch. **12**, 562
Chang, Z.L. (1988), in Florey, K., Bd. 17, 643 ff.

7.2 Aminoglykoside

Streptomycin
Hüll, W.E., Kriecheldorf, H.R. (1980), Liebigs Ann. Chem. 158
Massa, J.S., Kader-Taragan, A.H., Hassan, M.M.A. (1987), in Florey, K., Bd. 16, 507
Schmidt, H., Sych, F.J., Gosda, W. (1968), Pharmazie **23**, 161

Maltol-Reaktion
Boxer, G.E., Jelink, V.C., Leghron, P.M. (1947), J. Biol. Chem. **169**, 153

Fluorimetrie
Jelinek, V.C., Boxer, G.E. (1949), J. Biol. Chem. **175**, 367

Kanamycin
Claes, P.J., Dubost, M., Vanderhaeghe, H. (1977), in Florey, K., Bd. 6, 259 ff.

Gentamicin
Rosenkranz, B.E., et al. (1980), in Florey, K., Bd. 9. 295 ff.

Derivatisierung und Massenspektrometrie
Breitinger, M., Mayer, K.K., Wiegrebe, W. (1986), Arch. Pharm. (Weinheim, Ger.) **319**, 1135

Neomycin
Heyes, W.F. (1979), in Florey, K., Bd. 8, 399 ff.

Elson-Morgan-Reaktion
Cornforth, J.W., Firth, M.E. (1958), J. Chem. Soc. 1091
Elson, L.A., Morgan, W.T.J. (1933), Biochem. J. **27**, 1824

Ribosenachweis (Farbreaktion)
Lewis, K.G., Mulquiney, C.E. (1979), Aust. J. Chem. **32**, 1079

7.3 Phenyl-alkylamine

7.3.1 Ephedrin-Derivate

Stereochemie
Beyrich, Th., Junghänel, J., Mietz, G., Hauschke, J. (1997), Untersuchungen zur Reinheitskontrolle chiraler Arzneistoffe, Pharmazie **52**, 512–516
Duddu, S.P., Khin-Khin, A., Grant, D.J.W., Suryanarayanan, R. (1997), A Novel X-ray Powder Diffractometric Method for Studying the Reaction between Pseudoephedrine Enantiomers, J. Pharm. Sci. **86**, 340–344
Engle, A.R., Lucas, E.A., Purdie, N. (1994), Determination of Enantiomers in Ephedrine Mixtures by Polarimetry, J. Pharm. Sci. **83**, 1310–1313
Hyne, J.B. (1961), Can. J. Chem. **39**, 2536
Li, Z.J., Grant, D.J.W. (1997), Relationship between Physical Properties and Crystal Structures of Chiral Drugs, J. Pharm. Sci. **86**, 1073–1077
Porthogese, Ph.S. (1967), J. Med. Chem. **10**, 1057
Testa, B. (1973), Pharm. Acta Helv. **48**, 389

Nachweis mit Tetrachlorkohlenstoff
Lohmann, U., Hartke, K. (1983), Dtsch. Apoth. Ztg. **123**, 105

Hydramin-Spaltung
Otto, H.-H. (1980), Pharm. Unserer Zeit **9**, 26

Identifizierung
Neuninger, H. (1987), Sci. Pharm. **55**, 1
Nicolet, B.M. (1939), J. Am. Chem. Soc. **61**, 6115
Roth, H.J. (1961), Arch. Pharm. (Weinheim, Ger.) **294**, 427

Gehaltsbestimmung
Chafetz, L. (1971), J. Pharm. Sci. **60**, 291

7.3.3 Adrenalin-Derivate

Adrenalin

pK_S-Werte
Riegemann, S., et al. (1962), J. Pharm. Sci. **51**, 129
Tuckermann, M.M., et al. (1959), J. Am. Chem. Soc. **81**, 92

Oxidativer und hydrolytischer Abbau
Baran, H., Schwedt, G. (1993), Identifizierung von Epinephrin (Adrenalin) – Zersetzungsprodukten in Infusionslösungen mittels HPLC und Multidetektion, Pharmazie **48**, 273–275
Beijersbergen, G.M., et al. (1978), Pharm. Weekbl. **113**, 85
Chafetz, L., Turdiu, R. (1987), Pharm. Res. **4**, 158
Raether, G., Lebus, F., Klopsch, D., Katzorke D., Wollmann, H. (1991), Antioxidantieneinflüsse auf den Zersetzungsmechanismus des Epinephrins, Pharmazie **46**, 426–431
Shirata, A., et al. (1982), Chem. Pharm. Bull. **30**, 1352
Slaveska, R., Balint, L., Momirovic-Culjat, J., Spirevska, I. (1994), A study of the inhibitory effect of sodium metabisulphite on the reaction of adrenaline oxidation in the presence of EDTA and superoxide dismutase, Acta Pharm. **44**, 339–345
Thoma, K., Struve, M. (1986), Pharm. Acta Helv. **61**, 34

Racemisierung
Riegelman, S., Fischer, E.Z. (1962), J. Pharm. Sci. **51**, 206, 210
Schröter, L.C., Higuchi, T. (1958), J. Am. Pharm. Assoc. **47**, 426
Schröter, L.C., Higuchi, T. (1959), J. Am. Pharm. Assoc. **48**, 535
Schröter, L.C., Higuchi, T. (1960), J. Am. Chem. Soc. **82**, 1904

Konformation
Brussee, J., et al. (1980), Pharm. Weekbl. Sci. Ed. **2**, 115

Adrenalin in biol. Material

D'Ischia, M., Costantini, C. (1995), Nitric Oxide-Induced Nitration of Catecholamine Neurotransmitters: a Key to Neuronal Degeneration?, Bioorg. Med. Chem. **3**, 923–927

Kringe, K.-P., Greb, H., Bayha, G., Kranich, S., Mitrovic, V. LABO **1986**, 7

Li, S.W., Elliot, W.H., Burke, W.J. (1994), Synthesis of a Biochemically Important Aldehyde, 3,4-Dihydroxyphenylglycolaldehyde, Bioorg. Chem. **22**, 337–342

In Rezepturen

Almeling, S. (2002), DAZ, 2360–2363

Adrenochrom

Corradini, M.G., Crescenzi, O., Prota, G. (1988), Tetrahedron **44**, 1803

Heacock, R.A. (1959), Chem. Rev. **59**, 181

d'Ischia, M., Palumbo, A., Prota, G. (1988), Tetrahedron **44**, 6441

Jameson, R.E., Kiss, T. (1986), J. Chem. Soc. Dalton Trans. 1833

Mattok, G.L., Wilson, D.L. (1967), Can. J. Chem. **45**, 327

Rosenthaler, L. (1955), Pharm. Ztg. **100**, 20

Roth, H.J., Volkmann, U. (1969), Arch. Pharm. (Weinheim, Ger.) **302**, 434

Salbutamol

Emerson-Reaktion

Kallmayer, H.-J., Engels, H.-J. (2004), Sci pharm. 113

Salbutamol Dimer

Haddad, N., et al. (2002), Tetrahedron Lett. **43**, 1135–1137

7.3.4 Amfetamin-Derivate

Amfetamin

Fontani, F. (1970), J. Pharm. Pharmacol. **22**, 411

Patel, R.M., Benson, J.R., Hometchko, D. (1990), Solid-Phase Extraction of Amphetamine and Methamphetamine using Polymeric Supports and Hexanesulfonic Acid as the Ion-Pairing Agent, LC-GC Intl. **3**, 60–66

Rupp, A., Kovar, K.A., Beuerle, G., Ruf, C., Folkers, G. (1994), A new pharmacophoric model for 5-HT reuptake-inhibitors: differentiation of amphetamine analogues, Pharm. Acta Helv. **68**, 235–244

Uhrich, M., Tillmanns, U. (1990), Identifizierung und Quantifizierung von Amphetamin und Methamphetamin, GIT Supplement **1**, 47–51

7.4 Aromatische Amine und Derivate

Paracetamol

Identifizierung: Hydrolyse und Oxidation

Feigl, F., Jungreis, E., Yariv, S. (1964), Z. Anal. Chem. **200**, 38

Reinheit: Prüfung auf 4-Aminophenol

Okhuma, S. (1960), J. Pharm. Sci. Japan **80**, 493, referiert in CA **54**, 18404 (1960)

Lidocain

Stabilität

Zöllner, E., Vastagh, G. (1966), Pharm. Zentralhalle **105**, 369

Farbreaktion zur Unterscheidung von anderen Anästhetika

Kovar, K.-A., Bitter, U. (1974), Arch. Pharm. (Weinheim, Ger.) **307**, 561, 708

7.5 Quartäre Ammonium-Verbindungen

Benzalkoniumchlorid

Analytik

Albert, K. (1984), Pharm. Ztg. **129**, 1728/72

Herrmann, R. (1987), Arch. Pharm. (Weinheim, Ger.) **320**, 589

Ionenpaarbildung

Lehmann, G., Binkle, B., Scheller, A. (1986), Z. Anal. Chem. **323**, 355

Cetylpyridiniumchlorid

Binder, H., Krainer, W., Lindner, W. (1986), Arch. Pharm. (Weinheim, Ger.) **319**, 642

Dequaliniumchlorid

Rosa, J.C., Galanakis, D., Ganellin, C.R., Dunn, P.M., Jenkinson, D.H. (1998), Bis-Quinolininium Cyclophanes: 6,10-Diaza-3(1,3),8(1,4)-dibenzena-1,5(1,4)-diquinolinacyclodecaphane (UCL 1684), the first Nanomolar, Non-Peptidic Blocker of the Apamin-Sensitive Ca^{2+}-Activated K^+ Channel, J. Med. Chem. **41**, 2–5

Suxamethoniumchlorid

Freese, C. (1953), Arch. Pharm. (Weinheim, Ger.) **290**, 75

Pohloudek-Fabini, R., et al. (1982), Pharmazie **37**, 708

Identifizierung

Auterhoff, H. (1960), Pharm. Zentralhalle **99**, 271

Stabilität

Döge, G., Pohloudek-Fabini, R., Kottke, D. (1982), Pharmazie **37**, 708 und (1983) **38**, 377

Neostigminbromid

Hydrolyse

Christenson, J. (1964), Chem. Scand. **18**, 904

Dittert, L.W., Higuchi, T. (1963), J. Pharm. Sci. **52**, 852

Ferdous, A.J., Waigh, R.D. (1993), Application of the WATR Technique for Water Suppression in ^{1}H-NMR Spectroscopy in Determination of the Kinetics of Hydrolysis of Neostigmine Bromide in Aqueous Solution, J. Pharm. Pharmacol **45**, 559

Porst, H., Kny, L. (1985), Pharmazie **40**, 325, 713

8 Schwefelhaltige Verbindungen

8.1 Thiole und Disulfane

Analytik
Fontana, A., Toniolo, C. (1974), in The Chemistry of the Thiolgroup (Patai, S., Herausgeb.), John Wiley and Sons, London, New York

Ellmanns Reagenz
Ellmann, G.L. (1959), Arch. Biochem. Biophys. **82**, 70

8.3 Sulfonsäure-Derivate

8.3.1 Sulfonsäureester

Busulfan

Hydrolyse
Feit, P.W., Rastrup-Anderson, N. (1973), J. Pharm. Sci. **62**, 1007

8.3.2 Sulfonsäureamide

Sulfonamide

Tautomerie
Bult, A. (1983), Pharm. Weekbl. Sci. Ed. **5**, 77
Kitao, K., et al. (1973), Chem. Pharm. Bull. **21**, 2417
Ried, W., Mösinger, O. (1978), Chem. Ber. **111**, 143
Schwenker, G. (1962), Arch. Pharm. (Weinheim, Ger.) **295**, 753
Shefter, E., Sackmann, P. (1971), J. Pharm. Sci. **60**, 282
Sullivan, G.R. (1977), J. Org. Chem. **42**, 1095

Stabilität
Fink, D.W., Martin, R.P., Blodinger, J. (1978), J. Pharm. Sci. **67**, 1415
Schittenhelm, W., Hermann, K. (1970), Dtsch. Apoth. Ztg. **110**

Polymorphie u. Pseudopolymorphie
Bingham, A.C., et al. (2001) Chem. Comm. 603–604
Caira, M.R., et al. (2003), J. Pharm. Sci., 2164–2176

Identifizierung
Bratton, A.C., Marschall, E.K. (1939), J. Biol. Chem. **128**, 537

Reaktionen mit Xanthydrol (s. Ureide)
Hoffmann, W., Wilkens, G. (1946), Pharmazie **1**, 201
Hoffmann, W., Wilkens, G. (1947), Pharm. Ztg. **83** 65
Wojahn, H. (1942), Dtsch. Apoth. Ztg. **57**, 239

Metall-Komplexe (Cu- und Ag-)
Bult, A. (1979), Pharm. Weekbl. Sci. Ed. **1**, 101
Bult, A. (1981), Pharm. Weekbl. Sci. Ed. **3**, 3
Bult, A., et al. (1979), Transition Met. Chem. **4**, 285
Bult, A. (1978), Arch. Pharm. (Weinheim, Ger.) **311**, 855
Bult, A., et al. (1984), J. Pharm. Sci. **73**, 133
Nesbitt, R.U. (1974), J. Pharm. Sci. **63**, 948
Nesbitt, R.U. (1977), J. Pharm. Sci. **66**, 519

Stabilität
Klimes, J., Zahradnicek, M. (1987), Pharmazie **42**, 511

Gehaltsbestimmung
Verma, K.K., Gupta, A.K. (1982), Anal. Chem. **54**, 249

Sulfadiazin

Huany, Z., et al. (2001) Bioorg. Med. Chem. Lett. 1099–1103
Raybin, H.W. (1944), J. Am. Pharm. Assoc. Sci. Ed. **33**, 159

Sulfamethoxazol

Nakai, H., Takasuka, M., Shiro M. (1984), J. Chem. Soc. Perkin Trans 2: 1459

Phthalylsulfathiazol

Gehaltsbestimmung
Verma, K.K., Gupta, A.K. (1984), Anal. Chem. **54**, 249

Succinylsulfathiazol

Burger, A., Grießer, U.J. (1989), Charakterisierung und Identifizierung von 11 Kristallformen von Succinylsulfathiazol, Sci. Pharm. **57**, 293–305

Tolbutamid

Polymorphie
Kimura, K., et al. (1999), J. Pharm. Sci. **88**, 385–391
Oelschläger, H., Blume, H. (1976), Arzneim.-Forsch. **26**, 303
Oelschläger, H., Blume, H. (1980), Arzneim.-Forsch. **30**, 581

Tosylchloramid-Natrium

Röntgenstruktur
Olmstead, M.M., Power, P.P. (1986), Inorg. Chem. **25**, 4057

Radikalbildung
Campell, M.M., Johnson, G. (1978), Chem. Rev. **78**, 65
Dannan, H., Crooks, P.A., Dittert, L.W., Hussain, A. (1992), Kinetics and Mechanism of Chlorine Exchange between Chloramine-T and Secondary Amines, J. Pharm. Sci. **81**, 652–656
Dannan, H., Crooks, P.A., Dittert, L.W., Hussain, A. (1992), Structure Activity Considerations in Kinetics and Mechanism of Chlorine Exchange between Chloramine-T and Secondary Amines, J. Pharm. Sci. **81**, 657–660
Evans, J.C., Jackson, S.K., Rowlands, C.C. (1985), Tetrahedron **22**, 5191, 5195

Furosemid

Stabilität
Mandak, M., et al. (1978), Zentralbl. Pharm. **117**, 998
Moore, D.E. Sithipitaks, V. (1983), J. Pharm. Pharmacol. **35**, 489

Chlortalidon

Reaktivität
Graf, W., Girod, E., Schmid, E., Stoll, W.G. (1959), Helv. Chim. Acta **42**, 1085

Acetazolamid

Griesser, U.J., Burger, A., Mereiter, K. (1997), The Polymorphic Drug Substances of the European Pharmacopoeia. Part 9. Physicochemical Properties and Crystal Structure of Acetazolamide Crystal Forms, J. Pharm. Sci. **86**, 352–358

9 Polycarbocyclen

9.1 Tetracycline

Übersicht

Clive, D.L.J. (1968), Chemistry of Tetracyclines, Quarterly Reviews **22**, 435

Dürkheimer, W. (1975), Tetracycline, Chemie, Biochemie und Struktur-Wirkungs-Beziehungen. Angew. Chem. **87**, 751

Mitscher, L.A. (1978), The Chemistry of the Tetracycline Antibiotics, Marcel Dekker Inc. New York, Basel

pK_S-Werte

Stephens, C.R., et al. (1956), J. Am. Chem. Soc. **78**, 4155

Tetracyclin

Ali, S.L. (1984), in Florey, K., Bd. 13, 597 ff.

Anhydrotetracylin, Epimerisierung

Sokolowski, T.D., et al. (1977), J. Pharm. Sci. **66**, 1159

Chlortetracyclin

Schwartzmann, G. (1979), in Florey, K., Bd. 8, 101

Minocyclin

Zbinovsky, W., Chrekian, G.P. (1977), in Florey, K., Bd. 6, 323 ff.

Doxycyclin

Keto-Enol-Tautomerie

Naidong, W., et al. (1993), Int. J. Pharmaceutics **96**, 12–21

4-Epidoxycyclin

Eger, K., Hengstler, J., et al (2004) Bioch. Biophy. Chem. Acta Res. Commun. **323**, 979–986

Rolitetracyclin

Struktur

Roth, H.J., Brandes, R. (1965), Arch. Pharm. (Weinheim, Ger.) **298**, 34

9.2 Steroide

Allgemeines

Fieser, L.F., Fieser, M. (1961), Steroide, Verlag Chemie, Weinheim

Fried, J., Edwards, J.A. (1972), Organic Reactions in Steroid Chemistry, Van Nostrand Reinhold Company, New York

Nomenklatur

Hoppe-Seyler's Z. Physiol. Chem. (1979), **351**, 663

Analytik

Bartos, J., Pesez, M. (1976), Colorimetric and Fluorometric Analysis of Steroids, Academic Press. London

Görog, S., Szasz, G.Y. (1978), Analysis of Steroid Hormone Drugs, Elsevier Scientific Publishing Company, Amsterdam

Görög, S. (1981), Z. Anal. Chem. **308**, 97

Ring-A-Analytik:

9.2.1 Steroide mit aromatischem Ring A

Estradiol

Salole, E.S. (1986), in Florey, K., Bd. 15, 283 ff.

Identifizierung (Reaktion mit diazotierter Sulfanilsäure)

Möhrle, H., Tenczer, J. (1976), Pharm. Acta Helv. **51**, 219

Ethinylestradiol

Gehaltsbestimmung

Müller, K. (1961), Z. Anal. Chem. **181**, 142

Shaw, J.A., Fisher, E. (1946), J. Am. Chem. Soc. **68**, 2745

Ring-A-D-Analytik: Kober-Reaktion

Huck, H. (1976), Naturwissenschaften **63**, 90

Kimura, U., et al. (1973), Chem. Pharm. Bull. **21**, 1720

Kimura, M., et al. (1973), Chem. Pharm. Bull. **21**, 1741

Kimura, M, Akiyama, K., Miura, T. (1974), Chem. Pharm. Bull. **22**, 643

Pindur, U., Schall, T. (1992), Sci. Pharm. **60**, 11

Pindur, U., Schall, T. (1994), Arch. Pharm. (Weinheim), **327**, 637

Mestranol

El Obeid, H.A., Al Badr, A.A. (1982), in Florey, K. Bd. 11, 375 ff.

9.2.2 Steroide mit α,β-ungesättigter Carbonyl-Funktion in Ring A

Umberger-Reaktion

Smith, L.L., Foell, Th. (1959), Anal. Chem. **31**, 102

Umberger, E.J. (1955), Anal. Chem. **27**, 768

Postchromatographische Derivatisierung in der quantitativen DC mit INH

Funk, W. (1984), Z. Anal. Chem. **318**, 206

Photoisomerisierung

Della Greca, M., et al. (2002), J. Org. Chem. **67**, 9011–9015

Betamethason-17-valerat

Wolf, G., Keller, G. (2004), DAZ **144**, 1747

17-Desoxycorticosteroide

Norymberski-Reaktion

Exley, D., et al. (1961), Biochem. J. **81**, 428

17-Hydroxy-20-ketosteroide
Appleby, J.I., Norymberski, J.K. (1955), Biochem. J. **60**, 460

TTC-Reaktion
Heintz, B., Kalusa, R. (1978), Dtsch. Apoth. Ztg. **118**, 1000
Möhrle, H. Schittenhelm, D. (1967), Pharm. Ztg. **40**, 1400

Übersichtsartikel
Bauwens, J.P., Logghe, G.N. (1976), Pharm. Weekbl. **111**, 633

Porter-Silber-Reaktion
Lewbart, M.L., Mattox, V.R. (1961), J. Org. Chem. **29**, 513
Porter, C.C., Silber, R.H. (1950), J. Biol. Chem. **185**, 201

Testosteron

Fluoreszenz in konz. Schwefelsäure
Takagi, H., Miura, T., Kimura, M. (1982), Chem. Pharm. Bull. **30**, 3493

Hydrocortison
Florey, K. (1983), in Florey, K., Bd. 12, 277 ff.

Oxidation mit Natriumbismutat zu 17-Ketosteroiden
Brooks, C.J.W., Norymberski, J.K. (1953), Biochem. J. **55**, 371

9.2.3 Steroide mit α, β-ungesättigter Carbonylfunktion im Ring A und α-Ketolfunktion

Dexamethson
Cohen, E.M. (1973), in Florey, K., Bd. 2, 136ff.

Triamcinolonacetonid
Florey, K. (1972), in Florey, K., Bd. 1, 368ff., 396ff.
Sieh, H. (1982), in Florey, K., Bd. 11, 593ff., 615ff.

Kolorimetrie: Reaktion mit Kupferacetat/Phenylhydrazin
Chafetz, L., Tsilifonis, D.C. (1977), J. Pharm. Sci. **66**, 1145

Methylprednisolon

Photoabbauprodukte
Ogata, M., Noro, Y., Yamada, M., Tahara, T., Nishimura, T. (1998), J. Pharm. Sci. **87**, 91

Photochemischer Abbau von Dienon-Steroiden
Ogata, M., Noro, Y., Yamada, M., Tahara, T., Nishimura, T. (1998), J. Pharm. Sci. **87**, 91

9.2.4 Steroide mit einem Butenolid-Ring am C-17

Digitoxin
Jakovlevic, I.M. (1974), in Florey, K., Bd. 3, 149ff.

Hydrolyse
Lindig, C., Repke, K.R.P. (1972), Tetrahedron **28**, 1847 und 1859

Keller-Kiliani-Reaktion
Keller, C.C. (1895), Ber. Dtsch. Pharm. Ges. **5**, 275
Kiliani, H. (1914), Arch. Pharm. (Weinheim, Ger.) **252**, 13

Reaktion mit Orcin/Oxidationsmitteln
Poethke, H., Kupferschmid, (1959), Arch. Pharm. (Weinheim, Ger.) **301**, 846 und 943

Bildung von Meisenheimer-Salzen
Baljet, H. (1918), Schweiz. Apoth. Ztg. **56**, 71 und 84
Kedde, D.L. (1947), Pharm. Weekbl. **82**, 741
Kovar, K.A., Francas, G., Seidel, R. (1977), Arch. Pharm. (Weinheim, Ger.) **310**, 40
Raymond, W.D. (1938), Analyst **63**, 478; (1939) **64**, 113

Farbreaktion-Legal-Reaktion
Vogt, A.F., Wiegrebe, W. (1990), Pharmazie **45**, 907

Prüfung auf Gitoxin
Kaiser, F. (1955), Chem. Ber. **88**, 556

9.2.5 Seco-Steroide

Isler, O., Brubacher, G. (1982), Die D-Vitamine in Vitamine I, Georg Thieme Verlag, Stuttgart, New York
Jones, H., Rassmussen, G.H. (1980), Recent Advances in the Biology and Chemistry of Vitamin D in Fortschr. Chem. Org. Naturstoffe, (Herz, W. Grisebach, H. Kirby, G.W.) **39**, 63ff., Springer Verlag, Wien, New York

Colecalciferol
Koshy, K.T., Beyer, W.F. (1984), in Florey, K., Bd. 13, 655ff.

Reaktion mit PTAD
Reischl, W., Zbiral, E. (1978), Liebigs Ann. Chem. 745

Tetrazolblau
Ried, W., Gick, H. (1953), Liebigs Ann. Chem. **581**, 16

10 *N*-haltige Heterocyclen

10.1.1 Pyrazol-Derivate

Allgemeines
Wiley, R.H., Wiley, P. (1964), Pyrazolones, Pyrazolidones and Derivatives, The Chemistry of Heterocyclic Compounds, Interscience Publishers, New York

Nomenklatur
Zinner, G., Janssen, G. (1976), Dtsch. Apoth. Ztg. **116**, 1839
Zinner, G., Janssen, G. (1977), Dtsch. Apoth. Ztg. **117**, 246

Phenazon

Stabilität
Pohloudek-Fabini, R., Grundermann, P. (1981), Pharmazie **36**, 440

Photostabilität
Reisch, J., Ossenkop, W.F. (1971), Pharm. Ztg. **116**, 1472
Reisch, J., Ossenkop, W.F. (1973), Arch. Pharm. (Weinheim, Ger.) **306**, 155 und 679

Stabilität gegenüber Oxidationsmitteln
Weber, H., Wollenberg, E. (1988), Arch. Pharm. (Weinheim, Ger.) **321**, 551

Identifizierung: Reaktion mit Eisen (III)-Ionen
Celechovsky, J., Kreiči, V. (1957), Cesk. Farm. **6**, 98 referiert in CA **53**, 22741 (1959)

Reaktion mit 4-Dimethylaminobenzaldehyd
Akgün, E., Kämpchen, Th., Pindur, U. (1983), Monatsh. Chem. **114**, 219
Akgün, E., Pindur, U. (1984), Monatsh. Chem. **115**, 197
Pindur, U. (1980), Arch. Pharm. (Weinheim, Ger.) **313**, 301

Reaktion mit Xanthydrol
Pindur, U., Akgün, E. (1983), Arch. Pharm. (Weinheim, Ger.) **316**, 89

Gehaltsbestimmung: bromometrisch
Hofstetter, R., Mühlemann, H. (1963), Pharm. Acta Helv. **38**, 218
Kaufmann, H.P., Arends, W. (1954), – *wasserfrei*
Rink, M., Lux, R., Riemkofer, M. (1959), Pharm. Ztg. **104**, 1380

Propyphenazon
Auterhoff, H., Cnyrim, R. (1977), Dtsch. Apoth. Ztg. **117**, 415

Identifizierung: Reaktion unter Vitali-Morin-Bedingungen
Kovar, K.-A., Rohlfes, W., Auterhoff, H. (1981), Arch. Pharm. (Weinheim, Ger.) **314**, 532

Nachweis der Isopropyl-Gruppe
s. Isopropanol und Meprobamat
Reisch, J., Ekiz, N., Guneri, T. (1986), Arch. Pharm. (Weinheim, Ger.) **319**, 973

Metamizol-Natrium
Stabilität
Awe, W., Tracht, H.-G. (1963), Pharm. Ztg. **108**, 1365
Yoshioka, S., et al. (1977), Chem. Pharm. Bull. **25**, 475 und 484
Yoshioka, S., et al. (1978), Chem. Pharm. Bull. **26**, 2723
Wagner, G. (1956), Arch. Pharm. (Weinheim, Ger.) **289**, 121

Identifizierung: Reaktion mit Oxidationsmitteln
Awe, W., Buerhop, R., Bammel, H. (1961), Pharmaz. Ztg. **106**, 1611

Reaktion mit Wasserstoffperoxid
Weber, H., Bresser, R. (1996), Pharmazie **51**, 152

Gehaltsbestimmung
Wirth, M.P. (1954), Pharm. Acta Helv. **29**, 199

– iodometrisch
Kawamura, K., Negoro, Y. (1968), Yakugaku Zasshi, **88**, 554 C.A. **69**, 66569 (1968)

– kolorimetrisch
Kawamura, K. (1967), Yakugaku, Zasshi **87**, 394

Chemie der Pyrazolidin-3,5-dione
Eiden, F. (1967), Dtsch. Apoth. Ztg. **107**, 1522
Zinner, G., Fritsch, G. (1983), Dtsch. Apoth. Ztg. **123**, 1027

10.1.2 Pyrazolidin-3,5-dione

Phenylbutazon
Ali, S.L. (1982), in Florey, K., Bd. 11, 483 ff.

pK_S: Tautomerie
Stella, V.J., Pipkin, J.D. (1976), J. Pharm. Sci. **65**, 1161
Wallenfels, K., Sund, H. (1959), Arzneim.-Forsch. **9**, 83

Stabilität
Awang, D.V.C., Vincent, A., Matsui, F. (1973), J. Pharm. Sci. **62**, 1673

Identifizierung
Auterhoff, H., Pauli, H.P. (1976), Arch. Pharm. (Weinheim, Ger.) **309**, 538
Szabo, A.E., Stajer, G. (1979), Pharmazie **34**, 449
Vinkler, E., Stajer, G. (1969), Pharmazie **24**, 42

Mechanismus der Benzidin-Umlagerung
Shine, H.J., et al. (1981), J. Am. Chem. Soc. **103**, 955

Reaktion mit Xanthydrol
Deschner, R., Pindur, U. (1985), Arch. Pharm. (Weinheim, Ger.) **319**, 760

Kolorimetrie
Waldheim, G., Möhr, H., Rüdiger, S. (1987), Pharmazie **42**, 11

Sulfinpyrazon

Synthese, Eigenschaften und Racemat-Trennung
Pfister, R., Häflinger, F. (1961), Helv. Chim. Acta, **44**, 232

10.1.2 Imidazol-Derivate

Histamin
Joule, J.A., Smith, G.F. (1972), Heterocyclic Chemistry, van Norstrand Reinhold Co., London
Schmidt, F., Gruhn, J. (1955), Naturwissenschaften **42**, 391

Pilocarpin
Bäschlin, K. (1969), Pharm. Acta Helv. **44**, 339
Ben-Bassat, A.A., Lavie, D. (1974), Isr. J. Chem. **12**, 845
Bundgaard, H., Falch, E., Larsen, C., Mikkelson, T.J. (1986), J. Pharm. Sci. **75**, 36
Bundgaard, H., Falch, E., Larsen, C., Mosher, G.L., Mikkelson, T.J. (1985), J. Med. Chem. **28**, 979
Chung, P.-H., et al. (1970), J. Pharm. Sci. **59**, 1300
Döpke, W., d'Heureuse, G. (1968), Tetrahedron Lett. **15**, 1807
Druzgala, P., Winwood, D., Drewniak-Deyrup, M., Smith, S., Bodor, N., Kaminski, J.J. (1992), New Water-Soluble Pilcarpine Derivatives with Enhanced and Sustained Muscarinic Activity, Pharm. Res. **9**, 372–377
Knabe, J. (1967), Mitt. Dtsch. Pharm. Ges. **37**, 145

Kuks, P.F.M., Weekers, L.E.A., Goldhoorn, P.B. (1990), Decomposition of pilocarpine eye drops assessed by a highly efficient high pressure liquid chromatographic method, Pharm. Weekbl. Sci. Ed. **12**, 196–199
Möhrle, H., et al. (1975), Arch. Pharm. (Weinheim, Ger.) **308**, 11
Noordam, A., et al. (1981), J. Pharm. Sci. **70**, 96
Nunes, M.A., Brockmann-Hanssen, E. (1974), J. Pharm, Sci. **63**, 716
Porst, H. Kny, L. (1985), Pharmazie **40**, 23
Yoshioka, S., Aso, Y., Shibazaki, T., Uchiyama, M. (1986), Chem. Pharm. Bull. **34**, 4280

Bioverfügbarkeit
Daniels, R. (2003), Pharm. Ztg. **148**, 1685–1692

Naphazolin
Bauer, J., Krogh, S. (1983), J. Pharm. Sci. **72**, 1347
Möhrle, H., Waldheim, G. (1981), Dtsch. Apoth. Ztg. **121**, 649

^{1}H- und ^{13}C-NMR
Kounttourellis, T.E. (1988), Pharmazie **43**, 26

Clonidin
Rouot, B., Leclerc, G., Wermuth, C.G. (1973), Chim. Ther. **1**, 545
Wermuth, C.G., Schwartz, J., Leclerc, G. Garnier, J.P., Rouot, B. (1973), Chim. Ther. **1**, 115

Gehaltsbestimmung: Komplexierung mit Iod
Kottke, D., Beyrich, Th., Werner, H. (1988), Pharmazie **43**, 99

GC/MS
Häring, N., Salama, Z., Reif, G., Jaeger, H. (1988), Arzneim.-Forsch. **38**, 404

10.1.3 Pyridin-Derivate

Allgemeines
Pyridine and its Derivatives (1976), Kap. 24, in Rodd's Chemistry of Carbon Compounds Bd. IV, Part. F, Elsevier Scientific Publisher, Amsterdam
Scriven, E.F.V. (1984), Pyridines and their Benzo-Derivatives in Comprehensive Heterocyclic Chemistry (Boulton, A.J., McKillop, A.) Vol. 2, Part 2A, 165 ff. Pergamon Press, Oxford

Identifizierung über Bildung von Glutacondialdehyd and Derivaten
König, W. (1904), J. Prakt. Chem. **69**, 105; (1904), **70**, 19
Zinke, T. (1903), Liebigs Ann. Chem. **330**, 361

Ringöffnungen an Pyridinen und Recyclisierungen
Kost, A.N. (1981), Tetrahedron Report Nr. 115, Tetrahedron **37**, 3423

Pyridoxin
Aboul-Enein, H.Y., Loutfy, M.A. (1984), Florey, K., Bd. 13, 447 ff.
Isler, O., Brubacher, G., Ghisla, S., Kräutler, B. (1988), Vitamin B_6 in Vitamine II, Georg Thieme Verlag, Stuttgart, New York, 193 ff.

Stabilität
Hüttenrauch, R., Tümmler, R. (1967), Pharmazie **22**, 561

Identifizierung: Reaktion mit Gibbs-Reagenz
Hochberg, M. (1944), J. Biol. Chem. **155**, 119
Roth, H.J., Surborg, K.-H. (1968), Arch. Pharm. (Weinheim, Ger.) **310**, 646

Reaktionen mit Methyliodid/Ehrlichs-Reagenz
Kuhn, R., Löw, J. (1939), Ber. Dtsch. Chem. Ges. **72**, 1453

Nicotinsäure, Nicotinamid
Isler, O., Brubacher, G., Ghisla, S., Kräuter, B. (1988), Die Niacin-Gruppe in Vitamine II, Georg Thieme Verlag, Stuttgart, New York, 160ff

Identifizierung: Reaktion mit BrCN
König, W. (1904), J. Prakt. Chem. **69**, 105; **70**, 19

Spezielle Farbreaktion (Oxonol-Bildung)
Zinner, G., Deucker, W. (1962), Naturwissenschaften **49**, 300

Gehaltsbestimmung Nicotinamid: kolorimetrisch in Arzneiformen
Nudelmann, N.S., Nudelmann, O. (1967), J. Pharm. Sci. **65**, 65

Isoniazid
Brewer, G.A. (1977), in Florey, K., Bd. 6, 183 ff.
Krüger-Thiemer, E. (1956), Chemie des Isoniazids, Jahresbericht 1954/55 Tuberkulose-Forschungsinstitut Borstel, Springer Verlag, Berlin, Göttingen, Heidelberg

Identifizierung: Kupfer-Isoniazid-Komplex
Hansen, J.C., Camermann, N., Camermann, A. (1981), J. Med. Chem. **24**, 1369

Reaktion mit Vanillin
Meyer, H., Maltz, J. (1912), Monatsh. Chem. **33**, 400

Reaktion mit 2,4-Dinitrochlorbenzol
Schwenker, G. (1954), Arch. Pharm. (Weinheim, Ger.) **287**, 45
Schwenker, G. (1958), Arch. Pharm. (Weinheim, Ger.) **291**, 537

Reinheitsprüfung auf Hydrazin mit 4-Dimethylaminobenzaldehyd
Wojahn, H., Wempe, E. (1953), Arzneim.-Forsch. **3**, 191

Gehaltsbestimmung: kolorimetrisch mit NBD-Chlorid
Tan, H.S.I. (1973), J. Pharm. Sci. **62**, 993

Bioaktivierung
Broussy, S., et al. (2003), Chem. Eur. J. **9**, 2034–2038
Wilming, M., Johnsson, K. (1999), Angew. Chem. **111**, 2724–2734

Ethionamid

Identifizierung: Reaktion mit Silbernitrat
Vasiliev, R., Sisman, E., Burnea, J. (1962), Pharmazie **17**, 606

Gehaltsbestimmungsmethoden
Iwainsky, H., et al. (1970), Pharmazie **25**, 505

Nifedipin
Ali, S.L., in Florey, K., Bd. 18, 221

Photochemische Instabilität
Bernson, J.A., Brown, E.J. (1955), J. Chem. Soc. **77**, 447

Schloßmann, K. (1972), Arzneim.-Forsch. **22**, 60
Ebel, S., Schütz, H., Hornitschek, A. (1978), Arzneim.-Forsch. **28**, 3188
Görlitzer, K., Dobberkau, P.M., Jones, P.G. (1996), Pharmazie **51**, 392
Matsuda, Y., Siraoka, R., Sugimoto, I. (1989), Int. J. Pharm. **54**, 211

Farbreaktionen und Gehaltsbestimmungen
Eiden, F., Braatz-Greske, K. (1983), Dtsch. Apoth. Ztg. **123**, 3003
Görlitzer, K., Schmidt, E. (1990), Pharm. Ztg. Wiss. **5**, 209

10.1.4 Pyrimidin-Derivate

Thiamin

Zoltewicz, J.A., Uray, G. (1992), Thiamin: A Critical Evaluation of Recent Chemistry of the Pyrimidine Ring, Bioorg. Chem. **22**, 1–28
Zoltewicz, J.A., Dill, C.D., Abboud, K.A. (1997), The Correct Structures of „Dihydrothiamine". Resolution of a Long-Standing Controversy, J. Org. Chem. **62**, 6760–6766

^{1}H-, ^{13}C-, ^{15}N-NMR
Cain, A.H., et al. (1977), J. Am. Chem. Soc. **99**, 6423
Dannhardt, G., Eger, K. (1985), Pharm. Unserer Zeit **14**, 177
Jordan, F. (1982), J. Org. Chem. **47**, 2748
Möhrle, H., Tenczer, J. (1973), Pharm. Acta Helv. **48**, 489
Petzold, D.R., et al. (1979), Stud. Biophys. **75**, 1
Petzold, D.R., et al. (1982), Stud. Biophys. **87**, 15
Pugmire, R.J., Grant, D.M. (1968), J. Am. Chem. Soc. **90**, 697

Analytik
Gallo, N., de Mola, V. (1977), Experientia **33**, 411
Hopmann, R., Brugnoni, G.P. (1981), Angew. Chem. **93**, 1005
Hopmann, R., Brugnoni, G.P. (1982), J. Am. Chem. Soc. **104**, 1341

Biochemie
Breslow, R., McNelis, E. (1959), J. Am. Chem. Soc. **81**, 3080
Estramareix, B., David, S. (1996), Biosynthesis of thiamine, New. J. Chem. **20**, 607–629
Holzer, H. (1961), Angew. Chem. **73**, 721
Hoog, J.L. (1981), Bioorg. Chem. **10**, 233
Kluger, R., et al. (1981), J. Am. Chem. Soc. **103**, 884

10.2 Bicyclische *N*-haltige Heterocyclen

10.2.1 Indol-Derivate

Indometacin

Andronis, V., Yoshioka, M., Zografi, G. (1997), Effects of Sorbed Water on the Crystallization of Indomethacin from the Amorphous State, J. Pharm. Sci. **86**, 346–351
Khalil, R.M. (1996), Interaction of ibuprofen and indomethacin with caffeine, Pharmazie **51**, 970–973
Terashima, K., Takai, S., Usami, Y., Adachi, T., Sugiyama, T., Karagiri, Y., Hirano, K. (1996), Purification and Partial Characterization of an Indomethacin Hydrolyzing Enzyme from Pig Liver, Pharm. Res. **13**, 1327–1330
Tomida, H., Kuwada, N., Tsuruta, Y., Kohashi, K., Kiryu, S. (1989), Nucleophilic Aminoalcohol-catalyzed Degradation of Indomethacin in Aqueous Solution, Pharm. Acta Helv. **64**, 312–315

Röntgenstrukturanalyse
Kistenmacher, T.J., Marsh, R.E. (1972), J. Am. Chem. Soc. **94**, 1340

Identifizierung
Pindur, U., Schiffl, E. (1983), Pharm. Acta Helv. **58**, 322
Peinhardt, G. (1996), Zur Kupfer-Pyridin-Komplexbildung des Indometacins und anderer Indolylessigsäuren, Pharmazie **51**, 673–674

Hydroxamsäure-Reaktion
Zinner G., Grünefeld J., Gevensleben R., Grube A. (2003) Pharmazie **58**, 431

10.2.1.1 Lysergsäure-Derivate

Hofmann, A., et al. (1966), J. Am. Chem. Soc. **88**, 1251
Hofmann, A. (1964), Die Mutterkornalkaloide, F. Enke Verlag, Stuttgart
Troxler, F., Hofmann, A. (1959), Helv. Chim. Acta **48**, 793

Van-Urk-Reaktion
Dibbern, H.W., Rochelmeyer, H. (1963), Arzneim.-Forsch. **13**, 7
Pindur, U. (1982), Pharm. Acta Helv. **57**, 112
Pindur, U. (1984), Arch. Pharm. (Weinheim, Ger.) **317**, 507
Pindur, U. (1986), Pharm. Acta Helv. **61**, 326
Pöhm, M. (1953), Arch. Pharm. (Weinheim, Ger.) **286**, 509

Hopkins-Cole-Reaktion
Brieskorn, C.H., Wittig, G. (1978), Arch. Pharm. (Weinheim, Ger.) **311**, 954
Brieskorn, C.H., Huber J. (1979), Arch. Pharm. (Weinheim, Ger.) **312**, 1046

10.2.1.2 Yohimban-Derivate

Reserpin

Stabilität
Wright, G.E. (1972), J. Pharm. Sci. **61**, 299
Krebs, K.G., Futscher, N. (1960), Arzneim.-Forsch. **10**, 75
Jackson, A.H., et al. J. Chem. Soc. **1978**, 733

Analytik
Banes, D. (1955), J. Am. Pharm. Assoc. Sci. Ed. **441**, 408
Pindur, U., Schiffl, E. (1985), Pharm. Acta Helv. **60**, 3
Pötter, H., Voigt, R. (1966), Pharmazie **21**, 291
Rieder, H.P., Böhmer, M. (1959), Helv. Chim. Acta **42**, 1793

Photochemie
Wright, G.E., Tang, T.Y. (1972), J. Pharm. Sci. **61**, 299

Oxidation
Awang, D.V.C., Dawson, B.A., Girard, M., Vincent, A. (1990), The Product of Reserpine Autoxidation, J. Org. Chem. **55**, 4443–4448

Muñoz, M.A., González-Arjona, D., Balón, M. (1991), Kinetics and Mechanism of Reserpine Oxidation by Nitrous Acid, J. Chem. Soc. Perkin Trans **2**, 453–456

Stereochemie
Hübner, C.F., et al. (1955), Experientia **11**, 303

Epimerisierung
Pindur, U., Schiffl, E. (1986), Arch. Pharm. (Weinheim, Ger.) **319**, 443

Yohimbin

Stabilität
Auterhoff, H., Moll, F. (1959), Arch. Pharm. (Weinheim, Ger.) **292**, 540

Analytik
Pindur, U. (1981), Arch. Pharm. (Weinheim, Ger.) **314**, 142
Rehse, K. (1977), Arch. Pharm. (Weinheim, Ger.) **310**, 563

Ajmalin
Rehse, K., Bergen, L. (1973), Dtsch. Apoth. Ztg. **113**, 1568
Robinson, R. (1957), Angew. Chem. **69**, 40
Schlittler, E. (1974), Arzneim.-Forsch. **24**, 873

Strychnin

^{13}C-NMR
Rehse, K. (1970), Arch. Pharm. (Weinheim, Ger.) **303**, 518
Rehse, K. (1972), Arch. Pharm. (Weinheim, Ger.) **307**, 113
Singh, S.P. (1979), J. Pharm. Sci. **68**, 89

10.2.1.3 Pyrroloindol-Derivate

Physostigmin

Stabilität
Auterhoff, H., Hamacher, H. (1967), Arch. Pharm. (Weinheim, Ger.) **300**, 849
Fletscher, G., Davies, D. (1968), J. Pharm. Pharmacol. **20**, 108
Trose, D., Slowig, P. (1985), Pharmazie **40**, 124
Trose, D., Kässmann, A. (1990), Zur Stabilisierung von Physostigminsalicylat-Injektionslösungen, Pharmazie **45**, 783–785

10.2.2 Benzimidazol-Derivate

Droperidol
Janicki, C.A., Gilpin, R.K. (1978), in Florey, K., Bd. **7**, 171

Hydrolysestabilität:
Janicki, C.A., Brenner, R.J., Schwartz, B.E. (1968), J. Pharm. Sci. **57**, 451

Omeprazol
Brändström, A., Bergmann, N.-A., Grundevik, I., Johannsson, S., Tekenbergs-Heltje, L., Ohlson, K. (1989), Acta Chem. Scand. **43**, 569
– ibid **43**, 549; **43**, 536; **43**, 577

Polarographische Bestimmung
Knoth, H., Oelschläger, H., Volke, J., Ludvik, J. (1997), Pharmazie **52**, 686
Oelschläger, H., Knoth, H. (1998), Pharmazie **53**, 242
Gashell, A.J., Joule, J.A. (1967), Tetrahedron **23**, 4053
Hakkesteegt, Th.J. (1970), Pharm. Weekbl. **105**, 801, 829

10.2.3.1 Purin-Derivate

Adenosin
Kakac, B., Vejdelek, Z.J. (1974), Handbuch der photometrischen Analyse organischer Verbindungen, Verlag Chemie, Weinheim Bd. 2, 927
Saenger, W. (1984), Principles of Nucleic Acid Structure, Springer Verlag, Berlin, Heidelberg, New York

Acidität in der Gasphase
Sharma, S., Lee, J.K. (2002), J. Org. Chem. **67**, 8360-8365

Oxidationsprodukte
Wang, Y., Liu, Z. (2002), J. Org. Chem. **67**, 8507–8512

10.2.3.2 Xanthin-Derivate

Löslichkeit und Assoziatbildung
Blout, E.R., Fields, M. (1956), J. Am. Chem. Soc. **72**, 479
Cavalieri, L.F., et al. (1954), J. Am. Chem. Soc. **76**, 1119
Eckert, Th. (1962), Arch. Pharm. (Weinheim, Ger.) **295**, 233
Horman, I., Dreux, B. (1985), Helv. Chim. Acta **68**, 72
Hüttenrauch, R. (1965), Pharmazie **20**, 529
Matusch, R. (1977), Habilitationsschrift Marburg
Nishijo, J., Yonetani, I., Tagahara, K., Suzuta, Y., Iwamoto, E. (1986), Chem. Pharm. Bull. **34**, 4451
Stamm, H., Timeus, F. (1984), Helv. Chim. Acta **67**, 2161
Thakkar, A.L., et al. (1971), J. Pharm. Sci. **60**, 1267

Murexid-Reaktion
Koyama, M., Kozuka, H. (1988), Yakugaku Zasshi **108**, 916
Koyama, M., Kozuka, H. (1990), Murexide Reaction of Caffeine with Hydrogen Peroxide and Hydrochloric Acid II, J. Heterocyclic Chem. **27**, 667–671
Kozuka, H., Takada, A. (1991), Study on the Murexide Reaction V, J. Heterocyclic Chem. **28**, 801–804
Kozuka, H., et al. (1981), Chem. Pharm. Bull. **24**, 433
Kozuka, H., et al (1982), Chem. Pharm. Bull. **30**, 941
Schreiber, H. (1958), Mitt. Dtsch. Pharm. Ges. **28**, 20

Coffein
Rehse, K., Sieman, U. (1980), Arch. Pharm. (Weinheim, Ger.) **313**, 180
Gala, D., DiBenedetto, D., Günter, F., Kugelmann, M., Maloney, D., Cordero, M., Mergelsberg, I. (1997), A Practical Synthesis of "Metabolite A_1" (AAMU) of Caffeine, Organic Process Research & Development **1**, 85–87

Möhrle, H., Wirtz, M. (1999), Zum Identitätsnachweis von Coffein im Arzneibuch, Pharmazie **54**, 115–123

Peinhardt, G. (1991), Zum Verlauf der alkalischen Hydrolyse des Coffeins und zur Bestimmung der Hydrolyseprodukte mit Folin-Ciocalteu-Phenolreagens, Pharmazie **46**, 812

Telo, J.P., Vieira, A.J.S.C. (1997), Mechanism of the free radical oxidation of caffeine in aqueous solution, J. Chem. Soc. Perkin Trans. 1755–1757

Theophyllin

Phadnis, N.V., Suryanarayanan, R. (1997), Polymorphism in Anhydrous Theophylline-Implications on the Dissolution Rate of Theophylline Tablets, J. Pharm. Sci. **86**, 1256–1263

Theophyllidin-Reaktion

Brown, R.D., et al., J. Chem. Soc. **1953**, 3937

Kala, H., et al. (1959), Pharmazie **14**, 519

Matusch, R. (1977), Habilitationsschrift Marburg

Rücker, G., Neugebauer, M., Heiden, P.-G. (1985), Arch. Pharm. (Weinheim, Ger.) **318**, 1140

Gibbs-Reagenz

Bontemps, R. (1960), Pharm. Acta Helv. **35**, 128

Gehaltsbestimmung

Dusinsky, G. (1958), Cesk. Pharm. **7**, 511

Mutschler, R., Rochelmeyer, H. (1960), Pharmazie **15**, 582

Raber, H., Ott, R. (1963), Sci. Pharm. **31**, 10

Reiss, R. (1959), Z. Anal. Chem. **167**, 16

Diprophyllin

Ott, R. (1958), Sci. Pharm. **4**, 217

10.2.4 Chinolin-Derivate

10.2.4.1 Amino-hydroxy-alkylierte Chinoline

Stereochemie von Cinchona-Alkaloiden in Rodd's Chemistry of Carbon Compounds, Bd. IVc, Elsevier Publishing Company, Amsterdam 1889

Chinin

Muhtacki, F.J., Loutfy, M.A., Hassan, M.A. (1983), in Florey, K., Bd. 12, 547 ff.

^{1}H-NMR

Yamuka, Y., et al. (1981), J. Pharm. Sci. **70**, 679

Photochemie

McHale, D., Laurie, W.A., Saag, K., Sheridan, J.B. (1989), Tetrahedron **45**, 2127

Pöhlmann, H., Theil, F.-P., Pfeifer, S. (1986), Pharmazie **41**, 859

Massenspektrometrie

Pöhlmann, H., Franke, P., Pfeifer, S. (1987), Pharmazie **42**, 827

Gehaltsbestimmung

Klein, H., Teichmann, R. (1987), Pharm. Ztg. **132**, 1131

Identifizierung: Thalleiochin-Reaktion

Auterhoff, H., Pankow, H.-J. (1967), Arch. Pharm. (Weinheim, Ger.) **300**, 103

Takada, A., et al. (1983), Chem. Pharm. Bull. **31**, 2718

Erythrochin-Reaktion

Auterhoff, H., Jaschik, R., Schollmeyer, O. (1977), Arch. Pharm. (Weinheim, Ger.) **310**, 882

Reinheitsprüfung auf Hydrochininhydrochlorid

Böhme, H., Neidlein, R., Tauber, E. (1961), Arch. Pharm. (Weinheim, Ger.) **294**, 315

Chinidin

Muhtachi, F.J., Loutfy, M.A., Hassan, M.A. (1983), in Florey, K., Bd. 12, 483 ff.

10.2.4.2 Aminochinoline

Chloroquin

Hong, D.D. (1976), in Florey, K., Bd. 5, 61 ff.

10.2.5 Isochinolin-Derivate

Papaverin

Stabilität

Gundermann, P., Pohloudek-Fabini, R. (1978), Pharmazie **33**, 205

Hermann, T.W., et al. (2002), Arch. Pharm. Pharm. Med. Chem. **4**, 167–169

Analytik: Coralyn-Reaktion

Awe, W., Halpaap, H., Hertel, O. (1960), Arzneim.-Forsch. **10**, 936

Wiegrebe, W. (1966), Angew. Chem. **78**, 647

Wiegrebe, W. (1968), Dtsch. Apoth. Ztg. **108**, 937

Calmberg-Husemann-Reaktion

Vinkler, E. (1977), Pharmazie **32**, 7

Morphin

Metabolismus

Farsam, H., Eiger, S., Lameh, J., Rezvani, A., Gibson, B.W., Sadée, W. (1990), Morphine Impurity with Opioid Activity is Identified as 10α-Hydroxymorphine, Pharm Res. **7**, 1205–1207

Gaillard, P., Carrupt, P.A., Testa, B. (1994), The Conformation-dependent Lipophilicity of Morphine Glucuronides as Calculated from their Molecular Lipophilicity Potential, Bioorg. Med. Chem. Lett. **4**, 737–742

N.N. (1993), Therapiefortschritt durch stark wirksamen Morphinmetaboliten, DAZ **50**, 51–52

Stabilität

Fleischhacker, W., Müller-Uri, Ch. (1984), Pharmazie **39**, 475

Yeh, S.-Y., Lack, J.L. (1961), J. Pharm. Sci. **50**, 35

Marquis-Reaktion

Auterhoff, H., Braun, D. (1973), Arch. Pharm. (Weinheim, Ger.) **306**, 866

Görlitzer, K., Weltrowski, I.-M. (1997), Zur Reaktion von Morphin mit Formaldehyd, Pharmazie **52**, 744–746

Pellagri-Reaktion

Rehse, K. (1969), Naturwissenschaften, **56**, 390

HPLC

Stahl, E., Jahn, H. (1985), Pharm. Acta Helv. **60**, 248

Enzymsensoren für Morphin und Codein
Bauer, C.G., et al. (1999), Fresenius J. Anal. Chem. **364**, 179–183

Codein

Grant, A.D., Zacharias, D.E., Mascavage, L.M., Kemmerer, G.E., Dalton, D.R. (1993), The Chloromethylation of Codeine, Isolation of a Quaternary Iodide, J. Heterocyclic Chem. **30**, 553–557

Photochemie
Pfeifer, S., et al. (1972), Pharmazie **27**, 648
Taha, A., Rücker, G. (1977), Arch. Pharm. (Weinheim, Ger.) **310**, 485

Feststoffreaktion
Silver, B., Sundholm, E.G. (1987), J. Pharm. Sci. **76**, 53

HPLC
Easterling, D.E., de Torres, W.R., Desiraju, R.K. (1986), Pharm. Res. **3**, 45

Codeinon-Oxidation
Coop, A., Rice, K.C. (1999), Tetrahedron **55**, 11429-11436

Apomorphin

Linde, H.A. (1968), Helv. Chim. Acta **51**, 683
Rehse, K. (1969), Arch. Pharm. (Weinheim, Ger.) **302**, 487
Rehse, K. (1972), Arch. Pharm. (Weinheim, Ger.) **305**, 625

Emetin

Stabilität
Auterhoff, H., Hebler, M.F. (1958), Arch. Pharm. (Weinheim, Ger.) **291**, 95
Auterhoff, H., Jacobi, W. (1961), Arch. Pharm. (Weinheim, Ger.) **294**, 591
Schnijt, C., et al. (1979), Pharm. Weekbl. Sci. Ed. **1**, 10

10.2.6 Chinazolin-Derivate

Amarego, W.L.E. (1967), Oxochinazoline, in Chemistry of Heterocyclic Compounds (Brown, B.J. Herausgeb.), Interscience Publishers, New York, 69

Methaqualon

Patel, D.M., et al. (1975), in Florey, K., Bd. 4, 245 ff.

Identifizierung: Reaktion mit 4-Dimethylaminobenzaldehyd
Pirl, J.N., Rottermann, V.M., Fiorese, F.F. (1972), Anal. Chem. **44**, 1675

Hydrolyse zu Anthranilsäure und Gehaltsbestimmung
Maggiorelli, E., Gangemie, E. (1964), Boll. Chim. Farm. **103**, 748

Gehaltsbestimmung, fluorimetrisch
Brown, S.S., Smart, G.A. (1969), J. Pharm. Pharmacol. **21**, 466

– polarographisch
Pflegel, P., Wagner, G. (1967), Pharmazie **22**, 60

10.2.7 Benzopyridazin-Derivate

Dihydralazin

Protonierung
Herrnstadt, C., Mootz, D., Wunderlich, H., Möhrle, H. (1979), J. Chem. Soc. Perkin Trans: 2, 735

Reinheitsprüfung auf Hydrazin
Pilz, W., Stelzl, E. (1966), Z. Anal. Chem. **219**, 416

10.2.8 Pteridin-Derivate

Triamteren

Albert, A., et al., J. Chem. Soc. **1952**, 4219
Brandl, H. (1986), Pharm. Unserer Zeit **15**, 120
Lehmann, K. (1965), Arzneim.-Forsch. **15**, 812
Okkuma, S. (1955), J. Pharm. Soc. Japan **75**, 1124

Folsäure

Kretzschmar, K., Jaenicke, W. (1971), Naturforscher **26B**, 999
Pfleiderer, W. (1975), Chemistry and Biology of Pteridines, W. De Gruyter Verlag Berlin, New York
Pufulete, M. (1999), Chemistry in Britain, 26

Methotrexat

Faupel, P., Buß, V. (1988), Angew. Chem. **100**, 422
Seeger, D.R., et al. (1943), J. Am. Chem. Soc. **71**, 1753

Riboflavin

Hemmerich, P. (1965), Angew. Chem. **77**, 699
Oster, G. (1962), Experientia **18**, 249
Renz, P., et al. (1977), Z. Naturforsch. **32 C**, 523
Whistler, R.L., Be Miller, J.N. (1958), Adv. Carbohydr. Chem. **13**, 289

10.2.9 1,4-Benzodiazepin-Derivate

Schütz, H. (1982), Pharm. Unserer Zeit, **11**, 161
Sternbach, L.H. (1971), Angew. Chem. **83**, 70
Sternbach, L.H. (1978), Progress in Drug Research (Jucker, E. Herausgeb.) Vol. 22, Birkhäuser Verlag, Basel, Stuttgart, 229

pK_S-Werte
Graf, E., El-Menshawy, M. (1977), Pharm. Unserer Zeit **6**, 171
Hagel, R.B., Debesis, E.M. (1975), Anal. Chim. Acta **78**, 439

^{13}C-NMR
Kovar, K.A., Linden, D., Breitmaier, E. (1981), Arch. Pharm. (Weinheim, Ger.) **314**, 186; (1983) **316**, 834

^{1}H-NMR
Bley, W., Nuhn, P., Benndorf, G. (1968), Arch. Pharm. (Weinheim, Ger.) **301**, 444
Nuhn, P., Bley, W. (1967), Pharmazie **22**, 532

Röntgenstrukturanalysen
Galdecki, Z., Glowka, M.L. (1980), Acta Cryst. **B 36**, 3044

Identifizierung: Sawicki-Johnson-Reaktion
Egg, H. (1976), Arch. Pharm. (Weinheim, Ger.) **309**, 433

– durch Farbsalze
Kovar, K.A., Linden, D. (1983), Pharm. Acta Helv. **58**, 66
Kovar, K.A., Kaiser, C. (1986), Pharm. Acta Helv. **61**, 42

– durch DC (TRT-Technik)
Schütz, H., et al. (1972), Z. Anal. Chem. **262**, 282

Bromazepam

pK_S-Werte
Smyth, M.R., Beng, T.S., Smyth, W.F. (1977), Anal. Chim. Acta, **92**, 129

Fe(II)-Komplex
Sabatino, J.D., Weber, O.W., Padmanbhan, G.R., Zenkowski, B.Z. (1969), Anal. Chem. **41**, 905

Meisenheimer-Salz
Kovar, K.-A., Linden, D. (1983), Pharm. Acta Helv. **58**, 66

Chlordiazepoxid
McDonald, M., Michaelis, A.F., Zenkowski, B.Z. (1972), in Florey, K., Bd. 1, 15ff; 39ff

Protonierung
Herrnstadt, C., et al. (1979), J. Chem. Soc. Perkin Trans: 2, 735
Möhrle, H., Schittenhelm, D., Gundlach, P. (1972), Arch. Pharm. (Weinheim, Ger.) **305**, 108

Hydrolysestabilität
Han, W.W., Yakatan, G.J., Maness, D.D. (1976), J. Pharm. Sci. **65**, 1198
Maulding, H.V., et al. (1975), J. Pharm. Sci. **64**, 278

Photochemie
Sternbach, L.H., Köchlin, B.A., Reeder, E. (1962), J. Org. Chem. **27**, 4671

Polarographie
Oelschläger, H. (1983), Bioelectrochem. Bioenerg. **10**, 25

Identifizierung: Bratton-Marshall-Reagenz
Bratton, A.C., Marshall, E.K., et al. (1939), J. Biol. Chem. **128**, 537

Gehaltsbestimmung: mit Perchlorsäure
Beyer, K.H., Sadee, W. (1967), Arch. Pharm. (Weinheim, Ger.) **300**, 667

– fluorimetrisch durch Reaktion mit Fluorescamin
Stewart, J.T., Williamson, J.L. (1976), Anal. Chem. **48**, 1182

Clonazepam
Winslow, W.C., in Florey, K., Bd. 6

pK_S
Seiler, P., Zimmermann, J. (1983), Arzneim.-Forsch. **33**, 1519

Verunreinigungen
Groenewegen, J.T.M., de Mayer, P.J.J. (1980), Pharm. Weekbl. **115**, 965

Identifizierung
Kovar, K.-A., Linden, D. (1983), Pharm. Acta Helv. **58**, 66

Fluorimetrische Gehaltsbestimmung
De Giovanni, N., Chiarotti, M. (1988), J. Chromatogr. **428**, 321

Diazepam

Hydrolysestabilität
Han, W.W., Yakatan, J., Maness, D.D. (1977), J. Pharm. Sci. **66**, 573
Mayer, W., et al. (1974), Pharmazie **29**, 700

Chemische Reaktivität: Ringöffnung
Yang, S.K., Tang, R., Yang, T.J., Pu, Q.-L., Bao, Z. (1996), J. Pharm. Sci. **85**, 745

Identifizierung: Reaktion mit Polynitroaromaten
Kovar, K.A., Biegert, B. (1976), Arch. Pharm. (Weinheim, Ger.) **309**, 522
Kovar, K.A., Linden, D. (1983), Pharm. Acta Helv. **58**, 66

Dikaliumclorazepat
Florey, K. (1975), Bd. 4

Identifizierung nach Hydrolyse
Kovar, K.A., Linden, D. (1983), Pharm. Acta Helv. **58**, 66

Flunitrazepam

pK_S
Seiler, P., Zimmermann, I. (1983), Arzneim.-Forsch. **33**, 1519

Identifizierung
Egg, H. (1976), Arch. Pharm. (Weinheim), **309**, 433 (Farbreaktion)
Kovar, K.A., Linden, D. (1983), Pharm. Acta Helv. **58**, 66 (Farbreaktion)
Japp, M., Garthwaite, A.V., Geeson, A.V., Osselton, M.D. (1988), J. Chromatogr. **439**, 317 (Hydrolyse und DC)
Rochholz, G., Ahrenz, B., Schütz, H. (1994), Arzneim.-Forsch. **44**, 469 (Fluoreszenzreaktion)

Flurazepam
Rudy, B.C., Zenkowski, B.Z. (1974), in Florey, K., Bd. 3, 308

pK_S
Groves, J.A., Smyth, W.F. (1979), Spectrochim. Acta **35 a**, 603

Identifizierung
Kovar, K.A., Linden, D. (1983), Pharm. Acta Helv. **58**, 66 (Farbreaktion)
De Silva, J.A.F. Strojny, N. (1971), J. Pharm. Sci. **60**, 1303 (Fluoreszenz nach Acridonringschluß)

Nitrazepam
Aboul-Enein, H.Y., Jado, A.J., Loutfy, M.A., in Florey, K., Bd. 9, 487ff.

Hydrolyse und Ringverengung
Mayer, W., Erbe, S., Voigt, R. (1972), Pharmazie **27**, 32

Hydrolyse
Han, W.W., Yakata, G.J., Maness, D.D. (1977), J. Pharm. Sci. **66**, 795

Stabilität
Mayer, W., Erbe, S., Voigt, R. (1972), Pharmazie **27**, 32

Photochemie
Roth, H.J., Adomeit, M. (1969), Tetrahedron Lett. **37**, 3201
Roth, H.J., Adomeit, M. (1973), Arch. Pharm. (Weinheim, Ger.) **306**, 889

Identifizierung: Gelbfärbung mit Natronlauge
Kovar, K.A., Linden, D. (1983), Pharm. Acta Helv. **58**, 66
Milkowski, W., et al. (1984), Arch. Pharm. (Weinheim, Ger.) **317**, 369

– durch DC-TRT-Technik
Schütz, H., et al. (1973), Dtsch. Apoth. Ztg. **113**, 1667

Gehaltsbestimmung: polarographisch
Oelschläger, H., Volke, J., Lim, G.T. (1969), Arch. Pharm. (Weinheim, Ger.) **302**, 241

Lorazepam
Rutgers, J.G., Shearer, C.M. (1980), in Florey, K., Bd. 9, 397

Chemische Reaktivität
Nudelmann, A., McCaully, R.C., Bell, S.C. (1974), J. Pharm. Sci., **63**, 1880

Midazolam

pK_S und chemische Reaktivität
Walser, A., Benjamin, L.E., Flynn, Sr. T., Mason, C., Schwartz, R., Fryer, R.I. (1978), J. Org. Chem. **43**, 36
Pfendt, L.B., Popovic, G.V. (1994) J. Chem. Soc., Perkin. Trans II, 1845

Identifizierung
Schütz, H., Pielmeyer, A., Weiler, G. (1990), Ärztl. Lab. **36**, 113
Schütz, H. (1988), Z. Rechtsmed. **100**, 19

Oxazepam

Analytik von 3-Hydroxy-1-H-1,4-benzodiazepin-2-onen
Ebel, S., Schütz, H. (1979), Arzneim.-Forsch. **29**, 1317

Hydrolysestabilität
Gasparic, J., et al. (1979), Collect. Czech. Chem. Commun. **44**, 2243

Fluoreszenzreaktion
Troschütz, R., Heinemann, O., Waibel, R., Troschütz, J. (1995), Arch. Pharm. (Weinheim, Ger.) **328**, 557-563

Gehaltsbestimmung: fluorimetrisch
Troschütz, J. (1981), Arch. Pharm. (Weinheim, Ger.) **314**, 204

Flurazepam

Gehaltsbestimmung: fluorimetrisch
de Silva, J.A.F., Strojny, N. (1971), J. Pharm. Sci. **60**, 1303

Temazepam

Reaktionsverhalten
Bell, S.C., Childress, S.J. (1962), J. Org. Chem. 1691.

Reaktion mit Ethanol
Yang, S.K. (1994) J. Pharm. Sci. **83**, 898

10.3.1 Acridin-Derivate

Allgemeines über Aminoacridine
Adock, B. (1973), in Acridines, Chemistry of Heterocyclic Compounds (Acheson, M.M., **Ethacridin**

Struktur und Gehaltsbestimmung
Möhrle, H., Scheltdorf, H.H. (1968), Pharm. Ztg. **113**, 279

Chromotropsäure-Reaktion
Möhrle, H., von der Lieck-Waldheim, U. (1996), Sci. Pharm. **64**, 125

Reaktion mit Iodlösung
Möhrle, H., von der Lieck-Waldheim, U. (1997), Sci. Pharm. **65**, 11

Reaktion mit salpetriger Säure
Möhrle, H., von der Lieck-Waldheim, U., Martin, H.D., Possberg, N., Beutner, S. (1997), Pharmazie **52**, 603

Gehaltsbestimmung: fluorimetrisch
Naik, D.V., Schulmann, S.G. (1975), Anal. Chim. Acta **80**, 67

10.3.2 Dibenzazepin-Derivate

Kricka, L.J., Ledwith, A. (1974), Chem. Rev. **74**, 101

Carbamazepin
Aboul-Enein, H.Y., Al-Badr, A.A., in Florey, K., Bd. 9, 87 ff.

Polymorphie
Grzesiak, A.L., et al. (2003), J. Pharm. Sci. **92**, 2260–2271

Identifizierung: Umlagerungsreaktion zu 9-Methylacridin-Mechanismus
Rumpf, P., Reynaud, R., Bull. Soc. Chim. Fr. **1962**, 2241

Struktur des Photoproduktes
Kricka L.J., Lambert C., Ledwith A. (1974) J. Chem. Soc. Perkin Trans **1**, 52.

Desipramin

Identifizierung: Reaktion mit Chinonen
Kallmayer, H.-J., Tappe, Chr. (1981), Arch. Pharm. (Weinheim, Ger.) **314**, 884; (1985) **318**, 569; (1986) **319**, 607

pK_S-Wert
Bickel, M.H., Weder, H.J. (1969), J. Pharm. Pharmacol. **21**, 160

Identifizierung: Radikalbildung s. Imipramin

Imipramin

Kender, D.N., Schiesswohl, R.E. (1985), in Florey, K., Bd. 14, 3 ff.

Stabilität

Adank, K., Hammerschmidt, W. (1964), Chimia **18**, 361

Identifizierung: Radikalbildung

Borg, B.C. (1965), Biochem. Pharmacol. **14**, 115

Prüfung auf Iminodibenzyl

Schneider, G., Schollmeyer, D., Pindur, U. (1998), Pharmazie, **53**, 361

Chemische Reaktivität: Addition an Chinone

Kutyrev, A.A. (1991), Tetrahedon, **47**, 8043

Trimipramin

- Albadr, A.A. (1983), in Florey, K., Bd. 12, 683 ff.

Linde, O.K. Linde, Antidepressiva und Schwarztee (1994), Dtsch. Apoth. Ztg. **35**, 40–42

Identifizierung: Maleat-Nachweis nach Abbau zu Glyoxylsäure

Auterhoff, H., Philippi, J. (1976), Arch. Pharm. (Weinheim, Ger.) **309**, 409

11 *S*-haltige Heterocyclen

Thioxanthen-Derivate

Chlorprothixen

Oelschäger, H., Spohn, R. (1981), Arch. Pharm. (Weinheim, Ger.) 3, **314**, 355

Klein, C.L., Lear, J., O'Rourke, S., Williams, S., Liang, L. (1994), Crystal and Molecular Structures of Tricyclic Neuroleptics, J. Pharm. Sci. **83**, 1253–1256

12 *N,O*- und *N,S*-haltige Heterocyclen

12.2.1 Benzothiadiazin-Derivate

Diazoxid

Röntgenstrukturanalyse

Bandolini, G., Nicolini, M. (1977), J. Cryst. Mol. Struct. **7**, 229

Chlorothiazid

^{13}C-NMR

Jakobsen, P., Treppendahl, S. (1979), Tetrahedron **35**, 2151

Hydrochlorothiazid

Daniels, S.L., Vanderwielen, A.J. (1981), J. Pharm. Sci. **70**, 211

Rehm, C.R., et al. (1969), J. Pharm. Sci. **58**, 635

Revelle, L.K., Musser, S.M., Rowe, B.J., Feldman, I.C. (1997), Identification of Chlorothiazide and Hydrochlorothiazide UV – A Photolytic Decomposition Products, J. Pharm. Sci. **86**, 631–634

Tamat, S.R., Moore, D.E. (1960), J. Pharm. Sci. **72**, 180

Identifizierung

Rehm, C.R., Smith, J.B. (1960), J. Am. Pharm. Assoc. **49**, 386

Sieh, D.H., Perlman, S. (1984), J. Pharm. Sci. **73**, 1545

Stewart, J.T., Clark, S.S. (1986), J. Pharm. Sci. **75**, 413

12.3.1 Phenothiazin-Derivate

Übersicht

Bodea, C., Silberg, J. (1968), Adv. Heterocycl. Chem. (Katritzky, A.R.) **9**, 331 Academic Press Inc., San Diego

Comby, F., Jambut-Absil, A-C., Buxeraud, J., Raby, C. (1989), J. Pharm. Bull. **37**, 151

DeMol, N.J., Koenen, J. (1985), Pharm. Weekbl. Sci. Ed. **7**, 121

Green, A.L. (1967), J. Pharm. Pharmacol. **19**, 10

Jovanovic, M.V., Biehl, E.R. (1984), J. Heterocycl. Chem. **21**, 1589; **24**, 51

Sackett, P.H., et al. (1981), J. Med. Chem. **24**, 1324

Schwenker, E., Herbst, H. (1963), Progress in Drug Research (Jucker, E., Herausgeb.), Vol. 5, Birkhäuser Verlag, Basel, Stuttgart, 269

Analytik

Beyrich, Th. (1970), Pharm. Zentralhalle **108**, 837

Blazek, J., et al. (1976), Pharmazie **31**, 681

Fadiran, E.O., Davidson, A.G. (1988), J. Chromatogr. **442**, 363

Nakagawa, H., Chikuma, J., Li, C.G., Yamada, K., Kawazura, H. (1993), Synthesis and Molecular Structure of Zwitterionic Complexes of Phenothiazine-5-oxide Derivatives Coordinated with Cobalt (II) and Copper (II) Ions, Chem. Pharm. Bull. **41**, 1691–1694

Gehaltsbestimmung

Nano, G.M.., et al. (1963), Pharm. Acta Helv. **38**, 623

Soliman, S.A., et al. (1975), J. Pharm. Sci. **64**, 129

Tozer, T.N., Tuck, L.D. (1965), J. Pharm. Sci. **54**, 1169

Photochemie

Arai, T., Nishimura, Y., Sasaki, M., Fujita, H., Matsuo, I., Sakuragi, H., Tokumaru, K. (1991), Mechanism of Production of Singulet Oxygen on Photoexcitation of Drugs Inducing Photosensitivity, Bull. Chem. Soc. Jpn. **64**, 2169–2173

Levomepromazin

Dahl, S.G., Kauffmann, E., Mompon, B., Purcell, T. (1987), J. Pharm. Sci. **76**, 541

Trifluoperazin

Owens, M., Juenge, E.C., Poklis, A. (1989), J. Pharm. Sci. **78**, 334

13 *O,N,P*-haltige Heterocyclen

Cyclophosphamid

Gamcsik, M.P., Ludeman, S.M., Shulman-Roskes, E.M., McLennan, I.J., Colvin, M.E., Colvin, O.M. (1993), Protonation of Phosphoramide Mustard and Other Posphoramides, J. Med. Chem. **36**, 3636–3645

^{1}H-NMR

Setzer, W.N., Sopdik, A.E., Bentrude, W.G. (1985), J. Am. Chem. Soc. **107**, 2083

Hydrolyse

Zon, G., Ludemann, S.M., Egan, W. (1985), J. Am. Chem. Soc. **99**, 5785

Gilard, V., Martino, R., Malet-Martino, M.-C., Kutscher, B., Müller, A., Niemeyer, U., Pohl, J., Polymeropoulos, E.E. (1994), Chemical and Biological Evaluation of Hydrolysis Products of Cyclophosphamide, J. Med. Chem. **37**, 3986–3993

Oxidativer Abbau

Norpoth, K., Knippschild, J., Wittig, U., Rauen, H.M. (1972), Experientia **28**, 536

Ifosfamid

Gilard, V., et al. (1999), J. Med. Chem. **42**, 2452–2560

Sachregister

B

C

D

I

N

O

P

Q

R

S

T

U

V

W

X

Y

Z